HANDBUCH DER HAUT- UND GESCHLECHTSKRANKHEITEN

J. JADASSOHN

ERGÄNZUNGSWERK

BEARBEITET VON

J. ALKIEWICZ · R. ANDRADE · R. D. AZULAY · H. J. BANDMANN · L. M. BECHELLI · M. BETETTO
H. H. BIBERSTEIN · R. M. BOHNSTEDT · G. BONSE · S. BORELLI · W. BORN · J. v. d. BOSCH · O.
BRAUN-FALCO · W. BURCKHARDT · F. T. CALLOMON · C. CARRIÉ · H. CHIARI · G. B. COTTINI
R. DOEPFMER · CHR. EBERHARTINGER · G. EHRMANN · F. FEGELER · E. FISCHER · G. FLADUNG
H. FLEISCHHACKER · H. GÄRTNER · O. GANS · M. GARZA TOBA · P. E. GEHRELS · H. GÖTZ · L.
GOLDMAN · H. GOLDSCHMIDT · K. GREGORZCYK · A. GREITHER · H. GRIMMER · TH. GRÜNE-
BERG · J. HÄMEL · D. HARDER · W. HAUSER · E. HEINKE · H.-J. HEITE · S. HELLERSTRÖM · A.
HENSCHLER-GREIFELT · J. J. HERZBERG · H. HILMER · H. HOBITZ · H. HOFF · G. HOPF
L. ILLIG · W. JADASSOHN · M. JÄNNER · R. KADEN · K. H. KÄRCHER · FR. KAIL · K. W. KAL-
KOFF · W. D. KEIDEL · PH. KELLER · J. KIMMIG · G. KLINGMÜLLER · N. KLÜKEN · A. G.
KOCHS · FR. KOGOJ · G. W. KORTING · E. KRÜGER-THIEMER · H. KUSKE · F. LATAPI
H. LAUSECKER† · P. LAVALLE · A. LEINBROCK · K. LENNERT · G. LEONHARDI · W. F. LEVER
P. G. LIEBALDT · W. LINDEMAYR · K. LINSER · H. LÖHE† · L. J. A. LOEWENTHAL · A. LUGER · E.
MACHER · F. D. MALKINSON · K. MEINICKE · W. MEISTERERNST · N. MELCZER · A. MEMMES-
HEIMER · J. MEYER-ROHN · G. MIESCHER · P. MIESCHER · A. MUSGER · TH. NASEMANN
FR. NEUWALD · G. NIEBAUER · W. NIKOLOWSKI · F. NÖDL · R. ORTMANN · B. OSTER-
TAG · R. PFISTER · K. PHILIPP · A. PILLAT · H. PINKUS · W. POHLIT · H. PORTUGAL · M. I.
QUIROGA · W. RAAB · R. V. RAJAM · B. RAJEWSKY · J. RAMOS E SILVA · H. REICH · R. RICHTER
G. RIEHL · H. RIETH · H. RÖCKL · ST. ROTHMAN · S. A. P. SAMPAIO · R. SANTLER · C. SCHIRREN
C. G. SCHIRREN · H. SCHLIACK · W. SCHMIDT · R. SCHMITZ · W. SCHNEIDER · U. W. SCHNY-
DER · H. E. SCHREINER · H. SCHUERMANN · K. H. SCHULZ · R. SCHUPPLI · J. SCHWARZ · H.
SEELIGER · H. W. SIEMENS · R. D. G. PH. SIMONS · J. SÖLTZ'SZÖTS · C. E. SONCK · H. W. SPIER
R. SPITZER · D. STARCK · Z. STARY · G. K. STEIGLEDER · H. STORCK · G. STÜTTGEN · A. SZA-
KALL · J. TAPPEINER · J. THEUNE · W. THIES · J. VONKENNEL · F. WACHSMANN · G. WAGNER
W. H. WAGNER · E. WALCH · R. WEHRMANN · K. WEINGARTEN · A. WIEDMANN · H. WILDE
A. WINKLER · A. WISKEMANN · P. WODNIANSKY · KH. WOEBER · H. WÜST · K. WULF
J. ZEITLHOFER · J. ZELGER · P. ZIERZ · M. ZINGSHEIM

HERAUSGEGEBEN GEMEINSAM MIT

O. GANS · H. A. GOTTRON · J. KIMMIG · G. MIESCHER · H. SCHUERMANN
H. W. SPIER · A. WIEDMANN

VON

A. MARCHIONINI

VIERTER BAND · ZWEITER TEIL

SPRINGER-VERLAG

BERLIN · GÖTTINGEN · HEIDELBERG

1961

DIE VIRUSKRANKHEITEN DER HAUT

UND DIE HAUTSYMPTOME BEI RICKETTSIOSEN UND BARTONELLOSEN

BEARBEITET VON

TH. NASEMANN

HERAUSGEGEBEN VON

A. MARCHIONINI UND TH. NASEMANN

MIT 200 TEILS FARBIGEN ABBILDUNGEN

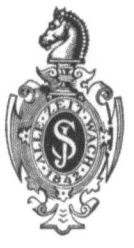

SPRINGER-VERLAG

BERLIN · GÖTTINGEN · HEIDELBERG

1961

© by Springer-Verlag OHG · Berlin · Göttingen · Heidelberg 1961

Softcover reprint of the hardcover 1st edition 1961

ISBN-13: 978-3-642-45955-9   e-ISBN-13: 978-3-642-45954-2
DOI: 10.1007/978-3-642-45954-2

Druck der Universitätsdruckerei H. Stürtz AG., Würzburg

Vorwort

Im Rahmen des von J. Jadassohn herausgegebenen Handbuches der Haut- und Geschlechtskrankheiten wurden die durch Viren, Bartonellen und Rickettsien hervorgerufenen Hautkrankheiten des Menschen und der höheren Säugetiere von Fischl, Freudenthal, Heller, W. Jadassohn, Leiner, Lipschütz, Mayer, Morawetz, Paschen, da Rocha Lima, Schönfeld und Spitzer bearbeitet. Die zum Teil aus unterschiedlichem Blickwinkel geschriebenen Beiträge finden sich auf mehrere Bände verteilt. Sie erschienen in der Zeitspanne zwischen 1927 und 1933 und haben zusammen einen Umfang von über 800 Seiten. Es war die Absicht der Herausgeber, dieses Gebiet der Viruskrankheiten der Haut und der Hautsymptome bei Rickettsiosen und Bartonellosen den Zielen des Gesamtwerkes gemäß zu ergänzen, es dabei aber in einem Teilband zusammenzufassen. Letzteres schien in Anbetracht des raschen Aufschwunges, den die Virusforschung in den letzten Jahren nahm, schon notwendig zu sein, um den Stoff raffen zu können. So gelang es, den Umfang des Bandes gegenüber dem der zahlreichen Einzelkapitel des Grundwerkes zu vermindern, obwohl es erst seit kaum 20 Jahren eine „Moderne Virologie" mit Elektronenmikroskopie, Massengewebekultur, Fluorescenzserologie und Ultramikrotomie gibt.

Ein besonderes Anliegen der Herausgeber war es, in den Abschnitten dieses Ergänzungsbandes zwischen den Ergebnissen der experimentellen Virologie und denen klinischer Forschung zahlreiche Brücken zu schlagen, und zwar im Sinne morphologischer und funktioneller Dermatologie. Gerade die dermatologische Virusforschung zeigte uns in letzter Zeit, wie morphologische und funktionelle Arbeitsweisen miteinander verschmelzen können, z.B. cytochemische Untersuchungen unter optischer Kontrolle, wie sie etwa durch elektronenoptische Analysen von Dünnschnitten pathologisch veränderter Haut möglich sind. Der Stoff wurde auf einen allgemeinen Teil, der die rein virologischen Resultate der letzten 30 Jahre in ihrer Bedeutung für unser Fach spiegeln soll, und auf einen speziellen Abschnitt verteilt, der nach Krankheitseinheiten gegliedert ist. In letzterem wurde besonderer Wert auf die Darstellung neuer klinischer Daten, histopathologischer Details, therapeutischer Methoden und moderner oder inzwischen verbesserter diagnostischer Verfahren gelegt. Die Hinweise auf die Fachliteratur mußten trotz einer Zahl von über 3000 einer zwangsläufig subjektiven Beschränkung auf wesentliche Publikationen unterzogen werden, doch dürfte gerade dies dem Facharzt die Übersicht erleichtern. Nicht überall war es daher möglich, Originalarbeiten zu zitieren. Deshalb repräsentieren die Zitate zum Teil nicht die Erstbeschreiber, sondern die Autoren von Monographien und Ergebnisartikeln. Hierüber gibt jeweils das Literaturverzeichnis Auskunft. Bei den Viruskrankheiten des dermatologischen Grenzgebietes etwa der Inneren und der Tropenmedizin, der Kinder- und Augenheilkunde, der Hygiene und der Urologie gegenüber wurden stets die Haut- und Schleimhautveränderungen besonders hervorgehoben.

Wo Beziehungen zur vergleichenden Pathologie, zur veterinärmedizinischen Dermatologie und zur Onkologie vorlagen, wurden diese erwähnt, z.T. auch hinsichtlich ihrer künftigen Bedeutung gewürdigt. Neue dermatologische Krankheitsbilder, deren Virusätiologie z.T. erst in der jüngeren Vergangenheit aufgeklärt wurde, wie etwa die benigne Inoculations-Lymphoretikulose, die ECHO-Virus-Exantheme, die Stomatitis vesicularis, das Paratrachom (Einschluß-Urethritis), das Ecthyma contagiosum, die Herpes-Sepsis der Neugeborenen und die Hautsymptome bei der Cytomegalie, um nur einige zu nennen, wurden ausführlicher erörtert. Den Band beschließt ein Ausblick auf die weitere Entwicklung dermatologischer Virusforschung.

Die Herausgeber sind Herrn Dr. D. PETERS, dem Leiter der Virusabteilung des Hamburger Tropeninstitutes, nicht nur für die Hilfe bei den Korrekturen, sondern auch für zahlreiche Anregungen, wichtige Literaturhinweise und für die Überlassung einer Anzahl wertvoller elektronenoptischer Abbildungen zu großem Dank verpflichtet. Dem Springer-Verlag sei aufrichtig für die schon so oft bewährte Großzügigkeit gedankt, mit der er den Wünschen der Herausgeber erneut entgegengekommen ist, ganz besonders für die trotz hoher Kosten möglich gewordene reiche Bebilderung und die gesamte Ausstattung.

München, den 31. August 1960

A. MARCHIONINI   TH. NASEMANN

Inhaltsverzeichnis

Die Viruskrankheiten der Haut und die Hautsymptome bei Rickettsiosen und Bartonellosen

Von

Theodor Nasemann-München

Mit 200 Abbildungen (davon 22 farbige)

A. Allgemeiner Teil (Allgemeine Virologie)

I. Einleitung

Die Mikrobiologie ist, verglichen mit anderen Disziplinen der Medizin, eine junge Wissenschaft. Ihre Anfänge liegen etwa ein Jahrhundert zurück. Ein Markstein für diese Zeit des Beginns ist das Jahr 1857, in dem LOUIS PASTEUR definitiv widerlegte, daß Bakterien spontan entstehen können. Die Mikrobiologie hat einen raschen Entwicklungslauf genommen und umfaßt heute ein Gebiet, das von den makromolekularen Virusformen über organismische Virusarten, Cysticeten, Rickettsien, Bartonellen, Eubacteriales, Actinomycetales, Chlamydobacteriales, Myxobacteriales, Spirochaetales usw. bis zu den Protozoen reicht. Es wächst auf Grund mehr und mehr verfeinerter Untersuchungsmethoden nicht nur die Zahl der ihrem Wesen nach genau bestimmten Mikroorganismen, sondern durch technische Hilfe seitens anderer Naturwissenschaften, z. B. der Biochemie, der Biophysik oder der Physiologie, wird auch das Wissensgut über ihre zahlreichen Funktionen ständig vermehrt. Zwangsläufig führt dieser Weg zur Spezialisierung, zur Abgrenzung in sich geschlossener Fachrichtungen wie etwa der Protozoologie, der Bakteriologie, der Virusforschung usw. — Die Trennung zwischen diesen Abteilungen ist nicht überall scharf. So gibt es beispielsweise Mikroorganismen wie die Rickettsien, die eine Stellung einnehmen, die zwischen dem Reich der Bakterien und dem der Virusarten liegt. Aber selbst zwischen Rickettsien und organismischen Viren bestehen noch Übergänge, z. B. im Vorhandensein der großen, bläschenförmigen Virusarten, der Cysticeten. Weitere Sonderstellungen im Raume zwischen Bakterien und „echten" Viren nehmen die Bartonellen, die Erreger der Pleuropneumoniegruppe, die Grahamellen u. a. ein. In den folgenden Abschnitten sollen alle Krankheitserreger berücksichtigt werden, die kleiner als die „kleinsten Bakterien" sind oder die sich in ihren Funktionen deutlich von Bakterien unterscheiden. Es wird daher außer auf die Viruskrankheiten der Haut auch auf solche Hautveränderungen eingegangen, die durch Rickettsien, Bartonellen und Cysticeten hervorgerufen werden.

Im Laufe der Zeit sind unsere Kenntnisse über die Infektionskrankheiten immer vollständiger geworden, und seit der Jahrhundertwende nimmt an diesem Fortschritt die Virusforschung in zunehmendem Maße Anteil. Eine große Zahl von Erkrankungen des Hautorgans werden durch Viren, Rickettsien und Bartonellen verursacht. Trotz erheblicher Unterschiede in der Epidemiologie, im Verlauf, in der Prognose und in der Therapie lassen sich für alle diese Infektionskrankheiten eine Reihe von Gemeinsamkeiten finden, vor allem im Hinblick auf diagnostische Methoden, Pathogenese und Immunbiologie. Eine Gliederung des Stoffes in zwei große Abschnitte war daher zweckmäßig. Im ersten, allgemeinen Teil werden einige Definitionen des „Virusbegriffes" gegeben, die Geschichte der Virologie — soweit für unser Fach erforderlich — berücksichtigt, dann einige Hinweise für die zum Verständnis des speziellen Teiles unerläßliche Terminologie sowie für die Einteilung der Virusarten und der Viruserkrankungen der Haut gebracht und grundsätzliche Ausführungen zur Virusvermehrung, zur Pathologie, Pathogenese, Epidemiologie, Diagnostik, Therapie und Prophylaxe der Virosen angeschlossen. Im ersten Abschnitt sind weiter in kurzen Übersichten die Fragen der Bildung maligner Tumoren sowie der onkolytischen Wirkung durch Virusarten angeschnitten. Außerdem sind in ihm Grundzüge einer vergleichenden Pathologie der Viruskrankheiten der Haut enthalten. — Die Voranstellung dieses allgemeingehaltenen Teiles (der „allgemeinen Virologie"), der eine Orientierung über den heutigen Stand der Virusforschung (sowohl in methodisch-praktischer als auch in theoretisch-vergleichender Hinsicht) gibt, erleichtert die Lektüre der verschiedenen Kapitel des speziellen Teiles und ergänzt manche der dort aufgeworfenen Fragen. An solchen Textstellen des zweiten finden sich dann jeweils Hinweise auf die entsprechenden ausführlicheren Darstellungen des ersten Abschnittes. Die Gesichtspunkte, nach denen die Einteilung der Viruskrankheiten im speziellen Teil vorgenommen wurde, werden in einem besonderen Absatz weiter unten erläutert.

II. Geschichtliches

Im Jahre 1897 entdeckten LÖFFLER und FROSCH, daß der Erreger der Maul- und Klauenseuche bakteriendichte Filter zu passieren vermag. Es mußte also Mikroorganismen geben, die noch kleinere Dimensionen besitzen als die bisher bekannten Bakterien und die mit den gewöhnlichen Färbemethoden im Lichtmikroskop nicht darzustellen sind. Mit dieser Erkenntnis setzte die tierexperimentelle Erforschung der neuen Erreger, der Viren, und der durch sie verursachten Erkrankungen von Menschen, Tieren und Pflanzen ein. BORREL gelang es 1904 das Geflügelpockenvirus, PASCHEN 1907 das Pockenvirus und im gleichen Jahr LIPSCHÜTZ das Virus des Molluscum contagiosum mit besonderen Virusfärbungen im Lichtmikroskop als gerade noch erkennbare punktförmige Gebilde nachzuweisen. Diese Virusarten zählen zu den größten „organisierten" Virusformen, deren Durchmesser nur wenig über der Grenze lichtmikroskopischer Auflösung liegen. Bis 1941 wurden ungefähr 20 Virusarten bekannt, die durch spezielle Färbemethoden lichtoptisch sichtbar gemacht werden konnten. Die moderne systematische Virusforschung nahm etwa 1928 ihren Anfang. Schon bis 1938 — in einem knappen Jahrzehnt — konnten die meisten technischen Voraussetzungen entwickelt werden, die den dann erkennbaren rapiden Fortschritt der Virologie möglich machten: Die intracerebrale Beimpfung von Mäusen, verschiedene Züchtungsverfahren in Bruteiern, besondere Methoden für die Virusvermehrung in Gewebekulturen, biochemische Untersuchungen, Ultrazentrifuge und neue physikalische Meßverfahren. Ab 1938 stand der Virusforschung das Elektronenmikroskop zur Verfügung. Die Elektronenmikroskopie begründete erst die eigentliche Virusmorphologie. Form und Größe auch der Virus-Elementarkörper waren nun direkt zu beurteilen, die Durchmesser von weniger als 200 mμ besitzen. In den letzten Jahren ließen sich die Arbeitsweisen in den Forschungslaboratorien immer mehr vervollkommnen: Mit Hilfe von Ultramikrotomen können Gewebsschnitte von weniger als 0,05μ Dicke hergestellt und übermikroskopisch analysiert werden. Schnittbilder von Viruselementarkörpern liegen vor.

Die Virusserologie wurde einerseits um minutiöse Techniken, andererseits um leicht reproduzierbare Standardmethoden bereichert, die in immer mehr Laboratorien der klinischen Diagnostik wertvolle Dienste leisten. Weiter sind jetzt in Gewebekulturen eine Reihe von Impfstoffen im großen gewinnbar. Kulturen in entembryonierten Hühnereiern ermöglichen quantitative Untersuchungen, die Aufschlüsse über die Virusvermehrung geben und neuere Verfahren der Virusisolierung, -präparation und -aufbewahrung gestalten die Arbeit im Speziallaboratorium ökonomischer.

Dieser kursorische historische Abriß mag zunächst genügen. Ausführlichere Angaben über die Entwicklung der Virusforschung bis 1932 können dem Kapitel über Einschlußkrankheiten der Haut von LIPSCHÜTZ im Band II des Jadassohnschen Handbuches (1932) entnommen werden. Weitere geschichtliche Daten zu hervorragenden Forschungsresultaten der letzten 25 Jahre finden sich in den verschiedenen Abschnitten des speziellen zweiten Teiles.

III. Die „Virus"-Kapitel im Handbuch der Haut- und Geschlechtskrankheiten von J. Jadassohn in den verschiedenen zwischen 1927 und 1933 erschienenen Bänden. Bezugnahmen, Erweiterung des Stoffes und Hinweise auf neuere virologische Monographien und Handbücher

Im Handbuch von J. JADASSOHN wurden erstmals die neueren Erkenntnisse der Virusforschung auf dem Gebiet der Dermatologie in mehreren größeren und kleineren Abschnitten zusammengetragen. Nachfolgend sind letztere, geordnet nach dem Zeitpunkt ihres Erscheinens, aufgeführt.

1927: F. FISCHL: Lymphogranulomatosis inguinalis, Bd. XXI, S. 463—477.

1928: W. SCHÖNFELD: Zoster und Herpes simplex, Bd. VII, Teil 1, S. 1—179.

1930: G. MORAWETZ: Akute Exantheme (Differentialdiagnostische Übersicht), Scharlach, Masern, Röteln, Vierte Krankheit, Fleckfieber, Varicellen, Variola, Erythema infectiosum, Febris miliaris. Bd. XIV, Teil 1, S. 419—458.

1932: B. LIPSCHÜTZ: Die Einschlußkrankheiten der Haut. (Das filtrierbare Virus in der Dermatologie.) Bd. II, S. 21—163. — E. PASCHEN: Vaccine und Vaccineausschläge. Bd. II, S. 164—270. — A. STÜHMER: Maul- und Klauenseuche beim Menschen. Bd. II, S. 271 bis 300. — W. JADASSOHN: Die Immunbiologie der Haut. Bd. II, S. 353—478. In diesem Kapitel finden sich Abschnitte über Variola und Vaccine, Tierpocken, Lymphogranulomatosis inguinalis, Maul- und Klauenseuche, Scharlach, Herpes simplex, Zoster und Varicellen, Masern, Warzen und Kondylome sowie über Bartonelleninfektionen.

1933: B. LIPSCHÜTZ: Molluscum contagiosum. Bd. XII, Teil 3, S. 1—32.

1933: W. FREUDENTHAL und R. SPITZER: Warzen und Kondylome. Bd. XII, Teil 3, S. 33—207.

Außerdem sind noch in folgenden Kapiteln unter besonderem Blickwinkel zusammengetragene Daten über Bartonellen-, Rickettsien- und Viruskrankheiten der Haut enthalten:

1928: R. SPITZER; aus dem Kapitel „Geographische Verteilung der Hautkrankheiten" im Bd. XIV, Teil 2, S. 289—291: Die infektiösen Epitheliome (Verrucae, Kondylome, Molluscum). S. 301: Herpes zoster.

1930: C. LEINER; aus dem Kapitel „Hautkrankheiten im Säuglingsalter" im Bd. XIV, Teil 1, S. 473—475: Roseola infantum (Exanthema subitum). S. 481: Varicella gangraenosa Hutchinson. — J. HELLER; aus dem Kapitel „Die Klinik der wichtigsten Tierdermatosen" im Bd. XIV, Teil 1, S. 817—831: Durch Viren hervorgerufene Krankheiten (Staupe, Pocken, Geflügelpocken, Maul- und Klauenseuche, Masern, Scharlach). S. 867—869: Warzen, Papillome.

1932: M. MAYER; aus dem Kapitel „Exantheme und andere Hauterscheinungen bei exotischen Krankheiten" im Bd. XII, Teil 1, S. 208: Hauterscheinungen bei Dengue. S. 209: Hauterscheinungen bei Pappatacifieber. S. 209: Hauterscheinungen bei Tsutsugamushi. S. 212: Hauterscheinungen bei anderen Rickettsiosen. — H. DA ROCHA-LIMA: Verruga peruviana oder Carrion'sche Krankheit (Oroya-Fieber). Bd. XII, Teil 1, S. 215—242.

Im Jadassohnschen Handbuch wurden, das geht aus dieser Zusammenstellung hervor, die Viruskrankheiten der Haut (einschließlich Rickettsiosen und Bartonellosen) sehr ausführlich abgehandelt. Auf fast 800 Seiten konnten mikrobiologische, pathologisch-anatomische und klinische Kenntnisse vermittelt werden, die heute noch größtenteils Gültigkeit besitzen. Den Abhandlungen über die Klinik des Herpes simplex und des Zoster von W. SCHÖNFELD z. B. kann nur wenig Neues hinzugefügt werden (Bd. VII, Teil 1, S. 1—179, allein 57 Seiten Literatur). Analoge Verhältnisse liegen auch bei anderen Virusabschnitten vor. In besonderem Maße wird sich dieser Beitrag daher in seinen klinisch-morphologischen, histopathologischen und geschichtlichen Darstellungen auf die oben genannten Kapitel stützen können. Wo es erforderlich ist, sollen kurze Zusammenfassungen des Bekannten — erweitert durch Erkenntnisse der letzten Jahre — gegeben werden, um die Geschlossenheit des Ergänzungswerkes zu gewährleisten. Neues werden vor allem die mikrobiologisch-diagnostischen, pathogenetischen und therapeutischen Ausführungen bringen, denn seit 1933 hat die Virusforschung einen raschen Aufschwung erlebt. Neben einer Vervollständigung von Klinik, Histologie und pathologischer Anatomie sollen also in erster Linie Überblicke über moderne prophylaktische Maßnahmen, über die sich auch auf diesem Sektor unseres Faches anbahnenden, neuen therapeutischen Entwicklungen, über die Aufklärung der Ätiologie einiger Virosen mittels Elektronenoptik, Gewebezüchtung, Ultrahistologie und anderer Methoden sowie über die Fortschritte der Laboratoriumsdiagnostik der Viruskrankheiten der Haut, vor allem mit Hilfe von Eikultur, Virusserologie und anderen, auch in größeren Kliniken ausführbaren Verfahren gegeben werden. Um eine straffe Gliederung des Stoffes zu ermöglichen, wird Beschränkung auf die sicheren Viruskrankheiten in der Dermatologie notwendig. Lediglich am Schluß des ersten Teiles findet sich ein kurzer Hinweis auf Hautkrankheiten unbekannter Ätiologie, für die wiederholt — ohne endgültige Beweise! — Virusarten als Erreger vermutet wurden. Diese Erkrankungen sind in den Bänden II und III des Ergänzungswerkes in Abhandlungen von R. SCHUPPLI, W. F. LEVER, A. LEINBROCK, G. W. KORTING, G. STÜTTGEN und J. TAPPEINER gesondert dargestellt. Geringfügige Überschneidungen mit den Kapiteln von W. JADASSOHN über die Immunbiologie der Haut und von R. D. G. PH. SIMONS über die nichtvenerischen infektiösen Krankheiten der Tropen in Band IV, Teil 1, ließen sich nicht vermeiden. Sie wurden nach eingehender Abstimmung auf ein Minimum beschränkt. Die hiervon betroffenen Stellen im Text sind mit entsprechenden Anmerkungen versehen. Herausgenommen aus diesem Beitrag wurden die durch das Lymphogranuloma inguinale-Virus hervorgerufenen Erkrankungen. Letztere wurden auf Grund ihres venerischen Charakters im Band VI, Teil 1a von S. HELLERSTRÖM, N. MELCZER, H. SCHUERMANN, A. HENSCHLER-GREIFELT, C. E. SONCK, H. LÖHE und W. SCHMIDT abgehandelt. Die Rickettsiosen und Virosen, die zwar mit Hautveränderungen einhergehen, vornehmlich aber zur Domäne der Pädiatrie, Tropenmedizin oder Neurologie gehören, können nur wesentlich kürzer besprochen werden als die Viruskrankheiten der Haut im engeren Sinne. Denjenigen Lesern, die über einzelne, im folgenden angeschnittene Fragen näher orientiert werden möchten, als es durch diesen auf dermatologische Belange abgestellten Ergänzungsbeitrag möglich ist, seien die nachstehend aufgeführten Monographien und Handbücher zusammen mit einigen Anmerkungen als Wegweiser genannt[1].

1. *Das Handbuch der Virusforschung*, herausgegeben von R. DOERR und C. HALLAUER, J. Springer-Verlag, Wien.

Erste Hälfte, 1938, *Inhalt:* Die Entwicklung der Virusforschung und ihre Problematik. Morphologie der Virusarten. Die Züchtung der Virusarten außerhalb ihrer Wirte. Biochemie und Biophysik der Viren.

Zweite Hälfte, 1939, *Inhalt:* Die Virusarten als infektiöse Agentien. Die Virusarten als Antigene und die erworbene Immunität gegen Virusinfektionen. Die Technik der experimentellen Erforschung phytopathogener Virusarten.

I. Ergänzungsband, 1944, *Inhalt:* Die Natur der Virusarten. Mensch und Tier als Virusträger und Virusausscheider. Die unspezifische Provokation manifester Virusinfektionen. Die Chemotherapie der durch Virusarten hervorgerufenen Infektionskrankheiten. Virusimpfstoffe zur menschlichen Schutzimpfung. Allgemeine Pathologie der Virusinfektionen der Pflanzen.

II. Ergänzungsband, 1950, *Inhalt:* Technik und Anwendung der Roller Tube-Kulturen. Technik und Anwendung der Gefriertrocknung von Viren. Auflicht- und Dunkelfeldmikroskopie in der Virusforschung. Variation des Influenzavirus. Immunität und Vaccination bei Influenza. Viruspneumonie und Pneumonitis-Viren des Menschen und der Tiere. Die Hämagglutination durch Virusarten. *Die Elektronenmikroskopie in der Virusforschung.* Auf dieses Kapitel, das mit 163 Abbildungen versehen ist, sei besonders hingewiesen.

---

[1] Neue Ergebnisse der Virusforschung werden u.a. in der Reihe „Progress in Medical Virology" (S. Karger, Basel und New York) mitgeteilt.

III. Ergänzungsband (4. Band), 1958 von C. HALLAUER und K. F. MEYER. *Inhalt:* Genetik tierischer Virusarten. Genetik der Bakteriophagen. Insekten-Viren. Der Nachweis menschenpathogener Virusarten mittels der Gewebekultur. Die saisongebundenen Encephalitiden. Das Maul- und Klauenseuche-Virus. Die Gruppe der Columbia-SK-Viren. Das Poliomyelitis-Virus. Die Coxsackievirus-Gruppe.

2. *Monographien über das Gesamtgebiet der Rickettsien- und Viruskrankheiten des Menschen:*

TH. M. RIVERS: Viral and Rickettsial Infections of Man. J. L. Lippincott Comp., Philadelphia, London, Montreal, 1959;

C. E. VAN ROOYEN and A. J. RHODES: Virus Diseases of Man. Thomas Nelson and Sons, New York, 1948;

S. E. LURIA: General Virology, John Wiley and Sons, Inc. New York, Chapman and Hall, Ltd., London 1953.

W. D. GERMER: Viruserkrankungen des Menschen. Georg Thieme-Verlag, Stuttgart, 1954. Für den Dermatologen sind vor allem die Abschnitte: Viruserkrankungen mit Exanthem, Viruserkrankungen der Lymphdrüsen und Viruserkrankungen der Haut von Bedeutung.

3. *Monographien über die Rickettsien- und Viruskrankheiten der Haut:*

C. SCARPA: Virus Dermotropi e Malattie da Virus in Dermatologia. Collana Monografica degli Annali Italiani di Dermatologia e Sifilografia III, Tipografia Saverio Pipola, Napoli, 1953.

A. GRUMBACH und W. KIKUTH: Die Infektionskrankheiten des Menschen und ihre Erreger. Georg Thieme-Verlag, Stuttgart, 1958. Dieses Werk berücksichtigt die Viruskrankheiten, Bartonellosen und Rickettsiosen des Menschen in beträchtlichem Ausmaß.

H. BLANK and G. RAKE: Viral and Rickettsial Diseases of the Skin, Eye and Mucous Membranes of Man. Little, Brown and Comp., Boston, Toronto, 1955. Dieses ausgezeichnet bebilderte Werk bringt auf 285 Seiten eine Fülle von Einzeltatsachen und bei klarer Gliederung eine gute Übersicht über alle dermatologischen Virus- und Rickettsien-Erkrankungen.

4. *Monographien über allgemeine Virus-Probleme:*

H. RUSKA: Virus. Eine kurze Zusammenfassung über das Virusproblem. Akademische Verlagsgesellschaft Athenaion, Potsdam, 1950.

J. G. KIDD: The Pathogenesis and Pathology of Viral Diseases. New York Academy of Medicine, Section of Microbiology, Symposium Number Three, New York Columbia University Press, 1950.

J. SINKOVICS: Die Grundlagen der Virusforschung. (Deutsche Ausgabe.) Verlag der Ungarischen Akademie der Wissenschaften, Budapest, 1956.

W. WEIDEL: Virus. Die Geschichte vom geborgten Leben. Springer-Verlag, Berlin-Göttingen-Heidelberg, 1957. Diese kleine Monographie orientiert über die neueren Anschauungen von der Virusvermehrung sowie über die modernen Arbeitsweisen im Viruslaboratorium.

R. GÄDEKE: Die inapparente Virusinfektion und ihre Bedeutung für die Klinik. Springer-Verlag, Berlin-Göttingen-Heidelberg, 1957. Auch für die inapparenten Infektionen durch dermotrope Virusarten gibt diese Abhandlung aufschlußreiche Hinweise.

5. *Monographien über Laboratoriumsdiagnostik der Virus- und Rickettsien-Infektionen:*

W. KLÖNE: Laboratoriumsdiagnose menschlicher Virus- und Rickettsieninfektionen. Springer-Verlag, Berlin-Göttingen-Heidelberg, 1953. Analog den Taschenbüchern der bakteriologischen Technik liegt hier ein Leitfaden der Methoden zur laboratoriumsmäßigen Untersuchung der Virusarten und Rickettsien vor. Auf dieses Werk und das folgende sei besonders deswegen hingewiesen, weil in der vorliegenden Darstellung der virusbedingten Infektionskrankheiten der Haut nicht genügend Raum vorhanden ist, um auf methodische Fragen ausführlicher einzugehen.

Diagnostic Procedures for Virus and Rickettsial Diseases, Second Edition. (Herausgeber: TH. FRANCIS jr.) Publication Office, American Public Health Association, 1790 Broadway, New York City. Für den Dermatologen sind vor allem die Kapitel über Herpes simplex (T. F. MCNAIR SCOTT), Variola and Vaccinia (C. H. KEMPE), Dengue (A. B. SABIN), Phlebotomus Fever (A. B. SABIN), Lymphogranuloma inguinale (G. RAKE) und über die Rickettsien-Erkrankungen (J. E. SMADEL) von großem Wert, da in ihnen die derzeit mögliche Diagnostik kurz, klar und vollständig dargestellt wird.

6. *Literatur über spezielle mikrobiologische Methoden, Elektronenoptik, Biochemie der Viren und serologische Diagnostik:*

R. RÜHLE: Das Elektronenmikroskop. Curt E. Schwab, Stuttgart, 1949. In diesem Buch findet sich auch ein kurzer Abschnitt über die Anwendung des Elektronenmikroskops in Medizin und Biologie.

B. v. BORRIES: Die Übermikroskopie. Editio Cantor, Aulendorf (Württ.) 1949.

K. F. BAUER: Methodik der Gewebezüchtung. S. Hirzel-Verlag, Stuttgart, 1954.

G. SCHRAMM: Die Biochemie der Viren. Springer-Verlag, Berlin-Göttingen-Heidelberg, 1954. Diese Monographie gibt einen Überblick über die Eigenschaften und Wirkungen der Viren vom Standpunkt der Biochemie her. Die biochemischen Daten der dermotropen Virusarten sind hier in übersichtlicher Anordnung und sehr vollständig zusammengetragen worden.

ST. WINKLE: Mikrobiologische und serologische Diagnostik (mit Berücksichtigung der Pathogenese und Epidemiologie), 2. Auflage, G. Fischer-Verlag, Stuttgart, 1955.

L. REIMER: Elektronenmikroskopische Untersuchungs- und Präparationsmethoden. Springer-Verlag, Berlin-Göttingen-Heidelberg, 1959.

D. C. PEASE: Histological Techniques for Electron Microscopy. Academic Press, New York und London 1960.

H. J. RAETTIG: Bakteriophagie, 1917—1956. Zugleich ein Vorschlag zur Dokumentation wissenschaftlicher Literatur. G. Fischer-Verlag, Stuttgart, 1958.

M. H. ADAMS: Bacteriophages. Intersciense Publishers, New York, London 1959.

H. SCHMIDT: Fortschritte der Serologie. Dr. D. Steinkopf-Verlag, Darmstadt, 2. Auflage, 1955. Dieses Werk berücksichtigt auch die Virusserologie (Hämagglutination, Hämagglutinations-Hemmtest, Komplementbindungsreaktion mit Virusantigenen u. Neutralisationstest).

E. C. POLLARD: The Physics of Viruses. New York: Academic Press 1953.

IV. Definition des Virus-Begriffes

Das lateinische Wort „Virus" bedeutet Gift, Giftstoff. Mit diesem Namen wurden filtrierbare Erreger von Erkrankungen bezeichnet, zu denen einerseits sehr alte Krankheitsbilder der Menschheit (z. B. das Trachom, das schon etwa 1550 v. Chr. in ägyptischen Handschriften erwähnt wurde — und die Pocken, über die chinesische Berichte aus dem 12. Jahrhundert v. Chr. vorliegen) und andererseits solche gehören, die erst in den letzten Jahrzehnten entdeckt wurden (z. B. die durch Coxsackieviren verursachte Herpangina, die zuerst 1920 von ZAHORSKY beschrieben wurde). Zum Wort „Virus"[1] gibt es eigentlich keine Mehrzahl. Da man letztere aber unbedingt benötigt, spricht man am besten von Virusarten oder „den Viren". Wie PETERS (1954) ausführte, ist der Begriff „Virus" heterogen geworden. Erkenntnisse, die an einer Gruppe von Viren gewonnen wurden, lassen sich nicht ohne Einschränkung als Modellvorstellungen auf andere Virusarten transponieren. Die unter der Bezeichnung „Viren" zusammengefaßte Gruppe von Krankheitserregern stellt keine natürliche Einheit dar und für das, was heute allgemein unter „Virus" verstanden wird, gibt es noch keine kurze, präzise Definition. Das mag in Ansehung der beachtlichen Fortschritte der Virusforschung paradox anmuten. Man muß weiter ausholen, um eine ausreichende begriffliche Klärung zu erzielen.— Fragt man nach dem Wesen der Viren, dann lassen sich mehrere Gemeinsamkeiten auffinden. Zunächst sind Viren Erreger von Krankheiten. Ob apathogene Virusarten überhaupt vorkommen, kann bisher nicht beantwortet werden, da Viren nur an ihren pathogenen Eigenschaften erkannt werden können. Ein weiteres Merkmal ist die Größe. Viren sind kleiner als Bakterien. Sie passieren für Bakterien undurchlässige Filter. Ihre Durchmesser gehören einem Bereich an, dessen obere Grenze zwischen 350 und 500 mμ zu schwanken scheint und dessen untere Grenze, soweit dies heute sicher anzugeben ist, etwa bei 10 mμ liegt. Die Virusarten nehmen also das Gebiet zwischen Bakterien und den größten Eiweißmolekülen[2] ein. Diese dimensionale Zuordnung ist zwar nicht ihr entscheidendes Kriterium, doch

---

[1] „Virus" ist Neutrum. Es muß also *das* Virus heißen, nicht *der!*

[2] Ein großes Eiweißmolekül ist z. B. das des Hämocyanins (s. Abb. 1). SCHRAMM und BERGER haben letzteres und dessen Spaltprodukte 1952 elektronenoptisch vermessen. Die erste Dissoziationsstufe besteht in einer Längsspaltung, und die daraus resultierenden halben Moleküle besitzen Stäbchenform mit einer Länge von 40 mμ und einem Durchmesser von 12 mμ. [SCHRAMM, G., u. G. BERGER: Elektronenmikroskopische Untersuchungen über die Struktur des Hämocyanins von Helix pomatia. Z. Naturforsch. 7b, 284 (1952).]

soll Abbildung 1 hierüber orientieren und die Durchmesser einiger Virusarten zu demjenigen menschlicher Erythrocyten in Beziehung setzen.

Größere Bedeutung kommt der Tatsache zu, daß Viren obligate Zellschmarotzer sind. Sie können sich ausschließlich in lebenden Zellen vermehren. Die Ursache

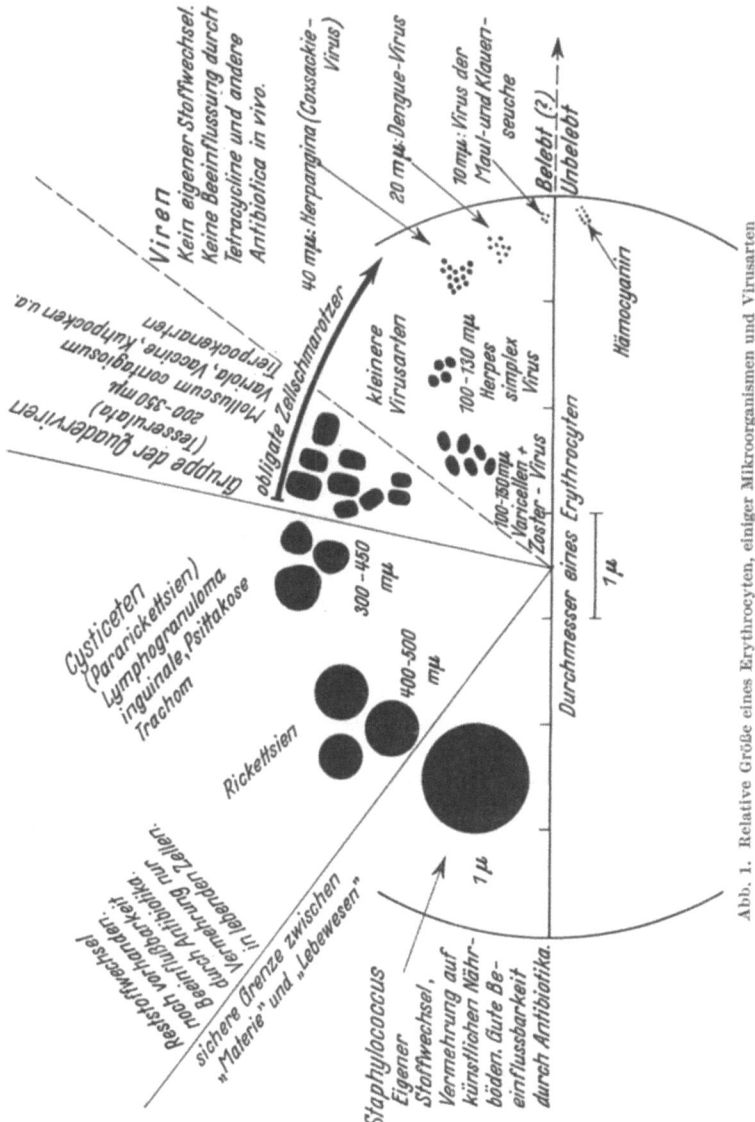

Abb. 1. Relative Größe eines Erythrocyten, einiger Mikroorganismen und Virusarten

für dieses Verhalten darf im Fehlen eines eigenen Stoffwechsels, zumindest aber in einer hochgradigen Stoffwechselverkümmerung gesehen werden. Viren benötigen zu ihrer Vermehrung die biochemischen Funktionen der Wirtszellen. Auf synthetischen Nährmedien kann keine Virusmultiplikation erzielt werden. Provisorisch ließen sich somit dem Begriff „Virus" sämtliche Krankheitserreger unterordnen, die außerhalb lebender Zellen keine Vermehrungsfähigkeit besitzen, sondern diese

Funktion erst erwerben, indem sie sich in den Stoffwechselapparat von Wirtszellen einschalten, die außerdem kleiner als Bakterien sind, mithin bakteriendichte Filter passieren und die sich in fortlaufenden „*Passagen*" von einem empfänglichen Wirt zum anderen übertragen lassen. Die einzelnen Virusarten weisen jedoch strukturell und biologisch beträchtliche Unterschiede auf. Die Beziehungen zwischen den Wirtzellen und den in diese eindringenden Virus-Teilchen werden weiter unten zusammen mit den verschiedenen Problemen der Virusvermehrung erörtert.

Die Frage, ob Viren Lebewesen sind oder nicht-lebendige „Systeme" wurde mehrfach aufgeworfen und unterschiedlich beurteilt. Größenordnungsmäßig rangieren die Viren, wie oben gezeigt wurde (Abb. 1), zwischen den kleinsten Lebewesen und den Riesenmolekülen. ZIMMERMANN (1948) wies auf den vermittelnden Charakter hin, den die Viren zwischen belebter Natur und nicht-lebender Materie einnehmen. Die Viren vereinigen in sich Eigenschaften von Lebewesen wie Aufbau aus komplizierten Eiweißkörpern, Vermehrungsfähigkeit, Mutabilität und pathogene Wirkungen mit anderen der unbelebten Materie wie Kristallisierbarkeit[1] (z.B. bei phytopathogenen Virusarten), Umtausch von chemischen Gruppen des Moleküls und Rückgewinnung der Ausgangsform. Die Entscheidung „belebt oder unbelebt" kann vorerst nicht gefällt werden. Sie ist in erster Linie von philosophischer Bedeutung. Der Ansicht von ZIMMERMANN, daß die Viren zunächst als „Übergangsbildungen" zwischen Lebendigem und toter Materie zu betrachten sind, darf zugestimmt werden. — FRIEDRICH-FREKSA (1954) sieht in der Virusforschung einen aussichtsreichen Weg, um die „Minimalbedingungen festzulegen, die für die Existenz eines Lebewesens nötig sind." Wenn es gelänge, die energieliefernden Prozesse von der Zelle soweit zu isolieren, daß Viren auch außerhalb der Wirtszelle zur Vermehrung gebracht werden können, dann wäre es lediglich eine Definitionsfrage, ob das so gewonnene „System" als lebendig bezeichnet werden kann (FRIEDRICH-FREKSA). Auf Grund der Tatsache, daß Viren sich ausschließlich in lebenden Zellen multiplizieren, wurde gelegentlich gefolgert, daß erstere nur Produkte infizierter Zellen sind. Als Gegenargument läßt sich anführen, daß nach Infektion verschiedener Gewebe eines Organismus oder unterschiedlicher Wirte mit einer Virusart aus den verschiedenen Zellen immer nur das gleiche Virus erhalten wird, umgekehrt aber nach Inoculation gleichartiger Zellen mit verschiedenen Virusarten regelmäßig diese unterschiedlichen Virusarten je nach ihrer Genese entstehen. Daraus schloß FRIEDRICH-FREKSA (1954), daß „die spezifische Struktur des sich vermehrenden Virus nur von seinen Vorfahren und nicht von den Wirtszellen abhängt."

Wie groß die Zahl, der in der Natur vorkommenden Virusarten ist, kann zur Zeit nicht einmal annähernd geschätzt werden. SCHRADER gab 1955 die Anzahl der näher untersuchten und nach ihren pathogenen Eigenschaften bestimmbaren Virusarten mit etwa 300 an, von denen mehr als die Hälfte pflanzen-, der Rest tier- oder menschenpathogen ist. In jedem Jahr werden neue Viren isoliert. Die Gesamtzahl bekannter Virusarten dürfte schon jetzt weit mehr als 300 betragen. Diese Entwicklung wird beispielsweise durch die Entdeckung der Orphanviren[2] in ihrer Problematik beleuchtet. Die ständige Zunahme der Virusarten ist eine der Ursachen für die Schwierigkeiten bei der Aufstellung eines gültigen natürlichen Systems der Viren.

---

[1] Kristallisierbarkeit und Lebensfähigkeit sind allerdings nicht unvereinbar. FRIEDRICH-FREKSA (1954) betont, daß Kristallisierbarkeit nur voraussetzt, daß die Teilchen, die einen Kristall aufbauen, „für eine Anordnung in einem Raumgitter gleichartig genug sind".

[2] Aus verschiedenem Untersuchungsmaterial (z.B. Stuhlproben des Menschen) wurden mit Hilfe von Gewebsexplantaten „*Cytopathogene Viren*" isoliert, die serologisch nicht eingeordnet werden konnten. Vorerst hat man diese „atypischen Virusarten" als „Orphan"-(Waisen-)Viren bezeichnet.

V. Klassifizierung der Virusarten und Einteilung der Virus-Krankheiten der Haut

Die stammesgeschichtliche Stellung der Virusarten ist noch nicht befriedigend geklärt. In einer eingehenden Untersuchung dieser Frage bezeichnete FRIEDRICH-FREKSA (1954) es als Ziel der stammesgeschichtlichen Analyse der Viren, ein natürliches System aufzustellen, das die Verwandtschaftsverhältnisse innerhalb der Virusarten definiert. Wie schwierig diese Aufgabe zu lösen ist, soll aus der folgenden Skizzierung mehrerer Klassifizierungsversuche hervorgehen.

Verschiedene Eigenschaften der Viren wurden herangezogen, um Verwandtschaften zwischen den einzelnen Arten aufzudecken, so z.B. die Wirtspezifität, der Tropismus, die spezifischen Wirkungen der Viren auf die von ihnen befallenen Zellen, die Fähigkeit, Zelleinschlüsse zu bilden und die unterschiedliche Form, Zusammensetzung und Lokalisation dieser Einschlußkörper, weiter die Krankheitssymptome, die durch die Virusinfektion bedingt werden, die Art der Vermehrung (Zweiteilung, autokatalytischer Matrizenmechanismus usw.), die chemische Zusammensetzung der Virusarten (physikalisch-chemische und biochemische Daten), serologische Verwandtschaftsreaktionen, besondere biologische Kennzeichen (Virulenz, Persistenz usw.) und vor allem die Morphologie der Viruselementarkörper, ihre Größe und Gestalt.

Ein immer wiederkehrender Gesichtspunkt bei Einteilungsversuchen ist die Wirtspezifität (ANDERSON 1947). Es gibt Viren bei Menschen, Säugetieren und Vögeln (Warmblüterviren), bei Reptilien, Amphibien und Fischen (Kaltblüterviren), bei Insekten (Polyederviren, Kapselviren usw.), bei Bakterien (Bakteriophagen[1]) sowie bei Pilzen und Pflanzen (phytopathogene Virusarten). Wenn auch die Wirtspezifität in bestimmten Grenzen variabel ist (es können beispielsweise mehrere tierpathogene Viren auch Erkrankungen des Menschen verursachen und einige Pflanzenviren vermögen sich im Organismus von Insekten zu vermehren), so wird die auf ihr beruhende Aufstellung von 3 großen Gruppen, wie HOLMES (1948) sie vorschlug, allgemein anerkannt:

1. Viren, die Bakterien infizieren können, Bakteriophagen (Phaginae nach HOLMES).
2. Viren, die höhere Pflanzen infizieren können (phytopathogene Virusarten, Phytophaginae nach HOLMES).
3. Viren, die Tiere infizieren können (Zoophaginae nach HOLMES).
Diese Gruppe umfaßt 3 größere Untergruppen:
a) die Insektenviren,
b) die Kaltblüterviren und
c) die Warmblüterviren.
Nur diese letztgenannte Gruppe wird Gegenstand dieser Abhandlungen sein.

Für Warmblüter pathogene Virusarten wurden oft nach Ansiedlungsgebieten (Hauptlokalisation in bestimmten Organen und Geweben, spezieller Tropismus) zu differenzieren versucht. So unterschied man beispielsweise lokalisierte-epidermale, dermotrope, dermoneurotrope, neurotrope, organotrope und pantrope Viren voneinander. Diese Gewebsaffinität ist jedoch kein sicheres Merkmal, da eine Anzahl von Virusarten durch äußere Einflüsse ihren *Tropismus* ändern kann. Auch gibt es Viren, die gleichzeitig organo-, neuro- und dermotrop sind oder werden können. Weitere Systeme beruhen auf der Trennung in nekrotisierende (zellzerstörende) und proliferierende (Hyperplasien erzeugende) Virusarten[2] und auf der Lehre von den Zelleinschlüssen, der Cytoryktologie. LIPSCHÜTZ (1932), der sich eingehend mit der Morphologie und Funktion der Einschlußkörper beschäftigte, unterschied auf Grund seiner Beobachtungen 3 Gruppen voneinander:

1. Die Cytooikonten (Viren, die intracytoplasmatische Einschlußbildungen induzieren, meist eosinophiler Natur),
2. die Karyooikonten (Viren, die intranucleäre Einschlüsse verursachen, die entweder eosinophil oder basophil sind) und
3. die Cytokaryooikonten (Viren, die gleichzeitige Ausbildung von Plasma- und Kerneinschlüssen bedingen). Vgl. hierzu die Tabelle 1 sowie die ausführlicheren Angaben von LIPSCHÜTZ in Bd. 2 des Jadassohnschen Handbuches: Die Einschlußkrankheiten der Haut, vor allem S. 45—55.

---

[1] Die Bakteriophagen wurden von HOLMES (1948) nach der Art ihres Wirtsorganismus (Coligruppe, Salmonellen usw.) geordnet.

[2] Es gibt jedoch Viren, die einmal eine Proliferation, ein anderes Mal eine Nekrose der befallenen Wirtszellen hervorrufen. Diese Reaktionen des Gewebes sind daher eine unsichere Basis für die Klassifizierung.

Der Lipschützschen Einteilung kommt vor allem diagnostische (histopathologische) Bedeutung zu, für die Ordnung der Viren in ein „natürliches System" ist sie nicht geeignet. Nicht alle Virusarten sind Einschlußbildner. Das Einschluß-Schema wird außerdem modernen virusmorphologischen Vorstellungen nicht gerecht. Darüber hinaus muß mit gelegentlichen diagnostischen Irrtümern gerechnet werden, da es unspezifische Zelleinschlüsse gibt, deren Bildung nicht unmittelbar auf Grund der Virusinfektion bewerkstelligt wird. WOLMAN (1955) schlug vor, die virusbedingten Desoxyribonucleoproteid-haltigen Zelleinschlüsse als „Einschlußkörper"[1], die unspezifischen Gebilde im Zellinnern aber als „Einschlüsse" zu bezeichnen.

Tabelle 1. *Einteilung der „Einschluß-bildenden" Viruskrankheiten*

I. Cytooikonten (intracytoplasmatische Einschlußbildungen)

Variolavaccinia	Acidophile (eosinophile bzw. oxyphile) Einschlüsse	Einschlüsse in Ekto-, Meso- und Entoderm-Abkömmlingen
Schafpocken und andere Säugetierpocken Kaninchenmyxom Ektromelie		Einschlüsse in Epithel und Bindegewebe
Geflügelpocken (Fowl-pox) und andere Vogelpocken Molluscum contagiosum		Einschlüsse im Epithel
Trachom Einschlußblenorrhoe Bestimmte Formen der unspezifischen Urethritis		Bei Giemsa-Färbung große purpurfarbene Plasma-Einschlüsse
Lymphogranuloma inguinale Psittakose		Einschlüsse (= Kolonien von Elementarkörpern) sind Feulgenpositiv
Katzenkratzkrankheit		Basophile Einschlüsse in Reticulumzellen der erkrankten Lymphknoten
Rabies (Lyssa)		Negrische Körperchen im Ammonshorn

II. Karyooikonten (intranucleäre Einschlußbildungen)

Zoster, Varicellen Herpes simplex, Stomatitis aphthosa (Aphthoid Pospischill)	Vorzugsweise acidophile Einschlußkörper	Einschlüsse im Epithel und im Corium
Verruca vulgaris Condyloma acuminatum	Vorzugsweise basophile Einschlüsse	Einschlüsse nur im Epithel
Gelbfieber		Oxyphile Einschlüsse in Leberzellkernen

III. Cytokaryooikonten (intracytoplasmatische und intranucleäre Einschlußbildungen)

Variola vera (humana), Alastrim Paravaccine (Vaccine rouge, Melkerknoten sensu strictiori)	Acidophile Einschlüsse	Einschlüsse im Epithel
Larynxpapillom Experimentelles Vaginalpapillom von Hündinnen	Vorzugsweise basophile Einschlüsse	Einschlüsse nur im Epithel
Karpfenpocken		

[1] Unter einem Einschlußkörper versteht man eine Elementarkörperchenkolonie, die in einem von der infizierten Wirtszelle gebildeten Reaktionsprodukt, der Matrix, eingebettet liegt. Das Elementarkörperchen stellt hingegen die infektionstüchtige kleinste Einheit des Virus dar, die eine spezifische Form, Größe und Struktur aufweist. Die Elementarkörperchen sind *das* Virus.

Die Kriterien der Einteilung, die bisher genannt wurden (Wirtspezifität, Tropismus, Zelleinschlüsse, histopathologische Merkmale), sind wie andere biologische Eigenschaften (Art der Virusvermehrung, Virulenz, Persistenz usw.) im großen und ganzen für eine gültige Systematik ungeeignet (abgesehen von der Abgrenzung der 3 großen Gruppen). Die meisten biologischen Funktionen sind variabel, und das über die Vermehrungsweise der Viren bis heute gesicherte Tatsachenmaterial ist immer noch unzureichend. Auch die durch den Virusbefall ausgelösten Krankheitssymptome sind eine ungenügende Grundlage für die Klassifikation. Daher findet die Einteilung von HOLMES (1948), die sich in erster Linie auf die pathogenen Wirkungen der Viren stützt, gegenwärtig keine Anerkennung mehr. Das von HOLMES nach Prinzipien der biologischen Systematik in binärer Nomenklatur aufgestellte vorläufige System der Virusarten[1], das 13 Familien, 32 Gattungen und 242 Arten umfaßt, trennt zunächst nach Wirtsorganismen (Bakterien, höhere Pflanzen, Tiere; s. oben!) und dann nach Ähnlichkeiten der Krankheitssymptome. Die Virusarten, die das Nervengewebe angreifen, werden z.B. als Erronaceae, diejenigen, die auf der Haut Bläschen, Flecken, Pusteln oder Warzen erzeugen, als Borreliotaceae zusammengefaßt. Dadurch gelangen beispielsweise 2 so verschieden große Virusarten wie das Variola vera- und das Maul- und Klauenseuche-Virus in eine Familie. RUSKA (1950) gab zu bedenken, daß man mit solchem Einteilungsprinzip bestenfalls Angehörige eines Biotops erhielte. Viren, die Hautsymptome verursachen, können gleichzeitig auch das Hirn oder das Rückenmark angreifen. Die Holmessche Nomenklatur läßt außerdem morphologische Gesichtspunkte überhaupt nicht zur Geltung kommen. Dies ist (trotz Berücksichtigung der Tatsache, daß viele Viren noch nicht in reiner Form isoliert werden konnten und von ihnen zum Teil nicht viel mehr als die bewirkten Krankheitssymptome bekannt ist) wohl ihr entscheidender Fehler. Aus den genannten Gründen wird dieser Versuch von Experten wie HERZBERG (1941), RUSKA (1943, 1950), ANDREWES (1950, 1954), HENNEBERG (1952), FRIEDRICH-FREKSA (1954), SCHRAMM (1954), SINKOVICS (1956) u. a. abgelehnt.

Einen neuen Gesichtspunkt in die Bestrebungen zur Klassifizierung brachte HERZBERG (1941) hinein. Er differenzierte in 2 Gruppen: 1. Die Virusarten mit großen Elementarkörpern, die als lebende primitive „*Elementarorganismen*" aufgefaßt werden können, und 2. die Viren, die physikalisch und chemisch definierbare „*Ansteckungsstoffe*" sind, zu denen z.B. die kristallisierbaren, phytopathogenen Viren (wie etwa das Tabaknekrose- oder das Tabakmosaikvirus) gehören. Nach ANDREWES (1950) sind physikalisch-chemische und biochemische Eigenschaften der Virusarten für eine Einteilung geeignet (z.B. Sedimentationskonstanten, ermittelt durch Ultrazentrifugation, Angreifbarkeit der Elementarkörperchen durch Pepsin, Agglutination durch homologe Antiseren und andere Methoden). Besondere Bedeutung für das Herausfinden verwandtschaftlicher Beziehungen — und somit für eine Einteilung — messen ANDREWES und HORSTMANN (1949) der Ätherresistenz der Virusarten zu. Sie fanden, daß Diäthyläther eine Wirkung auf Viren hat, die derjenigen von Gallensalzen oft parallel geht. Äther schädigt die Virusarten der Pockengruppe, das Maul- und Klauenseuche-Virus und das Poliomyelitisvirus nicht, stark hingegen die Viren der Psittakose und des Lymphogranuloma inguinale. Deutlich geschädigt werden auch Gelbfieber-, Herpes simplex- und Influenzavirus. Letzteres behält jedoch auch nach der Ätherbehandlung seine agglutinierenden und komplementbindenden Eigenschaften. Einen weiteren Einteilungsversuch nach biochemischen Merkmalen unternahm FRIEDRICH-FREKSA (1954), der den Gehalt der Elementarkörper an Desoxyribonucleinsäure bzw. an Ribonucleinsäure als Kriterium benutzte. Allein auf dieser Basis (z.B. enthalten manche Viren sowohl Desoxyribonucleinsäure als auch Ribonucleinsäure) war eine Klassifizierung nicht möglich. FRIEDRICH-FREKSA berücksichtigte daher auch morphologische Kennzeichen und schloß sich weitgehend einer Einteilung von SCHRAMM (1954) an.

Durch die Anwendung der Elektronenmikroskopie in der Virusforschung konnte die Morphologie der Virusarten untersucht werden. Vom Standpunkt der Virusmorphologie her wurden daher weitere Klassifizierungsversuche unternommen. Eines der ersten Systeme stellte H. RUSKA (1943, 1950) auf. Wie SCHRAMM (1954) betont, hat die Einteilung der Virusarten auf der Basis der Morphologie den Nachteil, daß die morphologisch bisher nicht erfaßbaren Viren vorläufig außerhalb des Systems verbleiben müssen. SCHRAMM hat deshalb bei seiner Einteilung den 11 genauer definierten Gruppen eine 12. angefügt, in der die morphologisch weniger gut untersuchten Virusarten zusammengefaßt sind. Wie schnell sich die

---

[1] Zweifellos ist eine binominale Benennung der Virusarten nach Art der Linnéschen Bezeichnungen prinzipiell unter Zuhilfenahme gewisser Modifikationen möglich. Die erste Bezeichnung müßte dann die Gattung (Genus), die zweite besondere Eigenschaften (Art) des Virus angeben. Das Linnésche System unterscheidet: Stamm, Varietät, Typ, Art, Gattung, Familie, Ordnung, Reihen, Klasse, Gruppe (Abteilungen usw.). In der binären Nomenklatur nach LINNÉ ist das erste Wort, das die Gattung angibt, ein Substantiv, das zweite Wort, das die Art charakterisiert, meist ein Adjektiv. Die Gründe, die gegen eine sofortige Anwendung der Linnéschen Nomenklatur auf dem Virusgebiet sprechen, werden weiter unten genannt.

Verhältnisse ändern können, zeigt die Tatsache, daß heute, nur wenige Jahre später, aus dieser 12. Gruppe bereits das Herpes simplex-Virus, das Rous-Sarkom-Virus und das Virus des Brustkrebsfaktors der Maus herausgenommen werden können. Größe, Form und Innenstrukturen dieser Virusarten wurden inzwischen eingehend untersucht. Nachdem mehrere Erreger exanthematischer Krankheiten des Menschen (wie Masern- und Roseola infantum-Virus) jetzt in besonderen Gewebekulturen züchtbar sind, wird auch deren morphologische Analyse keine größeren Schwierigkeiten mehr bereiten.

RUSKA (1950) gibt am Schluß seines Handbuchbeitrages über die Elektronenmikroskopie in der Virusforschung eine Übersicht der elektronenoptisch untersuchten Virusarten und einiger Mikroorganismen (Tabelle 16, S. 390—393). Er unterscheidet 3 große Gruppen voneinander:

1. Die *makromolekularen Virusformen*, zu denen außer den phytopathogenen Virusarten, das Maul- und Klauenseuchen- sowie das Poliomyelitisvirus und andere Virusarten gezählt werden.

2. Die *organisierten Virusformen*, zu denen die Bakteriophagen, die Quadervirusarten und andere Viren gehören, und

3. Die *Mikroorganismen*. Diese Gruppe reicht nach RUSKA von den großen, bläschenförmigen Viren, den *Cysticeten*, über Rickettsien und Bakterien bis zu den Protozoen.

RUSKA vereinigt bei seiner Einteilung morphologische Gesichtspunkte (Größe, Teilchen- und Aggregationsform, Innenbau und Oberfläche der Elementarkörperchen) mit physiologischen (Stoffwechsel, Vermehrung und biochemische Eigenschaften). Einzelne der hierbei verwendeten Daten sind auch inzwischen verbessert worden oder müßten durch andere ergänzt werden. Neuere morphologische Einteilungsvorschläge für das Gebiet der phytopathogenen Viren liegen z.B. von BAWDEN (1950) vor, solche für das der Insektenviren von STEINHAUS (1949).

Auch HENNEBERG (1952) setzte sich mit der HOLMESschen Nomenklatur auseinander, wies auf die Einteilungsprinzipien RUSKAs hin und unterbreitete dann eigene Vorschläge. Im wesentlichen findet die Abgrenzung der großen Gruppen immer mehr Anerkennung:

1. Bakterien
2. Übergangsformen (Bartonellen, Rickettsien, Pleuropneumoniegruppe)
3. Cysticeten
4. Organisierte Virusformen
5. Makromolekulare Viren.

Diese Einteilung soll auch diesen Ausführungen zugrunde gelegt werden. Da die Cysticeten manche Eigenschaften mit den Rickettsien gemeinsam haben, wurde in letzter Zeit darüber diskutiert, ob beide Gruppen zusammengefaßt und aus dem Reich der „Viren sensu strictiori" ausgeklammert werden können.

Der Vollständigkeit halber sei noch ein System von SHDANOW (1953) erwähnt, das nur Tier- und Menschenviren berücksichtigt (6 Ordnungen, 14 Familien) und das auch von SINKOVICS (1956) benutzt wird. Es schließt sich eng an schon bekannte Vorbilder an, nimmt aber Erkenntnisse der letzten Jahre hinzu. Die versuchte Ordnung ganz im Sinne LINNÉS bleibt allerdings problematisch.

Eine internationale Nomenklaturkommission kam 1950 (Int. Mikrobiologenkongreß in Rio de Janeiro) zu dem Schluß, daß es für die Aufstellung eines allgemein-befriedigenden Systems der Virusarten und für die Auswahl gültiger binomischer LINNÉscher Bezeichnungen deswegen zu früh ist[1], weil die verwandtschaftlichen Beziehungen zwischen den Virusarten zum Teil noch zu wenig geklärt sind. Gegenwärtig sollte eine Einordnung der Virusformen auf Artebene (oder einer gleichwertigen) vorgenommen werden.

Man einigte sich in weiteren Absprachen (zuletzt 1953, Int. Mikrobiologenkongreß in Rom) auf Vorschläge für eine vorläufige Liste von „Nicht-LINNÉschen" binären Bezeichnungen für einige tierische Virusarten. SCHRAMM (1954) billigt die binominale Benennung der Virusarten auch vom Standpunkt des Chemikers, da sie den Vorteil hat, „daß in den Namen auch genetische Zusammenhänge angedeutet werden können, wie sie in dieser Art in der Chemie nicht bekannt sind".

---

[1] Die Virusforschung, kaum 60 Jahre alt, befindet sich noch immer im Stadium einer revolutionären Entwicklung. Nach F. HEINEMANN (1957) ist „die Funktion des Systembildens z.B. zeitgemäß und fruchtbar in einer Zeit des Friedens, des Reifens einer Kultur und des ungestörten Sammelns, dagegen unzeitgemäß in einem Jahrhundert der Revolutionen".

Einige der im International Bulletin of Bacterial Nomenclature and Taxonomy (Subcommittee on Viruses: 4, 109, 1954) empfohlenen binären Bezeichnungen sind z. B.:

Poxvirus variolae	Pocken
Poxvirus officinale.	Vaccine
Poxvirus bovis	Kuhpocken
Poxvirus muris	Ektromelie (Mäusepocken)
Poxvirus avium	Geflügelpocken
Poxvirus mollusci	Molluscum contagiosum
Poxvirus myxomatis. . . .	Kaninchenmyxom
Herpesvirus hominis	Herpes simplex
Herpesvirus suis.	Pseudowut (AUJESZKY)
Herpesvirus simiae	B-Virus (SABIN)
Herpesvirus cuniculi	Virus III
Herpesvirus varicellae . . .	Windpocken
Myxovirus influenzae A .	Grippe-Virus, Typ A
Myxovirus influenzae B .	Grippe-Virus, Typ B
Myxovirus influenzae C .	Grippe-Virus, Typ C
Myxovirus pestis-galli . . .	Hühnerpest
Myxovirus multiformis. . .	Newcastle-Krankheit
Myxovirus parotitidis . . .	Mumps

Weitere Bezeichnungen dieser Art s. bei ANDREWES (1954).

SCHRAMM (1954) riet, bei der Klassifizierung sowohl die Morphologie als auch die serologischen Beziehungen der Viren in den Vordergrund zu stellen. Er wies darauf hin, daß eine gewisse Parallelität zwischen Morphologie und Serologie insofern vorzuliegen scheint, als bisher niemals zwischen in Form und Struktur stärker voneinander differierenden Virusarten serologische Verwandtschaft ermittelt werden konnte. Die für diesen Beitrag gewählte Einteilung der Viruskrankheiten der Haut[1] richtet sich daher einerseits — den Forderungen SCHRAMMS folgend — nach virusmorphologischen und serologischen Gesichtspunkten (hierbei auch: Unterscheidung in die „großen Gruppen", wie RUSKA sie angab), andererseits nach klinischen Belangen (z. B. histopathologische Merkmale, Krankheitssymptome, Vorkommen in den Tropen usw.). Von dermatologischem Interesse sind vornehmlich die Gruppe der organisierten Virusformen und die der Mikroorganismen. Da das in die letztgenannte Gruppe gehörige Lymphogranuloma inguinale-Virus im Band VI/1a abgehandelt wird und die übrigen Mikroorganismen (Rickettsien, Bartonellen usw.) einerseits eine biologische Sonderstellung einnehmen, andererseits zum Teil auch an anderen Stellen des Ergänzungswerkes Berücksichtigung finden, sollen erst die organisierten Virusformen besprochen werden. Die Virusarten, die Krankheiten verursachen, die sowohl zur Domäne der Pädiatrie bzw. Tropenmedizin als auch zu derjenigen der Dermatologie gehören, werden nur in kurzen Übersichten dargestellt und daher ohne Rücksicht auf mikrobiologische Gesichtspunkte in Sondergruppen zusammengefaßt, ebenfalls diejenigen Krankheiten, für die eine Virusätiologie nur vermutet wird. Somit ergibt sich folgende Einteilung der dermotropen Viren:

Organisierte Virusformen

Gruppen[2]

I. Quaderförmige Virusarten (Pockengruppe):

Variola vera-Virus (echte Pocken)
Impfpockenvirus, Variolavaccine (Vaccinale Erkrankungen)

---

[1] Eine spätere, endgültige Systematik aller Viruskrankheiten und Virusarten wird einer Zusammenarbeit von Zoologen, Botanikern und Virologen (Mikrobiologen) sowie von Human- und Veterinärmedizinern bedürfen.

[2] Im „*Speziellen Teil*" wurden aus Gründen der Übersichtlichkeit einige Gruppen (z.B. VI und VII) zusammengefaßt. Daher findet sich dort eine geringe Abweichung in der Reihenfolge.

Paravaccinevirus v. Pirquet (Paravaccinale Erkrankungen: Melkerknoten, Vaccine rouge)
Ecthyma contagiosum-Virus (Orf)
Weitere Warmblüter-Pockenviren (echte Kuhpocken [cow pox], Schweinepocken, Ektromelie, Kaninchenmyxom, Vogelpocken usw.)
Molluscum contagiosum-Virus

II. Herpes-Gruppe:

Zostervirus (Gürtelrose)
Varicellenvirus (Windpocken)
Herpes simplex-Virus (alle durch Herpesvirus hominis hervorgerufenen Krankheitsbilder: Stomatitis aphthosa, Aphthoid Pospischill-Feyrter, Eczema herpeticatum usw.)
Andere Warmblüterviren der Herpesgruppe (Pseudowut, B-Virus usw.)

III. Gruppe der Virus-Papillome:

Verruca vulgaris-Virus (Vulgäre Warzen)
Verrucae planae juveniles (Virus der juvenilen Warzen)
Condylomata acuminata-Virus
Weitere Virus-Papillome bei Menschen und Säugetieren (Larynxpapillom, Maulpapillomatose bei Hunden usw.)

IV. Coxsackieviren:

Bedeutung der Coxsackieviren für die Dermatologie (Coxsackievirus-Isolierungen bei Dermatomyositis usw.)
Herpangina Zahorsky (Coxsackieviren vom Typ A)

V. Maul- und Klauenseuche-Virus:

Maul- und Klauenseuche-Infektionen des Menschen
Mit dem Maul- und Klauenseuche-Virus wahrscheinlich, zumindest hinsichtlich der klinischen Symptome, verwandte Virusarten: Stomatitis vesicularis (Equine vesicular stomatitis, sore mouth of cattle)
Falsche Maul- und Klauenseuche (False foot and mouth disease)

VI. Viruskrankheiten aus dem Grenzgebiet zwischen Dermatologie und Pädiatrie bzw. innerer Medizin:

Grippevirus (Influenza)
Mumpsvirus (Parotitis epidemica)
Masernvirus (Morbilli)
Rötelnvirus (Rubeola)
Roseola infantum-Virus (Exanthema subitum)
Ringelrötelnvirus (Erythema infectiosum acutum) usw.

VII. Viruskrankheiten aus dem Grenzgebiet zwischen Dermatologie und Tropenmedizin:

Pappatacifieber
Dengue
Gelbfieber usw.

Mikroorganismen

VIII. Gruppe der großen Virusarten (Cysticeten):

Lymphogranuloma inguinale (s. in Bd. VI/1a)
Benigne Viruslymphoretikulose (Katzenkratzkrankheit)
Psittakose — Ornithose
Weitere Cysticeten, die Beziehungen zur Haut oder zu den Schleimhäuten haben
Anhang: Die Gruppe der Pleuropneumonie-artigen Organismen

IX. Rickettsien (Rickettsiosen des Menschen):

Felsengebirgsfieber
Zeckenbißfieber
Q-Fieber
Rickettsienpocken

Epidemisches (klassisches) Fleckfieber
Tsutsugamushi-Fieber
Murines (endemisches) Fleckfieber
Wolhynisches Fieber

X. Bartonellen (Bartonellose des Menschen):

Bartonella bacilliformis (Carrionsche Krankheit: Oroya-Fieber und Verruga peruviana)
Anhang: Hämobartonellen (Tierbartonellosen)
Eperythrozoen
Anaplasmen und Grahamellen

XI. (Anhang): Hautkrankheiten mit noch unbekannter Ätiologie, bei denen Virusgenese vermutet wurde bzw. wird:

Pemphigus
Dermatitis herpetiformis Duhring
Lichen ruber
Mycosis fungoides
Lymphogranulomatosis maligna Hodgkin
Keratoacanthom u. a.

Siehe am Schluß des ersten Teiles! (Abschnitt VII, 3)

VI. Allgemeine Pathologie, Diagnostik und Therapie der Viruskrankheiten der Haut

Innerhalb der Medizin nimmt die Pathologie eine kardinale Stellung ein. Ihre Entwicklung, durch die Fortschritte ihrer verschiedenen Forschungsrichtungen einer ständigen Wandlung unterworfen, findet in allen klinischen Disziplinen ihren Niederschlag. Umgekehrt beeinflussen die Ergebnisse klinischer und mikrobiologischer Arbeiten auch das pathologische Denken. Im Jahre 1839 erkannte THEODOR SCHWANN, daß die Organe des Menschen und der Tiere aus Zellen aufgebaut sind, und nur kurze Zeit später begründete RUDOLF VIRCHOW die Cellularpathologie. Durch viele neue Theorien, experimentelle Resultate und die ständige Vervollkommnung der histologischen Technik wurde das pathologische Gesamtbild unserer Tage bestimmt. Die Konstitutionspathologie, die neovitalistische Lehre von HANS DRIESCH, der Ausbau der funktionellen Anatomie (H. BRAUS), die Spemannsche Organisatorlehre, die moderne Immunbiologie und die Relationspathologie seien als einige Marksteine der Entwicklung genannt und mögen die Vielzahl der Problemfelder in der pathologischen Anatomie andeuten. Elektronenoptische Studien an embryonalen Zellen und spezielle Versuche mit Gewebekulturen in letzter Zeit (P. WEISS) schließen an die Studien SPEMANNs an. Morphologische und physiologisch-chemische Untersuchungen greifen immer mehr ineinander und die Elektronenoptik ermöglicht enzymatisch-mikromorphologische Analysen, in der Virologie z. B. die von einzelnen Viruselementarkörpern. Der Ablauf gewisser Stoffumwandlungen kann an Hand von Strukturveränderungen der kleinsten Bausteine der betroffenen Zellen oder Zellorganellen verfolgt werden. Es scheint, als ob mit der Korrelation von Biochemie und Übermikroskopie eine neue Epoche der *Cellularpathologie* beginnt[1]. Diese Feststellung interessiert hier im Hinblick auf das zentrale Problem der Pathologie der Viruskrankheiten: die *Virusvermehrung*. Es wird zwangsläufig die aus der Bakteriologie hervorgegangene Virusforschung in Zukunft näher an die Cytologie und die Cytochemie angeschlossen werden müssen (SCHRAMM 1954). Die Möglichkeiten, die sich hierdurch ergeben, zeichnen sich schon in Umrissen ab. In einem der folgenden Abschnitte, der auf tumorbildende Virusarten und das Problem „Virus und Krebs" eingeht, werden die Korrelationen zwischen Cytologie und Virusforschung besonders deutlich.

1. Allgemeine Pathologie und Pathogenese, Virusvermehrung

Die Viruselemente waren in der lichtmikroskopischen Ära mit wenigen Ausnahmen einem direkten Nachweis im Gewebe, bzw. innerhalb von Cytoplasma oder Zellkern, nicht zugänglich. Hierin vollzog sich eine grundlegende Änderung durch Einführung von Ultramikrotom und Elektronenmikroskop in die

---

[1] Elektronenmikroskopische Cellularpathologie, BÜCHNER (1958).

Methodik der Virusforschung. Die Elementarkörperchen der Virusarten sind heute in Dünnschnittpräparaten elektronenoptisch nicht nur in Bezug auf ihre eigene Größe und Form (oder wenn sie selbst geschnitten sind, auf ihre Innenstrukturen hin), sondern auch auf ihre Lagerung in der Wirtszelle, auf ihre Beziehungen zu Zellkern und Zellorganellen hin zu beurteilen. Somit wurde hinsichtlich der Aussage, ob „Spezifität" oder „Nicht-Spezifität" morphologischer Veränderungen der Virus-befallenen Zellen vorliegt, ein bedeutender Fortschritt erzielt. Im Gegensatz zum pathologischen Ablauf bakterieller Infektionen, der stark von der Toxinwirkung her bestimmt wird, fußt der pathogene Effekt bei Viruskrankheiten in erster Linie auf der Vermehrung der Viren in den von ihnen befallenen Zellen, viel weniger aber auf toxischen Vorgängen. Das zentrale Problem der Pathologie der Viruserkrankungen stellt daher die Virusvermehrung dar. Den Phasen der Infektion — Adsorption, Zellinvasion, Latenz, Multiplikation des Virus — sind Änderungen des Zellstoffwechsels (spezifische enzymatische Umwandlungen) koordiniert sowie Strukturänderungen von Nucleus, Nucleolus und Cytoplasma. Alle Stadien von der anfänglichen Stimulation der Stoffwechselprozesse bis zum Untergang der Zellen können mit der heutigen Arbeitstechnik untersucht werden. Aus der durch das Virus verursachten Umstellung des Zellstoffwechsels (Fermententgleisungen) resultiert die „Krankheit". Die Viren können die Rolle von „pathogenen Enzymen" übernehmen.

Die verschiedenen Virusarten besitzen außerordentlich vielfältige Eigenschaften und erzeugen infolgedessen bei ihren Wirten sehr unterschiedliche Krankheitserscheinungen. Viele menschen- und tierpathogene Virusarten verursachen akute cyclische Infektionskrankheiten (z. B. Masern, Variola vera), die hinsichtlich Inkubations- und Generalisationsstadium, Organmanifestation und Krankheitsimmunität im wesentlichen übereinstimmende Abläufe aufweisen. Sehr viel weniger Viren rufen chronische cyclische Infektionskrankheiten hervor — (als Beispiel sei das Lymphogranuloma inguinale genannt). Andere Virusarten führen zu lokalen chronischen Infektionen ohne zeitlich normierte Inkubation, ohne hämatogene Generalisation und ohne Hinterlassung einer nennenswerten Krankheitsimmunität (Beispiele: Trachom, infektiöse Akanthome wie Molluscum contagiosum, Verrucae planae, Condylomata acuminata usw.).

In der Pathologie der Virusinfektionen muß man den mikroskopischen Bereich, in dem sich die intracelluläre Virusvermehrung abspielt (Cytopathologie), vom makroskopischen trennen, der den Wirtskörper als Ganzes berücksichtigt (Virusausbreitung, Abwehrleistung des Organismus, Inapparenz, natürliche Resistenz[1] usw.). Zunächst sollen die pathologischen Vorgänge im mikroskopischen Bereich untersucht werden.

Obwohl bisher keine restlose Konstitutionsermittlung der Virusarten im klassischen Sinne (chemische Analyse organischer Verbindungen) erfolgt ist (LOEWE 1949), sind dennoch aufschlußreiche biochemische Daten in großer Zahl vorhanden (siehe u. a. bei EYER 1953 und SCHRAMM 1954). Die am einfachsten gebauten, makromolekularen Pflanzenviren bestehen aus Nucleoproteiden, also aus einem Protein- und einem Nucleinsäureanteil. Die Proteinkomponente weist keine grundsätzlichen Unterschiede den normalen Eiweißkörpern gegenüber auf. Die phytopathogenen Virusarten enthalten ausschließlich Ribonucleinsäure. In Warmblüterviren und menschenpathogenen Virusarten kommen Ribonucleinsäure und Desoxyribonucleinsäure vor. Der einzige auf chemischem Wege eruierbare Unter-

---

[1] Mögliche Zusammenhänge zwischen gesteigerter Virusvermehrung im Gesamtorganismus und herabgesetzter Virushemmung im Blutserum wurden eingehend von KRADOLFER und WYLER (1958) diskutiert.

schied zwischen den normalen Nucleinsäuren[1] und denen der Viren liegt im Vorhandensein etwas veränderter basischer Gruppen (SEELICH 1956), so tritt etwa an die Stelle der CH_3-Gruppe des Methylcytosins eine CH_2OH-Gruppe (s. Einzelheiten bei SCHRAMM 1954). Die Bindung der Nucleinsäure ist in den einzelnen Virusarten unterschiedlich fest, anscheinend aber nicht salzartiger Natur, da sich die Komponenten durch Elektrophorese nicht voneinander abtrennen lassen (SCHRAMM). Im Gegensatz zu den makromolekularen Viren, die nur aus Nucleinsäure und Proteinen bestehen, sind die meisten organismischen Virusarten (Warmblüterviren) komplizierter aufgebaut. Sie enthalten außer den erstgenannten Komponenten meist noch andere Stoffe wie Kohlehydrate und Lipoide (Polysaccharide, Phospholipoide, Neutralfett, Cholesterin usw.). Einige Virusarten verfügen außerdem über Enzyme.

Eng verknüpft mit der Frage nach der chemischen Zusammensetzung der Viren ist die nach der Morphologie der Elementarkörper. Die elektronenoptischen Arbeiten RUSKAS (1941/1950) waren hier bahnbrechend, wenn auch der Brückenbau zwischen Morphologie und Chemie der Virusarten noch viele Lücken aufweist. Ein Pfeiler dieser Brücke wird durch enzymatisch-morphologische Analysen, ein weiterer durch Untersuchungen an Ultraschnitten von Elementarkörperchen gebildet sowie durch Vergleiche letzterer mit enzymatisch abgebauten Elementarkörperchen (evtl.

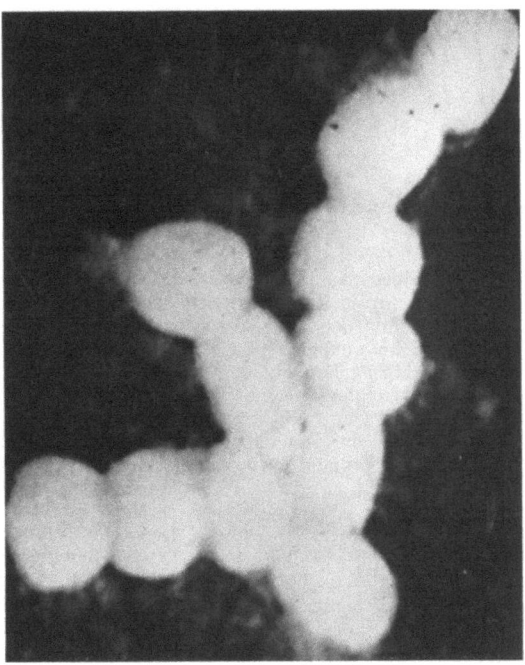

Abb. 2. Elementarkörper des Vaccinevirus, präpariert von Kaninchencornea. El.opt. Vergr. 40000mal

stufenweise Digestion durch aufeinanderfolgende Einwirkung verschiedener Fermente). Auf die Morphologie (Größe, Innenstrukturen usw.) der Elementarkörperchen der verschiedenen Virusarten wird im Speziellen Teil näher eingegangen, vor allem auch auf deren differentialdiagnostische Bedeutung. Da aber der Aufbau der Elementarkörperchen das Wissen um die Virusvermehrung entscheidend beeinflussen kann, soll am Beispiel des Vaccinevirus die komplizierte Struktur der Elementarkörperchen dieser relativ großen, organismischen Virusart demonstriert werden.

Der Vorteil der mit Hilfe des Elektronenmikroskops möglichen morphologischen Untersuchungen gegenüber anderen virologischen Methoden (chemische Analysen, Serologie usw.) liegt darin, daß sie „neben der Betrachtung der Elementarkörperchen-Population eine auf den einzelnen Elementarkörper gerichtete Analyse zulassen" (PETERS 1954). Das Vaccinevirus ist von mehreren Autoren elektronenoptisch untersucht worden (s. Literatur bei PETERS und

---

[1] Nucleinsäuren stellen die Hauptkomponenten des genetischen Apparates der Zellen dar. Im Zellkern findet sich vor allem Desoxyribonucleinsäure, im Plasma Ribonucleinsäure. Zum Nachweis der Desoxyribonucleinsäure benutzt man die weitgehend spezifische Feulgen-Reaktion (für quantitative Bestimmungen: Dische-Reaktion).

NASEMANN 1952), seine Elementarkörperchen besitzen die Form eines Quaders, dessen Länge
zwischen 240 und 380 mμ und dessen Breite zwischen 170 und 270 mμ variiert (s. Abb. 2).
In unbehandelten Präparaten ist keine Elementarkörperchen-Membran zu erkennen. Im
Zentrum der Elementarkörperchen und in deren Ecken sind mitunter kleine Verdichtungen
(wie die Punkte auf Spielwürfeln) zu erkennen, die auch in Schnittpräparaten beobachtet
werden können (im Schema der Abb. 8 der besseren Übersicht wegen fortgelassen). Intakte
Elementarkörperchen sind bei einer Beschleunigungsspannung bis zu 50 kV nicht, bei 100 kV
schwach durchstrahlbar. Die Mehrzahl unfixierter Vaccine-Elementarkörperchen wird durch
Pepsin angegriffen (PETERS und NASEMANN 1952a, 1953). Nach erschöpfendem Pepsin-

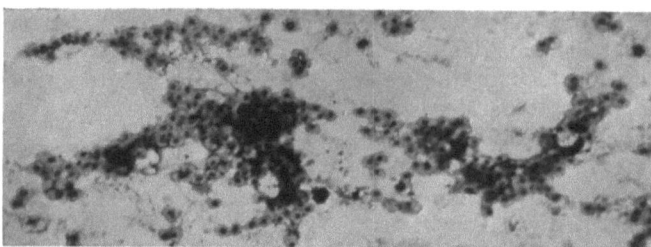

Abb. 3. Mit Pepsin abgebaute Elementarkörper des Vaccinevirus. Rundliche, zentral-gelegene Innenkörper.
Material von Chorionallantoismembran. El.opt. Vergr. 7000mal

Abbau bleiben ziemlich dichte Innenkörper unterschiedlicher Größe zurück, die durchweg
runde oder ovale Form aufweisen (s. Abb. 3). Die Elementarkörperchen erscheinen durch
die kreisförmig den Innenkörper umgebenden, pepsinresistenten Membranen in der Regel
größer als im unabgebauten Zustand. Erfolgt vor dem Pepsinangriff eine Fixierung der
Elementarkörperchen mit dem von CHABAUD[1] angegebenen Gemisch, so erscheint die Innen-
körperstruktur der Vaccine-Elementarkörperchen differenzierter (PETERS und STOECKENIUS
1954; STOECKENIUS und PETERS 1955). Nach Chabaud-Pepsin-Behandlung wird die über-
wiegende Zahl der Innenkörper in der Mitte aufgehellt (zentrale Depression), so daß recht
gleichmäßige rahmen- bzw. ringförmige Strukturen resultieren (s. Abb. 5). Dieser nach

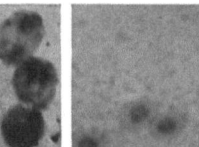

Abb. 4   Abb. 5

Abb. 4. Leere Membranen des Vaccinevirus (entsprechend einer Behandlung mit Pepsin—D'ase—Pepsin)
El.opt. Vergr. 15 400mal

Abb. 5. Elementarkörper des Vaccinevirus mit Chabaud-Gemisch fixiert,
dann mit Pepsin hydrolysiert. Beachte ring- bzw. rahmenartige Struktur der Innenkörper mit zentraler
Aufhellung. El.opt. Vergr. 10 000mal.
Die Abb. 2—5 entstammen Arbeiten
von PETERS und NASEMANN
(1952, 1953)

Pepsinhydrolyse freigelegte Innenkörper der Elementarkörperchen enthält Desoxyribonucleinsäure und kann nach
Depolymerisierung der Desoxyribonucleinsäure durch
Desoxyribonuclease mit einer zweiten Pepsinbehandlung
nahezu völlig abgebaut werden (s. Abb. 4) (PETERS und
STOECKENIUS 1954)[2]. In dieser Hinsicht verhält er sich wie
die Kernäquivalente von Bakterien und die Nuclei von
höheren Zellen. Im kernähnlichen Innenkörper der Quader-
virus-Elementarkörperchen scheinen neben Desoxyribo-
nucleinsäure-Histon noch weitere Proteine vorzukommen.

Mit Äthanol-Essigsäure (15:1) oder in gepufferter
Osmiumsäure fixierte Vaccine-Elementarkörperchen können auch mit Papain abgebaut werden. Wird diese Reaktion bei einem p_H-Wert bis zu 4,8 durchgeführt, so erhält
man annuläre Innenkörper, die denjenigen nach Pepsin-
Behandlung entsprechen. Dieser kernähnliche Körper enthält Desoxyribonucleinsäure. Wird der Papainangriff bei
einem p_H von 5,0 bis etwa 9,0 vollzogen, so ist das Desoxyribonucleinsäure-haltige Material nicht gegen die Pa-
pain-Andauung geschützt, und es resultieren leere bzw.
fast leere Elementarkörperchen-Membranen. Werden die
Vaccine-Elementarkörperchen mit Osmiumsäure fixiert und mit Papain (in niedriger Konzentration) bei p_H 7,0 behandelt, so bleiben in der sonst leeren Membran 2 kleine, an
gegenüberliegenden Seiten befindliche runde Körperchen zurück (entlang der kürzeren Achse).
Diese beiden Körperchen erscheinen nur bei vertikal gelagerten Elementarkörperchen getrennt, bei horizontaler Lagerung liegen sie übereinander und täuschen einen einheitlichen
zentralen Körper vor (PETERS 1956).

---

[1] Fixierungsgemisch nach CHABAUD: 60 cm³ 80%iger Äthanol, 5 cm³ 40%iges Formaldehyd,
15 mg kristallisiertes Phenol, 2 cm³ Eisessig.
[2] In der angelsächsischen Literatur findet sich für solche leeren Elementarkörperchen-
Membranen die Bezeichnung „Ghosts".

Diese Resultate enzymatisch-morphologischer Analysen stimmen mit denen überein, die PETERS an Vaccinevirus-Elementarkörperchen erhielt, die mit dem Ultramikrotom „ultradünn" geschnitten[1] und dann elektronenoptisch untersucht wurden. Die Abb. 6 zeigt einen vertikal, die Abb. 7 einen horizontal geschnittenen Elementarkörper bei 130000facher Ver-

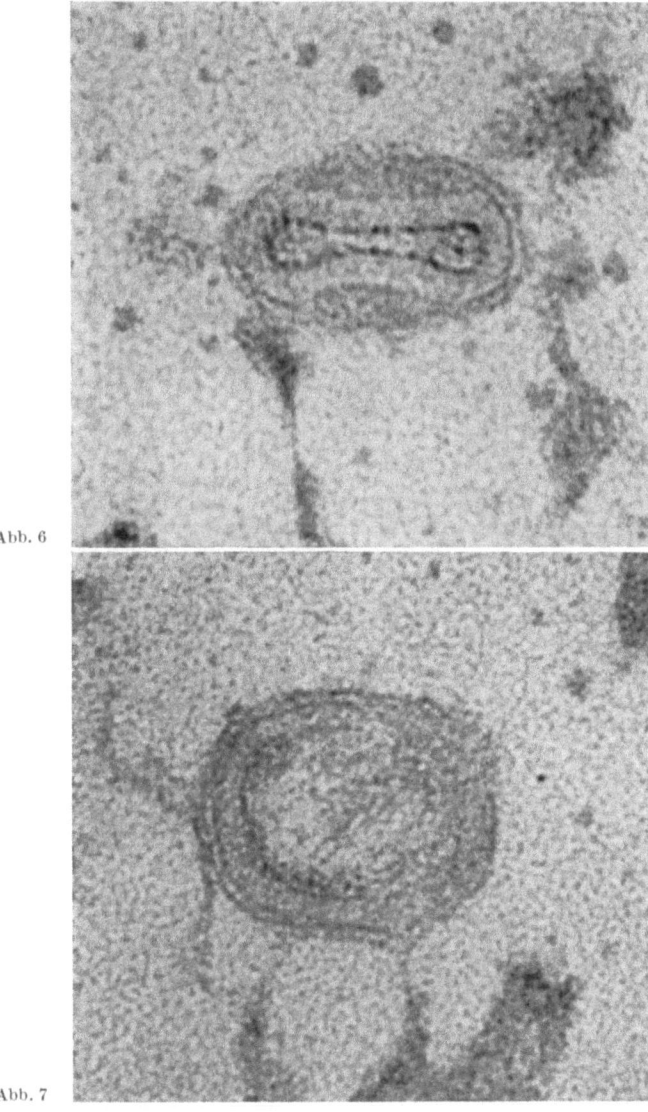

Abb. 6

Abb. 7

Abb. 6. Vaccine-Elementarkörper, fixiert in Osmiumsäure (p_H 7,2; 4 Std, eingebettet in Methacrylat), präpariert auf Kohlefilm. Vertikalschnitt. El.opt. Vergr. 130000mal. Präparat von PETERS (1956)

Abb. 7. Wie Abb. 6, nur Horizontalschnitt. Beachte die doppelt konturierte Membran.
Präparat von PETERS (1956)

größerung. Nach Fixation mit Osmiumsäure hat die Elementarkörperchen-Membran (im Schema der Abb. 8 mit m bezeichnet) eine doppelte Kontur, nach Äthanol-Essigsäure-Fixierung (15:1) nur eine einfache. In Horizontalschnitten liegt der Innenkörper zentral und

---

[1] Einbettung von Elementarkörper-Suspensionen des Vaccinevirus in Methacrylat. Die fertigen Blöcke werden z. B. mit dem Sjöstrand-Mikrotom geschnitten und die Dünnschnitte (0,1—0,2 μ dick) auf Kohlefilme präpariert.

scheint mit demjenigen identisch zu sein, der nach enzymatischem Abbau erhalten wird und Desoxyribonucleinsäure (genetisches Material ?) sowie Protein enthält. In Schnitten, die mit Osmiumsäure fixiert sind, wird dieser Desoxyribonucleinsäure-haltige Kern von einer doppelt konturierten Membran umgeben (im Schema von PETERS mit n markiert), die etwa 15 mμ dick ist (echte Kernmembran ?). Die Zone, die der Außenlinie des kernartigen Innenkörpers folgt (p), hat eine Dicke von 20—25 mμ, ist mit homogenem Material angefüllt und von geringerer elektronenoptischer Dichte. Das Material in dieser Zone scheint dem peripheren Protein-Anteil der Elementarkörperchen zu entsprechen, der durch Pepsin hydrolysiert wird bzw. durch Papain bei saurer Reaktion. Anscheinend fehlt hier Desoxyribonucleinsäure. Im Vertikalschnitt besitzt der Elementarkörper einen Innenkörper von hantelförmiger Gestalt, der von einem opaken Rand umschlossen wird. Zwischen letzterem und der Außenmembran ist eine Zone (p) mit einer geringeren Dichte vorhanden, als diejenige aufweist, die das Zentrum des Innenkörpers (i in Abb. 8) bildet. In ihrem äußeren Teil hat diese proteinhaltige Zone Kontakt mit der Außenmembran, in ihrem inneren Anteil jedoch befinden sich zwischen Proteinschicht und Außenmembran 2 Körperchen von etwa gleicher Größe (k und k_1 in Abb. 8). Durch diese Körperchen wird die zentrale Erhebung (in Abb. 8a mit I bezeichnet) verursacht, die auch nach Schrägbedampfung (z. B. mit Palladium) an unbehandelten Elementarkörperchen deutlich zu sehen ist (s. bei STOECKENIUS und PETERS 1955). Ob zwischen diesen beiden Körpern eine Verbindung besteht, kann noch nicht sicher gesagt werden. PETERS vermutet, daß diese Körper (k/k_1) das Material darstellen, das nach Papain-Abbau im Neutralbereich und vertikaler Lagerung der Elementarkörperchen in getrennten Korpuskeln erscheint. Die chemische Natur letzterer steht noch nicht eindeutig fest. Ihre Empfindlichkeit gegenüber einem Angriff mit Proteasen spricht für einen Gehalt an Proteinen. PETERS gewann diese aufschlußreichen Ergebnisse an Schnitten von Elementarkörperchen-Suspensionen[1] des Vaccinevirus, die durch Differentialzentrifugation hergestellt wurden und ihre Infektiosität lange Zeit beibehielten. Das in diesen Suspensionen enthaltene Virus dürfte einem Stadium angehören, das als „resting virus" bezeichnet wird. Es ist durchaus möglich, daß Elementarkörper des Vaccinevirus, die sich in einem anderen Entwicklungsstadium befinden, Strukturen aufweisen, die sich von den hier beschriebenen unterscheiden[2].

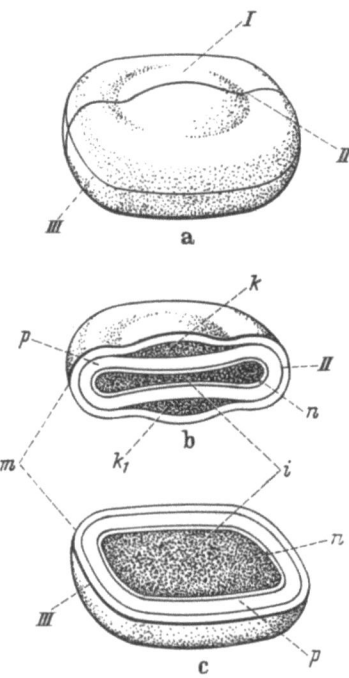

Abb. 8a—c. Schematische Darstellung des Aufbaues der Vaccine-Elementarkörper („resting virus") von PETERS (1956). a Äußere Form des Elementarkörpers mit zentraler Vorwölbung (I). Die mit II markierte Linie gibt den Vertikalschnitt an, die Ziffer III den Horizontalschnitt. b Vertikalschnitt (II), m äußere, doppelt konturierte Membran, k und k_1 Körperchen zwischen Proteinschicht (p) und Innenkörper (i), n doppelt-konturierte Grenzmembran des Innenkörpers. c Horizontalschnitt (III)

Chemie und Morphologie der Virusarten, die in überzeugender Weise bei den Petersschen Untersuchungen miteinander verknüpft sind, bilden wichtige Grundlagen für das Studium der Virusvermehrung. Es war daher notwendig, zumindest einen kurzen Überblick über diese Forschungszweige (bzw. einen Einblick in deren Arbeitsweise und Problematik) zu geben, bevor die Besprechung der verschiedenen Vermehrungsarten der Viren erfolgt. Die Vielfalt der morphologischen, biochemischen und antigenen Unterschiede der Virusformen macht es unwahrscheinlich, daß für sämtliche Arten (von makromolekularen Viren bis zu den Cysticeten) nur ein Vermehrungsprinzip existiert. Neben der einfachen Querteilung, wie sie bei Bakterien und Rickettsien vorkommt und die von manchen Autoren auch für einige Virusarten (z. B. große Viren) als Form der Multiplikation vermutet wird, spielen sicher komplexere Vorgänge eine Rolle. Im folgenden sollen diejenigen Vermehrungsweisen kurz abgehandelt werden, die am besten untersucht wurden bzw. deren Theorien am meisten Zustimmung gefunden haben[3].

---

[1] Einbettungsverfahren für die Suspensionen s. bei PETERS (1956).

[2] Herrn Dr. D. PETERS, dem Leiter der Abteilung für Virusforschung des Hamburger Tropeninstitutes, sei herzlichst für die freundliche Überlassung der Schnittbilder des Vaccinevirus und für die schematischen Zeichnungen der Abb. 8 gedankt.

[3] PETERS machte auf der 38. Tagung der Deutschen Gesellschaft für Pathologie in Hamburg (3. VIII. 54) hierzu folgende Ausführungen: „Die Divergenz der Meinungen hat bis zu

Es gibt Virusarten, die sich ausschließlich dann vermehren können, wenn die Wirtszellen selbst proliferieren. Anderen Viren genügt die Gegenwart überlebender Zellen zur Multiplikation. So kann nach DOERR (1934) die Virusvermehrung 1. von den Lebensprozessen der Wirtszellen und 2. von deren biologischer Spezifität abhängen, denn diejenigen Virusarten, die auf die Proliferation der Wirtszellen angewiesen sind, benötigen im allgemeinen auch Zellen bestimmter Arten oder gar Zellen aus bestimmten Geweben einer Art, um sich zu vermehren.

a) Vermehrungsweise der Rickettsien

Wie die Mehrzahl der Bakterien vermehren sich auch die Rickettsien durch Zweiteilung[1]. Bereits lichtoptische Untersuchungen brachten Beweise hierfür.

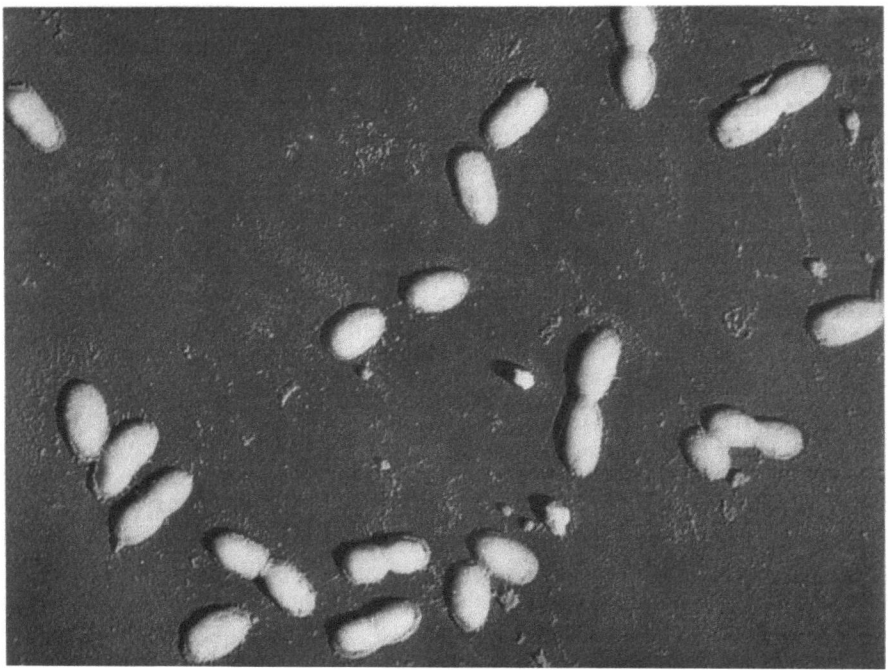

Abb. 9. Rickettsia prowazeki (aus Läusemagen). El.opt. Vergr. 9500mal, Schrägbedampfung mit Pd, Aufnahme von D. PETERS, Hamburg. Beachte die zahlreichen Teilungsformen!

Im Elektronenmikroskop wurden dann eindeutig Teilungsformen der Rickettsien (z. B. bei R. prowazeki, R. mooseri, R. quintana; s. bei WEYER und PETERS 1952) beobachtet. Die Abb. 9 zeigt solche Teilungsfiguren bei R. prowazeki, und zwar bei Rickettsien, die direkt aus dem Läusemagen präpariert wurden.

b) Vermehrungsvorgänge bei Cysticeten

Die relativ großen Viren dieser Gruppe (Psittakose-Lymphogranuloma inguinale-Trachom usw.) lassen im Elektronenmikroskop eine bakterienähnliche Struk-

einem gewissen Grade ihren Grund darin, daß die verschiedenen Vorstellungen auf die Bearbeitung sehr unterschiedlichen Materials zurückgehen. Der Begriff „Virus" ist heterogen geworden, und es muß heute als gewagt erscheinen, an *einer* Gruppe von Viren (etwa Pflanzenviren oder Bakteriophagen) gewonnene Erkenntnisse ohne Einschränkungen als Modellvorstellungen auf andere Viren zu übertragen."

[1] Die für eine Teilung unerläßliche eigene Stoffwechseltätigkeit von Rickettsien konnte von BOVARNICK und MILLER (1950) gemessen werden.

tur (geschrumpftes Plasma, umhüllende Membran, Größenunterschiede usw.) erkennen. Die bisher vorliegenden elektronenoptischen Untersuchungen dieser Virusarten sind jedoch im Vergleich zu denen kleinerer Viren viel weniger zahlreich und geben noch keine eindeutige Auskunft über den Vermehrungsmechanismus der infektiösen Grundeinheiten. Die Ursache hierfür liegt vor allem in präparativen Schwierigkeiten.

So ist es nicht verwunderlich, daß die Meinungen über das Vermehrungsprinzip der großen Viren noch geteilt sind. Bedson (1952, 1954) betonte, daß bisher keine Resultate vorliegen, die eine Multiplikation durch Zweiteilung mit Sicherheit ausschließen. Vielmehr konnte Gaylord (1954) auf Grund elektronenmikroskopischer Untersuchungen an Chorionallantoismembranen, die mit dem Meningopneumonitis-Virus infiziert waren, Argumente beibringen, die für eine Vermehrung durch einfache Teilung sprechen.

Gönnert (1953) fand bei einer großen Virusart (Mäusebronchopneumonie-Virus) hingegen einen komplizierten Vermehrungsvorgang. Lichtmikroskopisch sieht man nach Giemsafärbung in den infizierten Zellen cytoplasmatische Einschlußkörper, die zwei Komponenten enthalten: 1. die sich rot anfärbenden Elementarkörperchen mit Durchmessern von etwa 200 bis 400 mμ, 2. blaue Korpuskeln, die zwischen 500 und 1500 mμ groß sind und die von Gönnert als *Grundsubstanzbrocken* bezeichnet wurden, (in der Literatur zum Teil als Initialkörper bezeichnet). In jungen Einschlüssen ist nur Grundsubstanz vorhanden.

Werden Mäuse mit dem Gönnertschen Bronchopneumonievirus beimpft, so sinkt der Infektiositätstiter der Mäuselunge innerhalb der ersten 3 Std nach der Infektion um etwa 4—5 Zehnerpotenzen ab (Latenzphase). Erst von der 10. Std ab steigt dieser Titer wieder an, um ungefähr nach 12 Std den Ausgangstiter wieder zu erreichen. Anschließend erhöht sich der Infektiositätstiter langsam.

Werden die infizierten Mäuselungen in verschiedenen Abständen vom Infektionstermin histologisch untersucht, so kann man während der Latenzperiode in den befallenen Zellen nur „Initialkörperchen" beobachten. Etwa 6—9 Std nach der Infektion sind kleine Einschlüsse zu sehen, die nur Grundsubstanzbrocken enthalten. Erst nach 12 Std treten in den Einschlüssen rotgefärbte, Feulgen-positive Elementarkörperchen auf, die dann rasch an Zahl zunehmen. Einschlüsse der ersten Virusgeneration lassen sich bis 36 Std nach der Infektion nachweisen und schon von der 18. Std ab können solche der zweiten Generation festgestellt werden.

Auf Grund seiner lichtmikroskopischen Studien schließt Gönnert, daß die Elementarkörperchen aus der Grundsubstanz entstehen. Auch Resultate, die an susafixierten Dünnschnitten gewonnen wurden, scheinen dies zu bestätigen. In den Grundsubstanzbrocken waren Bläschen zu erkennen, die in Größe und Form den Elementarkörperchen glichen. Erstere sollen sich nach Gönnert (1953) durch Zweiteilung vermehren können. Ob dies auch für die Elementarkörperchen gilt, müssen weitere Untersuchungen erbringen.

c) Die Vermehrung der „kleinen", organismischen Virusarten

Die Multiplizierung von Zellen höherer Organismen beruht auf zwei verschiedenen elementaren Vorgängen: 1. auf der Vermehrung des Genmaterials und 2. auf der Verteilung des letzteren auf die Tochterzellen durch Mitose. Bei einfachen Organismen, so schließt Schramm (1954), ist das Vorhandensein eines Mitoseapparates nicht zu erwarten. Es wird daher nicht zu einer Zweiteilung, sondern zu einem unregelmäßigen Zerfall des Chromatins in eine große Zahl von Teilchen kommen. Da angenommen werden muß, daß die kleinen Virusarten den selbstvermehrungsfähigen Bestandteilen der Zelle entsprechen, gilt die Aufmerksamkeit dem erstgenannten Elementarvorgang, mithin der *identischen Reproduktion*[1] des Genmaterials (Schramm 1954).

---

[1] Bisher konnte das Vermehrungsprinzip der identischen Reproduktion nur bei den Genen im Zellkern, bei den Plastiden im Cytoplasma und bei den Virusarten angenommen werden.

Zwischen Virusforschung und Genetik bestehen mannigfache Beziehungen. Viren und Genome weisen mehrere gemeinsame Eigenschaften auf, so (nach SCHINZEL 1957) z. B.:

1. Gleichsinnige, biochemische Zusammensetzung,
2. Identische Reproduzierbarkeit,
3. Mutabilität und
4. Fähigkeit, die Merkmalsprägung der lebenden Zelle entscheidend zu bestimmen[1].

Die Wirkung der Gene ließ sich auf Fermentaktivitäten im Sinne einer Katalyse chemischer Umsetzungen in der Zelle zurückführen. Nach neueren Vorstellungen soll es für die Art, in der ein Gen in den Fermenthaushalt einzugreifen vermag, drei Möglichkeiten geben (BUTENANDT 1952):

1. Das Gen verfügt selbst über Fermentqualitäten und katalysiert die von ihm abhängige Reaktion,
2. Das Gen produziert das notwendige Enzym in Form einer primären oder sekundären „Genproduktion"[2] oder
3. Das Gen katalysiert lediglich die Enzymaktivität über spezifische Aktivatoren oder Inhibitoren (SCHINZEL 1957).

SCHINZEL spricht sich für die größere Wahrscheinlichkeit des Ablaufes im Sinne der 2. oder 3. Möglichkeit aus, also für die *Bereitstellung oder Aktivierung eines Enzyms*, das seinerseits die Bildung weiterer Stoffe katalysiert. Nicht nur die Stoffwechselleistungen, das Wachstum und die Vermehrungsvorgänge dürfen als Folgen bestimmter Fermentrelationen angesehen werden, sondern darüber hinaus wird auch die Form der Organismen durch die Lage der Fermentgleichgewichte bestimmt (SEELICH 1956). Veränderungen im genetischen Apparat induzieren weitere im Fermentsystem der Zelle und führen daher zu pathologischen Eigenschaften.

Die Virusinfektion einer Zelle und die sich dann in ihr vollziehende Virusvermehrung scheinen, soweit dies bisher experimentell belegt werden konnte, in 4 Stufen abzulaufen:

1. Adsorption des Virus an die Zelle, Penetration der Zellmembran und Eindringen in das Cytoplasma.
2. Latenzphase oder Eklipse (stumme Phase, lag-Phase, „maskierte" oder geringe Infektiosität, das Virus ist morphologisch und serologisch nicht nachweisbar).
3. Phase der schnellen — logarithmischen oder linearen — Vermehrung, Anstieg des Infektiositätstiters, (Virus morphologisch und serologisch nachweisbar).
4. Desorganisation der Zelle unter Ausschüttung des Virus, (Zellnekrose, cytopathogener Effekt, weiterer Zellbefall durch das freigesetzte Virus).

Nach PETERS (1953) sind die Stufen 2 und 3 für die Art der Multiplikation charakteristisch. Nachdem experimentell bewiesen schien, daß 1. die Viren bei ihrer Vermehrung selbstvermehrungsfähige Untereinheiten bilden, die nach ihrer Vervielfachung die neuen Viruspartikeln aufbauen und 2. eine Vermehrung von Virusprotein ausschließlich bei Gegenwart von Virusnucleinsäure stattfindet (SCHÄFER 1953), fand die auf Grund von Untersuchungen an Bakteriophagen, am Influenza- und am klassischen Geflügelpestvirus entwickelte Hypothese des autokatalytischen Matrizenmechanismus breiten Eingang in die Vorstellungen über die Virusmultiplikation. Die oben genannten 4 Stufen sollen nun — jede für sich — unter Zugrundelegung dieser Theorie besprochen werden.

[1] Nach BUTENANDT (1952) erscheinen die Viren als beste Modelle für die Gene. Viren könnte man als „vagabundierende Gene" bezeichnen.
[2] BUTENANDT gab 1952 einen Überblick über die Biochemie der Gene und Genwirkungen. Auf dieses Referat sei besonders hingewiesen, da hier auf die Fragen der Genwirkketten (Gen-Genferment-Substrat), der Vernetzung solcher Ketten und auf die Analyse von Genblockierungen nicht eingegangen werden kann. Im allgemeinen dürfte *ein* Gen nur die Fähigkeit zur Produktion *eines* spezifischen Fermentproteins besitzen.

α) Adsorption des Virus

Die meisten Virusarten besitzen einen bestimmten Wirtsbereich von Zelltypen. Eine Virusart wird also von ganz bestimmten Wirtszellen adsorbiert, wobei es oft gleichgültig ist, ob die Zelle lebt oder nicht. So können z. B. tote Colibakterien (bzw. isolierte Bakterienmembranen) bestimmte Bakteriophagen adsorbieren. In der Zellwand muß ein stoffliches Prinzip vorhanden sein, das den Vorgang der Adsorption auslöst. Dieses stoffliche Prinzip wurde als *Receptor* bezeichnet. Es gelang bereits solche Receptorsubstanz aus der Zellwand herauszulösen und elektronenoptisch darzustellen (s. Abb. 18 bei WEIDEL 1957: Receptorsubstanz für den Phagentyp T_5). Mit isolierter Receptorsubstanz läßt sich das entsprechende Virus inaktivieren. Auch dieser Vorgang kann im Elektronenmikroskop beobachtet werden; (z. B. Zusammenlagerung von Phagenteilchen und Receptorsubstanz in der Weise, daß der Phagen-Elementarkörper an der Spitze seines schwanzartigen Fortsatzes ein Receptorkügelchen trägt, das dort chemisch gebunden ist und so das Anheftungsorgan des Phagen blockiert, s. Abb. 20 bei WEIDEL (1957). Ein intaktes Phagenteilchen heftet sich — beim normalen Infektionsvorgang — mit der Spitze des Schwanzfortsatzes an die Wand der Wirtszelle an, und zwar an der Stelle, an der sich ein passendes Receptormolekül befindet. Der Desoxyribonucleinsäure-Anteil des Phagen dringt dann durch die „Röhre" des Schwanzteiles in die Wirtszelle ein. Die proteinhaltige, leere Phagenhülle bleibt draußen und hat keine Bedeutung für die nun folgende Neuproduktion von Bakteriophagen. Die Funktionen der Proteinhülle sind im wesentlichen der Schutz des Desoxyribonucleinsäure-Inhaltes und der Bindungsvorgang an die Receptorsubstanz[1].

Nicht bei allen Virusarten ist eine solche Adsorption durch Vermittlung einer spezifischen Receptorsubstanz Vorbedingung für die Penetration der „infektiösen Grundeinheit". Bei Pflanzenviren spielt beispielsweise die Übertragung durch Insekten eine dominierende Rolle. Die Pflanzenmembran wird durch einen Insektenstich mechanisch durchbrochen.

Auf einer Enzymwirkung beruht auch der Adsorptionsvorgang beim Influenzavirus. Letzteres besitzt als integralen Bestandteil der Oberflächenstruktur ein Enzym (Mucinase), das durch Mucin adsorbiert wird und gewisse spezifische Molekulargruppen des Mucins zerstört. Dieser Reaktionsablauf entscheidet, ob eine Infektion von der mucinbedeckten Oberfläche der Wirtszelle aus stattfindet. Fehlt ein entsprechendes Mucin in der einer Infektion ausgesetzten Zellwand, tritt keine Adsorption ein. Zellen ohne Mucin können daher vom Influenzavirus nicht befallen werden (NAUCK 1948). Diese mucoproteiden Substanzen der Zellmembran von Polysaccharidstruktur[2] verhalten sich analog der Receptorsubstanz, die mit Phagen spezifisch reagiert. Erstere werden allerdings (nach Untersuchungen des BURNETschen Arbeitskreises) durch agressin-ähnliche Enzyme der Virusarten der Influenza-Mumps-Gruppe (Inhibitoren analog Mucinase) aufgelöst und so die Haftung der Viren an den Wirtszellen bewirkt, (diese Receptorsubstanz ist zwar chemisch, nicht aber wirkungsmäßig mit Hyaluronsäure verwandt, ihre *Inhibitoren* — sog. receptor destroying enzymes — *sind nicht mit Hyaluronidase identisch*).

Ein gutes Modell für die Untersuchung der Virusadsorption an die Zelloberfläche bildet die Agglutination von Erythrocyten durch bestimmte Virusarten *(Hirst-Phänomen)*. Die hämagglutinierenden Viren unterscheiden sich in 2 Gruppen. Die eine, zu der z. B. das Mäuseencephalomyelitis-Virus gehört, verändert

---

[1] Manches spricht dafür, daß auch bei pflanzen- und menschenpathogenen Virusarten die Nucleinsäure-Komponente allein das infektiöse Agens darstellt (ANDERER 1959).

[2] Kürzlich gelang es, als Receptor des Influenzavirus die Neuraminsäure zu bestimmen, die auch in der Erythrocytenmembran von Vögeln, Nagetieren und Menschen vorkommt. (Vgl.: Hämagglutination durch Viren!)

bei der Agglutination die Oberflächenstruktur der Erythrocyten nicht. Nach Spontanelution bei 37°C (Entfernung des Virus von der Erythrocytenmembran) bleiben die roten Blutkörperchen agglutinabel. Die andere Gruppe (Influenza-Mumps-Newcastle-Virus) verändert die Erythrocyten in der Weise, daß nach Elution der Virus-Elementarkörperchen die Receptoren der Erythrocytenmembran zerstört und die roten Blutkörperchen nunmehr inagglutinabel sind. Im Gegensatz zu den Erythrocyten vermögen jedoch die Zellen menschlicher oder tierischer Gewebe zerstörte Receptorsubstanz relativ schnell zu regenerieren.

Für die *Penetration des Virus*, das Durchwandern der Zellwand und das Eindringen in das Cytoplasma, sind äußere Bedingungen mitbestimmend (SCHRAMM 1954), z. B. die chemische Zusammensetzung des Mediums bei den Bakterien, bei den Pflanzen aber Faktoren wie Belichtung und Temperatur oder bei den Warmblütern der Gesamtzustand des Organismus (Hormonspiegel, Ernährung, Antikörperbildung, natürliche Resistenz usw.). So gehen beispielsweise gewisse sonst schwer zu bewerkstelligende experimentelle Virusinfektionen viel leichter an, wenn gleichzeitig Cortison zugeführt wird (z. B. Versuche an Kaninchen, Mäusen und Bruteiern mit Cortison-begünstigten Inoculationen von encephalotropen Viren (West-Nile, Ilheus und Bunyamvera-Virus) sowie Viren der Influenza-Mumps-Gruppe und anderen organismischen Virusarten).

β) Latenzphase (Eklipse), Verschmelzung des Virus mit der Zelle

Die Zeitspanne vom Eindringen des Virusteilchens in die Wirtszelle bis zum Auftreten neu-gebildeter Elementarkörperchen im Zellinneren bezeichnet man als Latenzzeit. Die Vorgänge in der infizierten Zelle während dieses Zeitraumes wurden besonders eingehend durch die Phagenforschung bearbeitet.

Die heute allgemein akzeptierte Vorstellung über den Vermehrungscyclus der Bakteriophagen besagt etwa folgendes: Das infektionstüchtige Phagenteilchen dringt in den Bakterienleib (Wirtszelle) ein. Hierbei wird es in Untereinheiten zerlegt. Es büßt also seine ursprüngliche Struktur und damit auch seine Infektiosität ein, bewahrt aber seine genetische Kontinuität. In der nun beginnenden Latenzzeit kann das Virus nicht nachgewiesen werden, weder morphologisch noch durch Bestimmung der Infektiosität (Titer = 0). Erst nach einer für die verschiedenen Phagen-Arten charakteristischen Zeit werden infektiöse Teilchen gebildet, die nach Zerfall der Bakterienzelle (Lyse) freigesetzt werden.

In der zweiten Hälfte der Latenzzeit (Eklipse) können künstlich durch Dekompressionsschock Partikel aus der Wirtszelle isoliert werden, die noch nicht infektiös sind. Es handelt sich wahrscheinlich um eine Vorstufe des intakten Virus. Elektronenoptisch imponieren diese „unreifen" Partikel als ring- oder scheibenförmige Gebilde, die bereits die ungefähre Größe der „reifen" Phagen aufweisen[1]. Da diese inkompletten Teilchen zeitlich vor dem vollaktiven Virus auftreten, bezeichnet man sie auch als *Provirus*. Den Zustand, in dem sich der Phage während des ersten Teiles der Latenzzeit befindet, ehe er also zum Provirus wird, hat man *vegetative Phase* genannt. Für das infektionstüchtige voll-ausgebildete Phagenteilchen findet man hingegen in der neueren Literatur den Terminus „resting virus"[2].

Erst in der Mitte der Latenzzeit werden die Provirus-Teilchen gebildet. Ihre Menge nimmt dann linear mit der Zeit zu, bis ein Maximum erreicht ist. Diese Untereinheiten (inkomplettes Virus) vermehren sich wahrscheinlich selbständig

---

[1] In der anglo-amerikanischen Literatur erhielten diese flachen, „unreifen" Partikel nach einem Gebäck von ähnlicher Form den Namen „dough nuts" (kleiner, flacher Keks).

[2] In Analogie zu den Verhältnissen bei Phagen wurde diese Bezeichnung von PETERS (s. oben!) auch für das Vaccinevirus benutzt.

und erfahren erst gegen Ende der Latenzperiode die Synthese zum reifen, infektionstüchtigen Virus (komplette Phagenteilchen). Ist die Produktion neuer Phagen genügend weit fortgeschritten, so platzt die infizierte Wirtszelle. Die Abb. 10 zeigt die Wachstumskurve eines Bakteriophagen. Sie ist einstufig und aus der Stufenhöhe läßt sich leicht die durchschnittliche Ausbeute an Phagen aus einer infizierten Bakterienzelle errechnen.

Bei der Infektion durch Phagen dringt fast nur die Desoxyribonucleinsäure in die Wirtszelle ein. Die Desoxyribonucleinsäure ist daher für den autokatalytischen Reproduktionsmechanismus wahrscheinlich allein von Bedeutung. Die in die Wirtszelle eingedrungene Desoxyribonucleinsäure des Phagen stellt erstens den Zellstoffwechsel in der Weise um, daß jetzt Phagenprotein gebildet wird (für die Proteinhülle der neuen Phagenteilchen) und zweitens induziert sie ihre „Verdoppelung unter eigener Regie" (WEIDEL 1957)[1].

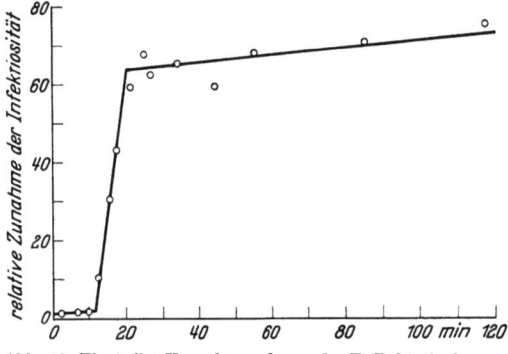

Abb. 10. Einstufige Vermehrungskurve des T₁-Bakteriophagen (nach DELBRÜCK)

Ein Desoxyribonucleinsäure-Molekül ist lang gestreckt wie ein Faden und setzt sich aus Nucleotiden zusammen. Letztere bestehen aus 3 Komponenten: Base, Zucker (Desoxyribose) und Phosphorsäure. Für den Aufbau der Desoxyribonucleinsäure werden 4 verschiedene Nucleotide herangezogen, die sich nur bezüglich der Base unterscheiden (Adenin, Cytosin, Guanin und Thymin). Das bindende Glied ist die Phosphorsäure. Wie aus vielen Nucleotiden ein Desoxyribonucleinsäure-Fadenmolekül entsteht, erläutert die Abb. 11 (nach WEIDEL 1957).

Die Nucleotide hängen in wechselnder Reihenfolge — wie Glieder einer Kette — zu Tausenden aneinander (s. Abb. 11a und b). Durch die Unterschiede in der Reihenfolge und die Länge des Molekülfadens ergeben sich zahllose Möglichkeiten für die Bildung unterschiedlicher Desoxyribonucleinsäure-Fadentypen. Es scheinen immer je 2 Desoxyribonucleinsäure-Fäden in Form einer Doppelspirale gebündelt zu sein, etwa derart, daß die beiden Fäden in Parallelführung wendelartig um eine zentrale Achse gewunden sind. Zwischen den Basen-Komponenten der beiden Desoxyribonucleinsäure-Fäden scheinen Bindungskräfte zu wirken, und zwar ziehen sich besonders Adenin und Thymin sowie Cytosin und Guanin an. Daraus ergibt sich, daß die Reihenfolge der durch ihre Basen charakterisierten Nucleotide eines gegebenen Desoxyribonucleinsäure-Fadens auch die Struktur des Partnerfadens für die „Doppelspirale" bestimmt, s. Abb. 11c (ausführlichere Darstellung dieser Theorie bei WEIDEL 1957).

Für die identische Reduplikation bietet diese Beschaffenheit der Desoxyribonucleinsäure-Fäden ganz bestimmte Möglichkeiten. Freie Nucleotide (als Einzelbausteine bzw. Kettenglieder) könnten unter Leitung (Matrize!) eines schon vorhandenen Doppelfadens so zusammengesetzt werden, daß sich die gleiche Reihenfolge der Kettenglieder ergibt wie im ersten Doppelfaden. Wie dies geschehen könnte, zeigen die Figuren d, e und f in Abb. 11 (autokatalytischer Matrizenmechanismus). Wird die Doppelspirale des gegebenen Fadens (z. B. Desoxyribonucleinsäure eines in den Bakterienleib eingedrungenen Phagenteilchens) an einem Ende aufgespalten (Abb. 11d), so hätten die voneinander getrennten Fadenstücke die Möglichkeit, die zu ihren „Kettengliedern" passenden „Nucleotid-

---

[1] Die Bausteine für die Synthese neuer Virus-Teilchen liefert die infizierte Zelle. Mit Hilfe radioaktiver Isotopen ließ sich zeigen, daß dem Kulturmedium zugesetzter Phosphor, Stickstoff und Kohlenstoff zunächst von den infizierten Zellen assimiliert, dann jedoch für die Neubildung von Phagen-Desoxyribonucleinsäure und Phagenproteinen verwendet wird. Mit radioaktiv markierten Verbindungen untersuchten unter anderen KOCH u. Mitarb. (1952) den Purinstoffwechsel phageninfizierter Colibakterien. Adenin und Guanin gelangen einwandfrei aus dem Wirtsorganismus in die Phagen hinein.

Bausteine" (z. B. aus dem Desoxyribonucleinsäure-Material der Wirtszelle) her-
auszusuchen und an sich zu binden (Abb. 11e). Geht die Aufspaltung der Dop-

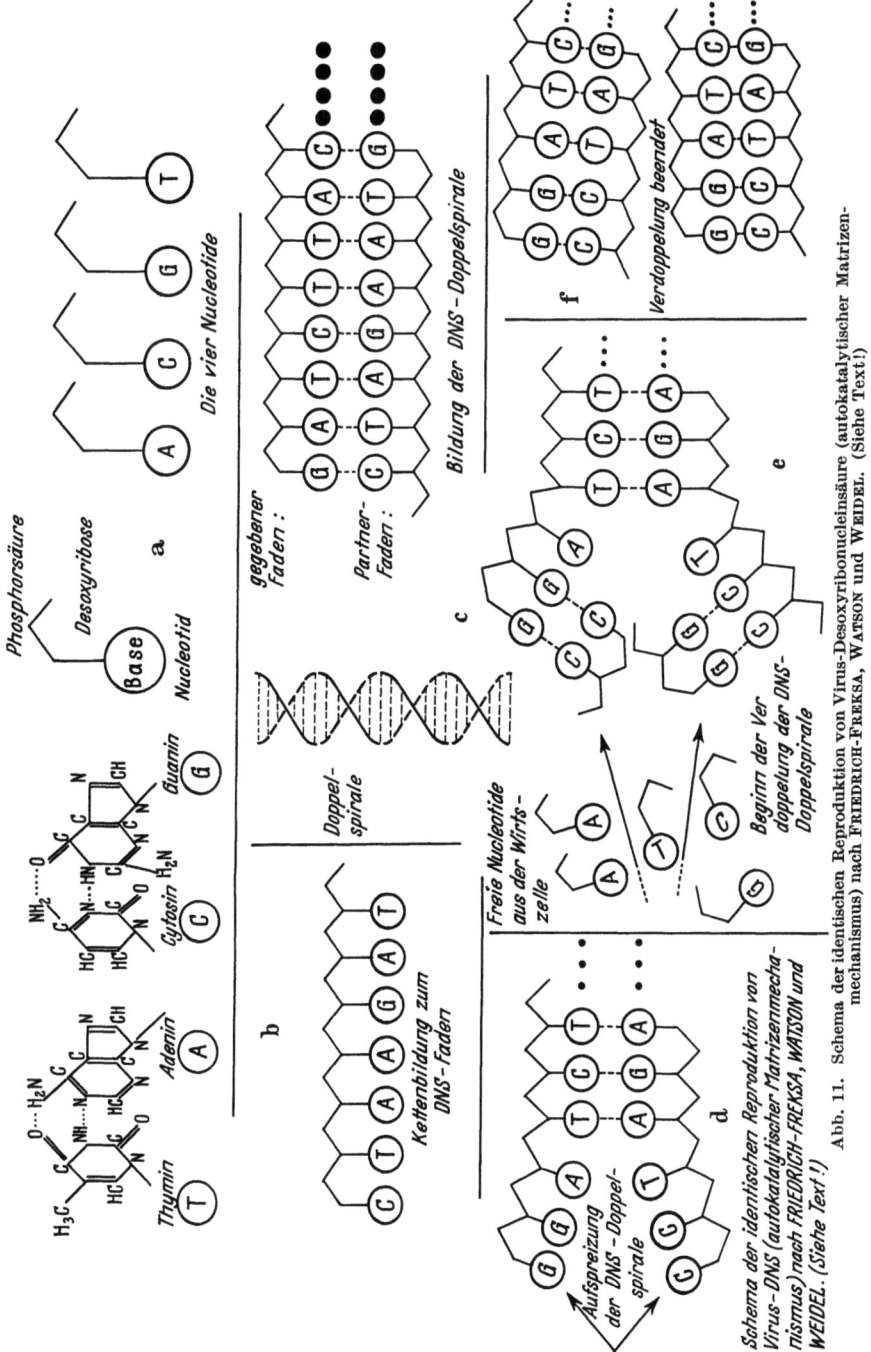

pelspirale und die Anlagerung passender neuer Nucleotide in diesem Sinne weiter,
so resultiert daraus die Verdoppelung des gegebenen Fadens, d. h. als Ergebnis

liegen zwei völlig identische Desoxyribonucleinsäure-Doppelspiralen vor, in denen jeweils der eine Faden (aus dem Desoxyribonucleinsäure-Vorrat der Wirtszelle)

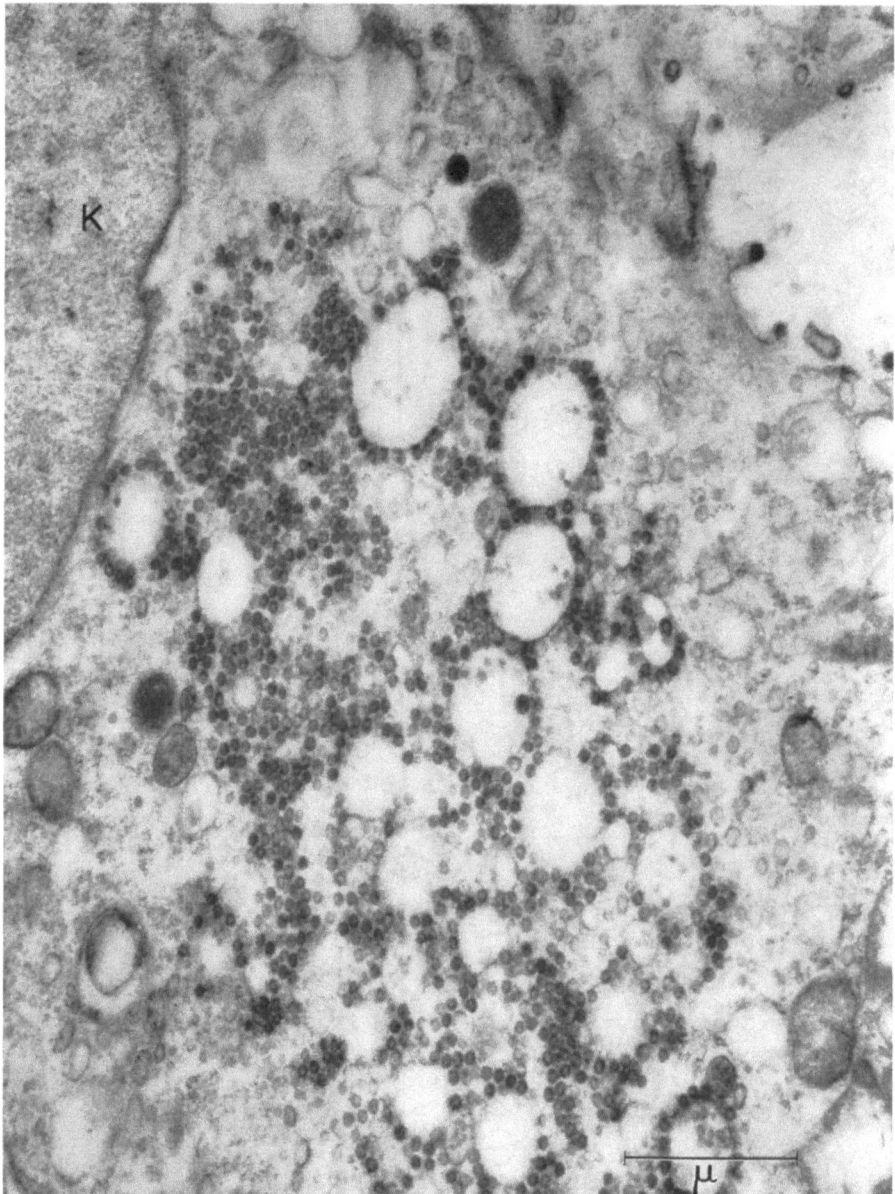

Abb. 12. Mammacarcinom der Maus. Ultraschnitt einer Tumorzelle mit vielen intracytoplasmatischen Virusformen. *K* Zellkern. El.opt. Vergr. 24000mal; Aufnahme von W. BERNHARD

neu „synthetisiert" wurde[1]. Dieser Vorgang bildet das Prinzip des autokatalytischen Matrizenmechanismus (WEIDEL 1957). Sind erst zwei neue Doppelfäden

---

[1] Einzelheiten zu der durch Autokatalyse bewirkten Polymerisation der Desoxyribonuclein-säure-Doppelspiralen können Arbeiten von WATSON und CRICK (1953) sowie von FRIEDRICH-FREKSA (1954) entnommen werden. Die Hauptstütze der Theorie ist die Regelmäßigkeit der

da, so kann sich der Prozeß wiederholen, aus zweien werden vier, daraus dann acht usw. — und immer bleibt die Identität zwischen „Eltern" und „Nachkommen" gewahrt.

Die bei der Vermehrung der Bakteriophagen nachgewiesene „Eklipse" wurde auch bei tierischen Virusarten vorgefunden, so unter anderen beim Virus der klassischen Geflügelpest (SCHÄFER u. Mitarb. 1954). An Chorionallantoismembranen entembryonierter Hühnereier,

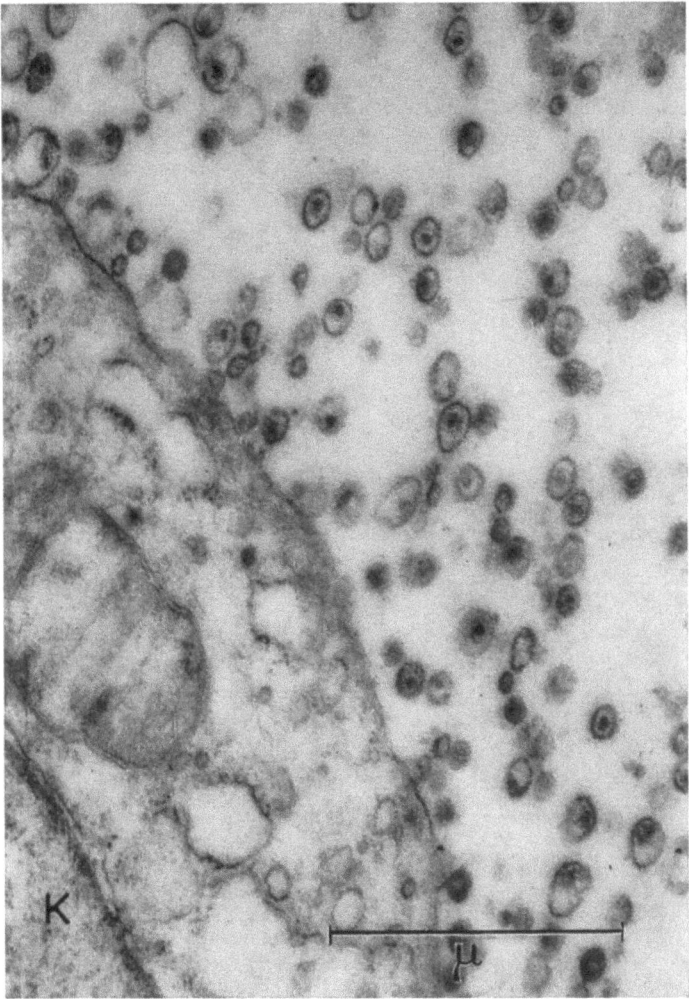

Abb. 13. Mammacarcinom der Maus, Ultraschnitt. Zahlreiche extracelluläre Virusformen, wie sie beim Mäuse-Ca. in den intercellulären Räumen oder Milchkanälen angetroffen werden. *K* Zellkern. El.opt. Vergr. 40000mal; Aufnahme von W. BERNHARD

die mit dem Geflügelpestvirus infiziert waren, wurden fortlaufend Infektiositätstiter, die Hämagglutination und das Vorhandensein von löslichem Antigen geprüft. In den ersten Stunden nach der Beimpfung sank der Infektionstiter praktisch auf Null ab, und erst nach einer Latenzzeit von 4—6 Std konnten wieder „infektiöse Teilchen" ermittelt werden. In der Latenzphase stieg ganz allmählich zunächst die antigene Wirksamkeit an (serologischer Nachweis des löslichen Antigens) und dann etwas später — vor oder gleichzeitig mit der

Aneinanderreihung von Purin- (Adenin, Guanin) und Pyrimidinbasen (Thymin, Cytosin) in der Weise, daß immer eine Purinbase eine Pyrimidinbase bindet: Thymin — Adenin und Cytosin — Guanin.

Infektiosität — die Hämagglutinationsaktivität. Dieser Vorgang wurde von SCHÄFER u. Mitarb. im Sinne der von HOYLE (1953) für die Verhältnisse am Influenzavirus entwickelten Hypothese gedeutet. Das wahrscheinlich Nucleinsäuren enthaltende, in den Wirtszellen freigesetzte „lösliche Antigen" soll den selbstvermehrungsfähigen Untereinheiten der Bakteriophagen (sich identisch-reproduzierende Phagen-Desoxyribonucleinsäure) entsprechen. Die Vermehrung dieses „löslichen Antigens" stellt somit die analoge erste Phase der Virus-Multiplikation dar. Anschließend sollen — gegen Ende der Eklipse — aus dem löslichen Antigen „inkomplette" Teilchen gebildet werden, die zwar schon hämagglutinieren können, jedoch noch nicht infektiös sind. Nach der Theorie von HOYLE sollen sich diese „inkompletten" Partikeln durch Vervollständigung mit einer Lipoidhülle aus dem Material der Zellwand zu voll-aktiven Virus-Elementarkörperchen entwickeln (nach HOYLE wäre das fertige Virusteilchen eine „abgesonderte Fraktion des Cytoplasmas der infizierten Wirtszelle"[1]).

Die Vervollständigung der „Virus-Vorstufe" zum aktiven Elementarkörperchen beim Durchtritt durch die Zellmembran wurde auch bei anderen Virusarten, z.B. beim Virus des

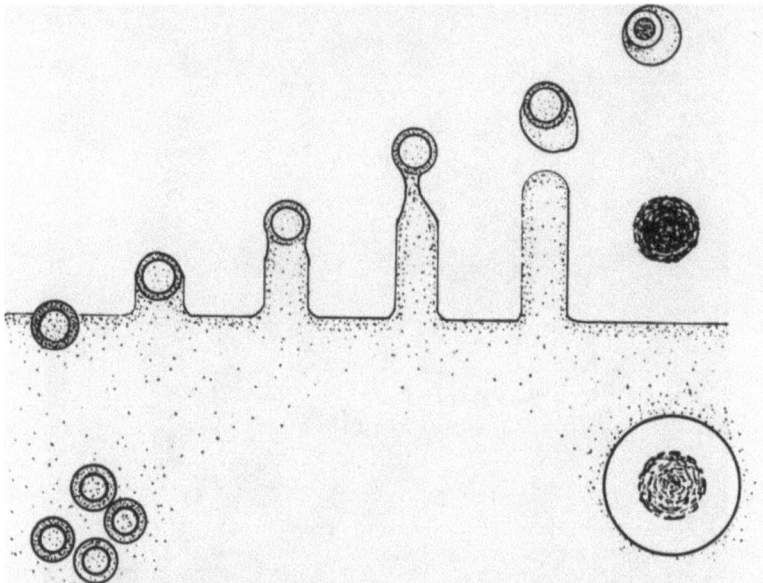

Abb. 14. Schematische Rekonstruktion der Durchschleusung von Elementarkörperchen des Mammacarcinom-Virus der Maus (Bittner-Viren) durch die Zellwand und der dabei vollzogenen Umwandlung in die extracelluläre Form (Komplettisierung zu aktiven, „infektiösen" Viren) nach W. BERNHARD

spontanen Mammacarcinoms der Maus beobachtet (Bittnerscher Milchfaktor). Zwangsläufig müssen sich also intracelluläre und extracelluläre Virusformen unterscheiden (nur letztere besitzen die Hülle aus Zellwandmaterial). In der Tat fand BERNHARD (1957) bei Untersuchungen an Dünnschnitten im Cytoplasma der Tumorzellen eosinophile Einschlußkörper, die sich als Aggregate von zahlreichen Virus-Elementarkörperchen erwiesen, die einen Durchmesser von etwa 65 mμ hatten. Diese kleinen Partikeln waren von einer Doppelmembran umgeben und zeigten eine enge Beziehung zum Golgi-Apparat der Wirtszellen. (Siehe die intracellulären Elementarkörperchen des Mammacarcinom-Virus der Mäuse in Abb. 12: Tumorzelle mit zahlreichen intracytoplasmatischen Elementarkörperchen.) Die freigesetzten Virus-Partikeln sind größer als die intracellulären und haben um den schon im Zellinnern gebildeten „Kern" eine ovale Hülle; s. die Elementarkörperchen in Abb. 13 (extracelluläre Virusformen)[2]. Wie der Vorgang der Vervollständigung inkompletter Partikeln beim „Ausschleusen" aus der Wirtszelle abzulaufen scheint, erklärt das Bernhardsche Schema, das Abb. 14 wiedergibt. Bei ultrahistologischen Untersuchungen an Allantoismembranen, die mit dem Virus der klassischen Geflügelpest infiziert wurden, fanden HOTZ und SCHÄFER (1955)

---

[1] Eine kritische Besprechung dieser komplizierten Vermehrungsverhältnisse findet sich bei PETERS (1954).

[2] Die Abb. 12, 13 und 14 wurden freundlicherweise von Herrn Dr. W. BERNHARD, Institut de Recherches sur le Cancer, Villejuif (Seine), zur Verfügung gestellt. Auch an dieser Stelle sei hierfür herzlichst gedankt.

einen Ausschleusungsmechanismus der Elementarkörperchen, der im Prinzip demjenigen entsprach, der von HOYLE und von BERNHARD für das Influenza- bzw. Mammacarcinom-Virus der Maus beschrieben wurde.

PETERS (1954) sah zwar bei Vaccine-infizierten Bruteiern nach der Inoculation gleichfalls eine Abnahme der Infektiosität und nach etwa 8stündiger „Latenzzeit" einen Wiederanstieg des Infektiositätstiters in geometrischer Progression, setzte sich aber mit der so erhaltenen „Eklipse" kritisch auseinander. Er hält es bisher nicht für bewiesen, daß das gesamte inoculierte Vaccinevirus in einen „nicht-infektiösen Zustand" übergeht und gibt zu bedenken, daß auch bei Bakterien durch eine vorangehende Latenzphase die Vermehrung verzögert wird. Weiter vermutet PETERS, daß im fermenthaltigen Gewebe des Wirtsorganismus ein Teil der eingesäten Virusmenge abgebaut wird. Hierdurch könnte eine Abnahme des Infektiositätstiters bedingt werden. PETERS folgert weiter: „Entnimmt man dem Gewebe zur Zeit geringster Infektiosität Material und überträgt es zur Austestung auf einen zweiten Zellverband, so ist damit zu rechnen, daß diesmal ein weiterer Teil der Elementarkörperchen abgebaut wird. War die Einsaat in das erste Gewebe schon gering, so kann im zweiten leicht der *Schwellen-*

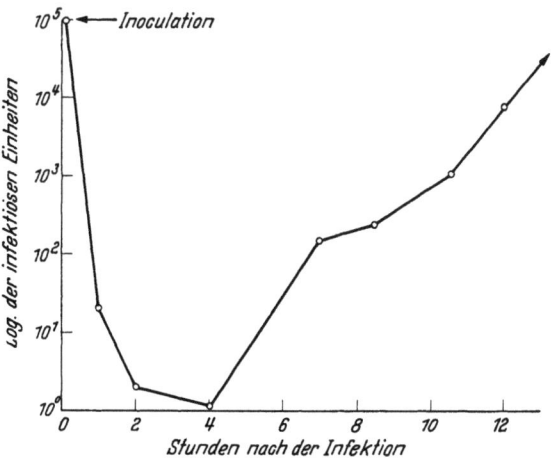

wert, der für das Angehen der Infektion nötig ist, unterschritten werden." PETERS meint, daß man scharf trennen muß zwischen „nicht nachweisbar" und „nicht vorhanden". Daß während der Latenzzeit die Virus-Elementarkörperchen histologisch nicht festgestellt werden können, wäre durch ihre geringe Zahl leicht zu erklären. In letzter Zeit konnten mehrere Autoren bei verschiedenen Warmblüter-Viren (Psittakose, Herpes simplex u. a.) keine „echte" Eklipse bei zum Teil umfangreichen experimentellen Untersuchungen nachweisen (unter anderen Arbeiten von GOSTLING und BEDSON 1956 sowie GOSTLING 1956). Im Gegensatz zu GOSTLING und BEDSON vermochten SCOTT u. Mitarb. (1953) beim Herpes simplex-Virus einen initialen Abfall des Infektiosi-

Abb. 15. Vermehrungskurve des Herpes simplex-Virus in Gewebekulturzellen, die deutlich den initialen Abfall des Infektiositätstiters zeigt (Kurve nach SCOTT u. Mitarb. 1953)

tätstiters im Sinne der stummen Phase (Eklipse, Latenzzeit) bei der Inoculation von Gewebekulturzellen festzustellen. Die Abb. 15 demonstriert den Verlauf der Vermehrungskurve des Herpes simplex-Virus, wie er durch SCOTT u. Mitarb. ermittelt wurde.

Bei Phagen und anderen Virusarten, die eine „stumme Phase" während des Vermehrungsvorganges durchlaufen, erfolgt also während dieser „Eklipse" eine kurzfristige Maskierung des infizierenden Virus. Neben solchen kurzen Maskierungen scheint es auch langwährende von unterschiedlicher Dauer zu geben. Es ist z. B. nachgewiesen worden, daß sogenannte lysogene oder symbiontische Phagen von Bakteriengeneration zu Bakteriengeneration übertragen werden, ohne daß sie ihre Wirtszellen auflösen (Phänomen der Lysogenie). Nach irgendeiner Provokation (z. B. UV-Bestrahlung) können solche lysogenen Bakteriophagen wieder zu lytischen Phagen werden und den Zerfall der Bakterienzellen (Bakteriolyse) herbeiführen. Ob sich analoge Verhältnisse auch bei menschlichen Virusinfektionen entwickeln können, ist bisher nicht sicher bewiesen. Immerhin wird die Möglichkeit einer langfristigen Maskierung eines Virus im menschlichen Organismus diskutiert. Das interepidemische Verschwinden mancher Virusarten könnte hierdurch erklärt werden. Ebenfalls würde der Einfluß provokatorischer Reize auf den Ausbruch einer Viruserkrankung (z. B. Eruption eines Herpes simplex im Anschluß an eine Insolation, während der Menstruation oder im Verlauf einer akuten Infektion, z. B. einer Malaria oder Pneumonie) auf diese Weise zureichende Erklärung finden.

γ) Dynamik und Quantitätsverhältnisse der Virusvermehrung

Nach Ablauf der Latenzzeit, wenn die vorher inkompletten Viren in aktive Elementarkörperchen umgewandelt und diese dann von den Wirtszellen freigesetzt werden, kommt es zu einem sprunghaften Anstieg der Virusaktivität (z. B. des Infektiositätstiters um mehrere Zehnerpotenzen, siehe: einstufige Vermehrungskurve in Abb. 10). Die ausgeschütteten Elementarkörperchen befallen nun neue Zellen und nach Durchlaufen einer weiteren Latenzperiode kommt es wieder zu einer stufenförmigen Zunahme der Virusteilchen. Somit folgen die einzelnen Virusgenerationen einander wellenartig, und zwar solange, bis keine empfänglichen, zur Virusproduktion fähigen Zellen mehr vorhanden sind. Dieser mehrstufige Vermehrungsvorgang kann im Experiment genau verfolgt und die quantitativen Verhältnisse (z. B. durch serologische Methoden, etwa Messung der haemagglutinierenden Aktivität) bestimmt werden. Der Abstand der Stufen hängt von der Dauer der Latenz ab. Letztere ist keineswegs für alle Virusarten gleich. Tabelle 2 gibt einige Latenzzeiten verschiedener Viren an.

Tabelle 2. *Latenzzeiten einiger Virusarten.* (Die Daten sind der Tabelle 11 von SCHRAMM 1954 entnommen)

Virus	Gewebe	Latenz-zeit in Stunden
Lymphogranuloma inguinale	Dottersack	12
Psittakose	Gewebekultur	8—24
Variolavaccine	Chorionallantois	24[1]
Ektromelia infectiosa . . .	Chorionallantois	24[1]
Mäusepneumonitis	Mäuselunge	. 6

Die Vermehrung der Bakterien erfolgt — solange ihnen genügend Nährstoffe zur Verfügung stehen — in logarithmischer Progression. Die Zweiteilung der Bakterien stellt eine von der Tätigkeit des Wirtsorganismus unabhängige „Eigenvermehrung" dar. Bei denjenigen Rickettsien und großen Virusarten, die noch einen Reststoffwechsel besitzen und sich gleichfalls durch einfache Teilung vermehren, kann möglicherweise auch eine logarithmische Vermehrungsphase vorhanden sein. Die Multiplikation der auf den Zellstoffwechsel angewiesenen organismischen Viren unterliegt hingegen anderen Gesetzen und vollzieht sich ähnlich wie die Bildung von Hormonen oder Fermenten. Es handelt sich also nicht um eine „Eigenvermehrung". Die Dynamik der Virusproduktion wird von der Wirtszelle gesteuert.

Unter dem Blickwinkel des Vermehrungsausmaßes sind zwischen den Viren und den Wirtsgeweben 4 verschiedene Beziehungen gegeben: 1. Dasselbe Virus kann sich in verschiedenen Geweben verschieden stark vermehren. (Durch Beispiele in der Literatur belegt.)

2. Dasselbe Virus vermehrt sich in ganz verschiedenen Geweben immer im gleichen Ausmaß (z. B. gleich gute Vermehrung des Influenza A-Virus in der Mäuselunge und in der Chorionallantois).

3. Verschiedene Virusarten vermehren sich in derselben Gewebsart in unterschiedlichem Ausmaß. (Hierfür gibt es zahlreiche Belege in der Literatur.)

4. Verschiedene Virusarten vermehren sich in ein und demselben Gewebe quantitativ identisch (z. B. können Influenza-, Newcastle-, Psittakose-, Lymphogranuloma inguinale- und amerikanisches Pferdeencephalitisvirus sich im Hühnerembryo jeweils in 0,1 cm^3 Allantois- oder Dotterflüssigkeit bis zu etwa 10^8—10^9 Infektionsdosen vermehren (SINKOVICS 1956).

δ) Desorganisation der Zelle

Bisher wurden die ersten drei Phasen der Virusinfektion (Adsorption—Latenz—Zunahme des Infektiositätstiters) erörtert, die vierte besteht in der Freisetzung des produzierten Virus. Häufig kommt es bei der Ausschüttung der reifen Elementar-

---

[1] Nach neueren Resultaten beträgt die Latenzzeit bei Vaccine-Infektionen der Chorionallantoismembran nur etwa 10 Std (Ektromelie: 8—10 Std).

körperchen zum Zellzerfall, zum völligen Untergang der Zelle. Morphologische Details (Kernveränderungen, Einschlüsse, Reaktionen im Cytoplasma usw.) werden weiter unten dargestellt. Erwähnt sei hier nur, daß nicht stets ein Absterben der Wirtszellen erfolgen muß. Letztere können auch erhalten bleiben und mehrmals hintereinander „Virus-Generationen" freisetzen. Hierbei ist dann ein Durchschleusungsmechanismus der Elementarkörperchen in der Weise notwendig, wie die Abb. 14 ihn schematisch wiedergibt. Vor allem Versuche, die von SCHLESINGER (1953) sowie von DULBECCO und VOGT (1953) durchgeführt wurden, brachten Argumente für diese schubweise Ausschüttung der Elementarkörperchen aus intakten Gewebszellen herbei, die im Gegensatz zu den Verhältnissen bei Bakteriophagen steht, deren Freisetzung stets die Lyse der Bakterienzelle zur Voraussetzung hat.

d) Zusammenwirken verschiedener Virusarten, das Phänomen der Interferenz

Ebenso wie mit Bakterien kommen Doppelinfektionen mit Viren vor. Für den Organismus kann der Befall mit zwei Virusarten unterschiedliche Folgen haben. Generell gibt es für die Simultaninfektion mit verschiedenen Viren vier Möglichkeiten:

1. Die eine Virusinfektion ändert die andere in ihrem Ablauf nicht wesentlich. Hierfür können Fälle mit gleichzeitigem Vorliegen von Mumps und Poliomyelitis als Beispiel angegeben werden, die von LINDNER und FESTGE (1957) mitgeteilt wurden. Auch SINKOVICS (1956) bringt Hinweise für diese Möglichkeit.

2. Die beiden Infektionen beeinflussen sich in einer für den Wirt günstigen Weise (Interferenzphänomen). Zahlreiche Beispiele für die Interferenz zwischen verschiedenen Virusarten wurden in der Monographie von SINKOVICS (1956) zusammengestellt.

3. Die beiden Virusinfektionen beeinflussen sich in einer für den Wirtsorganismus ungünstigen Weise (Virusexaltation). Diese dritte Möglichkeit hat nach Ansicht von LINDNER und FESTGE (1957) bisher zu wenig Beachtung gefunden. Dennoch lassen sich auch hierfür Beispiele anführen.

4. Zwischen zwei in einen Wirt eingedrungenen Virusarten kann es zu einem „Faktorenaustausch" im Sinne genetischer Rekombinationen kommen. Meist handelt es sich um Viren, die näher miteinander verwandt sind. Auf diese besondere Reaktionsweise soll im nächsten Abschnitt „Virusmutationen" eingegangen werden.

Das gleichzeitige Vorliegen von zwei verschiedenen Viruskrankheiten ist nicht extrem selten. Außer der oben erwähnten Kombination von Mumps mit Poliomyelitis gibt es u. a. Vergesellschaftungen von Varicellen mit Masern oder Varicellen mit Röteln; auch Poliomyelitis und Mononucleosis infectiosa oder Poliomyelitis und Virus-Hepatitis können gleichzeitig bei demselben Patienten auftreten, (LINDNER und FESTGE 1957, Einzelheiten und weitere Beispiele bei HÖRING 1947, 1953). Mitunter können bei Virusinfektionen außer dem eigentlichen Erreger noch andere isoliert werden, deren Bedeutung man noch nicht kennt. So wurden schon mehrfach bei Poliomyelitis-Fällen Coxsackieviren oder andere Virusarten von etwa derselben Größenordnung (z. B. die sogenannten Orphanviren, die Foamyviren oder das „Adenoid-Degenerations-Agens") gefunden. Ihre Funktionen sind fast gänzlich unbekannt. Ob sie wirklich „Schrittmacherviren" darstellen (bzw. evtl. werden können) bleibt noch zu klären. Bakterien sind sehr oft lediglich fakultativ pathogen. Es ist nicht unmöglich, daß es auch fakultativ pathogene Virusarten gibt. Wie LINDNER und FESTGE (1957) hervorheben, ist die „normale

Bakterienflora" eine Tatsache, mit der allgemein gerechnet wird, eine „normale Virusflora" hingegen ein bisher noch unklarer Begriff[1].

Die Virusexaltation, d. h. die ungünstige Beeinflussung (vom Wirt her gesehen) zweier Virusinfektionen, ist in der Phytopathologie schon länger bekannt. Nicht miteinander verwandte Pflanzenviren fördern sich gegenseitig in ihrer Wirkung auf den Wirt (SCHRAMM 1954). Weiter ist es bekannt, daß Masern das Angehen einer Poliomyelitis begünstigen und daß zwei neurotrope Virusarten im Zusammenwirken die Blut-Liquor-Schranke leichter durchdringen können. Die Empfänglichkeit der Maus für eine Inoculation mit dem Aujeszkyschen Virus wird durch Superinfektion mit dem Herpesvirus erhöht. Das nicht nur bei Bakterien, sondern auch bei Viren beobachtete Ammenphänomen (Allobiophorie) sei in diesem Zusammenhang gleichfalls genannt. MOOSER (1951/1952) sah beispielsweise eine stärkere Vermehrung von Pleuropneumonie-artigen Organismen (pleuropneumonia-like organisms) nach intraperitonealer Impfung von Mäusen, wenn diese gemeinsam mit Ektromelievirus injiziert wurden. Im Brutei erzielten NASEMANN und RÖCKL (1954) eine bessere Vermehrung dieser Organismen nicht nur durch gleichzeitige Verimpfung des Ektromelievirus, sondern auch durch Beimengung anderer Virusarten der Pockengruppe (Variolavaccine, Neurolapine, Kaninchenmyxom) zu den getesteten Stämmen der Pleuropneumonie-artigen Organismen.

Die besonderen Verhältnisse der intracellulären Vorgänge bei der Virusvermehrung (autokatalytischer Matrizenmechanismus) schließen eine Störung durch die bisher bekannten Antibiotica aus, hingegen kann der Infektionsverlauf (auch bei Virusmultiplikation) durch das Interferenzphänomen noch eine deutliche Beeinflussung erfahren. Nur bestimmte Partner können miteinander interferieren. So vermag z. B. ein bestimmter Teilchentyp die Vermehrung eines bestimmten anderen in der gleichen Zelle vollkommen zu unterdrücken. BIELING (1952) definierte die Interferenzerscheinung folgendermaßen: „Zwei in kurzen Intervallen nacheinander gesetzte Infektionen heben sich gegenseitig auf oder hemmen sich, so daß weder die erste noch die folgende zur vollen Entfaltung kommt"[2].

Die interferierenden Partner können entweder immunologisch identisch bzw. verwandt (Autointerferenz) oder hinsichtlich ihrer Antigenität verschieden sein (Fremdinterferenz).

Wird ein Versuchstier gleichzeitig oder im Abstand von wenigen Stunden mit 2 heterologen Virusarten oder aber mit 2 unterschiedlichen Stämmen eines Virus (z. B. Unterschiede im Tropismus: etwa neurotrope und dermotrope Varianten) beimpft, so verhütet oder mildert eine der beiden Infektionen die andere (Konkurrenzphänomen). Das in der Konkurrenz unterlegene oder aber das später inoculierte Virus trifft auf Zellen, in denen es sich nicht oder nur unzureichend vermehren kann. Daraus resultiert die Einbuße pathogener Wirkungen. Das Zustandekommen einer vollständigen Zellblockierung durch das dominierende oder das zuerst eingeimpfte Virus hängt von dessen Quantität (Infektionsdosis) sowie von der Geschwindigkeit und Zeitdauer seiner Invasion und Proliferation ab (KOLLE und HETSCH 1952). Je größer die „Einsaatmenge" des Virus ist, und je schneller Invasion und Proliferation erfolgen, desto früher werden die Wirtszellen blockiert. Worauf die Interferenz letztlich beruht, ist noch nicht bekannt (WEIDEL 1957). Wahrscheinlich kommt es zu einer Blockade der intracellulären Stoffwechselvorgänge. Ob auch Änderungen der Zelloberfläche damit verbunden sind, ist ungewiß. Die Interferenzerscheinung ist zeitlich begrenzt (sie dauert meist nur 1—2 Wochen, in Geweben des Zentralnervensystems evtl. länger) und wird nicht durch Antikörperbildung verursacht. Sie endet daher auch früher als die durch Antikörper induzierte Immunität. Durch Experimente mit inaktiven Teilchen, die keine Bindung mit der Receptorsubstanz mehr einzugehen vermochten, konnte nachgewiesen werden, daß die Interferenz nicht durch Blockierung der Receptoren im Bereich der Zellmembran zustande kommt.

---

[1] Der Begriff „Virusflora" wird auch von HUEBNER (1957) gebraucht, der das gleichzeitige Vorkommen von Adenoviren, Speicheldrüsenvirus (Salivary gland virus) und Herpes simplex-Virus im adenoiden Gewebe vom oberen Pharynx des Menschen erwähnt.

[2] Das Interferenzphänomen ist schon lange bekannt. Die ersten Beobachtungen stammen von HOSKINS, GILDEMEISTER und HELM sowie (bei Pflanzenviren) von McKINNEY.

Ein der Interferenz ähnliches Phänomen ist das der *Schienenimmunität*, das unter anderem bei Herpes- und Vaccinevirus-Infektionen beobachtet werden kann und vor allem von DOERR und seinen Schülern tierexperimentell untersucht wurde. Wird ein Virus unmittelbar in das Erfolgsorgan eingeimpft (z. B. intracerebral), so führt diese Infektion in der Regel den Tod herbei. Wird hingegen ein indirekter Infektionsweg gewählt (z. B. die Inoculation weiter peripher vom Erfolgsorgan vorgenommen), so können die Viren während ihrer Wanderung auf einer „Gewebsschiene" Änderungen ihrer Infektiosität und Pathogenität erfahren. Erhalten bleiben hingegen die antigenen Fähigkeiten. Sie verursachen eine rasch zunehmende Gewebsimmunität, die das Virus nicht zerstört, aber durch im Gewebe gebildete (sessile) Antikörper neutralisiert, ehe im Blut zirkulierende Antikörper auftreten. Eine stärkere Virusvermehrung und der dadurch bedingte pathogene Effekt werden so verhindert. Die Infektion vermag ohne Gewebszerstörung in die Immunitätsphase überzugehen. Die Immunität der vom Virus durchlaufenen Gewebspartien macht die Leitungsbahn für eine Zweitinfektion unpassierbar.

Auf ganz ähnlichen Vorgängen beruht das Magrassische Phänomen. Es wird beispielsweise die für Kaninchen tödliche intracerebrale Beimpfung mit einem hochvirulenten encephalitogenen Herpesstamm unwirksam, wenn das Tier einige Tage vorher mit einem schwachvirulenten, nicht-encephalitogenen Stamm in die Cornea oder in die Haut vorinfiziert wurde. Das erste schwach-virulente Virus bewirkt eine gewisse Gewebs-(Schienen-)Immunität. Durch die intracerebrale Superinfektion steigt die Gewebsimmunität rasch weiter an. So verläuft nicht nur die primäre, sondern auch die sekundäre Infektion (trotz hoher Virulenz des zweiten Virus) latent. Die Annullierung beider Infektionen beruht auf ihrer *„immunisatorischen Synergie"* (HALLAUER). Dieser Vorgang steht in gewisser Parallele zur Depressionsimmunität bei bakteriellen Infektionen, die schon innerhalb von Stunden nach der Erstinfektion entsteht und auch an die Gegenwart der erstinfizierenden Bakterien im Organismus gebunden ist (BIELING 1944). Alle diese gegen Superinfektionen gerichteten immunisatorischen Vorgänge (Depressions- und Schienenimmunität, Magrassi- und Interferenzphänomen) setzen voraus, daß der erstinfizierende Erreger noch lebend im Körper des Wirtes anwesend ist. Daher hat man für sie auch Begriffe wie „infektionsgebundene Immunität" (DOERR) bzw. „Infektionsimmunität", „Prémunition" (SERGENT) oder „Préséance" geprägt.

e) Mutation bei Virusarten

Seit den Tollwutversuchen PASTEURS war es bekannt, daß Viren die Fähigkeit besitzen, Varianten zu bilden, und am Anfang der modernen Genetik der Mikroorganismen stand die Erforschung der beobachteten Variabilität (RAETTIG 1954). Letztere ist ein Problem, das immer mehr in den Vordergrund rückt. Besondere Aufmerksamkeit wird dem Vorkommen genetischer Rekombinationen bei den verschiedenen Mikroorganismen und Virusarten geschenkt (EMERSON 1955). Von Virusarten „Einzell-Kulturen" (d. h. aus einem Elementarkörper) zu erhalten, ist außerordentlich schwierig. Mit der Möglichkeit, daß in Wirklichkeit Mischkulturen aus verschiedenen Virusstämmen vorliegen, muß daher immer gerechnet werden. Daraus ergeben sich große Schwierigkeiten für genetische Untersuchungen (GORDON 1950). Bisher gelang es nur bei wenigen Virusarten, sie genetisch einheitlich als Klone, d. h. als Nachkommen eines einzigen Individuums zu züchten (z. B. beim Tabakmosaikvirus und bei bestimmten Bakteriophagen; FRIEDRICH-FREKSA 1954).

Die Veränderungen können verschiedene Eigenschaften betreffen: die Struktur, die antigene Beschaffenheit, die Virulenz, den Tropismus usw. (RÖHRER 1953). Bei Viren gibt es zwei Typen der Variation: 1. Die relativ häufig in Erscheinung tretenden reversiblen Veränderungen, die weitgehend von äußeren Faktoren abhängig sind. Sie nennt man Varianten, Standortvariationen oder *Modifikationen*. 2. Die sprunghaft auftretenden, irreversiblen Eigenschaftsänderungen, die als Saltation, *Mutation*, Klonveränderung oder Dauermodifikation bezeichnet werden.

Virus-Modifikationen können beispielsweise durch Wirtswechsel entstehen (z. B. Erwerb von neurotropen Eigenschaften durch Züchtung eines „Dermo"-Vaccinestammes anstatt auf Kälberhaut in fortlaufenden Passagen im Kaninchenhirn). Solange die neu-erworbenen Fähigkeiten durch entsprechende experimentelle

Eingriffe eliminierbar sind, d. h. jederzeit rückgängig gemacht werden können, liegen Virusmodifikationen vor. Neben genetischem Material (Desoxyribonucleinsäure) enthalten die organismischen Virusarten auch eine Proteinhülle, die bestimmte Funktionen beim Eindringen in die Wirtszelle zu erfüllen hat. Es wird vermutet, daß der Angriffspunkt einer Modifikation in dieser Hülle zu suchen ist. Bei Phagen konnte diese Annahme bereits verifiziert und Zustandsänderungen der Protein- hülle aufgefunden werden. Zahlreiche Veränderungen durch Züchtung der Viren in anderen Geweben als den ursprünglichen oder durch Übergang auf andere Wirtsarten (Entstehung neuer Typen und Varianten) stellen uns noch vor eine Reihe von ungelösten Fragen. Die bei vielen Virusarten erzielbare Änderung der Gewebsaffinität im fremden Milieu vollzieht sich nicht nach einem allgemein- gültigen Schema. Bei einer Virusart gelingt sie bereits nach wenigen Passagen, bei einer anderen nur Schritt für Schritt (adaptive Variation), z. B. beim Gelb- fiebervirus erst nach 30 oder mehr Passagen. Das sogenannte Meerschweinchen- Standard-Virus der Maul- und Klauenseuche benötigt im Gehirn weißer Mäuse, bis sich sein Dermotropismus endgültig in einen Neurotropismus umwandelt und es so zu einem neurotropen *Virus fixe* wird, mehrere Hunderte von Passagen. Erst nach 800 Mäusegehirnpassagen ist die Reversibilität völlig verloren gegangen (RÖHRER 1953). Es ist bisher ungeklärt, ob es sich hierbei noch um Modifikationen oder aber schon um Mutationen bzw. um die Selektion bereits vorhandener Mutan- ten handelt. Die Meinungen der verschiedenen Autoren divergieren hier erheblich.

Die *Mutation* ist bei den Virusarten genau wie bei den höheren Organismen ein seltenes Ereignis. HERSHEY (1946) errechnete eine Mutationsrate von 1 auf $4 \cdot 10^8$ Individuen. Gerichtete Mutationen (z. B. spezifisch induzierte Rückmuta- tionen) sind bei Viren bisher nicht gelungen. Es ist noch nicht möglich, bei Virusarten durch Röntgenstrahlen, UV-Licht oder mutagene Stoffe direkt Muta- tionen hervorzurufen. Lediglich die Mutationsrate kann erhöht werden. Der durch die Mutation geänderte Charakter wird auf die folgenden Virus-Generatio- nen weiter übertragen. Eine durch Mutation bedingte Änderung der chemischen Zusammensetzung der Viren ist sehr schwer nachzuweisen. KNIGHT (1954) konnte allerdings Unterschiede im Gehalt an Aminosäuren zwischen verwandten Virus- arten herausfinden[1].

Unter dem Blickwinkel der Veränderlichkeit teilten SMORODINTSEFF und KRIWISKI (1953) die Virusarten in drei Gruppen ein:

1. Die leicht zu verändernden Viren (z. B. die Influenzaviren).

2. Die mäßig gut zu verändernden Viren (z. B. Variolavirus, Lyssavirus, Gelb- fiebervirus usw.).

3. Die schwer zu verändernden Viren (z. B. Maul- und Klauenseuche-Virus, Viren der epidemischen Encephalitiden usw.).

SINKOVICS (1956) unterscheidet drei Grundformen der Variabilität:

1. Veränderung der Infektionsfähigkeit bei Bewahrung der immunogenen (antigenen) Eigenschaften,

2. Änderung des antigenen Charakters bei Bewahrung des Infektionsvermö- gens und

3. gleichzeitige Abwandlung der Infektionsfähigkeit und der antigenen Be- schaffenheit.

Im letzten Falle resultiert eine neue Virusart.

---

[1] Mutationen, die zu strukturellen Veränderungen des Virus führen, *scheinen selten vor- zukommen*, sind aber grundsätzlich möglich. Es sei jedoch darauf hingewiesen, daß serologisch verwandte Virusstämme sich auch morphologisch weitgehend ähnlich sind (Beweis durch Elektronenoptik).

COPISAROW (1955) verglich die Viren mit freien Chromosomen. In der Tat ergeben sich, wie SCHRAMM (1954) betont, zwischen der Mutation von Viren und der von Genen in den Chromosomen der Organismen gewisse Übereinstimmungen. Bei Virusarten kann es zu einer Art „Genaustausch" kommen. Rekombinationen (durchaus dem Crossing over vergleichbar) sind bei mehreren Viren nachgewiesen worden, z.B. bei Bakteriophagen (LURIA 1950), beim Influenzavirus (HIRST und GOTTLIEB 1953), beim Maul- und Klauenseuche-Virus und dem Herpes simplex-Virus (WILDY 1955). Wird eine gleichzeitige Zellinfektion mit 2 verwandten Virusarten durchgeführt, so können *Rekombinationen* zustande kommen. Das Resultat stellt dann ein neuer Virusstamm dar. WILDY impfte z.B. 2 in ihren Eigenschaften deutlich verschiedene Herpes simplex-Stämme gleichzeitig auf die Chorionallantoismembran bebrüteter Hühnereier. Der eine Elternstamm erzeugte auf der Eihaut große opake Herde und verursachte bei Kaninchen nach cornealer Infektion eine Encephalitis. Der andere Elternstamm vermehrte sich auf der Allantoismembran unter Ausbildung kleiner Herde und führte nach Inoculation auf die Kaninchenhornhaut zwar zu einer Keratitis, nicht aber zu einer Encephalitis. Durch die gleichzeitige Verimpfung dieser beiden Stämme traten Rekombinationen auf. Die neuen Stämme unterschieden sich von den Eltern und hatten folgende Eigenschaften: Der eine Stamm bildete zwar noch große opake Herde auf der Chorionallantois, verursachte bei Kaninchen aber keine Encephalitis mehr, der andere vermehrte sich auf der Eimembran in Form kleiner Herdchen, vermochte aber trotzdem nach Übertragung auf Kaninchen eine Encephalitis auszulösen.

Bei Viren ist die Aneignung fremden genetischen Materials unter Weitervererbung der damit gewonnenen Eigenschaften möglich. So führt z.B. die Inoculation einer Mischung von Kaninchenfibromvirus mit einem proteinfreien Extrakt aus hitzeinaktiviertem Kaninchenmyxomvirus zum Ausbruch des Krankheitsbildes einer generalisierten Myxomatose und nicht zum Auftreten eines lokalisierten Fibroms. In den neugebildeten Viren dominieren die von dem inaktivierten Myxomvirus übernommenen Merkmale (bei der Reduplikation: Aufnahme von Myxomvirus-Desoxyribonucleinsäure).

Es fragt sich, ob das fremde Milieu (z.B. nach einem Wirtswechsel) eine mutagene Wirkung auf ein Virus ausüben kann[1], oder ob ausschließlich eine Selektion einer spontan auftretenden Mutation stattfindet, die dem neuen Wirtsgewebe besser angepaßt ist als der Ausgangsstamm. Für die letztere Möglichkeit spricht sich z.B. LURIA (1950) aus. Bei der automatischen Reduplikation von Virus-Nucleinsäurefäden könnten z.B. fehlerhafte Vorgänge bei der Synthese in dem Sinne vorkommen, daß eine veränderte Nucleotid-Reihenfolge resultiert, die bei weiteren Reduplikationen beibehalten wird. Erweist sich bei einem Wirtswechsel diese Mutante als an das neue Milieu „besser adaptiert", so könnte im Verlauf zahlreicher weiterer Passagen allmählich nur dieser neue, nicht aber der Ausgangsstamm überleben und schließlich allein als neue Dauermodifikation vorliegen. Durch solch selektives Überleben sind auch Änderungen der Infektiosität möglich, außerdem wird den verschiedenen Virusarten auf diese Weise eine gute Anpassungsfähigkeit an ihre Umwelt verliehen. So bleibt die Art zwar erhalten, doch das epidemiologische Bild kann hierdurch überraschende Veränderungen erfahren. Die Eigenschaftsänderungen der Viren können nicht stets als Anpassung oder als Ausdruck eines Strebens nach „harmonischer Symbiose" gedeutet werden[2]. Ihnen kommen mitunter durchaus „irrationale Qualitäten" zu, wie etwa den plötzlich auftretenden Exacerbationen von Influenzaepidemien, „die zu ungeheuren Pandemien ausarten, um dann wieder für lange Zeit zu verschwinden, und für die es wohl keine andere Erklärung geben kann, als die Änderung des Erregers in seinem Biotyp" (NAUCK 1948). Weiter ist es möglich, daß manche Virusarten auf dem Wege der *Selektion* geeigneter Mutanten von tierischen Reservoiren auf den Menschen übergehen können. Als Beispiele hierfür wären die Verhältnisse bei der Psittakose und beim Q-Fieber denkbar (NAUCK 1948).

---

[1] Bekannt ist z.B. die Virulenzabnahme des Pockenvirus nach durchgeführtem Wirtswechsel. Durch zahlreiche Tierpassagen (Wechselpassagen) ist wahrscheinlich aus dem Variola vera- das Variolavaccinevirus entstanden. Da bis heute nirgends eine Rückwandlung des Variolavaccine- in ein echtes Pockenvirus gelungen ist, darf man die Bildung des Vaccinevirus wahrscheinlich als eine durch den Wirtseinfluß ausgelöste Mutation auffassen.

[2] Auch bei Genmutationen ist das Resultat nicht immer im Sinne einer Anpassung deutbar. Im Extremfall kann eine Mutation zum vollständigen Ausfall der Fermentaktivität führen (BUTENANDT 1952). So kann z.B. als Folge der Mutation eines Gens in einer Zelle ein Stoff angehäuft werden, der zufällig ein in einer bestimmten Synthesekette arbeitendes Enzym spezifisch zu hemmen vermag. Somit kann u.U. eine letale Wirkung dadurch ausgelöst werden, daß die angehäuften Zwischenprodukte des Stoffwechsels in andere Stoffwechselreaktionen störend eingreifen. Die Verknüpfung gengesteuerter Reaktionen kann jedoch andererseits auch bewirken, daß der Ausfall irgendeines Prozesses durch einen anderen Reaktionsablauf ersetzt wird und auf diese Weise nicht merkbar in Erscheinung tritt. Es kann ein Gen den Ausfall eines anderen Gens wettmachen („Suppressor-Gen", BUTENANDT 1952).

f) Virus und Zellstoffwechsel

Das Stoffwechselsystem der Viren, wahrscheinlich der Enzymapparat, ist inkomplett. Diese Unvollständigkeit ist bei den verschiedenen Virusarten mehr oder weniger stark ausgeprägt und stellt die Ursache für die absolute Abhängigkeit des grundlegenden Energiestoffwechsels der Virusarten vom Stoffwechselsystem der Wirtszelle dar.

Der Eiweißbildungsapparat im Cytoplasma der Wirtszelle, d. h. jenes System von Strukturelementen, das mit der Zellkörpereiweißbildung zusammenhängt, macht im Stadium intensiver Aktion eine Reihe von Veränderungen durch. Mit den üblichen Methoden können die Entwicklung eines sehr großen Nucleolus, dann das Auftreten von Ribonucleinsäure-Massen im Cytoplasma sowie die gleichzeitige Bildung neuer Eiweißmengen im Zellkörper beobachtet werden (CASPERSSON und THORSSON 1952, 1953). Diese Eiweißmassen werden relativ schnell synthetisiert. CASPERSSON und THORSSON vermochten nachzuweisen, daß gewisse Gentypen Substanzen produzieren, die in Gegenwart von Ribonucleinsäure zur Ausbildung neuer Eiweißmengen an der Außenseite der Kernmembran führen[1].

In welcher Weise nutzt nun das Virus den Eiweißbildungsapparat der Wirtszelle aus?

Um diese Frage zu lösen, stellten CASPERSSON und THORSSON sich zunächst 2 Aufgaben:
1. In welchem Umfang und zu welchem Termin wird der Energieumsatz der Wirtszelle, der primär die Synthese steuert, von der Virusinfektion beeinflußt?
2. Handelt es sich bei der Infektion durch Virusarten um eine echte Stimulation des Eiweißbildungssystemes der Zelle?
Wird also die Bildung von Eiweißkörpern im Zellplasma durch den Virusbefall ausgelöst, oder sind die in der Zelle auftretenden Veränderungen nur der morphologische Ausdruck sekundärer Vorgänge?

CASPERSSON und THORSSON (1952, 1953) führten ihre Versuche mit verschiedenen Virusarten (Herpes, Vaccine usw.) durch und erhielten durchaus einheitliche Resultate. Zunächst untersuchten diese Autoren den Atmungsverlauf in isolierten Chorionallantoismembranen (Messungen an verschiedenen Zeitpunkten der Virusinfektion). Es zeigte sich, daß der O_2-Verbrauch anstieg, bevor neugebildete, infektionstüchtige Virus-Elementarkörperchen nachweisbar wurden.

Ein Indicator für die Funktion des Eiweißstoffwechselsystems der Zelle ist die Größe des Nucleolus. Ausmessungen der Querschnittsflächen von Nucleolen ergaben, daß der Nucleolarapparat schon bald nach der Infektion an Ausdehnung zunimmt. Das Maximum der Nucleolargröße[2] fällt zeitlich etwa mit dem Maximum des O_2-Verbrauchs zusammen, d.h. es entspricht dem Stadium kurz vor dem Auftreten kompletter, infektiöser Virusteilchen. Diese Beobachtungen von CASPERSSON und THORSSON sprechen für eine unmittelbare Stimulierung des Eiweißbildungsapparates der Wirtszelle.

Schon während der frühen Stadien der Virusinfektion läßt sich eine erhebliche Vergrößerung des Zellkörpers feststellen. Ultraviolettmikrospektrophotometrisch konnten CAS-

---

[1] Nach CASPERSSON spielen sich die Vorgänge in der Zelle in 2 Phasen ab, und zwar in einer, in der die Genmultiplikation vor sich geht (sie erfolgt in den Desoxyribonucleinsäure-haltigen Chromosomen) und in einer zweiten, in der die cytoplasmatischen Produkte synthetisiert werden. Letztere werden gleichfalls durch Gene in der heterochromatischen Phase des Kerncyclus induziert. Zunächst kommt es dann zur Anhäufung von Eiweißkörpern, die an basischen Aminosäuren reich sind. Sie werden z.T. im Nucleolus konzentriert, der außerdem Ribonucleinsäure enthält. Ribonucleinsäure-haltige Organellen finden sich außerdem noch im Cytoplasma in Gestalt der Plastiden oder Mitochondrien (SCHINZEL 1957). Die 2 Phasen der Proteinbildung können schematisch folgendermaßen dargestellt werden:

Desoxyribonucleinsäure $\xrightarrow{\quad\text{I}\quad}$ Ribonucleinsäure $\xrightarrow{\quad\text{II}\quad}$ Proteine.

Die aus Desoxyribonucleinsäure bestehenden Gene erzeugen die spezifischen Zellproteine nicht unmittelbar, sondern als Zwischenstufen treten Ribonucleinsäure-haltige cytoplasmatische Faktoren auf, die ihrerseits die Bildung der Proteine veranlassen (SCHRAMM 1957). Alle Viren enthalten entweder Desoxyribonucleinsäure oder Ribonucleinsäure. Daher ist es wahrscheinlich, daß sie je nach ihrem Nucleinsäuretyp in den ersten oder zweiten Abschnitt dieses Reaktionsmechanismus eingreifen.

[2] Das Volumen der Nucleoli nimmt etwa um das Fünffache zu.

PERSSON und THORSSON (1952, 1953) zeigen, daß die Zunahme des Zellvolumens durch Erhöhung der Eiweiß-Gesamtmenge und des Gehaltes an Nucleinsäuren bedingt wurde. Die Stoffwechselsysteme der Zellen werden also durch den Virusbefall in Gang gesetzt und große Substanzmengen von Eiweißcharakter mit Hilfe des gewöhnlichen Eiweißproduktionsapparates der Zelle synthetisiert.

Diese Ergebnisse lassen sich gut mit den Vorstellungen über die automatische Reduplikation der Virus-Elementarkörperchen in Übereinstimmung bringen. Zusammenfassend könnten die Vorgänge der Virusvermehrung und die gleichlaufend damit zu beobachtenden Stoffwechselprozesse der Wirtszellen wie folgt gedeutet werden: Das Virus wird bei der Infektion primär zu bestimmten elementaren Teilchen (vielleicht zur Stufe des Gens oder eines Genäquivalentes) abgebaut, da „Originalgruppen" vom Virus in die Reproduktionszentren der Zelle übergeführt werden müssen. Diese „Genäquivalente" induzieren die Bildung speziellen „Rohmaterials" im Eiweißbildungsapparat der Wirtszelle. Unter Ausnutzung des letzteren und des Energiezustromes werden dann mit Hilfe des viruseigenen Nucleotidsystems (meist vom Desoxyribonucleinsäure-Typ) Duplikate, komplette Virus-Elementarkörperchen, zusammengesetzt. Die Wirkung der Viren erschöpft sich also nicht in einem einfachen Zusammenfügen bereits vorgebildeter „größerer" Zwischenstufen, sondern der Zellstoffwechsel wird von Grund auf umdirigiert. Die Viren wirken demnach wie übergeordnete Steuerorgane (BUTENANDT 1952).

Ob auf Grund von Unterschieden zwischen den morphologischen Veränderungen der Zelle während der Virusvermehrung (z. B. Kerneinschlüsse nach Herpesvirus-Befall, Plasmaeinschlüsse nach Vaccinevirus-Infektion) auf verschiedene Angriffspunkte bei der Umdirektion der Eiweißsynthese der Wirtszellen geschlossen werden darf, ist noch nicht sicher. Der Eingriff in den Eiweißstoffwechsel könnte z. B. während verschiedener Phasen erfolgen (HYDÉN 1947). So nimmt man an, daß letzterer sich bei der Molluscum contagiosum-Infektion erst in der Endphase (außerhalb des Zellkernes unter Verdrängung oder Umbau der zelleigenen Ribonucleinsäure durch Virus-Desoxyribonucleinsäure) vollzieht. Bei anderen Virusarten (Verruca vulgaris, Rabies usw.) soll es gar nicht mehr zur Synthese von normalen Cytoplasma-Proteinen kommen. Vielmehr wird vermutet, daß schon im Nucleus die Bildung von desoxyribonucleinsäurehaltigem Virus-Proteid vor sich geht. Beim Poliomyelitisvirus scheint der Eingriff in einem noch früheren Stadium zu erfolgen. Hierbei soll das Chromozentrum in der Weise verändert werden, daß der ribonucleinsäurehaltige Nucleolus bereits durch desoxyribonucleinsäurehaltige Virusproteide ersetzt wird. (Über das unterschiedliche Eingreifen von ribonucleinsäure- bzw. desoxyribonucleinsäurehaltigen Virusarten in die Proteinsynthese der Zelle siehe oben!).

g) Die morphologischen Veränderungen der Zelle im Verlauf der Virusinfektion („Cytopathogenität")

Über die rein morphologischen Veränderungen, die eine Zelle im Verlauf einer Virusinfektion durchmacht, liegt ein sehr umfangreiches Beobachtungsgut aus den letzten 50 Jahren vor. Nach BIELING (1953) kann im Anschluß an den Virusbefall der Zelle generell mit drei verschiedenen Ausgängen gerechnet werden. Entweder zerplatzt die Wirtszelle bzw. sie entleert längere Zeit hindurch die neugebildeten und im Zelleib angereicherten Elementarkörperchen (bei der Influenza z. B. innerhalb von Stunden; die zahlenmäßig vermehrten Elementarkörperchen infizieren dann neue Zellen) — oder die Virus-Elementarkörperchen werden im „Verband" eines Einschlußkörpers fixiert — oder aber die Zelle wird mitsamt den synthetisierten Virus-Elementarkörperchen vernichtet (wie bei der Neuronophagie), und infolgedessen nimmt der Virusgehalt des infizierten Organs ab. Diese

cytopathogene Wirkung der Virusarten kann sehr gut in virusinfizierten Gewebekulturen beobachtet werden. Die infizierten Zellen lösen sich aus dem Gewebsverband (Fibroblastenzüge, Epithelschleier), bekommen eine sphäroide Form oder
werden nekrotisch. Ein Teil von ihnen — (nicht bei allen Virusarten!) — läßt
außerdem Einschlußbildungen erkennen. Die Natur der letzteren soll im Folgenden näher charakterisiert werden.

Bereits LIPSCHÜTZ (1932) beschäftigte sich eingehend mit den *Einschlußkörpern.* Auf seine
Ausführungen, die eine allgemeine Cytoryktologie begründeten (im Band II des Jadassohnschen Handbuches, S. 45—55 1932), sei nochmals besonders hingewiesen. Sie enthalten
auch einen geschichtlichen Abriß[1], der die rasche Zunahme der Erkenntnisse auf diesem
Gebiet verdeutlicht. Hier kann daher auf historische Daten verzichtet werden. Die wichtigsten Resultate des Beitrages von LIPSCHÜTZ können der Tabelle 1 (weiter oben!) entnommen werden. Im Abschnitt „Klassifizierung der Virusarten" wurde außerdem auf die
begrenzte Hilfe aufmerksam gemacht, welche die Kenntnis der verschiedenen Einschlüsse

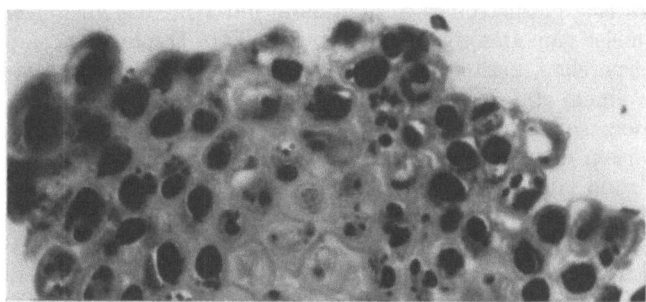

Abb. 16. Schnitt einer mit originärem Kuhpockenvirus beimpften Kaninchencornea. Große eosinophile, homogene
Einschlußkörper im Plasma der Epithelzellen. Ölimmersion (Panphot)

für die Systematik leistet. Bedeutenden Wert aber besitzt die Cytoryktologie für die Diagnostik der Viruskrankheiten. Diese diagnostischen Möglichkeiten sollen weiter unten in
einem besonderen Abschnitt abgehandelt werden.

Spezifische Einschlußbildungen können sowohl bei menschlichen und tierischen
als auch bei pflanzlichen Virusinfektionen auftreten. Viele, aber keineswegs alle
Viruskrankheiten führen zu Einschlüssen in den befallenen Geweben. Selbst bei
derselben Virusinfektion kann es in einem Fall zur Entstehung typischer Einschlußkörper kommen, bei anderen Krankheitsfällen jedoch die Ausbildung letzterer unterbleiben. Es gibt acido- und basophile Einschlüsse, die entweder im
Nucleus oder im Cytoplasma, bei einigen Virosen sowohl im Nucleus als auch im
Plasma der Zellen lokalisiert sind. Die Einschlußkörper sind verschieden groß.
Ihre Durchmesser liegen ungefähr in einem Bereich von 0,25 bis 20 μ (SEIFFERT
1938). Die Größe der Einschlüsse wechselt nicht nur bei den verschiedenen Viruskrankheiten, sondern auch bei den einzelnen Krankheitsfällen. Einschlüsse können
in histologischen Präparaten menschlicher Effloreszenzen, in tierischen Geweben,
die aus diagnostischen Gründen beimpft wurden, in Geweben der Überträger
(z. B. Insekten) und — (besonders zahlreich!) — in infizierten Zellexplantaten
beobachtet werden.

Im allgemeinen handelt es sich bei den spezifischen Viruseinschlüssen um
Kolonien von Elementarkörperchen, die in ein Reaktionsprodukt der Zelle, das
auch Matrix genannt wird, eingelagert sind. Häufig kann die Zusammensetzung
der Einschlußkörper aus vielen feinen Granula schon lichtoptisch erkannt werden.
Es gibt hingegen auch Einschlüsse von mehr homogener Beschaffenheit, wie etwa
diejenigen bei Infektionen mit dem Virus der originären Kuhpocken (cow pox),

---

[1] Auch BIJL (1936) gibt eine kurze Darstellung der historischen Entwicklung der Einschluß-
Forschung.

die Abb. 16 zeigt (Schnitt einer mit Kuhpocken beimpften Kaninchencornea mit großen Plasma-Einschlüssen). Daß in den Einschlußbildungen wirklich Virus-Elementarkörperchen enthalten sind, ist in den letzten Jahren oft durch elektronenmikroskopische Untersuchungen bewiesen worden. Ultradünnschnitte von Einschlußkörpern lassen dicht-an-dicht gelagerte Elementarkörperchen erkennen. Auch in Tupfpräparaten werden zuweilen Viruseinschlüsse beobachtet.

Die Abb. 17 gibt einen Vaccinevirus-Einschluß wieder (GUARNIERI-Körperchen), der aus einem Tupfpräparat von der Chorionallantoismembran stammt. Die elektronenoptische Vergrößerung macht die Zusammensetzung aus vielen Virus-Elementarkörperchen deutlich.

Teils haben die Einschlußkörper eine „membranartige Hülle" und im Inneren Septen und fächerartige Strukturen, in denen die Elementarkörperchen lagern, teils sind sie aus unregelmäßig begrenzten Elementarkörperchen-Kolonien und einer mehr diffusen Matrix ohne besondere Hüllsubstanz zusammengesetzt.

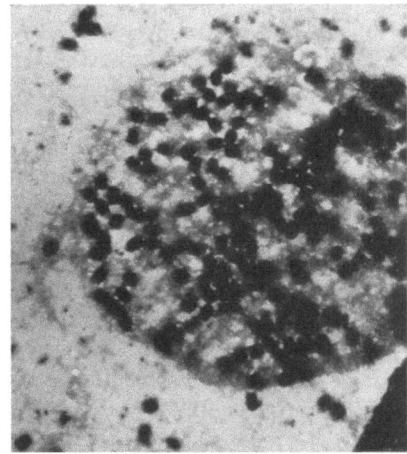

Abb. 17. Vaccine-Einschluß (Guarnierisches Körperchen): zahlreiche Virus-Elementarkörper in eine Matrix eingebettet. Tupfpräparat von Chorionallantoismembran. El.opt. Vergr. 8100mal

Die chemische Struktur der Viruseinschlüsse ist nicht identisch. Sie hängt einerseits von der Virusart ab, andererseits von der Entwicklungsphase der Einschlüsse. Nicht alle Einschlußkörper enthalten „ab ovo" Desoxyribonucleinsäure, sondern werden erst in einem späteren Stadium Feulgen-positiv! Das erklärt vielleicht einige unterschiedliche Angaben in der Literatur über Fehlen bzw. Vorhandensein von Desoxyribonucleinsäure in Virus-Einschlußkörpern. In Einschlüssen kommen außer Ribonucleinsäure, Desoxyribonucleinsäure und Proteinen, auch Fette und Lipoide vor. Vaccine-Einschlüsse (GUARNIERIS) färben sich beispielsweise mit Fettfarbstoffen nicht, die BOLLINGERschen Einschlußkörperchen bei Geflügelpocken hingegen gut an.

Die Entstehung eines Einschlusses, der für kürzere oder längere Zeit infektionstüchtige Elementarkörper aufspeichert[1], wurde von LÉPINE und CROISSANT (1951) folgendermaßen gedeutet: Das artfremde Antigen der Viruselemente tritt im Zellinneren mit Antikörpern eine Bindung im Sinne einer Antigen-Antikörper-Reaktion ein. Dabei kommt es zu Präzipitationsvorgängen. Aus den „Präzipitaten" wird die Grundsubstanz, (die *Matrix*), der Einschlußkörper gebildet. Bewiesen ist diese Theorie noch nicht. BIELING (1953) schloß an letztere die Folgerung an, daß die Elementarkörper in den Einschlüssen dann von Niederschlägen der Antikörper selbst umhüllt werden müßten, also von Globulinen. DOSCH (zit. nach BIELING 1953) konnte experimentell diese Hypothese bisher nicht stützen. Allgemein wird angenommen, daß Antikörper wahrscheinlich nicht in die Zelle eindringen können. Es fehlt also noch jede Grundlage für diese Erklärung der Einschlußbildung.

Der Einschlußkörper ist keine obligate Phase der Virusvermehrung in der Zelle. Es kann durchaus zu schneller Vermehrung der Virus-Elementarkörperchen

---

[1] Wenn Einschlußkörper sehr groß werden, den Zellkern an den Zellrand drängen, so können sie schließlich platzen. Die Zellwand rupturiert und die Elementarkörperchen werden freigesetzt. Weitere Details zur Pathogenese der Einschlußkörper s. bei ZOLLINGER (1951).

kommen, ohne daß Einschlüsse gebildet werden. Dieses und die Tatsache, daß bei der intracellulären Multiplikation von Rickettsien und Bakterien Anhäufungen von Organismen (Morulae und „clusters") entstehen können, die mitunter nicht von Einschlüssen unterschieden werden können, führte Peters (1954) zu der Annahme, daß den Einschlußkörpern keine grundsätzliche Bedeutung für eine „virusspezifische Vermehrung" zukommen kann.

Generell muß man zwischen virus-spezifischen und unspezifischen Zelleinschlüssen unterscheiden. Erstere sind für eine bestimmte Virusinfektion pathognomonisch, letztere finden sich auch bei Krankheiten, die nicht durch Viren ausgelöst werden. Die spezifischen Einschlüsse enthalten meist Virus-Elementarkörperchen in großer Zahl. Bei einer Virusinfektion können jedoch auch andere Einschlußbildungen unterschiedlichen Charakters auftreten. Da das Virus den gesamten strukturellen Apparat der Wirtszelle für die Eiweißsynthese in erhöhte Aktion versetzt und bestimmte Teile davon für seine Zwecke verwertet, ist es möglich, daß außer den neu-synthetisierten Virus-Elementarkörperchen auch morphologisch erfaßbare Produkte dieser Zelltätigkeit als eine Art „Nebenprodukt"[1] entstehen.

Im Gegensatz zu den cytoplasmatischen Einschlüssen (etwa bei Infektionen durch Viren der Pockengruppe) unterscheidet man bei den eosinophilen, intranucleären Einschlußkörpern den Typ A vom Typ B (Cowdry 1934)[2]. Ersterer gilt als virusspezifisch und bildet eine einheitliche Masse im Zentrum des Kerns, die durch einen hellen Hof vom Kernchromatin getrennt ist (z. B. bei Herpes simplex, Zoster, Gelbfieber). Der Typ B kann auch durch unspezifische, nicht durch Viren bedingte Reize hervorgerufen werden. Er stellt eine lokalisierte Reaktion gewisser Kernabschnitte dar, in denen acidophile Tropfen von hyalinem Aussehen und unterschiedlicher Form ohne scharfe Grenze gegenüber dem Chromatin auftreten (Germer 1954). Einschlüsse vom Typ B sieht man u. a. bei Rift-Tal-Fieber und bei der Poliomyelitis. Auch ein Teil der spezifischen cytoplasmatischen Einschlußkörper besteht möglicherweise nur aus einem Reaktionsprodukt der Zelle und enthält keine Elementarkörperchen-Kolonien (z. B. behauptet Nikolitsch 1957 dies für die Negrischen Körperchen bei Lyssa).

Morphologische Details der Einschlußkörper, Besonderheiten ihrer Lokalisation und ihrer diagnostischen Bedeutung sowie ihre spezielle Pathogenese bei verschiedenen Viruskrankheiten sollen nicht hier, sondern im Teil B dieses Beitrages (jeweils bei den zugehörigen Krankheitsbildern) besprochen werden.

Die bisher geschilderten morphologischen Veränderungen der Zelle im Verlauf der Virusinfektion sind im großen und ganzen noch durch Lichtmikroskope zu beobachten. Seitdem es (etwa ab 1952) möglich ist, durch Herstellung äußerst dünner Gewebsschnitte (0,05—0,1 μ Dicke) mittels moderner Ultramikrotome[3] etwa die Feinstruktur von Mitochondrien elektronenoptisch zu erfassen, ergeben

---

[1] Lipschütz (1932) unterschied die spezifischen Einschlußkörper als Einschlüsse I. Ordnung von den unspezifischen II. Ordnung. Letztere können meist schon in der frühen Phase der Infektion als sog. „Initialkörper" im Cytoplasma festgestellt werden. Es sind pyroninrote Substanzen von plumper Form. Sie enthalten keine Elementarkörperchen und sind nach v. Prowazek „cytologische Signale" der stattgefundenen Infektion und ein Ausdruck der durch das Virus ausgelösten Störung nicht nur der Kern-Plasma-Relation, sondern auch des Verhältnisses von Nucleus zu Nucleolus. Sie färben sich nach Pappenheim rot und nach Giemsa blau an. Sie konfluieren nicht miteinander, um größere Einschlußkörper zu bilden.

[2] Zur Morphologie der Wechselwirkung von Kern und Cytoplasma, vor allem auch zur Frage der spezifischen und unspezifischen Kerneinschlüsse siehe die Arbeit von Altmann (1955).

[3] Die Verbesserung der Feinschnitt-Technik wurde vor allem durch Porter, Palade und Sjöstrand in bahnbrechender Weise bewerkstelligt. Zur Information über die subtile Methodik seien hier nur je eine Arbeit von Palade (1952) und von Sjöstrand (1954) angegeben (s. im Literaturverzeichnis zu diesem Abschnitt!).

sich wie von selbst zahlreiche neue Fragen nach den „feineren Substraten" cellu-larpathologischer Vorgänge bei der Virusinfektion. Um diese jedoch näher analy-sieren zu können, sind (abgesehen von der Überwindung der technischen Schwierig-keiten) zwei Voraussetzungen notwendig: 1. muß die submikroskopische Organi-sation normaler Zellen genau bekannt sein und 2. in unserem speziellen Falle muß zunächst die übermikroskopische Beschaffenheit des Gewebsverbandes der gesun-den Haut untersucht werden. Erst dann kann die elektronenmikroskopische Er-forschung virusinfizierter Zellen — (um bei den Virusinfektionen der Haut zu bleiben) — der Epidermis oder des Coriums sinnvoll sein. Hier ist nicht der Ort, auf diese Probleme der Grundlagenforschung einzugehen. Doch sollen einige aus-gewählte Literaturhinweise dieses Kapitel vervollständigen.

Gute Übersichten über die Ergebnisse des elektronenoptischen Studiums der Zelle liegen vor unter anderen von BRAUNSTEINER, FELLINGER und PAKESCH (1955), LEHMANN (1955), BARGMANN (1956), RUSKA (1956) sowie von SJÖSTRAND (1957), und Untersuchungen der Ultrastruktur normaler Haut des Menschen (Epidermis und Corium) sind in Arbeiten von PEASE (1951), WOLF (1951), LADEN u. Mitarb. (1952, 1953—1955), LINDEN u. Mitarb. (1955) sowie HORSTMANN (1960) u. a. enthalten.

Die submikroskopische Morphologie der Virusinfektionen (besonders derjenigen der Haut) steht noch in den ersten Anfängen. Da sich noch keine allgemein-gültigen Grundzüge dieser Entwicklung abzeichnen lassen, sollen gesicherte Einzelergeb-nisse weiter unten im Speziellen Teil B bei den verschiedenen Krankheitsbildern erörtert werden. BERNHARD (1957) kündigte an, daß allmählich eine Pathologie der Mitochondrien, des Ergastoplasmas, des Golgi-Apparates, des Nucleolus usw. erarbeitet werden wird. Damit werden auch viele bisher ungelöste Fragen aus der Pathologie der Viruskrankheiten der Haut eine Beantwortung finden. Daß z. B. Virus-Elementarkörperchen im Zellkern vorhanden sein können, ist längst be-kannt. Neben dem Nucleus sind aber die bekanntesten, unabhängigen, selbst-reproduzierenden Eiweißsysteme die Mitochondrien- und Plastidengruppen. Eben-sogut wie im Eiweißbildungssystem des Zellkerns ein Parasitismus möglich ist, ist ein solcher im Inneren des Mitochondrien- oder Plastidenapparates denkbar. BERNHARD (1957) vermochte z. B. in Ultraschnitten von der Milz junger Hühnchen, die an Erythromyeloblasten-Leukämie erkrankt waren, im Inneren von Mitochon-drien reticulärer Zellen Virus-Elementarkörperchen nachzuweisen und bei letzteren sogar Struktureinzelheiten aufzuzeigen. Dieser Befund mag andeuten, welche Wege die Forschung in den nächsten Jahren beschreiten wird.

h) Die pathologischen Veränderungen virusinfizierter Gewebe

Die *Histopathologie* der Viruskrankheiten ist schon seit mehr als 6 Jahrzehnten Gegenstand eingehender Untersuchungen. Mit den bisherigen Methoden (Histo-logie, Histochemie) der pathologischen Anatomie lassen sich nur bei bestimmten Viruskrankheiten spezifische Veränderungen nachweisen (z. B. die NEGRIschen Körperchen im Ammonshorn bei Lyssa). Im großen und ganzen stellen die patho-logischen Prozesse bei Virusinfektionen, wie NAUCK (1948) zeigen konnte, „alle möglichen Abwandlungen bekannter degenerativer, proliferativer und entzünd-licher Vorgänge" dar, die „nach Art, Ausdehnung und zeitlicher Aufeinanderfolge variieren". Überwiegend handelt es sich um Veränderungen degenerativer Natur. Die entzündlichen Prozesse stehen entweder mehr im Hintergrund oder folgen später. Bei lokalisierten infiltrativen Prozessen dominieren die Rundzellenreak-tionen gegenüber den leukocytären Elementen. Charakteristisch sind bei Virus-infektionen vor allem die Infiltration mit mononukleären Zellen und die Bildung intranukleärer oder intracytoplasmatischer Einschlußkörper. Die wesentlichen primären Veränderungen sind Proliferation und Degeneration (RIVERS 1948,

NAUCK 1953). Auch Kombinationen dieser beiden Reaktionsformen kommen
häufig vor. Zeitlich folgen dann entzündliche oder regenerative Vorgänge (NAUCK
1953). Es kommt dann, wie NAUCK ausführt, entweder zu alleiniger Hyperplasie,
zu Hyperplasie mit Nekrose oder zu ausschließlicher Nekrose. Letztere kann von
sekundär-entzündlichen Erscheinungen in benachbarten Geweben begleitet werden. In der Umgebung der Capillaren sind häufig perivasculäre Infiltrate vorhanden. Außerdem sieht man öfter punktförmige Blutungen, die durch Diapedese
von Erythrocyten zustande kommen. Sie treten vor allem im Anschluß an den
primären Virus-Befall der Endothelien (siehe hierzu den Abschnitt: Pathogenese!)
und des RES[1] auf.

Wenn die pathogene Wirkung des Virus nicht zu plötzlich einsetzt und die befallenen
Zellen fähig sind, sich zu vermehren, werden durch primäre Stimulation hyperplastisch-
proliferative Prozesse ausgelöst. Anschließend erfolgen durch Virusmultiplikation und
Nekrobiose die Zerstörung oder Auflösung der Zellen sowie entzündliche Vorgänge als sekundäre Reaktion. Tritt der pathogene Effekt aber sehr schnell ein, kommt es zu primärer Nekrose und Lysis. Das gleiche ist der Fall, wenn die infizierten Zellen sich nicht teilen und vermehren können (z. B. Befall von Nervenzellen bei Poliomyelitis und Lyssa). Diese Gegensätze
zwischen degenerativen und proliferativen Abläufen brachte PHILIBERT (1924) durch die
Begriffe *Cytolyse* und *Cytokinese* zum Ausdruck und wollte eine „cytolytische" Gruppe von
Viruskrankheiten von einer „cytokinetischen" abtrennen, eine Unterscheidungsmöglichkeit,
die nur begrenzten Wert hat (NAUCK 1953).

Für die Pathologie der dermatotropen Viruskrankheiten (vor allem für die Infektionen der Pocken- und der Herpes-Gruppe) ergeben sich nach NAUCK (1953)
einige gemeinsame Merkmale. Bei den Veränderungen der Epidermis stehen
neben Hyperplasie, Degeneration, Kombination von Proliferation und Nekrose
besonders die ballonierende Entartung und die Bläschenbildung durch Flüssigkeitsaufnahme, Zerreißen der Zellwände und reticuläre Kolliquation im Vorder-
grunde. Bei der Herpes-Gruppe tritt das Ödem vorwiegend intra- oder inter-
cellulär auf, es entstehen mehrkernige Riesenzellen und die Basalzellenschicht
sowie das Corium sind an den Veränderungen relativ stark beteiligt. Bei vaccinalen Prozessen finden sich Plasma-Einschlüsse, bei herpetischen Infektionen
Einschlußkörper im Zellkern.

Es gibt Virusarten, die Veränderungen der Gewebe von tumorähnlichem Charakter auszulösen vermögen, Veränderungen, die eine enorme Zellproliferation aufweisen. Es gibt
zweifellos Viren, die Gewebsproliferationen mit ständig fortschreitendem Wachstum hervorrufen. In einem besonderen Kapitel soll weiter unten der Frage nachgegangen werden, ob es
sich bei diesen Gewebsneubildungen um echte Geschwülste handelt. Bei der Krankheitsgruppe der Myxome und Fibrome des Kaninchens handelt es sich nicht um „echte Tumoren",
sondern um Viruserkrankungen mit „allen für diese charakteristischen Eigenschaften"
(NAUCK 1953). Das Kaninchenpapillom kann nach mehrfachen Passagen plötzlich entarten
und maligne werden. NAUCK gibt hier zu bedenken, ob das Papillomvirus evtl. nur ähnlich
„cancerogen" wirkt wie bestimmte chemische Verbindungen? Eine starke Proliferation
findet sich auch bei den Virosen, die unter dem Begriff „infektiöse Acanthome" zusammengefaßt werden (unter anderen Molluscum contagiosum, Verrucae vulgares et planae juveniles,
Condylomata acuminata, Larynxpapillom, Karpfenpocke, Papillomatose der Pferde), ohne
daß diese Krankheiten zu den „echten Geschwülsten" zählen. Ihre Merkmale sind Übertragbarkeit von Mensch zu Mensch bzw. Tier zu Tier und eine ausgeprägte Acanthose.

Bakterien können in der Regel durch spezielle Färbungen in den befallenen
Zellen mikroskopisch nachgewiesen werden (z. B. Sichtbarmachung von Mycobac-
terien im tuberkulösen Gewebe durch die Ziehl-Neelsen-Färbung). Die kleineren
Viren sind hingegen lichtoptisch im Zellinnern nicht mehr darzustellen, und Ansiedlung wie Vermehrung der Virus-Elementarkörperchen im Zellinnern sind keineswegs stets mit sichtbaren Schäden verknüpft. Nur die großen Virusarten (vor
allem die Cysticeten der „Lymphogranuloma inguinale-Psittakose-Gruppe")
verhalten sich anders und können nach Anfärbung z. T in typischer Lagerung

---

[1] RES = RHS = Reticulo-endotheliales bzw. reticulo-histiocytäres System.

und Verteilung in den befallenen Zellen beobachtet werden. Bei einigen Infektionen durch diese großen Viren lassen sich außerdem typische Degenerationen, Vacuolenbildung, hydropische Quellungen, Verfettungen und andere katabiotische Veränderungen des Cytoplasmas oder der Kernsubstanz auffinden (NAUCK 1948, 1953).

Bei bakteriellen Infektionen kommt es in erster Linie zur pathogenen Einwirkung von Toxinen, die nicht nur auf den Vermehrungsort der Erreger beschränkt bleibt. Insgesamt spielen toxische Wirkungen bei Viruskrankheiten eine weitaus geringere Rolle[1]. Bei letzteren kommt der pathogene Effekt überwiegend durch die rasche Vermehrung der Viruselemente in bestimmten Zellen zustande. Über den Adsorptionsvorgang, das Haften der Virus-Elementarkörperchen an den Receptoren der Zellwand, wurde oben bereits berichtet. Sicherlich gibt es bei manchen Viren eine elektive Affinität gegenüber bestimmten Zellelementen, die von den Eigenschaften der Virus-Elementarkörperchen und der Oberflächenstruktur der empfänglichen Zellen abhängt. Diese Affinität oder der *Tropismus* kann bei den Virusarten an gewisse Organe, Gewebe oder Zellsysteme gebunden sein (BIELING 1952, NAUCK 1953). So zeigen beispielsweise Rickettsien eine Affinität zum RES und zu den Gefäßendothelien und bewirken so eine intensive Gefäßschädigung. Man weiß heute, daß die frühere Auffassung des speziellen Histotropismus der Virusarten nicht generell aufrecht erhalten werden kann und daß das andere Extrem, welches den meisten Viren pantrope Eigenschaften zuschreibt, gleichfalls nicht zutrifft. Bei jedem Virus muß die Affinität gesondert bestimmt werden. Schon zwei Stämme einer Virusart können Unterschiede im Tropismus aufweisen.

Ob Leukocyten Viren phagocytieren können, ist unterschiedlich beurteilt worden. SMITH (1929) meinte, daß die Granulocyten unter anderem bei der Zerstörung des Vaccinevirus mitwirken. SZASZ und MATEJOVITS (1950) sowie SMORODINCEV (1956) vertraten hingegen die Ansicht, daß die Phagocytose von Viren durch Leukocyten praktisch gleich Null ist. KÖHLER (1960) zeigte, daß einige Virusarten von Leukocyten phagocytiert werden können, sich aber in ihnen weder in vivo noch in vitro vermehren. Einzelheiten über die Rolle der Leukocyten bei der Abwehr von Infektionen im nicht-immunen Organismus s. bei KÖHLER.

i) Pathogenese und allgemeine klinische Merkmale der Virusinfektionen

Die Viruskrankheiten stimmen hinsichtlich der *Inkubationszeit* nicht überein. Letztere kann kurz sein, z. B. nur 2 bis 4 Tage betragen (etwa bei der Maul- und Klauenseuche), meistens aber 1 bis 2 Wochen dauern — (Variola z. B.: 10 bis 13 Tage, Geflügelpocken: 6 bis 8 Tage) — oder außerordentliche Längen aufweisen wie beim Molluscum contagiosum (6—10 Wochen und mehr). Einige Virusinfektionen besitzen keine zeitlich normierte Inkubation (beispielsweise das Trachom und die Warzen).

Die *Pathogenese* der Viruskrankheiten der Haut läßt z. T. erhebliche Unterschiede erkennen, auf die im speziellen Teil des Beitrages eingegangen werden soll. Lokalisierte, rein epidermale Prozesse wie etwa beim Molluscum contagiosum entstehen anders als die akuten cyclischen, exanthematischen Krankheiten. Die Virusexantheme interessieren den Dermatologen besonders. Ihre Pathogenese soll deshalb hier ausführlicher abgehandelt werden. Als Modell der akuten exanthematischen Virusinfektionen können die Vorgänge bei den Mäusepocken (Ektromelie) dienen, die von FENNER (1948, 1949, 1950) genau untersucht worden sind.

Die Eintrittspforte des Ektromelievirus ist die Haut. Von dort gelangt es über die Lymphbahnen und regionären Lymphknoten in den Blutkreislauf. Aus dem

---

[1] Die großen Virusarten (vor allem die Cysticeten) sollen auch eine gewisse toxische Wirkung hervorrufen, die übrigens durch antitoxinhaltige Seren neutralisiert werden kann (s. Immunologie, weiter unten!).

Blut wird das Virus von den Endothelien sowie den Makrophagen der Leber und
Milz (Uferzellen des RES) durch Phagocytose aufgenommen, begünstigt durch die
langsamere Blutströmung. Die weitere Virusmultiplikation vollzieht sich dann im
Bereich dieser parenchymatösen Organe. Aus den Vermehrungszentren der letzteren werden große Virusmengen in den Blutkreislauf ausgeschwemmt. Daraus
folgt dann ein herdweiser Befall anderer Organe. Nach weiterer rascher Vermehrung siedelt sich das Ektromelievirus nun vor allem in der Haut an. Daraufhin
resultiert dort das Aufschießen typischer Läsionen (mit oedematösen Schwellungen der Schnauze, der Pfoten, des Schwanzes usw.), ein cum grano salis dem
Exanthem menschlicher Virosen analoger Prozeß[1].

Dieses von FENNER herausgearbeitete Modell gestattet es, die einzelnen Phasen
im Ablauf der akuten Virusexantheme des Menschen zu deuten. Es liefert u. a.
eine Erklärung für die oft — im Vergleich zu anderen Infektionen — lange Inkubationszeit und für die mitunter noch während der Inkubation *(primäre Virämie!)*

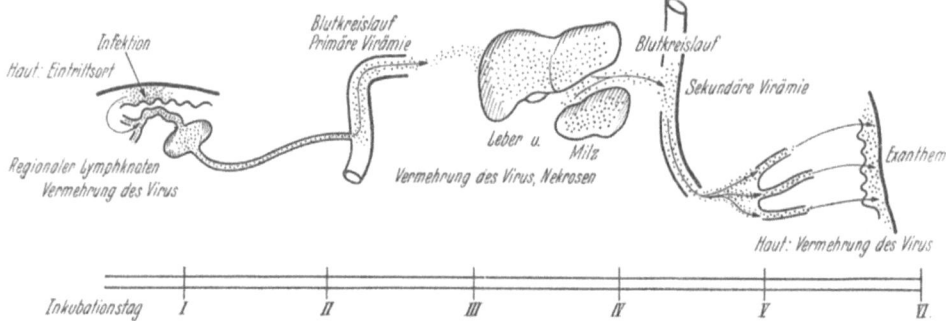

Abb. 18. Diagrammatische Darstellung des Ablaufs der Ektromelie-Infektion als Modell der Virusexantheme des
Menschen (nach FENNER)

aus dem Blut gelungene Isolierung des Erregers. Dem Zeitpunkt der Virusvermehrung in den Zellen des RES, die über einen erhöhten Stoffwechsel mit stärkeren
Entwicklungspotenzen verfügen, also den Vorgängen während der *präexanthema-
tischen Krankheitsphase* würde klinisch beim Menschen das Auftreten uncharakteri-
stischer subjektiver und objektiver Erscheinungen *(Prodromalsymptome)* entsprechen[2]. Das erneute Ausschwemmen des Virus in den Blutkreislauf (diesmal
vom RES der Leber und Milz und den Endothelien aus) geht mit schnellem Fieberanstieg (mitunter auch Schüttelfrost!) einher. Nach dieser *sekundären Virämie*
und einem Intervall — (die Multiplikation der Viruselemente benötigt in der Haut
anscheinend mehr Zeit als in anderen Geweben) — schießt dann das Exanthem auf.
Mit letzterem geht in der Regel ein Abfall des Virustiters in den inneren Organen
einher. Erfolgt dann keine bakterielle Sekundärinfektion, so bessert sich jetzt das
Zustandsbild des Kranken. Nach Ansicht vieler Autoren spielen Dauer und Quantität der sekundären Virämie für die Ausbildung der langwährenden Immunität
eine entscheidende Rolle. Die einzelnen Stationen in der Pathogenese der Ektromelia infectiosa, die als Beispiel für die Vorgänge bei den exanthematischen Viruskrankheiten des Menschen (z. B. Variola vera, Masern, Röteln) diente, verdeutlicht das Schema von FENNER in Abb. 18.

---

[1] Bestätigung fanden die Untersuchungen FENNERs durch den von BODIAN (1952) geklärten
Infektionsverlauf der Poliomyelitis.

[2] Viren befallen mit Vorliebe junge Zellen mit größerer Wachstumsenergie. Diese Tatsache
erklärt, daß besonders embryonale Zellen und Zellverbände optimale Bedingungen für die
Vermehrung von Virusarten bieten (Chorionallantoismembran, Gewebekulturen aus embryonalen Geweben. — Phänomen des Biotropismus).

Das Verhalten der in den Organismus eingedrungenen Virusarten kann sehr verschieden sein. Nicht alle Viren breiten sich wie die Erreger der akuten cyclischen Infektionskrankheiten auf dem Blutwege aus. Einige Virusarten beschränken sich bei ihrer Ausbreitung auf die Eintrittspforte (z. B. lokale Virosen wie der Melkerknoten, das Ecthyma contagiosum des Menschen, das Trachom oder die epidemische Keratoconjunctivitis). Sie können allerdings durch Schmierinfektion (Kratzen!) in die nähere Umgebung oder auch auf andere Körperpartien übertragen werden, um dort gleichfalls nur lokale Veränderungen hervorzurufen. Andere Virusarten gelangen wiederum unmittelbar ins Blut (z. B. durch Insektenstich — wie auch viele Rickettsien) und verursachen dann Allgemeinerscheinungen. Wieder andere Viren erzeugen am Eintrittsort bestimmte Läsionen (z. B. kleine Granulome), dringen dann in das Lymphsystem ein und führen zu entzündlichen Schwellungen der regionalen Lymphknoten (z. B. benigne Virus-Inoculations-Lymphoreticulose). Manche Viren vermögen auch entlang der Nervenbahnen zu wandern (z. B. von der Nasenschleimhaut über die Nn. olfactorii ins Gehirn).

Das inoculierte Virus muß nicht in jedem Falle optimale Vermehrungsbedingungen finden und heftige Reaktionen des Organismus auslösen. Mitunter vermehrt es sich nur in bestimmten Grenzen und verhält sich dann im Sinne des „*virus endormi*" (BIELING 1953), d. h. es entsteht nicht das vollständige Bild einer allgemeinen Infektionskrankheit (keine charakteristischen Symptome!), sondern eine latente Infektion. Nach GÄDEKE (1957) liegt eine latente bzw. *inapparente Virusinfektion* dann vor, wenn folgende Bedingungen erfüllt sind:

1. Kausale Verknüpfung mit einer Infektion.
2. Schließung eines Reaktionskontaktes zwischen Erreger und Wirt sowie unterschwellige Auseinandersetzung der „Partner".
3. Diese Auseinandersetzung muß innerhalb einer begrenzten Zeit erfolgen, eine Inkubation, Ausbreitung über den Blutweg und eventuell eine Organmanifestation haben; sie soll „ausheilen" und es soll eine Autosterilisation eintreten.
4. Hinterlassung einer dauerhaften Immunität.

Inapparente Infektionen und *stille Feiung* sind nicht unbedingt identisch. Der Immunisierungsvorgang bei der stillen Feiung muß nicht in jedem Falle die unmittelbare Auseinandersetzung zwischen Erreger und Wirt zur Voraussetzung haben, sondern kann auf einem reinen Antigeneffekt der Erreger-Toxine (z. B. bei Bakterien) aufgebaut sein. Viren, als obligate Zellschmarotzer, verursachen bei der Infektion einen Reaktionskontakt, der zur Aufnahme des Agens in das „milieu interne" des Wirtes führt. Für Viren gilt, daß die inapparente Infektion eine Voraussetzung der stillen Feiung bildet (GÄDEKE 1957). Die Vorbedingungen einer „Virus-Wirts-Beziehung" im Sinne von GÄDEKE können auf Grund unterschiedlicher primärer Empfänglichkeit und Erregeradaption, verschiedener Infektionsrouten oder auf Grund von Unterschieden zwischen den Infektionsquanten uneinheitlich sein. Entscheidend für die klinische Bewertung der Inapparenz ist der Nachweis einer echten Immunisierung gegen das infektiöse Agens.

Der Ablauf einer Viruskrankheit hängt sowohl von der Resistenz des Wirtsorganismus als auch von der Virulenz des Erregers ab. Nach NAUCK (1949) versteht man unter der *Virulenz* eines Virus dessen qualitatives und quantitatives Gesamtverhalten (Summe aus Pathogenität und Infektiosität) gegenüber einer bestimmten Wirtspezies. Ein an einen Wirt nur schlecht adaptiertes Virus besitzt im allgemeinen nur geringe Virulenz. Infektiosität und pathogene Wirkung sind nicht fest aneinander gebunden. Diese beiden Eigenschaften vermögen zu „dissoziieren" (NAUCK 1949), wobei die Infektiosität erhalten bleiben kann, während der pathogene Effekt auf Grund besonderer Eigenschaften des Wirtes oder Änderungen des Viruscharakters aufgehoben wird, so daß die Virusinfektion nicht zwangsläufig zu einer „manifesten Erkrankung" des Wirtes führen muß. Das in den „resistenten" Organismus eingedrungene und in begrenztem Ausmaß vermehrte Virus bewirkt entweder einen abortiven, subklinischen Krankheitsverlauf oder es verbleibt dauernd oder vorübergehend „*latent*" in den befallenen Zellen bzw. Geweben. Zahlreiche Viruskrankheiten des Menschen können vorwiegend abortiv oder latent verlaufen (GÄDEKE 1957, HAUDUROY 1952 u. a.) und hinterlassen dennoch eine Immunität (cyclischer Charakter der inapparenten Virusinfektion). Für die Epidemiologie sind die inapparenten Infektionen von großer Bedeutung. Über die ungefähre Häufigkeit inapparenter Virusinfektionen orientiert Tabelle 3.

Inapparente (in latentem Zustand persistierende) Virusinfektionen können unter dem Einfluß sekundärer exogener oder endogener Schädigungen des Wirtsorganismus (unter natürlichen Bedingungen oder experimentell[1]) in einen manifesten Krankheitsprozeß übergeführt werden (z. B. bei der Poliomyelitis oder dem Herpes simplex). Manche Virusarten manifestieren sich ausschließlich nach einer Provokation, d. h. ohne letztere würden sie ununterbrochen latent bleiben.

Man vermutet heute sogar, daß inapparente Virusinfektionen gelegentlich die Ursache mehr oder weniger stark ausgeprägter Spätschäden des Wirtsorganismus sein können. Nach inapparentem Mumpsvirus-Befall soll es z. B. zu späteren Fertilitätsstörungen oder Inselorganschäden mit diabetischer Erkrankung kommen können (GÄDEKE 1957).

Ein bekanntes Beispiel für die Aktivierung einer latenten Virusinfektion durch unspezifische Provokation ist das Auftreten eines Herpes simplex bei Fieber oder nach Einwirkung von UV-Licht.

Tabelle 3. *Ungefährer Prozentsatz initialer Infektionen, die inapparent (subklinisch) verlaufen, bei verschiedenen Viruskrankheiten* (nach BLANK und RAKE 1955)

Viruskrankheit	Anteil inapparenter Verläufe in %
Herpes simplex	99
Poliomyelitis .	99
Varicellen . . .	50
Mumps	30
Masern	< 1

Die initiale Herpes-Infektion erfolgt meist schon in früher Kindheit (überwiegend als Stomatitis aphthosa). Anschließend persistiert das Herpes simplex-Virus in latenter Form im Gewebe und führt ausschließlich auf sekundäre Reize hin zu pathologischen Veränderungen des Wirtsorganismus.

Im Anschluß an diesen Grundriß der allgemeinen Pathogenese und der Vorgänge bei der Inapparenz sollen noch diejenigen klinischen Merkmale der Viruskrankheiten erörtert werden, die sehr häufig vorhanden und in gewisser Weise pathognomonisch sind. GSELL (1957) unterscheidet *positive* und *negative Kennzeichen*. Letztere sind bei Virusinfektionen nicht oder selten, bei anderen Infektionskrankheiten häufig anzutreffen. Zu diesen negativen Merkmalen zählen u. a. das Fehlen einer stärkeren Leukocytose, der Linksverschiebung, der toxischen Granulierung der Neutrophilen sowie das seltene Auftreten von Schüttelfrost, kritischer Entfieberung, von Eiterungen oder Abszedierungen und das mit wenigen Ausnahmen zu verzeichnende Ausbleiben von Rezidiven (auf Grund der Ausbildung einer Heilungsimmunität). Zu den positiven (d. h. in der Regel vorhandenen) Kennzeichen zählt GSELL das Auftreten einer nicht-eitrigen Entzündung bei vielen Viruskrankheiten, den diphasischen Fieberverlauf mit häufig zu beobachtender relativer Bradykardie, wobei es in der ersten Phase zu Störungen vegetativer Art und in der zweiten zur Organlokalisation der Krankheit kommt (z. B. Virus-Pneumonie, Virus-Encephalitis usw.), weiter die relative Neutropenie, die lymphatische Reaktion und die Hinterlassung einer Immunität (Beginn der Bildung spezifischer Antikörper in der Regel vom 7. Tag der Krankheit an).

[1] JOHNSON und MORGAN (1956) vermochten sogar in vitro, und zwar in Versuchen mit Gewebekulturen, eine latente Virusinfektion in eine aktive überzuführen.

SZASZ u. Mitarb. (1950) fanden bei einer Reihe von Viruskrankheiten neben einer geringen Anämie und relativen Leukopenie (Leuko. zwischen 4000—8000) im Differential-Blutbild eine Monocytenzahl von meist mehr als 10%, häufig atypische Monocyten (monocytäre bzw. lymphoide Reizformen, *Virocyten* — SIEDE 1953), oft Lymphocytosen bis zu 60%, mitunter auch Reticulum- und Plasmazellen.

Viruskrankheiten können durch *bakterielle Sekundärinfektionen* (Impetiginisation) exacerbieren. Der zusätzliche Befall mit Strepto- oder Staphylokokken, Diphtherie-Bakterien oder anderen Keimen bewirkt häufig schwere Komplikationen (z.B. bei der Besiedelung von Pockenpusteln mit virulenten Streptokokken). Die Vergesellschaftung des Variola vera-Virus mit Streptokokken faßte LIPSCHÜTZ (1932) als eine Form der „Symbiose" auf und die beiden Erreger als *„synergetische Symbionten"*, da beide eine Steigerung der Virulenz erfahren und den Wirtsorganismus in stärkerem Maße schädigen.

STOKES und BEERMAN (1949) beobachteten mehrfach Pyodermien im Anschluß an Viruserkrankungen[1]. Bei den Kranken handelte es sich meist um polyvalente Allergiker. Bei bakterieller Sekundärinfektion könnte möglicherweise die Virusausbreitung im Organismus der z.B. durch Staphylokokkenstämme gebildeten Hyaluronidase-Menge proportional sein, andererseits vermag evtl. das Virus die Hyaluronidaseproduktion zu steigern und so die Ausbreitung der Staphylokokkeninfektion zu begünstigen. Daß Hyaluronidase das „Angehen" und die Verbreitung einer Virusinfektion (z.B. im infizierten Brutei) fördert, ist experimentell noch nicht eindeutig bewiesen worden. (HENNEBERG und ORTMANN 1951 kamen in Versuchen mit Grippeviren zu negativen Resultaten.)

Pfropft sich eine Virusinfektion auf eine primäre Grundkrankheit auf, so kann letztere in ihrem Ablauf von ersterer beeinflußt werden (ätiologische Assoziation nach DOERR). Beispielsweise kann das Hinzutreten einer Virusgrippe (Influenza) zu einer Lungentuberkulose bewirken, daß eine Verschlechterung im Verlauf der letzteren eintritt (TÜNNERHOFF 1955). Virusgrippen können auch auf Keuchhusten-Erkrankungen einen gravierenden Einfluß ausüben, ebenso auf Stoffwechselkrankheiten wie Gicht und Diabetes mellitus (z.B. Coma diabeticum durch Grippe bei Diabetes). Weitere Beispiele der Beeinflussung primärer Grundkrankheiten durch sekundär auftretende Virus- und Rickettsienerkrankungen siehe bei TÜNNERHOFF (1955).

k) Epidemiologie und Ökologie der Viruskrankheiten

Für die Virusarten sind die Eintrittspforten in den Organismus des Wirtes sehr verschieden. Ob Virus-Elementarkörperchen durch die intakte Epidermis einzudringen vermögen, ist noch nicht genügend geklärt; in die Zellen der unverletzten Schleimhäute können sie jedoch gelangen. Die natürliche Übertragung der Virusarten vollzieht sich generell in der gleichen Weise wie die von Bakterien, Protozoen oder anderen Mikroorganismen, d.h. durch direkten oder indirekten Kontakt. Die Staub- oder Tröpfcheninfektion (Eindringen der Viren in die Schleimhäute des Respirationstraktes) ist bei vielen Virosen anzutreffen (z.B. bei Psittakose, Variola vera, Varicellen, Influenza, Mumps, Masern, Rubeolen und bei Poliomyelitis). Einige Viren werden auch beim Geschlechtsverkehr übertragen (z.B. Lymphogranuloma inguinale-, Condylomata acuminata- und auch das Molluscum contagiosum-Virus). Weitere Infektionsmöglichkeiten sind durch Genuß

---

[1] Beim Zusammenspiel von Bakterien und Virusarten gibt es nach TÜNNERHOFF (1955) 2 pathogenetische Möglichkeiten: 1. Bakterien und Viren wirken erstmalig und gleichzeitig auf den Wirtsorganismus ein. Dann entsteht in der Regel ein akutes, schweres Krankheitsbild. 2. Es ist schon primär eine bakteriell bedingte Grundkrankheit vorhanden, zu der der Virusbefall als Komplikation hinzutritt. Die Reaktion des Organismus ist im allgemeinen dann weniger stürmisch als im ersten Falle, doch kann es zu schweren Folgezuständen kommen.

Tabelle 4. *Arthropoden als natürliche Überträger wichtiger Krankheitserreger des Menschen und einiger Haustiere* (Auszug aus Tabelle 28 von G. PIEKARSKI im Lehrbuch der Parasitologie, S. 652)

Überträger	Art bzw. Gattung[1]	Virus (Bezeichnung der Erkrankung)	Rickettsien
Käfer-milben	Dermanyssus gallinae	Westl. Pferdeencephalitis, St. Louis-Encephalitis	R. akari
	Allodermanyssus sanguineus		R. mooseri (?)
	Bdellonyssus bacoti	Westl. Pferdeencephalitis	R. akari (?) R. mooseri
Zecken	Ixodes	Louping ill, russ. F.- und S.-Encephalitis	R. burneti R. rickettsi (?) R. conori
	Boophilus Rhipicephalus	Louping ill	R. rickettsi R. conori R. burneti
	Hyalomma	Krimfieber	R. conori R. burneti
	Dermacentor	St. Louis-Encephalitis, Pferdeencepha-litis, russ. F.- und S.-Encephalitis, Co-lorado-Zecken-Fieber	R. rickettsi R. burneti
	Amblyomma		R. rickettsi R. conori R. burneti
	Haemaphysalis	Russ. F.- und S.-Encephalitis	R. rickettsi R. conori R. burneti
	Ornithodorus		R. rickettsi R. burneti
	Otobius		R. burneti
Herbst-milben	Trombicula deliensis		R. akamushi
	Trombicula akamushi		R. akamushi
Laus	Pediculus humanus		R. prowazeki R. quintana R. burneti (?) R. weigli (R. mooseri)
Wanzen	Triatoma	Westl. Pferdeencephalitis (?)	
Mücken	Phlebotomus	Pappataci-Fieber, Gelbfieber (?)	[Bartonella bacilli-formis][2]
	Anopheles	St. Louis-Encephalitis Jap. B.-Encephalitis	
	Aëdes	Gelbfieber, Dengue, östl. und westl. Pferdeencephalitis, St. Louis-Encepha-litis, jap. B.-Encephalitis, Venezuela-Pferdeencephalitis	
	Culex	Gelbfieber, St. Louis-Encephalitis, westl. Pferdeencephalitis, jap. B.-En-cephalitis	
	Theobaldia	Pferdeencephalitis	
	Mansonia	Gelbfieber Venezuela-Pferdeencephalitis	
	Haemagogus	Gelbfieber	
Fliegen	Tabanus	Anämie der Pferde	
	Musca domestica	Poliomyelitis (?), Trachom	
	Stomoxys calcitrans	Infektiöse Anämie der Pferde	
Flöhe	Xenopsylla cheopis		} R. mooseri
	Ctenocephalides		

[1] Von den Gattungen kommen meist jeweils nur einzelne Arten als Überträger in Betracht.
[2] Die Bartonella bacilliformis gehört weder in die Gruppe der Virusarten noch in die der Rickettsien. Über die systematische Zuordnung dieses Erregers s. im Speziellen Teil!

verunreinigten Wassers (z. B. Hepatitis epidemica) oder infizierter Nahrungsmittel, durch Gebrauchsgegenstände (z. B. Varicellen, Trachom), durch Biß von Tieren (z. B. Lyssa) oder durch Injektionen mit Kanülen, die Blutreste tragen (z. B. Serumhepatitis) und durch Insektenstich gegeben. Insekten spielen als natürliche Überträger von Virusarten und Rickettsien eine große Rolle. Tabelle 4 zeigt eine Übersicht von PIEKARSKI (1954) über die Funktion der Arthropoden bei der Übertragung wichtiger Krankheitserreger des Menschen und einiger Haustiere.

Die Immunitätsvorgänge im Anschluß an einen Virusbefall verhindern nicht, daß ein Teil der im Wirt vorhandenen Viruselemente unbeschädigt und durchaus infektionstüchtig vom Organismus auf verschiedenen Wegen (Respirationsschleimhäute, Nieren, Darm usw.) ausgeschieden wird. Bei manchen Viruskrankheiten setzt die Eliminierung der Erreger bereits während der Inkubation bzw. nach Auftreten der Prodrome ein. Meist beginnt die Virusausscheidung jedoch erst mit der Ausbildung der Krankheitssymptome oder in der Rekonvaleszenz. Sehr lange kann sie andauern bei chronischen Virusinfektionen (zuweilen über Monate und Jahre: Dauerausscheider). Infektionsquellen sind oft subklinisch infizierte Menschen. Die Inapparenz ist deshalb von großer epidemiologischer Bedeutung, weil die latenten Infektionen die manifesten oftmals überwiegen.

Die Viruskrankheiten können sporadisch, endemisch, epidemisch oder sogar pandemisch auftreten, manche sind klimatisch begrenzt, andere dehnen sich von Land zu Land aus, begünstigt durch die modernen Verkehrsverhältnisse. Eine Virus-Epidemie schreitet im allgemeinen so lange fort, bis sämtliche empfängliche Individuen einer bestimmten Population durchimmunisiert sind (KOLLE, HETSCH, SCHLOSSBERGER 1952). Die Krankheit verschwindet dann allmählich. Der Erreger stirbt entweder aus oder persistiert latent. Es gibt viele Virusarten, die nach ihrer Entfernung aus dem Wirt in der Außenwelt lange Zeit überleben und infektionstüchtig bleiben können. Die Empfindlichkeit der Viren gegen physikalische und chemische Einflüsse ist jedoch sehr unterschiedlich, in ihrem Wesen oft ganz andersartig als diejenige von Bakterien, (EYER 1953 s. dort Literatur über chemische und physikalische Eigenschaften der Viren!). Die allgemeine Resistenz der Erreger der infektiösen Epitheliosen ist beispielsweise durchweg groß. Letztere können (für den Laboratoriumsgebrauch) in Glycerin lange Zeit konserviert werden, widerstehen vielfach der Austrocknung und erhalten vor allem bei tiefen Temperaturen (—70°C) sehr lange ihre Infektiosität. Manche Virusarten (z. B. Schweineinfluenza) sind auf Zwischenwirte angewiesen, um in der Spanne zwischen zwei Epidemien weitervegetieren zu können. Bei anderen Viren (GERMER 1954) ist die Adaptation an den Wirtsorganismus optimal, so daß sie lebenslänglich im letzteren zu persistieren vermögen (z. B. Herpes simplex-Virus, Psittakose-Virus bei Vögeln). Neue Seuchengänge können durch verschiedene Faktoren ausgelöst werden: durch Heranwachsen von nicht durchimmunisierten Generationen (z. B. Masern), Zuwanderung empfänglicher Individuen, Einschleppung heterologer Erregervarianten oder durch selektives Überleben zur Infektion besser geeigneter, „virulenter" Mutanten. Die Virulenz der Viren kann auch durch schnell aufeinander folgende Passagen oder durch Wirtswechsel[1] gesteigert werden.

Die Kontagiosität der Viruskrankheiten weist große Schwankungen auf. Von den dermotropen Infektionen sind z. B. Variola vera, Varicellen und Masern stark, Herpes simplex, Melkerknoten und Warzen schwächer kontagiös. Bei hochkontagiösen Seuchen führt fast jede Exposition zur Erkrankung, bei Krankheiten mit niedriger Kontagiosität entscheidet in viel größerem Ausmaß die Abwehrlage

---

[1] Wirtswechsel kann allerdings auch das Gegenteil bewirken und zur Abnahme der Virulenz führen.

des Organismus (die persönliche Disposition, der ,,human factor"), ob es zu sub-
klinischem oder apparentem Krankheitsverlauf kommt (ZIMMERMANN 1957).
Manche Virusinfektionen sind nur scheinbar Kinderkrankheiten. Bei ausgedehnter
Verbreitung des Virus werden die Menschen schon weitgehend im Kindesalter
befallen.

Einige Virosen sind mehr oder weniger stark betonte Saisonkrankheiten (z.B. Abhängigkeit in der Verbreitung von Überträgern, die nur in bestimmten Jahreszeiten in großer Zahl
anzutreffen sind, aber auch Einfluß besonderer Witterungsverhältnisse bestimmter Jahreszeiten). Nicht alle Rassen (bei Menschen wie Tieren) stimmen hinsichtlich ihrer Empfänglichkeit für Virusarten überein. Auf solche und andere Besonderheiten der Epidemiologie
wird bei der Besprechung der einzelnen Viruskrankheiten im Speziellen Teil eingegangen.

Das Problem der Virusinfektionen stellt vom Standpunkt der allgemeinen Biologie aus nach BURNET (1953) einen Spezialfall in der Lehre vom Zusammenleben
verschiedener Arten, der *Ökologie*, dar. BURNET meint, daß sich die Agentien der
Infektionen im Zustand fortdauernder Evolution befinden. Sie bieten daher ein
genetisches Problem. BURNET sieht die ökologisch-genetische Betrachtung der
Virusinfektionen gerade im Hinblick auf erfolgreiche Bekämpfungsmaßnahmen als
unbedingt notwendig an, da nur so das rechte Verständnis für die Möglichkeiten
entsteht, die in der Beseitigung des natürlichen ökologischen Gleichgewichtes
liegen. Die alte Vorstellung vom Kampf zwischen ,,Makro- und Mikroorganismus",
bei dem entweder der Parasit oder der Wirtsorganismus zugrunde gehen muß,
darf als überwunden gelten (NAUCK 1948). Sicher ist der Wirt in seiner Empfänglichkeit bzw. individuellen Resistenz und in den Grundlagen seiner Struktur
(Reaktionsfähigkeit und Organfunktionen) für die Entstehung und den Ablauf
jeder Infektionskrankheit von wesentlicher Bedeutung. Doch sind auf der anderen
Seite alle Virusarten biologische Einheiten, die sich vermehren, ihre spezifische
Struktur erhalten und durch Ausbildung von Varianten sich an Einflüsse des
Milieus anpassen können und die so den Krankheitsverlauf durchaus mitzube-
stimmen vermögen (NAUCK 1948).

2. Allgemeine Therapie der Viruskrankheiten, Immunisation und Impfmaßnahmen

Die experimentelle Chemotherapie, von Paul EHRLICH begründet, hat in den
vergangenen 50 Jahren bedeutende Erfolge erzielt. Die Einführung der Sulfonamide in die Behandlung bakterieller Erkrankungen durch DOMAGK sei als ein
Meilenstein dieser Entwicklung besonders erwähnt. Auf einem anderen Wirkungsprinzip beruht der therapeutische Effekt der Antibiotica, der wiederum neue Wege
in der Bekämpfung bakterieller Infektionen eröffnete. Es lag auf der Hand,
Antibiotica auch bei Viruskrankheiten anzuwenden. Schon die ersten Versuche
zeigten, daß nur Rickettsiosen und jene Infektionen auf antibiotische Therapie
ansprachen, die durch große Virusarten (Lymphogranuloma inguinale, Psittakose, Trachom usw.) hervorgerufen werden. Alle kleinen, organismischen Virusarten (,,Viren sensu strictiori") lassen sich durch sämtliche bis heute isolierten
Antibiotica in vivo weder zerstören noch in ihrer Vermehrung im menschlichen
Organismus überzeugend hemmen.

Die Ursache dieses Versagens liegt in den besonderen Verhältnissen der Virusvermehrung — (die weiter oben ausführlich dargelegt wurden) — begründet.
Bakterien und Rickettsien vermehren sich durch Zweiteilung. Erstere verfügen
über ein eigenes Stoffwechselsystem (Fermente, Cofermente), letztere und die
großen Virusarten (Cysticeten) noch über Faktoren, die ihnen gewisse Stoffwechselfunktionen verleihen (Vorhandensein eines ,,Reststoffwechsels"). Die Bakterien

können sich auf Grund ihrer Fermentleistungen auf künstlichen Nährböden vermehren. Über ihr Fermentsystem vollzieht sich der Angriff der Antibiotica und man nimmt an, daß letztere auch bei Rickettsien und großen Viren die bei diesen Erregern vorhandenen Enzyme blockieren. Die kleinen Virusarten sind, was ihren Vermehrungsstoffwechsel angeht, ausschließlich auf den Chemismus der Wirtszelle angewiesen und verfügen — von wenigen Ausnahmen abgesehen — nicht mehr über eigene, (im Elementarkörper enthaltene), komplette Enzyme. Unter Berücksichtigung dieser Tatsachen würde sich nach GÖNNERT (1952) für eine chemotherapeutische oder antibiotische Beeinflussung der kleinen („echten") Virusarten die Forderung ergeben, daß Mittel gefunden werden müssen, die entweder die Virussynthese in der Wirtszelle blockieren oder den Zellstoffwechsel — (der stimuliert und für die Bedürfnisse des Virus, zu dessen automatischer Reproduktion, umgelenkt ist) — zur Norm regulieren. Unter idealen Bedingungen müßten die Stoffwechselvorgänge in den infizierten Zellen so verändert werden, daß die Viruselemente zerstört, die Wirtszellen selbst aber nicht permanent geschädigt werden.

Ansätze für die Beschreitung solcher Wege sind erkennbar. Im Folgenden sollen sie in Umrissen dargestellt werden, und zwar getrennt nach unspezifischer Beeinflussung der Virusvermehrung (Reduzierung der virusdienlichen Leistungen der Wirtszellen) und direkter Hemmung der Virussynthese durch chemische Substanzen (experimentelle Virustherapie).

a) Unspezifische Beeinflussung der Virusvermehrung

Durch Mangelnahrung, Temperaturänderungen, Vitamindefizit oder hormonelle Einflüsse kann der Zellstoffwechsel eventuell in einem für die Virussynthese ungünstigen Sinne beeinflußt werden. So wurde beispielsweise beobachtet, daß experimentelle Variolavaccineinfektionen bei hungernden Kaninchen milder als bei normal ernährten Tieren verlaufen. Ebenfalls können Infektionen mit dem Poliomyelitisvirus bei unterernährten Mäusen und solche mit dem Maul- und Klauenseuchevirus bei schlecht ernährten Meerschweinchen einen leichteren Verlauf zeigen. Auch das Fehlen von Vitamin B_1 in der Nahrung der infizierten Tiere soll sich auf bestimmte Viruskrankheiten günstig auswirken. Sowohl Testosteronmangel (infolge Kastration) als auch gesteigerter Proteinkatabolismus (durch Cortison- bzw. ACTH-Verabfolgung) sollen bei Mäusen eine schlechtere Vermehrung inoculierter Influenzaviren bedingen. Weiterhin läßt sich durch Applikation von oestrogenen Hormonen die Empfänglichkeit von Kaninchen gegenüber Vaccinevirusinfektionen herabsetzen. Thyroxin hingegen steigert den Sauerstoffverbrauch von Chorionallantois-Kulturen, dabei wird das Wachstum von Epithelien und Fibroblasten leicht gehemmt, die Vermehrung des eingeimpften Influenzavirus aber deutlich gefördert (EATON u. Mitarb. 1956). Durch Erhöhung der Raumtemperatur ist es möglich, die Inkubationszeit von Viruserkrankungen zu verlängern und ihre Verlaufsschwere zu mildern (Mäuseversuche mit Herpes simplex-, Poliomyelitis- und Influenza-Infektionen). Nach Verimpfung von Myxomvirus können symptomlose Verläufe erzielt werden, wenn die Kaninchen einer Temperatur von $+42^0$ C ausgesetzt sind. Wenn das künstliche Fieber in bestimmter Weise appliziert wird, vermag ein Teil der Myxomtiere sogar zu überleben. Nicht nur mit Überwärmung, sondern auch mit niedrigen Temperaturen ist im Tierversuch eine gewisse Beeinflussung von Virusinfektionen möglich (z. B. Verlängerung der Inkubationszeit von 5 auf 11 Tage, wenn poliomyelitisinfizierte Mäuse bei $+13^0$ C gehalten werden).

Cortison und ACTH führen zu einer Resistenzminderung des Organismus gegenüber Viruskrankheiten, wie klinische und tierexperimentelle Untersuchungen

nachwiesen. Im Anschluß an eine Cortisonmedikation kann es beispielsweise zu
Streuungen kommen. Außerdem werden die Toxinentgiftung durch das reti-
culoendotheliale System (RES) und die Antikörperbildung vermindert. Große
Cortisondosen steigern z. B. die Empfänglichkeit von Mäusen gegenüber Infektionen mit verschiedenen encephalotropen Virusarten (West-Nile-, Ilheus- und
Bunyamvera-Virus), hingegen beeinflußt Adrenalektomie die Empfänglichkeit der
Tiere gegenüber diesen Virusarten nicht. KILBOURNE und HORSFALL (1951) prüften
u. a. den Effekt von Cortison auf virusinfizierte Hühnerembryos. Sie fanden hierbei,
daß Influenza- und Mumpsvirus sich bei Cortisonzufuhr viel stärker vermehrten
als in entsprechenden Kontrollkulturen. Ähnliche Resultate wurden auch in Versuchen mit dem Poliomyelitis-, Coxsackie- und Variolavaccinevirus erhalten. Die
Cortison- und ACTH-Wirkung beruht nicht auf einer Destruktion der Viruselemente, auch nicht auf einer Änderung der Beziehungen zwischen Erregern und
Wirtszellen, sondern ausschließlich auf einer Schädigung des Wirtsorganismus.
Dabei treten die klinischen Symptome trotz beschleunigter Virusmultiplikation
zunächst in den Hintergrund (Verzögerungseffekt in der Symptomatik, z. B. bei
der experimentellen Herpes simplex-Keratitis des Kaninchens). Die Resistenzminderung des Wirtes durch ACTH und Cortison dürfte wesentlich durch Funk-
tionswechsel des RES, durch Beeinflussung von Capillar- und Zellpermeabilität,
Änderung des Hyaluronsäure-Hyaluronidase-Mechanismus und Hemmung der
Antikörperbildung herbeigeführt werden.

Ein Teil der vorstehend referierten Versuchsergebnisse ist wegen methodischer
Mängel nicht überzeugend. Auch gibt es in der Literatur Mitteilungen über
Untersuchungen, die zu anderen Resultaten führten (siehe weitere Angaben bei
GÖNNERT 1952 und NASEMANN 1955). Insgesamt zeigen die Ergebnisse dieser
Tierversuche, daß diätetische Behandlungsmaßnahmen bzw. Applikationen von
Vitaminen, Hormonen oder Fieber bei Virusinfektionen des Menschen nur von
äußerst geringem Nutzen sein würden.

b) Experimentelle Virustherapie mit verschiedenen chemischen Substanzen

Jedem Arzt ist heute die in allen bakteriologischen Laboratorien gebräuchliche
Empfindlichkeitsbestimmung (Resistenzversuch) bakterieller Keime gegenüber
antibiotisch wirksamen Stoffen dem Wesen nach bekannt. Die gezielte antibiotische Therapie basiert auf diesem Test. Auf Agarplatten gibt es kein Wachstum
von Viruskulturen. Die direkte Beobachtung einer Wachstumshemmung bei letzteren ist daher in einer analogen Weise nicht möglich. Es bedarf anderer Methoden, um experimentell viruswirksame (virucide oder virustatische) Stoffe aufzufinden. In erster Linie werden hierzu Ei- und Gewebekulturen[1] sowie Versuche
an Laboratoriumstieren herangezogen.

Die auf ihren Viruseffekt hin zu prüfenden chemischen Präparate werden den
Ei- bzw. Gewebekulturen in gleicher Weise wie das Infektionsmaterial zugesetzt.
Die Stoffe kommen dabei in unmittelbaren Kontakt mit virusinfizierten Zellen.
Abgesehen von ganz besonderen Verhältnissen ist dies bei menschlichen Viruserkrankungen nicht der Fall. Die so gewonnenen Ergebnisse dürfen deshalb nicht
ohne weiteres auf die Verhältnisse des Menschen übertragen werden. Es gibt
chemische Substanzen, die in der Ei- und Gewebekultur virustatisch wirken, bei
menschlichen Virusinfektionen aber unwirksam sind. Man wird trotzdem auf diese

---

[1] Am bebrüteten Hühnerei lassen sich vorzüglich antibiotische Studien durchführen
(z. B. auch mit zahlreichen Bakterien), s. hierzu KNOTHE und THON (1956).

kulturellen Testungen nicht verzichten können, weil sie eine grobe Vorauswahl viruswirksamer Stoffe aus einer großen Anzahl chemischer Verbindungen ermöglichen.

Bessere Resultate liefern Tierversuche, doch sind manche bei Laboratoriumstieren wirksame Präparate für die Therapie menschlicher Viruskrankheiten ungeeignet. Das hat seine Ursache vor allem in physiologischen Differenzen zwischen Tier und Mensch: z. B. solche der Verträglichkeit (chemotherapeutischer Index evtl. beim Tier höher als beim Menschen oder umgekehrt) oder aber Unterschiede in den Resorptions- und Ausscheidungsverhältnissen.

Auf Wirksamkeit gegen Virusarten und Rickettsien wurden bisher mehrere tausend chemische Stoffe geprüft; (siehe Teilübersichten bei BÄR 1948, EATON 1950, GÖNNERT 1952, HURST 1953, NASEMANN 1955 u. a.) Nach GÖNNERT (1952) lassen sich die untersuchten Substanzen in drei große Gruppen einteilen, und zwar in:

1. Mittel, die zwar *spezifisch* wirken, doch nur auf bestimmte, oben ihres Reststoffwechsels wegen bereits besonders hervorgehobene, große Virusarten. Die großen Viren und Rickettsien sind sowohl im Tierexperiment als auch in Ei- und Gewebekulturen (selbst bei Infektionen mit hohen Virusdosen) durch Sulfonamide und Antibiotica gut zu beeinflussen. Die durch diese Erreger hervorgerufenen Krankheiten des Menschen sprechen auf eine Therapie mit diesen Mitteln gleichfalls an. Tierversuche und Klinik entsprechen sich mithin weitgehend.

2. Verbindungen, die nur die Virusvermehrung in Ei- und Gewebekulturen, hingegen nicht oder nur kaum (bei z. T. toxischen Dosen!) im infizierten Versuchstier hemmen; (bei im allgemeinen nur niedrigen Infektionsdosen!). Diese Stoffe sind durchweg beim Menschen unwirksam, d. h. wirken nicht objektivierbar virustatisch.

3. Substanzen, die sich bei sämtlichen Versuchsbedingungen als völlig wirkungslos erweisen. Dieses sind die meisten! Auf sie soll hier nicht eingegangen werden.

Zur ersten Gruppe gehören also die Sulfonamide und Antibiotica. Ihre Anwendung und Dosierung bei Rickettsiosen und den durch große Viren verursachten Infektionen soll nicht hier, sondern im speziellen Teil erörtert werden. Über die Wirkung dieser Stoffe auf die häufigsten Krankheiten der genannten Gruppe soll Tabelle 5 in großen Zügen orientieren.

Tabelle 5. *Wirkung einiger Antibiotica und der Sulfonamide auf große Viren und Rickettsien* (modifiziert nach SINKOVICS 1956)

+++, ++, + Sehr gute bis gute Wirkung; (+) mäßige Wirkung; — wirkungslos.

Krankheit	Sulfon-amide	Antibiotica			
		Penicillin	Streptomycin	Tetracycline	Chloromycetin
Rickettsiosen	—	—	—	+++	+++
Lymphogranuloma inguinale	(+)	+	(+)	++	(+)
Psittakose	(+)	+	—	++	+
Atypische Pneumonie . . .				(+)	
Trachom	(+)			+	+

Sulfonamide und Antibiotica können bei den in Tabelle 5 aufgeführten Krankheiten im Tierversuch z. T. klinische Heilungen bewirken, doch wohl nicht (zumindest nicht bei den Cysticeten-Infektionen) im Sinne der von EHRLICH konzipierten Therapia magna sterilisans (GÖNNERT 1952). Selten dürfte die Abtötung aller im Organismus vorhandenen Erreger in *kurzer Zeit* gelingen, eher nach *langer Zufuhr hoher Dosen* und durch zusätzliche Mobilisierung körpereigener Abwehrkräfte. Daraus folgert auch für die klinischen Verhältnisse beim Menschen die Forderung nach möglichst *frühzeitiger Behandlung* (z. B. mit Tetracyclinen beim Lymphogranuloma inguinale).

Auch nach Beseitigung sämtlicher Krankheitserscheinungen können (bei Krankheiten durch große Viren) latente Infektionen persistieren, deren Nachweis durch provokatorische Maßnahmen noch nach langer Zeit erbracht werden kann.

Die Stoffe der ersten Gruppe des GÖNNERTschen Schemas dürften auf Cysticeten im Sinne von Antimetaboliten wirken, d. h. die restlichen Stoffwechselfunktionen unterbinden. Sulfonamide und Antibiotica greifen also direkt in die Entwicklung dieser Erreger ein. Da Cysticeten relativ groß sind, konnten morphologische Veränderungen nach der Einwirkung dieser Mittel beobachtet werden (z. B. Hypertrophie der „Grundsubstanzbrocken" bei gleichzeitiger Teilungshemmung durch Penicillin, starke Wachstumshemmung der „Grundsubstanzbrocken" und ebenfalls Hemmung der Teilung letzterer durch Aureomycin). Die Sulfonamidwirkung auf die großen Virusarten kann durch gleichzeitige Gabe von Paraaminobenzoësäure in ähnlicher Weise wie bei Bakterien aufgehoben werden. Bei Bakterien kann z. B. der Sulfadiazineffekt sowohl durch die p-Aminobenzoësäure als auch durch Pteroylsäure und Folsäure unterbunden werden — (Hemmung der Vermehrung der Bakterien durch Sulfonamide wahrscheinlich infolge einer Verminderung der p-Aminobenzoësäureverwertung für die Folsäuresynthese). Psittakoseviren verhalten sich Sulfadiazin gegenüber ähnlich wie bestimmte Bakterien. Man vermutet deshalb, daß die Folsäure ein Faktor ist, der auch für die Vermehrung der Virusarten der Psittakose-Gruppe notwendig ist. Es ist möglich, daß es andererseits Derivate der Folsäure gibt, die eine entgegengesetzte Wirkung besitzen. Versuche, durch gewisse Vitaminanaloga die Vermehrung großer Virusarten zu hemmen, sind im Gange.

Die zweite Gruppe chemischer Substanzen, die bei Versuchstieren und auch beim Menschen geringe oder keine, in Ei- und Gewebekulturen hingegen gute Wirkung zeigt, wurde vor allem an Hand der kleinen, organismischen Virusarten geprüft, die durch Sulfonamide und Antibiotica nicht mehr zu beeinflussen sind — zumindest nicht in vivo. Worauf der verschiedentlich festgestellte virucide Effekt von Sulfonamiden, Penicillin, Streptomycin, Tetracyclinen, Chloromycetin und Neomycin bei direkter (in vitro) Einwirkung z. B. auf das Vaccinevirus beruht (etwa nach Beimengung zu Impflymphen, hierdurch rasche Vernichtung der bakteriellen Begleitkeime), ist noch nicht völlig geklärt. Antibiose entfällt, da die Stoffe in vivo nicht virustatisch wirken. Wahrscheinlich sind Änderungen der p_H-Werte, Temperatureinflüsse und andere physikalische Faktoren (zumindest partiell) für diesen „Kontakteffekt" verantwortlich. Ob es überhaupt für organismische Virusarten spezifische „Antibiotica" gibt oder geben kann, mag dahingestellt bleiben. Einige neuere Antibiotica weisen (bei zum Teil geringer antibakterieller Wirksamkeit) bei bestimmten Versuchsanordnungen in Ei- und Gewebekulturen, z. T. auch im Tierversuch — aber noch nicht im menschlichen Organismus! — gegenüber mehreren kleineren Virusarten (Influenza, Pferdeencephalitis, Variolavaccine u. a.) einen deutlichen Hemmeffekt auf, so u. a. das Ehrlichin aus Streptomyces lavendulae, Netropsin aus Streptomyces netropsis und Abikoviromycin aus S. abikoensum n. sp. und S. rubescens (UMEZAWA u. Mitarb. 1951 u. a.).

Hier ist nicht der Ort, auf alle Stoffe der zweiten Gruppe einzugehen. Eine gedrängte Aufzählung einiger wichtiger Substanzen, die allerdings bisher sämtlich bei der Therapie menschlicher Virusinfektionen enttäuschten, soll einen Eindruck vermitteln, welche Richtungen die experimentelle Virusforschung zur Zeit einschlägt.

BOCK (1957) berichtete über eine relativ geringe, anscheinend nur gegen das Variolavaccinevirus gerichtete Wirkung von Thiosemicarbazon-Verbindungen

(Isatinthiosemicarbazon). Eine Schutzwirkung gegen Variolavaccine-Infektion durch Verabfolgung von Thiosemicarbazonen erhielten im Mäuseversuch auch BAUER (1955), HAMRE u. Mitarb. (1950, 1951), MINTON u. Mitarb. (1953) sowie THOMPSON u. Mitarb. (1953). Einen Schutzeffekt scheinen solche Thiosemicarba-zone zu entfalten, die Benzol-, Thiophen-, Pyridin-, Chinolin- oder Isatingruppen enthalten. Die =N-NH-CS-NH$_2$-Gruppe und das Vorhandensein einer cyclischen Komponente scheint für diese Wirkung wesentlich zu sein.

Die Malonsäure (COOH·CH$_2$·COOH) zeigt einen gewissen Hemmeffekt gegenüber Influenzavirus, der anscheinend gleichzeitig mit einer Beeinflussung der Zellatmung im Wirts-gewebe einhergeht (wahrscheinlich über eine Inhibition der Bernsteinsäuredehydrase). RITIS u. Mitarb. (1957) sahen eine Vermehrungshemmung des Influenzavirus durch Maleinsäureimid.

DICKINSON und THOMPSON (1957) beobachteten ebenfalls eine Hemmwirkung auf das Influenzavirus, und zwar nach Applikation von Threo-β-Phenylserin. Die Hemmung fand während der ersten Hälfte der Latenzphase statt und konnte durch Zufuhr von Phenylalanin aufgehoben werden. Threophenylserin besitzt dieselbe Threokonfiguration wie Chloromycetin.

Mit Stoffen der Triphenylmethan-(CH(C$_6$H$_5$)$_3$)-Reihe vermochten KAUSCHE u.Mitarb. (1950) einen Hemmeffekt bei Viren zu erzielen.

Verschiedene aromatische Polysulfonsäure-Derivate — Monosulfonsäure: C$_6$H$_5$SO$_3$H — besitzen eine Antivirus-Wirkung gegenüber Stämmen des Influenza- und Newcastle-Disease-Virus (in Chorionallantois-Kulturen). Nach NEHER und KRADOLFER (1955) geht dieser Effekt entweder auf eine Hemmung der Liberationsphase oder auf physikalisch-chemische Reak-tionen an den Zellgrenzflächen (dadurch dann Beeinflussung der Virusbindung an die Re-ceptorsubstanz) zurück.

SCHMIDT (1956) stellte fest, daß ein mit p-Chlormercuribenzoësäure (Monochlorbenzoë-säure: C$_6$H$_4$·Cl·COOH) als SH-Blocker versetztes Tumorfiltrat des virusbedingten Rous-Sarkoms nach Übertragung auf Küken keine Tumoren mehr hervorrief. Durch einen 20fachen Cystein-Überschuß konnte dieser Effekt rückgängig gemacht werden. RITIS u. Mitarb. (1957) diskutierten auch für das oben erwähnte Maleinsäureimid die Möglichkeit einer SH-Gruppen-Beeinflussung. BRAUN und KÖRTGE (1955) vermochten mit BAL (2,3-Dithiopropanol) den Ablauf akuter Virushepatitiden des Menschen nicht abzuschwächen.

Derivate des Acridins sollen das Vaccine- und Lymphogranuloma ingui-

nale-Virus (Eikulturen) an der Vermehrung hindern können [z. B. das 6-Nitro-2,3-dimethyl-9(2'-phenyl-4'-diäthylaminobutylamino)-acridin]. Die Acridine sind Fermentinhibitoren. Es ist möglich, daß die Wirkung über eine Schädigung des Zellstoffwechsels erfolgt. Andere Fer-

I 2,5-Dimethyl-Benzimidazol

II 5,6-Dichloro-1-β-d-ribofuranosyl-Benzimidazol

menthemmer (Cyanide, Jodessigsäure) besitzen z. T. auch Antivirus-Wirkung. Die Versuchs-anordnung einiger Autoren schließt allerdings nicht aus, daß der virucide Effekt (im Sinne eines Desinfektionsmittels) durch direkten Kontakt verursacht wurde.

TAMM und OVERMAN (1957) prüften die Wirksamkeit von Benzimidazolen gegenüber Variolavaccine- und Influenza B-Virus in Chorionallantois-Kulturen. Zwei Verbindungen (2,5-Dimethyl und 5,6-Dichloro-1-β-d-ribofuranosyl-Benzimidazol) waren besonders wirksam, und zwar dann, wenn sie im Anschluß an die Adsorptionsphase appliziert wurden. Beide Stoffe schienen die Nucleinsäuresynthese der Viren direkt zu beeinflussen (Formeln I, II: S. 57).

Besondere Aufmerksamkeit wird in letzter Zeit der experimentellen Therapie mit *Purinderivaten* geschenkt. Viren bestehen im wesentlichen aus Proteinen und Nucleinsäuren, die Purin- oder Pyrimidinbasen enthalten. Möglicherweise gelingt es durch Zufuhr von bestimmten Purin- oder Pyrimidinderivaten die Virussynthese in der Wirtszelle in für den Erreger ungünstiger Weise zu beeinflussen und von diesem diejenigen Aufbaustoffe (Nucleotide) fernzuhalten, die er zur Produktion neuer, virulenter Elemente benötigt. THOMPSON u. Mitarb. (1950, 1951) sowie MINTON u. Mitarb. (1953) u. a. fanden, daß mehrere Purinabkömmlinge z. B. die Variolavaccinevirus-Vermehrung in der Eikultur zu hemmen vermögen. Wirksame

Verbindungen waren u. a. 2,6-Diaminopurin[1],

5-(2′,4′-Dichlorophenoxy)-4-hydroxy-2-mercaptopyrimidin,   3-Methylallantoin, 3-Äthylallantoin und 1,3-Dimethyluracil.

Eine andere therapeutische Möglichkeit als die Beeinflussung der Virussynthese bietet die Verhinderung der Adsorption der Virus-Elementarkörperchen an die Zelle. Dies müßte entweder durch Hemmung des receptorzerstörenden Enzyms auf der Virusoberfläche oder aber durch Blockade der Receptorsubstanzen von Polysaccharid-Natur der Wirtszellen geschehen, bzw. durch Verabfolgung von isoliertem receptorzerstörenden Enzym, das beispielsweise aus Choleravibrionen gewinnbar ist. Durch intranasale Applikation von Polysacchariden oder von receptorzerstörendem Enzym ist tatsächlich die Verhinderung einer Infektion mit dem Influenzavirus im Tierversuch möglich, wobei im ersten Falle an Stelle des Receptors ein strukturell ähnliches Polysaccharid abgebaut und die Zelle somit geschützt wird. Im zweiten Falle werden hingegen die Receptoren durch das isolierte Enzym abgebaut. Dadurch wird eine Virus-Adsorption ebenfalls unmög-lich gemacht. Bisher gibt es jedoch noch kein entsprechendes Verfahren, das zur Prophylaxe von Viruskrankheiten des Menschen geeignet wäre.

HUMMEL und REIMOLD (1954) erweiterten die Vorstellungen über die *Receptorblockade* durch die Annahme, daß für die Bindung polymerer Stoffe an Viren eine bestimmte stereo-chemische Abstimmung zwischen den miteinander reagierenden Oberflächen vorhanden sein muß. Theoretisch müßten dann auch Polymere, die nicht zu den Polysacchariden zählen, mit dem receptorzerstörenden Enzym reagieren können. So fanden die Autoren, daß Poly-galakturonsäure-Abkömmlinge die Vermehrung muriner Poliomyelitisstämme hemmten. In diesem Zusammenhang sei noch erwähnt, daß KIKUTH, BOCK und GÖNNERT (1948) fest-stellten, daß der Infektiositätstiter einer Virussuspension um 2—3 Zehnerpotenzen abnimmt, wenn diese vor der Infektion mit einer Kollidonlösung (Kollidon: Polymerisationsprodukt des Polyvinylpyrrolidons) versetzt wurde. Die Mäuse wurden mit Ektromelie, Louping ill, lympho-cytärer Choriomeningitis, Lymphogranuloma inguinale, Bronchopneumonie und murinem Fleckfieber infiziert und den Virus-Suspensionen jeweils das Kollidon zugegeben.

[1] Die Wirkung von 2,6-Diaminopurin kann z. T. durch Adenin-Gaben wieder aufgehoben werden. Der Hemmeffekt durch Aminosäuren (z. B. Antivirus-Effekt durch Lysin bzw. Histidin) hängt möglicherweise mit dem Phosphatstoffwechsel zusammen. Auch die Hem-mung der Virusvermehrung durch Lysin und Histidin kann durch andere Aminosäuren (z. B. Methionin, Leucin, Tyrosin) unterbunden werden.

c) Die Virusdesinfektion (Kontaktwirkung)

Ein Hauptanliegen der präventiven Medizin ist die Desinfektion von Krankheitserregern. Die Feststellung der Kontaktbeeinflussung von Viren — etwa nach Art der Prüfung von Desinfektionsmitteln auf bactericide Wirkung — erfordert besondere Tests, die sich in der Regel auf Tierversuche (auch Eikulturen, siehe: BRAHMS, LIPPELT und MÜLLER 1955 sowie GRAFE und HAUSSMANN 1957 u. a.) stützen und mit minutiöser Technik durchgeführt werden müssen. BINGEL (1957) hat Vorschläge zur Standardisierung der Virusdesinfektionsmittelprüfungen angegeben und eine Übersicht über die Wirkungsspektren der bisher bekannten Präparate zusammengestellt. Die Prüfungsmethoden können hier nicht im einzelnen dargestellt werden. Im Prinzip beruhen sie darauf, daß die zu prüfende Substanz unter definierten Bedingungen mit einer Virus-Suspension zusammengebracht und anschließend dieses Gemisch Versuchstieren (bzw. Bruteiern) eingeimpft wird. Vom Ausmaß der dann noch festgestellten Virusvermehrung (Konzentrationsreihen) kann auf die Wirksamkeit der getesteten chemischen Verbindungen geschlossen werden.

Je größer die Viren sind, desto mehr nähert sich ihre Empfindlichkeit bakteriellen Desinfektionsmitteln gegenüber derjenigen von vegetativen Bakterien. Hingegen weicht die Resistenz kleiner Virusarten oft von derjenigen vegetativer Bakterien ab. Selbst gegen stark bactericide Mittel sind kleine Viren häufig resistent (BINGEL 1957). Es gibt aber Stoffe, die gleich gut bactericid und virucid wirken.

Bisher ist die Auswahl virusspezifischer Desinfektionsmittel noch nicht sehr groß. Ultraviolette Strahlen wirken gut virucid, ebenfalls Formalin und Quecksilber (etwa in Form des $HgCl_2$) sowie Jod und Chlor. Phenolkörper beeinflussen vor allem große und mittlere Virusarten. Auch einige Reduktionsmittel besitzen virucide Eigenschaften. Wärme wirkt auf Viren ähnlich wie auf vegetative Bakterien; (siehe BOCK 1956: zur Thermoresistenz der Viren; weiter auch: GÖNNERT und BOCK 1955). Sehr gute Virucidie — auch auf kleine Virusformen — zeigen Galle und gallensaure Salze. Inaktivierenden Effekt besitzen u. a. Äthylalkohol (BRAHMS, LIPPELT und MÜLLER 1955) — zumindest im Sinne einer Minderung der Infektiosität — weiter: Acerin und bestimmte pflanzliche Tannine (FISCHER, GARDELL und JORPES 1954), Kongorot, Trypanrot und Formaldehyd-Laktose (DREES 1956); viele weitere Stoffe siehe bei BINGEL (1957) sowie bei GÖNNERT und BOCK (1956). Die virucide Wirkung zahlreicher chemischer Verbindungen beruht ausschließlich auf einem p_H-Effekt (GÖNNERT und BOCK 1956).

Eine bemerkenswerte Form der Kontaktbeeinflussung von Viren konnten KRADOLFER und WYLER (1957) nachweisen. Sie beobachteten eine photoaktivierbare Antiviruswirkung von *Porphyrinen*. Es zeigte sich, daß verschiedene Stämme von Influenza-, Newcastle- und Ektromelie-Virus ihre Infektiosität verloren, wenn die Virus-Suspensionen (aus Allantoisflüssigkeit oder Organen) mit geringen Konzentrationen von Deuteroporphyrin zusammen dem Tageslicht ausgesetzt werden. Bei Influenzavirus A (PR 8-Stamm) nahmen Infektiosität, Antigenität und Haemagglutinationstiter bei gegebener Porphyrinkonzentration mit der Belichtungsdauer in zunehmendem Maße ab. Andere Virusarten (Coliphagen, Columbia SK-Virus) verhielten sich Deuteroporphyrineinwirkung und nachfolgender Belichtung gegenüber resistent.

Die Methode der *Raumluftdesinfektion* erlangt vor allem bei der Verhütung solcher Viruskrankheiten Bedeutung, die durch Tröpfcheninfektion oder Staubinhalation (z. B. Influenza, Masern, Poliomyelitis) übertragen werden. Raumluftdesinfektionsmittel, die hinsichtlich ihrer Bactericidie bereits erprobt sind, wirken durchweg auch ausreichend virucid (BINGEL 1957). Einige *Aerosole* (Triäthylen-glykoldämpfe, Hypochloridnebel) sind vielen Virusarten gegenüber wirksam. Über die Anwendung der Aerosole zur Verhinderung von Sprühinfektionen sind auf dem Gebiet der Viruskrankheiten des Menschen noch keine genügenden praktischen Erfahrungen gesammelt worden. Doch dürften sich hier noch aus-sichtsreiche Möglichkeiten entwickeln.

Überblickt man die oben zusammengestellten Daten, die die Situation der xperimentellen Virustherapie in Umrissen wiedergeben, so wird deutlich, daß sich aus dem Ablauf der Virusvermehrung die verschiedenen Behandlungsmöglich-keiten ableiten. Im extracellulären Stadium sind die freien Virus-Elementarkörper durch Kontaktwirkung (z. B. Formalin, Jod, Aerosole) zerstörbar. Die prak-tische Anwendung beim Menschen befindet sich noch in den ersten Anfängen.

Auch in der Adsorptionsphase (Bindung des Virus an die Receptorsubstanz der Wirtszelle) wäre die Durchführung prophylaktischer Maßnahmen noch denkbar; (Receptorblockade durch Polysaccharide, Applikation von isoliertem receptor-zerstörenden Enzym). Im Tierversuch ließ sich diese Hypothese in gewissem Um-fang beweisen, therapeutische Konsequenzen für die Verhältnisse des Menschen besitzt sie bis jetzt jedoch noch nicht.

Die Virussynthese selbst, die intracelluläre Multiplikation des Virus, würde die meisten Möglichkeiten für einen chemotherapeutischen Eingriff bieten. Die großen Virusarten (Cysticeten) können durch mehrere Antibiotica, z. T. auch durch Sul-fonamide, in ihrer Vermehrung überzeugend gehemmt werden, nicht jedoch die kleinen, organismischen Viren. Für Infektionen durch letztere sind die Behand-lungsaussichten ähnlich wie sie etwa bei der Bekämpfung bakterieller Infektionen vor der Sulfonamid- und Antibiotica-Ära waren (GÖNNERT 1952). Eine *spezifische Virustherapie* gibt es noch nicht. Durch zahlreiche symptomatische Maßnahmen kann hingegen der Verlauf vieler Viruskrankheiten gemildert werden; (Terrainände-rung durch Röntgenbestrahlung, Ultraschall, Kreislaufmittel, Antipyretica, Sedati-va, antiphlogistischer Effekt durch Irgapyrin sowie Bewahrung vor Permeabilitäts-schwächen der Capillar- und Zellmembranen durch das gleiche Mittel (BAMBERG 1957), Beeinflussung des vegetativen Nervensystems usw.). Auf bewährte „un-spezifische" Behandlungsmethoden soll im Teil B des Beitrags hingewiesen werden, und zwar jeweils im Abschnitt „Therapie" der verschiedenen Viruskrankheiten. Hier sei jedoch schon erwähnt, daß die Verhinderung oder Beseitigung einer bak-teriellen Sekundärinfektion durch lokale und/oder innere Verabfolgung von Sul-fonamiden bzw. Antibiotica („*Abschirmfunktion*" nach MIESCHER) den sonst schwereren Verlauf vieler Viruskrankheiten abschwächen kann, ohne daß ein virustatischer Effekt vorliegen muß.

d) Immunisation

Eine natürliche Immunität, die besser als *Resistenz* oder ererbtes, genotypisches Gefeitsein bezeichnet wird, gibt es gegenüber allen Viruskrankheiten. Bisher ist keine Virusart gefunden worden, die für alle Warmblüter (Mensch, Säugetiere und Vögel) infektiös ist. Für jedes Virus erweisen sich bestimmte Species (der Mensch oder Tierarten) als refraktär. Die Artenspezifität stellt allerdings keine unveränderliche Eigenschaft dar. Die Variabilität der Viren vermag die Resi-stenz gewisser Tierarten zu überwinden.

Die natürliche Resistenz wird durch mehrere Faktoren verursacht, von denen einige bekannt sind, so z. B. die Körpertemperatur, Unterschiede im Zellstoff-

wechsel und das Properdin, aber auch individuelle Eigenschaften (Alter, Funktions-
zustand des RES usw.). Ob die anscheinend ohne Antigenwirkung im menschlichen
Organismus vorhandenen sog. „Normalantikörper" für die Ausbildung der natürlichen Resistenz Virusinfektionen gegenüber eine Rolle spielen, ist bisher unbekannt.

Virusneutralisierende Antikörper gelangen während der Gravidität vom mütterlichen Organismus diaplacentar in den Embryo. Das Neugeborene[1] ist daher in
den ersten Lebenswochen bzw. -monaten gegen eine Anzahl von Virusinfektionen
relativ immun (z. B. gegen Masern, Influenza).

Dadurch, daß die Virus-Elementarkörperchen in die Wirtszellen eindringen,
(im Gegensatz zu Bakterien, bei denen dies nur passiv in Form der Phagocytose
vonstatten geht), nicht hingegen die Antikörpermoleküle, ist die Rolle des Antikörpers bei Virusinfektionen eine andere als bei Krankheiten, die durch Bakterien
hervorgerufen werden (SCHMIDT 1955). In der ersten Phase der Virusinfektion
kommt es zunächst nur zur Neutralisation der Erreger (Antigen-Antikörper-Bindung, die anfänglich unter bestimmten Versuchsbedingungen wieder gelöst werden
kann), dann zu einer Autosterilisation des Gewebes und erst im späteren Verlauf
der Krankheit zur Inaktivierung und Zerstörung des Virus.

Die *erworbene* lebenslängliche oder sehr langwährende *Immunität*[2] nach Überstehen mancher Viruskrankheiten (z. B. nach Pocken, Masern, Gelbfieber) führte
bisweilen zur Annahme, daß alle Virusinfektionen eine *Dauerimmunität* bewirken
müssen. Das ist keineswegs der Fall! So hinterläßt die Influenza nur kurze und
außerdem typenspezifische Immunität. Beim Schnupfen (common cold) konnten
bisher überhaupt keine Antikörper nachgewiesen werden — und es ist fraglich, ob
er spezifische immunisatorische Vorgänge auslöst.

Eiweißstoffe können antigen wirken, d. h. sie besitzen die Fähigkeit im Warm-
blüterorganismus Antikörper zu erzeugen (Antigen = „Anti-somato-gen"; nicht
jedes Eiweiß ist ein Antigen, nicht z. B. die Gelatine). „Die Antikörper reagieren
am vollständigsten mit dem homologen Antigen, durch das sie gebildet wurden,
weniger vollständig mit einem verwandten heterologen und gar nicht mit einem
fremden Antigen" (SCHRAMM 1954).

Die Bildung der Antikörper ist ein cellulärer Vorgang, der nach dem Eindringen
des Antigens in bestimmte Zellen beginnt. Da es sich bei den Antigenen um relativ
große Moleküle handelt (Proteine, Kohlehydrate, Kohlehydrat-Protein-Komplexe),
können sie nur von Zellen aufgenommen werden, die phagocytieren und durch das
im Cytoplasma eingelagerte Antigen in ihrer Vitalität nicht gemindert werden
(SCHMIDT 1955). Die Produktion von Antikörpern in den Zellen und ihre Ausstoßung aus letzteren sind zeitlich getrennte Vorgänge. Antikörper sind modifizierte Globuline. Das Problem ihrer Synthese liegt in der Frage, wie sie unter der
Antigeneinwirkung ihre Spezifität verliehen bekommen, die sie von normalen
Globulinen unterscheidet. Auf die Theorien über die Antikörperbildung (s. PAU-
LING 1947) kann hier nicht eingegangen werden. Völlig ungeklärt ist noch, wie
sich im Zellinneren die Antikörper vom Antigen trennen.

Die Dauer der Antikörperbildung ist unterschiedlich. Solange ein Antigen-
partikel im Cytoplasma die Existenz der Zelle nicht gefährdet, muß es nicht
zwangsläufig vernichtet werden (z. B. durch enzymatischen Abbau). Es gibt

---

[1] Passive (begrenzte) Immunisierung des Säuglings ist auch durch die Aufnahme von
Colostrum möglich.

[2] „Immunität" ist ganz allgemein die Fähigkeit eines Organismus, die Empfänglichkeit für
bestimmte lebende oder tote, organische oder anorganische Stoffe herabzusetzen oder aufzuheben (KITTSTEINER 1955). HÖRING (1959) definiert die Immunität als erworbene Fähigkeit,
trotz Infektion mit einem Erreger nicht krank zu werden.

dauerhafte Antigen-Zell-Symbiosen, beispielsweise beim Herpes simplex. Dies mag die Ursache für die *Persistenz der Antikörper* nach dem ersten Befall des menschlichen Organismus mit dem Herpes simplex-Virus sein.

Im Gegensatz zur Antikörper-Persistenz handelt es sich bei der sog. „*anamnestischen Reaktion*" um die erneute Abgabe von solchen Antikörpern nach einem (z. B. unspezifischen!) Reiz, die in präformiertem Zustand bereits in den Zellen vorhanden waren — (auf Grund einer früheren Infektion). Ein Kaninchen z. B., das gegen Typhus immunisiert wurde, weist nach einer gewissen Zeit im Blut keine Agglutinine mehr auf. Wenn man dem Tier dann Omnadin injiziert (unspez. Reiz!), so treten wieder nachweisbare Agglutinine im Blut auf. Solche anamnestische Reaktionen gibt es auch nach Virusinfektionen. Für die virusserologische Diagnostik ergeben sich daraus manche Schwierigkeiten.

Die Virus-Antigene verfügen im allgemeinen über eine sehr gute antikörperbildende Potenz (LURIA 1953). Über quantitative immunchemische Untersuchungen der Virusarten, auf die hier nicht eingegangen werden kann, orientiert eine Arbeit von SCHRAMM (1952).

Über den Ort der Antikörperproduktion divergieren die Ansichten z. T. noch erheblich. Grundsätzlich bestehen zwei Möglichkeiten: Antikörper bilden sich im Gefäßsystem durch einen Antigeneffekt auf die Globuline — und: Antikörper werden in den Zellen, die Globuline synthetisieren, durch die diese Synthese modifizierenden Antigene hervorgerufen.

Die Mehrzahl der Autoren glaubt an die Bildung der Antikörper in den Zellen des RES. Aber auch ein lymphoider Ursprung der Antikörper wird für möglich gehalten; (für Antikörperbildung im lymphatischen Apparat sprechen die Untersuchungen von KLIMA und BEYREDER 1955 u. a.; weitere Argumente sind die lymphatische Reaktion bei Viruskrankheiten, charakteristische Veränderungen der Lymphocyten usw.). Vielfach wird die Antikörpersynthese als Funktion der Plasmazellen angesehen, z. B. von EHRICH u. Mitarb. (1949). Experimentell konnte beispielsweise das Auftreten der Antikörper im Blutserum zum Zeitpunkt der stärksten Plasmazellenhyperplasie beobachtet werden.

Die Haut wird gleichfalls als ein Ort der Antikörperbildung betrachtet (Beziehungen zwischen Haut und RES). Die Bedeutung der Haut für die Abwehr von Infektionen und für die Symptomatologie der Infektionskrankheiten ist ohne jeden Zweifel groß (ROBERT 1948, 1949). Eventuell kommen außer den Zellen des RES, den Plasmazellen und Lymphocyten noch Histiocyten und Epitheloidzellen für die Produktion von Antikörpern in Betracht. Kranke mit malignen Lymphomen sind übrigens schlechte Antikörperbildner. (Über die Lokalisation der Antikörper in den einzelnen Globulinfraktionen der Immunseren s. bei SCHEIFFARTH u. Mitarb. 1956.)

Da es — im Gegensatz zu den meisten bakteriellen Infektionen — bei vielen Viruskrankheiten schon vor der Manifestation zum Eindringen der Erreger in die Blutbahn kommen kann (primäre Virämie), setzt für gewöhnlich auch die Antikörperbildung schneller ein. Nach der zweiten Virämie zeigt letztere eine bedeutende Zunahme (Titeranstieg). Die fortschreitende Eliminierung der Virus-Elementarkörperchen aus dem zirkulierenden Blute (Antigenschwund), die wohl in erster Linie durch Antigen-Antikörper-Bindung bedingt wird, kann durch bestimmte Nachweismethoden in ihrem Verlauf erfaßt werden. Wenn die Antigenkonzentration des Blutes ihr Minimum erreicht hat, befindet sich die Antikörperbildung auf dem Höhepunkt. Auch nach völliger Beseitigung des Antigens sinkt die Antikörperkonzentration des Blutes (bei vielen Viruskrankheiten) nur langsam ab. Für die serologische Diagnostik ist der Nachweis persistierender Antikörper von geringerem Wert als derjenige von flüchtigen, die frühzeitig auftreten und schon bald nach Abklingen der Infektion aus dem Blut verschwinden. (Siehe hierzu den Abschnitt über Virus-Diagnostik!)

Die erworbene Immunität beruht sicher nicht ausschließlich auf dem Vorhandensein zirkulierender Antikörper. Es ist bekannt, daß z. B. schutzgeimpfte Menschen noch zu einer Zeit immun sein können, in der Antikörper nicht mehr im Blut festgestellt werden können. Es scheint demnach auch eine celluläre Immunität zu geben (so gelang es bei bestimmter Versuchsanordnung Antikörperbildung in Gewebekulturen zu erzielen). Die Existenz der Gewebsimmunität bei Virosen ist noch umstritten. Die Mitwirkung von *sessilen (Gewebs)-Antikörpern* am Zustandekommen der Virus-Immunität ist wahrscheinlich nicht generell erforderlich, sondern wird sich vielleicht nur auf bestimmte Viruskrankheiten (evtl. sogar auf bestimmte Gewebe) beschränken (SINKOVICS 1956)[1].

Das Virus-*Antigen* ist kein einheitlicher Stoff, sondern setzt sich aus mehreren Komponenten zusammen (u. U. Antigengemische). Die komplexe Struktur der Virusantigene bedingt nicht, daß „trennbare Virusantigene" in einem Molekül erwartet werden müssen. Es können vielmehr in einem Eiweißmolekül verschiedene „Antigen-Determinanten" in Form spezifischer chemischer Gruppen bzw. Konfigurationen vertreten sein, von denen jede eine, für sie selbst spezifische Antikörpersynthese induziert (HANNOUN 1956). Bei den meisten Virusarten lassen sich mindestens zwei Antigene nachweisen: das nichtinfektiöse, „lösliche" (soluble: *S*-Antigen) ist im allgemeinen typenspezifisch, verschiedentlich auch artspezifisch (HENNESSEN 1955), und das corpusculäre, infektiöse (*V*iruspartikel-: *V*-Antigen) ist oft stammspezifisch und für die Ausbildung der Infektionsimmunität sowie die Produktion neutralisierender Antikörper verantwortlich. Das lösliche Antigen hat keine immunisatorische, aber große serodiagnostische Bedeutung. Das V-Antigen kann (z. B. beim Influenzavirus) abzentrifugiert werden. Es sedimentiert relativ schnell und läßt sich so vom S-Antigen trennen. Bei einigen Virusarten vermag das V-Antigen zu hämagglutinieren, bei anderen bildet das Haemagglutinin eine eigene Komponente. Manche Virusarten enthalten nicht nur diese beiden Antigen-Bestandteile, sondern sind noch komplexer aufgebaut; (z. B. das Vaccinevirus: Die nichtinfektiöse Antigenfraktion dieses Virus ist der LS-Komplex, der löslich ist und von den anderen Komponenten durch Zentrifugieren abgetrennt werden kann. Der eine Anteil dieses „LS"-Komplexes ist hitze*l*abil („*L*"), der andere hitze*s*tabil („*S*"). Die zweite Antigenfraktion ist durch Alkaliextraktion gewinnbar und besteht aus Nucleoproteiden (Nucleoproteid-Antigen). Einen dritten Bestandteil des Gesamtantigens stellt das Hämagglutinin dar).

Da die meisten Antigene, wie gezeigt wurde, eine Reihe verschiedener serologischer Wirkgruppen enthalten, erzeugen sie im allgemeinen eine Schar von *Antikörpern*, die Unterschiede in ihrer Spezifität und ihren übrigen serologischen Eigenschaften aufweisen. Stimmen zwei Antigene nicht vollkommen überein, so werden aus dieser Schar jeweils nur die vollständig passenden Antikörper gebunden. Es bleibt ein Rest, der nur vom homologen Antigen adsorbiert werden kann. SCHRAMM (1954) wies darauf hin, daß sich hierdurch auch der Proteinchemie eine zusätzliche Möglichkeit bietet, die völlige oder aber nur partielle Identität in der

---

[1] Vielleicht können solche und ähnliche Fragen künftig mit der unter anderem von REMKY (1959) entwickelten Methode näher untersucht werden, die eine ätiologische Diagnostik umschriebener Entzündungsprozesse durch vergleichende serologische Untersuchungen erlaubt, welche auf einen lokalen Verbrauch von Antikörpern hinweisen. Das Verfahren eignet sich vor allem für Schrankensysteme (z. B. Blut-Liquor-Hirn). Vielleicht lassen sich mit ihm auch pathogenetische Fragen der postvaccinalen Encephalitis lösen.

Zusammensetzung zweier Stoffe festzustellen und z. B. den Grad der Verwandtschaft zwischen zwei Antigenen quantitativ festzulegen[1].

Als Reaktion auf die „löslichen" Antigene, die nicht immer einheitlicher Natur
sind, werden komplementbindende, z. T. auch agglutinierende (bei großen Viren!)
Antikörper verursacht, die nicht oder nur sehr gering zu neutralisieren vermögen.
Die Natur der neutralisierenden Antikörper ist noch weitgehend unbekannt. Allgemein wird angenommen, daß das Virus selbst die Bildung der in vivo und in
vitro neutralisierenden Antikörper steuert.

Auf das Hämagglutinin hin werden Antihämagglutinine hervorgerufen, also
die Hämagglutination hemmende Antikörper (s. Übersicht bei NASEMANN 1956).

Für die Verschiedenheit der Antikörper spricht auch, daß für sie unterschied-
liche Endtiter (beim selben Individuum) gefunden werden. Durch große Viren und
Rickettsien können im Organismus auch agglutinierende und präcipitierende
Antikörper entstehen.

Nach Infektionen mit dem Variola vera- oder dem Vaccine-Virus wird im
Serum zunächst, etwa am 5. Krankheitstag, der virusneutralisierende Antikörper
nachweisbar. Ungefähr am 10. Tag nach Krankheitsbeginn erscheinen die
hämagglutinationshemmenden und komplementbindenden Antikörper. Die
beiden letzteren verschwinden bald (etwa nach 9 bis 12 Monaten) wieder aus dem
Blut, während der neutralisierende Antikörper noch mehrere Jahre persistiert und
festgestellt werden kann (Neutralisationstest). Die Termine des ersten Auftretens
der verschiedenen Antikörper variieren in gewissen Grenzen. Immer aber sind die
komplementbindenden flüchtiger als die neutralisierenden Antikörper.

Außer den spezifisch wirkenden Antigenen gibt es solche, die nicht nur gegen
sie selbst gerichtete (gleichfalls spezifische) Antikörper hervorlocken, sondern noch
weitere, die nicht nur auf das zugehörige Antigen, sondern auch auf andere Stoffe
einwirken. Diese heterogenetischen Antikörper kommen u. a. bei der infektiösen
Mononucleose vor. Im Verlauf dieser Krankheit werden Agglutinine gegen
Schaferythrocyten (heterogenetische Agglutinine) gebildet.

Einige Virusarten (z. B. Influenza), einige Cysticeten und Rickettsien besitzen
toxische Eigenschaften. Die Toxine dieser Erreger sind an die Organismen selbst
gebunden und werden aus deren Körpern nicht ausgeschieden (Endotoxine). Die
Virusendotoxine sind wärmeempfindlich. Mit Formalin-behandelten, großen
Viren ist die Bildung toxinneutralisierender Immunseren möglich. Bei Rickettsien
besteht z. T. das Phänomen der gekreuzten Toxinneutralisierung (durch gegen-
einander gerichtetes Immunserum), bei den großen Viren (Lymphogranuloma
inguinale, Psittakose) und den Influenza-Virusarten nicht (SINKOVICS 1956).

Wie PILLEMER (1955) zeigen konnte, ist der hochmolekulare Bluteiweiß-
körper *Properdin*, der sich bei Mensch und Warmblütern findet, für die Bactericidie frischer Seren verantwortlich[2]. In den letzten Jahren wurde das Properdin-
System eingehend untersucht. Dieses Serumprotein vermag in das Komplement-
system einzugreifen und unter bestimmten Voraussetzungen (Magnesiumionen,
Zymosan, 37^0 C) die C'_3-Komponente desselben zu inaktivieren. Properdin wirkt
z. B. bactericid gegen Coli- und Ruhrbakterien, virucid u. a. gegen das Newcastle-Virus. Es kann auch Toxoplasmen abtöten.

---

[1] Es gibt zwischen Antigenen auch Antagonismus und Synergismus. So war es möglich,
den immunogenen Wert von Influenza-Antigenen (bestimmter Influenza-Impfstoffe) durch
Kulturbestandteile des M. butyricum um ein Vielfaches zu verbessern.

[2] Wie komplex dieses Problem ist, mag aus der Tatsache hervorgehen, daß PILLEMER
kurz vor seinem Tode sagte, daß das von ihm beschriebene Properdin-System wohl nur eines
in einer Milchstraße ähnlicher Systeme darstellt (s. hierzu die Arbeit von LANG 1959). Die
Entdeckung des Properdins brachte aber einen theoretischen Fortschritt in der Analyse
der Kräfte, die bei der anticellulären Serumwirkung auftreten.

Diese Neutralisation von Influenza-, Mumps- und Newcastle-Virus vollzieht sich ohne Gegenwart von Virus-Antikörpern. Von letzteren unterscheidet sich das Properdin vor allem durch den Mangel an serologischer Spezifität. Es ist maßgeblich an der „unspezifischen" Abwehrfunktion des Blutes beteiligt. Properdin ist nur dann wirksam, wenn die 4 Komplement-Fraktionen C_1', C_2', C_3' und C_4' sowie Mg-Ionen anwesend sind.

Veränderungen des Serumproperdingehaltes wurden bei verschiedenen Krankheiten beobachtet (BRÜCKEL u. Mitarb. 1957). Untersuchungen durch analytische und präparative Papierelektrophorese zeigten, daß Properdin bei einem p_H von 8,9 dieselbe Wanderungsgeschwindigkeit wie γ-Globulin besitzt (LINDNER 1957). Das Absorptionsspektrum der Properdinlösung gleicht demjenigen eines einfachen Proteins mit einem Absorptionsmaximum bei 278 mμ[1]. Der spezifische Extinktionskoeffizient beträgt 15 (LINDER 1957). Die weiteren Eigenschaften des Properdinsystems können Arbeiten von PILLEMER u. Mitarb. (1954, 1955 und 1956), HINZ, JORDAN und PILLEMER (1956) sowie von WARDLAW und PILLEMER (1956) entnommen werden. Properdin besitzt für die natürliche Immunität große Bedeutung (PILLEMER 1955 und ROWLEY 1955).

Wie die Arbeitskreise um PILLEMER und ROWLEY sowie LINDER (1957) zeigen konnten, sinkt der Properdinspiegel im Blut nach Ganzkörperbestrahlungen von Mäusen und Ratten (z.B. mit 500 r bei der Ratte um 50% schon 3 Tage nach der Radiatio; nach 8 Tagen Abfall auf ein Drittel der Norm; Anstieg der Werte erst nach 14 Tagen). Bei gleicher Dosis ist der Properdinabfall von der Härte der angewandten Strahlung unabhängig. Bei der Infektionsabwehr nach Röntgenbestrahlungen spielt Properdin fraglos eine Rolle. Die zukünftige medizinische Bedeutung dieses Stoffes liegt in der doppelten Möglichkeit begründet, 1. durch Injektion der gereinigten Substanz eine unspezifische Resistenzsteigerung des menschlichen Organismus (z.B. auch gegen Virusinfektionen) zu erzielen und 2. in gleicher Weise einen gewissen Schutz gegen Bestrahlungsschäden erreichen zu können.

Bei schwerwiegenden Störungen der Bluteiweißbildung — wie z.B. beim Krankheitsbild der *Agammaglobulinämie*[2], bei dem in einigen Fällen gleichzeitig ein Mangel an Properdin nachgewiesen wurde — können andererseits normale oder fast normale Serumproperdinspiegel vorhanden sein (BRÜCKEL u. Mitarb. 1957). Erwerben Menschen mit einer Agammaglobulinämie (und womöglich damit vergesellschaftetem Fehlen des Properdinsystems) eine Virusinfektion, so kann diese ganz besonders schwer verlaufen (Todesfälle infolge Mangel an Antikörperproduktion). Auf solche speziellen Vorkommnisse wird im Teil B dieses Beitrags eingegangen. Bisher sind etwa 70 Fälle von Agammaglobulinämie beschrieben worden (BARRETT und VOLWILER 1957).

e) Prophylaxe gegen Virusinfektionen (Impfmaßnahmen)

Impfungen mit lebenden, aber abgeschwächten Krankheitserregern (Vaccinen) zur Erzeugung einer Immunität sind unsere beste Waffe gegen Seuchen. Dieses trifft sowohl für einen Teil der Bakterieninfektionen als auch für die Viruskrankheiten zu.

Eine gute *Vaccine* muß mehrere Voraussetzungen erfüllen:

1. Bei üblicher Anwendungsweise muß sie unschädlich sein.

2. Das Virus muß durch Abschwächung so modifiziert sein, daß es einerseits für den Organismus des Impflings ungefährlich ist, andererseits nicht auf andere Individuen übertragen werden kann.

3. Der Impfstoff muß frei von jeder Verunreinigung durch andere Viren, Rickettsien oder Bakterien sein und bleiben.

4. Die Vaccine muß weiter ausreichende Antigenmengen enthalten, um stets gute Immunisierung zu bewirken.

5. Der Impfstoff muß vor der Anwendung quantitativ und qualitativ (mikrobiologisch) geprüft werden.

---

[1] Menschliches Properdin ist ein Euglobulin mit einem Molekulargewicht von mindestens 1 Million. Seine Konzentration im Plasma beträgt ungefähr 0,002%. Im Serum wird es durch 56°C (30 min) zerstört, gereinigtes Properdin hält hingegen gleichlanges Erhitzen auf 66°C aus (RUHENSTROTH 1955).

[2] Erstbeschreibung der Agammaglobulinämie durch BRUTON (1952). Über die 4 Formen dieses Krankheitsbildes s. bei BARRETT und VOLWILER (1957), über Agammaglobulinämie beim Erwachsenen bei DIECKMANN u. Mitarb. (1957) sowie bei SCHULTZE-JAHN und BORCHERS (1957).

6. Die Vaccine muß gut haltbar sein.

7. Der Impfstoff soll möglichst mittels einfacher Verfahren gewinnbar sein, so daß er in genügenden Mengen zur Verfügung steht und die Durchführung der Vaccination ökonomisch ist.

Diese Bedingungen (H. R. Cox) treffen allerdings noch nicht für alle heute im Handel befindlichen Vaccinen zu. Ideale Verhältnisse würde fraglos die künstliche Herbeiführung einer immunisierenden, inapparenten Virusinfektion (im Sinne von NICOLLE 1933) schaffen.

Weiter ist es möglich, daß die Schutzimpfung durch die Entdeckung von FRAENKEL-CONRAT (1957) in neue Bahnen gelenkt wird. Letzterem gelang es, ein „synthetisches Virus" aus den Bestandteilen zweier natürlicher Virusarten zusammenzufügen. Die Synthese wurde aus dem nichtinfektiösen Proteinkomplex eines pathogenen Virus und der Nucleinsäurekomponente einer apathogenen Virusart vollzogen. Dieses „synthetische Virus" wirkte immunisierend ohne pathogene Eigenschaften zu entfalten[1].

Zur *aktiven Immunisierung* stehen heute zahlreiche Impfstoffe (Vaccinen) zur Verfügung. Auf ihre Natur (s. bei SINKOVICS 1956) und besonderen Eigenschaften [z. B. Haltbarkeit, Trockenresistenz (s. KAISER 1947)] usw. kann hier nicht näher eingegangen werden. Zur Gewinnung der Virusimpfstoffe werden die Organe infizierter Versuchstiere, Gewebe oder Allantoisflüssigkeit beimpfter Hühnerembryos oder Gewebekulturen, in denen das inoculierte Virus zur Vermehrung gebracht wurde, herangezogen. Durch bestimmte Verfahren ist es möglich, die Virus-Elementarkörperchen in der Vaccine bis zu einer für die Immunisierung ausreichenden Konzentration anzureichern. Die verschiedenen Impfverfahren, ihre Ausführung und die zu beachtenden Vorbedingungen werden im Speziellen Teil des Beitrages dargestellt.

Die *aktive Immunisierung* kann auf verschiedenen Wegen herbeigeführt werden:

1. Durch Impfung mit lebenden, *virulenten* Virusarten. Dies ist ausschließlich bei ungefährlichen, leicht verlaufenden Virusinfektionen möglich. Man wird von diesem Verfahren vor allem dann Gebrauch machen, wenn man durch die zeitliche Vorverlegung der Immunisation Gefahren verhindern kann. So macht z. B. eine Röteln-Infektion bei Mädchen vor der Pubertät die spätere Entwicklung einer Embryopathia rubeolosa (durch Röteln in der Gravidität) unmöglich. Die Verimpfung virulenter Viren kann noch auf andere Weise geschehen. Manche Virusarten rufen nur dann Krankheitserscheinungen hervor, wenn sie in empfängliche Gewebe gelangen. Jedoch können sie bei Meidung letzterer solche Virusarten evtl. in bedeutender Menge ohne Gefahr in den Organismus eingebracht werden. So führt beispielsweise intratracheale Infektion junger Küken mit dem Virus der infektiösen Laryngotracheitis zu schweren Erkrankungen. Die Beimpfung der Kloakenschleimhaut mit diesem Virus ruft hingegen keine Krankheit hervor, immunisiert aber trotzdem gut. Die Immunisierung mit virulentem Virus durch Vermeidung empfänglicher Gewebe hat jedoch nur einen begrenzten Anwendungsbereich. Mit gewisser Einschränkung kann hierzu auch die Variolation gezählt werden. Die Pockeninfektion wird meist durch Tröpfchen- oder Staubinhalation — also via Atmungsschleimhäute — erworben. Hingegen wurde die Variolation früher cutan vorgenommen (Schnittimpfung). Allerdings benutzte man hierfür meist Pockenmaterial von leichten Fällen, das oft durch Trocknen und Aufbewahren abgeschwächt war. Dennoch barg die Variolation große Gefahren und ist heute verboten. Die Folgen der Inoculation virulenter Viren suchte man ferner durch gleichzeitige (oder spätere) Verabfolgung spezifischer Immunseren abzuschwächen. Durch geringe Unterneutralisierung der Virus-Serum-Mischung hoffte man eine zur Immunisierung ausreichende leichte Infektion erzielen zu können. Die Austitrierung ist jedoch schwierig und die Methode gefahrvoll. Bei gewissen Tiervirosen[2] wird letztere jedoch zur Immunisation angewandt. Die Simultanimpfung (oder aktiv-passives Impfverfahren) hat für die Verhältnisse des Menschen keine größere Bedeutung erlangt. Bei der Schutzimpfung gegen Pocken mit dem Vaccinevirus kann man das Prinzip der Simultanimpfung zunutze machen, und zwar in solchen Fällen, die erst zu einem späteren Zeitpunkt erstmalig geimpft werden[3]. Man injiziert dann gleichzeitig mit der Vaccination (oder mehrmals in kurzen Intervallen) Vaccine-Immunserum. Möglicherweise wird hierdurch das Risiko des Auftretens

---

[1] Hierbei hat es sich zunächst um ein Pflanzenvirus gehandelt.

[2] Simultanimpfung in der Tiermedizin z. B. bei Staupe und Schweinepest.

[3] Zum Beispiel Verschiebung der Erstimpfung, wenn die Impflinge oder Personen aus der Umgebung der letzteren an Ekzemen leiden. Erst nach Abheilung der Hauterkrankungen Vaccination!

von Impfschäden vermindert (z. B. postvaccinale Encephalitis; je älter der Erstimpfling, desto größer ist die Gefahr letzterer!).

2. Impfungen mit *abgeschwächten* Virusarten. Es ist möglich, virulente Viren durch Zusatz chemischer Substanzen abzuschwächen, z. B. durch Vermengung mit Formalin, Phenol, Galle oder anderen Stoffen. Zweifellos kann es gelingen, mit in dieser Weise behandelten Erregern eine ausreichende Immunisierung zu erzielen. Es besteht aber die Gefahr, daß im Impfstoff resistente Viren vorhanden sind, die im Organismus des Impflings ungewollt schwere Veränderungen hervorrufen.

Besser ist daher das Verfahren, das biologisch abgeschwächte Virusarten zur Impfung verwendet. Schwach-virulente oder apathogene Varianten (bzw. Mutanten) sind am besten geeignet, z. B. Impfung mit dem Variolavaccinevirus gegen Pocken oder mit dem in Gewebekulturen gezüchteten 17 D-Stamm gegen Gelbfieber. Die nicht oder schwach virulente Mutante des ursprünglich pathogenen Virus darf im Organismus des Geimpften niemals wieder virulent werden. Auf die verschiedenen Methoden, die zur biologischen Abschwächung geeignet sind, kann hier nicht eingegangen werden. Häufige Tierpassagen und Anpassen an primär-resistentere Tierarten werden in erster Linie hierfür benutzt[1].

Bei Verwendung abgeschwächter Virusarten zur Impfung sind immer größere Virusmengen für die Immunisierung notwendig als bei Applikation virulenter Erreger. Über die Größe der Einzelgaben (optimale Impfmenge = „boosting dose" nach PARISH 1947) und über die Impfintervalle werden im Speziellen Teil dieses Beitrages Details angegeben.

Sowohl die Impfungen mit virulentem als auch die mit abgeschwächtem Virus führen eine „Infektionsimmunität" herbei. Die Einverleibungsarten für das „Impfvirus" sind verschieden: Es kann durch Einritzen der Haut (z. B. Pockenschutzimpfung), durch Injektion (z. B. Lyssaimpfung) oder durch Verschlucken eingebracht werden (z. B. orale Immunisierung mit einer Mutante des Poliomyelitisvirus).

3. Impfung mit *abgetötetem* Virus. Dieses Verfahren erzeugt eine antigene Immunität. Virulentes Virus kann auf chemischem Wege (z. B. mit Phenol) oder durch physikalische Maßnahmen (z. B. durch Hitze) abgetötet werden. Der Impfschutz nach Verabfolgung abgetöteter Viren ist von viel geringerer Dauer als derjenige nach aktiver Immunisierung. Durch Zusatz gewisser Adjuvantien zu einem Impfstoff aus „toten Viren" ist es möglich, beim Impfling höhere Antikörpertiter zu erreichen. Eine solche Aktivierung wird vor allem durch Zugabe von Aluminiumhydroxyd [$Al(OH)_3$] bewerkstelligt, das eine Depotwirkung besitzt (allmähliche Freisetzung des Antigens, dadurch verlängerter Reiz und vermehrte Antikörperproduktion).

4. *Passive Immunisierung* durch Applikation von Immunseren. Die Masse der Serumantikörper findet sich in der γ-*Globulin*-Fraktion (STRÖM 1957). Eine Schutzwirkung durch Immunserum kann nur eintreten, wenn es vor der Infektion zugeführt wird. Die Serumantikörper können wahrscheinlich nicht aktiv in die befallenen Zellen eindringen und kommen deshalb innerhalb letzterer nicht zur Wirkung. In Hyperimmunseren finden sich oft sehr hohe Antikörpertiter gegen bestimmte Virusantigene. Zur Anwendung sollten daher gerade γ-Globulinkonzentrate aus solchen menschlichen Hyperimmunseren gelangen („gereinigte Antikörper"). Der Schutz durch Verabfolgung von γ-Globulinen ist nur von geringer Dauer. Vielfach sinken die Antikörpertiter der Patienten innerhalb 14 Tagen bereits um 50% ab. Der Vorteil der passiven Immunisation liegt hingegen im sofort einsetzenden Schutzeffekt. Die γ-Globuline (z. B. aus Rekonvaleszentenseren) enthalten virucide Antikörper, deren Anwesenheit im Blut eine Zellinfektion durch die in den Organismus eingedrungenen Viren verhindert. Eine bereits manifeste Viruskrankheit kann durch Immunseren (bzw. γ-Globuline) nicht mehr behandelt werden. Schon bevor die Symptome der Erkrankung auftreten, hat die intracelluläre Virusvermehrung begonnen. Sie wird durch Antikörper nicht mehr gestoppt. Daraus resultiert, daß γ-Globulin-Konzentrate aus Immunseren prophylaktisch gegeben werden müssen. Erfolgt die Zufuhr letzterer rechtzeitig, so kann der Ausbruch einer Viruskrankheit verhindert oder — bei Applikation gegen Ende der Inkubation — der Krankheitsverlauf abgemildert werden (*Seroattenuation:* z. B. mitigierte Masern nach zu später Applikation bzw. nach Injektion von Mengen eines Rekonvaleszentenserums, die zur völligen Immunisierung nicht ausreichten)[2]. Nicht alle Viruskrankheiten sind

---

[1] Als ein Beispiel sei das Abschwächen durch Tierpassagen beim Grippevirus genannt. Erst gelang die Übertragung auf das Frettchen, anschließend auf Mäuse und dann auf befruchtete Hühnereier. Danach war die Abschwächung so ausreichend fixiert, daß die Viren nach Verimpfung auf den Menschen nicht mehr pathogen werden konnten (SCHMIDT 1954).

[2] γ-Globulin-Präparate haben sich nicht nur zur Prophylaxe und Mitigierung von Masern, sondern auch zur Vorbeugung von Varicellen, Röteln, Mumps und infektiöser Mononucleosis bewährt. Über Anwendung und Dosierung s. die Angaben in den therapeutischen Abschnitten des Speziellen Teiles!

durch γ-Globulinprophylaxe zu beeinflussen. Außerdem wird der eng begrenzten Wirkungsdauer wegen die passive Immunisierung die aktive nie ersetzen können. Ein weiterer Mangel
ersterer liegt in der Möglichkeit von *Serumschäden*, die entweder in Form von Sofortreaktionen
(Serumschock) oder als *Serumkrankheit* (z.B. urticarielle Exantheme nach 7—14 Tagen)
auftreten können.

Zwischen dem Antikörpergehalt des Blutes und dem wirklichen Ausmaß der
Immunität besteht keine absolute Parallelität. Die Feststellung der wirklichen
Immunität kann sich daher nicht allein auf den Ausfall serologischer Reaktionen
stützen (s. Abschnitt „Diagnostik": Serologische Nachweismethoden; Mög-
lichkeit unspezifisch anzeigender Reaktionen, wenn das Antigen nicht genügend von
Gewebsbestandteilen befreit ist, usw.). Wenn sich der Organismus mit einem
Virus auseinandergesetzt hat, reagiert die Haut oft allergisch auf das Erregereiweiß.
Das läßt sich durch geeignete Tests unschwer feststellen[1].

Am besten orientiert über den Immunitätsgrad eine Zweitimpfung. Ein
immuner Organismus kann nicht künstlich reinfiziert werden. Die Wiederimpfung
verläuft daher negativ, bzw. ergibt eine typische Immunitätsreaktion (WAGENER
1952). Über die Rolle der Hyperergie bei Viruserkrankungen orientiert eine Arbeit
von LYON (1957). Von hyperergischen Stadien bei einzelnen Viruskrankheiten
der Haut wird im Speziellen Teil des Beitrags noch die Rede sein. Besonders verwiesen sei auf die Kapitel „*Immunbiologie der Haut*" von W. JADASSOHN im
Band IV, Teil 1 des Ergänzungswerkes und im Band 2 des alten Handbuches
(W. JADASSOHN 1932), in denen immunbiologische Vorgänge bei Viruskrankheiten der Haut abgehandelt sind.

3. Allgemeine Diagnostik der Viruskrankheiten

Auf Grund mehrerer gemeinsamer morphologischer und physiologischer Eigenschaften der Virusarten stimmen zahlreiche Nachweismethoden in ihren Grund-
zügen überein. Hier kann auf die technischen Einzelheiten der heute gebräuch-
lichen Verfahren zur Laboratoriumsdiagnose der Virus- und Rickettsieninfektionen
des Menschen nicht eingegangen werden. Da die Prinzipien dieser Diagnostik zum
Verständnis des Speziellen Teiles vorausgesetzt werden müssen, soll jedoch eine
kurze Übersicht über die Grundlagen der Methodik und die Anwendungsmöglichkeiten der verschiedenen Nachweisverfahren gegeben werden.

Der auf dem dermatologischen Sektor tätige Mikrobiologe sei auf den Leitfaden der virologischen Laboratoriumsdiagnose von KLÖNE (1953), der praktisch-klinischen Belangen
gerecht wird, sowie auf die Zusammenstellungen der wichtigsten Methoden von VOLKERT
(1949) und LENNETTE (1956) verwiesen. Der Beitrag von LENNETTE leitet die vom Publication Office der American Public Health Association[2] herausgegebene Monographie „Diagnostic Procedures for Virus- and Rickettsial Diseases" ein. In diesem Werk finden sich
weitere spezielle Kapitel zur Diagnostik von Viruskrankheiten der Haut, so über Gewebekulturen (von MELNICK), über Coxsackie-Viren (von DALLDORF und SICKLES) sowie über den
Nachweis des Mumpsvirus (von ENDERS und HABEL), des Herpes simplex-Virus (von McNAIR-
SCOTT), des Variola vera- und Vaccine-Virus (von KEMPE), des Dengue- und Pappatacifieber-
Virus (von SABIN), des Lymphogranuloma inguinale-Virus (von RAKE), der Rickettsien-
Infektionen (von SMADEL) und verschiedener anderer Virusarten — unter anderem Varicellen-,
Rubeolen-, Exanthema subitum-, Mononucleosis infectiosa-, Cat scratch-disease-, Molluscum
contagiosum-, Ecthyma contagiosum-, Warzen- und Maul- und Klauenseuche-Virus (von HIL-
LEMAN).

Grundsätzlich gibt es zwei Möglichkeiten der mikrobiologischen Laboratoriumsdiagnose: die Erregerisolierung (Züchtung im Tierversuch, in Ei- oder Gewebekultur, dazu morphologischer Virusnachweis) — und die Feststellung spezifischer

---

[1] Zusammenfassende Übersicht über die *Hauttests bei Viruskrankheiten* von SORRELL
(1956).

[2] Committee on Diagnostic Procedures for Virus and Rickettsial Diseases, Chairman:
Thomas Francis jr. (1956).

Antikörper im Serum des Patienten, also entweder den direkt-ätiologischen oder den indirekt-serologischen Nachweis (BRAND 1957)[1].

Für mehrere Viruskrankheiten der Haut sind beide Nachweismöglichkeiten gegeben, so kann etwa das Lymphogranuloma inguinale-Virus im Buboneneiter morphologisch (Giemsafärbung) dargestellt, aus dem gleichen Material auch isoliert, d. h. gezüchtet werden (intracerebrale Beimpfung weißer Mäuse, Dottersackkulturen), und im Serum der Patienten lassen sich später spezifische Antikörper auffinden. Beider Verfahren bedarf man z. B. zur Differentialdiagnose zwischen Eczema herpeticatum und Eczema vaccinatum [Paulscher und Grüterscher Cornealversuch, Nachweis der verschiedenen Einschlußkörper im Epithel; die lichtoptische Elementarkörper-Darstellung gelingt in der Regel nur beim Eczema vaccinatum; virusserologische Diagnostik: Antikörpertiteranstieg im Serum der Eczema vaccinatum-Patienten im Anschluß an die Infektion (Vaccine-Antigen), bei Eczema herpeticatum-Patienten Anstieg nur nach Erstinfektion (Herpes-Antigen), weiter: Neutralisationstests mit Hilfe von Eikulturen]. Beide Methoden sind z. B. nicht notwendig zur Diagnose des Molluscum contagiosum. Hierzu genügt die klinische Inspektion, der gefärbte Ausstrich des Preßbreies (z. B. nach MOROSOW: zahllose Elementarkörperchen!) und evtl. das histologische Präparat nach Probeexcision einer Effloreszenz. Bei einigen anderen Viruskrankheiten der Haut ist der bisher nicht überwundenen methodischen Mängel wegen nur eine der grundsätzlichen diagnostischen Möglichkeiten anwendbar. Bei Warzen und spitzen Condylomen können z. B. weder serologische noch mikromorphologische Methoden routinemäßig durchgeführt werden. Sie hätten hier allerdings überwiegend akademisches Interesse, klinische Inspektion und Histologie reichen zur Erkennung aus.

a) Morphologischer Virusnachweis und Züchtung der Virusarten in geeigneten Wirten

Die Elementarkörperchen einer Reihe von Virusarten können nach Anfärbung — etwa mit Victoriablau nach HERZBERG (1934, 1954)[2], mit Carbolfuchsin und Geisselbeize nach PASCHEN, mit der verlängerten Giemsa-Methode (s. beide bei KLÖNE 1953) oder mit der Versilberung nach FONTANA-TRIBONDEAU-MOROSOW (MOROSOW 1926) — häufig schon in direkten Ausstrichpräparaten von Untersuchungsmaterial (Krusten, Preßbrei, Bläschen- oder Pustelinhalt, Buboneneiter, excidierte Gewebspartikel) lichtmikroskopisch nachgewiesen werden[3]. Dies gelingt nur dann, wenn die Elementarkörperchen-Durchmesser nicht kleiner als 175—200 mµ sind (Auflösungsgrenze von Lichtmikroskopen!). — Bessere Resultate liefert die (indirekte) Elementarkörperchen-Darstellung im allgemeinen nach Zwischenschaltung geeigneter Wirte (Brutei, Kaninchen usw.) — dann etwa in Ausstrichen von beimpften Allantoismembranen, Mäusehirnen usw. (s. Abb. 19 a und b) oder Klatschpräparaten von der Brustmuskulatur infizierter Kanarienvögel (z. B. Vogelpocken) oder von der Kaninchencornea im Paulschen Versuch (Vaccine-Elementarkörperchen neben Guarnierischen Einschlußkörpern). Zur Rickettsiendarstellung eignen sich neben der Giemsa-Färbung die Methoden von CASTANEDA und von MACCHIAVELLO (Anweisungen für beide Verfahren bei

---

[1] Bei BRAND (1957) s. auch grundsätzliche Erwägungen zur kritischen Auswertung mikrobiologischer Laboratoriumsbefunde bei der Diagnose von Infektionskrankheiten.

[2] Zur Methodik der Victoriablaufärbung s. auch W. SCHMIDT (1936).

[3] Weitere Verfahren zur färberischen Darstellung der lichtmikroskopisch sichtbaren Virusarten sind die Färbung mit wäßriger Carbol-Isaminblau-Lösung, die Eosin-Giemsa-Färbung nach TANIGUCHI-HOSOKAWA, die Mercurochrom-Azur-Methylenblau-Färbung nach CRAIGIE und die Virusfärbung im Gewebe nach TUREWITSCH. Methodische Details s. bei KAISER (1938).

KLÖNE 1953). Die Größe der Elementarkörperchen kann bis zu einem gewissen Grade von der Färbungsmethodik beeinflußt werden[1]. Auf die wahre Größe der Elementarkörperchen dürfen daher aus gefärbten Präparaten nur bedingte Schlüsse gezogen werden.

Die Elementarkörperchen großer Virusarten können auch im Dunkelfeld sichtbar gemacht werden, ebenso mit Hilfe der auf dem gleichen Prinzip beruhenden Hoffmannschen Leuchtbildmethode[2]. Weitere Darstellungsmöglichkeiten bieten Ultraviolettlicht und Fluorescenzmikroskopie; (Färbung mit fluorescierenden Stoffen, z. B. mit Primulin nach MELCZER 1951). Letzterer suchte Primulinpositive von -negativen Virusarten zu differenzieren (MELCZER 1952).

Auch ohne jede Anwendung von Farbstoffen ist eine mikroskopische Beobachtung von Elementarkörperchen möglich, und zwar durch das Phasenkontrastverfahren von ZERNIKE[3]. Mit dieser Methode können nicht nur die Elementarkörperchen (z. B. von Vaccine-, Molluscum contagiosum- und Psittakosevirus) dargestellt, sondern auch deren Brechungsindices bestimmt werden (Details u. a. bei BARER 1948, BOMMER 1952, STOECKENIUS 1954 und NASEMANN 1957).

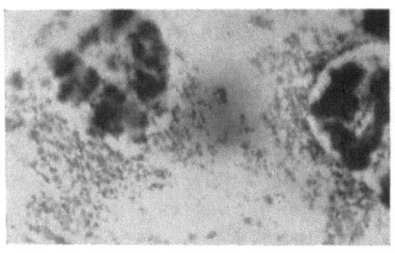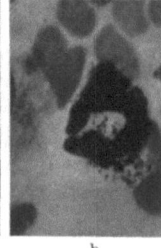

a   b

Abb. 19a u. b. Elementarkörperchen-Darstellung nach Beimpfung eines Zwischenwirtes. Klatschpräparate von Lymphogranuloma inguinale-infiziertem Mäusehirn, Giemsa-Färbung. Dichte Elementarkörperchen-Kolonien

Sogar bei größeren Virusarten liefert das Licht- und Phasenkontrast-Mikroskop nicht immer eindeutige Ergebnisse, und die Elementarkörperchen der kleineren Virusarten sind nur noch an Hand von Reaktionsprodukten (z. B. Einschlußkörpern) zu erkennen. Hier hilft die Elektronenoptik weiter, die die Virusmorphologie als selbständigen Zweig der Virologie erst begründete, (siehe: H. RUSKA: „Die Elektronenmikroskopie in der Virusforschung" 1950). Viele Virusarten besitzen charakteristische Formen und Innenstrukturen — (letztere z. T. erst nach enzymatischem Abbau der äußeren Proteinschicht morphologischer Analyse zugänglich), die elektronenoptisch zusammen mit den Längen und Breiten der Elementarkörperchen bestimmt werden können (über Größenbestimmungen von Virus-Elementarkörperchen siehe bei PETERS und NASEMANN 1952).

Die *Elektronenmikroskopie* ist als Routinemethode für den direkten Nachweis von Viruselementen (z. B. aus Pus, Gewebsbrei usw.) nicht oder nur bedingt geeignet (NASEMANN 1955). Aus dem Inhalt ganz frischer Bläschen oder aus Effloreszenzen, die sehr große Mengen von Elementarkörperchen beherbergen, kann jedoch auch die unmittelbare elektronenoptische Darstellung gelingen (MARCHIONINI und NASEMANN 1957). Über die Methodik direkter und indirekter elektronenmikroskopischer Tupfpräparation siehe bei PETERS und NASEMANN (1952). Mit Hilfe von Schwermetall-Schrägbedampfungen (evtl. auch von stereoskopischen Aufnahmen) können sehr gute Abbildungen der Viruselemente hergestellt werden. Trotz fortgeschrittener Technik sind bisher noch nicht alle Virus-

---

[1] Volumenzunahme z. B. durch Silberapposition bei der Morosow-Färbung.

[2] Siehe bei E. HOFFMANN (1921) über die Bedeutung der Leuchtbildmethode zur Darstellung von Mikroorganismen.

[3] Einzelheiten zur phasenkontrastoptischen Methodik (Einbettungs- und Imprägniermittel, Bestimmung von Brechungsindices) s. BANDMANN (1955).

arten mit Durchmessern unter 200 mµ durch die Elektronenmikroskopie sichtbar gemacht worden[1]. Allgemeine Daten über elektronenoptisch erkennbare Strukturen sowie über Präparationsverfahren finden sich bei v. BORRIES u. Mitarb. (1938), ANDERSON (1952), WYCKOFF (1954) u. a., Mitteilungen über die Deutung übermikroskopischer Aufnahmen, das Artefaktproblem und die Vermeidung von Kunstprodukten bei ANDERSON (1952 a), BROCKES u. Mitarb. (1955), PFEFFER-KORN u. Mitarb. (1955) sowie bei zahlreichen weiteren Autoren. Durch die Dünnschnitt-Technik wurde in den letzten Jahren auch die Darstellung von Virus-Elementarkörpern im Zellinnern (in Kern und Cytoplasma) möglich, sogar die von sehr kleinen Virusarten, z.B. Sichtbarmachung kleinster Elemente in Poliomyelitis-infizierten Epithelzellen[2]. In gleicher Weise können Kern- und Plasma-Einschlußkörper einer elektronenoptischen Analyse zugeführt werden. Über eine subtile Methode zum Vergleich desselben Objektes im Licht- und Elektronenmikroskop berichteten DUHM und GÖNNERT (1953) und bewiesen die Brauchbarkeit des Verfahrens für die Virologie durch entsprechende Untersuchungen am Bronchopneumonievirus.

Größenbestimmungen der Virus-Elementarkörperchen lassen sich nicht nur direkt (Elektronen-[3], Licht- oder UV-Mikroskop), sondern auch indirekt durch Ultrafiltration — z.B. mit graduierten Membranen oder Gradokoll-Filtern — und durch Ultrazentrifugation[4] vornehmen. Eine Übersicht über die verschiedenen Verfahren zur Elementarkörperchen-Größenbestimmung stellten MARKHAM, SMITH und LEA (1942) zusammen. Eine ungefähre Festlegung der Größenmaße von Virusarten kann außerdem durch inaktivierende Röntgenbestrahlung erfolgen (Inaktivierung tritt bei derselben Strahleneinwirkung desto schneller auf, je größer das Virus ist). Das Verhalten der verschiedenen Viren im elektrischen Feld (Wanderungsgeschwindigkeit), die Messung ihrer Diffusionsgeschwindigkeit, ihrer Viskosität und Doppelbrechung und die Bestimmung der Dicke von Oberflächenfilmen liefern weitere physikalische Kennzeichen, die für bestimmte Virusarten charakteristisch sein können (s. bei SCHRAMM 1954). Die Verfahren zur Reindarstellung der Virusarten (chemische Methoden, fraktionierte Zentrifugierung[5] und präparative Elektrophorese) können hier nicht berücksichtigt werden (Angaben zur Methodik der Reindarstellung bei SCHRAMM 1954).

Eine weitere morphologische Nachweismethode von Viruskrankheiten ist die Darstellung von Einschlußkörpern[6] entweder im histologischen Präparat oder im Ausstrich bzw. Abklatsch vom infizierten Gewebe. Die Lage der Einschlußkörper innerhalb der Zelle kann differentialdiagnostische Hinweise geben (Lokalisation: intracytoplasmatisch, intranukleär oder beides). Zur Färbung der Einschlußkörper eignen sich eine Anzahl von Methoden, so z.B. die Safranin-Lichtgrün-Färbung, die GIEMSA- oder die Eosin-Methylenblau- bzw. die Methylblau-Eosin-

---

[1] Siehe hierzu auch: „Die Anwendung der Elektronenmikroskopie in der Dermatologie" (NASEMANN 1952) sowie CLARK u. Mitarb. (1945). Eine Bibliographie der Elektronenmikroskopie stammt von COSSLETT (1950).

[2] Die von RUSKA u. Mitarb. (1956) gemachte Beobachtung von „Virus-like bodies" in den Kernen Poliomyelitis-infizierter Zellen wurde bisher nicht bestätigt. Hingegen konnten Elementarkörper des Poliomyelitisvirus im Zellplasma nachgewiesen werden [STUART und FOGH: Exp. Cell. Res. 18, 378 (1960) sowie FOGH und STUART: Virology 11, 308 (1960)].

[3] Auflösungsgrenze des Elektronenmikroskops etwa bei 1—2 mµ.

[4] Aus der Sedimentationsgeschwindigkeit der Virus-Partikel in der Ultrazentrifuge kann deren Sedimentationskonstante berechnet werden, Einzelheiten s. bei SCHRAMM (1954).

[5] Abwechselnd hoch- und niedertourige Zentrifugation usw.

[6] Daß das Auftreten von Einschlüssen in verschiedenen Zellen nicht immer für eine Virusinfektion beweisend sein muß, wurde weiter oben schon ausgeführt. Mannigfache Reize wie Fieber, Vergiftungen mit organischen und anorganischen Substanzen usw. können die Bildung unspezifischer Zelleinschlüsse verursachen.

Färbung nach Mann (siehe detailierte Ausführungen bei Klöne 1953) oder aber die Phloxin-Methylenblau-Färbung (s. bei Kaiser 1948). Von Cowdry (1940) wird besonders Fixation mit Zenker-Lösung und anschließendes Färben mit Hämatoxylin-Eosin empfohlen[1]. Gute Resultate ergibt auch das Verfahren von Downie (1939), das die Einschlüsse durch Eosin-Orange G-Methylblau darstellt[2].

Manche Einschlußkörper können schon in ungefärbten Präparaten im Lichtmikroskop erkannt werden (evtl. vorher Trypsinverdauung der Zelle oder Behandlung mit destilliertem Wasser bzw. verdünnter KOH). Auch im Dunkelfeld und mit dem Phasenkontrastverfahren ist die Beobachtung von Einschlüssen möglich, mit letzterem sogar in ungefärbten Gewebsschnitten (Angulo 1949)[3].

Die meisten Virus-Einschlußkörper enthalten zu bestimmten Zeiten ihrer Entwicklung Desoxyribonucleinsäure als Ausdruck der dann in ihnen angesammelten Elementarkörper (Wolman 1955). Wolman (1954) fand in unspezifischen, nicht durch Virusarten hervorgerufenen Einschlüssen niemals Desoxyribonucleinsäure, (Feulgen-negative Zellinclusionen). Armstrong (1956) gab eine Methode zur histochemischen Differenzierung von Nucleinsäuren durch induzierte Fluoreszenz an, die auch zur Darstellung von spezifischen Einschlußkörpern (z.B. in Zellen des Epithels) geeignet sein dürfte. Ein Einschlußkörper kann große Mengen von Elementarkörperchen beinhalten, z.B. fand man in einem Vogelpocken-Einschluß 20000 Elementarkörperchen vor (Sinkovics 1956)[4].

Eine einfache cytologische Methode hat sich in der Diagnostik der Herpes-Gruppe (Zoster, Varicellen, Herpes simplex) bewährt. Nach der Technik von Blank u. Mitarb. (1951) werden vom Blasengrund ganz frischer Bläschen Smear-

---

[1] Für die Anfärbung von Einschlüssen in Klatschpräparaten sind auch die Biondi-, die Victoriablau- und die Jodgrün-Fuchsin-Färbung (Modifikation nach Gross) geeignet sowie für Schnittpräparate die van Gieson-, die Mallory-, die Heidenhainsche Eisenhämatoxylin- und die Methylgrün-Pyronin-Färbung.

[2] Verf. ließ durch Stanka (Dissertation, München 1959) die in der Literatur angegebenen Einschlußfärbungen auf ihre Güte bei verschiedenen Fixierungs-Gemischen untersuchen. Die Downie-Färbung erwies sich als sehr brauchbar. Näheres s. im Abschnitt „Variolavaccine".

[3] Pinkerton (1950) teilte unter dem Blickwinkel der Einschlußbildungen die Virusinfektionen in 4 Gruppen ein:
a) Krankheiten, bei denen die Diagnose in erster Linie von der Erkennung der Einschlüsse abhängt (z.B. Molluscum contagiosum, Riesenzellpneumonie von Hecht).
b) Krankheiten, bei denen die Diagnose weitgehend von der Auffindung von Einschlußkörpern abhängt (z.B. Trachom, Einschlußblennorrhoe).
c) Krankheiten, bei denen Zelleinschlüsse vorhanden sind, die oft bei der Diagnose helfen können (z.B. Gelbfieber, Pocken, Zoster, Herpes simplex, Vaccinia).
d) Virusinfektionen ohne Einschlußkörper (z.B. St. Louis-Encephalitis, Masern, Rubeolen, Mumps, Dengue, Influenza).

[4] Auf unspezifischem Wege sind in erster Linie Einschlüsse im Zellkern hervorzurufen. Neben spezifischen kommen ohne Frage zahlreiche unspezifische intranucleäre Einschlußbildungen auch natürlich vor. Die Bedeutung der Einschlußkörper sollte nach Seifried (1936) nicht überbewertet werden, da sonst die Gefahr einer Überflutung des Schrifttums mit Mitteilungen über Einschluß-Funde (meist unspezifischer Genese) besteht. Die Einschlußkörper finden sich vorwiegend in Zellen epidermaler Abkunft und die spezifischen sind Ausdruck des Zellparasitismus. Durch Tierpassagen sind morphologische Veränderungen der Einschlüsse möglich. Die Bedeutung dieses Vorganges ist noch unbekannt. Bei einigen Virusdermatosen werden die Einschlußbildungen durch Übertragung des Erregers vom Menschen auf das Tier in der Morphe verändert, z.B.: Inoculation von Variola vera-Virus des Menschen auf Rinder (dann weitere Rinderpassagen!) führt zur Modifikation des Virus. Es entsteht die Variolavaccine, die keine Kerneinschlüsse (wie die Variola vera) mehr erzeugt, sondern nur noch Plasma-Einschlußkörper, die auch bei Variola vera vorkommen. Das Ausmaß der Einschlußkörper-Produktion im Cytoplasma der Epithelzellen kann bei Variolavaccine unterschiedlich sein, z.B. kann diese nach zahlreichen Eipassagen sehr gering werden. Daß Einschlüsse für die Vermehrung des Virus nicht unbedingt notwendig sind, wurde weiter oben schon erwähnt (Details s. bei Seifried 1936).

Präparate angefertigt (Giemsa-Färbung: Beobachtung eosinophiler Kernein-schlüsse, Vorhandensein mehrkerniger Riesenzellen usw.).

Einige Viruskrankheiten der Haut werden von Erregern verursacht, die nicht auf Laboratoriumstiere übertragen werden können. Sie besitzen dafür aber so charakteristische Efflorescenzen, daß die Histologie allein ausreicht, um die klinische Diagnose zu bestätigen (z.B. Verruca vulgaris, Molluscum contagiosum). Tabelle 6 führt die Viruskrankheiten auf, bei denen mikroskopische Methoden eine diagnostische Hilfe darstellen.

Bei einigen Virusinfektionen reichen klinische Inspektion (Fieberverlauf, Blutbild usw.), Smear, Histologie, Elementarkörperchen- bzw. Einschlußkörper-Nachweis zur Sicherung der Diagnose nicht aus. In solchen Fällen wird der Tierversuch notwendig. Kann das für die Virusisolierung zur Verfügung stehende Untersuchungsmaterial nicht steril gewonnen werden, so müssen den Impfsuspensionen entweder Antibiotica zugesetzt werden (nicht bei Antibiotica-empfindlichen großen Virusarten und nur dann, wenn sehr geringe Untersuchungs-mengen zur Verfügung stehen) — oder die bakteriellen Verunreinigungen müssen durch Passieren bakteriendichter Filter eliminiert werden (bei ausreichendem Material; Ultrafiltration s. bei ELFORD 1933, 1937 sowie ELFORD und FERRY 1935). Als Ausgangsmaterial zur Beimpfung geeigneter Wirtsorganismen können Rachenspülwasser, Sputum, Speichel, Blut, Faeces, Liquor cerebrospinalis, Augen-Spülwasser, Conjunctivalgeschabsel, Bläschenflüssigkeit, Pustel- oder Buboneneiter, Krusten, Hautgeschabsel, Gewebsstückchen und Sektionsmaterial (Lunge, Leber, Niere, Hirn, Herzmuskel usw.) dienen[1]. Die zur Auslösung einer Infektion nötige Virusmenge wechselt oft. Unter günstigen Bedingungen reichen wenige Elementarkörperchen (4 bis 10!) aus[2].

Tabelle 6. *Viruskrankheiten, bei denen Smear-Präparate und Histologie die Diagnose fördern* (modifiziert nach LENNETTE 1956)

Viruskrankheit	Smear-präparat	Schnittpräparat
Gelbfieber	—	+
Lymphogranuloma inguinale	+	+
Variolavaccine	+	+
Variola vera	+	+
Herpes simplex.	(+)	+
Varicellen	+	(+) ⎫ nur Histologie von
Zoster.	+	(+) ⎬ menschlichen Efflorescenzen
Trachom	+	— ⎫ Smear reicht
Einschlußblennorrhoe . . .	+	— ⎬ aus
Molluscum contagiosum . .	+	+
Verruca vulgaris	—	+

Die Übertragung der Virusarten auf Laboratoriumstiere — (vorwiegend Affen, Kaninchen, Meerschweinchen, Hamster, Ratten, weiße Mäuse) — muß je nach Wirt und Tropismus des Erregers auf verschiedenen Wegen erfolgen: z.B. intracerebral (Herpes simplex, Lymphogranuloma inguinale), intraperitoneal (Herpes simplex-Infektion saugender Mäuse, Psittakose, Coxsackieviren), cutan (Vaccine), corneal (Herpes simplex, Vaccine), intravenös (Vaccine, Gelbfieber) oder Impfungen in den Hoden (Vaccine, Neurolapine), den Ductus paroticus (Mumps), nasal (Ektromelie), oral (Poliomyelitis) und subcutan in die Metatarsen bzw. Plantae (z.B. Maul- und Klauenseuche bei Meerschweinchen). Siehe hierzu Tabelle 7!

---

[1] Eventuell ist vor der Beimpfung ein Anreicherungsverfahren notwendig. Physikalische Reinigung und Anreicherung sind durch Filtration, Ultrafiltration, Zentrifugation und Ultrazentrifugation möglich. Weitere Methoden zur Anreicherung sind die Fällung, die Adsorption und Elution sowie die Kataphorese. Trennung in analytische und präparative Apparaturen.

[2] Über die Infektionsdosen s. bei SINKOVICS (1956, S. 337) und auch die Arbeit von MORAN (1954) über die Verdünnung der Virusarten. Bei MORAN finden sich außerdem mathematische Abhandlungen zu diesem Thema.

Tabelle 7. *Die Standardmethoden für die*

	Krankheit	Untersuchungs-material	Material von Sektionen	Direkter Virusnachweis (optisch)	Material für den direkten Virusnachweis	Erregerisolierung
1	Rickettsiosen	Blut (Urin)	Leber, Milz			Meerschweinchen (intraperitoneal) aber auch Mäuse und Gewebekultur sowie Dottersack-beimpfung von Bruteiern
2	Lymphogranu-loma inguinale	Bubonen-eiter, Liquor, Blutserum für Komple-mentbin-dungs-reaktion	Leber, Milz, Gehirn	im Ausstrich (Giemsa)	Bubonen-eiter	Maus (intracere-bral) Brutei (Dottersack-kultur)
3	Benigne infek-tiöse Virus-Lymphoreti-kulose (cat scratch di-sease)	Bubonen-eiter, Blut-serum für Komplement-bindungs-reaktion	Lymph-knoten (sehr sel-ten leta-ler Aus-gang)	im Ausstrich (Giemsa)	Bubonen-eiter	Affen
4	Variola vera und vaccinale Erkrankungen	Geschabsel von Papeln, Bläschen-flüssigkeit, Pusteleiter, Schorfe, Blut, Li-quor, Blut-serum für Komplement-bindungs-reaktion	Leber, Milz, auch an-dere Or-gane	lichtoptisch im Ausstrich, Fär-bung nach PA-SCHEN, HERZBERG oder MOROSOW. Elektronenopti-scher Direktnach-weis der Elemen-tarkörperchen möglich	Bläschen-flüssigkeit, Pusteleiter	Beste Methode: Züchtung auf der Chorionallantois-membran von Bruteiern, Be-impfung von Tie-ren, z.B. Kanin-chen (corneal), aber auch Affen, Mäuse usw.
5	Originäre Kuhpocken	wie bei Va-riola und Vaccine		wie bei Variola und Vaccine	wie bei Va-riola und Vaccine	wie bei Variola und Vaccine
6	Paravaccinale Erkrankungen, Vaccine rouge, Melkerknoten, Orf bzw. Ec-thyma conta-giosum	aus den Knoten ex-cidierte Ge-webspartikel		licht- und elek-tronenoptische Direktpräparate	Tupfpräpa-ration vom infizierten Gewebe (Knoten)	Übertragung auf Kuheuter (Orf bei Schafen)
7	Molluscum contagiosum	Preßbrei der Efflo-rescenzen		gelingt immer, licht- und elek-tronenoptisch	Preßbrei der Efflo-rescenzen	bisher alle Tier-versuche negativ

Diagnose der Viruskrankheiten der Haut

Evidenz der Infektion im Laboratoriumsversuch	Besondere Nachweismethoden	Serologische Virusdiagnose					
		Komplementbindungsreaktion	Agglutinationstest	Hämagglutinations-Hemmtest	Quelle für das Antigen	Neutralisationstest	
						Virus-Quelle	Test-Species
Dottersack: Rickettsien im gefärbten Ausstrich. Meerschweinchen: Fieber, im Blut Antikörpernachweis, bei Mäusen z.T. Exitus	Weil-Felix-Reaktion	+	+		Dottersack, Mäusehirn		
Maus: Exitus, Elementarkörperchen im Klatschpräparat vom Gehirn. Dottersack: Tod des Embryos, Elementarkörperchen im Membranausstrich	Biopsie (Bubo oder anderes infiziertes Gewebe) Hauttest mit Frei-Antigen	+	(+)		Dottersack, Mäusehirn	Brutei, weiße Maus	
	Biopsie (Lymphknoten), Hauttest mit Mollaret-Antigen	+			menschlicher Buboneneiter, Gewebe von infizierten Lymphknoten		
typische Herdbildungen auf der Chorionallantoismembran, Kaninchen: Keratitis mit eosinophilen Einschlüssen im Cytoplasma der Epithelien	Gewebekultur, Allergiemethode nach Tièche und Kaiser, Biopsie (Einschlüsse), Smearpräparat, Hämagglutination	+	(+)	+	Allantoismembran von Bruteiern, Mäusehirn, andere infizierte Gewebe von Versuchstieren	Chorionallantoismembran von Bruteiern	Brutei
Läsionen auf der Haut und auf der Chorionallantois mehr hämorrhagisch. Unterschiede der Einschlüsse	Gewebekultur, Hämagglutination, Biopsie	+	(+)	+	Allantois von Bruteiern, Schorfe von Kälberhaut	Chorionallantoismembran von Bruteiern	Brutei
Übertragung vom Menschen auf die Kuh (Euterpocken)	Darstellung der Elementarkörperchen elektronenoptisch in Ultraschnitten	möglich (mit Menschen- und Rinderseren)			Schorfe vom Kuheuter		
Infektion von Mensch zu Mensch	Elementarkörperchen in Ultraschnitten. Biopsie, Smear	unzuverlässig[1].					

[1] Wahrscheinlich keine Antikörperbildung.

Tabelle 7

	Krankheit	Untersuchungs-material	Material von Sektionen	Direkter Virusnachweis (optisch)	Material für den direkten Virusnachweis	Erregerisolierung
8	Zoster und Varicellen	Bläschen-inhalt; Blut-serum für Komplement-bindungs-reaktion	Gehirn, Leber, andere Organe	gelingt oft, doch nicht regelmäßig. Licht- und elek-tronenoptische Direktpräparate	Bläschen-flüssigkeit	bisher Tierversu-che negativ. Züch-tung in Kulturen von menschlichen Geweben (nicht in HeLa-Zellen)
9	Herpes sim-plex, Stoma-titis aphthosa, Aphthoid Po-spischill-Feyr-ter usw.	Bläschen-inhalt; Blut-serum für Komplement-bindungs-reaktion, Liquor (bei Beteiligung des ZNS)	Gehirn	direkter optischer Nachweis gelingt meist nicht; elek-tronenoptisch prinzipiell mög-lich	Bläschen-flüssigkeit	saugende Mäuse (intraperitoneal), weiße Mäuse (in-tra-cerebral), Bruteier: Chori-onallantois, Ka-ninchen (corneal). Gewebekulturen, auch in HeLa-Zellen
10	Herpangina Zahorsky (Coxsackie-Virus, Typ A)	Rachenab-strich bzw. Spülwasser, Stuhl		nicht möglich		saugende Mäuse (intracerebral, intraperitoneal, subcutan)
11	Mumps (Paro-titis epide-mica)	Speichel, Liquor (bei ZNS-Betei-ligung)	Gehirn	nicht möglich		Affen (M. rhesus) Impfung in den Ductus paroticus. Brutei (Amnion-höhle)
12	Mononucleosis infectiosa	klinische Diagnose		nicht möglich		
13	Masern	Blut, Ra-chenspül-wasser		nicht möglich		Affen, Brutei (Chorionallantois), Gewebekultur von Menschennieren
14	Rubeolen	Blut, Ra-chenspül-wasser		nicht möglich		Affen
15	Roseola in-fantum (Exan-thema sub-itum)	Stuhl, Ra-chenspül-wasser		nicht möglich		Gewebekultur aus menschlichen Zel-len (einschließlich HeLa-Zellen)
16	Dengue	Blut		nicht möglich		Säuglingsmäuse (intracerebral)
17	Pappataci-Fieber	Blut		nicht möglich		Säuglingsmäuse (intracerebral)

(Fortsetzung)

Evidenz der Infektion im Laboratoriumsversuch	Besondere Nachweismethoden	Serologische Virusdiagnose				Neutralisationstest	
		Komplementbindungsreaktion	Agglutinationstest	Hämagglutinations-Hemmtest	Quelle für das Antigen	Virus-Quelle	Test-Species
cytopathogener Effekt in Gewebekulturen	Smear (Riesenzellen), Biopsie (intranucleäre Einschlüsse, multinucleäre Riesenzellen)	+			Bläschenflüssigkeit vom Menschen, Gewebekulturen	bei Varicellen: Neutralisationstest in der Gewebekultur	Gewebekultur
typische Herdbildungen auf der Chorionallantoismembran. Kaninchen: Keratitis mit Kerneinschlüssen in Epithelien	Smear: mehrkernige Riesenzellen. Biopsie (Kerneinschlüsse), Ultraschnitte von infizierten Geweben, darin elektronenoptische Darstellung der Elementarkörperchen	+			Chorionallantoismembran von Bruteiern, Mäusehirn, Gewebekulturen	Chorionallantois von Hühnereiern	Brutei
Myositis, Ataxie, Tod der Mäuse		+			Gewebe von Säuglingsmäusen	Gewebe von Säuglingsmäusen	Säuglingsmäuse
Brutei: Entwicklung von Hämagglutininen	Hämagglutination, Züchtung in Gewebekulturen	+		+	Allantoisflüssigkeit	Allantoisflüssigkeit von beimpften Bruteiern	Brutei
	Blutbild (Monocyten), Heteroagglutination						
Gewebekultur: cytopathogener Effekt	Gewebekultur mit Material vom Hühnerembryo, Biopsie: Kerneinschlüsse	(+)			Gewebekultur von Epithel aus menschlichen Nieren	Virus aus Gewebekultur	Gewebekultur
bei Affen: rötelnähnliches Krankheitsbild	Blutbild, klinische Diagnose						
cytopathogener Effekt in Gewebekulturen		(+)			Antigen: z.B. aus HeLa-Zellkulturen	Virus aus Gewebekultur	Gewebekultur
Säuglingsmäuse: Ataxie, →Exitus		+		+	Hirn von Säuglingsmäusen	Hirn von Säuglingsmäusen	Säuglingsmäuse
Säuglingsmäuse: Ataxie, →Exitus		+		+	Hirn von Säuglingsmäusen	Hirn von Säuglingsmäusen	Säuglingsmäuse

Tabelle 7

	Krankheit	Untersuchungs-material	Material von Sektionen	Direkter Virusnachweis (optisch)	Material für den direkten Virusnachweis	Erregerisolierung
18	Warzen (Verrucae planae et vulgares und spitze Kondylome)	klinische Diagnose		nicht möglich. Elektronenoptische Darstellung der Elementarkörperchen ist noch umstritten	Differentialdiagnose klinisch, evtl. histologisch	
19	Maul- und Klauenseuche-Infektionen des Menschen	Bläschenflüssigkeit, Ultrafiltrat macerierter Aphthen, Blutserum für Komplementbindungsreaktion und Neutralisation		nicht möglich		Meerschweinchenversuch: Beimpfung der scarifizierten Metatarsen, Gewebekultur
20	Stomatitis vesicularis-Infektionen des Menschen (zufällige und Laboratoriums-Infektionen)	Bläschenflüssigkeit, Blutserum für Komplementbindungsreaktion und Neutralisationstest		nicht möglich. Im Material vom Zwischenwirt elektronenoptische Darstellung der Elementarkörperchen möglich	Mikromorphologische Differentialdiagnose gegenüber Maul- und Klauenseuche: Virus der Stomatitis vesicularis ist größer	Brutei (Chorionallantois), Gewebekultur, Meerschweinchen (Planta)

Nach der ersten Beimpfung (Grundpassage) sind die Krankheitserscheinungen des Versuchstieres mitunter noch gering und werden erst nach wiederholten Übertragungen (Serienpassagen) deutlicher. So ist es durchaus möglich, daß eine Infektion erst in der dritten oder vierten Passage „angeht" (nach inapparenten oder „Blindpassagen"). Auf Einzelheiten der Tierversuche kann hier nicht eingegangen werden. Als eine Standardmethode sei der Paulsche Cornealversuch besonders erwähnt[1].

---

[1] Nach Scarifikation der Cornea eines Kaninchens wird das infektiöse Material, z.B. Pockenpusteleiter, in das in dieser Weise aufgerauhte Corneaepithel eingerieben. Es entsteht (im positiven Falle) nach 1—2 Tagen eine Variola- (oder Vaccinia-)Keratitis. Das Tier wird nach 2—3 Tagen getötet, das infizierte Auge enucleiert. Man fertigt dann Klatschpräparate (auf Glas-, evtl. auch auf elektronenmikroskopischen Objektträgern) an und fixiert anschließend das gesamte Auge in Bouinschem Gemisch. Nach ausreichender Fixation, Abpräparieren der Cornea und histologischer Aufarbeitung erfolgt Färbung der Schnitte nach GIEMSA, DOWNIE oder MANN. In dieser Weise 4fache Diagnose:
1. Makroskopisch (Keratitis).
2. Histologisch (Einschlüsse).
3. Lichtoptisch-mikroskopisch (Ausstrich bzw. Klatschpräparat), Nachweis der Elementarkörperchen (Morosow-Färbung) und der Einschlüsse (Giemsa-Färbung).
4. Elektronenmikroskopisch (Direktpräparat durch vorsichtiges Abtupfen vom Epithel), Nachweis der Elementarkörper.
Siehe hierzu auch KAISER (1949): „Das tierische Auge als Hilfsmittel der Virusforschung."

(Fortsetzung)

Evidenz der Infektion im Laboratoriumsversuch	Besondere Nachweismethoden	Serologische Virusdiagnose						
		Komplementbindungsreaktion	Agglutinationstest	Hämagglutinations-Hemmtest	Quelle für das Antigen	Neutralisationstest	
						Virus-Quelle	Test-Species
	Biopsie (Einschlüsse) Ultrahistologie						
Meerschweinchen: Bläschen an der Planta; Säuglingsmäuse: spastische Paralyse, Exitus	Biopsie (Kerneinschlüsse). Pferde können nicht infiziert werden, Rinder lassen sich i.m. infizieren, Säuglingsmäuse intracerebral	+			Hirn von Säuglingsmäusen, Bläschenflüssigkeit vom Meerschweinchen, Epithelkultur von Rinderzunge	Hirn von Säuglingsmäusen. Bläschenflüssigkeit von Meerschweinchen	Säuglingsmäuse, Meerschweinchen
Meerschweinchen: Bläschen an der Planta. Gewebekultur: cytopathogener Effekt	Biopsie (Kerneinschlüsse). Pferde lassen sich infizieren, Rinder können nicht i.m. infiziert werden	+			Hirn von Säuglingsmäusen, Chorionallantois von Bruteiern, Gewebekultur	Virus aus Chorionallantoismembran von Bruteiern und aus Gewebekulturen	Brutei, Gewebekultur

Eine Reihe von Virusarten kann nicht auf Laboratoriumstiere übertragen werden. Zwei Methoden haben daher die Virusisolierung wesentlich verbessert: die Züchtung im Brutei und die Gewebekultur. Besonders das letztere Verfahren hat die durch die natürliche Resistenz vieler Tierspecies begrenzten Möglichkeiten der Erreger-Isolierung erweitert.

Die Organe und die Eihäute des Hühnerembryos sind gegenüber zahlreichen Virusinfektionen sehr empfindlich. Die Beimpfung der Chorionallantoismembran bebrüteter Hühnereier ist heute eine Standardmethode der Viruszüchtung. — Über Technik und Anwendungsmöglichkeiten siehe bei BURNET 1938 sowie bei BEVERIDGE und BURNET 1946, über eine gute Methode zur Ei-Fensterung bei GROSS und BORNEFF 1954, über die Permeabilität der Schalenhaut bei JACOTOT 1953, über intravasale Infektion der Embryos bei DOSCH 1955 und über Virusanzuchtmethoden im Brutei bei MAYR 1955. — Auch Beimpfung der Amnion- oder der Allantoishöhle ist möglich. Besondere Vorteile bietet bei manchen Virusarten die Züchtung im Dottersack, z.B. beim Lymphogranuloma inguinale-Virus (Nachweis der Elementarkörperchen in der Dottersackmembran; methodische Details für alle Beimpfungsarten des Bruteies können den Monographien von BEVERIDGE und BURNET 1946 und von KLÖNE 1953 entnommen werden).

Die verschiedenen Virusarten vermehren sich maximal nur in bestimmten Geweben des Hühnerembryos und nur während einer begrenzten Zeitspanne der

embryonalen Entwicklung (KLÖNE 1953). Die Impftermine sind daher nicht einheitlich, ebenfalls nicht die Bebrütungszeiten nach der Infektion. Die Tabelle 8
(modifiziert nach KLÖNE) erläutert diese Verhältnisse anhand von Beispielen für
einige Virusarten.

Nicht alle Virusarten, die sich im Brutei vermehren können, rufen makroskopisch sichtbare Veränderungen — z. B. auf der Chorionallantois — hervor. Ist
letzteres der Fall, müssen durch bestimmte Methoden das Angehen und das Ausmaß der Infektion ermittelt werden (z. B. Feststellung der Hämagglutininbildung
durch den Hämagglutinationstest). Virusarten wie etwa das Herpes simplex- und
das Variolavaccinevirus erzeugen makroskopisch erkennbare Herde auf der Eihaut,
die entweder isoliert oder — wenn ihre Zahl sehr groß ist — konfluiert (z. B. zu

Tabelle 8. *Infektionsrouten, Inoculationstermine und Bebrütungszeiten nach der Infektion der
Bruteier bei einigen Virusarten* (etwas modifiziert nach Tabelle 2 [S. 13] von KLÖNE 1953)

Virusart (bzw. Rickettsien)	Infektionsroute	Inoculations-termine: Inkubationsdauer in Tagen vor der Infektion	Bebrütungs-zeit nach der Infektion in Tagen
Rickettsien	Dottersack	6—7	5—9
Lymphogranuloma inguinale	Dottersack	6	5—9
Psittakose	Dottersack	6—7	3—6
Variola vera und Variolavaccine .	Chorionallantoismembran	11—12	2—3 (4)
Herpes simplex	Chorionallantoismembran	11—12	(2) 3—5 (6)
Mumps	Amnionhöhle[1] Allantoishöhle	7 7—8	5—7 6—7
Influenza	Amnionhöhle[1] Allantoishöhle	13 10—12	4—5 2—3 (4)

[1] Gilt für nicht-adaptierte Virusstämme.

größeren Plaques) vorkommen können. Die Anzahl der Membranherde (Virus-
kolonien) ist konzentrationsabhängig. BURNET (1938) gab ein Verfahren zur
Virustitrierung an, das auf der quantitativen Bestimmung der Virusherde beruht.
Diese Herdzählmethode ermöglicht es, durch den Vergleich der Herdzahl einer
bekannten Virusverdünnung mit derjenigen einer unbekannten die ungefähre
Konzentration letzterer zu errechnen. Die Werte sind — wie statistische Berechnungen zeigten — desto genauer, je mehr Bruteier sowohl mit der Kontroll-
als auch mit der Test-Suspension beimpft werden.

Form, Größe, Farbe, Konsistenz usw. der Herde sind für manche Virusarten
charakteristisch (z. B. Kuhpocken), doch reichen diese morphologischen Details
nicht immer zur Diagnose aus. Dies mag das Beispiel der Abbildungen 20 und 21
verdeutlichen. Abb. 20 demonstriert eine mit dem Herpes simplex-Virus beimpfte Allantoismembran, Abb. 21 eine Membran, die mit Candida albicans
infiziert wurde. Die Herdbildungen ähneln sich weitgehend. Nicht nur Viren,
sondern auch zahlreiche Bakterien und Pilze können sich in der Chorionallantoismembran von Bruteiern vermehren. Auch unspezifische Veränderungen der
Eimembran (z. B. durch Verletzungen beim Beimpfen, durch den Druck von
abgesplitterten Teilchen der Kalkschale, durch den Einfluß des artfremden
Eiweißes nach Einbringen menschlicher oder tierischer Gewebe usw.) können ein
„positives" Impfresultat vortäuschen. — (Über unspezifische pathologisch-anatomische und histologische Veränderungen bei Viruskulturen im bebrüteten

Hühnerei siehe bei NAUCK und NASEMANN 1952 sowie bei MITSCHERLICH und
BRATKE 1955). — Um ein genaues Bild über Art und Ausmaß der Infektion zu
gewinnen, werden neben der makroskopischen und histologischen[1] Beurteilung
der Allantoismembran noch weitere Verfahren herangezogen, so z. B. das Ausstrichpräparat (lichtoptische Darstellung der Elementarkörperchen größerer
Virusarten), elektronenoptische Direktpräparate und Ultraschnitte. Zum leichteren Auffinden spezifischer Virus-Einschlußkörper in Schnitten von der Chorionallantoismembran hat sich ein
einfaches Flachschnittverfahren
bewährt, das von NASEMANN und
POHLMEIER (1957) angegeben
wurde (s. die Abb. 22 und 23)[2].

Für die Züchtung einer Reihe
von Virusarten bietet die Kultur
im exembryonierten Hühnerbrutei Vorteile (intensive Virusvermehrung, Möglichkeit einer fortlaufenden Bestimmung der Virustiter), z. B. für die Viren der
Influenza-Mumps-Gruppe. Über
die Technik dieses Verfahrens
siehe u. a. bei SCHÄFER und MUNK
(1952), SIEGERT u. Mitarb. (1954)
sowie MAYR und LINSENMAIER
(1955).

Die Viruskultur im Brutei ist
auch für die Untersuchung bestimmter Fragen mit Hilfe der
Isotopentechnik benutzt worden.
So konnten beispielsweise BLANK
u. Mitarb. (1952) nachweisen, daß
radioaktiver Phosphor (P[32]) sich
in den Herdbildungen der Chorionallantoismembran anreichert.

Zur Aufbewahrung des z. B.
im Brutei isolierten Virusmate-
rials eignet sich unter anderen
besonders die von KLÖNE (1951)
konstruierte Gefriertrocknungs-
apparatur. Im „gefriergetrock-

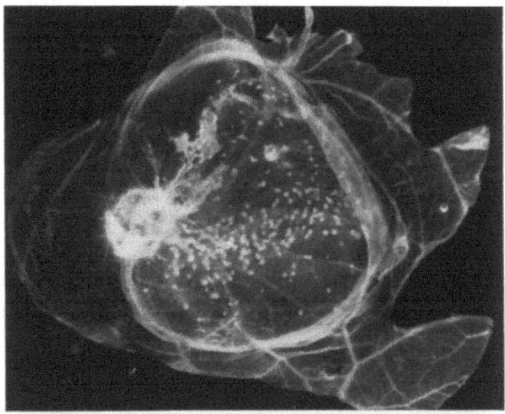

Abb. 20

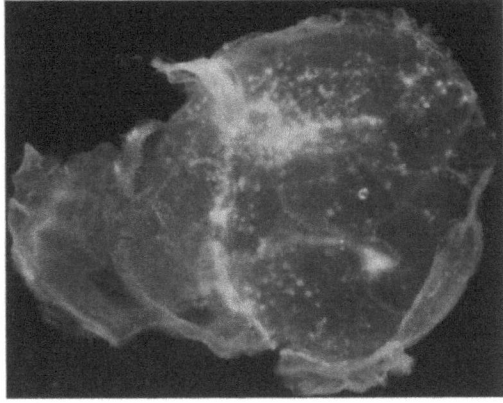

Abb. 21

Abb. 20. Chorionallantoismembran mit Herpes simplex-Virus
beimpft. Zahlreiche kleine Herde

Abb. 21. Der Abb. 20 ähnliches makroskopisches Bild einer
Membran nach Beimpfung mit Candida albicans

neten" Zustand kann das Virusmaterial jahrelang infektionstüchtig gehalten werden. Kürzere Frist bleiben die meisten Virusarten auch in glycerinhaltiger Ringerlösung (bei +4° C im Eisschrank) infektionsfähig. Ein weiteres brauchbares

---

[1] Zur Histologie der normalen und der durch Viren infizierten Chorionallantoismembran
s. die Arbeiten von Voss (1954) sowie von Voss und VAUCK (1955). Zur Einschlußdarstellung
im Schnitt ist die Färbung nach MANN sehr geeignet.

[2] Zur Herstellung eines Flachschnittes wird zunächst die beherdete Membran mit Igelstacheln auf einem Naturkorkstück befestigt (s. Abb. 22: im Zentrum großer Candida albicans-
Herd). Nach Fixation, Alkoholreihe usw. wird die Membran mit dem Kork in Paraffin eingebettet, Schichtseite nach oben (vorherige Entfernung der Igelstacheln). Dann: vorsichtige
Bedienung des Mikrotoms bei genau horizontaler Einstellung des Blockes. So Gewinnung
dünner Serienschnitte (s. Abb. 23).

Konservierungsverfahren ist die Aufbewahrung der Virussuspensionen in geschlossenen Ampullen bei —70⁰ C in der Tiefkühltruhe.

Nicht alle Virusarten sind in Eikulturen züchtbar oder auf Versuchstiere zu übertragen. Vielfach ist es jedoch möglich, gerade diese Erreger in der *Gewebekultur* zur Vermehrung zu bringen, so z.B. die bis vor kurzem noch nicht züchtbaren Organismen, welche exanthematische Krankheiten des Menschen hervorrufen, wie etwa Roseola infantum-, Masern- und Varicellenvirus (s. Tabelle 7).

Die Technik der Gewebezüchtung kann hier keine Berücksichtigung finden. Eine gute Beschreibung der verschiedenen Methoden („Ein-Tropfen-Deckglas-Kultur", Kultur in Carrel-Flaschen und Rollkulturen [roller-tube-Technik nach GEY]) enthält die Monographie von BAUER (1954) über die Methodik der Gewebezüchtung. Weitere technische Daten können den entsprechenden Kapiteln in den Leitfäden von KLÖNE (1953) und SINKOVICS (1956) sowie den zusammenfassenden Darstellungen von MELNICK (1956), FELLER (1950) und HAL-

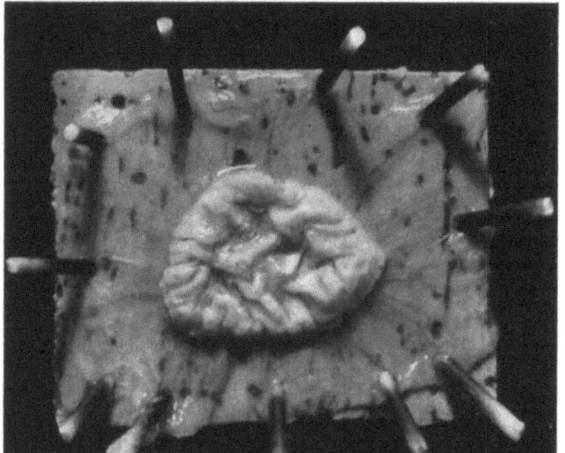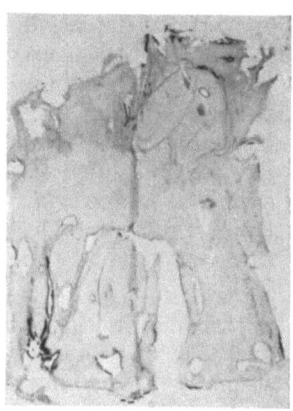

Abb. 22   Abb. 23

Abb. 22. Flachschnittmethode. Mit Candida albicans-Herd versehenes Membranstück auf ein Korkplättchen aufgezogen und mit Igelstacheln befestigt

Abb. 23. Flachschnitt von einer Chorionallantoismembran, auf Glasobjektträger aufgezogen

LAUER (1938) entnommen werden. Über die Methode der Dauerkultur s. bei BARSKI und ROBINEAUX (1956) sowie bei BARSKI (1956); über den Einfluß der Antibiotica und die Möglichkeit, durch Zusatz dieser Stoffe zu unsterilem Material evtl. sterile Kulturen zu erhalten, s. bei KEILOVÁ (1948, 1950) sowie bei FUSILLO u. Mitarb. (1952). Hingewiesen sei außerdem noch auf die Bedeutung, die die Gewebekultur für Stoffwechselstudien erlangt hat (siehe z.B. die Angaben bei KRONTOWSKI 1928, KRONTOWSKI u. Mitarb. 1927, FISCHER 1941 sowie FISCHER und ASTRUP 1942). Brauchbare Methoden zur Mikroskopie und Mikrophotographie von Rollkulturen sind von VOSS (1955) angegeben worden. Die zur Zeit aktuellen Probleme der Gewebezüchtung stellte LANDSCHÜTZ (1956) in einer kurzen Übersicht dar.

Zur Herstellung von Epithel-Reinkulturen eignen sich u. a. Explantate von der Kaninchencornea, aus dem Nierenepithel von Kaninchen, Affen und Menschen, zur Gewinnung von Fibroblastenkulturen u. a. Explantate vom Herzmuskel des Hühnerembryos sowie von dessen Skeletmuskulatur. Die Abb. 24 zeigt einen Teil aus einer Epithelkultur von explantiertem Gewebe der Kaninchencornea (Epithel-Reinkultur), die Abb. 25 einen Ausschnitt aus einer Fibroblastenkultur, die durch Explantation von Herzgewebe eines Hühnerembryos erhalten wurde. In Abb. 26 ist eine Mitose zu sehen (Epithelkultur von Kaninchencornea, stärkere Vergrößerung) und Abb. 27 demonstriert eine Epithelkultur nach Infektion mit dem Vaccinevirus, (zahlreiche cytoplasmatische Guarniersche Einschlußkörper: siehe Pfeile!).

Die Ansprüche, die verschiedene Virusarten an das Nährmedium einer Gewebe-kultur stellen, sind unterschiedlich; (siehe z.B. die breit angelegten Versuche mit Gewebekulturen aus verschiedenem Material von Rinderembryos von WARREN und CUTCHINS 1957). Nicht alle Viren sind so „genügsam" wie das Variolavac-cinevirus, das sich in Kulturen von Kaninchencornea, von Nierenepithel des Kaninchens, von Hühnerherzfibroblasten, von Nierenepithel des Affen und be-sonders gut vor allem in Kulturen von Zellen menschlicher Abkunft (He-La-Zellen, Amnionzellen, Nierenepithel usw.) vermehren kann (über Züchtung des Vaccine-virus in Gewebekulturen siehe die grundlegenden Arbeiten von NAUCK und

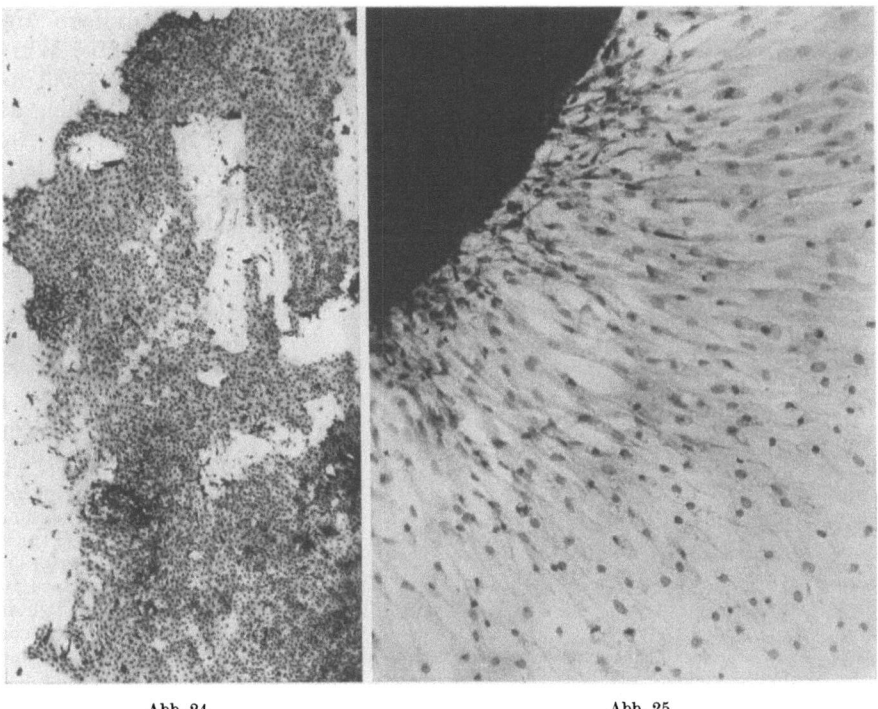

Abb. 24   Abb. 25

Abb. 24. Epithel-Reinkultur aus Kaninchencornea. Teil des Epithelschleiers. Hämatoxylin-Färbung

Abb. 25. Fibroblastenkultur aus dem Herzgewebe eines Hühnerembryos. Hämatoxylin-Färbung.
Links oben Mutterstück

PASCHEN 1931, 1932 a und b, 1933). Ausschließlich in menschlichen Zellen können hingegen z. B. das Masern- und Varicellenvirus gezüchtet werden. Weitere gegen Virusinfektionen stark empfindliche Zellsysteme liefern Kulturen aus Küken-cornea-Gewebe (z.B. für Viren der APC-Gruppe: ROHDE 1957) oder Affennieren-Epithelkulturen (z.B. für das Aujeszky-Virus und andere Virusarten: KERÉKJÁRTÓ und ROHDE 1957).

Gute Übersichtsarbeiten über die Bedeutung der Gewebezüchtung für die experimentelle Virusforschung und wichtige methodische Hinweise sind zahlreich in der einschlägigen Literatur vertreten. Genannt seien hier nur die Publikationen von HAAGEN (1929, 1932, 1936), TOPACIO und HYDE (1932), ROBBINS und ENDERS (1950), BANG und GEY (1951), WELLER (1955) sowie eine Arbeit von VIVELL (1955).

Den stärksten Impuls erhielt die Gewebezüchtung für Zwecke der Virologie durch die Möglichkeiten, die sich aus der gelungenen Kultur menschlicher Zellen ergaben. Der Zeitpunkt ist sicher nicht mehr fern, an dem alle menschenpathogenen Virusarten in Gewebekulturen aus menschlichen Zellen zur Vermehrung gebracht werden können. Nicht alle Zellsysteme vom Menschen bieten gleichgute Ernährungsbedingungen. Das Zoster- und Varicellenvirus vermehren sich z. B. nicht in He-La-Zellkulturen[1], sondern benötigen Zellen aus menschlichem Amnion oder Nierenepithel zur Multiplikation. Das Kriterium für die stattgefundene Virusvermehrung in solchen Zellen ist der sog. *cytopathogene Effekt*, der weiter oben schon beschrieben wurde[2]. Über die Herstellung von Einschichtgewebekulturen aus menschlichen Amnionmembranen und deren praktische Anwendung in der Virusforschung siehe u.a. bei WEINSTEIN u. Mitarb. (1956), LAHELLE (1956),

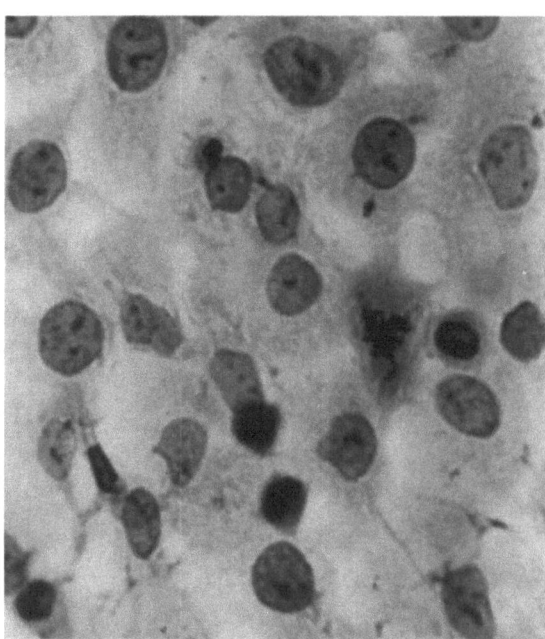

KRECH und WULFF (1957) sowie bei TAKEMOTO und LERNER (1957). Bei WEINSTEIN u. Mitarb. (1956) findet sich eine Aufzählung der bisher in menschlichen Amnion-Kulturen gezüchteten Virusarten[3]. Angaben über Einzelheiten zur Züchtung der Erreger von exanthematischen Viruskrankheiten in menschlichen Zellkulturen enthalten u. a. die Arbeiten von ANDERSON (1954) sowie von ENDERS und PEEBLES (1954). Weitere Literaturhinweise bei BURNET (1955).

Die menschliche Epidermis eignet sich auch zur Herstellung von Gewebsexplantaten (PINKUS 1932, HSU 1952, MATOLTSY 1955, 1956; Langzeit-Hautkulturen: PERRY u. Mitarb. 1956). Ob die menschliche Epidermis-Gewebe-kultur für die Züchtung dermotroper Virusarten, die bisher noch nicht in vitro gezüchtet werden

Abb. 26. Kaninchencornea-Epithelkultur bei stärkerer Vergrößerung (Ölimmersion), Mitose! Giemsa-Färbung

konnten, wie z.B. das Warzen-, das Molluscum contagiosum- oder das Melkerknoten-(Paravaccine-)Virus, Bedeutung erlangen wird, bedarf noch eingehender Untersuchungen. Auch menschliche Hautcarcinome sind bereits erfolgreich explantiert worden (HÖFER 1934).

Für theoretische, aber auch für praktische Fragestellungen besitzt die morphologische Untersuchung virusinfizierter Gewebekulturzellen (z.B. im Phasenkontrastmikroskop: Einschlußbildungen, degenerative Vorgänge, Riesenzellen usw.) — vor allem bei Beobachtung derselben Zelle über längere Zeit (KLÖNE 1955) — erheblichen Wert. Die Reaktion der explantierten Zelle auf den Virus-

---

[1] Der He-La-Zellstamm wurde von einem menschlichen Cervix-Carcinom gewonnen und in Passagen fortgeführt. Über Viruszüchtung in He-La-Zellen s. unter anderen bei BOYER u. Mitarb. (1957) sowie bei SCHERER und SYVERTON (1954). Auch aus anderen bösartigen Geschwülsten des Menschen können für die Viruszüchtung geeignete Kulturen hergestellt werden, z.B. aus Lymphosarkomen, Larynx- und Mammacarcinomen (MIRONOVA und PUCHNER (1956).

[2] Über die Cytopathogenität tierischer Viren in vitro s. die Übersichtsarbeit von LYNN jr. und MORGAN (1954).

[3] Es sind dies bisher: Poliomyelitisvirus Typ I, II und III, APC-Virus (HUEBNER-HILLEMAN) Typ I bis Typ VIII, „Simian" I (Bertha) und II (HULL, WV), Herpes simplex- und westliches Pferdeencephalitis-Virus sowie die Coxsackie-Viren vom Typ B_3 und A_9. In der Zeit von 1956—1960 wurde eine Anzahl weiterer Virusarten in Amnionzellkulturen isoliert.

befall ist bei Beimpfung mit verschiedenen Viren unterschiedlich (Kerneinschlüsse, intracytoplasmatische Einschlußkörper, Vacuolenbildung, Platzen der Zellmembranen usw.). DOSTAL und AUST (1957) konnten anhand von Gewebekulturen zeigen, daß es nach der Infektion mit verschiedenen Viren immer erst zu einem Anstieg der Mitosen kommt. Dieser Anstieg dauert nur kurz an. Die Zunahme der Viruskonzentration im Explantat setzt nach dem Abfall der Mitoserate ein.

Zellen aus Gewebekulturen lassen sich heute ebenfalls im Elektronenmikroskop untersuchen und die in ihnen vorhandenen Virus-Elementarkörperchen darstellen (Technik und Beispiele bei PORTER, CLAUDE und FULLAM 1945, BARSKI u. Mitarb. 1949, BERNHARD und MANGINI 1949, MARTIN und TOMLIN 1950, O. und T. KÜCHENHOFF 1955 sowie NILSSON 1955).

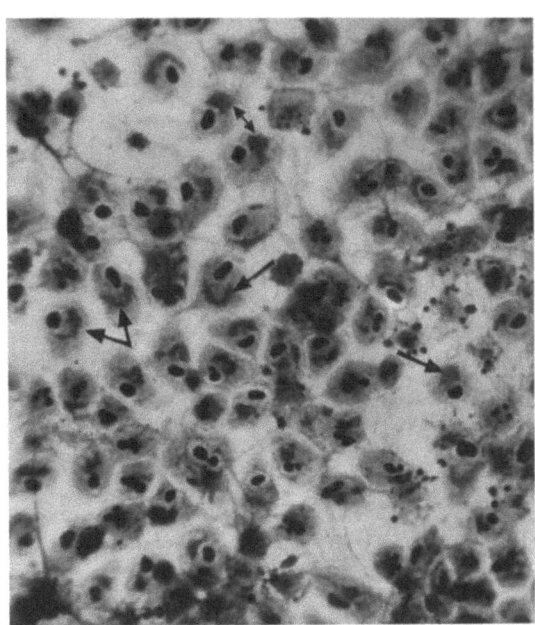

Weitere Anwendung findet die Gewebekultur in letzter Zeit zur Auffindung von Antikörpern in Seren von Kranken. Dieser Antikörper-Nachweis wird auf indirektem Wege mit der von COONS und KAPLAN (1950) entwickelten Technik der Markierung von Antikörpern mit Fluorescein erbracht. Die Methode sei anhand eines Beispiels kurz erläutert. WELLER und COONS (1954) gehen z. B. bei Varicellen- und Zosterinfektionen folgendermaßen vor: Zunächst wirken Antisera (von Patienten) und Kontrollseren (von Gesunden) 30 min lang auf Gewebekulturen (von menschlichen Zellsystemen) ein, die vorher mit Varicellen-Zoster-Viren infiziert wurden.

Abb. 27. Kaninchencornea-Epithelkultur mit Vaccinevirus beimpft (Giemsa-Färbung); zahlreiche intracytoplasmatische Guarnierische Einschlußkörper (s. Pfeile!)

Anschließend werden die Explantate vorsichtig mit gepufferter Ringerlösung ausgewaschen und dann mit Antimenschen-Gammaglobulin-Serum von Kaninchen überschichtet, das mit Fluorescein[1] gekoppelt ist (wieder 30 min lang und im Anschluß daran: erneute Waschung). Solche Zellkulturen, die auf Grund von vorhandenem Virusantigen Antikörper gebunden haben, fixieren dann auch das Antimenschen-Gammaglobulin des Kaninchenserums, das wegen seiner Koppelung an Fluorescein im Fluorescenzmikroskop sichtbar gemacht werden kann. Diese Methode eignet sich auch für die Gruppe der großen Virusarten (Psittakose-Lymphogranuloma inguinale, siehe bei BUCKLEY u. Mitarb. 1955).

---

[1] Genauer: Fluoresceinisocyanat. Zum Schluß liegt eine Antigen-Antikörper-Antikörper-Schichtung vor, wobei die mittlere Schicht nach der einen Seite als Antikörper, nach der anderen als Antigen wirkt. Im allgemeinen sind nicht die Virus-Elementarkörper selbst, sondern Elementarkörper-Aggregate sichtbar. Bisher liegen fluorescenz-serologische (bzw. immuno-histologische) Resultate vor allem von Untersuchungen mit Mumps-, Varicellen-, Zoster- und Influenzavirus vor sowie mit Rickettsien und dem Virus der atypischen Pneumonie (POETSCHKE 1957). Über neue Möglichkeiten zur Herstellung fluorescenz-markierter Proteine s. bei UEHLEKE (1958).

Die Untersuchung mit Fluorescein-markierten Antikörpern ist nicht nur in der Gewebekultur sondern auch im Gewebsschnitt möglich. Diese Methode hat — wie POETSCHKE (1957) es bezeichnete — das „Auflösungsvermögen" der Serologie bedeutend erweitert. An Fluorescein gebundene Antikörper sind außerdem nicht allein zum Nachweis von Antigenen, sondern auch zu dem von spezifischen Antikörpern in Gewebszellen geeignet. Gewebeschnitte von immunisierten Tieren oder diese selbst werden dabei in vivo mit dem homologen löslichen Antigen behandelt. Vorhandene sessile Antikörper beladen sich so mit Antigen. Letzteres wird dann durch die Fluorescein-markierten Antikörper in den Schnitten sichtbar gemacht (Einzelheiten hierzu siehe bei POETSCHKE 1957). Am Schluß besteht demnach bei diesem Verfahren eine Antikörper-Antigen-Antikörper-Schichtung. Über die Technik der Arbeit mit Fluorescein-markierten Antikörpern orientiert das Schema Nr. I (POETSCHKE 1960).

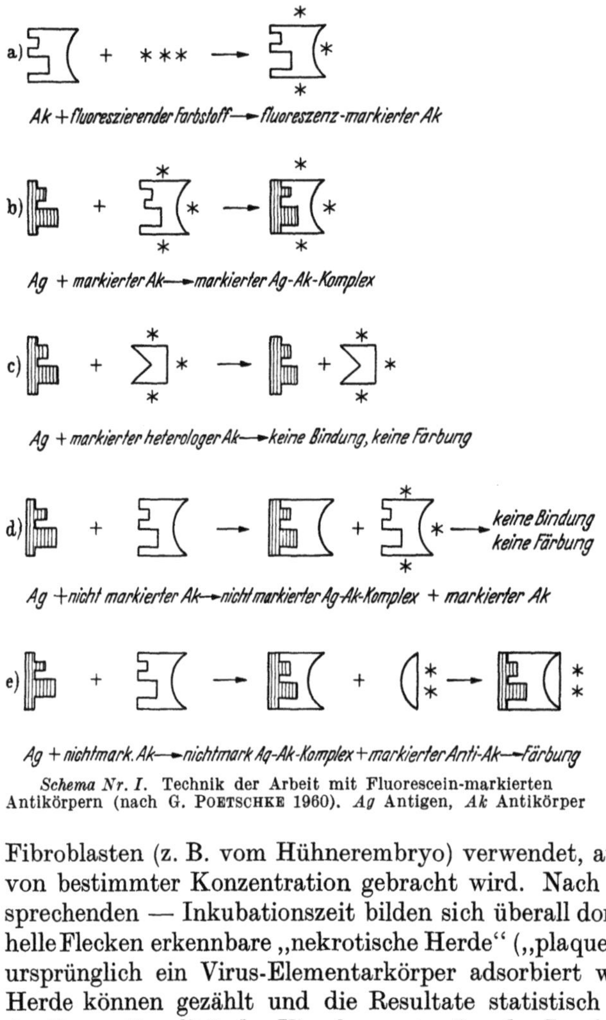

a) Ak + fluoreszierender Farbstoff → fluoreszenz-markierter Ak

b) Ag + markierter Ak → markierter Ag-Ak-Komplex

c) Ag + markierter heterologer Ak → keine Bindung, keine Färbung

d) Ag + nicht markierter Ak → nicht markierter Ag-Ak-Komplex + markierter Ak (keine Bindung keine Färbung)

e) Ag + nichtmark. Ak → nichtmark Ag-Ak-Komplex + markierter Anti-Ak → Färbung

Schema Nr. I. Technik der Arbeit mit Fluorescein-markierten Antikörpern (nach G. POETSCHKE 1960). *Ag* Antigen, *Ak* Antikörper

Selbst für die Impfstoffherstellung (WESSLÉN 1956: Pockenvaccine aus Hautgewebekulturen vom Rinderembryo) und für quantitative Arbeiten sind Gewebsexplantate geeignet. So übertrug DULBECCO (1952) die bei Bakteriophagen gebräuchliche Methode der „Lochzählung" auf tierpathogene Virusarten. Es wird eine einschichtige Lage von Fibroblasten (z. B. vom Hühnerembryo) verwendet, auf die eine Virussuspension von bestimmter Konzentration gebracht wird. Nach einer — der Virusart entsprechenden — Inkubationszeit bilden sich überall dort makroskopisch schon als helle Flecken erkennbare „nekrotische Herde" („plaques"), wo von dem Zellrasen ursprünglich ein Virus-Elementarkörper adsorbiert wurde. Diese nekrotischen Herde können gezählt und die Resultate statistisch ausgewertet werden. Aus der Proportionalität der Viruskonzentration des Impfgutes und der Zahl der Plaques entnahm DULBECCO (1952), daß jeder Viruseinheit (Elementarkörper) des Impfmaterials ein Herd in der Kultur entspricht. Gegenüber der „Pockenzählmethode" auf der Chorionallantoismembran von Bruteiern soll das Verfahren von DULBECCO wesentlich genauer sein, etwa in dem Maße, daß eine angesetzte Carrel-Flasche einem Versuch mit 100 Bruteiern gleichkommt. Über den Lochtest finden sich weitere Details bei WEIDEL (1953) und YOUNGER (1956).

Für die genaue Berechnung der Infektiosität einer Virussuspension (Titrationsversuche, Bestimmung der LD_{50}) stehen auch andere Methoden zur Verfügung, z.B. die von REED und MUENCH (1938).

b) Serologische Nachweismethoden

Als Indicatoren für die im Verlauf der Auseinandersetzung des Organismus mit den Krankheitserregern entstandene Immunisierung können die im Blutserum durch bestimmte Reaktionen nachweisbaren Antikörper gelten. Über die verschiedenen Antigenkomponenten der Viren und das Spektrum der Antikörper wurde schon berichtet (s. o.!). Die virusserologischen Standardmethoden sind die Agglutinations-, Komplementbindungs-, Neutralisations- und Hämagglutinationshemmungsreaktion. Die methodischen Einzelheiten dieser Verfahren können hier nicht dargelegt werden, wohl aber sollen ihr Wirkungsprinzip und ihre Anwendungsmöglichkeiten erörtert werden (s. hierzu auch LIPPELT 1957).

Die Isolierung und genaue Bestimmung des Virus aus eingeschicktem Material im Viruslaboratorium ist häufig schwierig und zeitraubend. Der Erregernachweis wird daher heute in zunehmendem Maße durch die virusserologische Diagnostik verdrängt. Vielfach bleibt daher die Virus-Isolierung auf die Virus-Typendiagnose bei Epidemien beschränkt. Da infolge der oft intensiven latenten Durchseuchung (inapparente Virusinfektionen) häufig Antikörper gefunden werden, kann die serologische Diagnose nur aus dem *Titeranstieg* (oder Abfall) bei mehrmaliger Untersuchung gestellt werden. Damit eventuelle technische Fehler eliminiert werden, müssen die verschiedenen (mindestens zwei!) Serumproben gleichzeitig untersucht werden[1]. Einige Beispiele für günstige Blutentnahmetermine gibt Tabelle 9.

Tabelle 9. *Blutentnahmetermine bei verschiedenen Virus-Krankheiten und Rickettsiosen zur serologischen Diagnose*

Krankheit	1. Serumprobe *vor* Krankheitstag	2. Serumprobe *nach* Krankheitstag
Fleckfieber	8.	12. (Komplementbindungsreaktion)
Q-Fieber	10.	21. (Komplementbindungsreaktion)
Lymphogranuloma inguinale .	30.	90. (Komplementbindungsreaktion)
Variola vera.	8.	21. (Komplementbindungsreaktion)
Influenza	6.	14.—21. (Komplementbindungsreaktion)
Mumps	6.	21. (Komplementbindungsreaktion)
Mononucleosis infectiosa . . .	6.	14.—21. (Heteroagglutination)

Gelegentlich ist eine dritte Bluteinsendung im Abstand von weiteren 8—10 Tagen notwendig, wenn die Untersuchung der zweiten Serumprobe kein eindeutig verwertbares Resultat ergab (MÜLLER 1955). Für die Serodiagnostik am nützlichsten sind im allgemeinen die Komplementbindungsreaktion und der Neutralisationstest; s. hierzu die Daten in Tabelle 7! Fällt die virusserologische Reaktion negativ aus, muß sich der Untersucher zuerst 3 Fragen vorlegen:

1. War das Virusantigen in ausreichender Konzentration vorhanden?

2. Waren die Antikörper in genügender Konzentration vorhanden?

3. Waren etwa andere Reaktionsbedingungen ungünstig? (vgl. die Ausführungen bei VOEGTLE 1952).

Wurde das negative Ergebnis mit einem Serum erzielt, das aus einem frühen Krankheitsstadium stammte, so muß — bei fortbestehendem Verdacht — eine Kontrolluntersuchung erfolgen. Ein späterer Titeranstieg klärt dann die Situation. Bleiben mehrere Untersuchungen negativ (im Zeitraum von einigen Wochen), kann der Verdacht auf eine vorhandene Infektion fallengelassen werden. Zeigt die erste Serumprobe aber einen niedrigen Titerwert, so muß die Frage ventiliert werden, ob es sich evtl. um einen sog. „anamnestischen Titer" handeln könnte. Diese Frage kann in der Regel durch mehrere Kontrolluntersuchungen im Verlauf

---

[1] Die erste Probe wird am besten im Eisschrank oder in der Tiefkühltruhe aufbewahrt, bis die zweite gewonnen werden kann (sorgfältige *sterile* Entnahme!). Zur Vermeidung von Störungen durch Hämolyse wird das Serum der ersten Probe vom Blutkuchen getrennt und allein — möglichst in Ampullen und in inaktiviertem Zustand — in der Tiefkühltruhe aufbewahrt.

der Erkrankung beantwortet werden (MÜLLER 1955). Die Titerdifferenz zwischen 2 Serumproben aus 2 verschiedenen Krankheitsphasen sichert im allgemeinen die virusserologische
Diagnose. Ein *vierfacher Titeranstieg* darf als *beweisend für eine frische Virusinfektion* angesehen werden.

Ebenso wie es unspezifisch positive Wassermannsche Reaktionen bei Virus-
infektionen gibt (z. B. bei Ornithose: BRAND 1955, BRAND und LIPPELT 1955, bei
Varicellen: SCHIRREN 1955), so gibt es auch unspezifisch positive Ausfälle bei der
Virus-Komplementbindungsreaktion z. B. mit Wassermann-Reaktion-positiven
Seren. Bei Patientenseren, die bei der Komplementbindungsreaktion mit einem
Virusantigen unspezifisch positiv anzeigen[1], ohne daß durch routinemäßig durch-
geführte Kontrollansätze diese Unspezifität ermittelt wird, läßt meistens der
Serumabsättigungsversuch eine Beurteilung der Spezifität der Reaktion zu (MÜLLER
1955).

Für eine brauchbare frühzeitige und zuverlässige virusserologische Diagnostik
ist vor allem der Nachweis solcher Antikörper zweckmäßig, die bereits in einem
frühen Stadium der Infektion auftreten und schon möglichst bald nach Abklingen
der Infektion aus dem Blute verschwinden (flüchtige Antikörper, s. bei HENNES-
SEN 1957).

Die verschiedenen Virusantigene und damit auch die zugehörigen Antikörper
weisen unterschiedliche Spezifität auf. Während die Viruspartikel (Partikel-Anti-
gen für Neutralisationstest) bei vielen Virusarten stammspezifisch sind, besitzen
die komplementbindenden Antigene meistens entweder Typen- oder sogar Artspezifität. Bei der Komplementbindungsreaktion mit Virusantigen sind *Gruppen-
reaktionen* daher nicht selten, d. h. es zeigen in z. B. mit Psittakose-Antigen
angesetzten Reaktionen nicht nur homologe Seren, sondern auch Serumproben
von Lymphogranuloma inguinale- oder Katzenkratzkrankheits-Fällen positiv an.

Die Virusserologie hat die Herstellung eines optimalen Antigens zur Voraussetzung. Das
Virus muß aus den zur Antigengewinnung herangezogenen Wirtsgeweben freigesetzt, anschließend gereinigt und dann in hochkonzentrierten Suspensionen angereichert werden.
Über die einzelnen Arbeitsgänge (Verwendung von Mikrohomogenisatoren und Ultrazentrifuge, Einfrieren und Wiederauftauen der Gewebe, Ultraschallapplikation, Schwermetallsalz-
fällungen usw.) sowie über das verschiedene Ausgangsmaterial s. die ausführlichen Angaben
bei MÜLLER und BRAND (1954), BRAND und LIPPELT (1954), VIVELL (1955) sowie bei KLÖNE
(1953) und SCHMIDT (1955). Über die Anwendung von Ionenaustauschern zur Viruspräparation berichteten MATHEKA und ARMBRUSTER (1956a u. b). Das Verfahren erlaubt eine gute
Fraktionierung und Reinigung. Es gewinnt dadurch Bedeutung für die Virusserologie[2].
Über Antigenkomplexität und Antigenlabilität s. bei SMITH (1953).

α) Präcipitin- und Agglutinations-Reaktion

Die *Präcipitinreaktion*, die relativ einfach zu handhaben ist, beruht darauf,
daß sich nach Zugabe des Antigens zum Antiserum bei geeigneten Konzentrations-
verhältnissen schwerlösliche Niederschläge bilden, die aus der Verbindung des
Antigens mit dem Antikörper resultieren. Wenn das Antigenmolekül in einen
größeren Komplex eingebaut ist, kommt es gleichfalls zu einer Ausflockung, die
man als Agglutination bezeichnet und die der größeren Antigenmenge wegen
leichter als die Präcipitinreaktion zu beobachten ist (SCHRAMM 1954). MERRILL
(1936) hat die Bedingungen analysiert, unter denen visible Agglutinations- oder
Präcipitationsreaktionen erwartet werden können (Massenfaktor in der Virusserologie; vergl. die Formeln und Berechnungen bei MERRILL 1936).

---

[1] Über den Booster-Effekt und die heterotype Reaktion s. bei HENNESSEN (1957).

[2] Eine kurze Übersicht über die Bedeutung serologischer Methoden für die Diagnose und
Differentialdiagnose der Viruskrankheiten der Haut lieferte NASEMANN (1956). Details über
die Anwendung s. auch dort.

Das *Agglutinationsverfahren* wird vor allem zur Diagnostik der Rickettsiosen angewandt, in geringerem Umfang auch zur Serodiagnose größerer Virusarten. Kleinere Viren liefern keine sichtbaren Agglutinate[1]. Zur Rickettsien-Serologie siehe die Ausführungen von LIPPELT (1951; z. B.: Objektträger-Agglutination als Schnellreaktion bei Q-Fieber).

β) Heteroagglutination (Reaktion von P. BUNNEL)

Bei den meisten Erkrankungen an infektiöser Mononucleose treten im Patientenserum heterophile Agglutinine für Schaf- und Rindererythrocyten mit häufig sehr hohem Titer auf. Ihr Nachweis hat daher diagnostische Bedeutung, (im Patientenserum 3 verschiedene Typen von Agglutininen für Schaferythrocyten, Einzelheiten der Methodik siehe bei KLÖNE 1953). Die Reaktion (Titer: 1:500 bis 1:32000) wird schon in den ersten Krankheitstagen positiv und bleibt es einige Wochen lang.

γ) Komplementbindungsreaktion

Die Komplementbindungsreaktion ist empfindlicher als Präcipitation und Agglutination. Die Ausführung der Komplementbindungsreaktion mit Virusantigenen entspricht in den technischen Bedingungen weitgehend der Wassermannschen Reaktion. Eine Methode zur besseren Reproduzierbarkeit der Titerergebnisse gab BRAND (1955) an (Standardisierung der Komplementbindungsreaktion).

Die Maximaltiter bei den verschiedenen Viruskrankheiten schwanken. Es werden z. B. bei der Ornithose durchweg höhere Titer ermittelt als bei der Poliomyelitis[2]. Die Komplementbindungsreaktion wird zur Diagnose zahlreicher Virosen herangezogen (s. Tabelle 7). Bereichert wurde die Komplementbindungsreaktion durch die Mikromethode (z. B. Tropfenmethode nach FULTON und DUMBELL 1949). Dieses Verfahren erlaubt die Durchführung der Komplementbindungsreaktion mit kleinen Antigen-Mengen. Da die Antigenherstellung zeitraubend ist, sind Einsparungen an Material wünschenswert.

Auch bei der Virus-Komplementbindungsreaktion muß mit dem Vorkommen von Hemmstoffen (Inhibitoren) gerechnet werden. Diese Stoffe können einen negativen Reaktionsausfall trotz sicherer Infektion bedingen („unspezifisch negativ!"). Die Anzahl der aus diesem Grunde nicht erfaßbaren Seren ist jedoch gering (MELNICK u. Mitarb. 1954). Weitere serologische Details können den Arbeiten von MILZER (1950), SMITH (1953) sowie von SCHMIDT und HARDING (1956) entnommen werden. HENNESSEN (1957) erörtert das Vorgehen bei der Serodiagnostik der einzelnen Virusinfektionen und bespricht auch die besonderen Verhältnisse der serodiagnostisch nicht faßbaren Viruserkrankungen.

δ) Neutralisationstest

Der Neutralisationstest basiert auf der Spezifität der Antigen-Antikörper-Reaktion. Enthält das Serum eines Patienten Antikörper, die dem Virusantigen homolog sind, so wird durch sie die Virusaktivität neutralisiert. Man kann die

---

[1] Bei kleineren Viren ist die Masse der Partikel auch klein, ihre Zahl müßte daher für eine visible Agglutination viel größer sein. Praktisch kann die Mindestkonzentration reaktionsfähiger Teilchen, die für eine sichtbare Agglutination notwendig wäre, nicht erreicht werden.
[2] Für die praktische Anwendung der Virusserologie zur Diagnostik verschiedener Virosen seien einige Literaturhinweise gegeben: MACDONALD und DOWNIE (1950): Pockengruppe; SOSA-MARTINEZ und LENNETTE (1955): Herpes simplex; LIPPELT und HINZ (1952): Influenza; SCHÄFER (1955): Gruppe der Myxoviren.

Grenze bestimmen, bei der diese Wirkung gerade noch stattfindet. Die Neutralisation wird im Tierversuch (Kriterium: Krankheitssymptome, Exitus der Tiere)
oder auf der Chorionallantois von Bruteiern (Kriterium: Absterben des Hühnerembryos, Herdbildungen auf den Membranen) durchgeführt. Die Verdünnungen
des Serums, das den neutralisierenden Antikörper enthält, werden so gewählt,
daß sie den ganzen Bereich der 0—100%igen Letalität erfassen. Der Serum-
neutralisationsindex läßt sich nach einer einfachen Formel berechnen (KLÖNE
1953). In letzter Zeit wurden von ENDERS, WELLER und ROBBINS (1949) sowie
von WELLER (1953) Neutralisationstiter-Bestimmungen auch mit Hilfe von Gewebekulturen (hohe Spezifität!) vorgenommen (Kriterium: cytopathogener Effekt).
Der Neutralisationstest (Schutzversuch) kann prinzipiell auf zweifache Weise ausgeführt werden: Entweder wird ein bekanntes Virus (in definierter Konzentration)
gegen ein unbekanntes Serum oder aber ein bekanntes Serum (mit definiertem
Titer) gegen ein unbekanntes Virus ausgetestet. — Eine gewisse Fehlerquelle
ergibt sich aus der unspezifisch-neutralisierenden Fähigkeit antikörperfreier aktiver Blutsera.

Die Prüfung einer kreuzweisen Immunität kann für die Identifizierung eines
Virus- oder Rickettsienstammes herangezogen werden. Sie beruht auf der Resi-
stenz des Wirtes gegenüber einer Reinfektion mit dem homologen Stamm (die
Infektion mit dem heterologen Stamm geht an). — Über die Fortschritte der
Komplementbindungsreaktion und des Neutralisationstests in der serologischen
Virusdiagnostik siehe auch die Übersicht von LIPPELT (1957).

ε) Hämagglutination und Hämagglutinations-Hemmtest (Hirst-Phänomen)

Zahlreiche Virusarten können hämagglutinieren, d. h. sie verfügen über
Hämagglutinine, welche die Erythrocyten einer oder mehrerer Tierarten zu
agglutinieren vermögen. Nicht alle Viren hämagglutinieren unter denselben
Bedingungen. Eine Virusart, die Erythrocyten verschiedener Tiere agglutiniert,
weist nicht gegen jede dieser Erythrocytenspezies gleich hohe Hämagglutinationstiter auf. (Ausführliche Literatur zur Hämagglutination durch Virusarten
bei HALLAUER 1947, 1950, F. und Y. T. LANNI 1952, SUZUKI u. Mitarb. 1955,
KLEINSCHMIDT 1955 sowie bei DEIBEL 1957.)

Die Hämagglutinine können im Blutserum die Bildung von *Antihämagglu-
tininen* auslösen. Wird Antihämagglutinin-haltiges Patientenserum in verschiedenen Konzentrationen einem Virus-Erythrocyten-Gemisch zugesetzt, so tritt
eine Hemmung der Haemagglutination bis zu einer bestimmten Konzentrations-
stufe ein. Zwei Stunden nach Zugabe des Antiserums kann der Hemmtiter, d. h.
die Grenze der Serumschutzzone, abgelesen werden (Hirst-Test). Der Hirst-Test
wird vorwiegend bei den Myxoviren (Influenza, Mumps usw.) und bei einigen
Viren der Pockengruppe praktisch-diagnostisch angewandt. Über Technik, Anwendung, statistische Auswertung und differentialdiagnostische Bedeutung des
Hämagglutinations-Hemmungstests siehe u.a. bei HORSFALL und TAMM (1953),
BRAND u. Mitarb. (1954), BRAND und LIPPELT (1955), FRUNDER (1955), WILLIAM-
SON u. Mitarb. (1955), SCHMIDT (1955; S. 778—801) sowie bei NASEMANN (1956).—
Vgl. auch Tabelle 7!

ζ) Kälte-Agglutination

Die Beobachtung, daß bei einem Teil der Patienten mit atypischen Viruspneumonien Substanzen im Blut enthalten sind, die bei niedriger Temperatur
(0 bis +10⁰C, nicht aber bei +37⁰C!) menschliche Erythrocyten (Gruppe 0) zur
Agglutination bringen, führte zur Auffindung der *Kältehämagglutinine* und zur

(sehr begrenzten) diagnostischen Nutzung dieses Phänomens. Kälteagglutinine der hämolytischen Anämie müssen methodisch ausgeschlossen werden (besondere Technik der Bluteinsendung). Die Grundlagen der Kälte-Agglutination und methodische Details enthalten Arbeiten von LIPPELT (1949), LIPPELT und NOGALSKI (1949), NOGALSKI u. Mitarb. (1949) sowie das entsprechende Kapitel in der Monographie von KLÖNE (1953). Über Agglutination mit MG-Streptokokken etwa bei Viruspneumonien siehe bei LIPPELT (1957).

η) Serumeiweißelektrophorese [1]

In mancher Hinsicht vermag die Serumeiweißelektrophorese unter besonderer Berücksichtigung der Gammaglobulinwerte die Resultate der Virusserologie zu ergänzen. Der Antikörperanstieg im Verlauf von Virusinfektionen (z. B. in der Komplementbindungsreaktion) steht oft in gewisser Konkordanz mit den ermittelten Gammaglobulinwerten, (Prüfung beider Qualitäten an gleichen Terminen siehe bei NASEMANN und RÖCKL 1955). Die Ergebnisse elektrophoretischer Vergleichsuntersuchungen zwischen Serum und Bläschenflüssigkeit können hier nicht ausführlich erörtert werden. Im großen und ganzen scheinen jedoch die Proteinfraktionen qualitativ und quantitativ übereinzustimmen (z. B. beim Zoster: HAENSCH 1955). Beim Q-Fieber gelang BLUMBERGER (1955) der elektrophoretische Nachweis einer Vermehrung von α-Globulinen, die gegenüber anderen bekannten Infektionskrankheiten wesentlich höhere Werte zeigten.

Ob die Agglutinations- und die Immuno-Elektrophorese evtl. für die Diagnose menschlicher Viruskrankheiten Bedeutung besitzen, bedarf noch der Klärung (BERG u. Mitarb. 1955, SCHEIFFARTH u. Mitarb. 1956).

ϑ) Hauttests (Immunreaktion)

Bei verschiedenen Viruskrankheiten wird zu diagnostischen Zwecken ein Hauttest (intracutane Injektion eines Virus-Antigens) durchgeführt, der oft über den Grad der Immunität (bzw. Empfänglichkeit) oder auch evtl. über die Prognose der Erkrankung Auskunft gibt (SORRELL 1956, KOPROWSKI 1950). Die Komplementbindungsreaktion ist allerdings oft empfindlicher als der Hauttest und wird auch meist eher positiv (z. B. beim Lymphogranuloma inguinale), andererseits kann mit der *Allergieprobe nach* TIÉCHE *und* KAISER eine Schnelldiagnose bei Pocken gestellt werden (Hypersensibilisierung einer Versuchsperson gegen Variolavaccine-Antigen (geeignet z.B. für Schiffsärzte in tropischen Zonen), dann bei Einreibung von Pockenmaterial positiver Hauttest schon nach wenigen Stunden). Bei SORRELL (1956) findet sich eine Schrifttumsübersicht über die Hauttests bei der Katzenkratzkrankheit, der infektiösen Hepatitis, bei Influenza, beim Trachom und Herpes simplex, bei Mumps, beim Lymphogranuloma inguinale, bei Warzen und spitzen Condylomen sowie beim Dengue-Fieber.

Über die serologischen, mikrobiologischen und mikromorphologischen Nachweisverfahren bei den Viruskrankheiten und Rickettsiosen der Haut orientiert Tabelle 7; weitere Angaben können dem Speziellen Teil entnommen werden.

VII. Gemeinsame klinische Merkmale der Viruskrankheiten der Haut und die Kriterien der Virusätiologie

1. Klinische Gemeinsamkeiten

Auf einen bestimmten Reiz hin steht jedem Organ entsprechend seiner anatomischen Präformierung nur eine begrenzte Zahl von Reaktionsmöglichkeiten

---

[1] Eine Einführung in Methodik und Anwendung der Elektrophorese gibt WIEDEMANN (1948).

zu. So ist es verständlich, daß die Haut auf einen Virusbefall hin mit der Ausbildung von Efflorescenzen antwortet, die sich bei verschiedenen Virusinfektionen zumindest in den ersten Phasen weitgehend gleichen: Erst schießen kleine rote Maculae auf, die sich zu Papeln, dann zu Bläschen und endlich zu Pusteln entwickeln. Durch Sekundärinfektion, Beteiligung des Nervensystems oder des lymphatischen Apparates, durch Mitbefall innerer Organe und durch Faktoren, die Besonderheiten der Lokalisation bedingen, werden die später in Erscheinung tretenden Unterschiede im Verlauf hervorgerufen. Dies gilt in erster Linie für die cyclischen Infektionen mit generalisierten Hautveränderungen (Exanthemen) wie Variola vera, Alastrim, Vaccinia generalisata, Zoster generalisatus, Varicellen, Masern, Rubeolen, Roseola infantum und für mehrere Rickettsiosen. Auch zunächst auf bestimmte Hautareale beschränkte Virusinfektionen können später generalisieren, das ZNS und innere Organe mit ergreifen oder bestimmte Hauterscheinungen — z. B. vom Typ des *Erythema exsudativum multiforme* — nach sich ziehen. Dies trifft u. a. für den Herpes simplex, das Lymphogranuloma inguinale, die Melkerknoten und den primär segmentgebundenen Zoster zu. Alle bisher genannten Viruskrankheiten haben eine entzündliche Komponente. Anders verhalten sich die Erkrankungen, die durch streng epidermotrope Virusarten verursacht werden, wie das Molluscum contagiosum, die spitzen Kondylome sowie die planen und vulgären Warzen. Diese benignen, infektiösen Akanthome oder Epitheliome rufen lokalisierte bzw. disseminierte (aber nicht im echten Sinne „generalisierte") Veränderungen hervor, die primär keine entzündliche Note besitzen. Erst Traumen und/oder Pyodermisierung können sekundäre entzündliche Veränderungen auslösen[1]. Die infektiösen Epitheliosen werden von morphologisch unterscheidbaren Virusarten verursacht. Ihre Zusammenfassung zu einer Gruppe kam aus rein klinischen Bedürfnissen zustande.

Eine weitere Besonderheit einiger Viruskrankheiten der Haut stellt die venerische Übertragbarkeit dar. Durch Geschlechtsverkehr können beispielsweise das Lymphogranuloma inguinale, die Condylomata acuminata, das Molluscum contagiosum (bei Sitz der Knötchen am Genitale) und gelegentlich (nicht generell) der Herpes progenitalis (venereus) übertragen werden.

Zahlreiche dermotrope Virusarten können Veränderungen an den Augen bewirken. Tabelle 10 liefert einen Überblick über letztere, und zwar getrennt nach ihrer Lokalisation.

Viele Virusarten, die typische Hauterscheinungen verursachen, rufen gleichzeitig Veränderungen der Mundschleimhaut hervor, wie etwa das Lymphogranuloma inguinale-Virus, die Erreger der Pockengruppe (Variola vera-, Alastrim-, Variolavaccine- und originäres Kuhpocken-Virus), die Virusarten der Herpes-Gruppe (Zoster, Varicellen, Herpes simplex), die Erreger der Masern, der Röteln und der Maul- und Klauenseuche sowie des Exanthema subitum (Roseola infantum: Enanthem des weichen Gaumens). Eine charakteristische Erkrankung der Schleimhäute im Bereich der Gaumenbögen und Tonsillen bewirkt das Coxsackie A-Virus: die sogenannte Herpangina. Gelegentlich finden sich Mitbefall der Mundschleimhaut auch bei der Parotitis epidemica (Rötung und Schwellung der Mündung des Ductus paroticus) und bei der infektiösen Mononucleose (Ulcerationen und Petechien). Am Lippensaum können sich Efflorescenzen der planen

---

[1] Unter dem Gesichtspunkt der Infektiosität und des histologischen Merkmals einer ausgeprägten Acanthose wurde die Krankheitsgruppe der „*infektiösen Akanthome*" gebildet, zu der außer den oben genannten Krankheiten noch die Papillome der Mundschleimhaut und der Conjunctiven, das Larynxpapillom und einige tierische Erkrankungen wie Karpfenpocke, Papillomatose der Pferde und die Condylomata acuminata am Genitale von Hunden, Pferden und Rindern gehören.

juvenilen und der vulgären Warzen sowie des Molluscum contagiosum ansiedeln, in seltenen Fällen nach Schmierinfektion auch ein paravaccinaler Melkerknoten[1].

Tabelle 10. *Augenveränderungen bei Viruskrankheiten der Haut*
(modifiziert nach Tabelle 6 von BLANK und RAKE 1955)

Viruskrankheit	Lokalisation am Auge				
	Haut der Lider	Conjunctiva	Cornea	Uveal-trakt	Retina
Lymphogranuloma inguinale	++	+++	+++	++	
Benigne infektiöse Virus-Lympho-retikulose	++	+++			
Variola vera	++++	+++	++	++	
Alastrim	++			+	
Variolavaccine	++	++	++	++	
Molluscum contagiosum	++++	+++	++		
Herpes simplex	++	++	++++	++	
Zoster	+++	+++	++	+	
Varicellen	+	++	++	+	
Masern.	+++	+++	++		++
Rubeolen.	++	++	+		
Mononucleosis infectiosa	++	++		++	+
Maul- und Klauenseuche	+	++	++		
Dengue	++	+++	+	+	+
Pappataci-Fieber		+++			+
Warzen und spitze Kondylome	++++	+++	++		

Dermotrope Viren vermögen unter bestimmten Voraussetzungen diaplacentare Infektionen auszulösen. Sichere Embryopathien als Folge von Viruskrankheiten der Haut wurden bisher bei Rubeola, Masern, Varicellen, Variolavaccine und Variola vera beschrieben. Ob es Herpes simplex-Embryopathien im engeren Sinne gibt, ist noch nicht gesichert (LÜTZENKIRCHEN 1955). Einzelheiten über die Pathogenese der Embryopathien bei den vorstehend erwähnten Krankheiten siehe im Speziellen Teil![2].

Zwischen den verschiedenen Viruserkrankungen der Haut können sicher noch mehr klinische Beziehungen aufgefunden werden. Weitere Hinweise enthalten die Übersichtsarbeiten von BLANK (1949), BRAIN (1936), HERZBERG (1949), HILLEMAN (1950) und KIKUTH (1949).

2. Beweis der Virusätiologie einer Krankheit

SCHRAMM (1954) forderte, daß auch in der Virusforschung nicht von den HENLE-KOCH-Postulaten abgegangen werden dürfe. ROBERT KOCH verlangte: „Die parasitischen Mikroorganismen in allen Fällen der betreffenden Krankheit aufzufinden, sie ferner in solcher Menge und Verteilung nachzuweisen, daß alle Krankheitserscheinungen dadurch ihre Erklärung finden, und schließlich für jede einzelne infektiöse Krankheit einen wohl definierten Mikroorganismus als Parasiten festzustellen." Die entscheidenden Kriterien sind also: *Nachweis, Isolierung* und *Charakterisierung.* Bis vor wenigen Jahren waren diese Forderungen für fast alle Virusarten viel schwerer zu erfüllen als für Bakterien. Durch Ultramikrotom und Elektronenmikroskop, Gewebezüchtung und Eikultur, Neutralisationsversuch und

---

[1] Über Virusinfektionen der Mundhöhle und der Mundumgebung s. die entsprechenden Kapitel in den Monographien von SCHUERMANN (1955/58) und GREITHER (1955) sowie die ausführliche Arbeit von CAHN (1950).
[2] Über Embryopathien durch andere Virusarten s. unter anderen bei BLATTNER (1956), POTTER (1957) und STOKES jr. (1956), z.B. solche nach Poliomyelitis, Hepatitis oder Infektionen mit dem Newcastle-Virus.

HIRST-Test hat sich inzwischen ein grundlegender Wandel vollzogen. Doch sind in der Virologie immer sorgfältige und ausgedehnte Untersuchungen unter Anwendung zahlreicher Methoden notwendig, um die Gewähr zu haben, daß ein isoliertes Virus wirklich mit dem ursprünglichen Erreger der Krankheit identisch ist. Für den Identitätsbeweis fordert SCHRAMM die Beachtung folgender Grundsätze:

a) „Bei gleichartiger Aufarbeitung von normalem Gewebe dürfen Partikel gleicher Größe und Gestalt — (wie die Elementarkörper im Material der untersuchten Viruskrankheit) — nicht aufzufinden sein."

b) „Die Partikel müssen in allen physikalischen und chemischen Eigenschaften, wie z. B. Größe, Sedimentationskonstante, p_H-Empfindlichkeit und Löslichkeit mit dem wirksamen Agens übereinstimmen."

c) „Die isolierten Partikel müssen serologisch darauf geprüft werden, ob sie mit dem spezifischen Antiserum gegen den Krankheitserreger reagieren."

d) „Mit Antiserum gegen normale Zellbestandteile sollte möglichst keine Reaktion auftreten." Dieses Postulat ist bei tier- und menschenpathogenen Virusarten allerdings nicht stets erfüllbar.

Für die Viruskrankheiten der Haut untersuchten BLANK und RAKE (1955) die Möglichkeiten ätiologischer Beweisführung. Folgende Kriterien werden von ihnen aufgeführt:

a) Eine dem ursprünglichen Krankheitsbild analoge Krankheit muß bei einem Zwischenwirt mit dem isolierten Virus hervorgerufen werden können. Der Erreger muß in Serienpassagen im Laboratorium entweder mit Hilfe von Versuchstieren oder in Gewebekulturen (cytopathogener Effekt) gezüchtet werden können, und zwar nach Passieren bakteriendichter Ultrafilter. Auch nach zahlreichen Passagen in Zwischenwirten muß es gelingen, empfängliche Wirte (freiwillige Versuchspersonen, Menschenaffen oder andere höhere Säugetiere) mit dem isolierten Virus zu infizieren und die ursprüngliche Krankheit wieder hervorzurufen.

b) Bei Krankheiten, deren Erreger relativ harmlos und nicht auf Laboratoriumstiere übertragbar sind, muß eine direkte Übertragung des Erregers von Mensch zu Mensch möglich sein, und zwar nach Zwischenschaltung eines Ultrafilters — (wie es z. B. bei Warzen oder beim Molluscum contagiosum von mehreren Autoren mit positivem Resultat durchgeführt worden ist).

c) Die dritte Forderung bezeichnen BLANK und RAKE als „immunologische Evidenz". Darunter wird der Nachweis eines beweisenden Titeranstieges spezifischer Antikörper im Serum der Kranken verlangt.

d) Die alleinige Isolierung einer Virusart in einem Laboratoriumstier oder in der Gewebekultur besitzt keine ausreichende Beweiskraft. Ein solches Resultat muß durch die unter a) und c) angeführten Untersuchungen bestätigt werden. Zufällig von Menschen oder Tieren isolierte Agentien, für die eine solche Bestätigung nicht vorgenommen wurde, haben in der Vergangenheit viel Konfusion gestiftet.

e) Cytologische Ergebnisse — z. B. der Nachweis von Einschlußkörpern — sind zwar eindrucksvoll, aber nicht unbedingt beweisend. Sie müssen durch eine Vielzahl anderer Methoden (s. unter a) bis c) ergänzt werden.

f) Stärkeres Gewicht besitzt im allgemeinen die Sichtbarmachung eines isolierten Agens im Elektronenmikroskop. Normale Gewebskomponenten sind jedoch mitunter schwer von Viruspartikeln zu unterscheiden. Außerdem gibt es weitere methodisch bedingte Täuschungsmöglichkeiten. Allein reicht daher der morphologische Virusnachweis zur Klärung der Ätiologie in der Regel nicht aus.

g) Es gibt epidemiologische Hinweise für die wahrscheinliche Infektiosität einer Krankheit. Der Nachweis, daß es sich bei dem Krankheitserreger — (auch wenn Bakterien ausgeschlossen werden konnten) — um eine Virusart handelt, muß stets mit den unter a) bis c) genannten Methoden erbracht werden. Zur Abtrennung isolierter Virusarten von bekannten Laboratoriumsstämmen sind Unterschiede in der Symptomatik (Krankheitserscheinungen bei Mensch und Tier) allein oft nicht ausreichend. Quantitative Untersuchungen (Virustitrationen) müssen zur Differenzierung mit herangezogen werden.

Als Beispiel für eine Krankheit, deren Virusätiologie noch nicht als bewiesen gelten darf, führen BLANK und RAKE das Behçetsche Syndrom an. Da bisher niemals klinisch oder durch experimentelle Infektion des Menschen (freiwillige Versuchspersonen, zufällige Laboratoriumsinfektion) oder Inoculation von Menschenaffen die Infektiosität des Leidens nachgewiesen werden konnte, reichen die ausführlichen Untersuchungen von SEZER (1953) nicht aus, um die Virusätiologie des Morbus Behçet zu beweisen.

Erfüllung eines oder weniger der oben angegebenen Kriterien reicht zur Klärung der Virusätiologie nicht aus. Auch der Ausschluß anderer bekannter Ursachen erlaubt nicht, den Erreger einer Krankheit als Virus zu bestimmen. In der dermatologischen Literatur ließen sich manche Fehlurteile ausmerzen, wenn den Postulaten von BLANK und RAKE, denen nichts hinzugefügt werden muß, allgemein gefolgt würde.

3. Die Hautkrankheiten, deren Virusätiologie bisher noch nicht als bewiesen gelten kann

Unter Zugrundelegung der Kriterien von BLANK und RAKE (1955) muß die Virusätiologie folgender Hautkrankheiten als noch nicht ausreichend bewiesen angesehen werden:

> Chronisch-rezidivierende Aphthen (und eine Reihe seltener Aphthosen)
> Pemphigus vulgaris
> Dermatitis herpetiformis Duhring
> Morbus Behçet
> Morbus Reiter
> Erythema exsudativum multiforme Hebra
> Erythema exsudativum multiforme-Syndrom (Syndrom von STEVENS-JOHNSON und ähnliche Syndrome)
> Lichen ruber
> Erythematodes
> Psoriasis vulgaris
> Pityriasis rosea
> Morbus Bowen
> Morbus Paget
> Morbus Boeck
> Morbus Hodgkin
> Mycosis fungoides
> Keratoakanthom

Auf diese Krankheiten kann hier nicht ausführlich eingegangen werden. Es sei daher auf die entsprechenden Kapitel in den anderen Bänden des Ergänzungswerkes verwiesen. Beschränkung auf wenige Anmerkungen zur Ätiologie ist geboten.

Die Isolierung eines „Erregers" der *chronisch-rezidivierenden Aphthen* wurde — unseres Wissens — bisher nirgendwo erzielt.

Die Geschichte der ätiologischen Forschungen auf dem Gebiet des *Pemphigus vulgaris* und der *Dermatitis herpetiformis Duhring* ist umfangreich. (Siehe hierzu die Darstellungen von MARCHIONINI und NASEMANN 1955, 1957.) Letztere brachten Argumente dafür herbei, daß die Virusätiologie dieser beiden Krankheiten noch nicht genügend gesichert ist.

Auf die Ätiologie des *Morbus Behçet* wurde oben schon hingewiesen. Der *Morbus Reiter* ist ein ursächlich unklares Symptomenbild. Als Erreger sind bisher

Mikroorganismen aus der Gruppe der Cysticeten (Miyagawanellen) und aus derjenigen der pleuropneumonie-ähnlichen Organismen diskutiert worden. Ausreichende Beweise für diese Annahmen fehlen (SCHUERMANN 1955/1958).

Auf die Beziehungen, die zwischen dem *Erythema exsudativum multiforme Hebra* und dem *Erythema exsudativum multiforme-Syndrom* einerseits und sicheren Viruskrankheiten (Herpes simplex, Viruspneumonien, Variola vera, Variolavaccine, Melkerknoten, Lymphogranuloma inguinale, Mumps und Poliomyelitis) andererseits bestehen, wiesen JORDAN, BURKHARDT und NASEMANN (1957) hin. Versuche mit dem Ziel, ein Virus als eigenen Erreger dieser beiden Krankheiten zu ermitteln, blieben erfolglos.

Über die Ätiologie des *Lichen ruber* gibt es eine Reihe von Theorien. Für und auch gegen die Infektiosität des Leidens lassen sich Gründe anführen. In letzter Zeit haben sich mehrfach Autoren für eine Virusätiologie ausgesprochen, jedoch ohne einen wirklich gültigen Beweis liefern zu können. SCHIRREN (1955) beobachtete einen Lichen ruber bei Mutter und Sohn und vermutete, daß die Erkrankung der Mutter infolge einer Infektion durch den bereits erkrankten Sohn erworben wurde. APLAS (1957) möchte die von verschiedenen Autoren veröffentlichten epidemiologischen Beobachtungen neben einigen histologischen Merkmalen der Krankheit als Stütze für eine Virusätiologie werten. Am meisten Gewicht besitzen fraglos die gründlichen cytomorphologischen und cytochemischen Untersuchungen von Zellveränderungen in Frühstadien des Lichen ruber planus, die THYRESSON und MOBERGER (1957) durchführten. Sie beobachteten die intracelluläre Entwicklung Einschluß-ähnlicher Kolloidkörper (,,colloid"-bodies) in den Epithelzellen. Die Autoren meinen, daß die für die Erkrankung charakteristischen entzündlichen Veränderungen Folge einer Infektion mit einem niedrig molekularen Virus sind[1]. Epidemiologische und histologisch-morphologische Momente genügen nach BLANK und RAKE (1955) nicht, um die Virusätiologie einer Krankheit zu behaupten. Andere Argumente als letztere konnten für die Ätiologieaufklärung des Lichen ruber jedoch noch nicht herbeigebracht werden.

Da bis heute für eine mögliche Virusgenese des *Erythematodes* und der *Psoriasis vulgaris* kein einziges beweiskräftiges Argument angegeben werden konnte, braucht auf entsprechende, von verschiedenen Seiten geäußerte Hypothesen nicht näher eingegangen zu werden.

Klinik und das gelegentliche Auftreten in kleineren Epidemien scheinen für die Infektiosität der *Pityriasis rosea* zu sprechen. WILE (1927), der über gelungene experimentelle Übertragungen berichtete, sprach sich für eine Virusätiologie dieser Krankheit aus. Diese Versuche sind noch nicht ausreichend nachgeprüft und nicht durch weitere virologische Untersuchungsreihen (mit modernen Methoden) ergänzt und bestätigt worden. Für den Lichen ruber, die Psoriasis vulgaris und die Pityriasis rosea gibt es bei Tieren keine analogen Hautveränderungen (HELLER 1910). Diese Tatsache erschwert die Laboratoriumsarbeit[2].

Auch die Virusätiologie des *Morbus Bowen* und des *Morbus Paget* muß noch als unbewiesen gelten. Für die Ergebnisse von MEIROWSKY (1948) sowie von MEIROWSKY, FREEMAN und WOODARD (1954) — Eikulturen, histologische Untersuchungen usw. — gilt im großen und ganzen dasselbe, was BLANK und RAKE (1955) gegen die Beweisführung von SEZER beim Morbus Behçet vorbringen. Die

---

[1] Ob diese ,,colloid"-bodies wirklich spezifische Zellveränderungen sind, bedarf wohl noch weiterer Klärung. Erinnert sei an die Sabouraud-Zellen beim Lichen ruber, an die früher auch ätiologische Hypothesen geknüpft wurden. HERXHEIMER (1932) fand diese Zellen dann aber im akanthotisch verbreiterten Rete Malpighii bei einer großen Zahl von Hautkrankheiten.

[2] Die Kenntnis der Pathologie der Laboratoriumstiere ist für den Virologen von großem Wert. Andererseits gewinnen die Fortschritte der Virusforschung immer mehr praktische Bedeutung für die Veterinärmedizin (ZINK 1954).

entscheidenden Postulate für den Nachweis eines besonderen Virus, das als Erreger dieser Krankheiten angesehen werden könnte, sind bis jetzt nicht erfüllt worden. Dieses gilt auch für die Verhältnisse des *Morbus Boeck*. Der Streit um die Ätiologie dieser Krankheit ist noch nicht beendet (HACHEZ 1955). Die schneeballartigen Gebilde, die REAGAN u. Mitarb. (1955) elektronenoptisch an der Oberfläche von Erythrocyten von Patienten mit Morbus Boeck fanden, müssen nicht unbedingt mit dem Erreger dieser Erkrankung identisch sein. Die Abtrennung solcher Körperchen von denen der Substantia reticulofilamentosa von Reticulocyten kann schwierig sein. REAGAN u. Mitarb. (1955) haben ihre morphologischen Befunde durch keine weiteren Untersuchungen gestützt. Es fehlt jeder mikrobiologische Beweis, daß es sich bei den im Elektronenmikroskop beobachteten kugeligen Gebilden wirklich um Viren bzw. um „den Erreger" des Morbus Boeck handelt. Genauso wenig Beweiskraft besitzen die elektronenoptischen Resultate von REAGAN u. Mitarb. (1954) anhand von präparierten Erythrocyten aus dem Blut von Patienten mit *Hodgkinscher Krankheit*. Alle Autoren, die für letztere eine Virusart als Erreger vermuteten, sind bis jetzt einen Beweis, der den oben erläuterten Kriterien entsprechen würde, schuldig geblieben.

Die schnelle Entwicklung der Tumoren, histologische Analogien zu anderen infektiösen Akanthomen, die mögliche Spontanheilung und epidemiologische Beobachtungen sind Gründe, die dazu führten, daß auch nach einem Erreger des *Keratoakanthoms* gesucht wurde. Dieser Erkrankung wurde erst in den letzten Jahren stärkere Beachtung geschenkt. Die Ätiologieaufklärung steckt hier in den Anfängen. Ein abschließendes Urteil ist noch nicht möglich. EREAUX u. Mitarb. (1955) gelang es bisher nicht, das Keratoakanthom von Mensch zu Mensch zu übertragen. Im Gegensatz zu den Versuchen von MARSHALL und FINDLAY (1953) berichteten EREAUX u. Mitarb. (1955) über Herdbildungen auf der Chorionallantoismembran von Bruteiern nach Inoculation von Material aus Keratoakanthomen, deren Spezifität mit anderen virologischen Methoden noch nicht gesichert werden konnte. Im Elektronenmikroskop vermochten dieselben Autoren quaderförmige Körperchen nach Präparation vermittels verschiedentouriger Zentrifugation des Ausgangsmaterials darzustellen, deren Größe etwa ein Drittel derjenigen des Molluscum contagiosum-Virus betrug[1]. VEIDENHEIMER und FIDLER (1956) gelang es hingegen nicht, ein infektiöses Agens nachzuweisen.

Für die *Mycosis fungoides* diskutierten in letzter Zeit BRUNAUER (1953) und APLAS (1957 a, b, c) über die Möglichkeit einer Virusätiologie. APLAS (1957) meint auf Grund von Inokulationen, die an weißen Mäusen und Bruteiern — z.T. in Passagen — vorgenommen wurden, ein infektiöses Agens von zwei Kranken mit Mycosis fungoides d'emblée isoliert zu haben. Legt man die Kriterien von BLANK und RAKE (1955) zugrunde, so reichen die Versuche von APLAS weder aus, um eine Virusätiologie, noch um ein spezifisches „infektiöses Agens" nachzuweisen. Bei der experimentellen Nachprüfung[2] der Resultate von APLAS kam Verf. bisher ausschließlich zu negativen Ergebnissen. Da der einwandfreie Ausschluß einer

---

[1] Unveröffentlichte Untersuchungen, die Verf. zusammen mit SPIER mit dem Ziele durchführte, einen Virus-Erreger zu isolieren, schlugen bis jetzt fehl. Eikulturen: Ø, Intracerebrale Beimpfung von weißen Mäusen: Ø, Licht- und elektronenoptischer Elementarkörperchennachweis: Ø. Auch Übertragungen auf uns selbst mit ultra- und nicht-filtriertem Tumormaterial mißlangen sämtlich. Die elektronenoptischen Abbildungen der quaderförmigen Gebilde von EREAUX u. Mitarb. (1955) sind nicht überzeugend, vor allem in Abb. 8 ihrer Arbeit weisen diese sehr unterschiedliche Größen auf. VEIDENHEIMER und FIDLER (1956) zitierten außerdem weitere Autoren, deren Isolierungsversuche gleichfalls negativ verliefen. Letztere müssen jedoch noch fortgesetzt werden, um zu einer Klärung der Ätiologie des Keratoakanthoms zu gelangen.

[2] Eine größere Zahl von Versuchsreihen mit mehreren modernen Methoden der Virusforschung, deren Ergebnis noch nicht veröffentlicht wurde.

Virusart als Erreger einer Krankheit mit noch unbekannter Ätiologie oft ebenso schwer ist wie der Beweis einer Virusgenese, werden noch ausgedehnte Untersuchungen notwendig sein, um das Mycosis fungoides-Problem zu klären.

VIII. Die Bildung maligner Tumoren durch Virusarten

1. Die Erforschung der tumorerzeugenden Virusarten als Aufgabe experimenteller Virologie

Das Problem „*Virus und Krebs*" ist in den letzten Jahren sehr aktuell geworden. Da die Geschwulstforschung auch in der Dermatologie ein reiches Betätigungsfeld findet, soll hier ein ganz knapper Umriß der bis heute erkennbaren Beziehungen zwischen Viren und Tumorbildungen gezeichnet werden.

Schon um die Jahrhundertwende betonte BORREL, daß die Mannigfaltigkeit der Carcinome nicht durch die Wirkung eines einzigen ätiologischen Agens erklärt werden kann. Er vermutete, daß es verschiedene „Krebsmikroben" geben müßte und glaubte weiter, daß auch Tumoren ohne mikrobielle Ätiologie existieren. Damit kennzeichnete BORREL, wie THOMSEN (1939) es definierte, „intuitiv eine Situation, die in der Folge tatsächlich eintrat."

Hier können die verschiedenen Auffassungen der pathologischen Anatomie zu diesen Fragen nicht dargelegt werden, sondern die Carcinogenese soll allein von der Basis experimenteller biologischer Untersuchungen aus beleuchtet werden. Letztere können bei zwei verschiedenen Tumorarten durchgeführt werden: a) bei Tumoren, die durch chemische oder physikalische Mittel hervorgerufen werden können (induzierte Neoplasmen) und b) bei den spontan auftretenden Tumoren.

Wie MÜHLBOCK (1957) kürzlich zusammenfaßte, ist man sich über einen Punkt in der Deutung der Carcinogenese einig: „Die Tumorbildung ist ein lokaler Prozeß, der Krebs ist somit ein celluläres Problem. Die Krebserzeugung ist in allen Geweben möglich; die Fähigkeit, sich in eine Krebszelle zu verwandeln, ist jeder Zelle eigen."

In welcher Weise sich die Umwandlung einer normalen Zelle in eine Krebszelle vollzieht, ist hingegen viel schwerer zu beantworten. Ob, wie vielfach vermutet wird, die große Anzahl der bis heute aufgefundenen carcinogenen Stoffe einen identischen Transformationsvorgang in der Zelle auslösen, ist noch unbewiesen.

MÜHLBOCK (1957) unterscheidet folgende Typen von Carcinogenen:

a) lokal wirksame carcinogene Stoffe,
b) carcinogene Stoffe mit organotroper Wirkung,
c) Röntgen- und andere Strahlen,
d) Virusarten,
e) Hormone.

Nur auf die carcinogene Wirkung von Virusarten soll nunmehr eingegangen werden. Der Theorie über die Entstehung maligner Geschwülste durch Viren steht die der somatischen Mutation gegenüber. Beide fußen auf der Annahme, daß sich eine Fehlsteuerung des Zellstoffwechsels vollzieht, die eine schrankenlose Zellvermehrung bedingt. Die Mutationstheorie[1] nimmt sprunghafte erbliche Änderungen in den Somazellen an. Nach GÖNNERT (1954) spricht manches dafür, „daß

---

[1] Auch SCHRAMM (1954) führte wie folgt aus: „Die Krebsentstehung könnte darauf beruhen, daß durch äußere Einflüsse selbstvermehrungsfähige Einheiten der Zelle so weit verändert werden, daß sie nicht mehr den Gesetzen des normalen Wachstums gehorchen." Der Autor schränkt dann ein: „Inwieweit derartig abgewandelte Duplikanten bereits als Viren bezeichnet werden dürfen, muß der weiteren Forschung überlassen bleiben. Auffallend ist, daß bei diesen abgewandelten Einheiten serologisch kein neues Antigen nachweisbar ist, während die Viren stets zellfremde viruseigene Antigene enthalten."

es sich weniger um eine Genmutation als um eine „Mutation" anderer Zellredu-
plikanten handelt, die im Protoplasma liegen." Die Virustheorie besagt, daß die
maligne Entartung durch einen Erreger ausgelöst wird, der „den Zellstoffwechsel
grundlegend, spezifisch und irreversibel umzusteuern vermag" (GÖNNERT 1954).

In den letzten Jahren wurde die Diskussion über die Virustheorie durch
mehrere Erkenntnisse immer wieder angeregt. In erster Linie waren es folgende
5 Resultate der experimentellen Forschung, die den Impuls gaben:

a) Durch ausgedehnte Versuchsreihen in vielen Viruslaboratorien wurde die
Virusätiologie mehrerer bösartiger Tumoren von Tieren — (z. B. das Mammacarcinom der Maus ausgelöst durch den sog. Bittner-Faktor, die Hühnerleukose
und das Roussche Hühnersarkom u. a.) — eindeutig bewiesen. Übersicht siehe
bei THOMSEN (1939). In letzter Zeit konnte auch die Virusnatur vieler Mäuse-
leukämien bestätigt werden (GRAFFI 1957).

b) Seit langem sind benigne, durch Viren hervorgerufene Tumoren auch beim
Menschen bekannt. Die Mikrobiologie und die Mikromorphologie dieser Erregergruppe machte in den letzten Jahren große Fortschritte.

c) Mit Hilfe von Ultramikrotom und Elektronenmikroskop (Analyse ultra-
dünner Gewebsschnitte) gelang die Darstellung mehrerer onkogener Virusarten
— (z. B. der Erregerelemente des Mammacarcinoms der Maus, der Hühnerleukose
und des Rousschen Hühnersarkoms).

d) Die Phagenforschung klärte das Problem der Latenz der Virusinfektion
auf, (z. B. Prophagen in lysogenen Bakterienstämmen). Es konnte gezeigt werden, daß latente Viren durch verschiedene Reizeinwirkungen, z. B. auch durch
cancerogene Noxen wie etwa Strahlen oder bestimmte Kohlenwasserstoffe, in
einen aktiven, pathogenen Zustand umgewandelt werden können (s. die Diskussion dieses Problems bei GRAFFI 1957).

e) Für bestimmte Viren konnten Transformationen aufgezeigt werden. So
gelingt es z. B. durch simultane Verimpfung des relativ gutartigen Fibromvirus
des Kaninchens (SHOPE) zusammen mit einer Suspension des hitzeinaktivierten
Kaninchenmyxomvirus das Fibrom- in das aktive Myxomvirus umzuwandeln.
Auch bei anderen Viren sind solche Rekombinationen durchaus möglich.

An diese Resultate schließen sich weitere Ergebnisse der Virusforschung an.
Es zeigte sich, daß aus dem bisher nicht zu erbringenden Beweis dafür, daß der
menschliche Krebs „infektiös" ist, nicht geschlossen werden darf, daß Viren keine
ätiologische Bedeutung für den menschlichen Krebs besitzen können. Die Zahl
der in Tumoren von Tieren vorhandenen Viren kann verschieden groß sein. Die
Summe der in Tumorgeweben vorhandenen Viren ist weiter abhängig vom Alter
des Wirtes und vom Alter des Tumors. Viren können außerdem eine hohe Wirtsspezifität aufweisen. Letztere kann so ausgesprochen sein, daß etwa eine bestimmte
Virusart nur eine ganz bestimmte Sorte von Zellen einer einzigen Tierart zu infizieren vermag. Diese Eigenschaften können bewirken, daß z. B. ein Tumorfiltrat
selbst bei unterschiedlichen Versuchsbedingungen als „nicht-infektiös" erscheint.

Auch die Tatsache, daß trotz intensiver Bemühungen bisher beim Menschen
„Krebsviren" nicht sicher nachgewiesen werden konnten, darf nicht zu voreiligen
Rückschlüssen führen. In den letzten Jahren wurden zahlreiche, bisher unbekannte menschliche Virusarten isoliert, die in geeigneten Gewebekulturen cytopathogene Wirkungen ausüben (z. B. Orphanviren u. a.). Solche ubiquitären
Viren lassen sich von bekannten Virusarten (z. B. Poliomyelitis oder Coxsackie-
Viren) unterscheiden, doch war es bisher nicht möglich, sie mit bestimmten Krankheiten in Verbindung zu bringen bzw. eindeutig zu klären, ob es sich um obligat
apathogene oder fakultativ pathogene Virusarten handelt. Vermutlich werden
in nächster Zeit noch zahlreiche ähnliche Erreger aus Untersuchungsmaterialien

des Menschen gezüchtet werden. Es besteht daher keine Veranlassung mehr,
Viren als Krebsursache schon dann auszuschließen, wenn mit einer Anzahl ge-
bräuchlicher Methoden bei Krebsträgern keine Virusarten (z.B. im Tumorfiltrat)
nachweisbar sind. Man darf heute ruhig behaupten, daß jeder Mensch „Viren"
beherbergt[1]. Orphanviren finden sich bei Gesunden wie bei Krebskranken. Ob
solche Virusarten evtl. durch bestimmte Reize aktiviert bzw. mutiert werden
können, so daß dann aus ihnen cancerogene Faktoren entstehen, muß durch entsprechende Untersuchungen noch geklärt werden. Zur Zeit sind hierfür noch
keine Argumente vorhanden.

Über latente Virusinfektionen wurde schon im Kapitel VI in den Abschnitten
über die Virusvermehrung berichtet. Es kann als sicher gelten, daß sich auch
pathogene Virusarten sehr lange, eventuell lebenslang, im Wirtsorganismus auf-
halten können. Dabei müssen sie nicht zwangsläufig — (manche *nur* nach besonderen Provokationen) — Krankheitserscheinungen hervorrufen (Beispiele: Herpes
simplex, Theilersche Encephalomyelitis u. a.). Latente Bakteriophageninfek-
tionen (Gegenwart von Prophagen) können beispielsweise nach Einwirkung von
ultravioletten Strahlen und anderen Faktoren die Lyse der befallenen Bakterien
bewirken. Der Prophage darf nach STANLEY (1957) als ein „temporärer Teil des
genetischen Apparates der Bakterienzelle angesehen werden." Solche „latente
Phageninfektion" kann durch Generationen erhalten bleiben. Agentien, die eine
Lyse herbeiführen können (außer UV-Licht vor allem Röntgenstrahlen, Senfgas,
reduzierende Stoffe, Eisen usw.), werden in der amerikanischen Literatur „*Indu-
cers*" genannt. Unter letzteren finden sich auch cancerogene Stoffe. GÖNNERT
(1954) und STANLEY (1957) meinen, es sei durchaus denkbar, daß durch verschiedene carcinogene Agentien subinfektiöse oder latente Erreger nicht nur in
Bakterienzellen, sondern auch innerhalb höherer Lebewesen aktiviert werden
können. So scheint z. B. das Kaninchenpapillomvirus leicht auf carcinogene
Chemikalien zu reagieren.

Die Frage nach der Singularität oder Pluralität der Tumorviren wurde oft
gestellt. GÖNNERT (1954) wies darauf hin, daß es sich schon bei den Geflügel-
tumoren zeigte, „daß die verschiedenen Carcinome durch mehrere Virusvarianten
erzeugt werden". Derselbe Autor führt weiter aus: „Berücksichtigt man die weite
Verbreitung der Geschwülste im Tier- und Pflanzenreich und zieht die völlig verschiedenen Stoffwechselverhältnisse bei den zahlreichen tumordisponierten Lebewesen in Betracht, so ist leicht verständlich, daß eine Vielzahl von Viren als
Krebserreger der einzelnen Organismen in Betracht kommen kann. Aber auch bei
der gleichen Species können Tumoren aus so verschiedenen Zellarten entstehen,
daß niemals eine einzige Virusart für alle Tumoren verantwortlich zu machen
wäre. Trotzdem ist es bei der großen Variationsfähigkeit der Viren auch wiederum
nicht erforderlich, nun für jeden Tumortyp ein besonderes Virus zu postulieren."

Da Carcinome nicht epidemisch auftreten, kann gefolgert werden, daß Tumorviren unter natürlichen Bedingungen nicht kontagiös sein dürfen. Auf das ubiqui-
täre Vorkommen vieler Virusarten und auf die Möglichkeit der Aktivierung latenter Virusinfektionen (evtl. durch cancerogene Stoffe) wurde schon hingewiesen.
Ein sich plötzlich manifestierender pathogener Effekt kann jedoch auch auf einer
spontanen Eigenschaftsänderung des Virus beruhen. Auf die Variabilität, Adap-
tionsfähigkeit und Mutation der Viren wurde bereits im Kapitel VI eingegangen.
An Hand von Beispielen wurde u. a. gezeigt, daß bei Viren die Aneignung fremden
genetischen Materials unter Weitervererbung der damit gewonnenen Eigenschaften

---

[1] GÖNNERT (1954) meint hierzu: „Die Forderung einer ubiquitären Verbreitung evtl. als
Krebserzeuger in Frage kommender Viren deckt sich also durchaus mit unserem Wissen über
Vorkommen und Häufigkeit von Virusinfektionen."

möglich ist. — Auch Krebszellen vererben ihre Merkmale weiter. Die „Malignisierung" der Zelle setzt somit eine Änderung des genetischen Systems voraus, z. B. durch Aufnahme fremden genetischen Materials (z. B. evtl. viruseigene Nucleinsäure). Hierzu äußert GÖNNERT (1954) folgende Gedankengänge: „Wir wissen heute, daß sich bei den nicht adaptierbaren (Virus-)Stämmen einzelne Bausteine des Virus vermehren können, jedoch kein neues infektiöses Virus in den infizierten Zellen entsteht. Ich könnte mir durchaus vorstellen, daß ein in eine nichtspezifische Zelle gelangtes Virus sich zwar zu vermehren beginnt, die Vermehrung aber nicht zum erfolgreichen Abschluß kommt. Trotzdem könnte das Zellgleichgewicht so gestört sein, daß sich die Zelle schrankenlos vermehrt, solange die Virusinfektion besteht. Führt die Virusinfektion nicht zum Zelluntergang oder der Vernichtung des Virus, so müssen bei einer Zellteilung das Virus oder vermehrungsfähige Einheiten desselben auf die Tochterzellen übertragen werden. Bleibt dann noch die onkogene Fähigkeit des Virus erhalten, würden sich solche Zellen schrankenlos vermehren, ohne daß die ‚Infektion' durch Übertragungsversuche nachweisbar ist." Die funktionelle Einfügung der Virus-Nucleinsäure in die Ökonomie der Zelle kann wahrscheinlich einerseits unterschiedliches Ausmaß besitzen, andererseits durch verschiedene Faktoren beeinflußt werden. Hinzu kommt die schon erwähnte graduell schwankende „Spezifität" bzw. „Nicht-Spezifität" der Wirtszelle für das eindringende Virus. Die Virus-Nucleinsäure kann weiter außerordentlich zahlreiche Unterschiede im Aufbau besitzen. Aus diesen Faktoren ließen sich folgende Möglichkeiten ableiten:

a) Regelrechte Virusmultiplikation mit Zerstörung der befallenen Zellen, (das eindringende Virus findet spezifische Zellen vor, in denen es schmarotzt). Beispiele: Pocken, Gelbfieber.

b) Das Virus findet spezifische Zellen vor, in denen es sich gut vermehren kann, beeinflußt aber außerdem den genetischen Apparat der Zellen soweit, daß es zu vermehrter Zellteilung (evtl. neben Zellzerstörungen) kommt, jedoch nicht zu schrankenloser Zellvermehrung. Resultat: Zellproliferationen. Solche Vorgänge wären denkbar etwa beim Larynxpapillom, dem Kaninchenfibrom, den Condylomata acuminata und beim Molluscum contagiosum (benigne Virustumoren).

c) Ein Virus dringt in eine nichtspezifische Zelle ein, bewirkt aber auf Grund der Besonderheit seiner Nucleinsäure bzw. wegen relativ guter Anpassung an die Ökonomie der Wirtszelle nur eine geringfügige Änderung der Zelleigenschaften z. B. im Sinne vermehrter Neigung zur Proliferation, ohne dabei selbst weiterhin vollständig multipliziert zu werden. Die Änderung des genetischen Apparates der Zelle jedoch kann auf Tochterzellen weiter vererbt, das Virus hingegen mit den heute vorhandenen Methoden im weiteren Prozeß nicht mehr nachgewiesen werden. (Möglich bei benignen Tumoren, deren Ätiologie bisher unbekannt ist.)

d) Vorgang genau wie bei c) und wie oben von GÖNNERT (1954) beschrieben, nur starke Änderung der Zelleigenschaften durch die Verschmelzung der Virus-Desoxyribonucleinsäure mit dem genetischen Apparat der Zelle. Dadurch echte „Malignisierung" der Zelle und schrankenloses Tumorwachstum. In späteren Tumorfiltraten kein Virus mehr nachweisbar! Möglich bei scheinbar „nicht-infektiösen" Spontantumoren.

e) Das eindringende Virus findet spezifische Wirtszellen vor und besitzt a priori onkogene Fähigkeiten, bzw. es ist in latenter Form in den Zellen zugegen und wird durch bestimmte Reize aktiviert. Dann tritt einerseits schrankenlose Zellvermehrung, andererseits Multiplikation des onkogenen Virus auf. Die Tumorfiltrate enthalten das Virus und sind „infektiös". Diese Möglichkeit trifft wahrscheinlich zu für eine Reihe von Tiertumoren (z. B. Roussches Hühnersarkom, Mammacarcinom der Maus).

Vermutlich gibt es zwischen den Virusarten, die Zellproliferationen bzw. echte Tumoren hervorrufen und jenen Viren, die degenerativ-entzündliche Prozesse verursachen, alle möglichen fließenden Übergänge.

Extracelluläre, zirkulierende Antikörper (z. B. im Serum des Blutes) vermögen das intracelluläre Virus nicht anzugreifen. Dies erklärt, warum beispielsweise selbst ein Organismus mit starker Abwehrbereitschaft ein Virus, das keine Zellnekrose bewirkt, sondern die Zellproliferation fördert und dabei von den Mutter- auf die Tochterzellen direkt übertragen wird, nicht abzutöten vermag und deshalb eine Tumorbildung resultiert. Damit durch onkogene Viren tatsächlich ein Neoplasma ausgelöst wird, müssen — wie Gönnert (1954) betont hat — Virus- und Zellvermehrung synchron ablaufen. Bei schnellerer Multiplikation des Virus werden die Wirtszellen schließlich vernichtet, im umgekehrten Fall wird das Virus nach und nach eliminiert. (Tumor und Virus können sich gegenseitig beeinflussen. Über mögliche kompetitive Verdrängung berichteten Bernstein und Sigel 1955.) Auf weitere Beziehungen zwischen Viren und Krebs kann hier nicht eingegangen werden. Es sei daher noch auf Übersichtsarbeiten von Black (1949), Koch (1953) und Dannenberg (1954) verwiesen.

Sicher ist *nicht jeder* Krebs virusbedingt. Möglich ist es aber, daß noch für eine Reihe maligner Tumoren die Induktion durch Viren nachgewiesen wird. Für die Virustheorie der Krebse spricht die Existenz mehrerer maligner Tumoren mit bewiesener Virusätiologie bei Tieren. Auch für die Mutationstheorie der Carcinome sind zahlreiche Argumente vorhanden. Gönnert (1954) und Stanley (1957) meinen, daß beide Theorien Berührungspunkte haben und keineswegs miteinander unvereinbar sind. Gönnert (1954) schreibt: „In dem einen Falle wird die maligne Entartung der Zelle durch Mutation zelleigener Bestandteile ausgelöst, im anderen Falle durch einen fremden Genkomplex, der aber mit dem genetischen Apparat der Zelle so eng gekoppelt ist, daß er wie zelleigen erscheint und daher oft nur schwierig nachgewiesen werden kann." Gene, Viren und Krebs sind wahrscheinlich durch enge Beziehungen miteinander verknüpft.

Einen beachtlichen Impuls erhielt die Erforschung der Tumorviren durch die moderne *Cytomorphologie*. Die Elektronenmikroskopie in Verbindung mit der Dünnschnitt-Technik (Herstellung z. B. von $0,05\,\mu$ dicken Gewebeschnitten und morphologische Analyse derselben im Elektronenmikroskop) erlaubte etwa seit 1952 die genaue Beschreibung der Feinstruktur der Mitochondrien, die Darstellung der cytoplasmatischen Ribonucleoproteide als Formelemente und die Definition des bislang umstrittenen Golgi-Apparates. Die große Zahl weiterer Beobachtungen kann in diesem Rahmen nicht berücksichtigt werden.

Bernhard (1957) analysierte auf Grund seiner durch elektronenoptische Schnittuntersuchungen gewonnenen Erfahrungen den derzeitigen Stand der Erforschung der Krebszelle und betonte: „Es ist bisher nicht gelungen, *mit Sicherheit* eine Krebszelle von einer normalen Zelle elektronenoptisch zu unterscheiden." Doch gibt es nach Bernhard (1957) bereits gewisse Regeln, die eine Identifizierung maligner Zellen unabhängig von der Natur des Tumors bis zu einem gewissen Grade im Elektronenmikroskop ermöglichen. Es sind dies folgende:

a) „Die Mitochondrienzahl ist überwiegend vermindert, kann aber auch vermehrt sein. Die Mitochondriengröße variiert viel stärker als bei normalen Zellen. Es kommen viel kleinere, aber auch viel größere Formen vor. Oft ist der Mitochondrienkörper geschwollen[1].

---

[1] Nach Seelich (1956) zieht ein Defekt der Mitochondrien allmähliche Entdifferenzierung nach sich. Dies führt zur Verschiebung des enzymatischen Gleichgewichtes. Abnorme Stoff-

b) Das Ergastoplasma kann entweder normal beschaffen sein oder die lamellären Strukturen nicht mehr aufweisen.

c) Der Golgi-Apparat kann normal oder hypertrophiert sein, jedoch auch völlig fehlen.

d) Der Nucleus zeigt Anomalien der äußeren Form. Die Kernmembran scheint über die normalen Poren zu verfügen. Der Nucleolus besitzt zwar normale

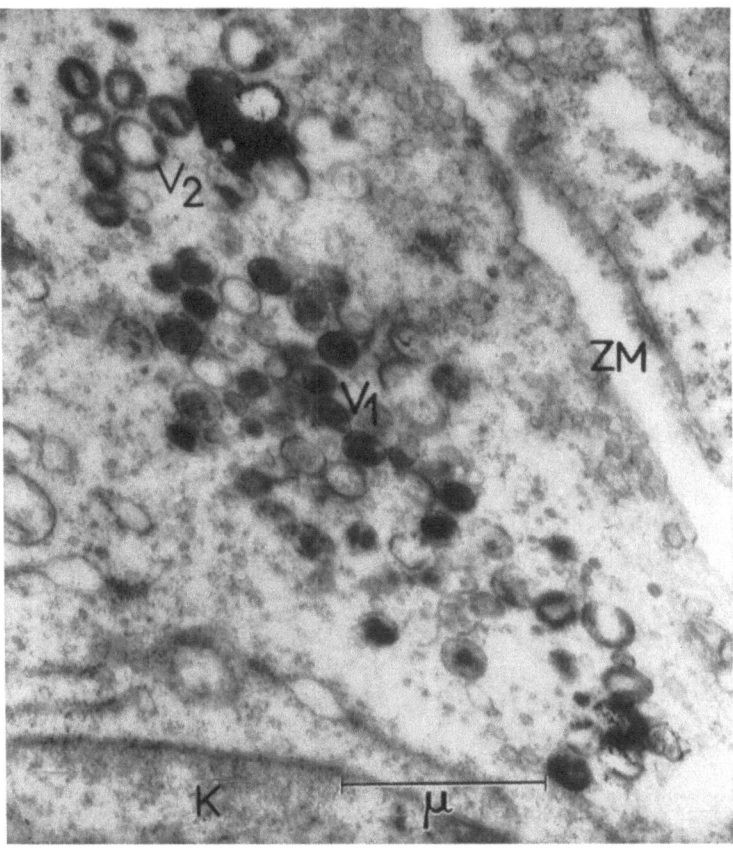

Abb. 28. Ausschnitt aus einer Tumorzelle des Shopeschen Kaninchenfibroms. Aggregat von Virus-Elementar-körperchen in verschiedenen Entwicklungsstadien (V_1, V_2). K Zellkern, ZM Zellmembran. Dünnschnitt. El.opt. Vergr. 30000mal. Aufnahme von W. BERNHARD

Ultrastruktur, ist aber meist hypertrophisch. Über die Chromosomen kann noch nichts Definitives ausgesagt werden. Es scheint aber, als ob die Dedifferenzierung der Krebszelle sich bis in die makromolekularen Gebilde hinein erstrecken würde."

Weitere Details über den Feinbau der Mitochondrien in Krebszellen sowie über die Kernstrukturen in letzteren können den Arbeiten von PORTER und THOMPSON (1947), OBERLING u. Mitarb. (1950a, b), BRAUNSTEINER und PAKESCH (1956) sowie von WEISSENFELS (1957) entnommen werden. Wertvolle Literaturhinweise enthält ferner die oben zitierte Arbeit von BERNHARD (1957). Siehe außerdem die Übersichtsarbeit von BERNHARD (1958).

wechselreaktionen resultieren, und es kommt zu einem ungehemmten, autonomen Wachstum unter zunehmender Einschränkung der differenzierten Zell-Leistungen. Nach STIGLER soll der Defekt der Differenzierungsanlage eine Enthemmung der Teilungsanlage bedingen. Die primitiven Funktionen (z.B. die Glykolyse) überwiegen nach und nach. Die Glykolyse wiederum scheint mit der vermehrten Zellteilung ursächlich verknüpft zu sein.

Die elektronenoptischen Untersuchungen an Krebszellen bildeten die Grundlage für die mikromorphologische Analyse der Virustumoren. Es ist heute möglich, selbst sehr kleine Viren innerhalb der Wirtszelle mit Hilfe von Dünnschnitten im Elektronenmikroskop darzustellen (z. B. das Poliomyelitisvirus, s. bei RUSKA u. Mitarb. 1956 sowie bei STUART und FOGH 1960). Feinschnittstudien an Virustumoren der Tiere sind bisher vor allem am Shopeschen Kaninchenfibrom (siehe die instruktiven Bilder bei BERNHARD 1957), am Rousschen Hühnersarkom (siehe bei BERNHARD, OBERLING und VIGIER 1956), am Murray-Beggschen Endothelio-Sarkom und an der Erythromyeloblasten-Leukämie der Hühner (s. bei BENEDETTI, BERNHARD und OBERLING 1956) sowie am Mammacarcinom der Maus (dem

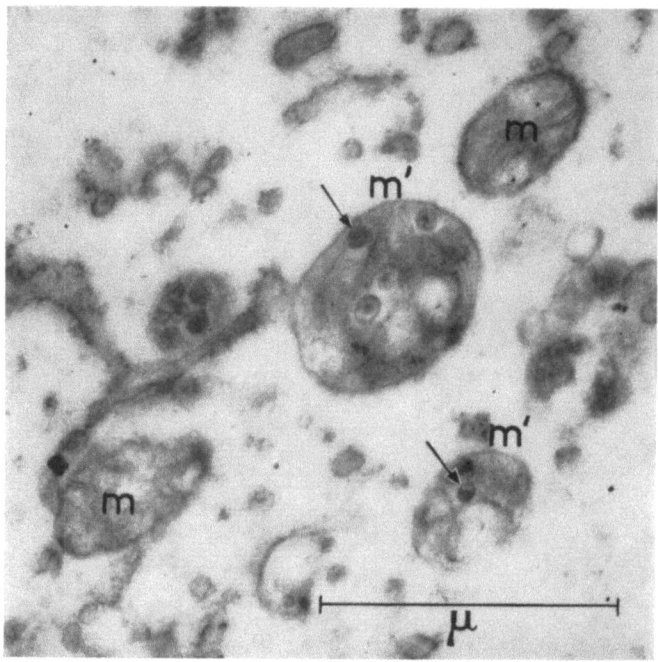

Abb. 29. Ausschnitt aus einer reticulären Zelle einer leukämischen Milz eines jungen Hühnchens. Das Cytoplasma enthält typische Mitochondrien (*m*), aber auch solche, die in ihrem Innern einige Viren (→) enthalten (*m'*). Dünnschnitt. El.opt. Vergr. 41200mal. Aufnahme von W. BERNHARD

Bittnerschen Milchfaktor) durchgeführt worden (PORTER und THOMPSON 1948, BRETSCHNEIDER 1950 sowie BERNHARD, GUERIN und OBERLING 1956).

Es kann hier unmöglich die Fülle von Untersuchungsresultaten aus den oben zitierten Arbeiten berücksichtigt werden. Nur zwei Ergebnisse seien hervorgehoben. Es gelang bei mehreren Tumorviren Entwicklungsstadien aufzufinden, die zum Teil als Vorstufe des fertigen Virus charakterisiert werden konnten, (z.B. beim Shopeschen Fibromvirus und bei den Virusarten des Mammacarcinoms der Maus und des Rousschen Hühnersarkoms). In der uns von BERNHARD zur Verfügung gestellten Abb. 28 sind Entwicklungsstadien des Shopeschen Fibromvirus innerhalb einer Tumorzelle deutlich zu erkennen.

Das zweite bemerkenswerte Resultat ist die allem Anschein nach vorhandene Beziehung der Elementarkörper mancher Tumorviren zu den Mitochondrien. In Schnittbildern von Tumorzellen der Erythromyeloblasten-Leukämie der Hühner sind Viren im Inneren der Mitochondrien erkennbar. Abb. 29 (gleichfalls von BERNHARD) zeigt einen Ausschnitt einer reticulären Zelle einer leukämischen

Milz eines jungen Hühnchens. Im Cytoplasma sind Mitochondrien vorhanden, die z. T. im Inneren Virus-Elementarkörperchen enthalten. GRAFFI (1957) weist darauf hin, daß das Vorkommen onkogener Viren in Mitochondrien eine Parallele in der Speicherung cancerogener Kohlenwasserstoffe in diesen Zellorganellen besitzt.

Die Virustumoren sind im Sinne OBERLINGs (1954) Modellkrebse. BERNHARD (1957) meint, wenn es gelänge, „den genauen Ort der Virusaktion innerhalb der Wirtszelle und die Art dieser Läsion morphologisch zu bestimmen, so können wir vielleicht wichtige allgemeingültige Anhaltspunkte für die Umwandlung einer normalen in eine Krebszelle gewinnen. Wenn es weiter möglich wird, Viren morphologisch auch dort nachzuweisen, wo sie infolge Abwesenheit von Infektiosität biologisch nicht mit anderen Mitteln nachgewiesen werden können, ist viel erreicht. Dies kann von großem theoretischen Interesse sein."

Die biochemischen und allgemein-pathologischen Untersuchungen auf dem Gebiet der virusbedingten Tiertumoren können hier keine Berücksichtigung finden. Da letztere jedoch für die künftige Entwicklung auch der Tumorforschung in der Dermatologie z. T. recht große Bedeutung besitzen[1], sollen im folgenden wenigstens einige ausgewählte Literaturhinweise und ein tabellarischer Überblick über die wichtigsten Virustumoren der Tiere gegeben werden.

Tabelle 11. *Die durch virusartige Agentien hervorgerufenen Tumoren bei Tieren* (modifiziert nach GRAFFI 1957)

Tierart	Tumorart
Verschiedene Fische	Lymphocytome
Leopardfrosch (Rana pipiens)	Nierenadenocarcinom[2]
Huhn	Roussches Sarkom und verschiedene verwandte Sarkome
	Murray-Beggsches Endothelio-Sarkom
	Erythroblasten-Leukämie
	Myeloblastose
	Lymphomatose
Maus	Mammacarcinom (Bittner-Faktor)
	lymphatische Leukämie
	bilaterale Speicheldrüsentumoren
Kaninchen	Papillom (SHOPE)
	Fibrom (SHOPE)
	Myxomatose
Rind	Lymphadenose

Ausgewählte Literaturhinweise für das Gebiet der Virustumoren.

a) *Übersichten:* THOMSEN (1939), FISCHER (1956), DOMAGK (1956).

b) *Hühnersarkome und Leukosen:* KEOGH (1938), VIGIER (1953), PONTÉN und THORELL (1957).

c) *Mäuseleukämie:* GRAFFI u. Mitarb. (1956), BIELKA (1957), FEY (1957), KRISCHKE (1957).

d) *Kaninchenpapillom von SHOPE:* BEARD u. Mitarb. (1942), SCHERP und SYVERTON (1949), BIBERSTEIN und JESSNER (1955).

---

[1] Nicht nur die Tiertumoren sind für die Forschungsarbeit in der Humanmedizin von großer Bedeutung. Zwischen letzterer und der Veterinärmedizin gibt es mannigfache, oft nicht ausreichend beachtete Entsprechungen (s. bei KLAUDER 1958). Die vergleichende Pathologie der Tiere wird auch der ätiologischen Forschung noch manche Aufschlüsse bringen können.

[2] GÖNNERT (1954) rechnet den Nierentumor des Frosches vorerst noch nicht zu den virusbedingten Geschwülsten. Eosinophile Kerneinschlüsse sind noch kein Beweis für die Virusätiologie. Einschlußähnliche Nucleolenhypertrophien sind als normale, durch Änderungen der Zellfunktion bedingte Kernbestandteile, wie GÖNNERT betont, relativ häufig anzutreffen. Die zellfreie Übertragung des Froschcarcinoms ist außerdem bisher nicht einwandfrei gelungen.

Bis jetzt sind relativ wenige Tumoren bei Tieren bekannt, die durch Virusarten sicher induziert werden. Ihnen steht eine sehr große Zahl von benignen und malignen Geschwülsten bei Tier und Mensch gegenüber, für die noch keine gewichtigen Hinweise auf eine Virusätiologie erbracht werden konnten. Es bleibt abzuwarten, bei welchen Tumoren es noch gelingen wird, die in den Geschwulstzellen vorhandenen autoreproduktiven (und somit „virusartigen") Substanzen aus dem Zellinneren herauszulösen und auf andere Organismen mit Erfolg (d. h. mit anschließender Tumorbildung) zu übertragen.

2. Hinweise auf die Virusätiologie menschlicher Tumoren

Beim Menschen gibt es einige Geschwülste, die durch Viren hervorgerufen werden. Alle diese Tumoren, deren Virusätiologie als gesichert gilt, sind jedoch benigner Natur. Zu ihnen zählen die Warzen, die spitzen Condylome und die Larynxpapillome. Ob man weiter das Molluscum contagiosum und die Melkerknoten sensu strictiori noch hinzurechnen soll, hängt davon ab, wie man den Begriff des Tumors definiert (THOMSEN 1939). Diese benignen Virusinfektionen werden ausführlich im Speziellen Teil dieses Beitrages abgehandelt.

Es liegt nahe, im Hinblick auf die sichere Virusätiologie mehrerer benigner Epitheliome des Menschen auch nach Virusarten als Erreger maligner menschlicher Geschwülste zu suchen. Im Abschnitt „Die Hautkrankheiten, deren Virusätiologie bisher noch nicht als gesichert gelten kann" des VII. Kapitels wurde schon kurz auf den gegenwärtigen Stand der Ätiologieaufklärung bei einigen malignen Hauttumoren eingegangen. Die gegenwärtig vorliegenden Resultate entsprechen noch nicht den für Virustumoren geltenden Kriterien (vergl. Abschnitt VII, 2). Vor allem für Reticulosen wird eine mögliche Virusgenese immer wieder diskutiert (u. a. DULCE und MENDELOVICI 1956, PIORKOWSKI 1956, SCHMIDT 1957).

Allein von der Morphologie her wird die Ätiologieaufklärung der malignen Tumoren des Menschen nicht gelingen. Es sind bei ihnen schon eine Reihe von Ultrastrukturen im Elektronenmikroskop beobachtet worden, deren Deutung große Schwierigkeiten bereitet. GESSLER u. Mitarb. (1948) fanden beispielsweise in Dünnschnitten menschlicher Carcinome im Elektronenmikroskop sphärische Gebilde von Elementarkörperchen-ähnlicher Beschaffenheit. Auch DEWITT-FOX (1951) kam zu ähnlichen Resultaten. Er konnte in Filtraten von 15 verschiedenen malignen Geschwülsten des Menschen 14mal elektronenoptisch Körperchen in der Größenordnung von 60 bis 230 mμ nachweisen. In Filtraten aus nicht-carcinomatösen Geweben konnten diese Partikel hingegen nicht aufgefunden werden. Von mehreren anderen Autoren wurde über ähnliche Ergebnisse berichtet. Abgesehen von der Tatsache, daß die Virusnatur dieser kleinen Körperchen noch nicht bewiesen werden konnte, steht außerdem nicht fest, ob ihnen überhaupt eine ätiologische Bedeutung zukommt bzw. bejahenden Falles, welche! — Die Deutungen dieser Untersuchungsresultate tragen noch provisorischen Charakter. So bedeutungsvoll auch die virologische Forschung auf dem Gesamtgebiet der Tumorpathologie bereits ist und so ertragreich die weitere Arbeit hier werden mag, unmöglich aber wird es bleiben, von den Angriffspunkten der Virologie her alle Phänomene der Onkogenese zu erfassen.

3. Die onkolytische Wirkung einiger Virusarten

Abschließend soll kurz auf die Fähigkeit einiger Virusarten, Tumorgewebe zu zerstören, hingewiesen werden, die man als *Onkolyse* bezeichnet. Wie SIEGERT (1955) betont, verdient die Multiplikation von Viren in Geschwulstzellen und ihr Einfluß auf die Lebensfähigkeit der Tumoren aus mehreren Gründen Beachtung: „Die Viren können gleichsam als Sonde zum Studium der Stoffwechselleistungen entarteter Zellen herangezogen werden, da ihre Vermehrungsvorgänge in engstem Zusammenhang mit dem Zellstoffwechsel stehen. Durch Vergleich mit dem Verhalten normaler Zellen dürfte sich nicht nur mancher neue Hinweis auf die Abweichungen des Krebsstoffwechsels von der „Norm" ergeben, sondern darüber hinaus auch unser Einblick in die Vermehrungsweise der Viren und deren Voraussetzungen sich erweitern. Schließlich muß besonders daran gedacht werden, ob die onkolytischen Eigenschaften von Viren nicht auch für therapeutische Zwecke nutzbar gemacht werden können."

Die Untersuchungsmethodik der virusbedingten Onkolyse und die bisherigen tierexperimentellen Resultate können hier nicht dargestellt werden; (siehe hierzu die Übersicht von SIEGERT 1955). Die wichtigsten, bisher ermittelten onkolytischen Virusarten sind: Vaccinevirus, Virus III, das Virus der klassischen Geflügelpest und der russischen Frühjahr-Sommer-Encephalitis, das West-Nile-Virus und andere tropische Virusarten sowie Erreger besonderer Encephalitiden[1]. Die meisten der Viren, für die onkolytische Wirkung auf bestimmte Tiertumoren nachgewiesen werden konnte, sind neurotrop. Jede onkolytische Virusart scheint ein besonderes „*Tumorspektrum*" aufzuweisen. Bisher sind nach SIEGERT (1955) alle Bemühungen, „die störende neurotrope von der erwünschten onkolytischen Eigenschaft durch entsprechende Passagen zu trennen oder abzuschwächen, fehlgeschlagen".

Daß sich Viren in Tumorzellen vermehren können, ist schon länger bekannt (z. B. Viruszüchtung in He La-Zell-Kulturen), der Viruswirkung auf das Tumorwachstum aber wird erst in den letzten Jahren stärkere Aufmerksamkeit gewidmet. Der Mechanismus der Tumorhemmung durch onkolytische Virusarten ist noch völlig unbekannt. Es kommt zu selektiver Anreicherung des Virus im neoplastischen Gewebe. Der Virusinvasion folgt die gewebliche Schädigung (SIEGERT 1955). Der Zerstörungsprozeß scheint die intermitotische Phase der Tumorzellen zu betreffen.

Auch bei menschlichen Tumoren sind einige Viren klinisch erprobt worden (siehe die Übersicht von SIEGERT 1955). Der therapeutische Effekt war bislang nicht zufriedenstellend. SIEGERT faßt die gemachten Erfahrungen wie folgt zusammen: „Die Feststellung aber, daß sich einige dieser Erreger auch beim Menschen selektiv in Geschwülsten anreichern und zu einer vorübergehenden Rückbildung — (z. B. bei Melanomalignomen, Morbus Hodgkin, lymphatischer Leukämie) — führen können, zeigt, daß ein Behandlungserfolg nicht außerhalb der Möglichkeiten liegt." Die Richtung für künftige Arbeiten ist gewiesen. Es steht zu hoffen, daß ihnen mehr Erfolg beschieden sein wird, als den hier skizzierten Anfängen.

B. Spezieller Teil

I. Die Gruppe der quaderförmigen Virusarten (Pockengruppe)

1. Prolegomena einer Virologie der Pockengruppe

Heute ordnet man vorwiegend auf Grund mikromorphologischer Kriterien in die Gruppe der Pockenvirusarten eine große Zahl von Erregern menschlicher und tierischer Krankheiten ein, die mannigfache verwandtschaftliche Beziehungen

---

[1] Detaillierte Übersichten über die onkolytischen Viren s. bei SINKOVICS (1956) und in den Tabellen bei SIEGERT (1955). Über den Einfluß der hämagglutinierenden Virusarten der Influenza-Gruppe auf Tumorzell-Suspensionen s. bei MOORE und DIAMOND (1953).

Tabelle 12. *Die Beziehungen zwischen den Pockenvirusarten*

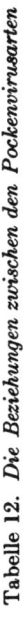

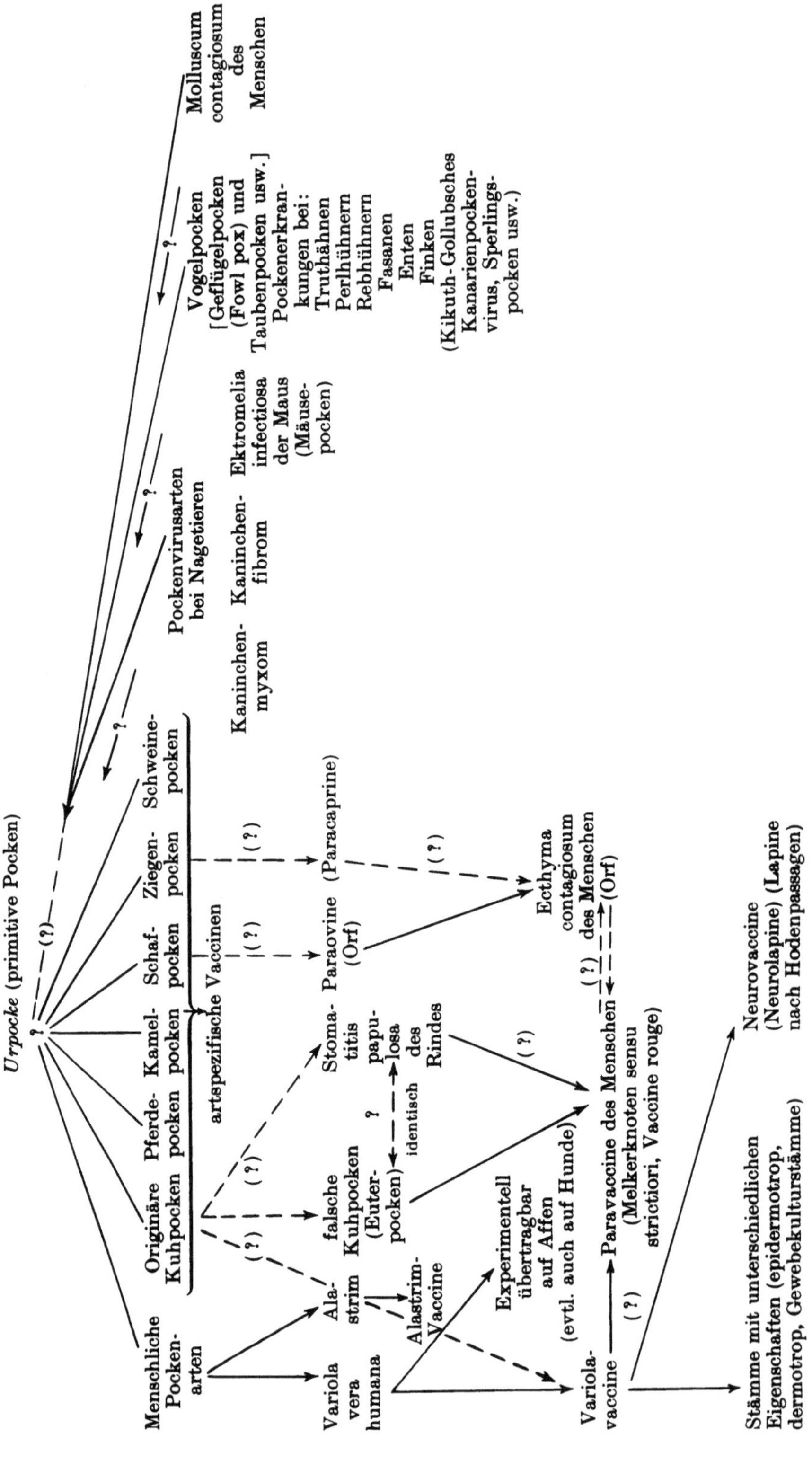

Urpocke (primitive Pocken)

Menschliche Pocken-arten

Originäre Kuhpocken Pferde-pocken Kamel-pocken Schaf-pocken Ziegen-pocken Schweine-pocken

artspezifische Vaccinen

Pockenvirusarten bei Nagetieren

Kaninchen-myxom Kaninchen-fibrom Ektromelia infectiosa der Maus (Mäuse-pocken)

Vogelpocken [Geflügelpocken (Fowl pox) und Taubenpocken usw.] Pockenerkran-kungen bei:
Truthähnen
Perlhühnern
Rebhühnern
Fasanen
Enten
Finken
(Kikuth-Gollubsches Kanarienpocken-virus, Sperlings-pocken usw.)

Molluscum contagiosum des Menschen

Stoma-titis papu-losa des Rindes

falsche Kuhpocken (Euter-pocken)   identisch

Paraovine (Orf)

Paracaprine

Ecthyma contagiosum des Menschen (Orf)

Variola vera humana

Ala-strim

Alastrim-Vaccine

Experimentell übertragbar auf Affen (evtl. auch auf Hunde)

Paravaccine des Menschen (Melkerknoten sensu strictiori, Vaccine rouge)

Variola-vaccine

Neurovaccine (Neurolapine) (Lapine) nach Hodenpassagen)

Stämme mit unterschiedlichen Eigenschaften (epidermotrop, dermotrop, Gewebekulturstämme) untereinander aufweisen. Die Kenntnis der letzteren ist für die diagnostische Arbeit im Laboratorium und für epidemiologische Belange von Bedeutung. Sie ist einerseits die Basis für die Bemühungen um eine befriedigende, auch klinischen Bedürfnissen gerecht werdende Pockensystematik, erschwert diese aber andererseits wegen ihrer bisher noch nicht vollständig erfaßten Vielfalt. In Ansehung dieser Schwierigkeit soll hier aus praktischen Erwägungen und nicht präjudizierend eine Aufteilung der Pockenviren in 4 Untergruppen vorgenommen werden.

1. *Menschliche Quadervirusarten:* Variola vera, Alastrim, Variolavaccine, Paravaccine (Melkerknoten sensu strictiori), Ecthyma contagiosum (Orf), Molluscum contagiosum.

2. *Pockenvirusarten der Huftiere:* Originäre Kuhpocken, Pferdepocken, Kamelpocken, Schafpocken, Ziegenpocken, Schweinepocken.

3. *Quadervirusarten der Nagetiere:* Kaninchenmyxom, Kaninchenfibrom (SHOPE), Ektromelia infectiosa der Mäuse.

4. *Pockenvirusarten der Vögel:* Geflügelpocken (Fowl-pox), Taubenpocken, Kanarienpocken (KIKUTH-GOLLUB), Sperlingspocken usw. (vergl. auch Tabelle 12).

Über die Vielfalt der Beziehungen zwischen den Pockenviren vermittelt Tabelle 12 einen grobschematischen Überblick unter Zugrundelegung des unitarischen Standpunktes[1].

Abgesehen von der Tatsache, daß eine Reihe von Tierinfektionen mit Pockenvirusarten auf den Menschen übertragen werden kann, kommt der vergleichenden Virologie der Tierpocken für die Humanmedizin grundsätzliche Bedeutung zu. Wie im folgenden gezeigt werden soll, ist die Erarbeitung mikromorphologischer, immunbiologischer und epidemiologischer Parallelen innerhalb der Pockengruppe noch in vollem Gange. Schon VIRCHOW forderte, daß zwischen Veterinär- und Humanmedizin keine Trennungslinie bestehen sollte und KLAUDER (1958) schrieb: "I, too, may paraphrase Virchow's remark: medicine is a science concerned with study and disease of all living creatures. There is no dividing line in nature of man and of animals. Human and veterinary medicine are both concerned with the greatest of all mysteries—life and death—and equally concerned in the constant battle to conquer disease and its dissemination and in vigilance against new diseases[2]." — Wie es schon LIPSCHÜTZ (Band 2 des Handbuches der Haut- und Geschlechtskrankheiten, 1932) tat, sollen im Speziellen Teil dieses Beitrages alle tierischen Viruskrankheiten, die direkte oder indirekte Beziehungen zu dermotropen Virosen des Menschen besitzen, berücksichtigt werden. Nach HELLER (1910) zeigt wohl keine Krankheit die Parallelen zwischen Tier- und Menschenkrankheiten besser als die Pocken.

Spontan ist der Mensch für echte Pocken, Alastrim, originäre Kuhpocken und Pferdepocken empfänglich. Experimentell können auch weitere Tierpockenarten auf den Menschen übertragen werden (nach HELLER 1910 u. a. Schaf- und Ziegenpocken). Weit verbreitet ist die Ansicht, daß Tierpocken nur bei Haustieren zu finden sind und daß analoge Krankheitsbilder bei wild-lebenden Tieren nicht vorkommen (SEIFFERT 1938). Doch teilten SCHMIDT (1870) und BLEYER (1922) mit, daß Pockeninfektionen bei Eingeborenen am oberen Uruguay-Fluß in Brasilien sich auf Affen ausbreiteten (Mycetes, Cebus), die dann in großer Zahl starben. Die Körper der toten und kranken Tiere waren mit Pockenpusteln bedeckt.

FINDLAY (1939), der die verwandtschaftlichen Beziehungen zwischen den verschiedenen Pockenviren untersucht hat, ist der Ansicht, daß es ungewiß sei, ob die Tierpockenarten ursprünglich vom Menschen abstammen und dann im Laufe der Zeit modifiziert wurden oder ob sie einen eigenen Ursprung besitzen. Auch das erste Auftreten der Tierpocken ist unbekannt. Heute stellen letztere biologisch

---

[1] Die Unitarier leiten sämtliche Tierpocken von den menschlichen Pocken ab. Der dualistische Standpunkt unterstellt das primäre Vorhandensein verschiedener originärer Pockenarten.

[2] VIRCHOW schrieb wörtlich: „Zwischen Tier- und Menschenarzneikunde ist keine Scheidegrenze oder sollte keine sein. Das Objekt ist verschieden, aber die Erfahrungen, die aus dem Objekt zu schöpfen sind, sind Lehren, die die Grundlage der gesamten Medizin bilden."

genau charakterisierte, selbständige Mikroorganismen dar, die zum Teil unterein-ander näher verwandt, jedoch sicher nicht miteinander identisch sind. Aus der Epidemiologie der tierischen und menschlichen Pocken, aus dem pathologisch-anatomischen Bild der verschiedenen Krankheiten, histo-pathologischen und cytologischen Befunden, aus der immunisierenden Wirkung der einzelnen Erreger und den zahlreichen (spontanen und experimentell gelungenen) wechselseitigen Übertragungen der Pockenviren zwischen den verschiedenen Tierarten, von Tieren auf den Menschen und umgekehrt hat man auf eine gemeinsame Urform aller Pockenarten, auf eine „Urpocke", geschlossen. Bewiesen ist diese Ansicht noch nicht — und es bleibt strittig, welche Pockenform als „Urpocke" zu betrachten ist. Historische Hinweise auf Pockenerkrankungen des Menschen reichen aller-dings sehr weit zurück (s. im Abschnitt „Variola vera humana" weiter unten!).

a) Allgemeines

Bei den meisten *Tierpocken* findet man in den befallenen Zellen (z. B. in den Epithelien der Epidermis) *cytoplasmatische Viruseinschlußkörper*, die morpho-logisch den Guarnierischen Körperchen bei der Variolavaccine mehr oder weniger ähnlich sind. Genaue Studien der Einschlußdetails — (Färbungen, enzymatischer Abbau, elektronenoptische Dünnschnittanalysen: siehe weiter unten!) — ermög-lichen jedoch bei der Mehrzahl der Pockenvirusarten eine Differenzierung. Die Tierpockenviren verhalten sich im großen und ganzen gegen physikalische und chemische Einflüsse so wie das Variola vera- und das Variolavaccinevirus. Bei-spielsweise lassen sich alle Virusarten der Pockengruppe mit Pepsin partiell ab-bauen. Die Elementarkörper zeigen durchweg (bei einem p_H von 2,0 und 37° C) schon nach 1—2stündiger Pepsineinwirkung einen *pepsinresistenten Innenkörper* und um diesen herum eine gleichfalls pepsinresistente Membran. Der Plasma-Anteil (periphere Proteinschicht) zwischen Innenkörper und Membran wird her-ausgelöst (Hydrolyse); vergleiche hierzu die Angaben im Abschnitt A/VI/1.

Das analoge Verhalten der Pockenviren gegenüber einem enzymatischen Angriff mit Pepsin wurde durch Arbeiten folgender Autoren bewiesen: Für die Elementarkörper des *Variolavaccinevirus* durch DAWSON und MCFARLANE (1948), PETERS und NASEMANN (1952, 1953), PETERS (1954, 1956, 1957), PETERS und STOECKENIUS (1954a u. b), STOECKENIUS und PETERS (1955), für die des *Neurovaccinevirus* von PETERS und NASEMANN (1953), für die des *Paravaccinevirus* (v. PIRQUET; Melkerknoten sensu strictiori) von NASEMANN und BAUER (1957), für die des *Molluscum contagiosum-Virus* durch PETERS und NASEMANN (1953), PETERS und STOECKENIUS (1954), NASEMANN und HUBER (1955) sowie von NASEMANN (1958), für die des *Geflügelpockenvirus* (Fowl-pox) von LÉPINE u. Mitarb. (1949), BANG u. Mitarb. (1951), PETERS und NASEMANN (1953), für die des *Kanarienpockenvirus* von HERZBERG, KLEINSCHMIDT u. Mitarb. (1955), für die des *Kaninchenmyxomvirus* von PETERS und NASE-MANN (1953) und für die Elementarkörper des *Ektromelievirus* (Mäusepocken) ebenfalls von diesen beiden Autoren (1953).

Die Elementarkörper aller Virusarten der Pockengruppe können nach An-färbung im Lichtmikroskop etwa in Punktgröße dargestellt werden, ohne Fär-bung auch phasenkontrastoptisch. Zum färberischen Elementarkörper-Nachweis sind die Verfahren von HERZBERG (Victoriablau), PASCHEN (Carbolfuchsin und Geißelbeize) und MOROSOW (Versilberung) am besten geeignet. Bei elek-tronenmikroskopischen Untersuchungen zeigte sich, daß die Elementarkörper aller Pockenarten Quaderform besitzen. Diese charakteristische Gestalt veranlaßte RUSKA (1941) den Terminus „*Quadervirus*" oder „*Tesserulatum*" zu prägen und alle Virusarten, die dieses morphologische Kriterium erfüllen, einer Gruppe zuzu-ordnen. RUSKA (1941) ist der Meinung, daß das gemeinsame Bauprinzip die systematische Zusammengehörigkeit anzeigt. Er gibt daher der Bezeichnung „Quaderviren" oder „Tesserulata" den Vorzug vor dem Wort „Pockengruppe" (RUSKA 1950). Die gleichmäßige Pflaster- oder Ziegelsteinform der Elementar-

körper ist seit 1941 oft beobachtet und in den folgenden Jahren für alle Virusarten der Pockengruppe nachgewiesen worden. Hier seien nur die jeweils ersten
und einige weitere Arbeiten mit ausführlichen Literaturhinweisen oder instruktiven Abbildungen genannt, und zwar getrennt nach Virusarten.

Beschreibungen der *Quaderform* lieferten unter anderen für das Variola vera-Virus:
NAGLER und RAKE (1948), sowie ANDRES u. Mitarb. (1958), für das *Variolavaccinevirus:*
RUSKA (1941, 1950), GREEN, ANDERSON und SMADEL (1942), RUSKA und KAUSCHE (1943),
BONÉT-MAURY (1943), LEVADITI (1943), SHARP, TAYLOR, HOOK und BEARD (1946), GIUNTINI
u. Mitarb. (1947), NAGLER und RAKE (1948), DAWSON und McFARLANE (1948), BUDDINGH
(1949), BANG (1950), WYCKOFF (1951), PUNTIGAM und ORTH (1951), GAYLORD u. Mitarb.
(1952), PETERS und NASEMANN (1952a, b, 1953), PETERS (1954, 1956, 1957a, b), PETERS und
STOECKENIUS (1954a, b), STOECKENIUS und PETERS (1955) sowie OVERMANN und TAMM (1956),
für das *originäre Kuhpockenvirus:* DUMBELL, DOWNIE und VALENTINE (1957), für das *Para-
vaccinevirus* (Melkerknoten sensu strictiori): NASEMANN und DEUBNER (1953) sowie NASE-
MANN und BAUER (1957), für das *Molluscum contagiosum-Virus:* RUSKA (1941), RUSKA und
KAUSCHE (1943), BOSWELL (1947), STRAUSS u. Mitarb. (1949), RAKE und BLANK (1950),
RUSKA (1950), BANFIELD u. Mitarb. (1951/52), MELNICK u. Mitarb. (1952), PETERS und NASE-
MANN (1953), NASEMANN u. Mitarb. (1953), PETERS (1954), PETERS und STOECKENIUS (1954),
MARCHIONINI und NASEMANN (1955), NASEMANN und HUBER (1955) sowie NASEMANN
(1957/58), für das *Schafpockenvirus:* RUSKA (1950), für das *Schweinepockenvirus:* BLAKE-
MORE u. Mitarb. (1956), für das *Kaninchenmyxomvirus:* RUSKA und KAUSCHE (1943), PETERS
und NASEMANN (1953), PETERS (1954) sowie SIEGERT (1955), für das *Kaninchenfibromvirus*
(SHOPE): BERNHARD u. Mitarb. (1954) sowie BAUER u. Mitarb. (1956), für das *Ektromelievirus:*
RUSKA und KAUSCHE (1943), BOSWELL (1947), BUDDINGH (1949), RUSKA (1950), PETERS und
NASEMANN (1953) sowie PETERS (1954), für das *Geflügelpockenvirus:* GROUPÉ u. Mitarb.
(1946/47), BOSWELL (1947), LÉPINE u. Mitarb. (1948, 1949), MORGAN u. Mitarb. (1950),
RUSKA (1950), PETERS und NASEMANN (1953), PETERS (1954) sowie EAVES und FLEWETT
(1955) und für das *Kanarienpockenvirus:* RUSKA und KAUSCHE (1943), GROUPÉ u. Mitarb.
(1946) sowie HERZBERG und KLEINSCHMIDT (1954).

Die quaderförmigen Virusarten der Pockengruppe sind hinsichtlich ihrer Größe
nicht völlig identisch. Die in der Literatur zu findenden Angaben über Längen-
und Breitenmaße der Elementarkörper weisen Unterschiede auf. Tabelle 13 gibt
einige Meßergebnisse an, die mit Hilfe des Elektronenmikroskopes bei einigen
Quadervirusarten gewonnen wurden.

RUSKA und KAUSCHE (1943) betonen auf Grund ihrer statistischen Auswertun-
gen (Längen- und Breitenwerte, Achsenverhältnis), daß zwischen den einzelnen
Quadervirusarten charakteristische Größenunterschiede bestehen. So seien die
Elementarkörper der Kanarienpocken größer als die des Kaninchenmyxoms, und
diese wiederum größer als die der Variolavaccine oder gar der Ektromelia infectiosa.

Obwohl die in Tabelle 13 zusammengestellten Angaben über die Größenausdehnung der Elementarkörperchen der Pockenarten größenordnungsmäßig mit
den Werten, die verschiedentlich mit Hilfe der Ultrazentrifuge gewonnen wurden,
recht gut übereinstimmen, zeigt sich aber, daß sich die elektronenoptisch am
gleichen Virus erhaltenen Meßresultate stärker unterscheiden, als durch unterschiedliche Präparation und Vergrößerungsbestimmung erklärt zu werden vermag. Sicher wurde von den einzelnen Autoren kein einheitliches Ausgangsmaterial
benutzt, doch dürften die verschiedenen Stämme einer Virusart — wenn überhaupt — nicht so erhebliche Größenschwankungen aufweisen. PETERS und NASE-
MANN (1952) fanden bei 1000 ausgemessenen Elementarkörpern des Variolavaccinevirus, daß die Längen- und Breitenwerte nicht einer Gaußschen Normal-
verteilung folgen. Wie weiter unten noch ausführlicher erörtert wird, spricht vieles
für das Vorhandensein von *Entwicklungsstadien* der Elementarkörperchen der
Quadervirusarten.

Alle Pockenviren können in den befallenen Zellverbänden die Bildung von
Einschlußkörpern hervorrufen, jedoch ist das Vorhandensein letzterer keine

conditio sine qua non für die Virusvermehrung. *Kerneinschlüsse* verursachen das Variola vera- und das Alastrimvirus, nach LIPSCHÜTZ (1932) auch das Para-

Tabelle 13. *Größenausdehnung der Elementarkörper einiger Virusarten der Pockengruppe.*
Elektronenoptische Meßresultate verschiedener Autoren

Virus	Länge in mμ	Breite in mμ	Bemerkungen	Autoren
Variolavaccine	250	150	unsicher	KRAUSE (1938)
	250	235		SMADEL, ANDERSON, GREEN (1942)
	262 ($\sigma = \pm 28,2$)[1]	209 ($\sigma = \pm 23,9$)		RUSKA, KAUSCHE (1943)
	270	220		GIUNTINI u. a. (1947)
	250	200		DAWSON, McFARLANE (1948)
	$\pm 5\%$	$\pm 5\%$		NAGLER, RAKE (1948)
	302	244		BANG (1950)
	150—330	110—270	im Ultraschnitt. sphärisch oder oval, im Ultraschnitt.	GAYLORD u. Mitarb. (1952)
	230—270	—		
	240—380	170—270	1000 ausgemessene Elementarkörper	PETERS, NASEMANN (1952)
Paravaccine (Melkerknoten sensu strictiori)	296 (200—360)	190 (165—230)		NASEMANN, BAUER (1957)
Molluscum contagiosum	255 ($\sigma = \pm 61,3$)	178 ($\sigma = \pm 41,8$)		RUSKA, KAUSCHE (1943)
	302	226		BOSWELL (1947)
	$\pm 15\%$	$\pm 15\%$		
	330	230 (190—250)		STRAUSS u. a. (1949)
	389	279		RAKE, BLANK (1950)
	338	105	Frühstadien	BANFIELD u. a. (1951/52)
	360	210	reife Elementarkörper im Schnittpräparat	
	$316 \pm 17\%$ (260—370)	$247 \pm 18\%$ (200—290)	Messung an 414 nicht fixierten Elementarkörpern	PETERS, STOECKENIUS (1954)
	319	239	Messung an 300 nicht fixierten Elementarkörpern	NASEMANN (1958)
Kaninchenmyxom	287 ($\sigma = \pm 20,7$)	233 ($\sigma = \pm 19,0$)		RUSKA, KAUSCHE (1943)
Ektromelie (Mäusepocken)	232 ($\sigma = \pm 24,6$)	172 ($\sigma = \pm 9,6$)		RUSKA, KAUSCHE (1943)
	300	210		BOSWELL (1947)
Geflügelpocken (Fowl-pox)	332 ($\pm 28\%$)	264 ($\pm 28\%$)		BOSWELL (1947)
Kanarienpocken	311 ($\sigma = \pm 26,1$)	263 ($\sigma = \pm 22,7$)		RUSKA, KAUSCHE (1947)
	267	232	Mittelwerte	HERZBERG, KLEINSCHMIDT (1954)

[1] σ = mittlere Abweichung.

vaccinevirus[1]. Diese drei Virusarten vermögen jedoch gleichzeitig auch im Cytoplasma Einschlüsse zu bilden. TORRES und TEIXEIRA (1935) gaben mehrere Merkmale an, die nur die Einschlußbildungen betreffen und eine Differentialdiagnose
zwischen Variola vera und Alastrim ermöglichen. Einzelheiten finden sich im
Kapitel „Alastrim" S. 139—143. Im Gegensatz zum Variola vera-Virus induziert das
Impfpockenvirus (Variolavaccine) nie im Kern, sondern ausschließlich im Plasma
Einschlußkörper. Letztere, zuerst von GUARNIERI beschrieben, sind oxyphil, fein
granuliert, unregelmäßig begrenzt, nicht von einer eigentlichen Membran umschlossen, liegen meist dem Zellkern dicht an und reagieren Feulgen-positiv. Sie
sind leicht von den *cytoplasmatischen Einschlußbildungen* des originären Kuhpockenvirus zu unterscheiden, die sehr groß werden können, dann den Nucleus
an den Zellrand verdrängen, ovale bis rundliche Formen besitzen, scharf konturiert sind, viel homogener erscheinen, ebenfalls oxyphil und daher am besten
mit der Färbung nach MANN oder mit der von DOWNIE angegebenen Methode (mit
Methylblau-Eosin-Orange G) darzustellen sind[2]. Sehr charakteristisch sind auch
die Einschlüsse des Molluscum contagiosum-Virus, die noch am ehesten denen der
Geflügelpocken ähneln. Einzelheiten über Form und Struktur der eosinophilen,
cytoplasmatischen Einschlußkörper der Tierpockenarten sind in den Abschnitten
über Pferde-, Schaf-, Ziegen-, Schweine- und Ferkelpocken, über Kaninchenmyxom und -fibrom, Ektromelie sowie über Geflügel- und andere Vogelpockenarten angegeben.

Bekanntlich ist die Variabilität der Pockenvirusarten sehr groß. Von fast
allen Tierpocken sind *Vaccine-Varianten* zu gewinnen. Durch Übertragung auf
andere Wirte, durch Reihen- und Wechselpassagen können die originären Tierpockenarten in ähnlicher Weise wie das Variola vera humana-Virus abgeschwächt
und in von „Vaccine" kaum unterscheidbare Formen umgewandelt werden
(FINDLAY 1939). Heute besteht weitgehend Einigkeit darüber, daß die in fast
allen Ländern zu Impfungen benutzte Variolavaccine eine *stabile Variante* des
Pockenvirus ist, die auch nach mehreren Passagen von Mensch zu Mensch nicht
ohne weiteres in das ursprüngliche Variola vera-Virus zurückverwandelt werden
kann (FINDLAY 1939). Auch von dem mit den echten Pocken eng verwandten
Alastrimvirus kann eine „Vaccine" hergestellt werden. Ob diese Alastrim-Vaccine
mit der Variola-Vaccine identisch ist, konnte bisher nicht bewiesen werden.

Alle Pockenarten sind gegen Hitzeinaktivierung relativ resistent. In der Tiefkühltruhe
bei —70°C sind sie sehr lange Zeit haltbar. Durch Behandlung mit 20%igem Äthyläther
(über Nacht in der Kälte) werden die meisten Quaderviren mit Ausnahme des Kaninchenmyxomvirus nicht inaktiviert.

Die meisten Pockenvirusarten vermehren sich auf der Chorionallantoismembran des Bruteies und rufen dort charakteristische Herdbildungen hervor, vorausgesetzt, daß Impfsuspensionen in geeigneten Verdünnungen benutzt werden.
Bisher gelang es nicht die folgenden Quaderviren im bebrüteten Hühnerei zu
züchten: Molluscum contagiosum-, Paravaccine-, Stomatitis papulosa-, Ecthyma
contagiosum- und Kaninchenfibrom-Virus.

Die Pockenviren können auf zahlreiche Säugetiere und Vögel übertragen werden, doch zeigt das *Wirtsspektrum* für die einzelnen Virusarten beträchtliche
Unterschiede, ebenfalls das Ausmaß der Generalisation der verschiedenen Infektionen. Das Molluscum contagiosum beschränkt sich auf einen rein epidermalen
Prozeß, bei der Variola vera kommt es hingegen zu einer hämatogenen Aussaat

---

[1] Verf. sah bei histologischen Untersuchungen an 12 paravaccinalen Melkerknoten nur bei
einem Fall spärliche Kerneinschlüsse (spezifisch?), hingegen bei 7 Fällen Einschlußkörper im
Cytoplasma und bei 5 Fällen keine Einschlüsse.

[2] Der an der vergleichenden Morphologie der Einschlußkörper der einzelnen Pockenvirusarten Interessierte sei auf die Ergebnisse von KATO u. Mitarb. (1959) hingewiesen.

des Virus. Bei den Hautläsionen bilden papulöse Eruptionen das vorherrschende Symptom. Sekundäre Umwandlung der primären Efflorescenzen in Bläschen und Pusteln findet sich bei zahlreichen Pockenkrankheiten. Starke Proliferation des Epithels verursachen vor allem das Kaninchenfibrom-, das Molluscum contagiosum- und das Paravaccine-Virus.

HERRLICH und MAYR (1955) stellten fest, daß die verschiedenen Tierpockenviren Unterschiede in der *Vermehrungsintensität* im Brutei aufweisen. Sie setzten die in den einzelnen Entwicklungsstadien der Infektion eruierten Virusmengen der Organe zu dem Ausmaß der Vermehrung des betreffenden Virus in Beziehung und fanden z. B., daß sich Variolavaccine und echte Kuhpocken am schnellsten, die Vogelpockenarten am langsamsten vermehrten. Tabelle 14 gibt eine Übersicht über die Resultate von HERRLICH und MAYR, durch Versuchsergebnisse des Verfassers stellenweise ergänzt.

Tabelle 14. *Die Vermehrungsgeschwindigkeit der Virusarten der Pockengruppe im bebrüteten Hühnerei* (modifiziert nach HERRLICH und MAYR 1955)

Virusart	Vermehrungsgeschwindigkeit in der Eikultur
Variola vera humana ⎫ Variolavaccine ⎬ . . . . Originäre Kuhpocken ⎭	+++/++++
Kaninchenmyxom	+++
Ektromelie.	++/+++
Geflügelpocken (Fowl-pox).	++
Andere Vogelpocken (Taubenpocken usw.)	+
Molluscum contagiosum	Ø

Bei den meisten Pockenarten macht die Erkrankung die Tiere gegen eine Zweitinfektion unempfänglich. Die Beziehungen zwischen den *antigenen Eigenschaften* der Quaderviren untersuchten mit Hilfe verschiedener serologischer Verfahren DOWNIE, MACDONALD und McCARTHY (1950 a, b, c). Sie fanden, daß die originären Kuhpocken klar von Variola vera- und Vaccine-Stämmen zu unterscheiden sind — (vor allem Titerdifferenzen im Neutralisationstest) — und daß das Ektromelievirus dem Kuhpockenvirus näher steht als dem Variolavaccinevirus. Ein Alastrim-Stamm und vier verschiedene Variola vera-Stämme verhielten sich im Neutralisationsversuch, bei der Komplementbindung und im Hirst-Test identisch. Bis zu einem gewissen Grade serologisch miteinander verwandt sind Variola vera, Variolavaccine, Kuhpocken und Ektromelie jedoch zweifellos — und diese vier Virusarten lassen sich gut von den Vogelpockenarten sowie vom Myxom- und Fibromvirus differenzieren. Enge serologische Beziehungen bestehen wiederum zwischen den einzelnen Pockenviren der Vögel (Fowl-pox, Taubenpocken, Kanarien- und Sperlingspocken usw.) einerseits und zwischen dem Kaninchenmyxom und dem Shopeschen Fibrom andererseits.

Eine sichere qualitative Abgrenzung sämtlicher Tierpockenviren ist bis heute noch nicht möglich, ebenfalls noch keine vollständige Klärung aller Verwandtschaftsbeziehungen. Die an letzteren besonders interessierten Leser seien auf die Darstellungen von DOWNIE und DUMBELL (1956), FENNER und BURNET (1957) sowie auf die etwas älteren Arbeiten von BURNET und LUSH (1936) sowie von DOWNIE (1939) hingewiesen.

Die für den Menschen pathogenen Quaderviren, das Variola vera-, Alastrim-, Variolavaccine-, Kuhpocken-, Paravaccine-, Ecthyma contagiosum- und Molluscum contagiosum-Virus, sollen weiter unten in getrennten Kapiteln ausführlich abgehandelt werden. Die wohl nur fakultativ oder gar nicht für den Menschen pathogenen Pferde-, Kamel-, Schaf-, Ziegen- und Schweinepocken sowie die für den menschlichen Organismus sicher apathogenen Quaderviren der Nager und Vögel werden hingegen im Anschluß an diesen einleitenden Abschnitt kurz dargestellt. Da ihnen in diesem Rahmen lediglich vergleichend-virologische Bedeutung zukommt, können nur die wichtigsten Daten berücksichtigt werden.

b) Pferde- und Kamelpocken

Die *Pferdepocken* (Synonyma: Equina, Stomatitis pustulosa, Horse-pox, Contagious pustular stomatitis) wurden erstmalig im Jahre 1798 von JENNER beschrieben und stellen genau wie die originären Kuhpocken eine Krankheit sui generis dar, die — insgesamt recht selten — mit den letzteren und der Variola vera humana eng verwandt ist. Wahrscheinlich leiten sich die Pferdepocken von den Blattern des Menschen ab. JENNER benutzte gelegentlich Pferdelymphe zu Impfzwecken und erzielte damit einen ähnlich wirksamen Pockenschutz wie mit der Variolavaccine. Umgekehrt sind früher an „Pocken" erkrankte Pferde später gegen das Variolavaccinevirus immun. Der Terminus „Horse-pox" wurde zuerst von BOULEY (1862) benutzt und DE JONG (1916) wies nach, daß die Stomatitis pustulosa (bzw. contagious pustular stomatitis) mit den originären Pferdepocken identisch ist.

α) **Morphologie.** Die Pferdepocken rufen in den befallenen Zellen eosinophile Plasmaeinschlüsse hervor und die Elementarkörper dürften sich nicht wesentlich von denen des Variolavaccinevirus unterscheiden.

β) **Natürlicher Wirt und Übertragbarkeit.** Die Pferdepocken-Efflorescenzen sind bevorzugt in der Fersenbeuge (Fesselgelenke) lokalisiert. Bisher gelangen Übertragungsversuche mit Pustelinhalt auf andere Pferde, Kälber, Kaninchen (positiver Paulscher Versuch!), Schafe, Schweine und an den Menschen (HELLER 1910, ZWICK 1924). Pferdepocken treten heute immer seltener auf. Früher infizierten sich vor allem Pferdeknechte an den von ihnen betreuten Tieren und wiesen dann besonders an den Händen Pusteln auf, die denen nach Vaccination weitgehend glichen.

Ebenfalls selten kommen die *Kamelpocken* vor. Im Orient und in Afrika treten bisweilen Kamel- und Schafpocken gleichzeitig auf (auch Kullpocken genannt). Kamelpocken sind auf den Menschen übertragbar, z.B. kommen bei Kameltreibern isolierte Pockenefflorescenzen an Händen und Unterarmen vor. Der Verlauf der Kamelpocken (mit vorwiegendem Sitz am Euter) ist gutartig, auch ihre Verimpfung auf den Menschen verläuft harmlos. Das Kamel kann als Versuchstier bei der Impfstoffgewinnung für die menschliche Vaccination verwendet werden (HELLER 1910). Kamelpocken sind weiter auf Rinder, Esel und Schafe — natürlich und experimentell — zu übertragen. Auch diese Pockenart ist durch das Vorkommen eosinophiler Einschlüsse im Cytoplasma der befallenen Epithelien charakterisiert.

c) Schaf- und Ziegenpocken

Die *Schafpocken* (Synonyma: Ovina, la clavelée, sheep-pox) sind sehr infektiös und stellen eine gefährliche Tierkrankheit dar, die manche Schafrassen besonders stark befällt. Doch kommen bei den verschiedenen Stämmen dieser Virusart, wie DONATIEN und LESTOQUARD (1937) zeigten, außerordentliche Virulenzschwankungen vor, die wohl zum Teil die auffälligen Widersprüche im Schrifttum erklären. Besonders empfänglich sind ganz junge und ganz alte Tiere.

α) **Morphologie.** Der lichtoptische Elementarkörper-Nachweis wurde von BORREL (1903) und PASCHEN (1909) erbracht, die Quaderform des Virus durch RUSKA (1950) beschrieben.

β) **Physikalische Eigenschaften des Virus.** Filtrationsversuche ergaben, daß das Variolavaccine- und das Schafpockenvirus etwa gleichgroße Elementarkörper besitzen. Gegen Hitzeeinwirkung ist das Schafpockenvirus etwa genauso resistent wie das Variolavaccine- und das Kuhpockenvirus.

γ) **Der antigene Charakter.** Die Beziehungen zwischen den Schaf- und den anderen Warmblüterpocken sind noch keineswegs alle geklärt (FINDLAY 1939). Zweifellos sind Schaf- und originäre Kuhpocken enger miteinander verwandt (GINS 1919). Ob eine Infektion mit Variolavaccine Schafe gegen die originären Schafpocken immunisiert, ist ungewiß (GINS und KUNERT 1937). Andererseits gelang es, Schafpocken durch mehrere Kaninchenhoden-Passagen in eine typische Vaccine zu überführen (GINS 1920). KASAI (1931) erhielt eine „*ovinisierte Vaccine*" durch Vaccinevirus-Passagen auf Schafen und SANJWA-RAO (1938) gelang es, mit einem Antivaccine-Serum kultiviertes Schafpockenvirus vollständig zu neutralisieren. Ein Antischafpocken-Serum neutralisierte kultiviertes Schafpocken- und Variolavaccinevirus nur teilweise.

δ) **Züchtbarkeit.** Auf der Chorionallantoismembran von Bruteiern kann das Schafpockenvirus zur Vermehrung gebracht werden. SANJWA-RAO (1938) fand, daß die Läsionen auf der Chorionallantoismembran keine Nabelung wie die Variolavaccine-Herde aufweisen. Diesem Autor gelang es nicht, Kaninchen direkt mit originären Schafpocken zu infizieren. Dieses

war erst nach Modifizierung des Virus in mehreren Chorionallantoismembran-Passagen
möglich. Die Virulenz für Schafe sinkt nach mehreren Passagen auf dem Brutei ab (Gins
und Kunert 1937, Sanjwa-Rao 1938)[1].

ε) Natürlicher Wirt und Übertragbarkeit. Die natürliche Infektion von Schaf zu Schaf
erfolgt durch Inhalation des Virus. Schafpocken können auf Pferde, Kamele, Hunde, Ziegen,
Gazellen (Gazella dorcas) und Mouflons (Ovis tragelaphus), nach Heller (1910) gelegentlich
auch auf den Menschen übertragen werden. Über experimentelle Infektionen s. bei Donatien
und Lestoquard (1936). Die jetzt verbotene Ovination, die analog der menschlichen Variolation durchgeführt wurde, war schon vor dieser im Gebrauch.

ζ) Pathogenität. Bei den Schafpocken gibt es klinische Abarten, die denen bei der Variola
vera humana weitgehend entsprechen. Nicht alle Infektionen erreichen z.B. das Stadium
des Bläschens (abortive Schafpocken: Steckenbleiben des Exanthems im Stadium rötlicher
Papeln). Die Generalisation des Virus vollzieht sich hämatogen. In den Hautläsionen sind
massenhaft Elementarkörper vorhanden. Bei der vesikulierten Papel des Schafpocken-
Exanthems ist der Sitz der Blasenbildung ein anderer als bei der Variola vera. Bei letzterer
findet sich eine intraepidermale Blase, bei der Schafpocke liegt der Blasenspalt zwischen
Epidermis und Corium (Nieberle 1952). In Zellkulturen aus Hodengewebe von Ovis aries
läßt sich das Schafpockenvirus unter Entwicklung eines cytopathischen Effektes gut züchten
(Cilli und Baldelli 1957, 1958).

Schafpocken-Einschlußkörper kommen in Abkömmlingen von allen 3 Keimblättern vor.
Lipschütz (1932) und Paschen (1909) fanden sie unter anderem in den Epithelzellen der
tieferen Retelagen der Hautefflorescenzen, in Bindegewebszellen des Corium, im Magen und
im Lungenparenchym. Die Einschlüsse sind acidophil und enthalten entweder ein einzelnes
größeres Granulum oder zahlreiche kleine Körnchen.

Die Schafpocken neigen zur Bildung pneumonischer Herde. Oft kommen Hämorrhagien
der serösen Häute sowie Tracheitis und Stomatitis vor. Starke Schwellung der Milz, Neigung
zu Abort und im Anschluß an die eigentliche Erkrankung Dermatitiden, Nekrosen des äußeren
Ohres sowie Perforationen der Mund- und Nasenhöhle werden häufig gesehen.

Eng verwandt mit den Schaf- sind die *Ziegenpocken* (Synonyma: Variola caprine, goat-pox,
Caprina). Die Pockenerkrankung der Ziegen ist nicht häufig. *Epizootien* wurden nur selten
beobachtet, z.B. in Griechenland, Norwegen und Schweden (Heller 1910, Blane u. Mitarb.
1927 sowie Bakos und Brag 1957).

Obwohl das Virus experimentell auf Schafe übertragbar ist, bleiben letztere im allgemeinen
unter natürlichen Bedingungen von den originären Pocken der Ziegen verschont. Bakos und
Brag untersuchten anläßlich einer 1957 in Schweden aufgetretenen Epizootie das Ziegenpockenvirus näher. Die Krankheit war äußerst kontagiös, der Verlauf jedoch im allgemeinen
gutartig. Einige Menschen, die mit den kranken Ziegen in Berührung kamen, erkrankten an
relativ harmlosen Veränderungen der Haut. Experimentell ließ sich das Ziegenpockenvirus
auf Ziegen, Schafe, Rentiere und in einigen Fällen auch auf Kaninchen übertragen, nicht
hingegen auf Kälber, Schweine, Meerschweinchen, Mäuse und Hühner. Die Züchtung im
Brutei mißlang. Die Elementarkörper des Ziegenpockenvirus konnten im Blaseninhalt
nachgewiesen werden. Zwischen Ziegenpocken und Variolavaccine einerseits sowie Ecthyma
contagiosum andererseits konnten keine immunologischen Beziehungen aufgefunden werden.

d) Schweine- und Ferkelpocken

Beim Schwein kommen zwei verschiedene Pockenkrankheiten vor (Bieling
1944). Bei der einen Form handelt es sich um relativ leicht verlaufende Erkrankungen, die durch das Variolavaccinevirus verursacht werden, also *Vaccine-Infektionen des Schweines* darstellen. Letztere sind auf den Menschen übertragbar. Die
zweite Form, die durch Läuse übertragen wird (durch Hämatopinus suis), verläuft
viel schwerer und ist eine Krankheit sui generis, die nur bei Schweinen natürlich
vorkommt. Diese *originären Schweinepocken* (Shope) haben keine immunbiologischen Beziehungen zur Variolavaccine (Shope 1940). Spontane Übertragungen
dieses Virus auf den Menschen sind nicht bekannt (Heller 1910). Das klinische
Bild zeigt 3—4 Tage lange Prodrome mit Freßunlust und steifem Gang. Dann tritt
Fieber und beschleunigte Atmung auf, außerdem wird ein schlaff herabhängender
Schwanz beobachtet. Anschließend kommt es zu Schwellung und Rötung der
Haut und der sichtbaren Schleimhäute sowie zu flohstichartigen Petechien an den

---

[1] Über Wechselpassagen zwischen Schaf- und Hühnerembryo s. bei Sabban (1957).

zarteren Hautpartien und dann zum Übergang der Rötung in Papeln und Pusteln. Nach Ausbildung der Pusteln sinkt das Fieber ab. Die Pusteln verschorfen und nach 14—16 Tagen lösen sich die entstandenen Schorfe. Wenn die Pusteln sich in große Geschwüre umwandeln, spricht man von *Aaspocken*. Letale Verläufe sind nicht selten. Bei der Sektion findet man Pockenefflorescenzen auch im Schlund, in der Luftröhre und entsprechende herdförmige Veränderungen in der Lunge.

BLAKEMORE u. Mitarb. (1956) konnten in den Hautveränderungen die Elementarkörper des SHOPEschen Schweinepockenvirus lichtmikroskopisch nachweisen und elektronenoptisch ihre Quaderform feststellen. In Hautschnitten fanden sie im Cytoplasma der Epithelzellen eosinophile Einschlußkörper, die den Guarnierischen Körperchen sehr ähnelten[1].

Neuere Untersuchungen von MAYR (1959) zeigten, daß das Schweinepockenvirus seinen biologischen, immunologischen und serologischen Eigenschaften nach sicher als ein weiteres selbständiges Virus der Pockengruppe angesehen werden muß (durchschnittliche Länge der Elementarkörper 323 mμ und Breite 240 mμ). RECZKO (1959) konnte durch elektronenoptische Untersuchung der mit originären Schweinepocken infizierten Bauchhaut des Ferkels anhand zahlreicher Analysen von Ultraschnittbildern dieses Resultat bestätigen. Auf die interessanten morphologischen Details der Arbeit von RECZKO — (800 mμ lange dichte Körper mit kristallgitter-artigen Einlagerungen, die im Cytoplasma der infizierten Zellen liegen und um die herum viele Viruspartikel angeordnet sind) — kann hier nicht näher eingegangen werden. Über die histologische Diagnostik der originären Schweinepocken s. bei LÜBKE (1960).

Ob der *pockenartige Ausschlag der Ferkel*[2] mit den echten Schweinepocken identisch ist, konnte noch nicht geklärt werden. Diese Infektion wird gleichfalls durch Läuse übertragen und ist immunbiologisch nicht mit der Variolavaccine identisch (NIEBERLE 1952). So fällt etwa der Paulsche Cornealversuch am Kaninchen negativ aus. Es handelt sich um einen papulösen, akut entzündlichen Prozeß mit ballonierender Degeneration der Retezellen und mit einem Infiltrat von Leukocyten und Rundzellen im Corium. In den Epithelien der Epidermis sind cytoplasmatische, acidophile Einschlüsse, jedoch kaum Inklusionen in den Zellkernen vorhanden. Die Einschlußkörper des Ferkelpockenvirus ähneln am stärksten denen, die LIPSCHÜTZ (1932) bei der Paravaccine beschrieb (BENDINGER u. Mitarb. 1934/35).

e) Kaninchenmyxom

Wie schon LIPSCHÜTZ (1932) betont hat, ist das Virus des Kaninchenmyxoms (Myxomatosis cuniculi) für den Dermatologen aus zwei Gründen von Interesse: einmal wegen seines Dermotropismus und zum anderen wegen der Eigenart der Hautveränderungen, die es hervorruft. Das äußere Erscheinungsbild der Myxomatose erstreckt sich auf Schwellungen im Bereich der Unterhaut des Kopfes (Löwenhaupt), vor allem der Lippen, Nase, Augenlider und Ohren sowie auf tumorartige Auftreibungen des Gewebes in der Genitoanalregion. Diese Hauttumoren bestehen aus myxomartigem Gewebe mit reichlich vorhandener eiweißarmer Flüssigkeit. Histopathologisch ist der Prozeß charakterisiert durch die Gegenwart großer histiocytärer Zellen (Myxomzellen). Im Blutbild findet sich eine Eosinophilie, die im Verlauf der Erkrankung zunimmt (EISZNER 1955). Ausführliche Beschreibung der pathologischen Anatomie und Histologie siehe bei KÖTSCHE (1954). Die Erstbeschreibung des Krankheitsbildes lieferte SANARELLI im Jahre 1898.

---

[1] Die von BLAKEMORE u. Mitarb. im Lichtmikroskop beobachteten und als intranucleäre Einschlußkörper gedeuteten Kernveränderungen erwiesen sich in den elektronenoptischen Bildern der subtilen Untersuchungen von RECZKO (1959) als Nucleoplasmazonen von geringer Dichte mit feinfädiger Struktur.

[2] Kritische Anmerkung zum Begriff „pockenartiger Ausschlag der Ferkel" siehe bei LÜBKE (1960).

α) **Morphologie.** Die Quaderform der Elementarkörper des Myxomvirus wurde von mehreren Autoren beschrieben (s. oben!); vgl. hierzu Abb. 30.

β) **Antigene Eigenschaften.** Bisher wurden im Serum der erkrankten Tiere Antikörper gegen die Viruselementarkörper und 2 verschiedene lösliche Antigene nachgewiesen (FENNER und BURNET 1957). Ein Hämagglutinin ist nicht vorhanden (SIEGERT 1955). Serologisch läßt sich das Myxomvirus von den anderen Virusarten der Pockengruppe abtrennen, enge antigene Verwandtschaft — jedoch keine Identität! — liegt zwischen Kaninchenfibrom- und Kaninchenmyxomvirus vor (z.B. Nachweis mit der Agar-Gel-Diffusionsmethode, s. unter anderem bei FAYET u. Mitarb. 1957).

γ) **Züchtbarkeit.** Experimentelle Übertragung auf den Menschen gelingt nicht. Das Myxomvirus ist auf der Chorionallantoismembran von Hühner- und Entenembryonen zu züchten (FENNER u. Mitarb. 1956, SIEGERT 1955). Obwohl sich das Virus in der Chorionallantoismembran gut vermehrt, erreichte SIEGERT (1955) in diesem Wirtsgewebe nicht so hohe Viruskonzentrationen wie im Myxomgewebe der Kaninchenhaut (in letzterer Konzentration von 10^{12}—10^{14}). Der Kaninchenhauttest ist beim Virusnachweis etwa 100mal empfindlicher als die Eikultur. Dies zeigt, daß sich manche Virusarten im „spezifischen" Wirt bzw. unter Bedingungen, die denen beim natürlichen Infektionsverlauf weitgehend entsprechen, doch stärker vermehren als in dem für sehr viele Virusarten idealen „Nährmedium" des Bruteies. Andererseits vermag ein besonders geeignetes Nährmedium die Schranken strenger Wirtsspezifität — zumindest teilweise — aufzuheben. So kann das nicht menschenpathogene Myxomvirus in Gewebekulturen von Zellen

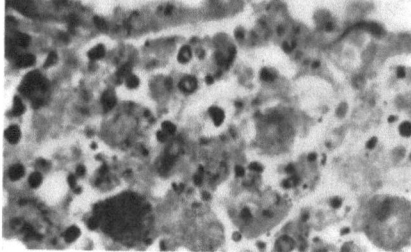

Abb. 30   Abb. 31

Abb. 30. Elementarkörper des Kaninchenmyxom-Virus. El.opt. Vergr. 20000mal
Abb. 31. Chorionallantoismembran von Brutei, beimpft mit Kaninchenmyxom-Virus. Schnittpräparat.
Eosinophile granuläre Einschlüsse in den Zellen von Meso- und Ektoderm. Färbung nach MANN.
Vergr. 570mal, Ölimmersion

menschlicher Abkunft zur Vermehrung gebracht worden (Nieren-, Lungen- und Haut-Zellkulturen; s. bei CHAPRONIERE und ANDREWES 1957).

Das Kaninchenmyxomvirus vermag in verschiedenen Gewebekulturen einen cytopathischen Effekt hervorzurufen, so unter anderem in Explantaten von Eichhörnchen-, Meerschweinchen-, Ratten- und Hamster-Nierengewebe sowie in Kulturen aus Hirnzellen der Maus (CHAPRONIERE und ANDREWES 1957). CHAPRONIERE (1957) zeigte, daß sich das Virus auch in Gewebekulturen von anderen Rattenorganen vermehren kann und daß sich das Gewebe von Rattenembryos oder neugeborenen Ratten besser zur Züchtung eignet als das von älteren Tieren. ANDREWES und CHAPRONIERE (1957) gelang weiter eine Züchtung des Virus im Meerschweinchensarkom von DAELS, und zwar sowohl in vivo als auch in vitro. Sehr gut vermehrt sich das Myxomvirus in den mononucleären Zellen des Peritonealexsudates, in Gewebekulturen vom Nierenepithel und von Herzfibroblasten des Kaninchens (MARAL 1957, CHAPRONIERE 1956).

δ) **Natürlicher Wirt und Übertragbarkeit.** Unter natürlichen Bedingungen erkranken nur Wildkaninchen der Gattung Sylvilagus in Süd- und Mittelamerika sowie vereinzelt in Kalifornien (EISZNER 1955). Die Myxomatose ruft bei dieser Tierart nur relativ leichte, chronische Erkrankungen hervor. Die in Europa beheimatete Kaninchengattung Oryctolagus ist für das Myxomvirus äußerst empfänglich, nach Infektionen kommt es fast regelmäßig zu einem tödlichen Verlauf. Die Verpflanzung der Krankheit in andere Gebiete (z.B. Australien und Europa) erfolgte künstlich. In Australien wurde durch Einführung der Myxomatose die Wildkaninchenplage bekämpft. Die Empfänglichkeit des Hasen beträgt übrigens nur etwa 1% (SIEGERT 1955). Das Kaninchenmyxom wird durch Insekten (Aedes aegypti und Anopheles annulipes) übertragen (FENNER u. Mitarb. 1956, DAY u. Mitarb. 1956).

ε) **Histopathologie.** Die eosinophilen cytoplasmatischen Einschlußkörper, die in den Epidermiszellen über den myxomatösen Massen liegen, wurden von RIVERS (1927, 1930) genau beschrieben. Nach FINDLAY (1939) verursachen nicht alle Myxomstämme typische Plasmaeinschlüsse. FINDLAY untersuchte selbst einen Stamm, der keine Einschlußbildungen induzierte. Die Myxomeinschlüsse sind verschieden groß, meistens granulaartig. Abb. 31 zeigt einen Chorionallantois-Schnitt mit zahlreichen eosinophilen granulären Myxomeinschlüssen in den Zellen des Ekto- und Mesoderms.

ζ) **Typen, Stämme.** Es gibt verschieden virulente Myxomstämme. JACOTOT u. Mitarb. (1955, 1956) gelang es beispielsweise, eine schwach pathogene Mutante des Kaninchenmyxomvirus zu isolieren. Nach mehreren intracerebralen Passagen und vorzüglicher Anpassung an das Kaninchenhirn läßt sich ein „*Neuro-Myxomvirus*" gewinnen.

Eine ausführlichere Darstellung der Myxomatose findet der Interessierte im 2. Band der Pathologie der Laboratoriumstiere, und zwar im Kapitel „Virusbedingte Krankheiten" von RÖHRER. KÖTSCHE, HOFFMANN und FISCHER (1958).

f) Kaninchenfibrom

Das *Shopesche Kaninchenfibromvirus*, das einen Durchmesser von etwa 200 mμ besitzt und dessen histologische Reaktionsweise an die des Molluscum contagiosum[1] erinnert, ist mit dem Myxomvirus eng verwandt. Es darf nicht verwechselt werden mit dem auch von SHOPE (1932) näher untersuchten *Kaninchenpapillomvirus*, das nur etwa 50 mμ groß ist und nicht zu den Quaderviren gehört. Im Gegensatz zum Myxomvirus, das generalisierte entzündliche Veränderungen mit meist tödlichem Ausgang (nach 4—7 Tagen) verursacht, ruft das Fibromvirus lokalisierte „fibromatöse" Tumoren hervor, die in der Regel nicht mit dem Tode des infizierten Tieres enden. Das Kaninchenfibrom metastasiert nicht.

α) **Morphologie** wie die des Myxomvirus; s. bei BAUER u. Mitarb. (1956).

β) **Antigene Eigenschaften.** Eine Infektion durch das Myxomvirus immunisiert Kaninchen sowohl gegen Myxom als auch gegen Fibrom. Das Serum der erkrankten Tiere neutralisiert dann beide Virusarten. Auch eine überstandene Fibrominfektion immunisiert gegen beide Erreger, allerdings neutralisiert das Fibrom-Serum nur das Fibrom-, nicht das Myxomvirus. Es ist demnach ein Widerspruch zwischen der Reaktionslage und den humoralen Immunitätsverhältnissen vorhanden (SHOPE 1932a, b, 1936, 1938). RIVERS und WARD (1937) beobachten, daß durch Verimpfung von Fibromvirus in Verbindung mit hitzeinaktiviertem Myxomvirus eine Umwandlung des Fibrom- in das Myxomvirus vollzogen werden kann. Ähnlich wie bei der Typenumwandlung der Pneumokokken wird also eine gerichtete Mutation erzielt. KILHAM (1957) vermochte diesen Vorgang auch in vitro, in der Gewebekultur, auszulösen, und zwar in Kaninchennieren- und Kaninchenhoden-Explantaten. In Anwesenheit von hitzedenaturiertem Myxomvirus wird das Fibromvirus (Patuxent-Stamm) in lebendes Myxomvirus verwandelt. Voraussetzung für diesen Prozeß ist die synchrone Zufügung des transformierenden Agens (hitze-abgetötetes Myxomvirus) bei der Inoculation und gutes Wachstum der Zellkulturen.

γ) **Züchtbarkeit.** Das Fibromvirus vermehrt sich in Gewebekulturen aus Meerschweinchen- und Rattennieren sowie in Kulturen von Zellsystemen menschlicher Abkunft (CHAPRONIERE und ANDREWES 1957). Sehr geeignet für die Züchtung des Fibromvirus sind außerdem Zellkulturen aus Milz, Niere und Hoden junger Kaninchen (CONSTANTIN u. Mitarb. 1956). Ein bemerkenswertes Phänomen am Kaninchenfibrom beobachteten GINDER und FRIEDEWALD (1951/52). Sie stellten nach intramuskulärer Injektion einer Suspension des Semlikiforest-Virus fest, daß bei den mit Fibromvirus infizierten Kaninchen die fibromatösen Tumoren schnell nekrotisch wurden und dann abheilten. (Vgl. hierzu das Kapitel „Onkolyse".)

δ) **Histopathologie.** Die in etwa 8—12 Tagen entstehenden, bis kirschgroßen Wucherungen in der Kaninchenhaut bestehen in erster Linie aus Fibroblasten. Die Infektion der Zellen läuft im Plasma ab und führt zu starker Auftreibung der Fibroblasten (HERZBERG 1949), doch enthalten letztere nicht alle das Virus. Die hyperplastische Bindegewebsreaktion, die sich auf den Befall mit dem Fibromvirus hin entwickelt, wurde von POTEL (1956) eingehend beschrieben. Im Cytoplasma der Fibroblasten bilden sich zum Teil eosinophile Einschlußkörper, die sich gut mit der Mannschen Färbung darstellen lassen. Sie reagieren Feulgenpositiv, enthalten also wahrscheinlich Desoxyribonucleinsäure (CONSTANTIN u. Mitarb. 1956). Sehr subtile Untersuchungen an den im Cytoplasma gelegenen Elementarkörpern des Fibromvirus führten BERNHARD u. Mitarb. (1954) durch. Sie beobachteten mit Hilfe des Elektronenmikroskopes in Dünnschnitten die Quaderform der Elementarkörper, bestimmten ihre Größe (200—240 mμ) und stellten die morphologische Ähnlichkeit des Virus mit dem Variola-

---

[1] Nicht nur die histologischen Veränderungen beim Kaninchenfibrom ähneln denen beim Molluscum contagiosum, auch die Entwicklungsphasen des Fibromvirus (s. bei FEBVRE u. Mitarb. 1957) entsprechen denen des Molluscum contagiosum-Virus (DOURMASHKIN und BERNHARD 1959, s. Abschnitt „Molluscum contagiosum").

vaccine- und Geflügelpockenvirus fest. BERNHARD sprach sich auf Grund dieser Resultate für die Zugehörigkeit des Fibromvirus zur Gruppe der Quaderviren aus.

ε) **Kaninchenpocken.** Ob die *Kaninchenpocken*, die nicht mit dem Myxom oder dem Fibrom identisch sind, eine Krankheit sui generis darstellen, ist noch ungewiß. Die Kaninchenpocken sind nahe verwandt mit der Neurovaccine bzw. *Neurolapine.* FINDLAY (1939) vermutet sogar eine Identität dieser Virusarten — im Gegensatz zu PEARCE, ROSAHN und HU (1933, 1936). Die Kaninchenpocken treten vor allem im Winter auf. Spontane Epizootien wurden in Europa und in New York beobachtet. Das Virus scheint größeren Virulenzschwankungen zu unterliegen und eher eine Dauermodifikation als eine echte Mutante zu sein. Nach BIELING (1942) soll es mit dem latenten Kaninchenvirus (Virus III) zwar verwandt, aber nicht identisch sein. Ausführlichere Daten über das Kaninchenfibrom- und das Kaninchenpocken-Virus s. gleichfalls bei RÖHRER u. Mitarb. (1958).

g) Ektromelie

Die erste Beschreibung dieser Krankheit (Synonyma: Ectromelia infectiosa, infectious ectromelia, Mäusepocken, mouse-pox) lieferte im Jahre 1930 MARCHAL. Es handelt sich um eine bei Mäusen häufig vorkommende latente Virusinfektion, die durch unspezifische Reize provoziert werden kann. Das Krankheitsbild ist vor allem durch ödematöse Anschwellungen der Pfoten, der Schnauze und des Schwanzes gekennzeichnet. Nach Austritt von ödematöser Flüssigkeit trocknen die befallenen Extremitäten häufig gangränös ein und fallen dann nach Einschnürung ab. Die Letalität kann bis zu 70% betragen.

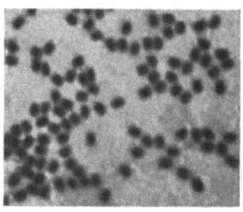

α) **Morphologie.** Die Elementarkörper des Virus können gut mit Victoriablau gefärbt und lichtoptisch dargestellt werden (HERZBERG 1934), aber auch mit anderen Elementarkörper-Färbungen. Die Quaderform der Elementarkörper wurde elektronenoptisch verschiedentlich festgestellt (s. S. 111). Vgl. hierzu Abb. 32.

Abb. 32. Elementarkörper des Ektromelie-Virus, präpariert von der Chorionallantoismembran. El.opt. Vergr. 5600mal

β) **Antigene Eigenschaften.** Über die serologische Verwandtschaft des Ektromelie-Virus mit Variolavaccine und anderen Pockenarten s. S. 114! Nach Überstehen der Krankheit erwerben die Mäuse eine aktive Immunität, das Serum der Tiere besitzt virusneutralisierende Eigenschaften (Mäuseschutzversuch, Neutralisationstest auf der Chorionallantoismembran s. bei BURNET und LUSH 1936). In Tierversuchen an der weißen Maus beobachtete SCHULZ-EHLBECK (1954) Interferenz des Ektromelie-Virus mit dem Columbia-SK-Virus.

γ) **Pathogenese.** Die Pathogenese des Ektromelie-Virus untersuchte FENNER (1948, 1949) eingehend. Siehe Einzelheiten im Allgemeinen Teil dieses Beitrages, bei BIELING (1942) und bei RÖHRER u. Mitarb. (1958) im Abschnitt „Mäusepocken" (Bd. II, S. 131—137) der Pathologie der Laboratoriumstiere.

δ) **Züchtbarkeit.** Das Ektromelie-Virus vermehrt sich gut in der Chorionallantoismembran von Bruteiern (PASCHEN 1936, BURNET und LUSH 1936 sowie LAWRENCE 1957). Durch Züchtung in mehreren fortlaufenden Passagen auf der Eihaut nimmt die Pathogenität des Virus für Kaninchen und Meerschweinchen zu.

Auch in Gewebekulturen aus verschiedenem Ausgangsmaterial vermehrt sich das Ektromelie-Virus, unter anderem in Epithelkulturen von der Kaninchencornea (NAUCK 1936) und in HeLa-Zellen.

ε) **Natürlicher Wirt und Übertragbarkeit.** Das Ektromelie-Virus war ursprünglich nur mäusepathogen. Erst nach mehreren Eipassagen gelang die Übertragung des Virus auf Kaninchen, Meerschweinchen und Affen (Details s. bei NAUCK 1939). Menschen können nicht infiziert werden.

ζ) **Histopathologie.** Sektionen von Mäusen zeigten, daß bei der Infektion vor allem die Leber und die Milz mit befallen werden. Gewöhnlich findet sich in der Bauchhöhle vermehrtes Exsudat. In der Haut zeigt sich schon frühzeitig beginnende Verbreiterung der Epidermis, die schon vom 4. Tage ab die Ausbildung zahlreicher eosinophiler cytoplasmatischer Einschlußkörper erkennen läßt (NAUCK 1939). Letztere kommen in allen Lagen des Rete Malpighii vor. Ihre Größe wechselt von kaum sichtbaren Granula bis zu Körpern von 10—12 μ Durchmesser. Diese Einschlüsse besitzen runde oder ovale Formen, anscheinend keine Membran und imponieren im Schnittbild im ganzen homogen. Oft liegen mehrere Einschlußkörper im Plasma einer Zelle. HERZBERG (1949) entwickelte ein Verfahren zur Aufhellung der Einschlüsse und konnte so demonstrieren, daß sie zahlreiche kleine Granula beinhalten. Nicht nur in der

Haut, sondern auch im Epithel einiger innerer Organe (z.B. in der Darmschleimhaut, im Pankreas und in den Speicheldrüsen) und gelegentlich sogar im Bindegewebe können die spezifischen acidophilen Einschlußkörper gefunden werden. Die Entwicklung der Ektromelie-Einschlüsse in explantierten Zellsystemen untersuchten vor allem NAUCK (1936) sowie DOWNIE und McGAUGHEY (1935). Schon 2—4 Tage nach der Inoculation sind in ihnen Einschlußkörper vorhanden. Daß in letzteren massenhaft Elementarkörper enthalten sind, ist mehrfach bewiesen worden (s. Literatur bei NAUCK 1939).

h) Geflügelpocken (fowl-pox)

Dieses Krankheitsbild, das zu einer Allgemeindurchseuchung der infizierten Tiere führt, wurde 1873 von BOLLINGER mit dem Namen „Epithelioma contagiosum" belegt. Die entstehenden Hautveränderungen sind warzenähnliche Knoten von graugelblicher Färbung und mäßig derber Konsistenz, die einen Krustenbesatz tragen. Sie finden sich vor allem am Kamm und Kehllappen, am Augen- und Schnabelwinkel, unter den Flügeln, um die Kloakenöffnung und an den Zehen. Weiter kommt es zu eitrigen Ausscheidungen aus Auge und Nase sowie zu Membranbildungen im Mund. Die Geflügelpocken verlaufen im allgemeinen harmlos. In der Regel klingt der Prozeß nach einigen Wochen ab. Nach überstandener Krankheit bildet sich eine Immunität aus. Nicht nur das Haushuhn kann befallen werden, sondern unter natürlichen Bedingungen auch in der Freiheit lebende Vögel (z. B. Rebhühner, Fasanen).

HERRLICH und MAYR (1955) wiesen darauf hin, daß sich alle Vogelpockenarten durch eine Reihe von Eigenschaften grundsätzlich von den übrigen Tierpocken-Viren unterscheiden. Als Kriterien führen die Autoren an: die andersartigen makroskopischen Veränderungen der beimpften Chorionallantoismembranen, die viel längere Inkubationszeit, die niedrigen Viruskonzentrationen in den beherdeten Geweben, die hohen Überlebensquoten infizierter Hühnerembryos, die stark fetthaltigen Einschlußkörper und den protrahierten, nicht sehr akuten Verlauf der Krankheit.

α) **Morphologie.** Die Elementarkörper des Geflügelpockenvirus wurden schon 1903 von BORREL lichtoptisch dargestellt. Durch Elektronenmikroskopie wurde die Quaderform des Virus ermittelt (s. S. 111 — eingehende Untersuchungen von GROUPÉ und RAKE 1946, 1947, LÉPINE u. Mitarb. 1948, 1949 sowie MORGAN und WYCKOFF 1950). Größenbestimmungen der Elementarkörper wurden mit Ultrafiltern und elektronenoptisch durchgeführt. Daß die großen Einschlußkörper im Cytoplasma der Epithelzellen Elementarkörper enthalten, ist durch elektronenoptische Analysen von Ultraschnitten bewiesen worden (MORGAN und WYCKOFF 1950, EAVES und FLEWETT 1955).

β) **Antigene Eigenschaften.** Neutralisationskreuzversuche auf der Chorionallantoismembran zeigten, daß zwischen dem Geflügelpockenvirus und anderen Vogelvariola-Arten (z.B. Kanarienpocken) enge verwandtschaftliche Beziehungen, aber keine Identität bestehen (BURNET und LUSH 1936). OTTA (1957) gelang es mit Hilfe von Eikulturen auf Taubenpockenbasis eine für Impfungen geeignete Vaccine „Neo-Avisan T" herzustellen, die sowohl bei Hühnern als auch bei Tauben gute Immunität hervorruft. Das Hämagglutinin bei Geflügelpocken untersuchten VIEUCHANGE und LAVAL (1952). Letztere fanden im Hühnerserum auch Antihämagglutinine (Hirst-Test). Variolavaccine-Immunserum von Kaninchen neutralisiert das Virus der Geflügelpocken nicht.

γ) **Züchtbarkeit.** Das Geflügelpockenvirus vermehrt sich auf der Chorionallantoismembran (WOODRUFF und GOODPASTURE 1931, REID u. Mitarb. 1949 u. a.). Morphologische Details der Herdbildungen auf der Eimembran (Ringzonenphänomen usw.) sind ausführlich von MAYR und WITTMANN (1956, 1957) beschrieben worden, die auch die Pathogenese der Geflügelpocken-Infektion eingehend untersuchten. KÖHLER und SCHWÖBEL (1956) konnten das Geflügelpocken-Virus in Gewebekulturen von Hühnerfibroblasten zur Vermehrung bringen.

δ) **Natürlicher Wirt und Übertragbarkeit.** Das Virus wird mechanisch durch Insektenstiche, durch direkten Kontakt und via Respirationstrakt durch Inhalation übertragen. Eine Überimpfung von Geflügelpocken auf Säugetiere und den Menschen gelingt nicht. Analog zum Paulschen Versuch kann das Corneaepithel von Hühnern und Tauben infiziert werden. Es gibt mono-, bi- und tripathogene Geflügelpocken-Stämme (infektiös für 1,

2 oder 3 Vogelarten). Ein tripathogener Stamm wurde beispielsweise von Reis und Nobrega (1937) isoliert, der sowohl auf Hühner als auch auf Tauben und Finken übertragen werden konnte.

ε) Histopathologie. Die Histologie der Geflügelpocken ähnelt derjenigen des Molluscum contagiosum ungemein (s. Abb. 33!). Das Molluscum-Virus ist streng epidermotrop, daher zeigt das Corium (wenn keine Irritation iatrogen oder seitens des Patienten erfolgt ist) keine Veränderungen. Das Geflügelpocken-Virus ist dermotrop. Entsprechend sind deshalb Epidermis und Corium befallen (Lipschütz 1932). Die Epidermis ist stark verbreitert und zeigt im Rete Malpighii massenhaft Einschlußkörper (s. die Abb. 33 und 34). Letztere, die nach den Erstbeschreibern auch Rivolta-Bollingersche Körperchen genannt werden (Bollinger 1873),

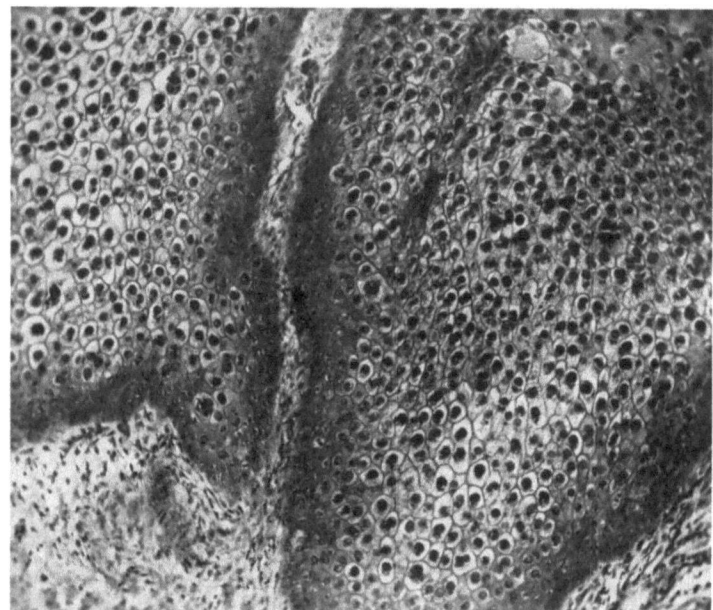

Abb. 33. Kehllappen vom Haushahn, beimpft mit Geflügelpocken-Virus. Hautschnitt. Zahlreiche eosinophile Einschlüsse im Cytoplasma. H.E.

sind eosinophil, geben eine positive Fettfärbung, reagieren nach Feulgen positiv[1], liegen im Cytoplasma und werden zum Teil so groß, daß der Zellkern an den Zellrand verdrängt wird. Im Corium findet sich ein wechselnd starkes Infiltrat von Entzündungszellen.

i) Taubenpocken

Die Beziehungen zwischen den einzelnen Vogelpockenarten sind noch weitgehend unbekannt (Findlay 1939). Orientierende Untersuchungen hierüber liegen von Tietz (1932) vor. Es gibt bipathogene Taubenpocken-Stämme, die auf Tauben und Hühner übertragen werden können (Bierbaum und Weitzenberg 1941), andererseits sind keineswegs alle vom Huhn isolierten Geflügelpocken-Stämme stets auch für Tauben pathogen. Die Züchtung des Taubenpockenvirus gelang Bierbaum u. Mitarb. (1935) auf der Chorionallantoismembran von Hühnereiern, Beaudette und Hudson (1938) auf der Chorionallantoismembran von Enteneiern.

---

[1] Die positive Feulgen-Reaktion der Einschlüsse ist echt und wird nicht durch Lipoide vorgetäuscht (Todd und Randall 1958). Wahrscheinlich hängt der Ausfall der Feulgen-Reaktion von der Zahl der in den Einschlußkörpern enthaltenen Elementarkörper ab. Bei Geflügelpocken werden auch Feulgen-negative (Elementarkörper-arme) Einschlüsse beobachtet (persönliche Mitteilung von D. Peters 1960).

j) Pocken bei Finken

Die Familie der Finken zählt mehr als 70 Gattungen (Buchfink, Stieglitz, Sperling, Zeisig, Kanarien usw.), die bei diesen Vögeln vorkommenden Pocken (z. B. Sperlings- und Kanarienpocken) sind erst zum Teil untersucht worden. Am besten bekannt ist das von KIKUTH und GOLLUB (1932) zuerst beschriebene *Kanarienpocken-Virus*. Letzteres soll im folgenden daher ausschließlich berücksichtigt werden. (Über Pocken bei Buchfinken und Sperlingen siehe bei EBERBECK und KAYSER 1932).

Nach intramuskulärer Infektion mit dem Kanarienpocken-Virus zeigt die Erkrankung bei allen beimpften Tieren einen gleichartigen Verlauf, der stets mit dem Tode endet, und zwar zwischen dem 7. und 12. Tag. Die Brustmuskulatur schwillt ödematös an. Zum Nachweis der Elementarkörper des Kanarienpocken-Virus zieht man am besten das oberste Bindegewebshäutchen des Brustmuskels ab und fertigt von der austretenden ödemartigen Flüssigkeit Ausstrichpräparate an, die mit Victoriablaulösung gefärbt werden.

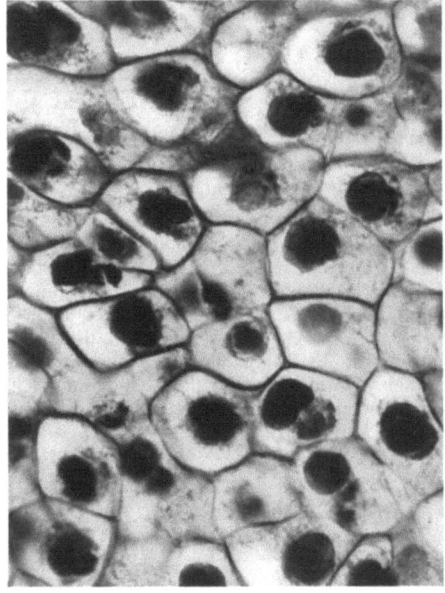

Abb. 34. Wie Abb. 33, nur bei stärkerer Vergrößerung (Ölimmersion). Beachte die durch die cytoplasmatischen Einschlußkörper an den Zellrand verdrängten Kerne

α) Morphologie. Zur lichtoptischen Darstellung der Elementarkörper ist am besten das Verfahren von HERZBERG (1933) geeignet. Auch mit der Phasenkontrastmethode gelingt der Nachweis des Virus (HERZBERG und BOMMER 1953). Die Ultrastruktur des Erregers wurde elektronenoptisch ermittelt (HERZBERG und KLEINSCHMIDT 1954, 1955). Die mit Ultrazentrifuge und Ultrafilter erhaltenen Größenangaben für die Elementarkörper liegen nur etwas unter denen, die mit Hilfe des Elektronenmikroskopes bestimmt wurden[1].

Das Virus verursacht in den befallenen Zellen zunächst die Bildung kleiner, scharf konturierter, kugeliger Bläschen im Cytoplasma. Anschließend hypertrophiert die Zelle, die Bläschen werden größer und verdrängen den Nucleus randwärts. Im Innern der Vacuolen liegen zahlreiche Elementarkörper, die nach dem Zerplatzen ersterer und der Zellen in die Umgebung freigesetzt werden (HERZBERG 1933, 1934).

β) Züchtbarkeit. Das Kanarienpocken-Virus vermehrt sich auf der Chorionallantoismembran von Bruteiern (BURNET 1933 und HERZBERG 1933). Die Herde auf der Eimembran entwickeln sich erst nach 5—6 Tagen, der Embryo stirbt meist nicht ab. In Gewebekulturen kann das Virus ebenfalls gezüchtet werden (HERZBERG 1933).

γ) Übertragbarkeit. Tauben und junge Hühner können nicht ohne weiteres infiziert werden, doch gelingt die Übertragung in der Regel auf Sperlinge (NAUCK 1939). Die nahe serologische Verwandtschaft zwischen Kanarien- und Geflügelpocken-Virus wiesen BURNET und LUSH (1936) nach (s. oben!). Nach experimenteller Inoculation des Virus (z.B. in die Follikel der Federn) kann es zu einer lokalen Infektion bei Tauben und Hühnern kommen, die gutartig bleibt und spontan ausheilt. Hühner und Tauben werden hierdurch jedoch nicht gegen Tauben- und Geflügelpocken immunisiert (JACOTOT u. Mitarb. 1956).

δ) Histopathologie. Nach intramuskulärer Beimpfung der Vögel findet man später in Schnittpräparaten von der Brustmuskulatur eine ausgedehnte Zerstörung der Muskelfasern

---

[1] Die genaue Morphologie der Elementarkörper, auf die hier nicht eingegangen werden kann, geht aus den elektronenmikroskopischen Untersuchungen OsO_4-fixierter Dünnschnitte hervor, die HERZBERG und KLEINSCHMIDT (1959, 1960) von Kanarienvogel-Histiocyten herstellten, die mit Kanarienpocken-Virus infiziert waren.

und interstitielle Infiltrate, die aus großen einkernigen Zellen (Histiocyten) bestehen. In letzteren sind die oben beschriebenen cytoplasmatischen Veränderungen (Vacuolen mit Elementarkörpern) zu sehen. Auch die Haut reagiert mit. Die Epidermis ist verdickt und zeigt acidophile cytoplasmatische Einschlußkörper (GAEDE 1935).

ε) **Beziehung zu menschlichen Papillomen.** Im Jahre 1953 berichtete BIVINS, daß es ihm gelungen sei, ein filtrierbares Agens in Eikulturen zu züchten, das er von vulgären Warzen des Menschen isoliert hatte. SIEGEL (1956) wies gültig nach, daß es sich bei diesem Agens um eine Variante des Kanarienpocken-Virus handelte. Die virologischen Resultate wurden ausführlich (mit einwandfreien histologischen und elektronenoptischen Abbildungen) dargestellt (SIEGEL 1956, SIEGEL und LEADER 1957). Wie dieses Resultat erklärt werden kann und welche Folgerungen daraus zu ziehen sind (z. B. latent in den Bruteiern vorhandenes Geflügelpocken-Virus, das bei späteren Passagen mutiert ist?), ist vorerst nicht zu sagen. Im Abschnitt „Warzen und Kondylome" soll hierzu nochmals Stellung genommen werden.

k) Kaltblüterpocken

Die pockenähnlichen Erkrankungen der Kaltblüter (z. B. die Karpfenpocken) haben eine ganz andere Ätiologie als die Warmblüterpocken, (Virusarten mit anderer Mikromorphologie). Sie bleiben deshalb hier unberücksichtigt.

2. Variola vera (major) humana

Im folgenden ist als Ergänzung zu dem Beitrag von LIPSCHÜTZ (Band II des Jadassohn-schen Handbuches, S. 87—94) die Literatur ab 1932 berücksichtigt worden. Die bekannten Daten sind ganz knapp als Gerüst für die neueren Untersuchungsergebnisse dargestellt. Bei allen weiteren Kapiteln des Speziellen Teiles wurde entsprechend vorgegangen (abgesehen von den Abschnitten, die erstmalig in diesem Handbuch erscheinen). Eingangs werden daher jeweils die Beiträge aus den Jahren zwischen 1928 und 1933 genannt, die als Grundlage dienen. Daten über Variola vera finden sich im alten Handbuch außerdem in Bd. II, S. 386 bis 390 von W. JADASSOHN (1932) und in Bd. XIV, Teil 1, S. 419—458: „Akute Exantheme' von G. MORAWETZ (1930).

a) Synonyma

Pocken, Blattern, Variola major, Small-pox (classical small-pox), Petite vérole, Vajuolo, Viruela.

b) Definition

Die Variola vera stellt eine äußerst kontagiöse akute Viruskrankheit des Menschen dar, die mit hoher Letalität behaftet ist und für die schon bei Verdacht Anzeigepflicht besteht. Klinisch sind die echten Pocken durch ein mit schweren Allgemeinsymptomen verbundenes Prodromalstadium — oft mit Initialexanthem — charakterisiert, dem ein Eruptionsstadium folgt (makulopapulöse Effflorescenzen, die später vesikulär, dann pustulös werden), das nach der dritten Krankheitswoche unter Narbenbildung abheilt.

Für den Menschen sind mehrere Pockenarten pathogen. Das *Alastrim-Virus* ist ein abgeschwächtes echtes Pockenvirus, das heute allgemein als Dauermodifikation aufgefaßt wird. Das *originäre Kuhpocken-Virus*, das beim Menschen hämorrhagisch-nekrotische Veränderungen hervorruft, leitet sich sehr wahrscheinlich von den menschlichen Blattern her. Sicher ist es mit dem Variola vera-Virus eng verwandt. Die Herkunft des heute zu Impfzwecken dienenden *Vaccinevirus* kann nicht mehr eindeutig bestimmt werden. Ob es, inzwischen durch zahlreiche Passagen modifiziert, ursprünglich auf das Variola vera-Virus zurückgeführt werden muß — (dies nimmt BURNET 1945 an) — oder eine Mutante des Kuhpocken-virus darstellt, bzw. durch Wechselpassagen eine bleibende Änderung der Virulenz erfahren hat (gleichfalls im Sinne einer Dauermodifikation), bleibt unsicher. Das Variolavaccine-(Impfpocken)-Virus ist jedenfalls nicht (oder nicht mehr?) mit dem originären Kuhpockenvirus identisch (BURNET 1945, DOWNIE 1939). Die

Unterschiede zwischen Variola vera- und Vaccine-Virus erstrecken sich vor allem auf das Wirtsspektrum, die Virulenz und den beim Menschen verursachten Krankheitsverlauf. Morphologisch, biochemisch, physikalisch und immunologisch stimmen die beiden Virusarten weitgehend überein.

c) Geschichtliches

Die Pocken sind eine sehr alte Krankheit des Menschen. Als ihre „Wiege" wird oft Ostasien (China, Indien) angegeben. Auch heute noch liegen dort die größten endemischen Zentren (NAUCK 1958). Nach SCHÖNFELD (1954) findet sich die älteste Beschreibung der Pocken bei KO HUNG, einem taotistischen Gelehrten, der von 281—361 lebte. Im Chinesischen wurden die Pocken später als „Himmelsblumen" bezeichnet. Im frühen Altertum sollen in Indien Pockengöttinnen verehrt worden sein. An dem europäischen Seuchenzug der Pocken hat zweifellos die Ausbreitung des Islam mitgewirkt. Doch auch vorher gab es im Süden, Westen und Südosten Europas vereinzelte Pockenepidemien. Der Name Variola erschien zuerst um das Jahr 570 im fränkischen Gallien. In Europa gab es noch im 18. Jahrhundert zahlreiche Pocken-Pandemien. Die letzte große europäische Pockenepidemie fiel in die Jahre 1870—1873. Australien blieb bis 1838 von der Pockenseuche verschont.

Die Einführung der *Pockenschutzimpfung* verdanken wir JENNER (1798), der erkannte, daß das Überstehen einer Kuhpocken-Infektion den Menschen vor der Variola vera schützt, und der außerdem fand, daß die von Mensch zu Mensch weiter übertragene „Vaccine" diese Schutzwirkung beibehält. Das deutsche Impfgesetz datiert vom 8. April 1874 und brachte die Blattern im Reichsgebiet in kurzer Zeit zum Verschwinden.

d) Ätiologie

Über die Ätiologie-Aufklärung der Pocken siehe Einzelheiten bei LIPSCHÜTZ (1932), bei HÖRING (1952) und NAUCK (1958).

Der natürliche Wirt für das Variola vera-Virus ist der Mensch (FENNER und BURNET 1957). Übertragungen und fortlaufende Passagen gelingen mit Sicherheit nur auf Affen und auf der Chorionallantoismembran von Bruteiern. Direkte Passagen des Virus auf anderen Laboratoriumstieren scheitern im allgemeinen (NAUCK 1958). An der Erregernatur der Paschenschen Elementarkörper, die im Pustelinhalt der Pocken nachweisbar sind, zweifelt heute niemand mehr. Das Variola-Virus ruft im Cytoplasma der befallenen Zellen eosinophile Einschlußkörper (die sog. Guarnierischen Körperchen) hervor. Gegen Austrocknung ist das Virus sehr resistent. Mit Borken von Pockenpusteln kann noch nach monatelanger Aufbewahrung bei Zimmertemperatur eine Infektion erzielt werden.

Die *Variolois* ist ebenfalls eine Infektion durch das Variola vera-Virus. Sie kommt dann zustande, wenn noch ein gewisser, nicht ausreichender Impfschutz (z. B. bei alten Leuten mit lange zurückliegender Schutzimpfung) vorhanden ist. Letzterer bewirkt aber den insgesamt deutlich abgeschwächten und verkürzten Krankheitsablauf der Variolois (englisch: Variloid).

e) Morphologie des Virus

Die Quaderform der Elementarkörper wurde elektronenoptisch festgestellt, ihr gesamter Aufbau entspricht weitgehend demjenigen der Elementarkörper des Vaccinevirus. Diesbezügliche Angaben (Größenbestimmungen, Innenstrukturen, enzymatischer Abbau) siehe in den Abschnitten A, VI, 1 und B, I, 1. Die Elementarkörper sind sehr kleine, aber in gewissem Sinne noch zellähnlich gestaltete Gebilde (Innenkörper, Plasma), die obligate Zellschmarotzer darstellen. Das Pockenvirus verfügt wahrscheinlich über einige rudimentäre enzymatische Fähigkeiten (SCHRAMM 1953).

f) Epidemiologie

Die Gefahr der Einschleppung von Pocken hat sich in der ganzen Welt durch die Beschleunigung des Verkehrs, insbesondere durch die weitverzweigten Fluglinien, vergrößert. Dieser Gefahr wird durch entsprechende Maßnahmen im

Reiseverkehr (siehe bei NAUCK 1958) zu begegnen versucht. Die 1954/1955 in Vannes in der Bretagne beobachtete Pocken-Epidemie (73 Fälle, Letalität: 22%) zeigte aber, daß trotzdem die Entstehung von Gruppenerkrankungen in sonst pockenfreien Gebieten nicht immer verhindert werden kann (LEROUX u. Mitarb. (1955), AARSVOLD (1955), HERRLICH (1955) und CROSNIER (1956). Die Epidemie von Vannes erstreckte sich in 4 Pocken-Generationen über etwa 3 Monate. Sie wurde von einem mehrfach geimpften, aus Saigon heimkehrenden Soldaten ausgelöst, der zwar nicht selbst erkrankte, aber im Flugzeug einen Sack mit Kleidungsstücken und anderen Dingen mitbrachte, die auf dem Eingeborenenmarkt gekauft waren. Zuerst erkrankte sein nicht geimpftes Kind, wahrscheinlich infolge Kontakt mit infizierter Kleidung. Daß sich die Elementarkörper des Pockenvirus z. B. in Rohwolle lange infektionstüchtig erhalten können, wiesen MacCALLUM und MacDONALD (1957) nach. Aufgearbeitete Wollprodukte sind nicht so gefährlich. In Rohwolle aber kann das Virus bei günstigen Bedingungen länger als ein Jahr überleben.

Die Epidemie von Vannes lehrte, daß Pockenausbrüche in Mitteleuropa — abgesehen vom Luftverkehr aus Übersee — vor allem durch 2 Faktoren begünstigt werden: durch die diagnostische Unerfahrenheit der Ärzteschaft auf diesem Gebiet (in Vannes wurde die richtige Diagnose erst 22 Tage nach der Erkrankung des ersten Falles gestellt) und durch fehlende Isoliermöglichkeiten. Es zeigte sich weiter die Notwendigkeit: 1. das Personal von Isolierstationen nicht erst in Epidemiezeiten, sondern laufend alle 3 Jahre nachzuimpfen (HERRLICH 1955) und 2. Massenimpfungen am Ort und in den benachbarten Distrikten sofort durchzuführen (AARSVOLD 1955). Besonders schwer erkranken bei solchen Epidemien noch nicht immunisierte Kinder und ältere Menschen, deren Impfschutz nahezu erloschen ist (höchste Letalität bei Kindern!).

Auch die New Yorker Epidemie von 1947, die von einem unerkannt gebliebenen Fall von schweren hämorrhagischen Pocken ausging (GREENBERG 1947), zeigte, daß es zur Vermeidung von Gruppenerkrankungen wichtig ist, eine sichere Diagnose schnell zu stellen, den Patienten sofort zu isolieren und alle Menschen zu erfassen, die mit dem Pockenkranken Kontakt hatten, sie zu untersuchen und gegebenenfalls gleich zu impfen. Erfüllt wurden diese Bedingungen weitgehend bei einem kürzlich im Hamburger Tropeninstitut beobachteten Fall von Variolois, der auf dem Luftwege von Pakistan eingeschleppt wurde. Von einer Variolois können, da es sich um eine echte Pocken-Infektion handelt, trotz des relativ leichten Krankheitsverlaufes Variola-Übertragungen ausgehen. Im Beginn einer solchen Epidemie können die Erkrankungen sogar relativ gutartig sein, dann aber durch weitere Passagen des Virus in den Organismen hochempfindlicher Individuen (z. B. ungeimpfte Kinder) schwere Verläufe auftreten (Virulenzzunahme des Erregers). Bei dem Hamburger Fall (ANDRES u. Mitarb. 1958) konnte die Diagnose mit Hilfe des Elektronenmikroskopes innerhalb von 2 Stunden gesichert werden. Eine Weiterverbreitung der Pocken fand nicht statt. Hierfür dürften sowohl die umsichtigen Isolierungsmaßnahmen und die durchgeführten Schutzimpfungen als auch der gute Durchimpfungsgrad der Bevölkerung verantwortlich gewesen sein. Auf dem Gebiet der Pocken-Schnelldiagnose sind in letzter Zeit große Fortschritte erzielt worden (s. Abschnitt: „Laboratoriumsdiagnose" S. 134)[1].

Gegenwärtig betrifft die stärkste endemische Ausbreitung der Pocken Südostasien, vor allem Indien und Pakistan, Burma und Indonesien (NAUCK 1958,

[1] Im Dezember 1958 und Januar 1959 traten in Heidelberg und Umgebung mehrere Erkrankungen an Variola vera auf. Über die angewendeten diagnostischen Methoden und deren Resultate berichteten BINGEL und KRUSE (1959). Bei Mehrspurigkeit der Laboratoriumsmethoden kann jeder Pockenfall erfaßt werden.

MILLARD 1951, MURRAY 1951, HERRLICH 1956). Wie NAUCK (1958) erwähnt, ereignen sich in England, das durch den überseeischen Schiffsverkehr (vor allem aus Indien) und durch die Einschränkung der Impfpflicht (Gewissensklausel: „conscientious objection") stärker gefährdet ist, immer wieder örtliche Pocken-einbrüche, beispielsweise in der Zeit von 1946 bis 1956 an etwa 15 verschiedenen Stellen. In Deutschland ist der Schiffsverkehr geringer als in England, doch führt GRAUL (1950) das Ausbleiben der Pocken in Deutschland seit etwa 1923 in erster Linie darauf zurück, daß der früher unseren Raum gefährdende Seuchenherd im Osten erloschen ist.

Die schwarze Rasse besitzt eine größere Pockendisposition als die weiße. Grundsätzlich aber beträgt der Kontagionsindex = 1, d. h. alle ungeimpften Menschen sind für das Pockenvirus empfänglich. Überall dort, wo die obligatorische Schutzimpfung aus Furcht vor Impfschäden oder wegen zu geringer Einschätzung der Seuchengefahr aufgegeben oder eingeschränkt ist, besteht unverkennbar eine Bedrohung (NAUCK 1958). Der Umfang einer möglichen Epidemie hängt dann von der Immunitätssituation, d. h. vom Grad des Impfschutzes der Bevölkerung ab. Die Ungeimpften leben im Schutz der Geimpften (HERRLICH 1956). Verbreitung und Malignität einer Pockenepidemie werden auch von sozialen Faktoren beeinflußt. In zivilisierten Ländern sind Gruppenerkrankungen heute zu einem guten Teil durch die fortschrittlichen allgemein-hygienischen Einrichtungen beherrschbar.

In der Regel sind die Respirationsschleimhäute die Eintrittspforte der Pockenerreger (Tröpfchen- und Staubinfektion). Durch die Tröpfcheninfektion kann die enorme Kontagiosität der Pocken erklärt werden. Auch Schmierinfektionen (Kontakt mit Pusteleiter) kommen vor, ebenfalls indirekte Übertragungen z. B. durch Kleidung, Fliegen (fliegendichte Fenster auf Isolierstationen!) und benutztes Geschirr. Während des Auftretens der Pharyngitis variolosa im Anfangsstadium der Blattern enthält der Rachenschleim — (schon vor der Pustelbildung!) — das Virus. Die Efflorescenzen an der Schleimhaut platzen auf und setzen die Elementarkörper in Massen frei (Tröpfcheninfektion). Da bei der Purpura variolosa das Virus dauernd im Blut nachweisbar ist, könnte es schon in einem frühen Stadium dieser Krankheit auf den Schleimhäuten ausgeschieden werden und Infektionen verursachen[1]. Sehr ausführlich wurde die Epidemiologie der Pocken kürzlich von HERRLICH (1960) abgehandelt. Details siehe dort!

g) Pathogenese

Das Virus dringt über die Schleimhaut des oberen Respirationstraktes in den Organismus ein. Die Inkubationszeit der Pocken beträgt durchschnittlich 12 bis 13 (8—18) Tage. Der Ablauf der Infektion während der Inkubation ist noch nicht eindeutig geklärt. Es dürfen ähnliche Vorgänge angenommen werden, wie FENNER sie bei der infektiösen Ektromelie (Mäusepocken) ermittelte (vergl.: Allgemeiner Teil). Wahrscheinlich wird also eine erste Virusvermehrung im lymphatischen Gewebe in der Nähe der Eintrittspforte stattfinden. Auf dem Blutwege gelangt das Variola-Virus dann in die phagocytierenden Zellen des reticuloendothelialen Systems (Knochenmark, Milz, Leber). Nach weiterer Vermehrung des Virus und anschließender zweiter Virämie kommt es dann zum Eruptionsstadium mit den der jeweiligen Krankheitsphase entsprechenden Efflorescenzen des Hautorgans. DOWNIE u. Mitarb. (1950) konnten in den ersten Erkrankungstagen das Variola-Virus im Blut der Patienten nachweisen. Hinsichtlich der ersten und zweiten Virämie

---

[1] Über die Maßnahmen bei Pockenverdacht s. im Bundesgesundheitsblatt, 2. Jahrgang, Nr. 25 (vom 4. XII. 59), S. 415—418.

vermochten Herrlich und Mayr (1954) eine bemerkenswerte Analogie zwischen dem Reaktionsablauf im natürlich-infizierten menschlichen Organismus sowie im experimentell beimpften Laboratoriumstier und demjenigen festzustellen, den sie in Bruteiern fanden, denen Vaccinevirus inoculiert worden war. In der Eikultur erscheint das Vaccinevirus nach der Einimpfung in die Chorionallantoismembran 24 bis 48 Stunden später in den Organen mit reticuloendothelialem System. Hier vollzieht sich nachweislich eine Virusmultiplikation. In dieser Phase manifestieren sich jedoch ebenfalls an der Inoculationsstelle die Primärläsionen. Die

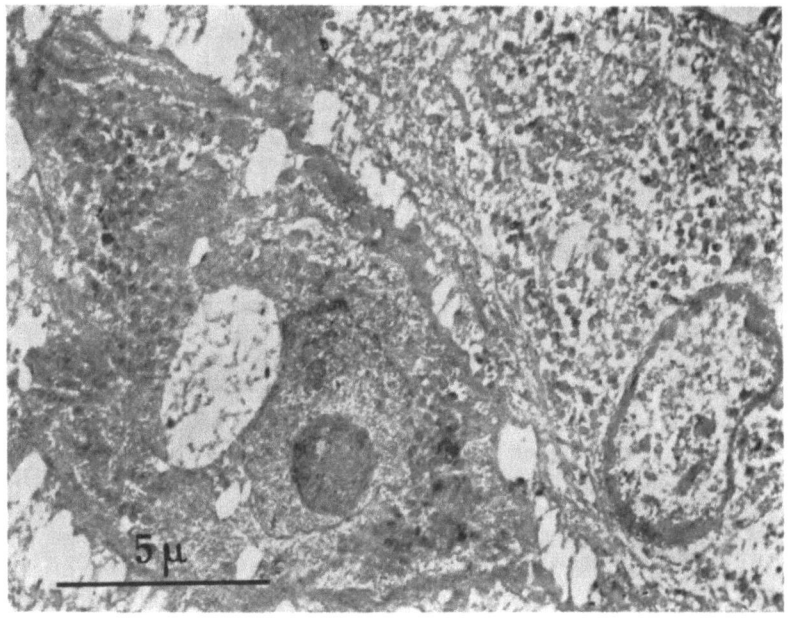

Abb. 35. Aufnahme von Peters, Andres und Nielsen (1958). Zellverband im Bereich des Pockenrandes, Ultraschnitt. Material vom 8. Krankheitstag. Linke Zelle im Beginn der Degeneration. Kern und Nucleolus sind noch gut erhalten, Vacuole mit Cytoplasma, Elementarkörper-Haufen im Plasma. Rechte Zelle stärker degeneriert, Kernstrukturen sehr gestört, im aufgelockerten Cytoplasma neben einigen Mitochondrien zahlreiche einzeln liegende Elementarkörper. El.opt. Vergr. 5700mal

im reticuloendothelialen System stark vermehrten Virus-Elementarkörper gelangen anschließend über eine zweite Virämie zu ihrer zweiten Lokalisation (Haut und Schleimhäute des Hühnerembryos, außerembryonale Eimembranen).

h) Pathologische Anatomie und Histologie

α) Cytologische Veränderungen. In den befallenen Zellen lassen sich zwei spezifische Veränderungen nachweisen. Im Cytoplasma kann man erstens mit Hilfe der Dünnschnitt-Technik elektronoptisch Elementarkörper erkennen (Peters, Andres und Nielsen 1958). Übersichtsaufnahmen dieser Autoren im Bereich des Pockenrandes einer Variolois-Efflorescenz zeigen Zellen in allen Stadien der Degeneration. Abb. 35 gibt einen Zellverband vom Pockenrand wieder[1]. Die linke Zelle befindet sich im Beginn der Degeneration. Der Zellkern und der Nucleolus sind noch gut erhalten. Links neben dem Kern liegt eine größere Vacuole im

---

[1] Die Abb. 35 und 36 entstammen der Arbeit von Andres, Lieske, Lippelt, Mann-weiler, Nielsen, Peters und Seelemann (1958) und wurden dem Verf. von Dr. D. Peters, Hamburg, zur Verfügung gestellt, dem auch an dieser Stelle herzlichst gedankt sei.

Cytoplasma. In deren Nähe ist ein größerer Haufen gleichfalls im Plasma gelegener Elementarkörper des Pockenvirus zu erkennen. Die rechte Zelle erscheint stärker degeneriert. Das Cytoplasma ist wabig aufgelockert, die Kernstrukturen sind gestört.

Im Plasma finden sich neben einigen Mitochondrien zahlreiche einzeln liegende Elementarkörper des Pockenvirus. Bei stärkerer Vergrößerung eines solchen Cytoplasma-Streifens (siehe Abb. 36) treten die Innenstrukturen der mitgeschnittenen Elementarkörper deutlich hervor. Sie haben sich mit denen identisch erwiesen, die PETERS beim Vaccine-Virus feststellen konnte (vergl. die Abschnitte A, VI, 1 und B, I, 1). Rein morphologisch können die verschiedenen Pockenarten nicht differenziert werden.

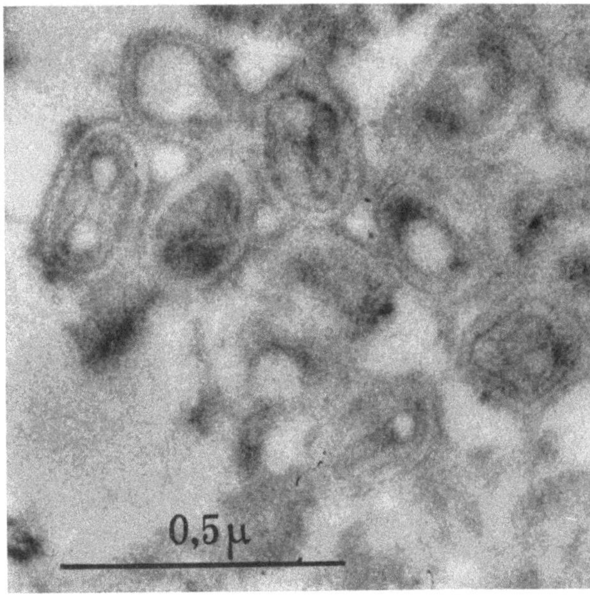

Neben den elektronenoptisch im Plasma

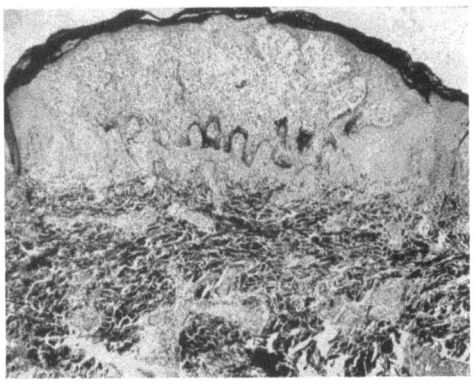

Abb. 36. Material wie in Abb. 35. Ausschnitt aus cytoplasmatischem Bereich. Geschnittene Elementarkörperchen mit den für Pockenviren typischen Innenstrukturen. El.opt. Vergr. 86000mal. Die Abb. 35 und 36 wurden von Dr. D. PETERS, Hamburg, zur Verfügung gestellt

der Zellen beobachteten Elementarkörpern des Pockenvirus treten als zweites charakteristisches Merkmal Einschlußkörper auf. Diese sind eosinophil, reagieren Feulgen-positiv und liegen gleichfalls intracytoplasmatisch. Sie können am reichlichsten im Randbereich der Pockenpustel und im Pockengrund aufgefunden werden. Abb. 37 zeigt ein histologisches Übersichtspräparat einer Pockenpustel. In Abb. 38 sind bei stärkerer Vergrößerung mehrere Epithelzellen aus dem ballonierend degenerierten Stratum spinosum einer Pockenefflorescenz zu sehen. Im Cytoplasma befinden sich die Einschlußkörper, teilweise granuliert, nicht ganz scharf konturiert, teils rundlich, teils mehr oval. Oft weist eine Zelle gleich mehrere Einschlüsse auf, die nach dem Erstbeschreiber auch Guarnierische Körperchen genannt werden. WOLMAN

Abb. 37. Pockenpustel. Hautschnitt vom Menschen. Übersicht. Das histologische Präparat wurde von Prof. Dr. E. G. NAUCK, Hamburg, zur Verfügung gestellt

(1951) fand letztere auch bei hämorrhagischen Pocken. Da bei Variola vera sowohl im Plasma als auch im Zellkern acidophile Einschlußbildungen vorkommen, zählte LIPSCHÜTZ (1932) die Krankheit zu den Cytokaryooikonten. Die Kerneinschlüsse sind jedoch nicht regelmäßig anzutreffen und besitzen daher einerseits für die Diagnose untergeordnetere Bedeutung, andererseits dürften sie kaum spezifisch, sondern wohl mehr ein Ausdruck der toxischen Degeneration sein. Sie erscheinen vorwiegend in späteren Stadien der Läsion.

β) **Histopathologie.** Das histologische Bild der Pockenefflorescenzen zeigt, daß die ersten Erscheinungen in der Haut mit Blutstase in den Gefäßen des Corium und einem Ödem des Papillarkörpers einhergehen (makroskopisch: Maculae, Papeln). Dann kommt es zu einer ballonierenden Degeneration des Rete Malpighii und im weiteren Verlauf zu reticulierender Kolliquation (Maschenwerk, das durch Flüssigkeitsaufnahme der Zellen und Zerreißung einzelner Zellwände entsteht). Die sich bildenden intraepidermalen Bläschen enthalten nicht einen einzigen Hohlraum, sondern werden durch feine Trabeculae in mehrere Kammern unterteilt. Durch Zugwirkung der Septen entsteht vermutlich die Nabelung des Pockenbläschens. Die Septierung verhindert außerdem, daß die intraepidermale Blasenbildung nach dem

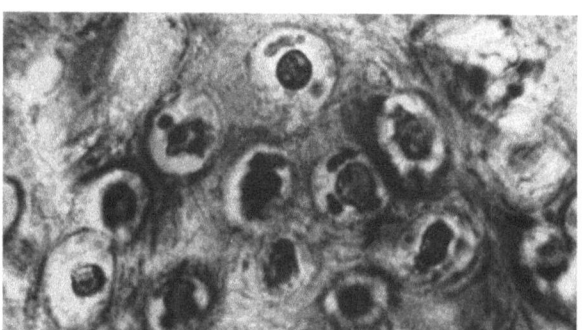

Anstechen mit einer Nadel völlig in sich zusammenfällt. Durch allmähliche Einwanderung von Leukocyten trübt sich der Blaseninhalt eitrig ein (aus dem Bläschen wird die Pustel, siehe Abb. 37). Im weiteren Verlauf des Prozesses kann durch Einschmelzung der Zwischenwände aus der mehrkämmerigen eine einkämmerige Pustel werden. Die Ursache der Pustelbildung (in der Suppurationsphase)

Abb. 38. Wie Abb. 37, stärkere Vergrößerung. Ausschnitt aus Stratum spinosum im Bereich des Pockenrandes. Ballonierende Degeneration der Epithelzellen. Mehrere cytoplasmatische Einschlußkörper

ist letztlich eine Koagulationsnekrose der tieferen Epidermisschichten. Ist der Pockeninhalt völlig vereitert, so kapselt sich die Pustel ab. Es bildet sich ein Schorf und nach dessen Abstoßung bleibt eine Narbe zurück.

Bei der Variola vera zeigen die Efflorescenzen an den Schleimhäuten mutatis mutandis ein entsprechendes histologisches Bild (BLANK und RAKE 1955).

γ) **Pathologische Anatomie.** Bei der Sektion von Leichen Pockenkranker sind die hervorstechendsten Befunde Veränderungen der Haut und der Schleimhäute, doch sind die Obduktionsergebnisse — je nach dem Krankheitsstadium, in dem der Tod eintrat — recht verschieden. Die Organveränderungen sind im großen und ganzen uncharakteristisch. KAMIMURA (1937) sah häufig Bronchopneumonien und entzündliche Prozesse der oberen Luftwege. Im Thymus und in der Thyreoidea entstehen meist keine nennenswerten Veränderungen. Am Herzen sind keine stärkeren Degenerationserscheinungen der Muskelfasern zu erkennen, hingegen in der Regel ein wechselnd starkes Ödem und Rundzelleninfiltrate unter dem Endokard. Vor allem bei Exitus im späteren Stadium der Pockeninfektion kommt es zu parenchymatöser Degeneration der Leber (fettige Degeneration). In der oft geschwollenen Milz werden — wie auch in der Leber — interstitielle Rundzellinfiltrate gefunden. Letztere sind neben Blutungen mitunter ebenfalls in der Nebenniere vorhanden. Seltener treten Herdnekrosen im Knochenmark auf. KAMIMURA (1937) sah oft exsudativ-interstitielle, herdförmige Nephritiden (Herde besonders in der Markzone), Schwellung der Glomeruli und trübe Schwellung des Tubulusepithels im proximalen Anteil. Mitunter können im Pankreas Schwellungen der Langerhansschen Inseln mit erheblicher Vergrößerung einzelner Zellkerne sowie nekrotische Herde in den Hoden beobachtet werden.

Die *Purpura variolosa* entsteht durch Diapedese der Erythrocyten durch die Wände der Capillaren im Bereich der vom Pockenvirus befallenen Hautgebiete. Blutungen in die Hohlräume der Bläschen bedingen das makroskopische Bild der „*Variola haemorrhagica*". Bei letzterer sieht man anläßlich einer Obduktion häufiger petechiale Blutungen in Pleura und Perikard. Die Purpura variolosa geht meist auch mit Blutungen in der Skeletmuskulatur, im Knochenmark, im Dickdarm und in den Genitalschleimhäuten einher.

BRAS (1952), der sich auf ein Material von 177 Pockenobduktionen stützt, berichtete, daß er histologisch so gut wie nie die Beteiligung bakterieller Erreger an den pathologischen Veränderungen nachzuweisen vermochte. Der Inhalt der Pockenpusteln kann steril bleiben, doch ist nach dem Platzen der Pusteldecke eine bakterielle Sekundärinfektion durchaus möglich. Letztere kann Komplikationen des klinischen Verlaufs der Blattern bedingen. Auch in nichteröffneten Pusteln vermögen sich Bakterien anzusiedeln.

i) Klinik

α) Decursus. Die Erkrankung setzt meist plötzlich ein, und zwar mit Abgeschlagenheit, Kreuzschmerzen, vor allem Lendenschmerz, Schüttelfrost und Fieber. Das unterschiedlich schwere Prodromalstadium währt etwa 2—4 Tage. Der Puls ist stark beschleunigt. Mitunter treten Angina, Pharyngitis, Tracheitis und Bronchitis sowie Milzschwellungen auf. In diesem *Initialstadium* bildet sich häufig an der Innenseite der Oberschenkel ein *Vorexanthem (Rash)* aus, das morbilli- bzw. scarlatiniform aussieht und sich deutlich vom echten Pockenausschlag unterscheidet. Besitzt der Rash eine petechiale Note, so kann er auch längere Zeit bestehen bleiben.

Besondere Bedeutung besitzen die katarrhalischen Erscheinungen der initialen Phase (Conjunctivitis, Rhinitis, Tonsillitis, *Pharyngitis variolosa*) für die Verbreitung der Infektion (Aushusten virushaltiger Tröpfchen). Als weitere Prodrome können sich noch Übelkeit, Erbrechen, Nasenbluten und Obstipation einstellen. Nach meist 3tägiger Dauer fällt das Initialfieber ab. Gleichzeitig tritt als Ausdruck des beginnenden *Eruptionsstadiums* das variolöse Exanthem auf. Der Ausschlag beginnt in der Regel im Gesicht (Reihenfolge: Stirn, Nasenflügel, Oberlippe, behaarter Kopf) mit kleinen, leicht erhabenen, roten Fleckchen, die unter geringem Brennen und wechselnd starkem Pruritus sich nach und nach über Brust, Bauch, Rücken, Arme und Beine ausdehnen. Gesicht und Kopf sind — neben den distalen Teilen der Extremitäten (vor allem: Handteller) — bei schweren Fällen am dichtesten mit Efflorescenzen besetzt. In den nächsten Tagen werden aus den Maculae ungefähr hirsekorngroße, blaßrote Papeln, die sich um den 6. Tag zu Bläschen und dann bis zu erbsgroßen, im Zentrum eingedellten Pusteln umwandeln. Dem Exanthem kann ein Enanthem vorangehen. An der Schleimhaut des weichen Gaumens erscheinen nach der Rötung zuerst kleine Bläschen, bald darauf weitere auf der Zunge, an Kehlkopf-, Wangen- und Nasenschleimhaut, häufiger auch in der Trachea, auf den Bindehäuten sowie im Rectum, in der Vagina, Urethra und an der Vulva. Die Bläschen können erodieren und heftige Beschwerden verursachen (Salivatio, Schluckbeschwerden, Heiserkeit, Glottisödem, Fluor vaginalis, ödematöse Auftreibung der Lippen, Schwellung der Augenlider, Lichtscheu). Mit Beginn der Suppurationsphase (7. bis 8. Krankheitstag) beginnt das Fieber wieder anzusteigen, das Allgemeinbefinden verschlechtert sich (Delirien, Schlaflosigkeit, trockene Zunge, quälender Pruritus). Die Schwere der toxischen Symptome und die Fieberhöhe sind der Ausbreitung des Pockenexanthems direkt proportional. Die Zahl der vorhandenen Bläschen und Pusteln kann beträchtlich schwanken. So kann man nach der Dichte der Efflorescenzen zwischen *Variola discreta* (Variola levis), *semiconfluens* und *confluens* unterscheiden. Sind nur wenige Bläschen vorhanden, die sich kaum pustulös verändern, spricht man von abortiven Blattern

(*Variola abortiva* bzw. Variola compressae sive miliaris), von *Variola siliquaris* dann, wenn nach Resorption des Bläscheninhaltes Luft in den Efflorescenzen zurückbleibt. Vorwiegend bei alten oder unterernährten, schwächlichen Menschen werden die sogenannten *asthenischen Pocken* beobachtet, bei denen sich die rötlichen Papeln nur sehr zögernd in flache Pusteln umwandeln. Durch Konfluenz der Pusteln können große Eiterflächen entstehen. Mischinfektionen mit Bakterien treten dann zwangsläufig auf. Diese führen dann nicht selten zu phlegmonösen Prozessen, Variola gangraenosa (ANDERSON u. Mitarb. 1951).

Im *Suppurationsstadium* tritt bei sehr schwerem Verlauf infolge allgemeiner Erschöpfung unter Bewußtseinstrübung (Koma) der Tod ein. Bei leichterer Erkrankung überleben die Patienten. Vom 11. bis 12. Krankheitstage an setzt dann die Abtrocknung der Pusteln ein *(Exsikkationsphase)*. Zwischen 14. und 16. Tag folgt die Entfieberung. In der dritten Krankheitswoche stoßen sich allmählich im Verlauf von 1—3 Wochen die Borken (eingetrocknetes Pustelsekret) ab. Dieser Vorgang beginnt im Gesicht und vollzieht sich zuletzt an Armen, Händen, Unterschenkeln und Füßen, weist also dieselbe Reihenfolge auf wie die Eruptionsphase. Ist es nicht zu einer stärkeren Vereiterung der Pusteln gekommen, so erfolgt die Abheilung nur unter Hinterlassung bräunlich pigmentierter Flecke — (auch das Pigment kann nach und nach abtransportiert werden), ist aber das Corium durch die Suppuration angegriffen, so resultieren die typischen, etwas eingesunkenen Pockennarben. Die Abstoßung der Schorfe verursacht oft Juckreiz. In der Rekonvaleszenz kann ein diffuser Haarausfall auftreten.

β) Komplikationen. Außer flächenhaften Haut- und Schleimhauteiterungen können sich noch andere *Komplikationen im Verlauf der Pocken* einstellen, z.B. Bronchopneumonien, Pleuritiden, Nephritis mit Anurie, Albuminurien, Endo- und Perikarditis, Parotitis, Orchitis, Oophoritis, Otitis media und Keratitiden sowie Knorpelnekrose am Kehlkopf. Bei graviden Frauen tritt meist eine vorzeitige Unterbrechung der Schwangerschaft ein. Die ausgestoßenen Früchte sind häufig mit Pockeneffloreszenzen bedeckt, ein Beweis für die Fähigkeit des Pockenvirus, die Placenta zu passieren. Auch Meningitiden, Myelitiden und Encephalitiden werden gesehen. BLANK und RAKE (1955) geben die Häufigkeit der demyelinisierenden Encephalitiden bei Pocken mit 1 auf 500 Fälle an. Die neurologischen Komplikationen treten 5 bis 13 Tage nach dem Rash auf. Jenseits des 15. Tages — also nach Beendigung der Virämie — sind keine Komplikationen mehr zu befürchten.

γ) Prognose. Bei Diabetikern kommt es häufig zu leichteren Verläufen der Blattern (AARSVOLD 1955). Die Letalität zeigt jedoch bei den einzelnen Epidemien erhebliche Unterschiede, sie kann zwischen 1 und 30% schwanken. Besondere Bedeutung für die *Prognose* besitzt die *Verlaufsform*. Nach BLANK und RAKE (1955) beträgt die Sterblichkeit bei Variola discreta durchschnittlich 10%, bei mittelschweren Verläufen 16—22%[1] (Kinder etwa 30%), bei Variola confluens 50% und bei Variola pustulosa haemorrhagica bis zu 75, ja 80%. Der Tod tritt meist am 14. Krankheitstag ein (SIVERTSON und HYMAN 1952, MURPHY 1954). Bei Säuglingen und Kleinkindern ist die Letalität besonders groß[2].

δ) Purpura variolosa. Erwähnung verdienen noch einige besondere Verlaufsformen der Variola vera, deren schwerste (Variola fulminans), die noch im Prodromalstadium, also noch vor Ausbruch des Exanthems tödlich endende *Purpura variolosa* darstellt (primär hämorrhagischer Verlauf). Es treten generalisiert Pete-

---

[1] HERRLICH (1958) z.B. errechnete anhand des Krankengutes des City Fever Hospital in Bombay für den Zeitraum vom 1. 1. bis 5. 3. 58 (958 Pockenkranke) eine Sterblichkeit von 21,9%.

[2] Säuglinge sterben fast immer. Bei Kindern unter 10 Jahren beträgt die Sterblichkeit mehr als 50%.

chien auf, die in großflächige Hämorrhagien übergehen (Synonyma: Variola acutissima sive nigra, „Schwarze Blattern", „Schwarzer Tod"). Über die Abgrenzung der Purpura variolosa von der akuten Purpura siehe bei HAVILAND (1952).

ε) Sekundär hämorrhagische Pocken. Bei den erst später hämorrhagisch werdenden Pocken (durch Blutung in die Pusteln) finden sich auch an den Schleimhäuten Zeichen der hämorrhagischen Diathese: Melaena, Metrorrhagien, blutiges Sputum, Hämaturie, subconjunctivale Blutungen. Das Fieber bleibt hoch und der Exitus (70—80% Letalität) tritt zwischen 7. und 12. Krankheitstag ein. Im Gegensatz zu der sonst im Suppurationsstadium zu beobachtenden Leukocytose weisen Kranke mit hämorrhagischen Blattern meist eine deutliche Leukopenie auf. Bei sekundär-hämorrhagischem Verlauf ist Cortisonbehandlung indiziert, bei Purpura variolosa bleibt hingegen jede Therapie erfolglos (HERRLICH 1958).

ζ) Variolois. Eine rudimentäre, abgeblaßte Form der Pocken wird als *Variolois* (Variloid, Variola mitigata) bezeichnet. An ihr erkranken nur solche Personen, die sich früher bereits entweder mit dem Variola- oder dem Vaccine-Virus (evtl. auch mit dem originären Kuhpockenvirus) auseinandergesetzt haben, also zumindest noch über eine Restimmunität verfügen. Bei der im Verlauf abgekürzten, in der Regel benignen Variolois fehlt das Suppurationsfieber häufig. Die Initialsymptome können allerdings vollständig entwickelt sein. Die Abheilung setzt oft schon am 5. bis 7. Tag ein, vielfach ohne Hinterlassung von Narben. Epidemiologisch wichtig ist, daß Fälle von Variolois als Infektionsquellen für echte Variola (nicht Alastrim) in Betracht kommen.

η) Variola sine exanthemate. Ist der Impfschutz noch stärker ausgeprägt als bei den Menschen, die an Variolois erkranken, so wird das Angehen der Infektion entweder völlig verhindert oder zumindest die Generalisierung des Erregers unterbunden. Im letztgenannten Fall kann es zu abortiven Erkrankungen ohne Exanthem (Variola sine exanthemate) kommen (NAUCK 1958, CROSNIER 1956, GRAY 1949). Es treten dann entweder rein febrile Reaktionen (3—6tägiges Fieber) oder Verläufe mit Fieber, Eosinophilie und flüchtigen Lungeninfiltraten (febrilpulmonale Form) auf. Die Fälle mit Lungenbeteiligung können evtl. zu Infektionsquellen werden. Das Blutbild kann bei Variola sine exanthemate dem bei echten Pocken gleichen. Bei den Kranken später durchgeführte Vaccinationen ergeben Immunitätsreaktionen (HERRLICH 1955). Über das Blutbild bei Pocken siehe die Arbeit von KÄMMERER (1955).

ϑ) Pocken-Embryopathie. Als Folge einer mütterlichen Erkrankung an Pocken während der Schwangerschaft kann der Embryo diaplacentar infiziert werden und eine kongenitale Mißbildung ähnlich wie durch Rubeolen entstehen. JELIFFE (1952) beschrieb eine Pocken-Embryopathie, die zur Ausbildung einer Katarakt führte. NARAYANA u. Mitarb. (1954) sahen eine Variola-Erkrankung bei einem 3 Tage alten Säugling. Der Fall stellt insofern eine Besonderheit dar, weil die Mutter des Kindes gesund war und sonst Infektionen bei Neugeborenen nur bei pockenkranken Müttern beobachtet werden. Die Verfasser nehmen an, daß die Mutter, die in der Jugend Blattern überstanden hatte, gegen Ende der Schwangerschaft eine neuerliche, blande Infektion (Variola sine exanthemate) erwarb. In der Umgebung der Mutter waren einzelne Pockenfälle vorgekommen. Das Exanthem des Kindes war typisch, aber nicht sehr schwer. Es erfolgte komplikationslose Abheilung. Das Pockenvirus konnte einwandfrei aus den Efflorescenzen des Neugeborenen isoliert werden (Übertragung auf Affen, positive Eikultur).

j) Differentialdiagnose

Im Initialstadium kann die Differentialdiagnose zwischen Pocken und Masern schwierig sein. In manchen Fällen ist eine Abgrenzung gegen ein pustulöses

Syphilid notwendig. Die Unterscheidung der Variolois von Varicellen ist mitunter schwierig, besonders dann, wenn letztere atypisch verlaufen (Baccaredda 1947). Der initiale Rash bei Pocken kann mit Scharlach, Masern oder Röteln verwechselt werden und die Purpura variolosa anfangs einer akuten Purpura anderer Genese ähnlich sehen. Das Blutbild der Purpura variolosa zeigt Thrombopenie, Granulocytopenie, Jugendformen der Erythrocyten und basophile Körnelung. Prima vista gleichen ein Eczema vaccinatum oder eine Vaccinia generalisata oft den echten Pocken. Atypische Variolafälle ähneln zuweilen einem Zoster, der ja auch hämorrhagische Bläschen zu entwickeln vermag. Die Alastrim endlich kann wie eine Variola abortiva, eine Variolois oder eine Variola discreta verlaufen. Nur selten wird eine Abgrenzung der Variola von einem Zoster generalisatus, einer Herpes-Sepsis des Neugeborenen, von einem schweren Erythema exsudativum multiforme, einer infektiösen Mononucleose oder von einem Milzbrand erfolgen müssen.

k) Laboratoriumsdiagnose

α) **Ausstrich.** In dünnen Ausstrichen von Pustel- und Bläscheninhalt gelingt mit einer der speziellen Virusfärbungen der lichtoptische Nachweis der Elementarkörper des Pockenvirus, zwar nicht bei allen, aber doch bei vielen Fällen — besonders in den frühen Stadien der Infektion (ungetrübte Bläschen). Siehe hierzu die Angaben im Allgemeinen Teil. Besonders bewährt hat sich Kühn (1957) die von Winkle angegebene Vorfärbung mit Kernechtrot und Lichtgrün vor der Victoriablaufärbung nach Herzberg.

β) **Histologie.** Auf eine Probeexcision kann in Anbetracht der Zuverlässigkeit der übrigen Nachweismethoden im allgemeinen verzichtet werden. Über die Einschlußkörper im Schnittpräparat s. den Abschnitt B, I, 2, h, α!

γ) **Elektronenmikroskopie.** Daß durch Tupfpräparation des Inhalts frischer Pockenbläschen und -pusteln die quaderförmigen Elementarkörper des Variola vera-Virus elektronenmikroskopisch dargestellt werden können, wiesen Nagler und Rake (1948), van Rooyen und Scott (1948), Lépine und Croissant (1952), sowie Peters, Andres und Nielsen (1958)[1] nach. Vergleiche hierzu die Abschnitte A, VI, 1 und B, I, 1. Das Elektronenmikroskop ermöglicht sicher eine Differenzierung zwischen Variola- und Varicellenvirus, (Elementarkörper des Varicellenvirus sind kleiner und mehr rundlich bis oval, weniger quaderförmig), nicht aber zwischen Variola- und Vaccinevirus. Methodische Details siehe bei Peters, Andres und Nielsen (1958). Der elektronenoptische Nachweis gelingt schon innerhalb von 2 Stunden und ist, epidemiologisch gesehen, ein bedeutender Fortschritt. Die Einleitung prophylaktischer Maßnahmen kann heute sehr rechtzeitig erfolgen!

Unter Vereisung mit Chloräthyl kann eine Pockenefflorescenz bioptisch entnommen, in OsO_4 fixiert und dann für die Herstellung eines Dünnschnittes weiterbearbeitet werden. Die elektronenoptisch-ultrahistologische Untersuchung (Technik der Ultramikrotomie s. bei Peters, Andres und Nielsen 1958) führt gleichfalls zu schneller Darstellung des Pockenvirus (Elementarkörper sind ebenfalls geschnitten und eingelagert im Cytoplasma der degenerierten Zellen). Das Resultat liegt innerhalb von 24 Std, mithin noch früher als das von Tierversuchen oder Eikultur vor. Über die erste in dieser Weise gelungene „Pockendiagnose" berichteten Peters, Andres und Nielsen (1958).

δ) **Tierversuche.** Das Variola-Virus kann auf Affen übertragen werden. Diese Tiere stehen aber nur einer begrenzten Zahl von Laboratorien zur Verfügung. Für die Belange der Praxis entfällt diese Nachweismethode daher meistens. Der Cornealversuch am Kaninchen nach Paul liefert mit dem Variola vera-Virus überwiegend unsichere Resultate. Heute wird deshalb der Beimpfung von Bruteiern der Vorzug gegeben (Germer 1951).

---

[1] Siehe im Literaturverzeichnis unter Andres u. Mitarb. (1958).

Tabelle 15. *Laboratoriumsdiagnose der Variola vera* (modifiziert nach BLANK und RAKE 1955)

Krankheitstage	Klinischer Befund (Morphe)	Untersuchungsmaterial	Lichtmikroskopischer Elementarkörper-Nachweis in Austrichen	Elektronenmikroskopischer Elementarkörper-Nachweis in Tupfpräparaten	Elementarkörpernachweis in Ultraschnitten mit Hilfe des Elektronenmikroskopes	Paulscher Cornealversuch am Kaninchen	Kultur auf der Chorionallantoismembran	Schnelldiagnose mit der Allergieprobe von TÊCHE und KAISER	Komplementbindungsreaktion und Neutralisationstest	Hämagglutinations-Hemmungstest (nach HIRST)
									Antikörpernachweis im Blutserum	
1—2	Prodrome (Fieber, Schüttelfrost)	Blut	Ø	Ø	Ø	Ø	(±)	Ø	Ø	Ø
3—4	Maculae, Papulae	Hautgeschabsel	+	Ø	+	Ø	+	Ø	Ø	Ø
4—6	Vesiculae	Bläschenflüssigkeit	++	+	+	(±)?	++	+	Ø	Ø
6—9	Pustulae	Pustelinhalt (Blut)	(+)	Ø	+	(±)?	+	+	+	+
10—20	Krusten, Schorfe	Krusten, Schorfe (Blut)	Ø	Ø	Ø	Ø	(+)	Ø	++	++
Später	Rekonvaleszenz	Blut	Ø	Ø	Ø	Ø	Ø	Ø	++	++
Das Ergebnis liegt vor in: Zeit bis zum Endresultat			30 min	2 Std	24 Std	3 Tage	2 Tage	2—4 Std	6—8 Std	2—3 Std

Über die Cytopathogenität und die Vermehrung des Variola-Virus in Gewebekulturen sowie über die Unterschiede der Virusmultiplikation in der Zellkultur und im Tierkörper s. die Arbeit von HAHON (1958).

Für die Differenzierung von Variola- und Vaccinevirus in Zellkulturen können methodische Einzelheiten der Arbeit von MAHNEL und MUNZ (1960) entnommen werden.

ε) Eikultur. Die Beimpfung der Chorionallantoismembran vorbebrüteter Hühnereier mit dem Pockenvirus geht in der Regel an. Die Eikultur ist viel empfindlicher als der Paulsche Cornealversuch am Kaninchen. Vergleichsuntersuchungen von DOWNIE und MACDONALD (1953) erbrachten, daß die Züchtung des Variola-Virus auf der Chorionallantoismembran sogar noch zuverlässiger als der lichtoptische Elementarkörperchen-Nachweis ist. Die Eikultur bietet außerdem die Möglichkeit zwischen Variola- und Vaccine-Virus zu unterscheiden. Die Herde des Pockenvirus auf der Chorionallantoismembran sind deutlich kleiner (Durchmesser von 0,5—1 mm) als die des Vaccine-Virus (2—3 mm Durchmesser bei nicht konfluierten Herden). Die zentralen Krater in den Pockenherden der Chorionallantoismembran sind für das Vaccine-Virus charakteristisch und beim Variola-Virus nur sehr selten zu finden (SALCHOW 1955). Absolut sicher ist die Differenzierung der Pockenarten allein anhand des makroskopischen Chorionallantoismembran-Befundes jedoch nicht. Da sich das Varicellen-Virus nicht in der Eikultur vermehren kann, läßt sich eine Varicellen-Infektion mit dieser Methode gut ausschließen.

Wie HELBERT (1957) durch vergleichende Untersuchungen an 5 Variola major- und 5 Variola minor-(Alastrim-)Stämmen zu zeigen vermochte, entspricht der unterschiedlichen Virulenz dieser Virusarten für den Menschen auch eine analoge Differenz der Mortalitätsrate bei Hühnerembryonen. Nach HELBERT gestatten quantitative Aussagen bei neu isolierten Stämmen eine Zuordnung zu Variola major oder zu Alastrim. Stets besitzen Variola major-Stämme für den Hühnerembryo die stärkere Virulenz (höhere Mortalitätsrate, stärkere Virus-konzentration in den Lebern der Embryos). Die Resultate von HELBERT (1957) konnten PETERS, ANDRES und NIELSEN (1958) bestätigen. Methodische Einzelheiten s. bei diesen Autoren!

ζ) **Serologische Untersuchungen.** Der Differenz zwischen der Virulenz der Erreger von Variola major und der von Variola minor (Alastrim) entspricht bisher keine serologisch erfaßbare unterschiedliche Antigenstruktur. Auch zur Trennung zwischen Variolavaccine und Variola vera bietet sich bis heute keine sichere serologische Methode an. Mit Hilfe der Virusserologie können jedoch im Serum von Variola- oder Alastrim-Patienten Antikörper nachgewiesen und die Titerbewegung im Verlauf der Krankheit und Rekonvaleszenz ver-folgt werden. Ein vierfacher Titeranstieg ist beweisend. An serologischen Methoden stehen zur Verfügung: die einfache Agglutinationsreaktion (KOM-PANEJEZ u. Mitarb. 1935), die Komplementbindungsreaktion (CRAIGIE und WISHART 1936; sie ist 10mal empfindlicher als die Agglutination), der Neutrali-sationstest und das Verfahren der Hämagglutinations-Hemmung. Nähere An-gaben zur Serologie der Pockengruppe siehe im Abschnitt „Variolavaccine"!

Aus den Untersuchungen von SALCHOW (1955) geht hervor, daß für die Praxis — besonders in Epidemiezeiten — der Hämagglutinations-Hemmtest und die Virusisolierung auf der Chorionallantoismembran von Bruteiern die diagnostischen Methoden der Wahl darstellen, da sie technisch einfach und billig sind. Über das Verfahren von KAISER (1951) zur Schnelldiagnose der Pocken siehe im über-nächsten Abschnitt m): „Prophylaxe". Tabelle 15 gibt eine zusammenfassende Übersicht über die Laboratoriumsdiagnose der Variola vera.

l) Therapie

Die Anwendung von Rekonvaleszentenserum hat sich bei Pockenerkrankun-gen — trotz gelegentlich vertretener anderer Meinung, z. B. von DE SANTOSH (1936) — nicht bewährt. Zuweilen wird eine gewisse Mitigierung des Krankheits-verlaufes durch Zufuhr von Gammaglobulinen (Anreicherung von Antikörpern auf das zwanzigfache des menschlichen Normalserums) gesehen. Bei schweren Ver-läufen ist ein Versuch mit Gammaglobulinen zu empfehlen (DOWNIE und MAC-DONALD 1953).

Die bis heute bekannten Antibiotica wirken sämtlich auf das Pockenvirus in vivo nicht im Sinne einer Virucidie ein (HILLEMAN 1950, BREEN 1951, ESPOSITO und ZISS 1952, MARSDEN und COUGHLAN 1951, HERRLICH 1958 u. a.). Dennoch ist Antibiotica-Applikation indiziert, um entweder bakterielle Sekundärinfektio-nen zu verhindern oder zu beseitigen. Wie MARSDEN und COUGHLAN (1951) betonen, kann die Verabfolgung hoher Dosen Penicillin, Chloromycetin oder Tetracyclin sogar lebensrettend wirken, wenn der Patient die Virustoxämie über-standen hat und nun einer Komplikation durch bakterielle Keime zu erliegen droht. Die Virämie und der Virusgehalt in den Hautläsionen werden allerdings durch antibiotische Therapie nicht beeinflußt (NAUCK 1958). THANAWALA (1956) glaubt, daß Penicillingabe auf die Bildung der Pockennarben günstig einwirkt.

Unbedingt angezeigt ist die Verabfolgung von sedierenden, schmerzlindernden und fiebersenkenden Mitteln sowie lokale Maßnahmen (erst Kaliumpermanganat-umschläge, lauwarme Bäder, Schutz vor Sonne und hellem Licht, dann Pyoktanin-pinselungen und Verbände mit Aureomycin- oder Leukomycinsalbe, später Vio-formlotio und Salicylvaseline). Eine Pockenschutzimpfung kann auch nach bereits erfolgtem Kontakt mit Variola-Kranken oder mit infektiösem Material noch einen gewissen Schutzeffekt entfalten, z. B. die Schwere der Erscheinungen abschwächen (mitigierte Pocken). Dies gelingt jedoch nicht mehr nach dem 6. Inkubationstag. Nach Inkubationsimpfungen sieht man oft neben den Impfpusteln ein modifiziertes papulöses Pockenexanthem (HERRLICH 1958).

STOLTE und SAS (1951) haben einige Pockenfälle gleichzeitig mit ACTH und Chloromycetin behandelt. Die Resultate waren nicht besser als mit alleiniger Chloromycetin-Therapie. Die Verff. warnen jedoch ausdrücklich vor ACTH-Applikation ohne zusätzliche Antibiotica-Gaben. Bei sekundär-hämorrhagischen Pocken sollten Cortison und Antibiotica unbedingt gleichzeitig verabfolgt werden (HERRLICH 1958).

m) Immunität nach Pocken und die Variola-Prophylaxe (Schutzimpfung)

Die Pockenschutzimpfung gehört nur partiell zur Domäne der Dermatologie. Da außerdem auf diesem virologischen Sektor in den letzten Jahren nur wenige wesentliche Fortschritte erzielt worden sind, ist die folgende Darstellung sehr kurz gehalten. Wer nähere Angaben über die Vaccination sucht, sei auf die Abhandlung von WOHLRAB (1958) über die Pockenschutzimpfung und auf den Abschnitt „Prophylaxe" bei NAUCK (1958) hingewiesen.

Das Überstehen der Pocken führt in der Regel zu lebenslänglicher Immunität. Wenn nach vielen Jahren eine massive Exposition erfolgt, können evtl. Zweiterkrankungen vorkommen, die dann meist wesentlich milder als die Erstinfektion verlaufen. Zweimalige Pockeninfektion ist aber sehr selten und betrifft vor allem ältere Menschen mit geringerer „Restimmunität".

Eine Pockenerkrankung von Müttern kurz vor oder während der Gravidität schützt die Neugeborenen passiv. Die Vaccination kann dann bei letzteren entweder nicht angehen oder Immunitätsreaktionen ergeben. In Epidemiezeiten ist eine aktive Immunisierung bei allen Neugeborenen notwendig (COLLIER 1950).

Da die Pocken früher fast jeden befielen, suchte man die Infektion künstlich durch Übertragung des infektiösen Materials (Eiter, Schorfe) vorzunehmen, das möglichst von leicht erkrankten Personen gewonnen wurde. Dieses alte Volksmittel, die *Variolation*, ist wegen der damit verbundenen großen Gefahren heute verboten. Meist wurde die Haut am Arm eingeritzt und in die oberflächliche Wunde menschlicher Pockeneiter eingerieben. Bei diesem Verfahren kamen nicht selten Todesfälle vor.

In Deutschland wird gemäß Impfgesetz vom 8. 4. 1874 und den Ausführungsbestimmungen vom 22. 1. 1940 die erste Pockenschutzimpfung vor Ablauf des auf das Geburtsjahr folgenden Kalenderjahres, die Zweitimpfung in dem Jahr, in dem das 12. Lebensjahr vollendet wird, durchgeführt. Die *Vaccination* darf nicht mit humanisierter, sondern nur mit Tierlymphe vorgenommen werden. Bestehen ärztliche Bedenken gegen die Impfung (z. B. geringe Widerstandskraft des Impflings, Milchschorf bzw. Kinderekzem, Furunkulose, Otitis media oder entsprechende Erkrankungen bei Personen in der Umgebung des Impflings, besonders dann, wenn diese selbst noch nicht geimpft wurden, und weiter z. B. das Vorkommen von entzündlichen Krankheiten des Zentralnervensystems beim Impfling selbst oder bei dessen Geschwistern), so kann der Impfarzt den Impftermin verschieben. Zwischen dem 6. und 8. Tag nach der Vaccination muß der Impferfolg festgestellt werden (Impfschein). Im allgemeinen wird auf der Außenseite des Oberarmes (über dem M. deltoides) geimpft, und zwar durch zwei seichte Schnitte von 3 mm Länge im Abstand von 2 cm mit der Impflanzette, die im Trockensterilisator sterilisiert werden muß. Die Haut wird vorher mit Alkohol gesäubert und die Lymphe durch Verstreichen mit der Messerfläche in die Impfschnitte eingebracht.

Dann muß die Lymphe auf dem Schnitt eintrocknen. Als erfolgreich gilt die Impfung, wenn sich mindestens aus einem Impfschnitt eine typische Pockenpustel gebildet hat, bzw. bei der *Revaccination*: wenn sich im Bereich eines Schnittes mindestens ein Bläschen oder eine Pustel entwickelt hat.

Der Reaktionsablauf beim Erstimpfling zeigt folgende Etappen: bis zum 3. Tage sind keine Veränderungen zu sehen, am 4. Tage entsteht eine Macula, die rasch papulös wird, am 5. Tage eine Vesikel, die sich bald zentral eindellt und einen roten Hof (Aula) zeigt. Vom 7. bis 9. Tage wird aus der Aula die Area, ein intensiv roter Fleck mit zackigen Rändern. Im selben Zeitraum wandern in das Bläschen Leukocyten ein, die Vesikel wird zur Pustel. Etwa am 11. Tag bedeckt die Pustel sich mit einer Kruste und trocknet ein. Der krustenartige Impfschorf fällt nach 2 bis 3 Wochen ab und es resultiert eine flache, leicht eingesunkene Narbe. Am 7. oder 8. Tag kann eine rasch abklingende *febrile Reaktion* auftreten. Die regionalen Lymphknoten sind in der Regel angeschwollen (mitunter stärkere *Lymphadenitis*).

Beim *Wiederimpfling* können verschiedene *Reaktionstypen* (Germer 1954) voneinander unterschieden werden:

1. Verhalten wie bei der Erstimpfung (= inzwischen völlig geschwundene Immunität).
2. Beschleunigte Reaktion: Maximum vor dem 7. Tag, meist schwache Impfreaktion bis zur Bläschenbildung, geringer Temperaturanstieg (= Restimmunität).
3. Sofort- oder Frühreaktion: rasche Ausbildung von Macula, Papel und Area innerhalb von 8 Std bis zu 3 Tagen. Dieses Verhalten spricht entweder für eine spezifische Allergie gegen die Eiweißkörper der Vaccine (Wiederholung der Impfung mit Impfstoff anderer Herkunft!) oder für eine spezifische Resistenz gegen das Impfpockenvirus (Variolavaccine).
4. Keine Reaktion. Lassen sich ein avirulenter Impfstoff und eine fehlerhafte Impftechnik ausschließen, so liegt entweder natürliche Immunität vor (z.B. auch bei Erstimpflingen, s. oben: passive Immunisierung von Neugeborenen durch mütterliche Antikörper) oder gegen die Antigene des Vaccinevirus werden keine oder mangelhaft Antikörper produziert (spätere Wiederholung der Vaccination).

Die modifizierte Reaktion bei partiell immunen Personen wird auch „*Vaccinoid*" genannt. Die durch Vaccination hervorgerufene Immunität ist nicht, wie man früher annahm, eine *Gewebs-* sondern eine *Allgemeinimmunität*. Das eingeimpfte Vaccine-Virus verbreitet sich im ganzen Körper. Die so entstandene Immunität ist demnach eine aktive Leistung des Geimpften (Wohlrab 1958).

Erst- und Wiederimpfung halten als Individualschutz nicht unbegrenzt vor, im allgemeinen aber wohl etwa bis zum 35. Lebensjahr. Bei Einschleppung von Pocken in Länder mit Impfzwang erkranken daher in erster Linie ungeimpfte Kinder und ältere Menschen (letztere, wenn in der Jugend geimpft, im allgemeinen leicht). Selbst nach mehrmaliger (3—5mal) Vaccination kann der Impfschutz durchbrochen werden, z. B. durch massive Pockeninfektion evtl. schon nach 3 bis 10 Jahren — (gerechnet vom letzten Impftermin an). Angehörige gefährdeter Berufe (Ärzte, Pflegepersonal auf Infektionsabteilungen) sollten jährlich vacciniert werden, in Epidemiezeiten evtl. noch öfter. Die Schutzwirkung der Vaccination ist gegenüber Variola minor (Alastrim) dauerhafter als gegenüber Variola major (Downie und MacDonald 1953). Über Beginn und Dauer der Virämie bei Pockenschutzimpfungen liegen von Siegert und Schulz (1953) Untersuchungen vor. Beim normalen menschlichen Impfling währt die Virämie 3 Tage. Der Variationsbereich für das erste Auftreten des Vaccine-Virus im Blutkreislauf erstreckt sich auf die Zeit zwischen dem 2. und 8. Tag nach der Impfung.

Um Narbenbildung sowie Verschleppung des Vaccinevirus auf andere Körperpartien zu unterbinden, führten 1906 Nobl und Knöpfelmacher die subcutane, im Jahre 1921 Leiner und Kundratitz die intracutane Pockenschutzimpfung ein. Die Subcutanimpfung hinterläßt in etwa denselben Schutz wie die Schnittimpfung (Türk 1951, 1954, Yaoi 1956, Kaiser 1956). Das intracutane Impfverfahren hat sich nicht einbürgern können. Es benötigt, wie auch das subcutane Verfahren, bakteriosterile Impfstoffe. Durch die subcutane Vaccination sollen nicht nur lokale und allgemeine Komplikationen vermindert, sondern auch eine genaue Dosierung und geringere Narbenbildung bewirkt werden. Über die verschiedenen Impfstoffe und deren Herstellung siehe das Kapitel „Variolavaccine".

Durch häufig wiederholte Impfungen kann eine Überempfindlichkeit gegen die Antigene der Variola-Vaccine-Gruppe erworben werden. TIÈCHE (1924) wandte diese *cutane Allergieprobe* (cutanallergische Reaktion) zu diagnostischen Zwecken an. Gegen Variolavaccine hochallergisch gemachte Versuchspersonen können schon 2—4 Stunden nach Einimpfung von Material aus Vaccine- oder Pocken-Pusteln mit einer positiven Hautreaktion (intensive Rötung, Quaddel) antworten. Bei Pockenverdacht kann von dieser „Schnelldiagnostik" Gebrauch gemacht werden, da der Test hohe Spezifität besitzt (MEGAY 1950, KAISER 1951). Einimpfungen von Material aus Varicellen-Bläschen, aus Melkerknoten oder aus Pusteln von varioliformen Pyodermien ergeben negative Resultate. Einzelheiten über die Technik dieser Schnelldiagnose siehe bei KAISER (1950, 1951). Experimentelle Daten über die Beziehungen zwischen Sensibilisierung der Epidermis gegenüber Vaccine- bzw. Pockenvirus-Antigen und Ausbildung der Immunität können den Arbeiten von CRAIGIE und WISHART (1933) sowie von BALDRIDGE und KLIGMAN (1952) entnommen werden.

Wer am klinischen Bild und am Erreger der Pocken besonders interessiert ist, sei auf die ausführliche Monographie von HERRLICH (1960) hingewiesen.

3. Alastrim

Die folgenden Ausführungen basieren auf dem Beitrag von LIPSCHÜTZ (1932) in Band II des Handbuches von J. JADASSOHN, S. 94/95. Literatur bis 1932 s. dort!

a) Synonyma

Variola minor, Variola mitigata, Paravariola, Bullocks, milk-pox, mild small pox, Koffirpox, Cuban-itch, West Indian small-pox, Samoa-pox, Amaas, varioide Varicellen, weiße Pocken, Milch- oder Kaffernpocken, Sanaga-Pocken.

Der Name „Alastrim" setzt sich immer mehr durch und wird deswegen hier vorgezogen. Es handelt sich um ein brasilianisches Wort, das entweder mit „schnell ausbreiten" oder „brennender Zunder" übersetzt werden kann.

b) Definition

Die Alastrim stellt eine benigne, der Variola vera im Erscheinungsbild ähnliche Exanthemkrankheit dar, der in der Regel das zweite (Suppurations-)Fieber fehlt und die durch ein Virus hervorgerufen wird, das nicht mit dem Variola vera-Virus identisch ist, sondern das heute überwiegend als Dauermodifikation des letzteren aufgefaßt wird. Die Alastrim ist demnach eine Krankheit sui generis, ihr Erreger besitzt geringere Virulenz als derjenige der echten Pocken. Alastrim-Erkrankungen kommen überall in der Welt vor, sie können epidemisch gehäuft auftreten, behalten aber auch nach wiederholten Übertragungen von Mensch zu Mensch ihren recht milden Verlauf. Spontane Umwandlungen von Alastrim in Variola vera nach solchen Kontakt-Ketten wurden bisher nicht beobachtet (DUBOIS 1947, MARSDEN und COUGHLAN 1952, INNES 1953, DE JONG 1955, DINGER 1955).

c) Geschichtliche Daten

Auf die Seuchenzüge der Alastrim kann hier nicht eingegangen werden (s. hierzu die Angaben bei TILLER 1960). Auf die Bedeutung dieser Infektionskrankheit für europäische

Verhältnisse, insbesondere für England, machte COPEMAN (1920) aufmerksam. Das in Europa vorkommende Alastrim-Virus entspricht dem Butler-Stamm (s. bei McCARTHY und DOWNIE 1953).

d) Ätiologie

Die Morphologie der Elementarkörper des Alastrim-Virus entspricht vollkommen derjenigen des Pocken- und Vaccine-Virus (vgl. die Abschnitte A, VI, 1 und B, I, 1). Serologisch konnten bis heute keine Unterschiede zwischen den Antigenen des Variola vera-, Vaccine- und Alastrim-Virus gefunden werden. Impfung mit dem Variola-Vaccine-Virus schützt gegen eine Alastrim-Infektion, jedoch nicht unbegrenzt. Der Impfschutz kann (genau wie durch eine massive Pocken-Exposition) durchbrochen werden. Früher an Alastrim Erkrankte können später (oft schon nach wenigen Monaten) mit Erfolg vacciniert werden. Der bedeutsame Unterschied zwischen Alastrim- und Variola vera-Virus liegt in der unterschiedlichen Virulenz. Die geringere Virulenz des Alastrim-Virus äußert sich nicht nur in der niedrigen Letalität menschlicher Infektionen, sondern kann auch experimentell nachgewiesen werden (z. B. in der Eikultur).

e) Epidemiologie

Alastrim-Infektionen sind weltweit verbreitet. Kleinere und größere Epidemien, Einzelerkrankungen und Endemien wurden vor allem in Mittel- und Südamerika, in den USA, im Kongo, in Südafrika, in Australien, in Westindien, aber auch in England, in Holland und in der Schweiz beschrieben. Die sogenannten Samoapocken, die LIPSCHÜTZ (1932) noch von der Alastrim abtrennte, sollen nach neueren Anschauungen mit letzterer identisch sein. Echte Pocken- und Alastrim-Epidemien können nebeneinander vorkommen (KRÖBER 1934). Auch heute noch trennt man nicht immer scharf zwischen Variola und Alastrim. Immer wieder werden die beiden Krankheiten verwechselt (MALAMOS 1949). Einzelheiten über die besonderen epidemiologischen Verhältnisse von Alastrim-Ausbrüchen in verschiedenen Ländern s. unter anderen bei MacCALLUM und MOODY (1921) für Jamaica, bei SEAFFIDI u. Mitarb. (1937) für Erythräa, bei HAY (1938) für Südafrika sowie bei BLOMHERT (1955) für Holland.

f) Pathogenese

Die Pathogenese der Alastrim entspricht — soweit dies bis heute geklärt werden konnte — im großen und ganzen derjenigen der Pocken. Die Inkubationszeit beträgt 10—15 Tage.

g) Pathologische Anatomie und Histopathologie

Wohl wegen der geringen Letalität der Krankheit liegen wenige Sektionsberichte von Alastrim-Fällen in der Literatur vor. Die Neigung zu hämorrhagischen Veränderungen ist im Gegensatz zur Variola vera verschwindend klein. MOODY (1924) sah bei 2912 Alastrim-Kranken nur einmal Efflorescenzen mit einer hämorrhagischen Note. Komplikationen von seiten der oberen Luftwege sind möglich, z. B. Bronchitiden und Bronchopneumonien. Im Blutbild kann eine ausgeprägte Lymphocytose vorhanden sein.

α) Histologie. Die feingeweblichen Veränderungen beginnen mit einer Epidermisverdickung. Es entsteht eine ausgeprägte Acanthose. Gleichzeitig finden sich mehr oder weniger stark ausgeprägte perivasculäre Lymphocyteninfiltrate. Dann folgt eine reticuläre Degeneration im Stratum spinosum mit Ausbildung eines in der Regel einkämmerigen Bläschens. Die degenerierten Zellen zeigen Vacuolen im Cytoplasma und Karyorhexis. Im Bläscheninhalt, aber auch in den Schichten der Epidermis sind reichlich Leuko- und Lymphocyten vorhanden. Der Blasengrund (bzw. spätere Pustelgrund) weist Zeichen der Nekrose auf. Im Abheilungsstadium setzt die Regeneration der Epidermis unterhalb der Pustel ein (POLANO 1957).

Histologisch findet sich kein großer Unterschied zwischen Pocken- und Alastrim-Pusteln. Erstere zeigen meist etwas schwerere entzündliche Veränderungen, erheblichere Nekrosen und meist mehrkammerige Efflorescenzen — doch nicht mit solcher Regelmäßigkeit, daß sie eine sichere Differentialdiagnose erlauben. Gegen Varicellen kann histologisch eine Abgrenzung erfolgen. Bei Windpocken kommt es zu einer ballonierenden Degeneration im Stratum spinosum und es bilden sich epitheliale Riesenzellen. Das Zosterbläschen entspricht dem der Varicellen, doch eignet dem Zoster eine stärkere Tendenz zu Nekrosen (POLANO 1957). Der Herpes simplex weist ebenfalls ballonierende und außerdem reticulierende Degeneration auf.

β) **Cytologie.** Das Alastrim-Virus verursacht in den Epithelien der Epidermis die Ausbildung acidophiler Kern- und Plasma-Einschlußkörper — genau wie das echte Pocken-Virus. TORRES und TEIXEIRA (1932, 1935) versuchten Gestalt und färberische Eigenschaften der Einschlüsse beider Krankheiten differentialdiagnostisch zu verwerten. Ihre Untersuchungen führten zu folgenden Resultaten: Bei der Variola vera finden sich im Cytoplasma der Zellen zahlreiche Einschlußkörper von wechselnder Größe und Form, die oft in Ausbuchtungen der Zellkerne liegen. Um die Einschlüsse herum, die vor allem im Stratum spinosum der lateralen Wände der Pusteln vorhanden sind, erscheint meist eine strukturlose Area. Mit Hämatoxylin-Safranin färben sich die Inklusionen tiefrot an.

Bei der Alastrim sieht man vorwiegend solitäre Einschlußkörper — (auch zwei Einschlüsse beiderseits der Zellkerne) —, die größer sind als die größten bei Variola vera. Diese plasmatischen Einschlußkörper sitzen dem Nucleus oft wie eine Kappe auf und färben sich mit Hämatoxylin-Safranin blaß-blau an. Insgesamt sind die Alastrim-Inklusionen spärlicher vorhanden als die der Variola vera.

Die Kerneinschlüsse bei echten Pocken sind entweder groß und solitär oder es liegen zwei bis drei kleinere nebeneinander. Sie sind distinkt, homogen und eventuell von chromophoben Zonen umgeben. Bei Hämatoxylin-Eosin-Färbung erscheinen sie tiefrot oder blaßrot.

Bei der Alastrim finden sich durchweg solitäre intranucleäre Einschlußkörper, die von der verdickten Kernmembran durch klares Nucleoplasma getrennt sind. Nach Färbung mit Hämatoxylin-Eosin scheinen sie aus einem schwach-rosa tingierten Netzwerk zu bestehen.

Diese von TORRES und TEIXEIRA beschriebenen Einschlußunterschiede konnten durch Untersuchungen nicht bestätigt werden, die DOWNIE und MACDONALD (1953) sowie DE JONG (1956) ausführten.

h) Klinik

Bei Alastrim-Infektionen fehlen in der Regel der schwere Allgemeinzustand, der mit dem Ausbruch des Exanthems einhergehende hohe Fieberanstieg und die mit der Suppuration verbundenen hohen Temperaturen. Die Bläschen und die mit milchigem Inhalt versehenen Pusteln sind durchweg einkammerig und hinterlassen nur sehr selten ausgesprochene Narben. Das Krankheitsgefühl ist nicht sonderlich ausgeprägt. Oft kommt es lediglich zu ambulanten Verläufen.

α) **Decursus.** Die Prodrome sind viel leichter als bei echten Pocken und uncharakteristisch. Das Initialexanthem fehlt. Am dritten Tag bildet sich das eigentliche Exanthem aus. Das Fieber ist mäßig hoch (zwischen 38 und 40° C). Nach 2—4 Tagen kommt es bereits zum Fieberabfall und auch die allgemeinen Beschwerden klingen mit der schubweise erfolgenden Eruption der Efflorescenzen ab. Die einzelnen Schübe der Alastrim-Bläschen manifestieren sich schnell. Die Reihenfolge ihres Auftretens ist ähnlich wie bei den Pocken: Stirn, Wangen, Kinn,

Hals, Brust, Bauch, Rücken, Extremitäten, Handteller, Fußsohlen. Enantheme kommen vor. Die Bläschen und Pusteln konfluieren nur selten. Eine eigentliche Suppuration bleibt aus. Wenn einige Efflorescenzen stärker vereitern, kann dies zu einem zweiten geringgradigen Fieberanstieg führen. Wenn „Narben" entstehen, so handelt es sich um vorübergehende, nur selten bleibende Residuen. Sticht man die Bläschen an, entleert sich eine milchig getrübte Flüssigkeit. Die Läsionen sind nicht primär genabelt wie die Pockenpusteln. Erst durch die Exsikkation kann eine sekundäre zentrale Eindellung der Bläschen bzw. Pusteln erfolgen.

β) **Komplikationen.** Wie schon erwähnt, können hinzutretende Keratitiden, Bronchitiden und Pneumonien den Verlauf einer Alastrim-Erkrankung erschweren. MacCallum und Moody (1921) sahen Aborte und Totgeburten bei Alastrim-Infektionen Schwangerer. Ähnlich wie bei Variola wird es bei Alastrim zu diaplacentarer Übertragung des Virus kommen können.

γ) **Prognose.** Die Prognose einer Alastrim-Erkrankung ist ganz überwiegend gut. Der Verlauf ähnelt dem der Variolois, mitunter sogar dem von Varicellen. Dennoch hat die Alastrim nichts mit diesen beiden Krankheiten gemein. Die Angaben über die Letalität schwanken zwischen 0 und 3,5%, doch nennen die meisten Autoren Quoten unter 1%, ja unter 0,3%. DINGER (1955) gibt die Höhe der Letalität sogar mit 1,5—4⁰/₀₀ an.

i) Differentialdiagnose

Am häufigsten hat eine Abgrenzung von Alastrim gegenüber Variolois oder leichten Pockeninfektionen zu erfolgen. In der Umgebung eines Falles von Variolois können bei Ungeimpften echte Pocken auftreten, in der Umgebung eines Alastrim-Kranken nur neue Alastrim-Fälle. Ob eine Infektion mit Variola vera- oder Alastrim-Virus vorliegt, kann mit dem Helbertschen Virulenztest in Eikulturen entschieden werden.

Zur Differentialdiagnose gegenüber Varicellen steht neben der Histologie ebenfalls der Züchtungsversuch im Brutei zur Verfügung (Varicellenvirus vermehrt sich nicht auf der Chorionallantoismembran).

Gegenüber einer Lues II klärt die Serologie (Wassermann-Reaktion, Spirochäten-Eiweißreaktion, Nelson-Test). Eine Vaccinia generalisata zeigt meist schwereren Verlauf als eine Alastrim. Das Vaccinevirus kann mikrobiologisch vom Alastrim-Virus unterschieden werden.

j) Laboratoriumsdiagnose

α) **Mikroskopie.** Die Elementarkörper des Alastrim-Virus können färberisch im Bläschenausstrich schon im Lichtmikroskop nachgewiesen werden. Wie beim Pockenvirus gelingt auch die elektronenoptische Darstellung. Über die Histologie und den Einschlußkörper-Nachweis siehe oben (POLANO 1957). Ausführlich handelten DOWNIE, MacCARTHY und MacDONALD (1952) die Laboratoriumsdiagnostik der Alastrim ab.

β) **Tierversuche.** Übertragung des Alastrim-Virus auf Affen ist möglich. Durch wiederholte Affenpassagen kann eine *Alastrimvaccine* gewonnen werden. Die Beimpfung der Kaninchencornea mit dem Alastrim-Virus liefert genau wie bei Variola vera unsichere Resultate, zumindest lassen sich keine regelmäßigen Passagen von Tier zu Tier durchführen. Eine Übertragung auf Kälber gelingt in der Regel nicht. Über Tierversuche siehe bei VAN BREUSEGHEM (1940). MacCALLUM (1955), der Säuglingsmäuse, Ratten und Hamster mit Variola vera- und Alastrim-Virus beimpfte, fand hierbei keine Mortalitätsunterschiede.

γ) **Eikultur.** Die Beimpfung der Chorionallantoismembran von Hühnerbruteiern mit dem Alastrim-Virus gelang einer Reihe von Autoren, u. a. Rossi u.
Mitarb. (1947), Downie u. Mitarb. (1952), Dinger (1956) sowie Helbert (1957).
Letzterer gab einen Test an, der auf der Feststellung von Virulenzunterschieden
von Variola vera- und Alastrim-Virus in der Eikultur beruht und zur Differentialdiagnose zwischen diesen Virusarten herangezogen werden kann. Vergleiche hierzu
den Abschnitt „Laboratoriumsdiagnose" im Kapitel: Variola vera (major)
humana!

δ) **Serologie.** Mit Hilfe von Neutralisationsversuch und Komplementbindungsreaktion können im Blutserum von Alastrim-Rekonvaleszenten Antikörper
nachgewiesen werden (Titeranstieg im Verlauf der Erkrankung). Unterschiede
gegenüber Variola vera sind serologisch bisher nicht erfaßbar (MacCarthy und
Downie 1953).

k) Therapie

Eine spezifische Therapie gibt es noch nicht. Die symptomatische Behandlung
gleicht derjenigen bei Pocken. Lokale antibakterielle Maßnahmen (Vioformlotio,
Aureomycinsalbe) genügen bei dem milden Charakter der Erkrankungen in der
Regel vollauf.

l) Die Immunität nach Alastrim

Im Anschluß an eine Alastrim-Infektion bleibt kein langdauernder Schutz
gegen Pocken zurück. Auch gegen das Vaccinevirus kann bereits nach einigen Monaten eine Empfänglichkeit vorliegen, d. h. die Vaccination mit Erfolg vorgenommen werden. Der Schutz auf der Basis einer durchgemachten Alastrim-Erkrankung gegenüber Variola vera und gegenüber einer Alastrim-Neuinfektion wird im
allgemeinen auf eine Dauer von nur 3 bis 6 Monaten geschätzt. Eine Pockenschutzimpfung schützt nicht immer vor Alastrim, doch tritt letztere bevorzugt
bei ungeimpften Personen auf. Über weitere Fragen der Alastrim-Immunität
siehe bei Moody (1924) und Blomhert (1955).

4. Die originären Kuhpocken

Die Impfmethode Jenners beruhte auf unmittelbarer Übertragung des Kuhpockenvirus vom erkrankten Tier auf den Menschen. Später impfte man das
Virus von Mensch zu Mensch weiter, um von den spontan auftretenden Pocken
der Rinder unabhängig zu sein. Die fortlaufenden Menschenpassagen veränderten
die Eigenschaften des Virus in nachteiliger Weise (u. a. Rückgang der immunisierenden Wirkung). Man ging daher entweder zu den originären Kuhpocken
zurück oder bediente sich einer *Retrovaccine*, d. h. man regenerierte die humanisierte Lymphe durch Einschaltung von Rinderpassagen (Retrovaccination).
Heute wird keine humanisierte, sondern nur noch animale Lymphe zur Pockenschutzimpfung verwendet. Um Degenerationen der Vaccine zu vermeiden, wird
das Impfpockenvirus nicht ständig auf derselben Wirtsart gehalten. Man führt
Wechselpassagen durch (z. B.: Rind → Kaninchen → Ei → Rind u. a.). Die Bezeichnung „Variolavaccine-Virus" für das heutige zur „Vaccination" benutzte
Impfpocken-Virus weist noch auf die Zusammenhänge mit dem ursprünglichen
Pockenvirus des Rindes (Variola „vaccina") hin, obwohl die beiden Virusarten
keineswegs mehr identisch sind (Berger 1956).

a) Synonyma

Originäre oder echte Kuhpocken, Variola vaccina, cow-pox, cow-pox spontané.

b) Definition

Der eigentliche Ursprung der echten Kuhpocken ist unbekannt. Ohne menschliche Pocken scheint es aber keine selbständige Kuhpockenkrankheit zu geben. PASCHEN (1932) wies schon darauf hin, daß mit der Ausrottung der Variola vera auch die originären Kuhpocken seltener vorkommen. Denselben Zusammenhang machen HAGAN und BRUNER (1957) als Grund für das immer spärlichere Auftreten der echten Kuhpocken in Mitteleuropa geltend. Die Kuhpocken gehen sehr wahrscheinlich auf die menschlichen Pocken zurück (Änderung des Virus durch mutative Vorgänge?). Das heutige originäre Kuhpockenvirus ist nicht mit dem Variola vera humana-Virus identisch. DOWNIE (1939) sprach sich auf Grund seiner ausführlichen Untersuchungen eindeutig dafür aus, daß die Kuhpocken heute eine Krankheit sui generis darstellen. Hierfür sprechen neben den weiter unten dargelegten mikrobiologischen Argumenten eine Anzahl weiterer, z. B. die Tatsachen, daß das Variola vera-Virus nur schwer direkt auf Rinder übertragen werden kann (oft gar nicht), daß das Kuhpocken-Virus im Gegensatz zum menschlichen Pockenvirus regelmäßig Veränderungen der Kaninchencornea hervorruft (positiver Paulscher Versuch), daß Ausbrüche von Kuhpocken oft keine unmittelbar nachweisbare Quelle besitzen und daß vielfach ein Kontakt der erkrankten Rinder mit frisch vaccinierten oder pockenkranken Menschen mit Sicherheit ausgeschlossen werden kann (BLANK und RAKE 1955). DOWNIE (1939) forderte daher, daß der Terminus „Kuhpocken" für die natürliche Pockenkrankheit der Rinder reserviert bleiben sollte[1].

Beim Rind kommen jedoch mehrere Quadervirus-Infektionen vor, die ähnliche Veränderungen verursachen. Letztere weisen oft identische Lokalisation (z. B. am Euter) auf und wurden nicht immer genau unterschieden. Dies stiftete erhebliche Konfusion in der Literatur. Es müssen scharf voneinander getrennt werden:

1. Die originären Kuhpocken (cow-pox im Sinne von DOWNIE). Sie führen beim Tier zu erheblichen Krankheitserscheinungen (Fieber, Pockenpusteln am Euter, Freßunlust, Rückgang der Milchleistung usw.). Nähere Charakterisierung des Erregers s. u.!

2. Variolavaccine. Übertragung des Impfpocken-Virus durch frisch geimpfte Personen (Melker, Kinder der Landwirte) auf Kühe, z. B. beim Melken: Einreiben des Virus in die Haut des Euters. Folge: schmerzhafte Pusteln an den Strichen der Euter. Im Speziallaboratorium Differenzierung zwischen Vaccine- und Kuhpockenvirus möglich (s. u.!).

3. Paravaccine (im Sinne von v. PIRQUET und von LIPSCHÜTZ). Synonyma: *Euterpocken, „falsche Pocken".* Eventuell identisch mit Stomatitis papulosa. Die Rinder weisen an den Strichen der Euter bräunlich-schwärzliche Schorfe und Krusten auf. Die Veränderungen schmerzen wenig, die Tiere machen keinen kranken Eindruck, die Milchleistung geht kaum zurück. Nach Übertragung des Erregers auf den Menschen entstehen die sog. Melkerknoten sensu strictiori im Sinne von KAISER und BERGER (s. Abschnitt „Melkerknoten"). Schon JENNER unterschied die echten von den falschen Kuhpocken, ebenso PASCHEN (1932). Letzterer empfahl, die kranken Rinder stets genau zu untersuchen und folgende Maßnahmen durchzuführen: den Paulschen Cornealversuch und eine nachträgliche Vaccination. Geht letztere an (keine Immunität gegen Variolavaccine) und fällt der Cornealversuch am Kaninchen negativ aus, so spricht dies für Paravaccine, für die sogenannten falschen Pocken des Rindes.

---

[1] In der Literatur wird die exakte Trennung zwischen Kuh- und Büffelpocken vermißt. Im allgemeinen lokalisieren sich die Büffelpocken als gutartige Infektionskrankheit gewöhnlich nur auf Euter und Zitzen. Nur selten kommt es zu einer Generalisation (MAQSOOD 1958).

c) Ätiologie

Nahe Verwandtschaft zwischen Variola vera und den originären Kuhpocken besteht sicher. Das Kuhpockenvirus kann außer von Rind zu Rind, vom Rind auf den Menschen und dann von Mensch zu Mensch — noch auf eine Reihe weiterer Haus- und Laboratoriumstiere übertragen werden, so u. a. auf Pferde, Kamele, Schafe und Ziegen, auf Affen, Kaninchen, Meerschweinchen, Hamster, Ratten und weiße Mäuse. Sehr gut vermehrt es sich in der Eikultur, vor allem auf der Chorionallantoismembran von Hühnereiern — (siehe bei DOWNIE 1939, HERRLICH und MAYR 1954, 1955, MAYR 1956, DOSCH und MORITSCH 1956, BERGER 1956 u. a.). Die Mikromorphologie der Elementarkörper des Kuhpockenvirus entspricht vollauf derjenigen der Vaccine-Virus-Elementarkörper (s. die Abschnitte A/VI/1 und B/I/1). Die Elementarkörper sind also quaderförmig und können partiell mit Pepsin abgebaut werden (vergl. hierzu die Abb. 39). Das Kuhpockenvirus unterscheidet sich vom Vaccine-Virus vor allem durch vier Eigenschaften: Es bildet erstens andere cytoplasmatische Einschlußkörper, kann zweitens serologisch abgetrennt werden, erweist sich drittens im Tierversuch oft als stärker pathogen und führt viertens auf der Chorionallantoismembran der beimpften Eier, in der Kaninchen- und Meerschweinchenhaut zu Veränderungen, die fast immer eine hämorrhagische Note besitzen (BERGER 1956, MORITSCH 1957). Einzelheiten über die Differenzierung siehe im Abschnitt „Laboratoriumsdiagnose".

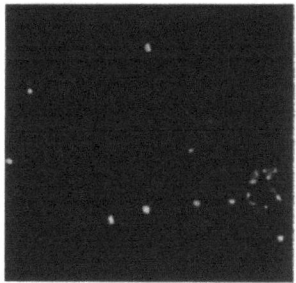

Abb. 39. Originäres Kuhpockenvirus. Elementarkörperchen 60 min mit Pepsin behandelt. Teilweiser Abbau der „Proteinhülle". El.opt. Vergr. 4000mal, umkopiert

Bei der fortlaufenden Passage des Kuhpockenvirus in Eikulturen kann es zu spontaner Mutation kommen. DOWNIE und HADDOCK (1952) beschrieben eine so entstandene Variante des Virus, die sich nicht mehr in rot gefärbten, sondern in weißen Herden auf der Chorionallantoismembran vermehrte. Dieser Kuhpocken-Variante fehlte die hämorrhagische Komponente. Dieser Mangel erhielt sich konstant über 17 Eipassagen. Nach Überimpfung auf die Kaninchenhaut zeigte sich, daß auch hier jede hämorrhagische Beschaffenheit der Effloreszenzen ausblieb. Eine analoge Kuhpocken-Mutante beobachtete TONGEREN (1952). Histologisch verhält sich das „weiße" Kuhpocken-Virus nicht wesentlich anders als das ursprüngliche (GISPEN 1955).

d) Histopathologie

Im großen und ganzen gleichen die feingeweblichen Veränderungen in der menschlichen Epidermis bei der Kuhpocken-Infektion denen bei Variola vera und Vaccinia. Über die Unterschiede in der Morphologie der Einschlußkörper s. im Abschnitt „Laboratoriumsdiagnose".

e) Klinik und Therapie menschlicher Kuhpocken-Infektionen

An Kuhpocken erkranken in erster Linie Melker und Landwirte, die in Kontakt mit kranken Rindern kommen. Es entwickeln sich dann besonders gern an den Fingern, Händen und Unterarmen sowie im Gesicht rötlich-livide, mitunter fast violett-schwärzliche Knoten, die von kleinen Pusteln umgeben sein und zentral ulcerieren können. Aus den bohnen- bis haselnußgroßen Knoten entleert sich meist ein hämorrhagisches Sekret. Wenn diese Veränderungen stärker vereitern, kann die Abheilung bis zu 8 Wochen benötigen. Die Umgebung der Efflorescenzen ist oft ödematös, Lymphangitis und Lymphadenitis fehlen selten. Die Knoten sind schmerzhaft, der Patient hat meist etwas Fieber (38—39⁰ C) und fühlt sich abgeschlagen. Mitunter bildet sich an den Extremitäten ein Rash-ähnliches Exanthem aus, das im Gegensatz zu den unter Krusten- und Schuppenbildung abtrocknenden Knoten innerhalb einer Woche ohne Schuppung wieder abblaßt.

Daß auch vorschriftsmäßige Pockenimpfung nicht unbedingt gegen Kuhpocken-Infektion schützt, zeigt ein von WITTELS (1958) beobachteter Fall, der hier wiedergegeben werden soll:

„Ein 4¹/₂jähriger Knabe, mit etwa 2 Jahren epicutan gegen Pocken geimpft. Am 20. 12. 56 Auftreten eines stecknadelkopfgroßen entzündlichen Infiltrates im Bereich der linken Wange mit starkem Ödem. Diese Veränderung nahm rapid an Größe zu, die ödematöse entzündliche Schwellung erstreckte sich bald auf die ganze linke Gesichtshälfte, wobei sich die üblichen antiphlogistischen Maßnahmen als wirkungslos erwiesen. Im Bereich der linken Wange findet sich eine gut münzengroße Exulceration, die zentral mit einer schwarzen brüchigen Nekrose bedeckt ist, aus der und aus deren Umgebung sich ein serös-hämorrhagisches Exsudat entleert. Die Umgebung ist düsterrot entzündlich verfärbt, stark ödematös geschwollen, rund um die Exulceration finden sich wie Satelliten angeordnet mehrere einzelstehende Pusteln mit teils gelblich-eitrigem, teils hämorrhagischem Inhalt, die andeutungsweise eine Eindellung im Zentrum erkennen lassen. Das kollateral entzündliche Ödem reicht bis in die Retroauriculargegend bzw. führt zu einer ödematösen Schwellung des Unterlides und reicht caudal bis auf den Unterkiefer und die angrenzenden Halspartien. In den ersten Tagen nach der Aufnahme bestand Fieber bis etwa 38,5⁰C. Auf Grund des klinischen Bildes wurde einerseits an eine Vaccinia inoculata, andererseits an eine Milzbrandinfektion gedacht. Die Untersuchungen hinsichtlich der Milzbrandinfektion verliefen sowohl kulturell als auch im Tierversuch negativ.“ — Virologisch konnte der von diesem Fall isolierte Erreger einwandfrei als Kuhpockenvirus im Sinne von DOWNIE bestimmt werden. Eine anschließende Pockenschutzimpfung bei dem Patienten verlief mit negativem Resultat.

DOSCH und MORITSCH (1956) konnten eine Laboratoriumsinfektion mit dem originären Kuhpocken-Virus beobachten, die klinisch unter dem Bilde einer Blepharoconjunctivitis verlief. Eine tödlich endende Meningoencephalitis im Anschluß an eine Kuhpocken-Infektion beschrieb VERLINDE (1951).

Die Behandlungsmaßnahmen erstrecken sich nur auf die Verhinderung oder Beseitigung bakterieller Sekundärinfektionen (Tetracycline, Vioformlotio usw.). Bisher keine kausale Therapie!

f) Differentialdiagnose

Die Ähnlichkeit der Kuhpocken mit einem beginnenden Anthrax wird häufiger erwähnt. Abgrenzung durch Ausstrichfärbung, kulturellen Nachweis der Milzbrandbacillen und Tierversuch.

Verwechslung mit einer Vaccinia inoculata ist gleichfalls möglich. Hier klärt die Anamnese (Kontakt mit Impflingen) und die Differenzierung des isolierten Virus im Speziallaboratorium.

Am häufigsten muß zwischen originären Kuhpocken und paravaccinalen Melkerknoten differenziert werden. Letztere schmerzen nicht — (nur nach bakterieller Sekundärinfektion) — und zeigen einen blanderen Verlauf der Hautveränderungen. Die Infektionsquelle bilden Rinder mit „falschen Pocken“, die ebenfalls harmlosen Charakter besitzen. Nach Melkerknoten sensu strictiori entsteht keine nachweisbare Immunität gegen Variolavaccine. Eine künstliche Kuhpocken-Infektion würde z.B. bei Melkerknotenpatienten angehen. Das Melkerknoten-(Paravaccine-)-Virus vermehrt sich nicht in der Eikultur und liefert einen negativen Paulschen Cornealversuch am Kaninchen.

g) Immunität nach Kuhpocken

Daß eine Kuhpocken-Infektion vor echten Pocken schützt, ist seit JENNER bekannt. Dauer und Ausmaß der Immunität nach Kuhpocken-Erkrankung dürften in etwa derjenigen entsprechen, die durch Pockenschutzimpfung herbeigeführt wird.

h) Laboratoriumsdiagnose

α) Mikroskopie

Die Elementarkörper des Kuhpocken-Virus können licht- und elektronenmikroskopisch genau wie die des Pocken- oder Variolavaccine-Virus nachgewiesen werden.

β) Eikultur

Das Kuhpockenvirus vermehrt sich in der Chorionallantoismembran bebrüteter Hühnereier ausgezeichnet und ruft „pockenartige" opake Herde in der Membran hervor (vgl. Abb. 40). Die Entzündung in der Eihaut verläuft in der Regel hämorrhagisch (DOWNIE 1939). Die Plaques in der Chorionallantoismembran weisen ein tief-rotes Zentrum und darum herum meist einen weißlichen konzentrischen Hof auf. Die Generalisation des Virus nach Einimpfung in die Chorionallantoismembran erfolgt rasch. Nicht selten konfluieren die Herde zu größeren hämorrhagischen Platten (vgl. Abb. 41).

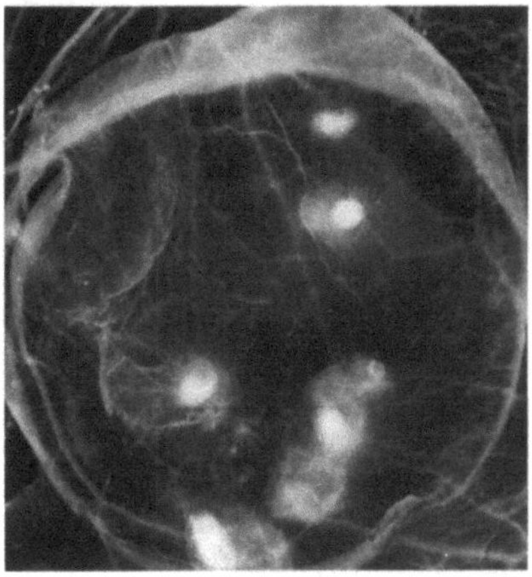

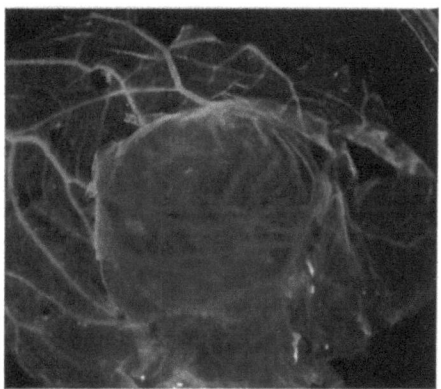

Abb. 40. Chorionallantoismembran von Hühnerbrutei beimpft mit originärem Kuhpockenvirus. Isolierte Herde mit hämorrhagisch-nekrotischem Zentrum. Ödem der Membran

Die Vermehrung des Kuhpockenvirus im bebrüteten Hühnerei untersuchten besonders eingehend HERRLICH und MAYR (1954, 1955). Nach Inoculation des Virus in die Chorionallantoismembran oder in die Allantoishöhle bleiben die Allantois- und Amnionflüssigkeit in allen Stadien des Infektionsablaufes relativ virusarm. HERRLICH und MAYR (1955) erklären dieses Verhalten mit der Einschlußkörperbildung (Speicherfunktion!) und mit der herdförmigen, geweblichen Abwehrreaktion des Wirtes. Gegenüber den Vaccineherden auf der Chorionallantoismembran zeigen die Läsionen des Kuhpocken-Virus einen mäßigeren und verzögert einsetzenden zentralen Zellzerfall. Bei Beimpfung der Allantoishöhle haftet das Kuhpocken-Virus sehr schlecht am Entoderm, hingegen manifestiert sich eine Vaccinevirus-Infektion hier nahezu ebenso gut wie im Ektoderm. Nach Vaccinevirus-Inoculation fanden HERRLICH und MAYR (1955) zahlreiche kleine und granulierte Einschlußkörper, nach Kuhpocken-Infektion weniger zahlreiche, große und mehr homogene Einschlüsse.

Abb. 41. Chorionallantoismembran mit originärem Kuhpockenvirus beimpft. Großer roter, im Zentrum konfluierter Herd

Die Autoren zeigten weiter, daß neben differentialdiagnostischen Möglichkeiten die Eikultur auch Bedeutung für die Stammdiagnose besitzt. Für letztere eignen sich die Angaben über die zeitlich unterschiedliche Generalisationsfähigkeit im Ei und über die Quantität der erfolgten Generalisierung (vergl. hierzu Tabelle 16).

Tabelle 16. *Differenzierung des Kuhpockenvirus in der Eikultur* (nach HERRLICH und MAYR 1955)

Virus	Optimale Bebrütungstemperatur	Inkubationszeit	Zeit post infect.	Chorionallantoisbeimpfung						Allantoishöhlenbeimpfung
				Chorionallantoisbild am Höhepunkt der primären Virusphase				Zeitpunkt, Quantität und prozentuales Zustandekommen der sichtbaren Generalisation auf der Chorionallantoismembran	Vermehrungstendenz	
				Makroskopisch	Mikroskopisch		Einschlußkörperchen			
					Ektoderm	Mesoderm				
Kuhpockenvirus	wie Vaccinevirus (Schrankbrüter: 37,8°C)	20 Std	3. Tag	Herde wie bei Vaccine, jedoch *hämorrhagisch*. Meist starke Eintrübung der Umgebung. Starke Ausbildung des gesamten Gefäßsystems	Die Proliferationen sind stürmisch und dauern länger als beim Vaccinevirus. Zentraler Lysisprozeß der proliferierten und degenerierten Epithelzellen setzt später ein	Stark verdickt und zellig infiltriert, Stase und Thrombose an kleinen und kleinsten Gefäßen, starke Gefäßwandschäden mit perivaskulären, ausgedehnten *Blutaustritten*	Groß, kompakt, homogen, stark acidophil, geringe Anzahl, im Cytoplasma liegend. Ausbildung in allen 3 Keimblättern, besonders gut in den proliferierten Epithelzellen	*ZG 50** zwischen 70 und 82 Std. *Quantität:* ++++ 100% Generalisation	++++ Kein Ei überlebt die Infektion	Geht am Entoderm sehr schlecht an. Stark verzögerter Infektionsablauf. Hämorrhagische Natur der Herde tritt besonders stark in Erscheinung

Stammdiagnose:
1. Zeitpunkt der sichtbaren Generalisation auf der Chorionallantoismembran.
2. Quantität der sichtbaren Generalisation auf der Chorionallantoismembran.

* ZG 50 = Zeitpunkt der sichtbaren Generalisation auf der Chorionallantoismembran, bis zu dem mindestens 50% aller beimpften Eier generalisiert sind.

γ) Tierversuch

Kuhpocken- und Vaccineinfektionen beim Rind unterscheiden sich im zeitlichen Ablauf. Die originären Kuhpocken weisen ein Inkubationsstadium von 3 bis 8 Tagen auf. Die Entwicklung der Hautefflorescenzen benötigt bis zur vollen Reife 7 bis 12 Tage — (WIRTH und DIERNHOFER 1950, HUTYRA und MAREK 1954, BERGER 1956). Impft man Rinder mit dem Vaccinevirus, so bilden sich die Haut-

erscheinungen schon nach 2 Tagen aus. Sie erreichen ihre vollständige Ausprägung bereits nach 5 bis 6 Tagen (BERGER 1956). Einzelheiten über die experimentelle Kuhpockeninfektion beim Rind siehe bei BERGER und PUNTIGAM (1958).

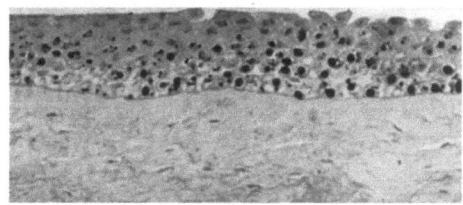

Abb. 42. Histologisches Präparat von Kuhpocken-beimpfter Kaninchencornea. Färbung nach MANN. Zahlreiche cytoplasmatische Einschlußkörper aller Größen

Zur Laboratoriumsdiagnose der Kuhpocken eignet sich der Paulsche Cornealversuch am Kaninchen sehr gut. Er liefert für dieses Virus viel sichere Resultate als für das Variola vera-Virus. Die im Corneaepithel gebildeten Einschlußkörper sind ungemein charakteristisch. Für ihre Darstellung eignet sich am besten die von DOWNIE (1939) angegebene Färbung mit Eosin-Orange G-Methylblau oder die von MANN angegebene Methode. Am stärksten ausgeprägt sind die histologischen Veränderungen der Kaninchencornea im Zentrum der keratitischen Herde, wo der Zerfall des Gewebes kurz bevorsteht oder bereits eingesetzt hat (BERGER 1956).

Dies beruht darauf, daß die Keratitis von der Infektionsstelle aus peripherwärts fortschreitet und deshalb an der Peripherie die jüngsten, im Zentrum die ältesten Veränderungen zu finden sind (HÜCKEL 1898). Demgemäß können, wie BERGER beschreibt, peripher die jüngsten und kleinsten, zentral die ältesten und größten Einschlüsse beobachtet werden. Derselbe Autor meint, daß die Kuhpocken-Infektion der Kaninchencornea, was die Vehemenz des Reaktions-

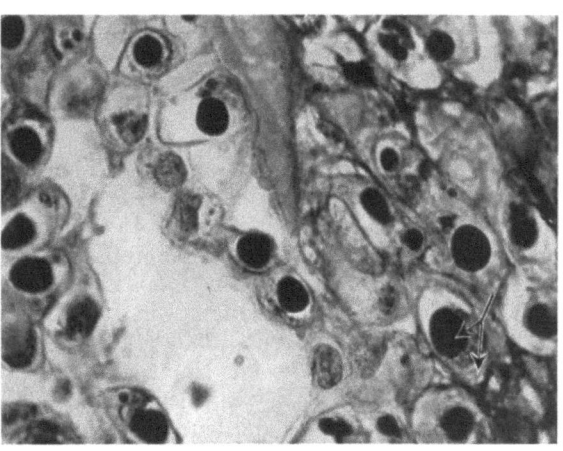

Abb. 43. Wie Abb. 42, bei stärkerer Vergrößerung (Ölimmersion). Große ovale Einschlüsse, die z.T. die Zellkerne an den Zellrand drängen (s. Pfeil!)

ablaufes betrifft, etwa in der Mitte zwischen der Variola vera- (langsamer Prozeß, oft negative Resultate) und der Vaccine-Infektion (stürmische Entwicklung der Veränderungen) stehen dürfte.

Die im Cytoplasma der Cornea-Epithelzellen auftretenden Kuhpocken-Einschlußkörper sind eosinophil, relativ scharf begrenzt, groß, oval oder rund, ziemlich homogen, ohne deutliche innere Struktur bzw. Granulierung, wie sie bei Vaccine-Einschlüssen zu sehen ist (vergl. die Abb. 42—44). Die Kuhpocken-Einschlußkörper können sehr groß werden, größer als der Zellkern, also eine Ausdehnung erreichen, wie man sie bei Vaccine-Inklusionen für gewöhnlich nicht beobachten kann (DOWNIE 1939, GISPEN 1955, BERGER 1956). Durch die Vaccine-

Einschlüsse wird der Zellkern selten stärker deformiert, die Kuhpocken-Einschlußkörper drängen den Nucleus hingegen an den Zellrand und pressen ihn sichelförmig zusammen (siehe Pfeil in Abb. 43). Intranucleäre Einschlüsse wie bei den echten Pocken und bei Alastrim sind bisher bei Kuhpocken-Infektionen nicht gesehen worden.

Auch weiße Mäuse können intracerebral, intraperitoneal, subcutan und intraspinal mit dem Kuhpocken-Virus infiziert werden (MORITSCH 1956, 1957). Bei intracerebraler Inoculation vermehrt sich das Virus in erster Linie im Gehirn. Durch die dort entstandenen Läsionen gehen die Mäuse mit Krämpfen zugrunde. Bei intraperitonealer Infektion vermehrt sich das Virus in den inneren Organen (Milz, Leber) so stark, daß die Allgemeininfektion ad exitum führt. Nach intracerebraler Beimpfung können histologisch im Gehirn der Tiere die intracytoplasmatischen Kuhpocken-Einschlußkörper nachgewiesen werden, vor allem in den Zellen des Plexus chorioideus und des Ependym (MORITSCH 1956).

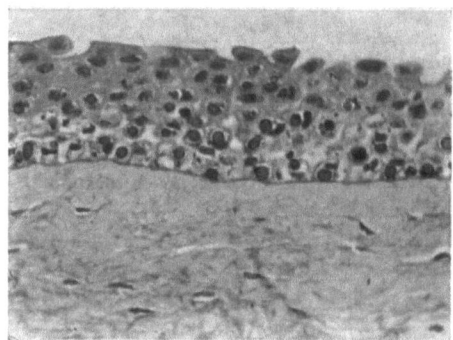

Abb. 44. Kaninchencornea, infiziert mit originärem Kuhpockenvirus. Schnittpräparat, modifizierte Downie-Färbung. Einschlußkörper (orange-rot) im Cytoplasma der Epithelien (Zellkerne: blau)

δ) Serologie

Variola vera-, Kuhpocken- und Vaccinevirus sind ohne Zweifel serologisch miteinander eng verwandt. DOWNIE (1939) konnte jedoch zeigen, daß Vaccine- und Kuhpocken-Virus hinsichtlich der Beschaffenheit der Antigene nicht völlig übereinstimmen. Verwendet man Hyperimmun-Seren von Kaninchen — (hyperimmunisiert gegen Vaccine bzw. gegen Kuhpocken) — und führt mit ihnen Komplementbindungsreaktionen aus, so erhält man mit dem homologen Antigen höhere Titerwerte als mit dem heterologen (z. B. bei Kuhpocken-Seren mit Kuhpocken-Antigen höhere Titer als mit Vaccine-Antigen).

Der Antikörper-Nachweis im Serum von Patienten, die eine Kuhpocken-Infektion durchgemacht haben, kann nicht nur mit der Komplementbindungsreaktion sondern auch mit dem Neutralisationstest erbracht werden (DOWNIE 1939, DOSCH und MORITSCH 1956). Das Kuhpocken-Virus agglutiniert Hühnererythrocyten, besitzt also ein Hämagglutinin. Im Serum Kuhpocken-infizierter Menschen und Tiere können mit dem Hirst-Test die Hämagglutination hemmende Antikörper nachgewiesen werden (MAYR 1956).

MAYR u. Mitarb. (1955) fanden bei vergleichenden Titrierungen von Chorionallantoismembranen, die mit Kuhpocken infiziert waren, daß vom ersten Tag p.i. an die Komplementbindungsreaktion stets höhere S- als V-Antigen-Werte lieferte. Das S-Antigen war thermostabil und schien nur schwach antigen wirksam zu sein. Das Verhältnis zwischen V- und S-Antigen im infizierten Gewebe war gerade umgekehrt wie das der gegen sie gebildeten Antikörper. Ein unmittelbarer Zusammenhang zwischen Kuhpocken-S-Antikörpern und Immunität dürfte demnach nicht bestehen. MAYR u. Mitarb. (1955) wiesen weiter nach, daß das vom virusgebundenen Hämagglutinin abtrennbare hämagglutinierende Prinzip substantiell nicht mit dem S-Antigen des Kuhpocken-Virus zusammenhängt. Über die Antigen-Herstellung aus Chorionallantoismembran-Material s. ebenfalls bei MAYR u. Mitarb.

Eine serologische Differenzierung des Kuhpocken-Antigens ist auch mit der *Doppeldiffusionsmethode*[1] von GISPEN (1955) möglich, die sich immer mehr durch-

---

[1] Die Diffusion eines Antigens in ein Gel, das den homologen Antikörper enthält, führt zur Ausbildung einer oder mehrerer Präcipitations-Zonen. Durch die Anzahl letzterer kann die Mindestzahl der Antigene in einem „Antigen-Gemisch" bestimmt werden. Die von GISPEN

setzt. Mit diesem Verfahren zeigt sich bei Verwendung von Vaccine-Antigen die Bildung von zwei Hauptpräcipitationszonen (I und III) in der Agarsäule, außerdem treten mehrere Nebenfraktionen (2, 2', 4 und 5) auf. Die Prüfung einer Neurovaccine ergab keine wesentliche Differenz gegenüber gewöhnlicher Vaccine. Läßt man aber originäres Kuhpocken-Antigen gegen ein Standard-Vaccine-Antiserum diffundieren, können Unterschiede gegenüber der Vaccine-Präcipitation beobachtet werden. Bei der Kuhpocken-Reaktion fehlt die Hauptfraktion Nr. I (erste dicke Zone). Wenn man das Kuhpocken-Antigen statt gegen Vaccine-gegen Kuhpocken-Antiserum diffundieren läßt, so bildet sich die Zone I jedoch aus, aber sehr schwach und nie so stark wie bei Vaccine. Variola vera- und Alastrim-Antigene verhielten sich im Doppeldiffusionstest sehr ähnlich wie Vaccine-Antigen (Zone I und III vorhanden), Ektromelie-Antigen hingegen entsprach weitgehend demjenigen der Kuhpocken (Zone I fehlt, III vorhanden). Das Geflügelpocken-Virus gibt bei der Diffusion gegen ein Vaccine-Antiserum keine Präcipitationszonen, reagiert also überhaupt nicht. Die Untersuchungen von GISPEN (1955) bestätigen somit die serologischen Resultate von DOWNIE (1939). Die Ansicht von SMADEL (1952), daß die serologischen Unterschiede zwischen originären Kuhpocken und Variolavaccine nicht größer seien als die zwischen verschiedenen Vaccine-Stämmen, wird durch die Resultate von GISPEN nicht gestützt.

5. Vaccinevirus, Impfpocken, Schäden durch Vaccination (vaccinale Erkrankungen)

Das Gebiet der dermotropen Infektionen durch das Vaccine-(Impfpocken-)Virus ist sehr umfangreich und letzteres vielleicht das bis heute am besten untersuchte Virus. Im Band II des Jadassohnschen Handbuches (1932) wurde der folgende Abschnitt in 2 ausführlichen Kapiteln abgehandelt, auf die sich die hier niedergelegte Darstellung vielfach stützen kann, und zwar:

1. auf die Ausführungen von LIPSCHÜTZ über „Vaccine-Variola" (S. 87—94) und
2. auf den Beitrag von PASCHEN über „Vaccine und Vaccineausschläge" (S. 164—270).

Ein ganz kurzer Stichwortabriß soll den Inhalt der beiden Kapitel angeben und z.T. als Hinweis auf Daten dienen, die ihrer absoluten Gültigkeit und Vollständigkeit wegen nicht nochmals erörtert werden sollen. Letztere sind durch (!) hinter den folgenden Stichworten gekennzeichnet.

1. (Beitrag LIPSCHÜTZ): Ätiologie-Aufklärung, geschichtliche Daten, Bedeutung der Guarnierischen Einschlußkörper(!), Züchtungsversuche in Gewebekulturen, Immunitätsverhältnisse.

2. (Beitrag PASCHEN): Einleitung mit Hinweis auf Handbücher und größere Abhandlungen(!), Ätiologie (Elementarkörper, Guarnierische Körperchen), Paulscher Versuch(!), Allergiemethode von TIÈCHE(!), Nachweis und Kreisen des Erregers nach der Vaccination(!), Fragen zum Impftermin(!), subcutane Impfung(!), intracutane Impfung(!), Klinik der cutan geimpften Schutzpocken(!), Vaccinale Eruptionen (sehr ausführlich, daher nur durch neuere Literatur ergänzt), Revaccination(!), Eczema vaccinatum, sekundäre Wundinfektion der Impfpusteln, Melkerknoten, Psoriasis auf Impfstellen, anomale Vaccineentwicklung wie Vaccine rouge und Paravaccine v. PIRQUET (s. spätere, gesondert dargestellte Abschnitte), Keloide, Impetigo contagiosa, Zusammentreffen von Vaccine mit anderen Infektionskrankheiten, Impfung von Angiomen (letztere heute obsolet).

---

ausgearbeitete Doppeldiffusionsmethode beruht nun auf folgendem Prinzip: In eine zentrale Säule aus Agargel diffundieren das Antiserum von unten und das Antigen von oben ein. Um 2 Antigene, die mit dem gleichen Antiserum reagieren können, voneinander zu trennen, kann man eine Mischung beider Antigen-Suspensionen gegen dasselbe Antiserum diffundieren lassen. Wenn die präcipitierbaren Antigene gleich sind, so wird die Mischung nur eine Präcipitations-Zone bilden. Eine Verdoppelung der letzteren zeigt entweder einen physiko-chemischen Unterschied zwischen den beiden Antigenen, eine immunologische Heterogenität oder beides an. GISPEN vermochte nachzuweisen, daß die mit seiner Methode erzielbaren Präcipitationen nicht durch Gewebsantigen (z.B. aus der Chorionallantoismembran, Normalantigen) und auch nicht durch die Virus-Elementarkörper selbst hervorgerufen werden, sondern durch die freien, löslichen Antigene und durch die homologen Antikörper.

Tabelle 17. *Einige Merkmale zur Differenzierung von Variola vera-, Alastrim-, Kuhpocken- und Vaccine-Virus im Laboratorium* (modifiziert nach BLANK und RAKE 1955)

Viruskrankheit	Makroskopische Morphologie der Läsionen auf der Chorionallantoismembran	Paulscher Cornealversuch am Kaninchen		Ausprägung der Läsionen auf der Kaninchenhaut		Morphologie der experimentell hervorgerufenen Veränderungen der Kaninchenhaut		Morphologie der Einschlußkörper in der menschlichen Epidermis (Ergebnis der Biopsie)
		Intensität der Infektion	Morphologie der Einschlußkörper im Corneaepithel	nach Scarifikation	nach intradermaler Inoculation	Makroskopischer Befund	Mikroskopischer Befund	
Variola vera	Kleine, kompakte grauweiße Herde, nicht so stark nekrotisch wie Vaccine	(+)?	Eosinophile, meist kleinere, z. T. granulierte cytoplasmatische Einschlußkörper und unspezifische Einschlüsse in den Zellkernen	(+)?	(+)	Vesicopustulös, nekrotisch	Umschriebene Zellnekrosen, Infiltrat von Entzündungszellen	Kleinere und größere, unregelmäßig begrenzte, granulierte Einschlußkörper in den Zellen des Stratum spinosum. Gelegentlich Kerneinschlüsse
Alastrim	Kleine kompakte weißliche Herde	(+)?	Wie Variola vera	(∅)	(+)	Vesicopustulös, nicht so stark nekrotisch	Wie bei Variola vera. Nekrotische Komponente weniger stark ausgeprägt	Wie bei Variola vera
Originäre Kuhpocken	Große hämorrhagische Herde mit grauweißer Hofbildung (Area)	++	Große ovale bis runde, scharf begrenzte, homogene, eosinophile, cytoplasmatische Einschlußkörper. Keine Einschlüsse im Nucleus	++	++	Hämorrhagisch-nekrotische, ödematöse Veränderungen	Nicht ausgesprochen umschriebene Zellnekrosen, auch nicht so gut abgegrenzte Infiltrate von Entzündungszellen wie bei Variola vera	Große rundliche, scharf begrenzte, homogene Einschlußkörper im Stratum spinosum, gelegentlich auch im Corium
Vaccine (Impfpocken)	große, grauweißliche, nicht sehr scharf begrenzte Herde, die schnell nekrotisch werden	+++	Nicht sehr scharf begrenzte, mehr unregelmäßig geformte, granulierte, eosinophile, cytoplasmatische Einschlußkörper, nicht so groß wie die Einschlußkörper bei Kuhpocken. Keine Einschlußkörper in den Zellkernen	++	++	Vesicopustulös, nekrotisch	Wie bei Variola vera	Wie bei Variola vera, nur keine Kerneinschlüsse

Über die *Immunbiologie der Haut* nach Variola und Vaccine findet sich ein Abschnitt aus der Feder von W. JADASSOHN im gleichen Band (S. 386—390). Die Ergänzung hierzu (Literatur seit 1932) bringt wieder derselbe Autor (s. Band IV, Teil 1) in diesem Werk.

a) Synonyma

Variolavaccine-Virus, Vaccinevirus, Impfpockenvirus, Poxvirus officinale, Vaccinia-Virus, Virus of vaccinia, Virus vaccinal.

b) Definition

Das Variolavaccine-Virus (künftig: Vaccinevirus) stellt eine feste Variante des Variola vera-Virus dar, die offenbar nicht reversibel ist. Es ist keineswegs ein schwach-virulentes Pockenvirus. Mit diesem Virus werden die Pockenschutzimpfungen durchgeführt. Durch bestimmte Vorgänge können die Eigenschaften des Vaccinevirus geändert werden, aber nie gewinnt es den Charakter des echten Pockenvirus zurück. Das in den Efflorescenzen einer Vaccinia generalisata, die mit schwersten allgemeinen Symptomen einhergehen und zum Tode führen kann, in sehr großen Mengen enthaltene Virus wird nie Ursache bzw. Ausgangsort einer Pockenepidemie, auch nicht nach einer Reihenpassage von Mensch zu Mensch. Das Vaccinevirus muß scharf von den Erregern der Variola vera, der Alastrim und der originären Kuhpocken abgetrennt werden. Dies ist mit Hilfe einiger Laboratoriumsmethoden möglich, über die Tabelle 17 orientiert.

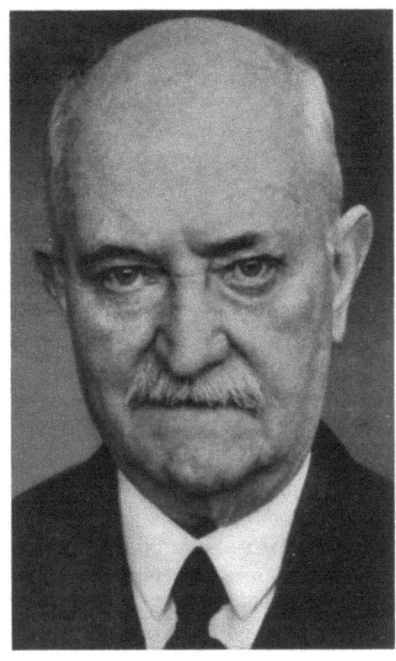

c) Geschichtliche Daten

Bei keinem der Vaccinevirus-Stämme, die seit vielen Jahrzehnten zu Impfzwecken dienen, ist eine genaue Geschichte über deren Ursprung bekannt. Allerdings bemühte man sich in den letzten zwanzig Jahren intensiver um eine qualitative Differenzierung einzelner Vaccinevirus-Stämme (vgl. z. B. die Ausführungen von MAYR

Abb. 45. E. PASCHEN († 1936) entdeckte 1906/07 die Elementarkörperchen des Vaccine- und Pockenvirus. PASCHEN war Oberimpfarzt in Hamburg und hat noch nach seiner Emeritierung als Gast im Hamburger Tropeninstitut über virologische Probleme gearbeitet (s. NAUCK und PASCHEN 1931)

1957). Die Lösung dieses Fragenkomplexes wird ungemein schwierig sein. So ist z. B. die Entstehung neuer Vaccine-Stämme mit besonderen Eigenschaften immer wieder möglich (vgl. spontane Mutation bei originären Kuhpocken: „Weiße" Herde auf der Chorionallantoismembran, DOWNIE und HADDOCK 1952).

Die Elementarkörper des Vaccinevirus wurden wahrscheinlich (nach GORDON 1937) zuerst von BUIST im Jahre 1887 gesehen, jedoch gebührt PASCHEN das Verdienst, dieselben durch eine noch heute gebräuchliche Färbung im Lichtmikroskop erstmals deutlich sichtbar gemacht zu haben (1906, 1907, 1909, 1917). Die Vaccinevirus-Elementarkörper werden daher nach ihm *Paschensche Körperchen* und deren färberische Darstellung mit Carbolfuchsin-Geißelbeize *Paschen-Färbung* genannt; vgl. auch die Daten unter Abb. 45.

Schon 1892 beobachtete GUARNIERI die nach ihm bezeichneten Einschlußkörper (in ein Reaktionsprodukt der befallenen Zelle eingebettete Kolonie von Elementarkörpern) im Epithel der Vaccine-beimpften Hornhaut des Kaninchens. Allerdings wurden diese Gebilde damals noch nicht richtig gedeutet, sondern für Protozoen gehalten. Heute sind auf Grund subtiler Analysen von Dünnschnitten mit Hilfe des Elektronenmikroskopes genaue Kenntnisse über die Feinstruktur der Viruseinschlußkörper bekannt; s. nächsten Abschnitt über die Ätiologie.

d) Ätiologie (Eigenschaften des Vaccinevirus)

α) Morphologie

Über die Morphologie des Vaccinevirus s. die Abschnitte A, VI, 1 und B, I, 1 sowie die Abb. 46 (Längen- und Breitenwerte der Elementarkörper s. in Tabelle 13). Werden Suspensionen von Vaccinevirus-Elementarkörpern präpariert, so zeigen letztere bei elektronenoptischer Beobachtung vorwiegend Quaderform. In Ultraschnitten von infizierten Geweben weisen sie eine mehr ovaläre Begrenzung auf. Die Ultramikrotomie eröffnet ganz neue methodische Möglichkeiten, da es bei den heute erreichbaren Schnittdicken von 30 bis 50 mμ möglich ist, selbst Elementarkörper sehr kleiner Viren mehrfach zu durchschneiden und die Schnitte im Elektronenmikroskop durchzumustern (PETERS 1958). Dünnschnitte des Vaccinevirus wurden bisher vorwiegend von hochgereinigten Virussuspensionen (in Methacrylat eingebettet), von Gewebekulturen und von der Chorionallantoismembran beimpfter Bruteier hergestellt (WIRTH und ATHANASIU 1949; GAYLORD u. Mitarb. 1952, 1953; MORGAN u. Mitarb. 1954; PETERS 1958).

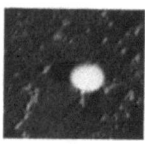

Abb. 46. Elementarkörper des Vaccinevirus. El.opt. Vergr. 17500mal, mit Pd schräg bedampft, umkopiert

Von der Phagenforschung, die nach PETERS (1958) bisher in mancher Hinsicht mit Recht für sich beanspruchen konnte, der Virusforschung Schrittmacherdienste geleistet zu haben, verlagert sich mehr und mehr der Schwerpunkt der Untersuchungen auf das Gebiet der menschen- und tierpathogenen Virusarten (über morphologische Vergleiche zwischen Phagen und menschenpathogenen Viren siehe bei ELFORD u. Mitarb. 1947). Diese Entwicklungslinie wird besonders deutlich anhand der Resultate neuerer Untersuchungen über das Vaccinevirus (vergl. die Ausführungen im Abschnitt A, VI, 1). Vor allem die Kombination von enzymatisch-morphologischen und Dünnschnitt-Analysen brachte wesentliche Erkenntnisse. So konnte PETERS (1954) nachweisen, daß sich der nach Pepsinhydrolyse von Vaccinevirus-Elementarkörpern freigelegte Innenkörper nach Depolymerisierung der Desoxyribonucleinsäure durch Desoxyribonuclease mit einer zweiten Pepsinbehandlung fast völlig abbauen läßt und sich in dieser Hinsicht wie die Kerne von Bakterien und höheren Zellen verhält. Dieses Ergebnis ermöglichte zusammen mit der Deutung von Struktur-Einzelheiten auf Grund einer Reihe von Dünnschnitt-Untersuchungen die schematische Darstellung des Elementarkörperaufbaues des Vaccinevirus (PETERS 1956). Vergleiche hierzu die Abb. 8 in Teil A und die ausführliche Arbeit von PETERS (1959).

β) Varianten des Vaccinevirus

Nach RIVERS und WARD (1933) und BUDDINGH (1936) können mindestens 5 Vaccinevirus-Varianten unterschieden werden:

1. Der intradermale Stamm (die zur Pockenschutzimpfung verwendete *Dermovaccine*). (Vgl. die Arbeit von BARG und RUDENKO 1935 über intracutan passiertes Vaccinevirus.)

2. Die Neurovaccine (Neurolapine).

3. Der Gewebekultur-Stamm.

4. Ein relativ Hitze-resistentes Vaccinevirus (durch fortgesetzte Selektion lassen sich gegen höhere Temperaturen — etwa 33 Tage bei 37,5⁰ C — resistente Stämme herauszüchten).

5. Eine möglicherweise spontan auftretende Variante, die wahrscheinlich der Erreger der Kaninchenpocken ist (siehe den Abschnitt B, I, 1, ε).

Die Dauermodifikation der *Dermovaccine* entsteht durch fortlaufende Passagen mit intracutaner Beimpfung (z. B. von Kaninchen und Kälbern). Durch Infektion der scarifizierten Kaninchenhaut mit dem Vaccinevirus (nach der Methode von CRAIGIE 1932) kann eine hohe Ausbeute von Elementarkörpern erzielt werden. Nach Ernte der „Pulpa" wird ein Reinigungsprozeß angeschlossen: Zentrifugierung der Gewebssuspension bei 12000 Touren, Wiederaufnahme des Niederschlages in 0,004 m Citrat-Phosphat-Puffer (p_H:7,0), Entfernung unlöslicher Bestandteile durch gewöhnliche Zentrifugierung. Die Endlösung enthält dann praktisch nur noch die Vaccine-Elementarkörper (SCHRAMM 1954). Von einem Kaninchen können in dieser Weise etwa 1 bis 2 mg Virus gewonnen werden. Bezüglich der *minimalen Infektionsdosis* des Vaccinevirus finden sich Angaben, nach denen eine Infektion bereits mit 4 Elementarkörpern erzielt werden kann, was einem Gewicht von $2,1 \cdot 10^{-14}$ g Virus entspricht (SCHRAMM 1954)[1].

Die *Neurovaccine* resultiert aus fortlaufenden Hirn- bzw. Hodenpassagen (z. B. im Kaninchenversuch). Durchweg ist die Neurovaccine virulenter als intradermale Stämme. Neuro- und Dermovaccinen behalten ihre spezifischen Eigenschaften sehr lange bei (nach BUDDINGH z. B. über 50 fortlaufende Eipassagen). Die Neurovaccine neigt dazu, hämorrhagische Veränderungen hervorzurufen (z. B. in der Kaninchenhaut und auf der Chorionallantoismembran beimpfter Bruteier).

Das Vaccinevirus kann in fortlaufenden Passagen auf Gewebekulturen gezüchtet werden *(Gewebekultur-Vaccine)*. RIVERS und WARD (1933) beobachteten z. B. bei einem Vaccine-Stamm, der seit 2 Jahren in Gewebekulturen von Zellen des Hühnerembryos gehalten wurde, daß er nur noch geringfügige Entzündungen in der Kaninchenhaut, beim Menschen aber noch typische Impfläsionen hervorrief.

γ) Der Pockenschutz-Impfstoff

Unter den „Vaccinen" gibt es zweifellos fixierte Virulenzvarianten (Unterschiede z. B. im Zeitpunkt der Generalisation auf der Chorionallantoismembran und in den Absterbeterminen der Hühnerembryos, quantitative Differenzen der Entzündungserscheinungen in der Chorionallantoismembran und der Hautinfiltrate nach intracutaner Impfung des Kaninchens). Es ist sicher, daß bei den heute zur menschlichen Impfung verwendeten Vaccine-Stämmen konstante Unterschiede nachgewiesen werden können, jedoch läßt sich noch nicht endgültig sagen, ob im Anschluß an die Impfung gesehene, von der Norm abweichende Reaktionen (z. B. *postvaccinale Encephalitis)* in Korrelation zu den in der Eikultur und am Kaninchen ermittelten, fixierten Virulenzvarianten stehen.

Zur Differenzierung von Vaccinevirus-Varianten in der Eikultur ist vorzüglich das Verfahren von HERRLICH und MAYR (1954, 1955) geeignet. Es können mit ihm bei den zur menschlichen Impfung verwendeten Stämmen sowohl bezüglich der Vermehrungstendenz als auch bezüglich der Gefäßwirksamkeit und der Hautaffinität regelmäßig vorhandene Unterschiede nachgewiesen werden. Zur Stammdiagnose dienen im einzelnen:

1. Der Zeitpunkt der sichtbaren Generalisation auf der Chorionallantoismembran,

2. die Quantität der sichtbaren Generalisation auf der Chorionallantoismembran,

---

[1] Wegen der Schwierigkeit exakter Titerbestimmungen und wegen der recht erheblichen Ungenauigkeit bei der Festlegung der Elementarkörperzahl haben derartige Angaben wohl nur orientierenden Charakter.

3. die Quantität der Infiltratbildung und der Gefäßwirksamkeit im Mesoderm der Chorionallantoismembran,

4. die allgemeine Vermehrungstendenz des Virus,

5. der Ausfall der Beimpfung der Allantoishöhle und

6. die Hautaffinität (Auftreten und Quantität der Sekundärherde auf der Haut des Hühnerembryos). Einzelheiten hierzu siehe bei HERRLICH und MAYR (1955), vgl. weiter die Tabelle 16 im Abschnitt „Kuhpocken"![1]

HERZBERG (1955) hält eine Überprüfung der z. Zt. in den verschiedenen Staaten verwendeten Schutzpocken-Impfstoffe sowie eine Vereinheitlichung ihrer Herstellung und Abgabe für notwendig, da eine Umfrage ergab, daß die Impfstoffe des In- und Auslandes sämtlich durch verschiedene Verfahren gewonnen werden. HERZBERG (1955) untersuchte 7 Pockenimpfstoffe aus verschiedenen Ländern vergleichend mit Hilfe der intracerebralen Impfung von Kaninchen. Dabei zeigte sich, daß frisch hergestellte und mit Glycerin versetzte Stamm- und Versandlymphen eine wesentlich höhere Pathogenität für das Kaninchen besaßen als 6—8 Monate bei 0 °C oder +4⁰ C gelagerte (Unterschiede hinsichtlich der Letalität, Pustelbildung, Schorfabfall, Lähmungen usw. bei den infizierten Tieren). Auf Grund seiner Erfahrungen rät HERZBERG zunächst zu folgenden Maßnahmen:

1. Ausschaltung von Impflymphen, die im Tierversuch ungewöhnlich starke pathogene Wirkung erkennen lassen.

2. Anwendung vor allem solcher Lymphen, die schon im Rohstoff Infektions-Titerwerte aufweisen, die denen früherer Jahrzehnte entsprechen. (Nachträgliche Verdünnung führt nicht zur Abschwächung, da hierdurch der Charakter des Vaccinestammes nicht geändert wird. Maßgeblich sind der Stamm selbst, Tierart und Passageverfahren.)

3. Eine Beratung darüber, ob und wie lange mit Glycerin versetzte Gebrauchslymphen vor der Abgabe gelagert werden sollen — (6—8 Monate bei 0—4⁰ C). — Gegen höhere Temperaturen sind die Impflymphen empfindlich. Eine mehrere Tage lange Lagerung bei 37⁰ C macht sie unbrauchbar. Ausgezeichnet haltbar (auch bei Temperaturen zwischen 22 und 37⁰C) sind Impflymphen im gefriergetrockneten Zustand (z. B. in 5%igem Pepton; COLLIER 1955).

Zur Pockenschutzimpfung kann außer Kälberlymphe auch eine Kulturlymphe benutzt werden (LEHMANN 1941). Letztere wird entweder aus Gewebekulturen oder aus der Chorionallantoismembran beimpfter Bruteier gewonnen. Der Vorteil der Kulturlymphe liegt in der primär vorhandenen Sterilität. Die Vaccinationsergebnisse gleichen generell denen mit Kälberlymphe (LEHMANN 1941, 1949, HERZBERG 1949). Über neuere Resultate auf Grund der Impfung mit Eihaut-Vaccinen berichteten (z. T. mit neuartiger Methodik) u. a. GOODPASTURE und BUDDINGH (1934), JACKSON u. Mitarb. (1956), ELISBERG u. Mitarb. (1956) sowie WEICHSEL und HERRERA (1957). Für die Impfstoffgewinnung aus der Vaccine-virus-beimpften Chorionallantoismembran von Hühnerbruteiern ist es zweckmäßig, eine niedrige Animpfdosis zu verwenden, da man hierdurch Generalisation und höhere Virusernte erreicht. Amnion- und Allantoisflüssigkeit sind zur Impfstoffherstellung ungeeignet, da sie nur wenig Vaccinevirus enthalten. NASEMANN (1956) konnte zeigen, daß bei zahlreichen mit Vaccinevirus infizierten Bruteiern, in deren Chorionallantoismembranen reichlich Haemagglutinine nachgewiesen werden konnten, die mit den Allantoisflüssigkeiten durchgeführten Hämagglutinationsreaktionen sämtlich negativ verliefen.

---

[1] Über die verschiedenen biologischen Eigenschaften mehrerer Vaccinevirus-Stämme vgl. auch die ausführlichen Angaben bei FENNER (1958).

Über die Gewinnung und Verimpfung von Pockenschutzlymphen aus Gewebekulturen berichteten HERZBERG (1932), LEHMANN (1936), WESSLEN (1956), HERRLICH und MAYR (1957) sowie HERRLICH (1958).

Die Begleitkeime in Kälberlymphen lassen sich durch Sulfonamid- oder Antibiotica-Zusatz weitgehend beseitigen (FUST und GRÜNIG 1949, MEGAY und ROTTER 1949, HERRLICH und BEDNARA 1950, 1952a, b, ARAKAWA und SUZUKI 1951, KUNERT 1953, HERRLICH 1953, ARNOULT 1955 u.a.). Zur weitgehenden Reduzierung der Begleitbakterien gab DELVILLE (1954) folgendes Verfahren an: Während der Inkubation mit dem Vaccinevirus erhalten die Kälber tägliche Injektionen von Penicillin und Streptomycin i.m., außerdem lokal Merthiolate (als Salbe, bzw. in 50% Glycerin + 50% H$_2$O gelöst) appliziert. Die Virusernte wird dadurch nicht vermindert, wohl aber die bakterielle Verunreinigung auf ein Minimum beschränkt. (Nach Abernten: 1%iger Merthiolatezusatz zur Rohlymphe, einige Tage lange Aufbewahrung bei + 5°C, dann Verdünnung bis zu einer Merthiolate-Endkonzentration von 1:5000 bis 1:10000, anschließend durch Gefriertrocknung Anfertigen einer *stabilen Trockenvaccine*.) Über eine weitere Verbesserung bei der Herstellung der Pockenschutzlymphe berichteten BERGER und PUNTIGAM (1957). — Häufiger muß bei den fortlaufenden Passagen des Vaccinevirus ein *Wirtswechsel* vorgenommen werden, um einer allmählichen Abschwächung der Impflymphe zu begegnen (z.B.: Mensch-Rind-Kaninchen-Rind-Mensch: „*Retrovaccine*").

δ) Biochemische und biophysikalische Eigenschaften des Vaccinevirus

In der Ultrazentrifuge sedimentieren die Elementarkörper des Vaccinevirus mit einer diffusen Bande, für die eine Sedimentationskonstante von 4910 S bestimmt werden konnte (PICKELS und SMADEL 1938). Das spezifische Volumen beträgt Vo = 0,793 (weitere physikalische Daten s. bei SCHRAMM 1954).

Die chemische Zusammensetzung der Elementarkörper des Vaccinevirus ist kompliziert (Elementaranalyse: 33,7% C, 15,3% N, 0,57% P, 0,05% Cu; s. Näheres bei HOAGLAND u. Mitarb. 1940). Das Virus enthält 5,7% Lipoide (1,7% Cholesterin, 2,2% Phosphorlipoide, 2,2% Neutralfett). Als Nucleinsäurebestandteil wurde 5,6% Desoxyribonucleinsäure festgestellt. Wahrscheinlich enthält die Desoxyribonucleinsäure-Fraktion den gesamten Phosphor und Zucker. Das Kupfer ist fest an das Virus gebunden und läßt sich nicht von diesem abtrennen, während künstliche Zusätze an Cu-Ionen leicht wieder entfernt werden können. Mineralisches Kupfer kann das Vaccinevirus stoffwechselmäßig nicht binden (LÉPINE u. Mitarb. 1952). Die Emissionsspektralanalyse ergab, daß im Vaccinevirus außer Kupfer kein weiteres Metall enthalten ist. Chromatographisch ließ sich ein im UV-Licht fluorescierender Bestandteil isolieren, der mit Hilfe von d-Aminosäureoxydase als Flavin-Adenin-Dinucleotid identifiziert werden konnte (HOAGLAND u. Mitarb. 1941). Letzteres scheint an der oxydativen Desaminierung des d-Alanins beteiligt zu sein. Beim qualitativen Vergleich mit Bakterien und tierischen Zellen ergab sich, daß der Flavingehalt der Vaccine-Elementarkörper durchaus dem von Bakterien und tierischen Zellen entspricht. Die Flavin-Konzentration ist jedoch im Virus geringer als in der Hefe. Im Vaccinevirus konnte weiter Biotin festgestellt werden. Auch Phosphatase und Katalase, aber keine Dehydrogenase ließen sich in den Elementarkörpern nachweisen (MACFARLANE und SALAMAN 1938)[1].

Die Elementarkörper des Vaccinevirus bestehen aus verschiedenen, serologisch differenzierbaren Komponenten, die bei alkalischer Extraktion in Lösung gehen. Etwa zur Hälfte werden die Elementarkörper aus dem sog. Nucleoproteid-Antigen (NP-Antigen) gebildet. Ein zweites Antigen (LS-Antigen) ist ein Glykoprotein mit einem Molgewicht von 240000 (SCHRAMM 1954). Antikörper gegen das NP-Antigen treten in den Seren verschiedener Tierarten auf, wenn diese mit aktivem Vaccinevirus hyperimmunisiert werden. Diese Antikörper neutralisieren nicht. — Das LS-Antigen ist nicht stammspezifisch. Es enthält 16,5% Stickstoff, an aromatischen Aminosäuren: Tyrosin, Tryptophan, Phenylalanin; an Kohlenhydraten: Glucosamin und Glucuronsäure. Die L-Komponente ist hitzelabil, der S-Anteil hitzestabil. Das L-S-Antigen hämagglutiniert. Immunisierung mit dem löslichen L-S-Antigen gibt keinen Schutz vor Infektion. Außer diesen beiden Antigenen enthält das Vaccinevirus noch weitere Antigenwirkgruppen.

---

[1] Diese Untersuchungen wurden noch nicht mit hochgereinigten Suspensionen durchgeführt. Die Resultate der Arbeitsgruppe von HOAGLAND (1940, 1941) müssen daher mit einer gewissen Reserve bewertet werden.

Gegen Austrocknung ist das Vaccinevirus sehr resistent. Mit Borken von Impfpusteln waren noch nach monatelanger Aufbewahrung bei Zimmertemperatur Infektionen auszulösen. In einer gepufferten Glycerin-Ringerlösung kann das Vaccinevirus bei Tiefkühlung sehr lange (15 Jahre und mehr) konserviert werden (Lehmann 1949). Gereinigte Vaccinevirus-Suspensionen sind zwischen p_H 4,5 und 10,0 stabil. Bei einem p_H unter 2,5 und über 11,5 erfolgt augenblickliche Inaktivierung (Beard u. Mitarb. 1938, Godinho u. Mitarb. 1934). Über den Einfluß der Temperatur auf die Lebensfähigkeit des Vaccinevirus s. bei Amies (1934). Kaiser (1951) konnte über einen „kochfesten" Vaccinestamm berichten.

Bestrahlung des Vaccinevirus mit Hilfe von Radon führt nur bei sehr hoher Dosierung zu völligem Verlust seiner Virulenz und Antigenität (Levaditi u. Mitarb. 1943). Durch Ultraschall lassen sich die Elementarkörper des Vaccinevirus viel schwerer zerschlagen als die stäbchenförmigen Proteine der Pflanzenviren. Über elektrophoretische Untersuchungen mit Suspensionen von Elementarkörpern des Vaccinevirus (bei 0,5 %iger Verdünnung gute Grenzflächen!) berichteten Shedlovsky und Smadel (1940).

Wesentliche Fortschritte in der Erkennung der Detailstrukturen der Vaccinevirus-Elementarkörper brachten die elektronenoptisch-enzymatischen Analysen von Peters (1957) mit Hilfe des Pepsin-Abbaues bei Variation von Fixierung und p_H-Wert und durch Papain-Abbau. Letzterer bietet Pepsin gegenüber den Vorteil einer Proteolyse im Neutralbereich. Kristallisiertes Papain greift die Elementarkörper strukturell nur nach vorausgegangener Denaturierung (Fixierung) an. Peters untersuchte verschiedene Reaktionsbedingungen wie Fixierungsmethoden, Fermentkonzentrationen, Aktivatoren, Reaktionsmedien und -zeiten bei unterschiedlichen p_H-Werten im Hinblick auf ihre Eignung für die Strukturanalyse. Die Petersschen Versuche ergaben, daß sich unter günstigen Bedingungen die Reaktion allein durch Änderung des pH-Wertes so steuern läßt, daß eine p_H-spezifische selektive Herauslösung einzelner Strukturanteile resultiert. Die periphere Proteinschicht erwies sich oberhalb p_H 3,4 als instabil, die Desoxyribonucleinsäurehaltige Ringstruktur wurde oberhalb p_H 5,0 und die Mehrzahl der zentral gelagerten Körper oberhalb p_H 4,2 unbeständig. Der ringartige Innenkörper (vgl. hierzu den Abschnitt A, VI, 1) kann durch die kombinierte Anwendung von Desoxyribonuclease und Papain (p_H 4,2) spezifisch gelöst werden. Elektronenoptisch konnte Peters (1957 a, b) nach Abbau der umhüllenden Membran freiliegende Innenkörper beobachten.

e) Histopathologie einiger durch das Vaccinevirus hervorgerufener Veränderungen beim Menschen und beim Versuchstier

Die Kenntnis des histologischen Bildes der durch das Vaccinevirus verursachten Veränderungen in verschiedenen Geweben ist nicht nur eine wesentliche Hilfe für die Diagnose, sondern auch für die Klärung pathogenetischer Fragen. Hier kann nicht das Gesamtgebiet der Histopathologie vaccinaler Infektionen abgehandelt werden, sondern es ist Beschränkung auf einige ausgewählte Kapitel angezeigt. Im folgenden wird aber versucht, durch zahlreiche Literaturhinweise das Dargestellte zu vervollständigen.

α) Histologie des subepidermalen Impfinfiltrates beim Menschen

Ein 22 Monate altes Mädchen wurde am linken Oberarm mit der intracutanen Impfmethode und 0,1 cm³ eines bakterienfreien Trockenimpfstoffes vacciniert. Am Tage vor dem Tode und eine Woche nach der Impfung traten plötzlich Krampfzustände und hohes Fieber (bis 41,9° C) auf. Die Obduktion ergab: In

beiden Lungenunterlappen und im linken Oberlappen konfluierende lobulärpneu-
monische Verdichtungsherde, eitrige Tracheobronchitis, Hirnödem, Purpura cere-
bri, keine Veränderungen im Sinne einer Encephalitis, kleine Blutungen sub-
epikardial und in der Thymuskapsel.

Dieser besondere Verlauf bot die sonst nicht (oder nur in einem ähnlichen Aus-
nahmefall) vorhandene Möglichkeit, das Impfinfiltrat histologisch zu untersuchen.
Im Bereich der Impfstelle (Außenseite des linken Oberarmes) war die Haut in gro-
schenstückgroßer Ausdehnung lividrot verfärbt, von etwas erhöhter Konsistenz
und gering vorgewölbt. An einem Einschnitt zeigte sich hier, daß das subcutane
Zellgewebe in einem Umfang von 9 mm umschrieben graurötlich tingiert war.
Mühlberger (1954) beschrieb die feingeweblichen Veränderungen in diesem Bezirk
sehr eingehend. Die Epidermis war unversehrt, das Corium nur geringfügig,
stark aber die Subcutis betroffen. In der Subcutis fanden sich überall Stase und
Thrombose an kleinen und kleinsten Gefäßen sowie perivasculäre Blutaustritte
und Infiltrate mit starker Kernzerfallsneigung der Leukocyten, Lymphocyten und
Plasmazellen. Weiter zeigten sich schwere, bis zur Nekrose gehende Gefäßwand-
schädigungen und auch im präexistenten Binde- und Fettgewebe z. T. Nekrosen.
In Giemsa-gefärbten Präparaten wurden innerhalb der Infiltrate und der nekrotischen Bezirke zahlreiche intensiv und gleichmäßig blau angefärbte, scharf umschriebene Granula von 0,5 bis $3\,\mu$ Größe sichtbar, die immer frei im Gewebe,
niemals innerhalb der Zellen lagen. Diese Gebilde waren nicht identisch mit
den Paschenschen Körperchen (Elementarkörpern des Vaccinevirus), wohl aber
mit den schon früher beschriebenen Z-Granula. Vermutlich handelte es sich bei
ihnen um Trümmer von Kernen der Leukocyten. Aus den Untersuchungen
Mühlbergers wird deutlich, daß das Vaccinevirus eine gefäßschädigende Wirkung
ausüben kann. Letzteres konnte von verschiedenen Autoren im Tierexperiment
bestätigt werden. Goyanes und Buron (1936) werten die Tatsache, daß das
Vaccinevirus einen Einfluß auf die pathologischen Granulationen in den Granulocyten ausübt, als ein Zeichen für die Beteiligung des Mesoderms bei vaccinalen
Infektionen. Weitere histologische Details s. bei Paschen (1932; S. 204 bis
S. 208).

Voss und Tolki (1960) konnten ein etwa 1 Jahr altes Impfstoffgranulom des
Menschen untersuchen. Histologisch zeigte sich, daß für den Aufbau eine Zu-
sammensetzung aus lymphatischem Gewebe und einer Fremdkörpergranulom-
Komponente charakteristisch ist. Diese Kombination liefert nach Ansicht der
Autoren erst eine „organoide Funktion des Impfstoffdepots mit der Möglichkeit
des Antigenabbaues und der unmittelbar anschließenden Antikörperbildung".

Puntigam und Berger (1954) führten elektrophoretische Untersuchungen bei
Rindern, Kaninchen und Menschen mit vaccinalen Hautveränderungen durch, um
zu prüfen, ob die Gewebsprozesse von nachweisbaren Veränderungen im Organ-
eiweiß der Oberhaut begleitet werden. In normaler Epidermis überwiegen die
Globuline die Albumine erheblich. In vaccinalen Efflorescenzen bei Rindern,
Kaninchen und beim Menschen kommt es als Ausdruck der exsudativen Vorgänge zu einer signifikanten Zunahme der Albumine. Über die Histologie der
durch das Vaccinevirus verursachten Hautveränderungen des Kaninchens siehe
bei Sakurane und Saito (1936).

β) Die histologischen Veränderungen des Zentralnervensystems bei Encephalitis postvaccinalis

Die schwersten Veränderungen im Verlauf einer Vaccinevirus-Infektion werden
bei der postvaccinalen Encephalitis gesehen. Vor allem kommt es zu einer starken
perivaskulären Gliawucherung mit Bevorzugung der weißen Substanz sowie zu

— evtl. über das ganze ZNS verstreuten — lymphocytären Infiltraten um die Gefäße, besonders um die Venen *(perivenöse Herdencephalitis)*. Dadurch, daß in der Umgebung der Infiltrate Markscheiden und Achsencylinder geschädigt werden, kommt es zu Entmarkungsherden entlang der Gefäße und zu den oben bereits erwähnten Gliawucherungen.

Sehr genau untersucht wurde von zahlreichen Autoren die *Vaccinevirus-Encephalitis* von Versuchstieren. So führte z. B. KRÜCKE (1952) nach suboccipitaler Vaccine-Infektion des Liquors von Kaninchen pathologisch-histologische Untersuchungen der Gehirne durch. Er fand dabei keine eitrigen Entzündungen, sondern eine ausgesprochen herdförmige, perivenöse Encephalitis mit vorwiegend lympho- und plasmocytärer Infiltration. KRÜCKE meint, daß diese Befunde den Schluß zulassen, daß der postvaccinalen Encephalitis des Menschen evtl. auch eine direkte Einwirkung des Virus zugrunde liegen könnte. Zu analogen experimentellen Resultaten gelangte SIEGERT (1952 a, b). In weiteren Versuchen prüfte SIEGERT (1957 a, b) das Verhalten des Vaccinevirus im menschlichen Organismus bei zentral-nervösen Impfschäden (insgesamt 26 Sektionen bei Erst- und Wiederimpflingen sowie 21 klinische Verdachtsfälle, von diesen nur Blut- und Liquoruntersuchungen), und zwar wurden Virusisolierungen aus den Impfstellen, den regionären Lymphknoten, aus Blut, Liquor und aus dem Zentralnervensystem durchgeführt. Dabei konnte das Vaccinevirus bei 5 von 16 neuro-histologisch gesicherten Impfencephalitiden aus dem Hirngewebe bzw. dem Liquor isoliert werden, während es bei 10 neurohistologisch unverdächtigen Impflingen nicht nachweisbar war. Es scheint demnach ein Zusammenhang zwischen Virusbefund und Impfencephalitis zu bestehen. SIEGERT gelang es außerdem, aus dem Liquor von 3 aus einer Gruppe von insgesamt 8 Patienten mit klinisch wahrscheinlich zentralnervösen Impfschäden das Vaccinevirus zu isolieren. Die bei 2 Impfencephalitiden ermittelten Viruskonzentrationen im Liquor wiesen auf eine örtliche Virusvermehrung hin. Die Feststellung des Vaccinevirus im Zentralnervensystem muß, wie SIEGERT betont, als Abweichung von der Norm betrachtet werden, solange analoge Vorgänge bei normalem Impfverlauf ausstehen. Für qualitative Unterschiede im Verhalten des aus dem Zentralnervensystem isolierten Vaccinevirus fand sich kein Anhalt. Ausführliche Beschreibung der pathologischen Anatomie der Encephalitis postvaccinalis s. bei B. und K. M. WALT-HARD (1958).

Zu Befunden, die in einigen Punkten von den Ergebnissen KRÜCKES und SIEGERTS abweichen, gelangten z. T. mit anderer Methodik teils an Affen, teils an Kaninchen VERLINDE (1955), VERLINDE u. Mitarb. (1953) sowie HERRLICH (1954).

Gegenwärtig stehen sich hinsichtlich der *Pathogenese der postvaccinalen Encephalitis* noch drei Hypothesen gegenüber:

1. Das Vaccinevirus selbst ist die Ursache. Diese Ansicht wird in letzter Zeit wieder stärker betont (KRÜCKE 1952, SIEGERT 1952, KAISER 1949). Wie die genannten Autoren hervorheben, ist es wahrscheinlich, daß im Rahmen des Krankheitsverlaufes noch zusätzliche Faktoren, die im Impfling selbst gelegen sein müssen (Disposition zu Erkrankungen des Zentralnervensystems, Überalterung des Impflings usw.), eine Rolle spielen.

2. Ursache ist eine neuroallergische Reaktion, bei der die Vaccination nur das Auslösungsmoment darstellt. Die Hauptstütze dieser Theorie ist die normierte Inkubationszeit. Wie SIEGERT (1952) darlegen konnte, ist letztere auch auf der Basis der Vaccinevirus-Theorie erklärbar. Wie aus Tierexperimenten hervorgeht, ist damit zu rechnen, daß sich diese Inkubationszeit der Encephalitis aus der Zeitspanne zusammensetzt, in der das Virus in der Blutbahn generalisiert, in das

Zentralnervensystem gelangt und dort eine Konzentration erreicht, die eine klinische Manifestation zu bewirken vermag. Addiert man die Zeit bis zur Ausbildung der Virämie und die Inkubationszeit experimenteller cerebraler Infektionen des Kaninchens, so resultiert eine Gesamtzeit von 9—13 Tagen, die der klinischen Inkubationszeit bei der postvaccinalen Encephalitis entspricht.

3. Ursache ist ein komplexer Vorgang in dem Sinne, daß durch die Impffolgen ein im Körper latent vorhandenes Virus (z. B. Influenzavirus) zum krankmachenden Agens aktiviert oder umgekehrt das Vaccinevirus durch ein im Körper vorhandenes, krankmachendes Agens aktiviert wird (Kosenow und Haussmann 1954).

γ) Histologische Untersuchungen vaccinaler Veränderungen bei Laboratoriumstieren und in der Choriallantoismembran von Bruteiern

Solche Untersuchungen dienen in erster Linie diagnostischen Zwecken (siehe weiter unten: Abschnitt über Laboratoriumsdiagnose), daher sollen hier lediglich einige Literaturhinweise angeschlossen werden.

1. Untersuchungen am Kaninchen: Pearce u. Mitarb. (1934), Rhodes und van Rooyen (1937), Gallagher und Woolpert (1940), Sprunt (1941) sowie Levaditi und Vaisman (1951).

2. Untersuchungen an weißen Mäusen: Buckup (1935) und Moritsch (1956).

3. Untersuchungen an Vaccine-beimpften Chorionallantoismembranen: Lehmann (1934), Münsterer (1936), Buddingh (1936), Tang und Wei (1937), Bieling und Oelrichs (1938), Gastinel und Fasquelle (1939), Nelson (1940), Herzberg (1949), Buddingh und Randall (1951), Lépine u. Mitarb. (1951), Nauck und Nasemann (1952), Smith und Kun (1954), Dosch (1955), Marennikova (1956), Mayr und Wittmann (1956), Heath u. Mitarb. (1956), Overman und Tamm (1957a, b).

δ) Cytologische Veränderungen bei Vaccinevirus-Infektionen

Die morphologischen Veränderungen, die eine Zelle im Anschluß an die Vaccinevirus-Infektion durchmacht, können heute mit Hilfe verschiedener Verfahren untersucht werden. Im Elektronenmikroskop können Ultraschnitte menschlicher und tierischer Gewebe, aber auch beimpfte Allantoismembranen und Vaccine-infizierte Gewebekulturen analysiert werden. Die Gewebekultur wird immer mehr zu solchen Studien herangezogen. Einzelheiten über die sich ständig vervollkommnende Technik können hier nicht erörtert werden. Nach den ersten Züchtungsversuchen von Haagen (1928, 1937) sowie von Nauck und Paschen (1931, 1932, 1933) sind bedeutende Fortschritte erzielt und zahlreiche verschiedene Gewebearten für die Züchtung des Vaccinevirus verwendet worden, so z. B. Corneaepithel und Hodengewebe des Kaninchens (Haagen u. Mitarb. 1932, Nauck und Paschen 1932), Nierengewebe vom Kaninchenembryo (Vieuchange u. Mitarb. 1957), Gewebe des Hühnerembryos (Enders u. Mitarb. 1942, Feller u. Mitarb. 1940), Hautgewebe des Rinderembryos (Wesslen 1956), fetale Rinderzunge (Schwöbel und Mayr 1956), Nierengewebe vom Rinderembryo (Warren und Cutchins 1957), Zellen des Ehrlichschen Ascites-Tumors der Maus (Altenburg 1955, Cassel 1957), HeLa-Zellen (Scherer und Syverton 1954, Tyrell 1955, Lavillaureix 1957), menschliche Amnionzellen (Krech und Wulff 1957), menschliche Haut (Wheeler u. Mitarb. 1957), Zellen eines Larynxcarcinoms des Menschen (Noyes und Watson 1955) und Zellen mesodermaler Abkunft (L-Stamm Earle) in Rasenkulturen, die eine Lebendbeobachtung gestatten (Spies und Edlinger 1959).

Die auffallendste morphologische Veränderung der vom Vaccinevirus befallenen Zelle ist der im Cytoplasma gelegene, eosinophile und Feulgen-positive Einschlußkörper (Guarnierisches Körperchen). Schon Nauck und Robinow (1935) haben die Vorteile beschrieben, die sich durch die Methode der Gewebezüchtung für die Erkennung von Struktureinzelheiten der Einschlußkörper bieten. Bland und Robinow (1939) untersuchten die Vaccine-Einschlüsse in den Zellen von Gewebekulturen aus dem Corneaepithel des Kaninchens. Sie beobachteten dabei 5 Typen von Einschlußkörpern:

1. Kleine homogene Körperchen.
2. Große homogene Körperchen.

3. Schmale Netzstrukturen.

4. Mittelgroße Netzstrukturen.

5. Sehr große netzförmige Gebilde (vgl. Abb. 47).

Die Entwicklung der Inclusionen soll sich in dieser Reihenfolge (1—5) voll-
ziehen. Von Kamahora und Mitarb. (1958) wurden die Ergebnisse von Bland
und Robinow (1939) bestätigt. Diese japanischen Autoren beschrieben aber
neben den Guarnierischen Einschlußkörpern (Typ B in Abb. 47, Entwicklung
von 1 bis 5), die sich bei Giemsa-Färbung rot darstellen, einen zweiten, Feulgen-
negativen Einschluß-Typ in unmittelbarer Kernnähe, der sich bei Hämatoxylin-
Eosin-Färbung rot, bei Giemsa-Färbung blau tingiert und als Typ A bezeichnet
wird. Dieser Einschluß entsteht etwas später als der Typ B, ist meist in Einzahl
(selten 2 bis 3 Exemplare) vorhanden und 2 bis maximal 6 μ groß.

Die Einschlußbildungen des Vaccinevirus können auch in der Choriollantois-
membran beobachtet werden (Herzberg 1936). Neben Einschlüssen enthalten

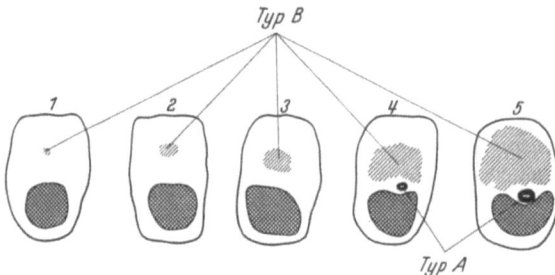

Abb. 47. Entwicklung der Einschlußkörper des Vaccinevirus (nach
Kamahora u. Mitarb. 1958). Typ A: bei Giemsa-Färbung blau, Typ B
(= Guarnierischer Einschlußkörper): bei Giemsa-Färbung rot

die Zellen einzelne oder in
kleineren Ketten und Gruppen gelagerte Elementar-
körper des Vaccinevirus.
Robinow (1950) beobach-
tete in Cornea-Epithelzellen aus der Gewebekultur
vom Zellrand ausgehende
fadenförmige Ausstülpun-
gen des Cytoplasmas, in
denen Elementarkörper eingelagert waren. Wirth u.
Mitarb. (1947) konnten die
ungeschnittenen Vaccine-

Einschlüsse in elektronenmikroskopischen Präparaten infizierter Zellkulturen beobachten. Struktureinzelheiten der Einschlußkörper werden jedoch erst in Dünnschnitten erkennbar.

Wyckoff (1951, 1953) untersuchte Ultraschnitte der Vaccine-beimpften
Chorionallantoismembran im Elektronenmikroskop. Die Einschlüsse enthalten
haufenweise Elementarkörper, die z. T. in Klumpen zusammengelagert und
wie durch Fäden zusammengezogen erscheinen und die eine Art grobes Netz bilden, das das ursprüngliche feine Protoplasma-Maschenwerk ersetzt. Gaylord u.
Mitarb. (1952, 1953) beobachteten gleichfalls in Dünnschnitten Vaccine-Einschlüsse
in allen Größen fast stets in unmittelbarer Nachbarschaft der Kernmembran. Die
Einschluß-Matrix schien bei großen Einschlußkörpern weniger dicht als bei kleinen zu sein. Multiple Einschlußbildungen kommen vor. Über die Innenstrukturen der gleichfalls (z. T. innerhalb der Einschlußkörper) geschnittenen Elementarkörper des Vaccinevirus s. im Abschnitt A, VI, 1. Sehr gutes Bildmaterial
über die Vaccine-Elementarkörper s. auch bei Vallejo-Freire u. Mitarb. (1959).

f) Klinik der vaccinalen Erkrankungen, Impfschäden

Die Klinik der vaccinalen Erkrankungen läßt sich am besten in drei Abschnitten abhandeln: die Schäden des Impflings selbst, Schäden bei Personen in der Umgebung des Impflings und die Schäden des Embryos bei Vaccinevirus-Infektion
der Mutter.

α) Schäden des Impflings

α_1) **Abweichungen von der „normalen" Impfreaktion, Autoinoculationen.** Die
Abweichungen von der „normalen" Impfreaktion können unterschiedlicher Natur

sein. Wird die Hofbildung (Area) blasig verändert, spricht man von einer *Area bullosa*, von einer *Area migrans* dann, wenn sie besonders groß wird und peripher fortschreitet. Bei lymphogener Ausbreitung des Vaccinevirus können neben den Impfpusteln sog. *Nebenpocken (Vaccinolae)* auftreten, evtl. in so großer Zahl, daß sie miteinander konfluieren und sich dadurch das Bild einer *Vaccinia serpiginosa* bildet. Wird durch Schmierinfektion Lymphe in andere Körperpartien eingebracht, so entwickelt sich eine *Vaccinia secundaria* (autoinoculata). Einzelheiten über diese Schäden siehe bei PASCHEN (1932) und KAISER (1949), Fallberichte u. a. von FUCHS (1951) und MERZWEILER (1956). Die Vaccinia secundaria kann z. B. vor allem in der Anal- oder Genitalregion, aber auch an der Nase und am Ohr, an den Augenlidern (siehe BRUENS 1950 sowie bei FRAMPTON und SMITH 1952), weiter auf der Zunge und an den Lippen (u. a. KIBRICK und KUNZ 1958) beobachtet werden. Bei Sitz der sekundären Vaccine an den Lidern bzw. am Lidrand *(vaccinale Blepharitis)* kann auch die Conjunctiva mitbefallen werden (z. B. Pustel auf der Conjunctiva bulbi). Sogar die Hornhaut des Auges wird mitunter in Mitleidenschaft gezogen *(Vaccinekeratitis, Keratitis profunda post vaccinolosa Schirmer)* und heilt unter Hinterlassung z. T. sehr ausgedehnter Hornhauttrübungen ab. Bei besonders schwerem Verlauf kann es zu *vaccinalen Panophthalmien* kommen. Schwere Keratitiden führen mitunter zu Iritis und Hypopyon (Abheilung unter Hinterlassung von Leukomen, Synechien, Herabsetzung der Sehschärfe). Weitere klinische Details siehe bei TÖRNQUIST (1959).

Bei der Vaccinia secundaria schießen im allgemeinen nur wenige, meist isoliert oder in Gruppen stehende Pusteln auf. Bei der Vaccinia serpiginosa werden Riesenpusteln mit kleineren Nebenpusteln gesehen, die nach Abheilung große Narben zurücklassen.

Auch zu einem Impfpockenrückfall *(Rezidiv-Pustel)* kann es gelegentlich kommen (nur wenige Fälle in der Weltliteratur beschrieben). Hierbei treten 3—6 Wochen nach der Vaccination nochmals Pusteln an der Impfstelle auf. SALMON (1955) berichtete über 6 solche Fälle. Die Eruption neuer Pusteln nach vorangehender Impfung kann auch Folge eines parergischen Effektes sein. Ein so gelagerter Fall wurde von MAI (1951) geschildert. Ein 15 Monate altes Kind erlitt 4 Tage nach der regelrechten Pockenimpfung eine schwere, stellenweise drittgradige Verbrühung im Gesicht, an Brust, Bauch, Oberschenkeln und Oberarmen. Es entstand ein sehr schweres, toxisches Bild. Im weiteren Verlauf schossen nun am 12., 15. und 19. Tage nach der Vaccination neue Vaccinepusteln am Rand und im Gebiet der Verbrennungsfläche sowie im Munde auf. Diese Ausbreitung vollzog sich wahrscheinlich auf lympho-hämatogenem Wege. Die Vaccinationsimmunität, die sich gewöhnlich bereits einige Tage nach der Impfung auszubilden beginnt und in etwa 14 Tagen ausgeprägt ist, wurde durch den hochgradig reduzierten Allgemeinzustand des Kindes verzögert.

α_2) **Vaccinia generalisata.** Bei vorhandener Resistenzschwäche des Impflings kann eine hämatogene Aussaat des Vaccinevirus im Anschluß an die Impfung erfolgen. Es entsteht dann das schwere Krankheitsbild der generalisierten Vaccinia (Synonyma: Vaccines généralisées d'emblée TEISSIER, vaccinale Sepsis, progressive Vaccinia), das jedoch selten beobachtet wird und mit hoher Letalität behaftet ist. SCHUERMANN (1955, 1958) erwähnt, daß bei Vaccinia generalisata, die sich sowohl bei Erstimpflingen als auch (selten!) bei Revaccinierten meist um den 10. Tag nach der Impfung manifestiert, „Mundschleimhautbeteiligung vor allem im Bereich des harten Gaumens" gesehen wird. Die Ursachen, die zu einer Resistenzminderung der Patienten führen, können unterschiedlicher Natur sein. MARICK (1932) teilte einen Fall von generalisierter Vaccine bei einem kongenital syphilitischen Mädchen von $3^1/_2$ Jahren mit, das z. Z. der Vaccination antisyphilitisch behandelt wurde und außerdem an Keuchhusten erkrankte. OLANSKY u. Mitarb. (1956) berichteten über eine 42jährige Frau, die einer lymphatischen Leukämie wegen mit Cortison behandelt wurde. Als sie einen Herpes simplex an der Oberlippe bekam, wurde sie 2mal mit Pockenvaccine geimpft. Sie starb 49 Tage nach der ersten Impfung an einer generalisierten Vaccine, ohne daß Gammaglobulingaben den Verlauf noch beeinflussen konnten. Einen tödlich endenden Fall von Vaccinia generalisata hetero-inoculata bei einem erwachsenen Mann mit einem Retothelsarkom beschrieben Kober und Rohde (1959).

Lewis und Johnson (1957) unterscheiden zwischen der gewöhnlichen Vaccinia generalisata und der *progressiven Vaccinia* (verzögerte generalisierte Vaccinia, Vaccinia gangränosa, Vaccinia necrosum) bei Vorliegen einer *Agammaglobulinämie* oder einer *Dysgammaglobulinämie.* — Nach gelungener Impfung können im Serum drei Typen von Vaccine-Antikörpern nachgewiesen werden. Mindestens bei einem dieser Antikörper, und zwar bei dem neutralisierenden, hängt der Bildungsvorgang vom Gammaglobulin ab. Bei Abwesenheit von γ-Globulin werden keine virusneutralisierenden Antikörper produziert. Bei Patienten mit einer Agammaglobulinämie (Zusammenfassende Übersicht über letztere siehe bei Barrett und Volwiler 1957) unterliegt der Gewebsbereich, in dem die Vaccination vorgenommen wurde, einer sich ständig vergrößernden Impfreaktion und schließlich einer Nekrose. Weiter schießen zahlreiche neue Vaccinepusteln in der Umgebung auf und es kommt zu einer hämatogenen Aussaat des Virus. Die Efflorescenzen zeigen keine Heilungstendenz. Schließlich, selbst wenn Vaccine-Antikörper-haltiges Gammaglobulin künstlich zugeführt wird, erliegt der Organismus der Vaccinevirus-Infektion. Lewis und Johnson (1957) nannten dieses Krankheitsbild „*Agammaglobulinämische progressive Vaccinia*" und teilten selbst einen Fall mit, der 38 Tage nach der Pockenschutzimpfung tödlich endete. Weitere Fälle von progressiver Vaccinia mit Agammaglobulinämie wurden von Laurance u. Mitarb. (1952), Keidan u. Mitarb. (1953), Hall u. Mitarb. (1953), Kozinn u. Mitarb. (1955), Galloway und McBean (1956) sowie von Somers (1957) beobachtet. Charakteristisch für diese Fälle ist es, daß die Vaccine-Pusteln keine Neigung zur Abheilung zeigen, oft in großflächige hämorrhagisch-nekrotische Zonen übergehen und zum Tode des Patienten nach zwei Monaten (oder bereits etwas früher) führen.

Von der agammaglobulinämischen trennen Lewis und Johnson (1957) die *dysgammaglobulinämische progressive Vaccinia* ab. Letztere verläuft protrahierter (mehrere Monate) und beruht nicht auf einem Fehlen, sondern auf einem qualitativen Defekt der Gammaglobuline. Diese Form der progressiven Vaccinia spricht im allgemeinen befriedigend auf eine Behandlung mit Gammaglobulinen an, die Vaccine-Antikörper enthalten (vgl. den von Barbero u. Mitarb. publizierten Fall 1955). Es ist möglich, daß das Properdinsystem bei diesen Vorgängen eine Rolle spielt und die weiteren Ergebnisse der Properdinforschung zur Klärung dieses Problems beitragen werden.

Nicht alle Fälle einer generalisierten Vaccinia verlaufen tödlich (siehe Bericht von Galloway u. Mitarb. 1958 sowie von Laugier 1955), z. T. sind dabei die Gammaglobuline nur quantitativ vermindert, z. T. ist auch die gangränöse Note nicht so stark ausgeprägt. Andererseits können auch dem Anschein nach gesunde Kinder erkranken und an der hämatogenen Aussaat des Vaccinevirus ad exitum kommen (Shortt 1933). Die Letalität der Vaccinia generalisata et gangraenosa beträgt nach Blank und Rake (1955) etwa 80%. Bei der Obduktion findet man Nekrosen nicht nur in der Haut, sondern auch in der Leber und in der Milz.

Bei der Verimpfung stark virulenter Vaccinen kann auch eine örtliche Gangrän auftreten (Vaccinia gangraenosa ohne Generalisation, Impfnekrose), die dabei entstehende Ulceration beträchtlichen Umfang erreichen und eine große Narbe hinterlassen (BLIX 1956). ÖBERG u. Mitarb. (1958) sahen einen letalen Verlauf bei einer gangränösen Vaccinia, die bei einer 52jährigen Frau mit einem Lymphosarkom auftrat (Röntgenbehandlung, niedrige Gammaglobulinwerte, keine Bildung neutralisierender Antikörper, Exitus 4 Wochen p. vaccinat. trotz intensiver Therapie mit Immunglobulinen gegen das Vaccine-Antigen). Bei der Sektion fanden sich auch Ulcerationen im Oesophagus, in der Magenschleimhaut und der Trachea. Die Lungen wiesen bronchopneumonische Herde auf (= aspiriertes Material, aus dem Vaccinevirus isoliert werden konnte).

α₃) **Encephalitis postvaccinalis.** Eine weitere schwere Komplikation im Verlauf der Vaccination ist die Impfencephalitis. Gewöhnlich setzt nach einer *Inkubation* von 10—11 Tagen plötzlich hohes Fieber ein, nachdem das sogenannte Impffieber schon abgeklungen ist. Kürzere oder längere Inkubationszeiten (4 bis 18 Tage) kommen gelegentlich vor. Das Krankheitsbild besitzt wechselhaften Charakter (meningitische, myelitische, encephalitische Symptome). Lähmungen können fehlen. Auf Details der neurologischen Symptomatik kann hier nicht eingegangen werden (siehe hierzu u. a.: VERLINDE 1951, 1955, ZIERZ 1951, HERRLICH 1952, GIEDION 1952, CROSNIER 1953, HOFBAUER 1954, MÜLLER 1955, 1958, WINKLE und SALCHOW 1956, GÄDEKE und STRUNK 1957, VERLINDE und NANNING 1957 sowie WOHLRAB 1958).

Gelegentlich kommt es bei der postvaccinalen Encephalitis zur Ausbildung einer *retrobulbären Neuritis*, sehr selten (dann auch meist nur vorübergehend) zur Erblindung.

Die *Lumbalpunktion* zeigt in der Regel: Erhöhung des Liquordruckes, erhöhte Zellzahl (überwiegend Lymphocyten), Zuckergehalt normal oder erhöht. Mastixkurve hat meist eine Meningitiszacke, Nonne und Pandy können positiv ausfallen, gelegentlich Spinnwebgerinnsel (PUNTIGAM und BERGER 1955).

Prognose: Die Erkrankung dauert meist 1 bis 3 Wochen. Bei einem Teil der Patienten können Restsymptome (spastische Lähmungen, epileptische Anfälle) dauernd bestehen bleiben (bis zu 70%). Spätfolgen können unter Umständen auch noch längere Zeit nach klinischer Abheilung auftreten, jedoch heilen viele Fälle komplikationslos ab. Bei Auftreten schwerer Symptome (Somnolenz, Bewußtlosigkeit, Lähmungen, Konvulsionen) ist die Prognose zumeist schlecht. Der Tod kann dann innerhalb von 3 bis 5 Tagen eintreten (mitunter bereits nach Stunden ein Status epilepticus, bei dem nach tiefem Koma Exitus letalis folgt). Die Letalität schwankt zwischen 35 und 62%. Bei 78 in Bayern beobachteten Fällen von postvaccinaler Encephalitis stellten HERRLICH u. Mitarb. (1960) eine Letalität von 51% fest.

Die Berichte über das Auftreten der Impfencephalitis mehrten sich seit etwa 1924. Zunächst kam es zu Häufungen in der Tschechoslowakei, in Holland und England, seit 1927 auch in Deutschland, in der Schweiz, Oesterreich und anderen Ländern. Die durchschnittliche Häufigkeit weist Unterschiede auf, meist beträgt sie etwa 1:40000, in England aber 1:4000, in Bayern kommt nach HERRLICH u. Mitarb. (1956) gegenwärtig bei bis zu 4 Jahren alten Impflingen eine Encephalitis auf 8—10000, bei 6—12 Jahre alten Kindern aber eine solche schon auf 336 Impflinge. Bei *älteren Erstimpflingen* kann durchschnittlich (die einzelnen Zahlenangaben aus verschiedenen Ländern differieren etwas, zeigen aber alle dieselbe Tendenz an) mit einer Encephalitis postvaccinalis in einer Häufigkeit von etwa 1:1000 gerechnet werden (WOHLRAB 1958). Nach WOHLRAB wird hier die Grenze der „tragbaren ärztlichen Verantwortlichkeit" überschritten. Von vielen Autoren (siehe u. a. bei BERGER und PUNTIGAM 1954, 1958 sowie bei HERRLICH 1958) wird übereinstimmend ein steiler Anstieg der Encephalitishäufigkeit bei Erstimpflingen jenseits des 3. und 4. Lebensjahres berichtet. Kinder, die bis zur Vollendung des 3. bzw.

4. Lebensjahres noch nicht geimpft wurden, sollten nach der Meinung vieler Autoren dauernd von der Vaccination zurückgestellt werden. Revaccinierte, bei denen die Erstimpfung im Säuglingsalter erfolgte, erkranken extrem selten an einer Impfencephalitis. Näheres über die Frage der versäumten Pockenschutz-Erstimpfung siehe bei RUFF (1956). Nach WOHLRAB (1958) haben über 50 Jahre alte Personen, wenn sie nicht in den letzten Jahren geimpft wurden, praktisch als „Erstimpflinge" zu gelten. Über die Gründe für die Rückstellung von der Schutzimpfung siehe bei JUNK (1955), über die Kontraindikationen der Revaccination bei EHRENGUT (1957). Weitere zahlreiche Daten über den Schutz und die Gefährdung (auch neue Wege in der Statistik) durch die Pockenimpfung können folgenden Mitteilungen entnommen werden: GROTH (1935), KAISER und RUNES (1936), KAISER (1948), LEHMANN (1949), SMEETS und SOETERS (1951), HERRLICH (1954, 1955), LIAO (1955), BERGER (1955), CHARPY und CALAS (1955), TRÜB und SAUER (1955), PUNTIGAM (1956, 1957), DOORSCHODT (1957), ANDERS (1957) sowie MEIER und ANDERS (1959).

Prophylaxe der Impfencephalitis: Ein besonderer Neurotropismus des Vaccinevirus scheint nicht die Ursache der Encephalitis zu sein, auch die Applikationsweise der Lymphe dürfte keine Rolle spielen. Impfencephalitiden wurden sowohl nach cutanen, als auch nach subcutanen und intracutanen Vaccinationen beobachtet. Die Problematik einer qualitativen Auslese von Vaccinen mit dem Ziele, Impfstoffkomplikationen zu vermeiden, wurde durch die Ergebnisse tierexperimenteller Arbeiten deutlich (Literatur s. unter anderem bei MAYR 1957).

Von entscheidender Bedeutung für die Vermeidung von Impfencephalitiden ist erstens die Ausführung der Erstimpfung vor dem dritten Lebensjahr und zweitens die Rückstellung aller Impflinge mit nachgewiesener familiärer Neurodisposition (Details siehe bei BERGER 1958). Die Bedeutung dispositioneller Faktoren geht auch aus den Zwillingsuntersuchungen von EHRENGUT (1958) hervor. DROGENDIJK (1957) schlägt vor, gleichzeitig mit der Vaccination 4 cm³ eines Leberpräparates (Pernaemon) zu verabfolgen. Ein anderer Weg wird von HERRLICH (1959) eingeschlagen. Da offenbar die einmalige Auseinandersetzung des menschlichen Organismus mit dem Vaccinevirus ausreicht, um einen gewissen Schutz vor einer Impfencephalitis zu verleihen, stellte HERRLICH Versuche an, diesen Schutz durch die harmlose Vorimpfung mit inaktiviertem Vaccine-Antigen zu erzielen (siehe hierzu auch die Mäuseversuche von HERRMANN u. Mitarb. 1955).

HERRLICH verabfolgte 230 Erstimpflingen ein inaktiviertes Antigen (0,5 bis 0,7 cm³ s. c.) und führte 7 bis 21 Tage später die übliche cutane Schnittimpfung mit aktiver Lymphe durch. Bei 69% aller Kinder zeigte sich eine Beschleunigung des Reaktionsablaufes. Letzterer entsprach in etwa der Pustelbildung bei Revaccination. Bei 29% der Kinder entstand kein, bei 61% leichteres und bei 10% stärkeres Fieber. Impfkomplikationen traten nicht auf. Ein abschließendes Urteil, ob diese Methode die Gefahr neuraler Impfschäden vermindern kann, wird erst nach Auswertung einer viel größeren Zahl entsprechender Impfungen möglich sein. Weitere Versuche wurden mit der Anwendung von Gammaglobulin bei überalterten Erstimpflingen unternommen (siehe u. a. bei HERRLICH und EHRENGUT 1957), doch auch hier ist eine endgültige Beurteilung noch verfrüht. Nach PUNTIGAM und DAIMER (1950) vertragen Personen, die eine Encephalitis postvaccinalis überstanden haben, eine spätere Revaccination (7 bis 15 Jahre später) komplikationslos.

Nach der Pockenschutzimpfung sollten 3 Monate vergehen, ehe andere Impfungen durchgeführt werden. Über synchrone Kombination von Vaccination und anderen Impfungen siehe bei WOHLRAB (1958) sowie bei BENZONI u. Mitarb. (1956).

Amtliche Bestimmungen: Nach § 7, Ziffer 7 der Verordnung des früheren Reichsministers des Inneren zur Ausführung des Impfgesetzes vom 22. 1. 1940 (RGBl. I,

S. 214) heißt es: „Die Impfärzte haben Störungen des Impfverlaufes, jede angebliche oder wirkliche Nachkrankheit und jede Erkrankung infolge Übertragung des Impfstoffes auf ungeimpfte Personen nach Bekanntwerden genau festzustellen und dem zuständigen Gesundheitsamt anzuzeigen." Diese Bestimmung tangiert *alle* Ärzte, die in ihrer Praxis Kinder gegen Pocken impfen. Über die staatliche Haftung bei Eintritt von Komplikationen nach Pockenimpfung siehe bei HERRLICH (1957).

Bei Reisen ins Ausland muß beim Erstimpfling die Vaccination 8 Tage vor der Ankunft durchgeführt worden sein, bei Wiederimpflingen ist der letztmögliche Impftermin der Tag vor der Ankunft. Gemäß internationalem Impfpaß beträgt die Gültigkeitsdauer der Pockenimpfung 3 Jahre.

Über die Maßnahmen im *Todesfall* bei *postvaccinaler Encephalitis* s. im Bundesgesundheitsblatt Nr. 15 vom 15. 8. 58, S. 237, Absatz 7! Die histologischen Untersuchungen im Anschluß an die Sektion müssen von den durch die Länder bestimmten Neuropathologen ausgeführt werden.

Bei Verdacht auf das Vorliegen einer Impfencephalitis soll folgendes Untersuchungsmaterial (möglichst wiederholt!) an ein mit virologischen Untersuchungen vertrautes Institut möglichst in eisgekühltem Zustand eingeschickt werden:
1. mindestens 5 cm³ Venenblut ohne Zusatz und
2. mindestens 2 cm³ Liquor in sterilen Röhrchen mit Gummistopfen.

α_4) **Postvaccinale Exantheme.** Wahrscheinlich auf der Basis einer Hypersensibilisierung des menschlichen Organismus gegen das Vaccinevirus-Antigen kommen die sog. postvaccinalen Exantheme zustande (nach LEWIS und JOHNSON 1957 kann man letztere in 3 Typen trennen: 1. *Roseola vaccinosa*, 2. *Erythema exsudativum multiforme* und 3. *Urticaria*). Diese zuweilen morbilliformen (Rash-artig, etwa wie Variola-Rash), auch scarlatini- oder rubeoliformen Exantheme schießen überwiegend am 10. (5. bis 11.) Tag nach der primären Impfung auf. Meist entwickeln sie sich schubweise in 1 bis 2 Tagen, um dann schon nach Stunden oder nach einigen Tagen von selbst wieder zu verschwinden. Solche postvaccinalen Exantheme treten bei Revaccinierten sehr selten auf. Ein Pityriasis rosea-artiges postvaccinales Exanthem beschrieben WITHERSPOON u. Mitarb. (1957), multiforme Erytheme nach Vaccination sahen u. a. PELBOIS u. Mitarb. (1955) sowie TRAISSAC u. Mitarb. (1955). Sehr selten kommt es nach Impfungen zur Ausbildung von Petechien und Hämorrhagien *(postvaccinale Purpura)*. Weitere Angaben über Roseola-artige, urtikarielle oder multiforme Exantheme nach Pockenschutzimpfungen bei: PASCHEN (1932), CANELLI (1932), DE LUCA (1947), KAISER (1949), CHARPY und CALAS (1955), MALI u. Mitarb. (1955) sowie bei BJÖRNBERG (1956). GOTTRON (1943) konnte ein postvaccinales Exanthem vom Typ des Erythema exsudativum multiforme beobachten, bei dem es zu einer Mundschleimhautbeteiligung (diphtheroide Beläge) kam.

α_5) **Weitere Schäden des Impflings nach der Vaccination.** Am Ort der Impfung können mitunter Keloide entstehen. DORN (1957) beschrieb eine konkordante Keloidbildung an den Impfstellen des Oberarmes nach Revaccination bei eineiigen Zwillingen. Viel seltener als früher werden heute im Anschluß an die Pockenimpfung Phlegmonen und Erysipele (bakterienarme und bakteriosterile Impfstoffe!) beobachtet.

Gelegentlich kommen Myokarditiden und Coronarspasmen nach Vaccination vor (LYON 1957). Von YOUNG und MOORE (1941) wurde eine 4 Wochen nach der Pockenschutzimpfung bei einem $2^1/_2$ Jahre alten Mädchen auftretende Polyradikuloneuritis (postvaccinale Neuronitis unter dem Bilde des Guillain-Barréschen Syndroms) beobachtet. Zuweilen kann die Impfung eine Exacerbation latent vorhandener Erkrankungen (z. B. Psoriasis, Erythematodes, Pemphigus, Poliomyelitis) induzieren. RODECK (1957) sah als Spätfolge einer postvaccinalen Encephalitis einen Diabetes insipidus.

Über die Beziehungen zwischen Pockenschutzimpfung und Poliomyelitis, auch im Hinblick auf gutachtliche Fragen, s. bei CHALKE und CLARK (1956) sowie bei LINNEWEH und OEHME (1957). Über den Wirkungsmechanismus provozierender Faktoren bei der Poliomyelitis s. bei POETSCHKE (1957). Wenn im Impfbereich oder in Nachbargebieten Poliomyelitiserkrankungen aufgetreten sind (Spätsommer- und Herbstmonate), ist die Vaccination möglichst zu vermeiden.

Die sog. „Vaccinationssyphilis" spielt heute, da nur animale oder Kultur-Impfstoffe verwendet werden, keine Rolle mehr (über die Geschichte der Vaccinationssyphilis s. bei SCHÖNFELD 1954). Auch die früher zur Beseitigung von Angiomen empfohlene Beimpfung derselben mit dem Vaccinevirus ist heute obsolet (nicht ungefährliches Verfahren, unschöne Narbenbildung, Entwicklung besserer Behandlungsmethoden).

β) Schäden bei Personen in der Umgebung des Impflings, akzidentelle Vaccine (Fremdinoculationen, Vaccinia inoculata)

Die akzidentelle Vaccine tritt vorwiegend bei nichtgeimpften Personen oder solchen mit ganz oder fast erloschenem Impfschutz auf. Sehr häufig werden infolge des engen Kontaktes mit den geimpften Kindern Frauen befallen. Zuweilen können

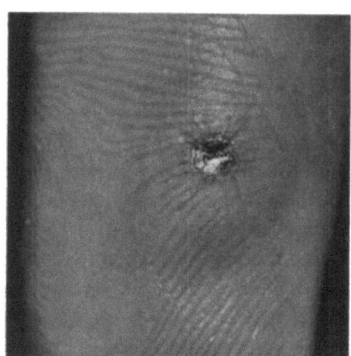

nen Übertragungen von der Impfreaktion des Säuglings auf die Brust der Mutter beobachtet werden. Das Haften des Vaccinevirus wird durch eine primär lädierte Haut (z. B. Ekzeme, Verbrennungen, Pyodermien, Schleimhauterosionen) begünstigt. Die Vaccine-Infektion kann sich also einer banalen Dermatose aufpfropfen. Dabei kommt es oft zu ungewöhnlich lokalisierten Veränderungen.

β₁) **Vaccinia inoculata der Haut.** Die Vaccinia inoculata wird entweder durch direkte Übertragung oder mittelbar (Waschlappen, Handtücher, infizierte Kleidungsstücke) erworben. Sämtliche Hautareale können befallen werden,

Abb. 48. Vaccine-Laborinfektion am Finger, Vaccinia inoculata

bevorzugt werden jedoch der Genitoanalbereich und die Augenlider. Bei Personal in Infektionsabteilungen oder in Viruslaboratorien kommen häufiger Vaccinepusteln an Händen und Fingern vor (siehe Abbildung 48: Vaccinia inoculata am Finger, Fall von MARCHIONINI und NASEMANN 1955).

ZIERZ (1951) beschrieb einen Fall von Vaccinia inoculata am Kinn, der auf Grund einer nachfolgenden vaccinalen Encephalitis letal verlief. Bei Kindern können accidentelle Vaccine-Eruptionen des öfteren rasch impetiginisieren und dann evtl. differentialdiagnostische Schwierigkeiten bereiten (BÉNARD u. Mitarb. 1955).

Über Vaccinia inoculata im Bereich des Auges berichteten u. a. HARTLEIB (1949) und LINNEN (1957). Es kommt hierbei gewöhnlich zu prallen Lidödemen, Drüsenschwellung, Fieber, membranösen Veränderungen der Lidhaut, Sekretstauungen, auch zur Gefährdung der Cornea. In Abstrichen von der Conjunctiva können meistens die Elementarkörper des Vaccinevirus nachgewiesen werden. Vaccinia translata der Augen ist jedoch selten (etwa 40 Fallberichte im Verlauf der letzten 25 Jahre).

β₂) **Vaccinia inoculata der Schleimhaut.** Die Schleimhäute des Mundes und des Rachens (Lippen, Wangen, Gaumen, Tonsillen, Uvula, Zunge, Zahnfleisch) können ebenfalls Sitz einer inoculierten Vaccinia werden (BERGGREEN 1937, ÖREN 1942, CRAMBLETT u. Mitarb. 1957). Nach SCHUERMANN (1955, 1958) spielt die Zunge hierbei die wichtigste Rolle. Vorwiegend entsteht das Bild der *Glossitis papulosa* *acuta von Michelson*, das von GOTTRON (1929) als Vaccinevirus-Infektion erkannt wurde. Die Veränderungen sitzen gern auf dem Zungenrücken, besonders dann, wenn gleichzeitig eine Lingua plicata mit Exfoliatio areata linguae vorhanden ist (SCHUERMANN 1958). Die Efflorescenzen sind weißlich, oft gedellt, zeigen gleichen Entwicklungsgrad und sind mit regionaler Lymphknotenschwellung vergesellschaftet. Sie können einzeln oder in wenigen Exemplaren vorkommen. Sind sie in größerer Zahl vertreten, so neigen sie zur Konfluenz. So entstandene Plaques können zentral seicht ulcerieren, blasenartig flottierende Ränder erhalten und von einer Area umgeben werden. Gelegentlich bilden sich Hämorrhagien und nekrotische Schorfe, Ödeme und brettharte Infiltrate der Umgebung aus (BERGGREEN 1936, GREITHER 1955).

Weitere klinische Einzelheiten über Vaccinia inoculata im Haut- und Schleimhautbereich s. bei PASCHEN (1932) und bei KAISER (1949). Durch Anwendung der subcutanen Pockenschutzimpfung (keine Pustelbildung, kein Virus auf der Hautoberfläche!) kann das Vorkommen der Vaccinia inoculata wesentlich eingeschränkt, aber wohl nicht völlig verhindert werden (Virämie und Nachweis des Vaccinevirus auf den Tonsillen nach der Pockenschutzimpfung). Über subcutane Vaccination s. bei KAISER (1952, 1956), KAISER und REUSS (1953), NIEDERWIESER (1952), BERGER (1954) und YAOI (1956).

β₃) Eczema vaccinatum. Das Eczema vaccinatum stellt die Sekundärinfektion einer in der Regel vorher „ekzematös" veränderten Haut mit dem Vaccinevirus dar. Klinisch basiert es daher auf zwei Prozessen: a) auf einer meist seit längerer Zeit vorhandenen entzündlichen Dermatose (*fast ausschließlich* handelt es sich dabei um Fälle von konstitutioneller Neurodermitis, bzw. von „atopic dermatitis" des angloamerikanischen Schrifttums, seltener um Ekzeme anderer Genese) und b) um das akute Auftreten zentral eingedellter Pusteln im Bereich größerer Hautareale unter Bevorzugung der schon seit längerer Zeit entzündlich veränderten Partien. Bekannte Synonyma dieser Krankheit sind: *Pustulosis varioliformis acuta* (KAPOSI, JULIUSBERG), *Pustulosis vacciniformis acuta, Kaposis varicelliform eruption* und *Kaposis varicelliforme Dermatose*. Über Terminologie und Geschichte dieses Krankheitsbildes siehe bei ARZT (1949). Im Jahre 1893 erfolgte die Erstbeschreibung durch KAPOSI. Die Historie dieser Erkrankung seit dieser Zeit spiegelt die ätiologische Forschung. An der Virusgenese des Eczema vaccinatum zweifelt heute niemand mehr. Der in der angloamerikanischen Literatur geläufige Begriff „KAPOSIS varicelliform eruption" ist eigentlich irreführend. Das Adjektiv „varicelliform" besagt ätiologisch gar nichts, sondern soll nur an das Krankheitsbild erinnern, dem KAPOSI und JULIUSBERG erstmals eine Sonderstellung einräumten. Da das Eczema herpeticatum (Eczema herpetiforme KAPOSI) sehr ähnlich wie das Eczema vaccinatum aussehen kann und in der angloamerikanischen Literatur ebenfalls dem Terminus „KAPOSIS varicelliform eruption" subsumiert wird, schlugen FRIES und BORNE (1949) — um ätiologische Klarheit zu gewinnen — vor, der Krankheitsbezeichnung „due to vaccinia" oder „due to herpes" (bzw. KAPOSIS varicelliform eruption due to vaccinia virus oder due to herpes simplex virus) hinzuzufügen. In Deutschland und in vielen anderen Ländern gibt man dem Namen „Eczema vaccinatum" den Vorzug. Im Gegensatz zur Vaccinia generalisata vollzieht sich die primäre Inoculation und erste Ausbreitung des Virus beim Eczema vaccinatum exogen (die spätere Generalisation dann auch lympho- und hämatogen), und zwar zunächst im Bereich der Ekzemherde.

Ungeimpfte Ekzematiker (Neurodermitiker) erkranken häufiger an einem Eczema vaccinatum als geimpfte[1], doch können auch vorschriftsmäßig vaccinierte

---

[1] Wiederholt wurde vorgeschlagen, Kinder von „Allergikern" (besonders von Neurodermitikern) möglichst innerhalb der ersten 8 Wochen nach der Geburt zu impfen, falls sie dann noch hautgesund sind (dies trifft für einen Teil der Fälle zu). Keinesfalls darf dem Vorschlag von GOTTRON (s. im Abschnitt „Das endogene Ekzem" von KORTING im Band III,

und revaccinierte Personen befallen werden. Das stärkste Kontingent stellen ungeimpfte Kinder (Zurückstellung von der Pockenschutzimpfung wegen des bestehenden Ekzems), die sich bei ihren frisch geimpften Geschwistern infiziert haben. Aber auch andere Familienangehörige können ein Eczema vaccinatum erwerben (Väter, Mütter usw., die an einer Neurodermitis leiden und von ihren vaccinierten Kindern angesteckt werden). Sogar mehrfach (2- bis 4mal) geimpfte Erwachsene können nach entsprechendem Kontakt eine Besiedelung ihres Ekzems mit dem Vaccinevirus erfahren. Das Ekzem muß als prädisponierter Nährboden gelten, gleichgültig ob es in einem akut-nässenden oder einem „trockenen" (chronisch-lichenifizierten) Zustand vorliegt. Es bietet dem Vaccinevirus zahlreiche Eingangspforten und ideale Vermehrungsbedingungen. Der Impfschutz kann deshalb durchbrochen werden. Trotzdem ist der Immunitätsgrad entscheidend für den Ablauf der Infektion. Ungeimpfte Ekzematiker erkranken im allgemeinen wesentlich schwerer als geimpfte. Die Übertragung des Vaccinevirus vom Impfling auf andere Personen in dessen Umgebung geschieht überwiegend durch Schmierinfektion, entweder direkt von der voll entwickelten Pustel aus oder indirekt durch gemeinsame Benutzung von Gebrauchsgegenständen (Handtücher, Bettwäsche, Badewasser, Waschlappen, Schwämme usw.). Zwischen dem Impftermin und der Erkrankung einer zweiten Person liegt gewöhnlich ein Abstand von 12 bis 18 Tagen, daraus ergibt sich für das Eczema vaccinatum eine Inkubationszeit von 5 bis 12 Tagen. Da das Vaccinevirus gegen Austrocknung relativ resistent ist, kann es bei Haftung an Gegenständen noch nach vielen Tagen (bei Zimmertemperatur!) eine Infektion auslösen. Es kommen daher gelegentlich längere Intervalle zwischen dem Impftermin und den Erkrankungen von Angehörigen des Impflings (z. B. 2 bis 3 Wochen) vor.

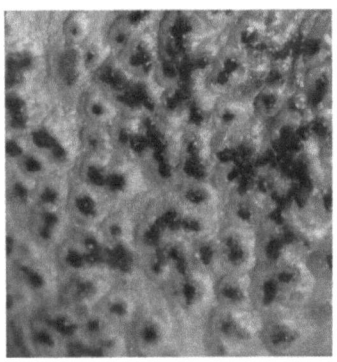

Abb. 49. Dichtstehende Vaccine-Pusteln (Axillarhaut, Eczema vaccinatum)

Typisch für den Verlauf des Eczema vaccinatum ist, daß in der Regel zunächst eine Exacerbation des Ekzems (ödematöse Schwellung, intensivere Rötung, nässende Erosionen) auftritt. Kurze Zeit später schießen dann zuerst im Bereich der ekzematösen Hautareale — (zuweilen werden *nur* die Ekzemherde befallen, siehe bei Salles-Gomes u. Mitarb. 1955) — gelbliche Bläschen auf, die bald in gedellte Pusteln umgebildet werden und verkrusten (Schroebler 1955). Durch Eintrocknung des reichlich ausgeschiedenen Sekretes entstehen stellenweise gelblich-grünliche, auch mehr bräunliche Krustenplatten. In den Randgebieten besitzen die Effloreszenzen deutlich varioliformen Charakter. Hier finden sich zahl-

Teil 1 des Werkes „Dermatologie und Venerologie", S. 552) gefolgt werden und eine Pockenschutzimpfung bei einem endogenen Ekzematiker unter sorgfältiger Abdeckung der Impfstelle durchgeführt werden. Es ist sicher nachgewiesen worden, daß das Vaccinevirus nach der Impfung im peripheren Blut zirkulieren kann (über Beginn und Dauer der Virämie im Anschluß bei Siegert und Schulz 1953). Nach einer Vaccination wäre eine hämatogene Besiedelung neurodermitischer Plaques mit dem Vaccinevirus durchaus möglich. Außerdem kann ein Neurodermitiker mehrfach ein Eczema vaccinatum durchmachen und hierbei ist die Auseinandersetzung mit dem Erreger sicher intensiver als bei der Schutzimpfung. Ein überstandenes Eczema vaccinatum oder eine Vaccination verleihen nur einen relativen Schutz, der bei massiver Exposition durchbrochen werden kann und der nicht groß genug ist, um das Risiko einer Vaccine-Besiedelung der ekzematösen Haut als Folge der Virämie im Anschluß an die Impfung zu rechtfertigen. Ein Neurodermitiker mit bestehenden Hautveränderungen sollte niemals vacciniert werden, auch nicht bei Einhaltung verschiedener Vorsichtsmaßnahmen.

reiche teils dicht, teils mehr isoliert stehende, etwa linsen- bis erbsengroße, von einem schmalen roten Hof umgebene Pusteln mit zentraler Eindellung. Daneben sieht man auch von einem Bläschensaum umgebene, zentral eingesunkene hämorrhagische Schorfe (siehe Abb. 49). Die Pusteln können so dicht stehen, daß sie zu großen Plaques konfluieren (z. B. sehr häufig im Gesicht, dann auch Lidödeme, z. T. so massiv, daß die Lider nicht mehr bewegt werden können, siehe Abb. 50).

Im Laufe weniger Tage schießen in Nachschüben in der Umgebung der Ekzemherde (auch auf vorher gesunder Haut) neue Pusteln auf. Am 4. Krankheitstag liegt dann ein voll entwickeltes Zustandsbild mit ziemlich monomorphem Charakter vor. Gewöhnlich bildet sich hohes Fieber (39—41° C) aus. Die regionären Lymphknoten sind angeschwollen. Die Mundschleimhaut wird oft mitbefallen (weißliche Bläschen auf gerötetem Grund, Erosionen, diphtheroide Beläge). Mitunter kommt es zur Ausbildung einer Conjunctivitis, evtl. sogar zu einer schweren Keratitis, vor allem bei Fällen mit Pusteln in der Augenumgebung und an den Li-

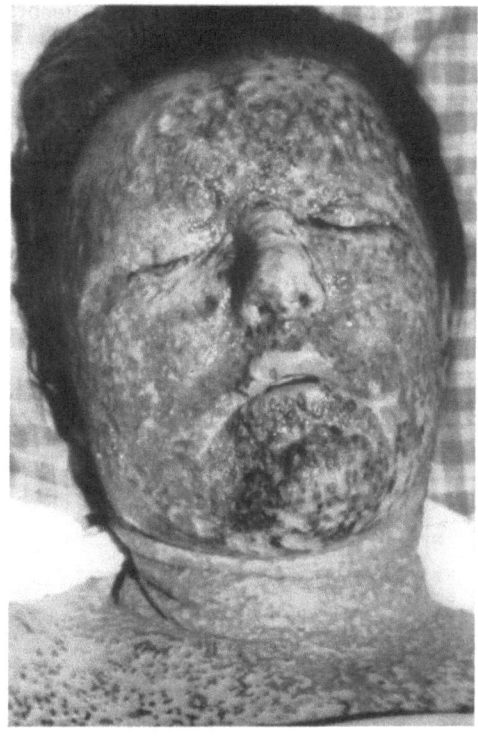

Abb. 50. Eczema vaccinatum (Fall von NASEMANN und RÖCKL 1955)

dern. LANGANKE (1955) sah nach der Abheilung von Vaccinepusteln im Lidbereich die Entwicklung eines Ectropiums mit gestörtem Tränenabfluß.

Infolge ausgeprägter toxischer Erscheinungen kann das Allgemeinbefinden der Patienten sehr schlecht sein. Die Verlaufsschwere kann völlig derjenigen bei Variola vera entsprechen. Nach 7 bis 12tägigem hohen Fieber setzt meist lytischer Abfall der Temperatur ein. Die Hauterscheinungen bessern sich nur langsam, nach 3 bis 4 Wochen klingen sie bis auf vereinzelte gerötete Erosionen ab. Vielfach tritt beträchtlicher Gewichtsverlust ein. Nach 6 Wochen imponieren bei der

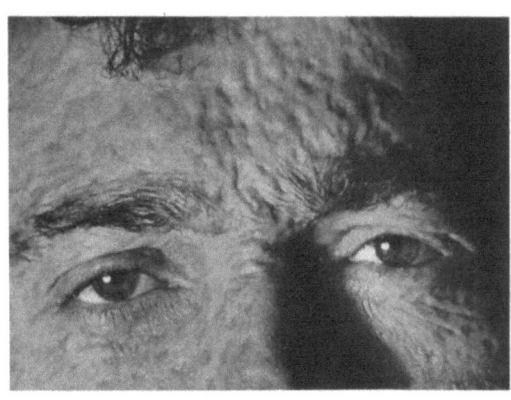

Abb. 51. Narbenzustand nach abgeheiltem Eczema vaccinatum

Mehrzahl der Erkrankten an Stelle der Pusteln zahlreiche noch leicht gerötete, später hautfarbene oder weißliche, schüsselförmige Eindellungen (Narben wie bei Pocken). Narbenzustand nach Eczema vaccinatum siehe in Abb. 51. Gelegentlich kann narbenlose bzw. narbenarme Abheilung erfolgen, doch ist dies nicht die Regel (vgl. auch die Angaben bei KOBER 1958).

Die Pusteln des Eczema vaccinatum sind öfter bakteriell superinfiziert, meist mit Strepto- und Staphylokokken, doch auch mit Diphtheriebakterien. NASEMANN und RÖCKL (1955) wie auch MEYER-ROHN und ROHDE (1959) isolierten beispielsweise aus den Efflorescenzen je eines schweren Eczema vaccinatum-Falles Staphylococcus aureus (haem.). Die Leukocytenwerte sind durchschnittlich leicht erhöht (9 bis 12000). HEINHOLD (1931) berichtete an Hand von 3 Fällen über das weiße Blutbild bei Eczema vaccinatum; Einzelheiten siehe dort! Im Urin ist das Urobilinogen oft etwas vermehrt, das Sediment ohne Besonderheiten, zuweilen eine Spur Eiweiß vorhanden. Gelegentlich klagen die Patienten über Glieder-, fast stets über stärkere Kopfschmerzen. Abb. 52 orientiert über die Serumeiweißwerte und die BSG im Verlauf der Erkrankung. Diese Angaben stammen aus der Arbeit von NASEMANN und RÖCKL (1955). Sie wurden bei einer 27jährigen Hausfrau gefunden, die als Kind zweimal vorschriftsmäßig geimpft worden war und seit $1^1/_2$ Jahren an ekzematösen Veränderungen im Bereich von Brust, Gesicht, Hals und Armen litt. Sie hatte sich bei ihrem frisch geimpften Kind infiziert. Das Bild eines typischen Eczema vaccinatum war 3 Wochen nach dem Impftermin voll ausgeprägt. — Über die Klinik des Eczema vaccinatum können weitere Daten den Arbeiten von STÜMPKE (1932), PIEPERHOFF (1932), CAVAZZUTI (1934), BENEDICT und WIEDMANN (1935), ELLIS (1935), HÖFFKEN (1938), LUTZ (1942), HEINKE (1948), FREEDMAN und BARRETT (1949), PERRY und MARTINEAU (1949), ANDERSON (1949), GATE u. Mitarb. (1950). GOOD und McLACHLAN (1950), SEPULVEDA (1951), VILANOVA und CARDENAL (1951), SLONIM (1952), HAIDVOGL (1952), GRINSPAN u. Mitarb. (1952), GIANOTTI (1955), LANGANKE (1955), PHIPPS (1955), PIERRET u. Mitarb. (1956), SIMONEL u. Mitarb. (1957), LAIGRET u. Mitarb. (1957) sowie von TURPIN u. Mitarb. (1958) entnommen werden.

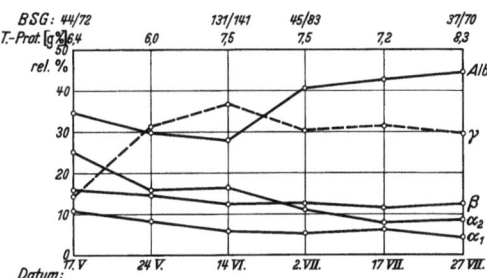

Abb. 52. Serumeiweißwerte (Papierelektrophorese) und Höhe der Blutsenkungsgeschwindigkeit (BSG) im Verlauf des Eczema vaccinatum (Fall von NASEMANN und RÖCKL 1955). Einweisungstag: 17. 5. 54, Beginn der Erkrankung: 13. 5. 54

Über die Häufigkeit des Eczema vaccinatum berichtet SCHROEBLER (1955) auf Grund von Literaturangaben und amtlichen Unterlagen, daß bei etwa 38 Millionen Impfungen 97 Fälle gemeldet wurden, von denen 29 tödlich ausgingen. Die Letalität liegt demnach zwischen 25 und 30% (in der Literatur wurden Letalitätsschwankungen zwischen 4 und 31% gefunden)[1]. Über Todesfälle bei Eczema vaccinatum berichteten u. a. BUSCH (1933), PLATOU (1934), SCHOEDEL (1934), LEVERTON und WHITLOCK (1949), SOMMERVILLE u. Mitarb. (1951), FISCHER (1953), JEUNE u. Mitarb. (1955), PIERRET u. Mitarb. (1956), REYNOLDS und JOOS (1958, 1960), FROMER u. Mitarb. (1958) sowie HURIEZ u. Mitarb. (1958)[2]. Der Tod tritt meist durch die toxischen Effekte ein, und zwar nach Delirium und Koma. Die Leber zeigt bei der Autopsie degenerative Veränderungen. Sehr oft ist auch eine Pneumonie bzw. Bronchopneumonie zu finden. Im Bereich der Haut kann es zu

---

[1] Die Letalitätsquote ist bei Kindern höher als bei Erwachsenen.

[2] Wir selbst konnten kürzlich ein Eczema vaccinatum bei einem jungen Mann beobachten, bei dem trotz Zufuhr von γ-Globulinen, Antibiotica und später Hydrocortison der tödliche Ausgang nicht zu verhindern war.

ausgedehnten Hämorrhagien und Ulcerationen kommen. Auch über eine profuse unstillbare Darmblutung (submuköse hämorrhagische Plaques) und über eine vaccinale Encephalitis nach Eczema vaccinatum finden sich Mitteilungen in der Literatur.

Die Prognose des Eczema vaccinatum ist abhängig vom Allgemeinzustand, von der Ausdehnung der primären Hautveränderungen, vom Immunitätsgrad, von der Virulenz des betreffenden Vaccinevirus-Stammes und von einer evtl. eintretenden bakteriellen Sekundärinfektion (SCHROEBLER 1955). Daß die noch vorhandene Restimmunität (entweder durch Vaccination oder durch überstandene vaccinale Krankheiten) durchbrochen werden kann, geht schon aus der Tatsache hervor, daß es Zweiterkrankungen an Eczema vaccinatum gibt. Über Eczema vaccinatum-Rezidive berichteten u. a. BUSCH (1933) und MEYER-ROHN (1957).

Tabelle 18. *Titerwerte der Komplementbindungsreaktion und γ-Globulin-Werte bei Eczema vaccinatum* (nach NASEMANN und RÖCKL 1955)

Datum		Komplement-bindungsreaktion-Endtiter	γ-Globulin-Werte rel. %
12. 5. 54	Kopf- und Gliederschmerzen, Unwohlsein		
13. 5. 54	Hohes Fieber (41°C)		
15. 5. 54	Papeln, Vesikeln		
17. 5. 54	Aufnahmetag: konfluierende Pusteln, Krusten	1:64	14,1
14. 6. 54	Beginn der Rekonvaleszenz	1:256	36,5
2. 7. 54	Rekonvaleszenz	1:32	30,3
27. 7. 54	Narbige Abheilung	1:32	29,5
30. 7. 54	Tag der Entlassung aus der Klinik		

Hin und wieder können Gruppenerkrankungen an Eczema vaccinatum beobachtet werden (u. a. MCLACHLAN und GILLESPIE 1936, ESSER 1941). Über Differentialdiagnose und Therapie siehe weiter unten!

Nach überstandenem Eczema vaccinatum kann serologisch ein Anstieg von Vaccine-Antikörpern nachgewiesen werden. Gleichzeitig durchgeführte Serumeiweißelektrophoresen (unter besonderer Berücksichtigung der γ-Globulinwerte) stehen, wie NASEMANN und RÖCKL (1955, siehe Tabelle 18) zeigen konnten, oft in gewisser Konkordanz mit den beobachteten Titerwerten der Komplementbindungsreaktion.

Um das Auftreten eines Eczema vaccinatum zu verhindern, muß die Beachtung der gesetzlichen Vorschriften für die Pockenimpfung gefordert werden. Über die Schuldfrage bei Auftreten eines Eczema vaccinatum (Anklage wegen fahrlässiger Tötung) siehe bei PASCHEN (1932), dort Mitteilung von HAUCK und SCHÜTZ. Noch immer gilt der Satz von GINS (siehe bei PASCHEN 1932 und auch bei KAISER 1949), daß ekzemkranke Kinder unter allen Umständen vom Pockenschutzimpfstoff ferngehalten werden müssen und daß das Vaccinevirus unter allen Umständen von ekzemkranken Kindern fernzuhalten ist. Man darf ergänzen: Das Vaccinevirus muß von *allen* ekzemkranken Personen ferngehalten werden, ganz gleich, wann diese zuletzt vacciniert bzw. revacciniert oder ob sie überhaupt noch nicht geimpft wurden. Allgemein wird gefordert, Kinder erst ein Jahr nach Abheilung des Ekzems zu impfen.

γ) Vaccinia-Embryopathie und vaccinale Infektionen des Neugeborenen

Bisher wurden nur sehr selten Fälle von intrauteriner Vaccinevirus-Infektion beobachtet (LYNCH 1932, GREENBERG u. Mitarb. 1949, MACARTHUR 1952, MAC-

Donald und MacArthur 1953, Abramowitz 1957). Bei der generalisierten foetalen Vaccinia sind verschiedene Infektionswege möglich: Invasion der Viren durch die gesunde oder erkrankte Placenta, durch das Fruchtwasser oder durch artefizielle Aborteinleitung (MacDonald und MacArthur 1953). Die eigentliche Vaccine-Embryopathie verhält sich hinsichtlich der Pathogenese jedoch generell wie die Embryopathia rubeolosa (s. weiter unten!).

Auch im Tierversuch wurde das Problem der Vaccine-Embryopathie zu lösen versucht. Thalhammer (1957) applizierte weißen Mäusen am 7. bis 14. Trächtigkeitstag einmalig 0,2 cm³ Vaccine-Lymphe unter die Nackenhaut. Die Feten wurden am 19. Graviditätstag gewonnen. Mindestens 30% erwiesen sich als untergewichtig. Bei der histologischen Untersuchung fanden sich Miß-bildungen der Linsen, des Innenohres und der Mahlzähne. Heath u. Mitarb. (1956) sahen auch beim Vaccinevirus-infizierten Hühnerembryo Mißbildungen entstehen. Gallagher und Wolpert (1940) konnten bei Kaninchenfeten, die sie direkt durch Uterus und Fruchthäute hindurch mit dem Vaccinevirus beimpft hatten, generali-sierte Nekrosen, Hyperämien und Blutungen in inneren Organen hervorrufen.

MacDonald und MacArthur (1953) beobachteten ein mit Vaccine-Hautläsionen gebo-renes Kind, das 15 Std post partum starb. Bei der Sektion fanden sich Nekroseherde im Corium und in der Lunge. Am Rand der nekrotischen Herde lagen Zellen mit eosinophilen Einschlüssen im Cytoplasma.

Ruckes (1955) teilte einen Fall mit, der am 20. Lebenstag unter dem Bilde einer Vaccine-virus-Sepsis ad exitum kam (Frühgeburt, Infektionskette: geimpfte Schwester—Mutter—Säugling). Besonders Mangel- und Frühgeburten sind wenig resistent gegenüber einer Vaccine-virus-Infektion.

Übersteht eine Mutter kurz vor der Gravidität eine Variola vera, so bekommen die Neugeborenen einen zeitlich begrenzten Schutz gegenüber dem Variola- und Vaccinevirus mit. Trotzdem ist in Epidemiezeiten eine aktive Immunisierung bei allen Neugeborenen dringend anzuraten.

Schwangere Frauen sollten vor dem 5. Graviditätsmonat *nur* dann gegen Pocken geimpft werden, wenn es unbedingt zu ihrem persönlichen Schutz not-wendig ist (Epidemie!). MacArthur (1952) ermittelte bei einer Pockenepidemie in Westschottland die Anzahl der Schädigungen des Keimlings durch Pocken-schutzimpfung schwangerer Frauen. Bei 47% der in der Zeit zwischen 4. und 12. Graviditätswoche vaccinierten Frauen war die Schwangerschaft gestört (auch Aborte). Auf das ganze erste Trimenon berechnet, ergab sich eine Störungsrate von 24% (18 von 67 Frauen). Die Fruchtschädigungen im 2. und 3. Trimenon be-liefen sich nur noch auf 3 bzw. 2%, lagen also nahezu im Normalbereich. Weitere Details über Vaccine-Embryopathien siehe bei Flamm (1959).

g) Differentialdiagnose vaccinaler Infektionen

Im Anfangsstadium kann die Vaccinia generalisata ähnlich aussehen wie be-ginnende echte Pocken, wie Varicellen, wie ein pustulöses Syphilid oder Masern. Doch auch der spätere Verlauf kann u. U. dem der Variola vera ähnlich sein.

Para- oder postinfektiöse Encephalitiden kommen nicht nur nach Vaccination, Vaccinia generalisata oder Eczema vaccinatum vor, sondern auch im Anschluß an Masern, Röteln, Varicellen und Mumps. Die Vaccine-Encephalitis muß von der Mumps- und Influenza-Encephalitis bzw. einer Encephalitis tuberkulöser Genese durch mikrobiologische und serologische Untersuchungen abgetrennt werden (Wohlrab 1958). Nach Pette (1956) ist bereits im akuten Stadium eine Differentialdiagnose der postvaccinalen Encephalitis gegenüber der epidemischen Encephalitis zuweilen möglich. Bei letzterer findet man im wesentlichen extra-pyramidale Erscheinungen (Hyperkinese, allgemeine Lähmungserscheinungen), bei der postvaccinalen Encephalitis hauptsächlich Pyramidensymptome (Konvulsionen, halbseitige spastische Lähmungen mit positivem Babinski-Phänomen). Die Differentialdiagnose zwischen diesen beiden Encephalitiden kann jedoch sehr schwer sein. Für die Differentialdiagnose kommen weiter in Betracht: Fieber- oder Infektkrämpfe (vor allem bei Kindern, kein krankhafter Liquorbefund), Krämpfe bei Spasmophilie (Anamnese!, positives Facialisphänomen bei Rachitis, Hypocalcämie, auch Laryngospasmen), Poliomyelitis, Sepsis und angeborene Hirnveränderungen, die evtl. erst nach der Impfung manifest werden.

Die Abtrennung der postvaccinalen Exantheme von einer floriden Lues II (Roseolae syphiliticae), vom Erythema exsudativum multiforme HEBRA, von einer akuten Urticaria, einer Pityriasis rosea, von Scharlach, Masern und Röteln ist gelegentlich notwendig, selten aber schwierig (Anamnese, Wassermann-Reaktion, Allergietests, bakteriologische Untersuchungen, Blutbild).

Die accidentelle Vaccinia der Haut (Vaccinia inoculata) wird oft bakteriell sekundärinfiziert (Phlegmonen, Erysipel). Bei Sitz einer isolierten Vaccinepustel z. B. am Augenlid (Hordeolum!), am Kinn, an der Oberlippe, am Gesäß oder Scrotum kann zunächst durchaus der Eindruck eines Furunkels bzw. eines Abscesses entstehen. Im Bereich des Genitales (z. B. an der Vulva) kann die Differentialdiagnose zwischen akzidenteller Vaccine und Herpes progenitalis schwierig sein (JABLONSKA 1952). Hier klären evtl. erst die Untersuchungen im Viruslaboratorium.

Die sekundäre Bakterienbesiedelung der Vaccinepustel spielt nicht eine so bedeutende Rolle, wie früher vermutet wurde. Auch nicht eröffnete Vaccinepusteln können „vereitern" (evtl. bakteriosteriler Inhalt!).

Größere differentialdiagnostische Schwierigkeiten bereitet oftmals die accidentelle Vaccinia im Bereich der Mundschleimhaut. Hier muß oft gegenüber einer Lues I und II, einer chancriformen Pyodermie bzw. Tuberkulose, gegenüber Stomatitis aphthosa, Herpes labialis, Aphthoid Pospischill-Feyrter, Pemphigus vulgaris, Impetigo contagiosa, Verbrennungen bzw. Verätzungen und gegenüber einer Maul- und Klauenseuche-Infektion differenziert werden (SCHUERMANN 1958, s. dort ausführlicher!).

Das Eczema vaccinatum kann Ähnlichkeiten im Verlauf mit der Variola vera, mit Variolois oder Alastrim (Unterscheidung siehe Tabelle 17) zeigen, aber auch mit Varicellen und der varioliformen Pyodermie (über letztere Erkrankung siehe bei BENDRE 1935 und STREITMANN 1939 sowie bei RÖCKL im Band IV, Teil 1 des Ergänzungswerkes). Rein klinisch ist eine Unterscheidung meist schon wegen der beim Eczema vaccinatum vorhandenen Krustenplatten, der mitunter unsymmetrischen Anordnung der Pustelareale und der oft stark nässenden Partien sowie auf Grund der anamnestischen Angaben möglich. Am meisten Ähnlichkeit besitzt das Eczema vaccinatum mit dem Eczema herpeticatum. Über diese Differentialdiagnose siehe die Angaben im Herpes-Kapitel.

Die Vaccination kann zufällig mit anderen Infektionskrankheiten (Morbilli, Scarlatina, Varicellen, Rubeolen) zusammentreffen, ohne daß beide Krankheiten sich wesentlich beeinflussen. Gelegentlich kann jedoch dabei die Vaccinia vorübergehend „in die Latenz gezwungen werden" (WOHLRAB 1958).

h) Laboratoriumsdiagnose der vaccinalen Infektionen

α) Lichtoptik

In dünnen Ausstrichen von frischen Vaccinepusteln (seröse Flüssigkeit, Eiter) können die Elementarkörper des Vaccinevirus (Paschensche Körperchen) oft in großer Zahl im Lichtmikroskop (Ölimmersion) nachgewiesen werden, wenn man die Ausstrichpräparate entweder mit Hilfe des Phasenkontrastverfahrens untersucht oder einer Elementarkörper-Färbung unterzieht. Als Färbungen haben sich die Methoden von HERZBERG, PASCHEN und MOROSOW (siehe allgemeiner Teil!) vorzüglich bewährt. Über eine geeignete Modifikation der Victoriablaufärbung von HERZBERG s. bei KÜHN (1957) und HERZBERG (1958). Ein Verfahren zur Konservierung Victoriablau-gefärbter Präparate mit Phosphormolybdänsäure gab MAY (1958) an. Die Vaccine-Elementarkörper können auch — zwar nicht so optimal wie mit den anderen Methoden — durch die verlängerte GIEMSA-Färbung dargestellt werden, (GOSCHANSKAJA und SKROTZKY 1932, NAUCK 1937). Über die Beobachtung der PASCHENschen Körperchen im Leuchtbild von E. HOFFMANN siehe bei HERZBERG (1949). Auch fluoreszenzmikroskopisch lassen sich die Vaccinevirus-Elementarkörper nachweisen, am besten nach Vorbehandlung mit Thioflavin (LEVADITI u. Mitarb. 1940). Von TUREWITSCH (1933) wurde ein Verfahren angegeben, das die Darstellung der Elementarkörper im

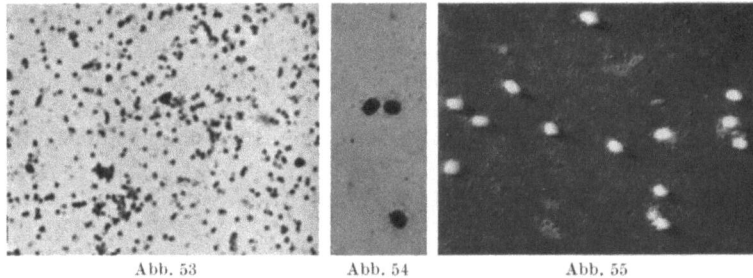

Abb. 53.   Elementarkörper des Vaccinevirus nach Morosow-Färbung (Ölimmersion)

Abb. 54.   Elementarkörper des Vaccinevirus, unbedampft, El.opt. Vergr. 7500mal, Tupfpräparat von
Chorionallantoismembran

Abb. 55.   Elementarkörper des Vaccinevirus, mit Pd schräg bedampft, indirektes Tupfpräparat von
Chorionallantoismembran, El.opt. Vergr. 6900mal

Vaccine-infizierten Hornhautepithel des Kaninchens erlaubt. Abb. 53 zeigt Vaccinevirus-Elementarkörper nach Färbung mit der Versilberungsmethode von MOROSOW.

Einzelheiten über den Nachweis des Vaccinevirus im Phasenkontrast-Mikroskop siehe bei HERZBERG und BOMMER (1953) und bei STOECKENIUS (1954).

Im allgemeinen ist der lichtoptische Elementarkörperchennachweis sehr zuverlässig, histologische Untersuchungen von Biopsien der menschlichen Epidermis (excidierte Vaccinepusteln) erübrigen sich daher meistens. Im Stratum spinosum der Epidermis entwickeln sich vor allem am Rande des Pustellumens eosinophile intracytoplasmatische Einschlußkörper, die Feulgen-positiv sind (Guarnierische Körperchen). Sie können in Schnittpräparaten unschwer aufgefunden werden. Über die Feulgen-Reaktion bei der Laboratoriumsdiagnose der Quaderviren siehe bei WOLMAN (1950). Über Histologie vgl. auch Tabelle 17.

β) Elektronenmikroskopie

Ähnlich wie der lichtoptische gelingt auch der elektronenmikroskopische Nachweis der Vaccinevirus-Elementarkörper im direkten Verfahren, zumindest bei ganz frischem Pustelinhalt. Eine Methode zur Herstellung von elektronenmikroskopischen Tupfpräparaten gaben PETERS und NASEMANN (1952) an. Das Elektronenmikroskop erlaubt die Strukturanalyse einzelner bzw. weniger Elementarkörper des Virus und kann auf Grund der Sichtbarmachung von Form, Dichte und Größe der letzteren evtl. sehr schnell und wesentlich zur Diagnose beitragen (s. hierzu NAGLER und RAKE 1948, sowie PUNTIGAM und ORTH 1951). Abb. 54 zeigt eine elektronen-optische Aufnahme nicht bedampfter Elementarkörper des Vaccinevirus, Abb. 55 eine solche von Elementar-körper, die mit Palladium schräg be-dampft wurden. PUNTIGAM u. Mitarb. (1952) gelang es mit Hilfe der Elek-tronenoptik in der Rückenmarksflüs-sigkeit von Jungrindern die Elemen-tarkörper des Vaccinevirus nachzu-weisen. Mit der in letzter Zeit ent-wickelten Dünnschnitt-Technik ist es möglich, Einschlüsse und Elementar-körper des Vaccinevirus in den Zellen der menschlichen Epidermis (Biopsie kleiner Stückchen vom Rand der Vaccinepusteln) im Elektronenmikro-skop zu beobachten.

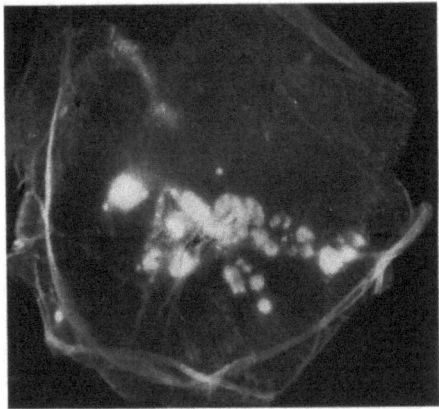

Abb. 56. Vaccine-beimpfte Chorionallantoismembran, isolierte „Pockenherde"

γ) Eikultur

Die Chorionallantoismembran von Bruteiern eignet sich vorzüglich (da empfindlicher als der PAULsche Cor-nealversuch am Kaninchen) zur Iso-lierung des Vaccinevirus. Die Be-impfung wird mit Material durchge-führt, das aus vaccinalen Efflorescen-zen (Sekret, Pusteleiter, Krusten) ge-wonnen wird. Nicht nur die Chorion-allantoismembran, auch Dottersack und Allantoishöhle lassen sich mit dem Vaccinevirus infizieren. Ob die Vac-cine-Infektion der Chorionallantois-membran angegangen ist und in wel-chem Ausmaß, kann durch verschie-dene Untersuchungen festgestellt wer-den:

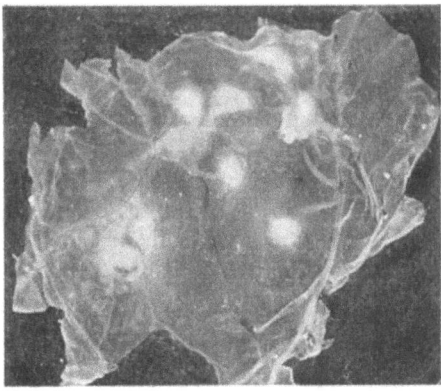

Abb. 57. Chorionallantoismembran mit Variolavaccine-virus beimpft. „Pockenformige" Einzelherde

1. Makroskopische Beurteilung der Chorionallantoismembran. Wird ein Vaccine-Virus-Stamm frisch auf der Chorionallantoismembran angezüch-tet, so bilden sich im allgemeinen zu-nächts isolierte, grau-weißliche, oft et-was gelb-stichige, stecknadelkopf- bis linsengroße „typische Pockenherde" (s. Abb. 56 und 57). Bei späteren Pas-sagen konfluieren die Herde gern zu großen Plaques (s. Abb. 58). Metho-

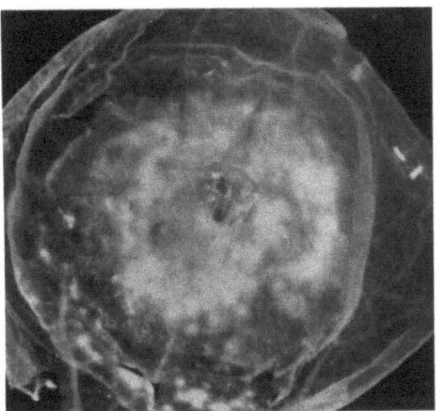

Abb. 58. Chorionallantoismembran mit Vaccinevirus beimpft. Großer konfluierter Plaque

dische Einzelheiten s. im Allgemeinen Teil, in Tabelle 17 sowie in den Ab-schnitten Variola vera, Alastrim und originäre Kuhpocken.

2. *Fortlaufende Ei- und Wechselpassagen.* Ist das Vaccinevirus erst auf der Chorionallantoismembran angezüchtet, so läßt es sich ohne Schwierigkeiten in fortlaufenden Passagen von Eimembran zu Eimembran übertragen. Auch können Passagen auf Versuchstieren eingeschaltet werden, z. B. Übertragungen auf weiße Mäuse, Kaninchen oder Meerschweinchen, von diesen dann Rückübertragung auf die Chorionallantoismembran (Wechselpassagen).

3. *Ausstriche von der beimpften Chorionallantoismembran.* In Ausstrichen von der Vaccine-infizierten Chorionallantoismembran können die Elementarkörper des Vaccinevirus lichtoptisch nachgewiesen werden. Die Darstellung des auf der Chorionallantoismembran isolierten Virus mit Hilfe des Elektronenmikroskopes gelingt wesentlich besser (saubere Präparate!) und sicherer (große Zahl der Elementarkörper) als aus dem vom Patienten direkt gewonnenen Untersuchungsmaterial (die Abb. 54 und 55 zeigen Elementarkörper, die von der Chorionallantoismembran präpariert wurden). Zur elektronenoptischen Präparation können gereinigte Elementarkörper-Suspensionen (nach Aufarbeitung der Chorionallantoismembran, siehe

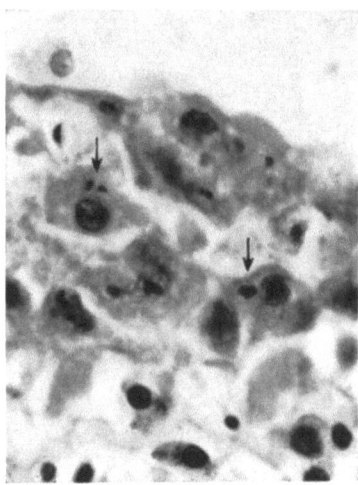

Abb. 59. Histologisches Präparat von Vaccine-infizierter Chorionallantoismembran, Färbung nach Mann. Pfeile = Guarnierische Einschlußkörper im Cytoplasma der Ektodermzellen (Ölimmersion)

Allgemeiner Teil S. 69) oder aber das direkte und indirekte Abtupfverfahren benutzt werden (Peters und Nasemann 1952).

4. *Histologie der Chorionallantoismembran.* Im histologischen Präparat von der beimpften Chorionallantoismembran können die intracytoplasmatischen Guarnierischen Einschlußkörper regelmäßig nachgewiesen werden. Sie sind eosinophil und Feulgen-positiv. Die Feulgen-Reaktion ist gut geeignet, die spezifischen Vaccine-Einschlüsse von unspezifischen Inklusionen abzutrennen. Sehr gut gelingt die Einschlußdarstellung mit der Färbung nach Mann oder mit der Modifikation dieser Färbung, die von Downie angegeben wurde (Methodik s. bei Stanka 1959). Auch nach Hämatoxylin-Eosin- und nach Giemsa-Färbung können die Einschlußkörper gesehen werden.

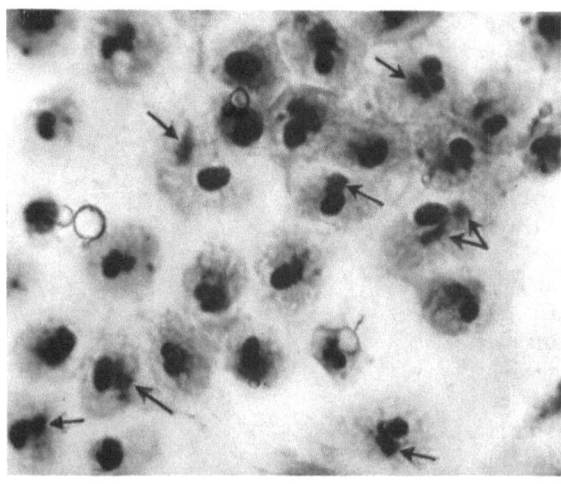

Abb. 60. Gewebekultur vom Corneaepithel des Kaninchens mit Vaccinevirus beimpft. Zahlreiche Guarnierische Einschlußkörper, s. Pfeile!

Die Vaccinevirus-Einschlüsse sind unregelmäßig begrenzt, unterschiedlich groß und liegen sowohl einzeln als auch in Mehrzahl im Cytoplasma vorwiegend der Zellen des Ektoderms (s. Abb. 59, Vaccine-Einschlüsse in der Chorionallantoismembran, Färbung nach Mann, Pfeile!).

In Speziallaboratorien können heute mit Hilfe des Ultramikrotoms Dünnschnitte der Chorionallantoismembran hergestellt und die Morphologie der Vaccine-Einschlüsse elektronenoptisch untersucht werden (s. weiter oben!). Über die Titration des Vaccinevirus auf der Eimembran mittels der Pockenzählmethode siehe bei KAPLAN u. Mitarb. (1957).

δ) Gewebekultur

In Gewebekulturen ruft das Vaccinevirus einen cytopathogenen Effekt hervor. In den infizierten Zellen der Kulturen können sowohl die Einschlußkörper als auch die Elementarkörper des Vaccinevirus licht- und elektronenoptisch nachgewiesen werden. Über die für das Vaccinevirus geeigneten Zellsysteme siehe weiter oben, über die Technik der Gewebekultur und deren Anwendung in der Virologie s. im Allgemeinen Teil S. 82 ff.

In Gewebekulturen sind gewöhnlich massenhaft Vaccine-Einschlüsse vorhanden. Abb. 60 zeigt eine Kultur von Epithelzellen aus der Kaninchencornea, die mit Vaccinevirus infiziert wurde. Die Pfeile deuten auf die zahlreich gebildeten Einschlußkörper hin.

Abb. 61. Flankenhaut vom Kaninchen, in der Mitte Farbstrich. Links: intracutane Injektion einer Vaccine-Suspension 1:100; rechts: Verd. von 1:1000

ε) Tierversuche

Für Übertragungsversuche eignen sich am besten Kaninchen, Meerschweinchen und weiße Mäuse. Die Kaninchenhaut kann percutan, intracutan und subcutan beimpft werden. Abb. 61 zeigt das Resultat einer intracutanen Beimpfung der Kaninchenhaut mit einer Vaccinevirus-Suspension: Links vom Farbstrich Verdünnung 1:100, Erythem und hämorrhagisch-nekrotisches Zentrum; rechts vom Farbstrich Verdünnung 1:1000, nur Erythem. Über die Histologie der Vaccine-beimpften Kaninchenhaut s. Tabelle 17. Hochwertige Vaccine-Lymphen können auf der Kaninchenhaut noch in einer Verdünnung von 1:10000000 ein Erythem hervorrufen (Titrationsversuch).

Der Infektionstiter einer Vaccinevirus-Suspension kann nicht nur auf der Kaninchenhaut, sondern auch in Gewebekulturen und auf der Chorionallantoismembran ermittelt werden (Pockenzählmethode, s. Allgemeiner Teil). Der Hämagglutinationstiter (stärkste Verdünnung, die noch Hühnererythrocyten agglutiniert) einer Vaccinevirus-Suspension (z.B. aus einer Chorionallantoismembran gewonnen) ist ein weiterer Anhalt für das quantitative Ausmaß der erzielten Infektion (Anzüchtung in Ei- oder Gewebekultur).

Gut geeignet für die Isolierung des Vaccinevirus ist der Paulsche Cornealversuch. Beimpft wird die scarifizierte Hornhaut nicht zu junger und gut pigmentierter Kaninchen. Schon makroskopisch kann das Angehen der Infektion beurteilt werden (PASCHEN 1932). In den Cornea-Epithelzellen sind massenhaft Guarnierische Einschlußkörper vorhanden. Man stellt sie am besten in Giemsagefärbten Klatschpräparaten dar. Das Epithel löst sich besonders gut ab, wenn die enucleierten Augen 1 bis 2 Std im Brutschrank bei 37⁰ C in der feuchten Kammer aufbewahrt werden. Abb. 62 zeigt das Klatschpräparat eines nicht beimpften Kaninchenauges nach 60 min. Aufbewahrung im Brutschrank unter den genannten Bedingungen (Giemsa-Färbung). Die Epithelien haben sich so reichlich abgelöst, daß ein Bild resultiert, wie man es von Gewebekulturen kennt. Die Abb. 63 und 64 zeigen Guarnierische Einschlußkörper in Cornea-Epithelzellen (Giemsa-Färbung von Klatschpräparaten). Sehr oft liegen mehrere Einschlüsse in einer Zelle. Die unregelmäßige Begrenzung der letzteren wird deutlich, ihre Granulation ist eben erkennbar, bei der Musterung der Präparate im Mikroskop (Ölimmersion) aber besser zu beobachten (s. auch Tabelle 17).

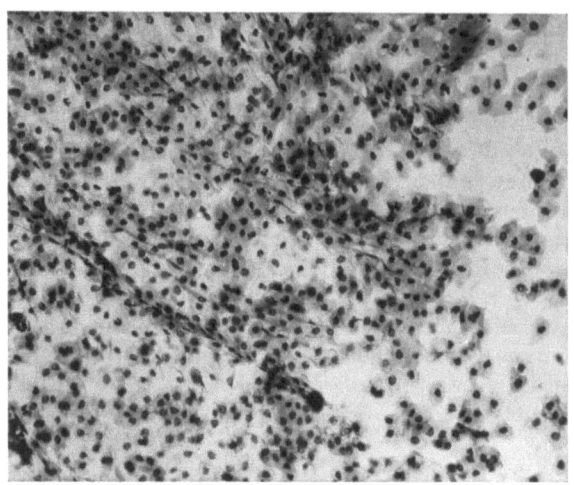

Abb. 62. Klatschpräparat von enucleiertem normalen Kaninchenauge, vorher Aufbewahrung in feuchter Kammer (37°C, 60 min). Ablösung zahlreicher Epithelien. Giemsa-Färbung

Elementarkörper und Einschlüsse des Vaccinevirus können in Dünnschnitten und Tupfpräparaten von der Kaninchencornea im Elektronenmikroskop untersucht werden. In Klatschpräparaten, gefärbt z. B. nach HERZBERG, PASCHEN oder MOROSOW, sind massenhaft Elementarkörper auch lichtoptisch zu finden.

Wird die Cornea vom enucleierten Auge abpräpariert, eingebettet und histologisch aufgearbeitet, so erhält man sehr gute Einschlußkörper-Darstellungen nach Färbung der Schnitte (MANN, DOWNIE, GIEMSA) und Betrachtung mit Hilfe der Ölimmersion (s. Abb. 65: Guarnierischer Einschluß, durch Pfeil gekennzeichnet). Gute Schnittbilder von Vaccine-Einschlußkörpern in der Kaninchencornea s. auch bei MORITSCH (1954).

Meerschweinchen können vor allem percutan und intraperitoneal, weiße Mäuse am besten intracerebral mit dem Vaccinevirus beimpft werden. Details siehe im Allgemeinen Teil.

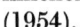
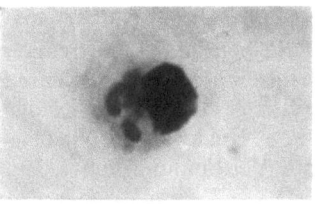

Abb. 63

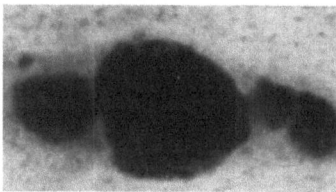

Abb. 64

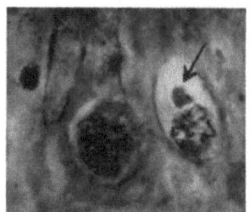

Abb. 65

Abb. 63. Guarnierische Einschlußkörper in Epithelzelle von der Kaninchencornea

Abb. 64. Wie Abb. 63, stärker nachvergrößert (Ölimmersion)

Abb. 65. Guarnierischer Einschluß in Epithelzelle von der Cornea des Kaninchens. Histologisches Präparat, Färbung nach DOWNIE, Ölimmersion. Pfeil!

ζ) Die Serologie vaccinaler Infektionen

Wie McCARTHY u. Mitarb. (1958) zeigen konnten, treten nach der Erstimpfung mit dem Vaccinevirus bis zum zehnten Tag im Blutserum der Impflinge keine Antikörper auf. Nach dieser Zeit finden sich neutralisierende und hämagglutinations-hemmende Antikörper bei der Mehrzahl der untersuchten Personen. Komplementbindende Antikörper konnten nicht einmal bei der Hälfte der geprüften Fälle nachgewiesen werden. Neutralisierende Antikörper lassen sich im Blut nach der Erstimpfung noch nach 20 Jahren auffinden, hämagglutinations-hemmende Antikörper nur noch selten und wenn, dann nur mit sehr niedrigem Titer. Komplementbindende Antikörper werden nicht länger als 6 Monate nach der ersten Vaccination vorgefunden.

Bei revaccinierten Personen steigen die Antikörpertiter höher als nach der Erstimpfung an und erscheinen oft schon innerhalb von einer Woche. Dies zeigt, daß sofortige Revaccination nach Kontakt mit Pockenkranken besseren Schutz verleiht als eine Erstimpfung in gleicher Situation (McCarthy u. Mitarb. 1958). Von den drei serologischen Methoden ist der Neutralisationstest das beste Verfahren, um Aufschluß über die Immunitätslage zu gewinnen, da die neutralisierenden Antikörper Träger der Immunität sind. Die wichtigsten Bildungsstätten der Antikörper liegen in der Haut und im Reticuloendothelialen System.

Downie und McCarthy (1958) fanden bei Pocken-Patienten, die vor der Infektion nicht geimpft worden waren, Variola-neutralisierende Antikörper und Vaccine-Antihämagglutinin in allen Seren, die nach dem 6. Krankheitstag entnommen wurden. Komplementbindende Antikörper traten nicht vor dem 8., immer aber nach dem 9. Krankheitstag auf. Bei den Patienten, die vor ihrer Pockenerkrankung (Variolois) revacciniert worden waren, konnten Variola-neutralisierende Antikörper in allen Seren bereits vom 3. Krankheitstag an nachgewiesen werden, hämagglutinationshemmende Antikörper nach dem 4. Tag. Komplementbindende Antikörper waren oft schon am 7. Tag, stets aber nach dem 9. Tag vorhanden. Bei vorher geimpften Patienten erscheinen die Antikörper nach einer Pockeninfektion früher und erreichen höhere Titer als bei ungeimpften Kranken. Niedrige Titer wurden bei letalen Verläufen beobachtet (ausgenommen 2 Fälle, die relativ hohe neutralisierende Antikörpertiter aufwiesen). Bei 6 Fällen, die nach Kontakt mit Pockenkranken nur an Fieber ohne Rash erkrankten (Variola sine exanthemate), deckten die serologischen Untersuchungen die wahre Natur der Erkrankung auf. Ein hoher Antikörper-Titeranstieg (beweisend ist schon ein Anstieg um das Vierfache des Ausgangswertes) — vor allem der komplementbindenden Antikörper — kann die klinische Verdachtsdiagnose bestätigen. Nach echter Pockenerkrankung werden höhere Antikörpertiter gefunden als nach Vaccination (Downie 1951 a, b).

Im folgenden sollen noch einige Hinweise für die verschiedenen serologischen Nachweismethoden gegeben werden:

1. *Flockungsreaktion:* Heute obsolet, siehe bei Craigie (1932).

2. *Komplementbindungsreaktion:* Für die Komplementbindungsreaktion entnimmt man an 2 Tagen Blut (zu Beginn der Erkrankung und 2 bis 3 Wochen später, evtl. dritte Entnahme nach 6 bis 8 Wochen). Ein vierfacher Titeranstieg gilt als beweisend. Für die Herstellung des Antigens eignen sich Gewebekulturen aber auch Allantoismembranen mit reichlichen Vaccinevirus-Herden (dann in der Chorionallantoismembran auch hoher Hämagglutinationstiter). Aber auch andere Vaccine-infizierte Gewebe können zur Antigengewinnung dienen. Einzelheiten hierüber und über die Technik der Komplementbindungsreaktion siehe bei Parker und Muckenfuss (1933), Kunert und Wenckebach (1936), Verlinde (1941), Downie und MacDonald (1950) sowie bei Salchow (1955). Über die Mikromethode der Komplementbindungsreaktion bei Vaccinia s. bei Wigand (1956), über die antikomplementäre Aktivität von Antigenen aus normalen und mit Vaccinevirus infizierten HeLa-Zellkulturen ebenfalls bei Wigand (1960).

3. *Neutralisationstest.* Für den Neutralisationstest werden meist Gewebekulturen, der Mäuseschutzversuch oder die Eikultur herangezogen. Der Nachweis neutralisierender Antikörper im Serum von Patienten, die eine vaccinale Infektion durchgemacht haben, kann mit verschiedener Versuchsanordnung erbracht

werden, und zwar entweder als Serumneutralisation oder als Virusneutralisation. Bei der Serumneutralisation wird Serum von definiertem Antikörpertiter mit einem noch unbekannten Vaccinevirus-Stamm angesetzt, bei der Virusneutralisation hingegen ein Virusstamm mit bekanntem Neutralisationstiter mit dem zu prüfenden Serum von unbekanntem Antikörpergehalt zusammengebracht.

Über die Technik des Neutralisationstests auf der Chorionallantoismembran s. bei DOWNIE und McCARTHY (1950) sowie im Allgemeinen Teil! Weitere technische Daten und tierexperimentelle Resultate mit der Komplementbindungsreaktion und dem Neutralisationstest bei vaccinalen Infektionen können den Arbeiten von THOMPSON u. Mitarb. (1932), NAKAJIMA (1932), PLOTZ (1938), PARKER u. Mitarb. (1941), MACDONALD und DOWNIE (1950), BRIODY u. Mitarb. (1951), COLLIER u. Mitarb. (1955), MAYR u. Mitarb. (1955) sowie von HERRLICH u. Mitarb. (1956) entnommen werden.

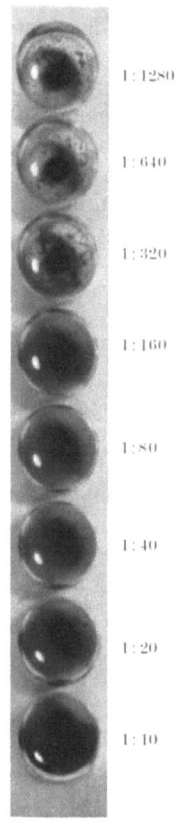

4. Präcipitation im Doppel-Diffusionstest: Über die Technik dieses Tests s. die Ausführungen im Abschnitt „Originäre Kuhpocken" sowie Einzelheiten bei GISPEN (1955). Über die qualitative Form des Tests und dessen diagnostische Verwertung (Testung von Patientenseren gegenüber Standardantigenen und umgekehrt Testung von Antigenen gegenüber Standardseren) s. bei ROHDE und KÜHN (1959).

5. Hämagglutination (HA): Das Vaccinevirus besitzt die Fähigkeit Hühnererythrocyten zu agglutinieren. Abb. 66 zeigt eine HA-Reaktion einer Vaccinevirus-Suspension, die aus einer beimpften Chorionallantoismembran hergestellt wurde. Die Reaktion wurde in einer Plexiglasplatte mit Bohrlöchern angesetzt. Unterste Verdünnung: 1:10, Endtiter der HA: 1:160, Teilagglutination noch darüber hinaus.

Weitere Angaben über die HA-Reaktion durch das Vaccinevirus bei BURNET (1946), COLLIER und KRAMER (1950), GILLEN u. Mitarb. (1950), BRIODY u. Mitarb. (1951), VIEUCHANGE und GIUNTINI (1952), SUZUKI u. Mitarb. (1955), TOBIN (1956), MAITLAND und TOBIN (1956), LI CHE-MIN (1956), MAYR (1956), WIGAND (1956).

6. Die Hämagglutinations-Hemmungsreaktion (HAH): Im Serum vaccinierter Personen sind Antikörper enthalten, welche die HA durch das Vaccinevirus zu hemmen vermögen (Antihämagglutinine). Die HAH wurde zuerst von HIRST entdeckt (Hirst-Test). Sie kann genau wie die Komplementbindungsreaktion und der Neutralisationstest diagnostischen Zwecken

Abb. 66. Hämagglutinationsreaktion mit Vaccinevirus-Suspension in Plexiglasplatte. Verdünnungen von 1:10 bis 1:1280. Bis 1:160 vollständige Agglutination, darüber hinaus Teilagglutination!

dienen. Zu Beginn einer vaccinalen Erkrankung sind die HAH-Titer im allgemeinen niedrig. Ihre Maxima liegen in der 3. bis 4. Woche. Nach der 4. Woche setzt ein langsamer Titerabfall ein. Insgesamt liegen die Hemmtiter bei Pockenkranken höher als bei vaccinierten oder revaccinierten Personen. Auch aus dem Titerabfall kann, wenn er bei zwei entnommenen Serumproben um das Vierfache erfolgt, ein diagnostischer Schluß gezogen werden (rückläufig positive Reaktion).

Literatur zur HAH: COLLIER u. Mitarb. (1950), NASEMANN (1956 a, b), WIGAND (1956), CASSEL und FATER (1957), SZATHMARY und BARANYAI (1957). Von SZATHMARY und HOLIK (1956) wurde berichtet, daß hämagglutinationshemmende Antikörper von pockengeimpften Müttern auf die neugeborenen Kinder übertragen werden können.

Ausführliche Anleitungen über die diagnostischen Möglichkeiten bei vaccinalen Infektionen wurden von MACCALLUM u. Mitarb. (1950), NASEMANN (1955), MARCHIONINI und NASEMANN (1955), SALCHOW (1955), RATH (1956) und von KUNERT (1958) zusammengestellt.

i) Therapie vaccinaler Infektionen

Bei abnorm-großen Impfreaktionen und dem Auftreten anderer Krankheiten während der Entwicklung der Impfreaktion, vor allem bei besonders empfindlichen Kindern, empfiehlt BARLA-SCABO (1934) am 8. oder 9. Tag nach der Vaccination die Durchführung einer Röntgenbestrahlung (2 H, 3 mm Al). Bei der Röntgenentzündungsbestrahlung des Hautareales mit der Impfreaktion gelten die gleichen Richtlinien wie bei der Behandlung entzündlicher Dermatosen mit Röntgenstrahlen (Details hinsichtlich Auswahl von Strahlenqualität und Dosis siehe bei SCHIRREN 1958). Im Anschluß an die Radiatio soll es zu raschem Rückgang der Entzündung (Area), zu Besserung des Allgemeinbefindens und des Appetits kommen. Über Röntgen-Inaktivierung des Vaccinevirus s. bei LEA und SALAMAN (1942).

Über die kosmetischen Maßnahmen zur Besserung bzw. Beseitigung von Pokkennarben s. bei CLARKSON (1949).

Antibiotica (Penicillin, Tetracycline, Chloramphenicol) beeinflussen das Vaccinevirus in vivo nicht, da dieses keinen eigenen Stoffwechsel unterhält. Dennoch ist die Verabfolgung von Antibiotica mit breitem Wirkungsbereich unbedingt zu empfehlen, um bakterielle Sekundärinfektionen im Sinne der Abschirmfunktion von MIESCHER zu verhindern oder zu beseitigen. Das gilt vor allem für vaccinale Infektionen im Gesicht (Augenlider, Lippen, Ohr) und am Genitale. Im Suppurationsstadium vaccinaler Erkrankungen geht zuweilen nach Antibiotica-Zufuhr das Fieber herunter. Dies spricht evtl. für die vollzogene Ausschaltung einer sekundären bakteriellen Komponente. Nur in diesem Sinne dürfen wohl die positiven Urteile über die Antibiotica-Therapie vaccinaler Infektionen zahlreicher Autoren gewertet werden (u. a. APPELBOM und SCHNABEL 1950, FASAL 1950, MURTHY 1950, ESPLIN 1951, HIGH und REINER 1951, McCONACHIE und ANDERSON 1951, POLEMANN 1951, SNYDER 1951, KING und FORREST 1953 sowie BRAUSS 1956).

Ein Eczema vaccinatum und eine Vaccinia generalisata können so schwer wie eine Variola vera verlaufen. Die symptomatische Therapie (Kreislaufmittel, Sedativa, Lokalbehandlung) ist deshalb die gleiche (s. den Abschnitt „Therapie" bei Variola vera S. 136 und die Literaturübersicht bei NASEMANN 1955 b).

Auf die modernen Entwicklungen bei der tierexperimentellen Therapie der Variola vera und der vaccinalen Infektionen kann hier nicht eingegangen werden (s. hierzu den therapeutischen Abschnitt im Allgemeinen Teil S. 52 ff. und den Überblick über das einschlägige Schrifttum bei NASEMANN 1955 a).

Bei sehr schwer verlaufenden vaccinalen Infektionen sollten unbedingt reichlich Gammaglobuline zugeführt werden (Vaccinia generalisata, Eczema vaccinatum, Vaccinia gangraenosa, Impfencephalitis). Besserungen durch diese Therapie sahen u. a. HARLEM (1957) sowie LUKACS u. Mitarb. (1958). Die Beurteilung des therapeutischen Nutzens von Gammaglobulinen ist jedoch oftmals schwierig. Über die Anwendung von Gammaglobulin aus Hyperimmunserum Vaccinierter s. auch bei REYNOLDS und JOOS (1958).

Bei Verdacht auf eine *Encephalitis postvaccinalis* muß sofortige Klinikeinweisung des Patienten erfolgen. Bei diesem Krankheitsbild ist die Applikation von Prednisolon anzuraten, und zwar zusammen mit breitspektralen Antibiotica und Gammaglobulinen. Bereits LIGTERINK (1951) konnte zwei Fälle von Impfencephalitis mit ACTH-Gaben günstig beeinflussen[1]. Die Anwendung von ACTH,

---

[1] Über eine dramatische Besserung einer schweren postvaccinalen Encephalitis nach intrathecaler Zufuhr von Hydrocortison berichteten kürzlich EHRENGUT, SCHEPPE und JOAS (1959). Es handelte sich um einen $7^{1}/_{2}$ Monate alten Säugling, der am 13. Tag nach der Vaccination erkrankte und in moribundem Zustand in die Klinik eingewiesen wurde. Behandlung mit Prednisolon, Phenobarbital, Chlorpromazin und Reverin hatte keinen Erfolg. Zu der ungemein eindrucksvollen Besserung kam es erst nach intralumbaler Applikation von 25 mg Hydrocortison-Kristallsuspension.

Cortison und dessen Derivaten bei Virusinfektionen bleibt problematisch[1]. Zweifellos können durch planlose Cortisongaben Generalisationen und evtl. ein letaler Verlauf (z. B. sogar bei Varicellen) herbeigeführt werden. Tierversuche und die bisher gemachten Erfahrungen am Krankenbett lieferten keine einheitlichen Resultate. Eine feste Lehrmeinung gibt es daher noch nicht. Der Verfasser konnte z. B. durch Zufuhr von Hydrocortison die Vaccine-Keratitis des Kaninchens nicht beeinflussen. Hydrocortison oder Prednisolon sollten nur dann appliziert werden, wenn sich toxisch-allergische Vorgänge im späteren Verlauf der Infektion abspielen. Weitere Einzelheiten s. u. a. bei STOLTE und SAS (1951), MILLER (1953), bei SCHERR u. Mitarb. (1954) sowie bei TÖRNQUIST (1959) und bei MEYER-ROHN und ROHDE (1959).

6. Melkerknoten (sensu strictiori im Sinne von KAISER und BERGER), Paravaccine-Knoten

Die Paravaccinia (v. PIRQUET), der Melkerknoten und die Vaccine rouge sind im Band II des Jadassohnschen Handbuches (1932) in 3 Abschnitten ausführlich dargestellt worden:
1. B. LIPSCHÜTZ: „Paravaccine" (S. 80—84),
2. E. PASCHEN: „Melkerknoten" (S. 251—258) und
3. E. PASCHEN: „Anomale Vaccineentwicklung. Vaccine rouge. Paravaccine (v. PIRQUET)" (S. 260—262).
Die folgenden Ausführungen basieren auf den von LIPSCHÜTZ und PASCHEN zu einem großen Teil selbst erarbeiteten Grundlagen.

a) Synonyma

Melkerknoten des Menschen: Melkerpocken, Melkerinnenknötchen, Nodulus paravaccinalis, Tuberculum mulgentium, Milkers nodules (or node), Tubercule (ou nodule) des trayeurs, Noduli vaccinali, Nodulo dei mungitori, Nodulos de los ordeñadores, Vaccinoide, Milkers warts.

Synonyma für die den menschlichen Melkerknoten analogen Veränderungen am Euter der Rinder, den sog. *Euter- oder Spitzpocken:* falsche Pocken, falsche Kuhpocken oder Blattern (auch nach der Farbe der Euterveränderungen: weiße, gelbe, blaue oder schwarze Blattern), Steinpocken, Paravaccinia, false cowpox, „natural" cowpox, Pseudocowpox.

b) Definition

Von den „echten" Melkerknoten mit Virusätiologie sind grundsätzlich die einfachen Melkerschwielen (mechanische Genese!) und die Melkergranulationsgeschwülste zu unterscheiden. Erstere stellen umschriebene Hautreaktionen dar, die von der Melkmethode in ihrer Lokalisation bestimmt werden (beim „Knebeln" am Übergang von der ersten zur zweiten Daumenphalange an der Oberseite — „Tylositas symmetrica hallucis" — sonst an der Innenfläche der Hand). Die Granulationsknoten, die von GOTTRON eingehend beschrieben wurden, sind Fremdkörpergranulome um eingedrungene Tierhaare. Diese beiden Berufskrankheiten der Melker werden hier nicht berücksichtigt, sondern ausschließlich jene knotigen Veränderungen an Fingern und Händen von Melkern, die durch Virusinfektionen verursacht werden. Wie im Abschnitt „*Ätiologie*" dargelegt ist, können verschiedene Viren Melkerknoten hervorrufen. Auf diese Polyätiologie hat bereits KAISER (1952) eindrücklich hingewiesen. Es handelt sich um zwei Gruppen von Virusarten, die als Erreger in Betracht kommen: 1. die Kuhpocken — Variolavaccine-Viren und 2. das Paravaccine-Virus und mit diesem eng verwandte Virus-

---

[1] WASIELEWSKI u. Mitarb. (1960) sahen in Tierversuchen durch Cortison initiale Hemmung, aber spätere Steigerung der Virusmultiplikation.

arten. Erstere werden in diesem Abschnitt nur kurz — vor allem aus differentialdiagnostischen Gründen — abgehandelt (Näheres s. Abschnitte: „originäre
Kuhpocken" und „Variolavaccinevirus"). Die erste Form der Knoten stellen
demnach Infektionen im Sinne der Vaccinia inoculata (vaccinale Panaritien) dar,
die durch die schwielige Haut der Melker atypisch imponieren können. Die zweite
Form, die „*Melkerknoten sensu strictiori*" im Sinne von KAISER und BERGER,
wird durch das Paravaccinevirus (v. PIRQUET) verursacht und durch Kontakt mit
Kuheutern (gelegentlich auch Schaf- und Ziegeneutern) erworben, die mit „falschen Pocken" (Euter- oder Spitzpocken) besetzt sind. Letztere sind nicht mit
den „originären" Kuhpocken identisch und wurden deshalb z. B. von HAGAN und
BRUNER (1957), um Verwechslungen zu vermeiden, als *Pseudocowpox* bezeichnet;
Details siehe im Absatz: *Pathologie der Euterpocken* S. 200—201.

c) Geschichtliches

Obwohl schon JENNER (1796) streng zwischen echten, originären Kuhpocken
und den sog. „falschen Pocken" (spurious cowpox), die vor allem an den Zitzen
(daher auch: Euter- oder Spitzpocken) lokalisiert sind, unterschieden hatte, galten
lange Zeit hindurch Melkerknoten und Euterpocken generell als „Kuhpocken-
Infektionen". Die Abgrenzung der echten Kuhpocken von den Impfpocken (Vaccinevirus), von Variola vera und Paravaccinia ist heute virologisch vor allem
durch die von DOWNIE und dessen Mitarbeitern erarbeiteten Kenntnisse sicher
möglich (s. Kapitel: Originäre Kuhpocken S. 143 ff.). Die Erscheinungen der
falschen Kuhpocken sind in der Veterinärmedizin lange und gut bekannt (vgl.
z. B. auf S. 253 bei HELLER 1910). In der dermatologischen Literatur findet sich
bereits im Jahre 1899 eine Beschreibung von WINTERNITZ über Knotenbildungen
bei Melkerinnen. In den Vereinigten Staaten schenkte man diesen Veränderungen
erst viel später Beachtung. Die erste Mitteilung über Melkerknoten in U.S.A.
stammt von BECKER (1940).

Im Anschluß an Pockenschutzimpfungen mit Kälberlymphe wurden gelegentlich anomale Impfreaktionen im Sinne der *Vaccine rouge* gesehen, die DANVÉ und
LARUE (1892) zuerst beschrieben. Diese „*rote*" Vaccinationsreaktion (s. weiter
unten!) wurde durch CL. v. PIRQUET im Jahre 1915 mit dem Terminus „Paravaccine" belegt. Die Abtrennung der Paravaccinia von der Vaccinia wurde deshalb
vorgenommen, weil in den Erscheinungen der Vaccine rouge zwar Elementarkörper färberisch nachgewiesen werden konnten, die kaum anders aussahen
als die Paschenschen Körperchen der Variolavaccine, die aber im Gegensatz zu
diesen nicht auf Laboratoriumstiere übertragen werden konnten. Vor allem lieferten sie einen negativen Paulschen Cornealversuch. In der Zeit von 1918 bis 1932
beschäftigten sich der Wiener Dermatologe LIPSCHÜTZ, später auch KAISER und
Mitarb. (1931, 1933) sehr eingehend mit dem Paravaccine-Problem. Die Elementarkörper des Paravaccinevirus wurden von LIPSCHÜTZ „Strongyloplasma
paravaccinae" genannt. Diese Bezeichnung wurde später u. a. von dem Leiter
der Moskauer Impfanstalt MOROSOW übernommen. Die Tatsache, daß von mehreren Autoren in Melkerknoten genau wie in den Veränderungen der Vaccine
rouge Elementarkörper mikroskopisch vorgefunden wurden, die morphologisch
mit denen des Vaccinevirus weitgehend übereinstimmten, aber weder auf der
Chorionallantoismembran von Bruteiern noch in der Kaninchencornea zur Vermehrung gebracht werden konnten, führte zusammen mit der zweifellos vorhandenen histologischen Verwandtschaft zwischen Vaccine rouge und den Melkerknoten sensu strictiori zur Theorie der paravaccinalen Genese der letzteren. Fälle
von paravaccinalen Melkerknoten wurden in der dermatologischen Literatur vor

allem ab 1931 mitgeteilt. SHDANOW (1956) nennt das Paravaccinevirus in seiner Systematik „Latens paravacciniae" (SHDANOW und KORENBLIT 1949, MOROSOW 1930).

d) Ätiologie

KAISER (1949, 1952) hat mehrfach auf das ätiologische Problem der Melkerknoten aufmerksam gemacht und die in Betracht kommenden Erreger charakterisiert. In der Fachliteratur entstand vor allem dadurch Verwirrung, daß die Ätiologie der beschriebenen Veränderungen entweder gar nicht (auch falsch!) bestimmt wurde oder von dem einmal gefundenen Erreger verallgemeinert, d. h. z. B. auf die vaccinale oder paravaccinale Genese sämtlicher Melkerknoten geschlossen wurde. Für diesen Vorgang gibt es, wie MARCHIONINI und NASEMANN (1955) ausführten, eine Parallele, und zwar bei der varicelliformen Eruption von KAPOSI. Diesem Krankheitsbegriff wurden früher alle Sekundärbesiedlungen eines Ekzems mit Herpes simplex- und Vaccinevirus subsumiert. Heute trennt man in Eczema vaccinatum und Eczema herpeticatum. In der angloamerikanischen Literatur spricht man jedoch immer noch von „Kaposi's varicelliform eruption", setzt aber nach der Bestimmung des Erregers im Laboratorium dahinter: „due to vaccinia virus" oder „due to herpes simplex virus". Will man sich an diese Bezeichnungsform anlehnen, so müßte man im Anschluß an die virologischen Untersuchungen bei den beobachteten *Melkerknoten* diese „vorläufige" Diagnose revidieren und dann entweder von *Vaccineknoten* oder von *Paravaccineknoten* sprechen. In vielen Fällen ist diese Unterscheidung jedoch auch auf Grund von Anamnese, klinischem Befund und späterem Verlauf (s. S. 189) gut möglich.

Im Laufe der Zeit standen sich vor allem drei ätiologische Hypothesen gegenüber:

1. *Die Kuhpockentheorie.* Erreger: Entweder das originäre Kuhpocken- oder das zu Impfzwecken benutzte Vaccinevirus. Die echten Kuhpocken verlaufen beim Rind anders als die Euterpocken. Erstere stellen eine schwere Infektionskrankheit mit Allgemeinsymptomen (Fieber, Freßunlust, Schmerzen, Rückgang der Milchleistung usw.) dar. Die Euterpocken verlaufen dagegen vergleichsweise harmlos. Selbstverständlich gibt es Inoculationen von Kuhpocken bei Melkern. Bei diesen Fällen kann das aus den Veränderungen isolierte Virus auf Versuchstiere (Kaninchen, Meerschweinchen) und Bruteier übertragen werden. Von den Impfreaktionen bei Personen der ländlichen Bevölkerung können andererseits Schmierinfektionen auch auf die Euter von Kühen übergehen. Von letzteren sind Übertragungen des Vaccinevirus auf ungeimpfte Melker (Infektionskette: geimpftes Kind — Rind — ungeimpfter Melker) dann ebenfalls möglich. Fälle, bei denen diese Art der Infektion (Kuhpocken-Variolavaccine) vermutlich vorgelegen hat, wurden unter anderem von v. ZUMBUSCH (1926), SCHULTZE u. Mitarb. (1927), SCHULTZE und v. GRUNDHERR (1929), GOTTRON (1930), NUSSHAG (1936), TAPPEINER (1938), HESTER u. Mitarb. (1941), FINDLAY und HAIG (1952), LEROY u. Mitarb. (1953), LAURANCE (1955) sowie von OTTE und MOCHMANN (1955) mitgeteilt. Weitere Literaturnachweise bei NASEMANN und DEUBNER (1953) und BOSSE (1957).

Diese Fälle hat man der ersten Form der Melkerknoten zuzuordnen, den sog. *Vaccineknoten.* Klinisch imponieren sie entweder als Vaccinia inoculata (Nachweis des Vaccinevirus in Eikultur und im PAULschen Cornealversuch) oder als Panaritium. Immer sind diese Veränderungen sehr schmerzhaft und meist auch mit Störungen des Allgemeinbefindens verbunden. Die oft sehr schwielige Haut an den Händen der Melker kann zumindest eine Teilursache dafür sein, daß diese vaccinale Infektion evtl. nicht zur Ausbildung einer typischen gedellten Pustel führt, sondern Knotenform annimmt. Häufig entstehen Fieber, Lymphangitis,

Lymphadenitis (z. B. der axillaren Lymphknoten) und Pusteln in der Umgebung der Primärveränderung (die dann oft „typische" Vaccinepusteln sind). Die Abheilung vollzieht sich in der Regel unter Hinterlassung einer Narbe. Oft erkranken ungeimpfte Personen, und anamnestisch kann mitunter in der Umgebung eine erst kürzlich vollzogene Vaccination (z. B. Kind des Bauern, das beim Melken eine Kuh oder mehrere Tiere angesteckt hat) ermittelt werden. Bei diesen Patienten entwickelt sich eine Immunität gegen Vaccine-Antigen (serologischer Nachweis der Antikörper, spätere Impfungen zeigen Immunitätsreaktion oder gehen nicht an). Auch die als Infektionsquellen festgestellten Tiere bilden eine Vaccine-Immunität aus.

Im Gegensatz zur Vaccineinfektion an den Händen von Melkern verlaufen Inoculationen mit dem Virus der originären Kuhpocken meist noch akuter und weisen gerne eine hämorrhagisch-nekrotische Note auf. Es können dunkelrotlivide, mitunter schwärzlich verfärbte Panaritien entstehen, deren wahre Natur klinisch oft nicht zu erkennen ist. Das Bild kann einer Milzbrand-Infektion ähnlich sehen. Starke Schmerzen und Lymphbahnentzündungen fehlen fast nie. Diese Krankheitsbilder sind in Deutschland (Rückgang der Variola vera und damit verbunden auch der echten Kuhpocken, siehe bei HAGAN und BRUNER 1957) jetzt sehr selten geworden. Da Vaccine- und Kuhpockenvirus serologisch eng verwandt sind, können bei Kuhpocken-Rekonvaleszenten ebenfalls Antikörper gegen Vaccine-Antigen nachgewiesen werden (analoge Immunitätsausbildung).

Zusammenfassend läßt sich sagen, daß die als vaccinale Paronychien oder Panaritien imponierenden Kuhpocken-Infektionen oder durch Vaccine-Infektionen der Kühe verursachten knotenähnlichen oder mehr pustulösen Veränderungen an den schwieligen Händen von Melkern mit Schmerzen und anderen Störungen des Allgemeinbefindens vergesellschaftet sind. Bei diesen Erkrankungen ist das Virus mikrobiologisch stets nachweisbar und kann im Speziallaboratorium differenziert werden (Kuhpocken oder Vaccine). Im Serum der Patienten kommt es zum Anstieg der Antikörper gegen Vaccine-Antigen. Eine nachfolgende Pockenschutzimpfung führt zu einer Immunitätsreaktion oder geht nicht an.

2. *Die Theorie des abgeschwächten Vaccinevirus.* Diese Theorie will diejenigen Fälle, bei denen aus den Knoten im Tierversuch oder in der Eikultur kein Virus isoliert werden kann, durch die Annahme eines vorhandenen abgeschwächten Vaccinevirus doch als vaccinal bedingt hinstellen. Diese Theorie (u. a. vertreten durch FRIEBOES 1936, FALCHI 1936 und PETRIN 1941) ist heute nicht mehr haltbar. Gegen sie sprechen folgende Tatsachen: Bei solchen Melkerknoten, die kein Vaccinevirus enthalten (negativer Cornealversuch, negative Eikultur), erfolgt in der Rekonvaleszenz keine Immunisierung gegen Variolavaccine-Antigen (kein Nachweis von Antikörpern, nachfolgende Schutzimpfungen gehen — vorausgesetzt, daß in letzter Zeit keine Vaccination stattfand — an oder zeigen eine Pustel wie nach Revaccination, z. B. wenn der Patient früher 2- oder 3mal ordnungsgemäß geimpft wurde). Diese nicht-vaccinalen Melkerknoten gehen z. B. auch bei ausgeprägter Vaccine-Immunität an. Sie wurden z. B. bei erst kürzlich vaccinierten Personen beobachtet. Dieser Vorgang könnte durch eine abgeschwächte Vaccinevirus-Variante nicht bewirkt werden.

3. *Die Paravaccinevirus-Theorie.* Sie gilt nur für die nicht durch „Kuhpocken-Variolavaccine-Virus" verursachten „*Melkerknoten*". Lange Zeit hindurch wußte man zwar, daß letztere durch ein Virus hervorgerufen werden, konnte dieses aber nicht näher charakterisieren. Diese Situation wurde z. B. von GROTH (1929), der ein sehr erfahrener Impfarzt war, mit den Worten geschildert: „Bisher liegt kein einziger schlüssiger Beweis dafür vor, daß Melkerknoten etwas mit Vaccine zu tun haben". Dasselbe gilt für die Infektionsquelle, die Euterpocken. HAGAN und

BRUNER (1957) schreiben: "It appears, therefore, that whatever the cause of pseudocowpox, it bears no relationship to true cowpox". Im gleichen Sinne sprachen sich u. a. JOPPE (1934), POMUSS (1934), PETRACEK (1935), TRUFFI (1935), VARCA (1936), FASQUELLE u. Mitarb. (1951), NOMLAND und MCKEE (1952), CAWLEY u. Mitarb. (1953), GARRISON und ADAMS (1953), WHEELER und CAWLEY (1956) sowie CAMPANELLA (1957) aus. Weitere Schrifttumsangaben bei NASEMANN und DEUBNER (1953) und bei BOSSE (1957) sowie bei MAHNKE (1959).

Die Tatsache, daß in der Vaccine rouge, in den Melkerknoten (sensu strictiori) und in den Euterpocken Viruselementarkörper nachgewiesen wurden, die sich mikromorphologisch und mikrobiologisch übereinstimmend verhielten, führte zu der Annahme, daß das Paravaccinevirus v. PIRQUET der Erreger der nicht-vaccinalen Melkerknoten ist. Dieser Theorie schließen sich immer mehr Autoren an (u. a. DOLGOV und MOROSOW 1931 a, b, SALKAN 1933, ZEITLIN 1934, BONNEVIE 1935, KATZENELLENBOGEN 1935, 1952, BECKER 1940, WALLACE 1947, DANBOLT 1949, NASEMANN und DEUBNER 1953, BERGER 1955, MAHNKE 1959, NASEMANN und BAUER 1957 sowie NASEMANN 1958, 1959). Sie darf — vor allem im Hinblick auf die jüngsten mikrobiologischen Resultate, siehe weiter unten! — heute als gesichert gelten.

Die paravaccinalen Melkerknoten sensu strictiori (KAISER, BERGER) verursachen nur geringe Beschwerden (keine Allgemeinerscheinungen wie Fieber, Lymphangitis, Abgeschlagenheit usw.) und hinterlassen keine oder nur eine geringgradige Immunität. Sie immunisieren aber auf keinen Fall gegen Variolavaccine (kein Antikörperanstieg gegen Vaccine-Antigen im Serum der Patienten und im Serum der als Infektionsquelle ermittelten Rinder). Mit Hilfe der Allergieprobe von TIÈCHE konnte KAISER (1952) zeigen, daß Melkerknotenmaterial (Paravaccineknoten) anders als Vaccinia reagiert. Das Paravaccinevirus kann auf den Menschen und auf das Euter bzw. das Scrotum des Rindes übertragen werden — auch bei ausgeprägter Vaccine-Immunität! Histologisch entspricht der Melkerknoten weitgehend der Vaccine rouge.

Zusammengefaßt ergibt sich demnach, daß es zwei verschiedene Formen von Melkerknoten mit Virusätiologie gibt (s. entsprechende Hinweise bei HERZBERG 1949, KAISER 1949, 1952, MARCHIONINI und NASEMANN 1955 sowie bei NASEMANN und BAUER 1957), und zwar die Vaccine- und die Paravaccineknoten. Tabelle 19 gibt die zur Unterscheidung der beiden Melkerknoten-Formen notwendigen Daten an. Diese Einteilung wurde auch von GREITHER und TRITSCH (1957) in ihrer Monographie über die Hauttumoren übernommen.

An Hand der in Tabelle 19 zusammengestellten Daten können die Melkerknoten eindeutig differenziert werden. BOSSE (1957) hat nach diesen Gesichtspunkten eine Aufschlüsselung der in der erreichbaren Literatur beschriebenen Melkerknoten-Fälle vorgenommen, die folgendes Resultat brachte:

Von 558 Melkerknoten, bei denen Rinder die Infektionsquelle darstellten, waren verursacht durch:

Originäre Kuhpocken oder Variolavaccine	: 10 Fälle
Möglicherweise durch Kuhpocken oder Variolavaccine	: 70 Fälle
Variolavaccine (schutzgeimpfte Personen als Infektionsquelle der Rinder nachgewiesen)	: 10 Fälle
Paravaccine	: 243 Fälle
Möglicherweise Paravaccine	: 174 Fälle
Ungeklärte Fälle (unzureichende Angaben)	: 51 Fälle

Aus diesem Resultat geht hervor, daß die Paravaccine-Knoten häufiger auftreten als die vaccinalen Panaritien. In den folgenden Abschnitten soll nur noch von den paravaccinalen Melkerknoten (sensu strictiori) die Rede sein.

Tabelle 19. *Diagnostik der beiden Melkerknotenformen*
(nach NASEMANN und BAUER 1957 sowie MARCHIONINI und NASEMANN 1955)

	1. Form: Vaccine-Knoten	2. Form: Paravaccine-Knoten
Ätiologie	Originäres Kuhpockenvirus und Vaccinevirus	Paravaccinevirus v. Pirquet und mit diesem verwandte Virusarten
Krankheitsbild beim Tier	originäre Kuhpocken (schweres Krankheitsbild) oder auf das Euter von menschlichen Impfreaktionen aus übertragene Vaccinepusteln	Euterpocken, falsche oder Pseudo-Kuhpocken (leichte Erkrankungen ohne allgemeine Symptome)
Krankheitsbild beim Menschen	vaccinale Panaritien, knotige Veränderungen oder Pusteln, Lymphbahnentzündungen, Schmerzen, Fieber, Krankeitsgefühl	Melkerknoten sensu strictiori, subakut bis chronisch verlaufende livide Knoten, die kaum Schmerzen verursachen. Keine Allgemeinerscheinungen
Experimentelle Übertragungen von Mensch zu Mensch	möglich (Vaccinepustel) Nicht möglich bei Vaccine-Immunität	möglich Knoten nach Übertragung kleiner als die ursprünglichen: Veränderungen wie bei Vaccine rouge. Inoculation gelingt auch bei Vaccine-Immunität
Übertragung von Mensch auf Rind	möglich (Vaccinepustel)	möglich (Euterpocken)
Übertragung von Rind auf Mensch (natürliche Infektion)	möglich Vaccinia inoculata oder Kuhpocken-Panaritium	Melkerknoten sensu strictiori (Paravaccinia)
Cornealversuch am Kaninchen nach PAUL	+ *Kuhpocken:* große ovale oder runde, homogene Einschlüsse. *Vaccinia:* unregelmäßig geformte, granulierte, meist kleinere Einschlußkörper	∅
Eikultur (Beimpfung der Chorionallantoismembran bebrüteter Hühnereier)	+ *Kuhpockenherde:* mit hämorrhagischer „roter" Note. *Vaccineherde:* gelblichweißlich	∅
Elementarkörperchen-Nachweis im gefärbten Ausstrichpräparat mit Knotenmaterial	+	+ Elementarkörperchen imponieren eindrucksmäßig oft etwas zarter
Elektronenoptischer Elementarkörperchen-Nachweis mit Knotenmaterial	+ typische Quaderform des Virus	+ mehr ovoid als quaderförmig, schlanker und mehr langgestreckt als Vaccinevirus
Elementarkörperchen-Durchmesser: Länge Breite	240—380 mμ 170—270 mμ	200—360 mμ 165—230 mμ
Histologie der Knoten	Pustel. Vorwiegend leukocytäres Infiltrat im Corium. Ballonierende Degeneration des Epithels. Eosinophile cytoplasmatische, Feulgen-positive Einschlußkörper, granuliert, unregelmäßig geformt, nicht allzu reichlich	Papel mit stark ausgeprägter Acanthose, mitunter zentrales Bläschen bzw. Pustel. Starke Hyperkeratose und Parakeratose. Vacuolige Degeneration der Retezellen. „Angiomatöse" Coriumveränderungen und leuko-lymphocytäres Infiltrat. In den degenerierten Retezellen ovale bis runde, mehr homogene, eosinophile, Feulgen-positive, oft reichlich vorhandene Einschlüsse im Cytoplasma. Selten auch Kerneinschlüsse

Tabelle 19. Fortsetzung

	1. Form: Vaccine-Knoten	2. Form: Paravaccine-Knoten
Serologie: Nachweis von Antikörpern gegen Vaccine- und gegen Kuhpocken-Antigen	+ Komplementbindungs-reaktion: + Neutralisationstest: + Hämagglutinations-Hemmtest: + Beweisende Titeranstiege	Ø (anamnestische Titerwerte) Ø
Nach Abheilung der Knoten durchgeführte Vaccination (Pockenschutzimpfung)	geht nicht an, oder Ausbildung einer Immunitäts-reaktion	Bei *Ungeimpften:* wie Erstimpfung (ebenfalls bei Personen, bei denen die letzte Impfung sehr lange zurückliegt), sonst: wie Revaccination
Allergieprobe nach TIÈCHE und KAISER	+	Ø
Abheilung	mit Narbe	Nur passagerer Fleck, Narben lediglich im Falle von Sekundärinfektion oder vorgenommener Incision

e) Übertragungsversuche und Beziehungen der paravaccinalen Melkerknoten zur Stomatitis papulosa, zur Vaccine rouge, zu den „atypischen Schafpocken" und dem Ecthyma contagiosum (Orf)

Das Paravaccinevirus verfügt über einen ausgesprochenen Dermotropismus. Natürliche Wirte sind das Rind und der Mensch, vielleicht auch Schafe und Ziegen. Für den Menschen scheint das Paravaccinevirus nur einen niedrigen Kontagionsindex zu besitzen, zumindest ist dieser niedriger als für das Rind.

α) Übertragungsversuche

Schon bei LIPSCHÜTZ (1932) finden sich ausführliche Angaben darüber, daß die Übertragung des Melkerknotens von Mensch zu Mensch gelingt (COMTE, v. PIRQUET, LIPSCHÜTZ). WENDLBERGER (1933) konnte bei einem Patienten, der einen typischen Melkerknoten aufwies, Material aus letzterem an einer anderen Stelle der Haut mit positivem Resultat einimpfen. Aus letzter Zeit liegen Berichte über gelungene Übertragungen des Paravaccinevirus von Mensch zu Mensch u. a. von SONCK und PENTTINEN (1954), KUSKE und SOLTERMANN (1958) sowie von NASEMANN (1958) vor. Diese Überimpfungen gelangen z. T. mehrfach, vor allem aber auch bei ausgeprägter Vaccine-Immunität. Daß Melkerknoten bei vaccinierten Personen (bei Erst- und Revaccinierten!) vorkommen, betonte schon SALKAN (1933) und auch HESTER u. Mitarb. (1941) hoben ausdrücklich hervor, daß Pockenschutzimpfungen weder Mensch noch Tier vor Befall mit Melkerknoten schützen können. Eigentümlich ist, daß bei fortlaufenden Passagen des Paravaccinevirus von Mensch zu Mensch die Knoten (wie bei Vaccine rouge aussehend!) immer kleiner werden. Auch LIPSCHÜTZ (1919) hatte dies bereits beobachtet. Die Ursache könnte möglicherweise darin liegen, daß das Paravaccinevirus für Menschen nur wenig pathogen, d. h. der Mensch für dieses Virus nicht der geeignete Wirt ist und es durch die Passagen (ohne Wirtswechsel, z. B. ohne Zwischenschaltung des Rindes) weiter an Virulenz verliert.

Übertragungen der paravaccinalen Euterpocken in fortlaufenden Passagen von Rind zu Rind gelingen wesentlich leichter und, wie BERGER (1955) nachweisen konnte, auch auf vorher vaccinierte Tiere. Daß zwischen dem Vaccine- und Paravaccinevirus keine gekreuzte Immunität besteht, geht auch aus den Versuchen von CHRISTEN (1939) hervor. Diesem war es möglich, vorher an Euterpocken erkrankte Rinder mit positivem Ergebnis unter Verwendung einer „Kuhpockenlymphe" (Vaccine) zu impfen.

β) Beziehungen zur Stomatitis papulosa

Untersuchungen auf dem Gebiet der vergleichenden Medizin können zu wichtigen Erkenntnissen führen, z. B. durch die Aufklärung von Infektketten und Infektionswegen sowie durch ökologische Resultate und durch die breitere Basis, auf die die mikrobiologischen Arbeiten hierdurch gestellt werden. Ein häufiger Infektionsweg zwischen Mensch und Tier ist der des direkten Kontaktes. So wird die Haut oft zum ersten Organ, das in Mitleidenschaft gezogen wird. Hieraus erklärt sich z. T. die große Bedeutung der Zoonosen für die Dermatologie (BOSSE 1957).

Die *Stomatitis papulosa* ist eine durchweg harmlose, übertragbare Krankheit des Rindes. Sie wurde zuerst 1906 von OSTERTAG und BUGGE beschrieben (Näheres s. bei RECZKO 1957). Durch Chlornaphthalin-Intoxikation werden die Tiere für eine Infektion mit dem Stomatitis papulosa-Virus empfänglicher. Bei den erkrankten Kälbern kommt es zum Auftreten weißlicher Papeln im Bereich der Maulschleimhaut. Das Epithel der letzteren unterliegt einer ballonierenden Degeneration. Im Cytoplasma der so veränderten Epithelzellen können große ovale bis rundliche Einschlußkörper nachgewiesen werden, die acidophil sind. RECZKO (1957) gelang es, diese Einschlüsse in Dünnschnitten elektronenoptisch zu untersuchen. Das Material, aus dem letztere vorwiegend bestehen, ist locker (schaumähnlich) und birgt herdartige Verdichtungen. Im lockeren Bestandteil der Einschlußkörper liegen runde Partikel mit einem dichten Innenkörper, einer umgebenden Membran und einer weniger dichten, den Zwischenraum ausfüllenden Schicht. Diese Teilchen haben einen mittleren Durchmesser von etwa 207 mμ. RECZKO ist der Ansicht, daß das Vorhandensein inkompletter Teilchen mit besonderer Form und Lage den Schluß nahe legt, daß die Stomatitis papulosa-Viren sich aus dem Material des Einschlußkörpers aufbauen (Vorstadien des reifen Virus?).

Außerhalb des Einschlusses finden sich freigesetzte Elementarkörper des Virus (resting virus im Sinne von PETERS?) mit ovoider Form, die etwa 215 mμ lang und 105 mμ breit sind. Letztere liegen um die Einschlußkörper herum, in Hohlräumen, in Intercellularspalten und auch im Cytoplasma. RECZKO (1957) zögert in Anbetracht der ovoiden Form der Elementarkörper, das Stomatitis papulosa-Virus den Quaderviren und somit der Pockengruppe zuzuordnen. Es lassen sich aber unschwer mehrere Argumente anführen, die diese Bedenken zumindest stark einschränken:

1. Größenordnungsmäßig gehören die Elementarkörper des Stomatitis papulosa-Virus unbedingt in die Gruppe der Pockenvirusarten.

2. Die Ausbildung eosinophiler intracytoplasmatischer Einschlußkörper in den ballonierend degenerierten Epithelien der Maulschleimhaut der erkrankten Kälber spricht auch für eine Zugehörigkeit zur Pockengruppe.

3. Von den „quaderförmigen" Virusarten der Pockengruppe ist es bekannt, daß die Quaderform keine conditio sine qua non ist. Ultraschnitte zeigen, daß die Elementarkörper mehrerer „Quaderviren" innerhalb des Gewebes mehr ovale Form besitzen. Daß die Stomatitis papulosa-Elementarkörper auch bei freier Lage oval bleiben, sollte noch nicht zur Herausnahme des Virus aus der Pockengruppe berechtigen.

4. Zumindest bei einem Teil der von RECZKO dargestellten Elementarkörper, die außerhalb der Einschlüsse liegen (resting virus?), finden sich in den Schnittbildern (s. hier die Abb. 67)[1] ähnliche Innenstrukturen, wie sie von PETERS beim Variolavaccinevirus beobachtet wurden (vgl. die Abschnitte A, VI, 1 und B, I, 1).

---

[1] Frau Dr. E. RECZKO von der Bundes-Forschungsanstalt für Viruskrankheiten der Tiere in Tübingen sei auch an dieser Stelle für die Überlassung der Schnittaufnahme herzlich gedankt.

Die Resultate von RECZKO scheinen auch für die Humanmedizin von Bedeutung zu sein. GRÜNEBERG und HEINIG (1957) teilten einen Fall von Melkerknoten bei einem Tierarzt mit, der sich bei einem Jungrind mit „Stomatitis papulosa

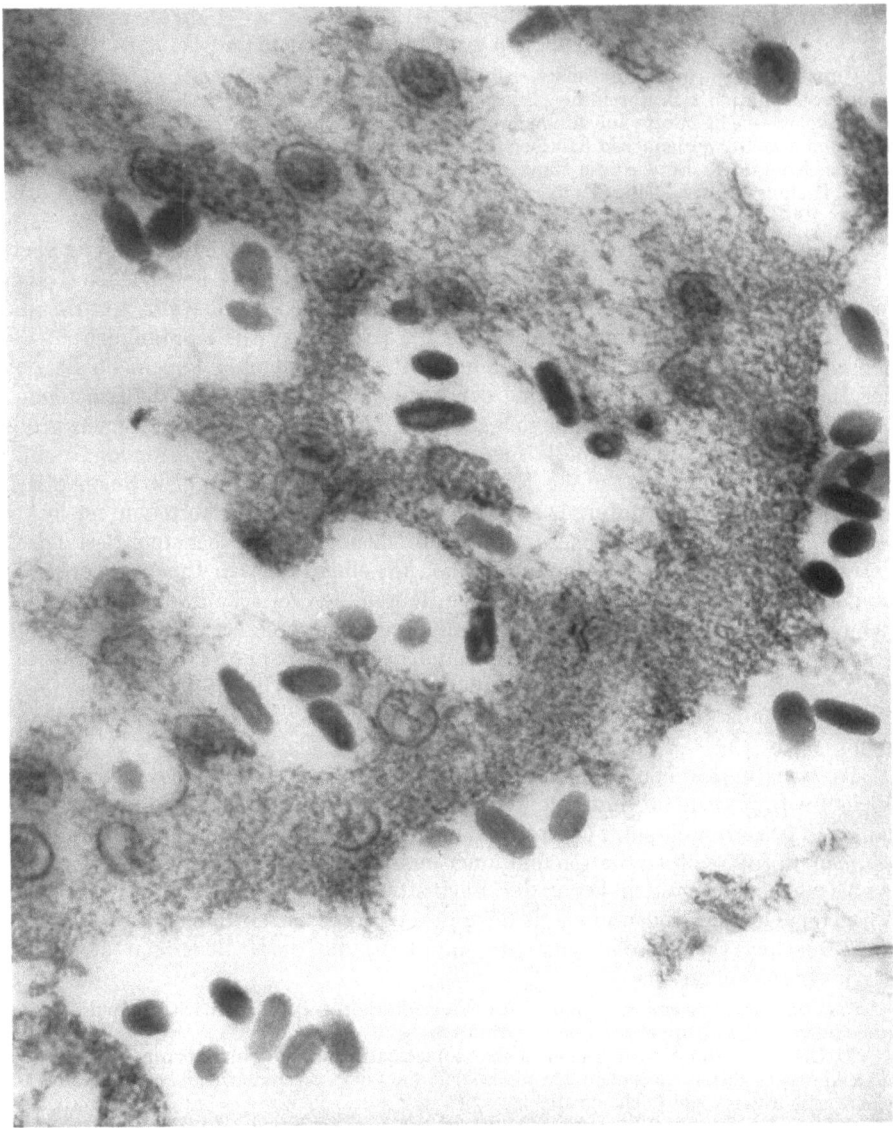

Abb. 67. Stomatitis papulosa. Teil eines Einschlußkörpers mit verschieden geformten Viruspartikeln aus dem Maulschleimhautepithel eines künstlich infizierten Kalbes. Ultraschnitt. El.opt. Vergr. 42000mal. Aufnahme von E. RECZKO, Tübingen

infectiosa bovis" infiziert hatte. Der livide Knoten entsprach morphologisch völlig dem Bilde des Melkerknoten sensu strictiori (auch der Verlauf). Material aus diesem Melkerknoten wurde auf ein sicher stomatitisfreies Jungrind übertragen. Es bildete sich nach 5 bis 7 Tagen eine typische Stomatitis papulosa aus. Eine weitere Passage von diesem Tier auf ein anderes Kalb gelang gleichfalls.

Die Stomatitis papulosa ist für junge Tiere stark infektiös. Der Verf. fand in der Literatur mehrfach den Hinweis, daß sich junge Kälber beim Saugen an den Zitzen der Muttertiere infizieren können. Im französischen Schrifttum wird eine „*Stomatite proliférante des bovins*" angegeben, die mit der Stomatitis papulosa identisch sein dürfte und die vom Erreger der Euterpocken verursacht sein soll. Wenn diese Angaben stimmen (und es spricht viel dafür!), so schließt sich der Kreis: Die Euterpocken der Muttertiere sind die Infektionsquelle für die Stomatitis papulosa. Ein Melkerknoten könnte dann sowohl durch Kontakt mit den „falschen Kuhpocken" als auch mit der Stomatitis papulosa erworben werden. Andererseits wäre das Paravaccinevirus der gemeinsame Erreger dieser beiden Krankheitsbilder. Diese Hypothese bedarf noch gründlicher Stützen durch experimentelle Untersuchungen. Sollte sie den endgültigen Beweis erbringen, so kann an der paravaccinalen Genese *aller* „Melkerknoten sensu strictiori" (2. Form in Tabelle 19) nicht mehr gezweifelt werden (NASEMANN 1959).

Eine Reihe von Tatsachen kann schon jetzt als weitere Grundlage dieser Hypothese angeführt werden:

1. Melkerknoten, Euterpocken und Stomatitis papulosa sind harmlose, gutartige Infektionen.

2. Bei allen 3 Krankheitsbildern ist die Primärefflorescenz eine Papel.

3. Histologisch kommt es übereinstimmend zu ballonierender Degeneration des Epithels.

4. Bei allen 3 Veränderungen sind im Cytoplasma der degenerierten Epithelien große runde bis ovale, eosinophile Einschlußkörper nachweisbar. Die Einschlüsse in Abb. 3 bei RECZKO (1957) von der Stomatitis papulosa-infizierten Maulschleimhaut gleichen den in Abb. 70 (s. S. 198) gezeigten Einschlußkörpern im Schnittpräparat eines paravaccinalen Melkerknotens völlig.

5. Die Inkubationszeiten (5—8 Tage) sind identisch.

6. Das Virus in allen 3 Krankheitsprozessen zeigt für Rinder stärkere Pathogenität als für den Menschen. Übereinstimmend kann es auf kleine Laboratoriumstiere nicht übertragen werden; es besitzt ausgeprägte Organ- und Wirtspezifität.

7. Die Größenangaben von NASEMANN und BAUER (1957) für das Paravaccinevirus stimmen nicht genau mit den von RECZKO (1957) gemessenen Längen und Breiten der Elementarkörper des Stomatitis papulosa-Virus überein. Die Werte differieren jedoch nicht so stark, daß sie nicht durch die unterschiedliche elektronenmikroskopische Technik (verschiedene Geräte, Präparation und Meßtechnik) und durch das andersartige Ausgangsmaterial (Rinderschleimhaut — menschliche Epidermis) erklärt werden könnten.

8. Eine Übertragung des Paravaccinevirus von den sog. Euterpocken auf die Maulschleimhaut saugender Kälber (Stomatitis papulosa) ist durchaus denkbar.

Es bedarf jedoch noch weiterer Argumente, um die pathogenetische Einheit von Stomatitis papulosa der Kälber — Euterpocken der Rinder — Melkerknoten sensu strictiori des Menschen (Paravaccine v. Pirquet) zu beweisen. Interessant ist, daß das Vaccinevirus 3 morphologisch ähnliche Krankheitsbilder hervorzurufen vermag: Die Glossitis papulosa acuta Michelson würde der papulösen Stomatitis der Kälber, die Vaccine-Infektion am Kuheuter den Pseudokuhpocken (Euterpocken) und die vaccinalen Panaritien den Melkerknoten sensu strictiori entsprechen.

γ) Beziehungen zur Vaccine rouge

Bei der *Vaccine rouge* handelt es sich um eine mäßig derbe, saftige, sich elastisch anfühlende, kirschrote Papel mit steilen Rändern, die sich im Bereich der Impfschnitte im Anschluß an die Vaccination ausbilden kann. Sie entwickelt sich langsam und erreicht in der zweiten Woche nach der Impfung einen Durchmesser von 4 bis 6 mm, blaßt dann in der dritten Woche ab und verschwindet später spurlos. Wegen der morphologischen Ähnlichkeit mit einem Keloid hat man diese Erscheinung auch „*vaccinales Pseudokeloid*" genannt. Diese Bezeichnung ist aber unzutreffend, da es sich um eine Inoculation des Paravaccinevirus handelt. Die Vaccine-Effloreszenz unterscheidet sich von der Vaccine rouge durch die Farbe (niemals intensiv kirschrot), durch den Übergang der Papel in eine Pustel (Vaccine rouge wird nie pustulös!) und durch die heftigen lokalen und allgemeinen Symptome (Vaccine rouge verläuft blande, ohne Schmerzen, ohne nennenswerte Area).

LIPSCHÜTZ (1919) hat die Vaccine rouge näher untersucht und betont, daß das Paravaccinevirus eine Avidität zu den Endothelien der Blutgefäße der Haut besitzt, die in Wucherung geraten und schon in wenigen Tagen einen kleinen, vornehmlich aus Angioblasten und zum Teil neugebildeten Blutgefäßen zusammengesetzten Tumor erzeugen. Diese Gefäße sind prall mit Blut gefüllt und bedingen die kirschrote Farbe der papulösen Veränderung. Bei Druck mit dem Glasspatel verschwindet diese. Durch die Neubildung zahlreicher kleiner Gefäßchen gewinnt die Paravaccine eine gewisse klinische Ähnlichkeit mit dem Granuloma teleangiectaticum von KÜTTNER, mitunter sogar mit gewissen Stadien der papulösen Efflorescenzen der Verruga peruviana (Infektion durch Bartonella bacilliformis). Der Gesamtaufbau der Vaccine rouge besitzt sehr große Ähnlichkeit mit dem der Melkerknoten sensu strictiori (s. unten im Abschnitt „Histopathologie").

LIPSCHÜTZ fand im Gewebe der Impfpustel (Vaccinia) des Menschen (im Gegensatz zu dem Befund in der mit dem Vaccinevirus beimpften Kaninchencornea) selten Einschlußkörper, in Schnitten von der Vaccine rouge hingegen stets und sehr zahlreich. Überimpft man Material aus der Vaccine rouge-Papel auf andere Versuchspersonen, so wird die entstehende Paravaccine-Reaktion nie so groß wie der ursprüngliche Herd. In Ausstrichen von der Vaccine rouge lassen sich färberisch regelmäßig Elementarkörper nachweisen, die aber einen negativen Paulschen Cornealversuch am Kaninchen ergeben.

Mit den paravaccinalen Melkerknoten hat die Vaccine rouge folgende Eigenschaften gemeinsam:
1. Klinische und histologische Ähnlichkeit, spontane Abheilung.
2. Keine Immunisierung gegen Variolavaccine.
3. Negativer Cornealversuch am Kaninchen bei mikroskopischem Nachweis der Elementarkörper des Virus in den Hautveränderungen der Impflinge und
4. Überimpfbarkeit auf den Menschen.

Wird Melkerknotenmaterial auf den Menschen weiter verimpft, so gleicht die sich langsam entwickelnde Veränderung morphologisch außerordentlich der Vaccine rouge (NASEMANN 1958).

Die Vaccine rouge wurde vor allem in Frankreich, Österreich, Rußland und Nordafrika beobachtet. Sie kommt nur dort vor, wo Kälberlymphe zur Pockenschutzimpfung benutzt wird. Schon v. PIRQUET nahm an, daß in der Kälberlymphe neben dem Vaccinevirus das Paravaccinevirus gelegentlich enthalten sein kann (nur bei nicht sehr hochwertigen Lymphen!). Es ist durchaus denkbar, daß dies dann der Fall ist, wenn versehentlich ein mit Euterpocken behaftetes Jungrind zur Impfstoffgewinnung benutzt wird. Heute wird die Vaccine rouge immer seltener beobachtet. Dies ist auf die Einschaltung von Wechselpassagen (z.B. Zwischenschaltung von Kaninchen, die für Paravaccine nicht empfänglich sind) und auf immer stärkere Verwendung von Kulturlymphen (Ei- und Gewebekulturen) zurückzuführen.

Daß früher benutzte Impflymphen zuweilen Verunreinigungen mit Paravaccine aufgewiesen haben müssen, geht einmal aus der Tatsache hervor, daß sich die Vaccine rouge (quasi als iatrogener Paravaccineknoten) im Bereich des Impfschnittes ausbildete und außerdem daraus, daß mehrere Fälle gesehen wurden, bei denen gleichzeitig nebeneinander im selben Impfschnitt eine Vaccinepustel und eine Vaccine rouge entstanden. Ähnlich wie in der Umgebung der Impfreaktion Nebenpusteln auftreten können, ist auch die Entwicklung einer sekundären Paravaccine möglich. LIPSCHÜTZ (1921) beschrieb, daß bei einem 20jährigen Mädchen nach der Impfung eine linsengroße Paravaccine-Papel entstand und 7 Tage später in deren Umgebung drei kleinere entsprechend beschaffene, aber nur etwa stecknadelkopfgroße rote Knötchen aufschossen. LIPSCHÜTZ nahm an, daß diese „Metastasen" lymphogen zustande kamen. Weitere Einzelheiten über die Beziehungen zwischen Vaccine und Paravaccine s. bei KAISER (1949) und MÜNSTERER (1942).

δ) Beziehungen zu „atypischen Schafpocken" und dem Ecthyma contagiosum (Orf)

MOROSOW (1931) vermutete, daß das Virusreservoir der Paravaccinia nicht in den Euterpocken der Rinder, sondern in der ähnlich harmlos verlaufenden, als

Ecthyma contagiosum bezeichneten Erkrankung der Schafe zu suchen ist. Die Rinder sollen sich bei Schafen anstecken und Menschen sowohl nach Kontakt mit Schafen als auch mit Rindern Melkerknoten erwerben können. Morosow[1] stellte ein Schema der von ihm für möglich gehaltenen Infektionsketten auf, das hier, nur wenig modifiziert, wiedergegeben werden soll (Tabelle 20).

Tabelle 20. *Die möglichen Infektionsketten der Paravaccinia* (nach Morosow)

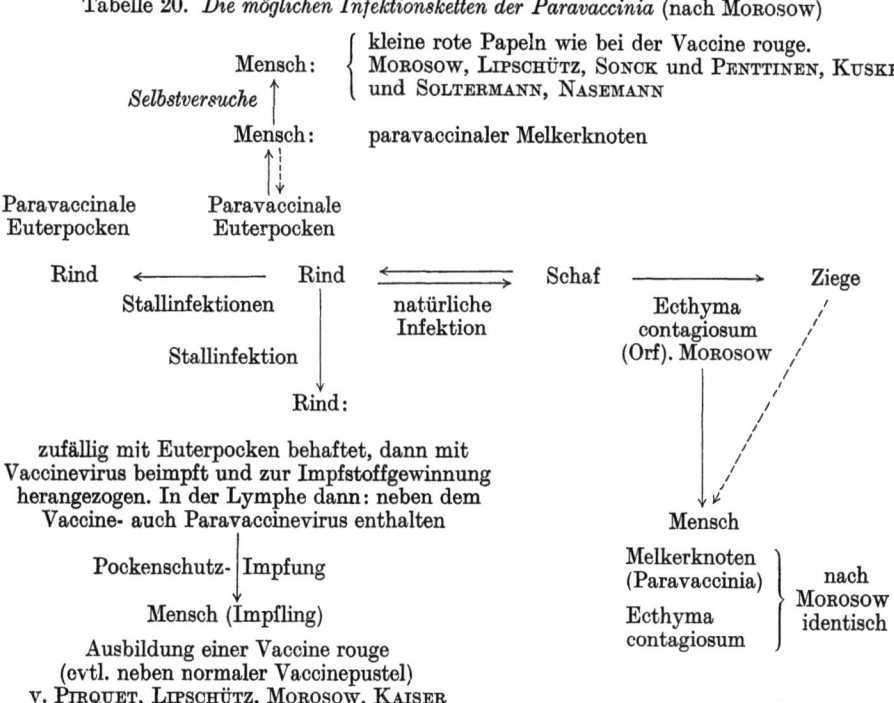

Die Vorstellungen von Morosow würden sehr gut zu der Beobachtung von Grüneberg und Heinig (1957) passen, die einen Melkerknoten nach Infektion mit dem Stomatitis papulosa-Virus sahen. Bei Schafen gibt es eine ähnlich verlaufende Krankheit: die Stomatitis pustulosa contagiosa. Von letzterer weiß man sicher, daß sie mit dem Ecthyma contagiosum identisch ist, d. h. es gibt auch Euterveränderungen sowie Stomatitis und Eutererscheinungen gleichzeitig (über die Synonyma und die verschiedenen Verlaufsformen dieser Krankheit der Schafe und Ziegen s. weiter unten!). Henry und Bory (1934) teilten einen Fall von Melkerknoten mit, der nach Bißverletzung durch ein Schaf entstand, das an Stomatitis pustulosa contagiosa erkrankt war. Die Autoren vermuteten wie Morosow einen Zusammenhang zwischen letzterer und der Paravaccine bei Rindern.

Dolgow und Morosow (1931) nahmen an, daß die von Zeit zu Zeit in der Literatur beschriebenen „atypischen Pockenformen" bei Schafen (wie Warzen- oder Steinpocken, „schwarze Pocken", Aaspocken, Brandpocken, abortive Pocken) paravaccinale Genese besitzen. Möglicherweise kann auch die von Stark, Tiesenhausen u. Mitarb. (1934) beob-

---

[1] Dieses Schema (Tabelle 20) wurde freundlicherweise von Herrn Prof. M. Kaiser, Wien, zur Verfügung gestellt. Es entstammt Unterlagen, die aus einem Briefwechsel zwischen Prof. Kaiser und Prof. Morosow, Moskau, hervorgehen. Herrn Prof. Kaiser sei hier nochmals dafür gedankt, daß er mir diesen Briefwechsel zum Exzerpieren überließ und daß ich Gelegenheit erhielt, die Originalarbeiten Morosows einzusehen.

achtete Schlachthofseuche von Odessa, bei der es sich um atypische Pockenerkrankungen von Schafen handelte, hier eingeordnet werden (Näheres s. bei BOSSE 1957). Bei den Schlachthofarbeitern, die das Fell von Schafüßen und Köpfen abziehen mußten, traten gehäuft typische Melkerknoten auf. Auch BONNEVIE (1937) sah Melkerknoten, für die Schafe als Infektionsquelle ermittelt werden konnten und ist der Meinung, daß Rinder und Schafe für eine Paravaccine-Infektion gleich gut empfänglich sind. GAY-PRIETO u. Mitarb. (1935) beobachteten Melkerknoten bei Ziegenmelkern. Ziegen können genau wie Schafe an Ecthyma contagiosum erkranken. In letzter Zeit teilten RICHTER und TAT (1954) einen Fall von Melkerknoten aus der Türkei mit, der auch nach Kontakt mit Schafen entstand (die Erkrankung der Tiere an „Schafpocken" wurde nicht zureichend beschrieben, keine virologische Untersuchung der Tiere!).

WHEELER u. Mitarb. (1957) gelang es bisher nicht, Melkerknotenmaterial vom Menschen auf Schafe zu übertragen. Vielleicht ist eine Übertragung der Paravaccine vom Rind auf das Schaf eher möglich, evtl. auch eine Passage Mensch — Rind—Schaf. Sollten die Resultate der weiteren experimentellen Arbeiten in diesem Sinne ausfallen, so werden die jetzt noch komplizierten Verhältnisse sehr einfach und so sein, wie Tabelle 20 sie darstellt, d. h. alle Infektionsketten werden allein durch das Paravaccinevirus verursacht. Solange dies jedoch nicht absolut gesichert ist, soll das Kapitel *Ecthyma contagiosum* für sich gesondert im Anschluß an den Paravaccine-Abschnitt abgehandelt werden.

Anhand der einschlägigen Literatur konnte BOSSE (1957) nachweisen, daß Melkerknoten, die durch Kontakt mit Pferdepocken hervorgerufen wurden (Stomatitis pustulosa equi), nicht paravaccinal bedingt waren, sondern echte Kuhpocken-Ätiologie besaßen (Übertragung der originären Kuhpocken auf Pferde, von letzteren dann auf den Menschen).

f) Epidemiologie der paravaccinalen Melkerknoten

Wie bereits ausgeführt, kommen als Infektionsquellen Rinder, Schafe und Ziegen in Betracht, ganz überwiegend aber Kühe, die an Euterpocken erkrankt sind. Diese Infektion der Tiere kann zu monate- und jahrelang rezidivierenden Erkrankungen führen (Stallseuchen!). Das Überstehen der Euterpocken scheint keine oder nur geringe Immunität zu hinterlassen. Ein Tier kann mehrmals hintereinander befallen werden. Die meisten Melkerknoten werden in der Zeit von August bis Oktober beobachtet. Sie kommen überall vor, wo Rinder gehalten werden. Fallberichte liegen bisher aus folgenden Ländern vor: Deutschland, Österreich, Frankreich, Rußland, Dänemark, Norwegen, Schweden, Finnland, England, Schweiz, Spanien, Italien, Tschechoslowakei, Israel, Südafrika, Kanada, U.S.A. (Iowa, Delaware, Virginia, Tennessee, Louisiana, Minnesota, Michigan und Wisconsin) und Argentinien.

Die Infektion wird durch direkten Kontakt mit den kranken Tieren erworben (Melken, tierärztliche Eingriffe, Tierpflege). In erster Linie werden Angehörige landwirtschaftlicher Berufe befallen: Bauern, Melker, Tierärzte, aber auch Schlachthofarbeiter.

g) Pathogenese

Das Paravaccinevirus dringt z. B. beim Melken von den Veränderungen an den Zitzen der befallenen Kuheuter in kleine Epitheldefekte der Haut vorwiegend im Bereich der Finger und der Handteller ein und ruft in der Epidermis und im Corium charakteristische Veränderungen (s. nächster Abschnitt) hervor. Die Infektion bleibt lokalisiert. Für das Auftreten einer Virämie besteht kein Anhalt. Auch beim Menschen scheint im Anschluß an die Erkrankung keine oder nur geringe Immunitätsausbildung zu erfolgen.

h) Histopathologie

Die Primäreffloreszenz des Melkerknotens (sensu strictiori) ist eine Papel. Zur Bläschen- oder Pustelbildung (oft nur geringfügig im Zentrum des Knotens) kommt es nur bei Sekundärinfektion mit Bakterien. Auch ohne bakterielle Besiedelung kann sich der zentrale Teil des Knotens grau-gelblich verfärben und sich die Epitheldecke abheben. Schneidet man mit dem Skalpell dann vorsichtig ein, so entleert sich kein Sekret, sondern es tritt eine Blutung auf. Es ist also keine Sekret-haltige Pustel wie bei der vaccinalen Impfreaktion vorhanden.

Bei mikroskopischer Betrachtung erkennt man, daß gewöhnlich eine schmale parakeratotische Hornlage von einer ausgeprägten Hyperkeratose (Infektions-

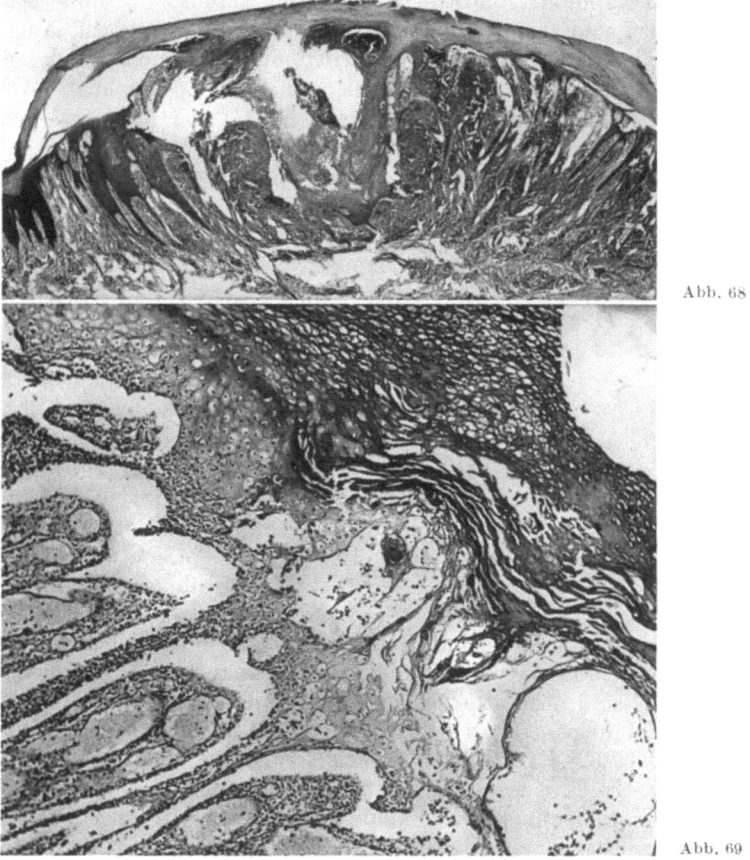

Abb. 68. Paravaccinaler Melkerknoten, H.E.-Färbung, Lupenvergrößerung

Abb. 69. Histologisches Präparat (H.E.) von paravaccinalem Melkerknoten. Vergr. 60mal

hyperkeratose im Sinne von PINKUS) überdeckt wird (s. Abb. 68). Das Stratum granulosum fehlt oft. Immer findet sich eine starke Acanthose. Das Stratum spinosum zeigt eine reticuläre und ballonierende Degeneration. Die Retezellen sind vakuolig degeneriert (intracelluläres Ödem). Im Cytoplasma der letzteren finden sich meist in großer Zahl eosinophile Einschlußkörper von runder, ovaler oder bogig begrenzter Form, die nicht völlig homogen erscheinen, sondern grobe Granula (Brocken) erkennen lassen (doch nicht so fein granuliert wie die Guarnierischen Einschlußkörper der Vaccinia, die außerdem viel unregelmäßiger begrenzt sind). Die Einschlüsse erreichen gut Zellkerngröße (auch noch größere sind vorhanden), und sie sind fast immer von einer optisch leeren Zone umgeben

(s. Abb. 70, die Pfeile kennzeichnen die Einschlüsse). Diese Plasma-Einschlußkörper sind Feulgen-positiv (KATZENELLENBOGEN 1952, NASEMANN 1958). LIP-
SCHÜTZ hat auch das Vorkommen von Kerneinschlüssen[1] angegeben. NASE-
MANN (1958) fand bei insgesamt 7 Fällen nur einmal intranucleäre Einschlüsse
(spezifische Virus-Einschlußkörper ?), cytoplasmatische Inclusionen hingegen bei
allen! Am reichlichsten sind die Einschlüsse in den oberen Retelagen anzutreffen.
Sie geben keine Fettreaktion und verhalten sich bei Gram-Färbung negativ.

Das Corium ist ödematös und wird von zahlreichen, z. T. neugebildeten
dünnwandigen Kapillaren, die strotzend mit Blut gefüllt sind, durchsetzt. Außer
den Blutgefäßen sind auch die Lymphgefäße erweitert. Man trifft Angioblasten-
Wucherungen an und ein Infiltrat aus Histiocyten, Lympho- und Leukocyten
(zuweilen reichlich Eosinophile). Weitere De-
tails siehe bei GANS (1928) sowie bei KAISER
u. Mitarb. (1934).

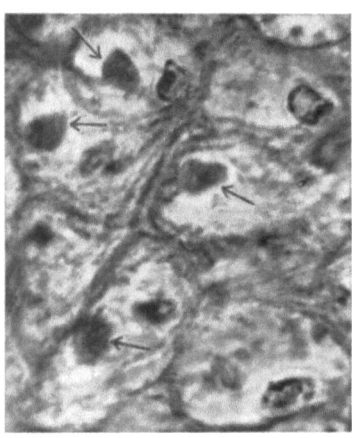

Abb. 70. Wie Abb. 69, Ölimmersion und
Färbung nach MANN. Eosinophile, cyto-
plasmatische Paravaccine-Einschlußkörper
(Pfeile!)

Dieses Bild findet sich nur bei paravaccinalen Melkerknoten und mit quantitativen,
geringfügigen Unterschieden auch bei der Vaccine rouge. Es gibt kein histologisches Analogon
unter den Infektionskrankheiten der Haut (fast
angiomatöse Coriumveränderungen und cytoplasmatische Einschlußkörper, vakuolige Rete-
Degeneration und Hyperkeratose). Für die Beschaffenheit des Coriums finden sich Parallelen
zum Aufbau des Granuloma teleangiectaticum
und der Verruga peruviana (vgl. Abb. 69). Das
entzündliche Zellinfiltrat im Corium kann unterschiedlich stark ausgebildet sein. Die Vaccine-
Pustel ist vom Melkerknoten leicht zu unterscheiden. Zunächst findet sich eine multilokuläre Bläschenbildung, später die typische mehr-
kammerige Pustel. Außerdem kommt es nicht zu einer „angiomatösen" Umwandlung des Coriums. Die Einschlußkörper liegen zwar ebenfalls im Cytoplasma
der Retezellen, sind aber meistens nicht so zahlreich vorhanden, zudem feiner
granuliert und unregelmäßiger geformt. Intranucleäre Inklusionen treten nie auf.

Von SENIN (1932), SALKAN (1933) sowie von STARK, TIESENHAUSEN u. Mitarb.
(1934) wurden die Euterveränderungen der Rinder histologisch untersucht. Es
ergaben sich im großen und ganzen ähnliche Verhältnisse wie bei der Paravaccinia
des Menschen. Das gilt vor allem auch für Form und Struktur der cytoplasmatischen Einschlußkörper.

MAHNKE (1959) hat den Krankheitsverlauf der Melkerkneteninfektion in drei
Stadien eingeteilt:

Stadium 1 (Beginn).

Morphologie der Efflorescenz: Rosafarbener kleiner Fleck, der sich zu einem
stecknadelkopfgroßen, derben Knötchen von sphärischer Form entwickelt.

Histopathologischer Befund: Geringe Entzündung im Papillarkörper mit eosinophilen Zellen. Geringe Epidermisverbreiterung. Cytoplasmatische Einschlußkörperchen in Retezellen.

Stadium 2 (floride Phase).

Morphologie der Efflorescenz: Derber Knoten von wechselnder Größe mit
2 Zonen (irisartige Struktur). Zentral geringe nabelförmige Einsenkung. Keine
entzündlichen Erscheinungen, keine eigentliche Blasen- oder Pustelbildung.

---

[1] Kerneinschlüsse möglicherweise toxisch bedingt.

Histopathologischer Befund: Ausgeprägte Entzündung im Papillarkörper: eosinophile Zellen, Lymphozyten, endotheliale Elemente. Ausgeprägte Veränderungen in der Epidermis: Verbreiterung, Acanthose, Para- und Hyperkeratose, retikulierende Degeneration, evtl. Bläschenbildung. Weite Gefäße und Lymphbahnen im Corium. Nachweis von Einschlußkörpern in den Retezellen meist möglich.

Stadium 3 (Rückbildung).

Morphologie der Efflorescenz: Abheilung unter bräunlich-schwarzer Krustenbildung, zentral beginnend. Nach dem Abfallen der Schuppenkruste bräunliche Pigmentierung als Restzustand — keine Narbenbildung.

Histopathologischer Befund: Angleichung an eine Verruca vulgaris (Hyperkeratoma-Acanthoma).

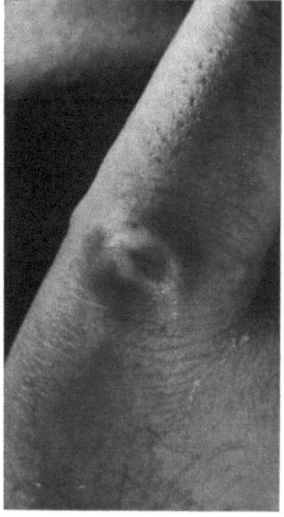

Abb. 71.
Melkerknoten am Zeigefinger

i) Klinik

Die Melkerknoten sensu strictiori sind ziemlich derbe, etwa halbkugelig sich vorwölbende, bis kirschgroße Knoten von blaurötlich-livider Färbung, die einzeln oder zu mehreren meist an den Fingern, Daumenballen, Handrücken und Unterarmen auftreten. Die Knoten sind mitunter durch einen schmalen rötlichen Saum von der umgebenden Haut abgegrenzt, öfter aber völlig reaktionslos. Die Epitheldecke ist entweder intakt oder auch im Bereich des gern grau-gelblich verfärbten Zentrums etwas abgehoben. Zuweilen ist der zentrale Teil leicht eingedellt (siehe Abb. 71).

Am häufigsten sind die Melkerknoten an den Fingern, Händen und Unterarmen lokalisiert. Der Sitz ist von der Melkmethode abhängig. Beim „Knebeln" bilden sie sich am Übergang von der ersten zur zweiten Daumenphalange an der Oberseite aus (s. Abb. 72), sonst an der Innenfläche der Hand. Durch Schmierinfektion kommen Inoculationen in anderen Hautarealen vor, z. B. im Bereich der Nase [s. Abb. 73 und vgl. den Fall von EPSTEIN (1958), hierbei Differentialdiagnose gegenüber Granuloma pyogenicum erwogen], im Nacken, an den Lippen, auch selten einmal Übertragung auf die Beine und die Augenlider (z.B. am Oberlid, Fall von LUDWIG 1935).

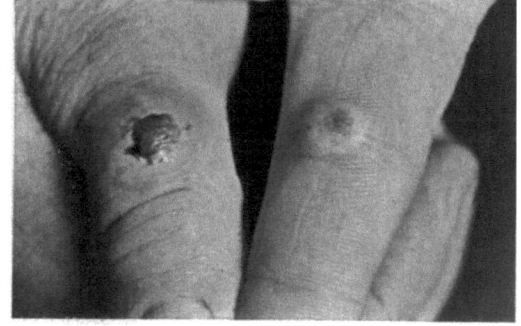

Abb. 72. Paravaccinale Melkerknoten an den Fingern

Die Inkubationszeit beträgt 5—7 (4—14) Tage (HUDELO und RABUT 1931, BECKER 1940, RIEHL 1952 u. a.). Der Verlauf ist subakut bis chronisch. Die Knoten erreichen innerhalb von 3—4 Wochen Durchmesser von 1—2 cm und heilen dann nach 6—8 (12) Wochen spontan ab, und zwar unter Hinterlassung eines pigmentierten Fleckes, der schließlich auch verschwindet. Narben entstehen nicht (nur nach bakterieller Sekundärinfektion oder Incisionen).

Die Knoten können gelegentlich leicht jucken (CARTEAUD 1955), stärkere Beschwerden stellen sich nur dann ein, wenn sekundäre Infektion (Staphylokokken, Streptokokken) hinzukommt (Lymphangitis, Lymphadenitis). WHEELER u. Mitarb. (1956) beobachteten solche Komplikationen bei 10% der Fälle.

Die Melkerknoten können einzeln oder zu mehreren auftreten. Gelegentlich wurden über 20, einmal etwa 80 Knoten bei einem Patienten gesehen. Von 89 Patienten, die WHEELER u. Mitarb. (1957) registrierten, hatten nur 5 Kranke mehr als 5 Knoten. NASEMANN (1958) konnte bei 12 Patienten nie mehr als 6 Knoten gleichzeitig feststellen. Von den Fällen WHEELERs war der jüngste 10, der älteste Patient 60 Jahre alt. Von den 12 Fällen NASEMANNs waren 6 Männer und 6 Frauen. Rezidive kommen vor (WHEELER u. Mitarb. 1957). Etwa 4—17 Tage nach Auftreten der Melkerknoten schießt bei einem Teil der Patienten ein polymorphes Exanthem meist vom Typ des Erythema exsudativum multiforme auf (auch rashähnlich). Die Ursache dieser Exantheme ist möglicherweise ähnlicher Natur wie die der postvaccinalen Erytheme. Exantheme nach Melkerknoten beschrieben unter anderen RICHTER und KRESSMANN (1950), SONCK (1951), LUTZ (1955) sowie WHEELER u. Mitarb. (1956). Die Prognose der Paravaccine-Infektionen ist stets gut.

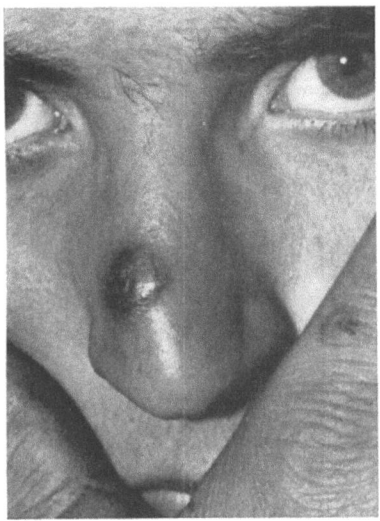

Bei weitem nicht alle Melkerknoten-Patienten begeben sich in ärztliche Behandlung. Die meisten Melker kennen die Harmlosigkeit der Veränderungen und behandeln sich selbst (Schutzverband). Eine Rundfrage (Vordruckbögen) bei Tierärzten, die BOSSE (1957) durchführte, zeigte an, daß die Übertragung von Euterpocken auf den Menschen häufiger vorkommt, als auf Grund der kasuistischen Mitteilungen im dermatologischen Schrifttum und der Frequenz der Melkerknoten in der dermatologischen Poliklinik der Universität München vermutet wurde. Daß paravaccinale Melkerknoten viel häufiger sind als vaccinale, wurde unter anderen von BERGER (1955), BOSSE (1957) und PLATT (1958) festgestellt.

Abb. 73. Fast abgeheilter Melkerknoten am rechten Zeigefinger und durch Schmierinfektion auf die Nase ubertragener frischer Paravaccine-Knoten

Weitere klinische Details können den Arbeiten von LEHMANN (1930), MAIRE u. Mitarb. (1932), WORINGER (1934), MAY (1937), BRANTS (1938), ZURUKZOGLU und KUSKE (1938), BECK (1940), GREEN (1944), MARTINOTTI (1951), PIERINI u. Mitarb. (1952), RIEHL (1952), SEDLACEK und KUNZ (1955), DUNCAN (1957) und von K. ZUM WINKEL (1958) entnommen werden.

j) Differentialdiagnose

Über die Differenzierung zwischen Vaccine- und Paravaccine-Knoten orientiert Tabelle 19. Panaritien durch originäre Kuhpocken müssen gelegentlich (bei livider bis schwärzlicher Färbung) von Milzbrandinfektionen abgetrennt werden. Kleine reaktionslose Melkerknoten sensu strictiori können wie Melkerschwielen, gelegentlich wie Fremdkörpergranulome aussehen. Bei Sitz der Knoten an den Lippen oder an der Nase können diese ein Granuloma pyogenicum vortäuschen. Nach bakterieller Sekundärinfektion sehen Melkerknoten u. U. wie Furunkel aus. Eine frische Vaccine rouge macht evtl. prima vista den Eindruck eines Keloides („vaccinales Pseudokeloid"). Bei Berücksichtigung der Anamnese, des Berufes der Patienten und der Lokalisation der Knoten macht die Differentialdiagnose im allgemeinen keine Schwierigkeiten. Nur selten wird eine Abgrenzung der Paravaccineknoten von einem Primäraffekt, einer schankriformen Pyodermie oder einer Tuberculosis cutis verrucosa notwendig sein.

k) Pathologie der Euterpocken

Die Euterpocken verlaufen meist ohne Allgemeinerscheinungen. Die Tiere haben keine Temperaturerhöhung, geben eine normale Milchleistung und zeigen

keine Freßunlust (Originäre Kuhpocken: meist schweres Krankheitsbild). Die
Schmerzen beim Melken sind geringfügig und nur bei bakterieller Superinfektion
stärker. Die Infektion kann von Rind zu Rind, aber auch durch die Hände der
Melker (Melkerknoten!) übertragen werden (GARRISON und ADAMS 1953). Eintrittspforten für das Paravaccinevirus stellen Epithelverluste an den Zitzen dar.
Etwa 1 bis 2 Wochen nach der Infektion bildet sich ein rötlich-livider Fleck auf der
Haut des Euters, der dann papulös wird, evtl. pustulös (Sekundärinfektion) und
nach Ausbildung von Erosionen verkrustet. Die Papeln sind meist gelblich-weiß
(weiße Blattern, PLATT 1958), aber auch schmutzig-grau bis schwärzlich. Die
Krusten stoßen sich nach einigen Wochen ab und es erfolgt durchweg komplikationslose Heilung. Rezidive kommen häufiger vor. Das histologische Bild der
Euterpocken entspricht der Paravaccinia des Menschen (s. S. 197).

l) Laboratoriumsdiagnose

α) Mikroskopie

Bereits v. PIRQUET, LIPSCHÜTZ, PASCHEN, KAISER und MOROSOW gaben an,
daß es gelingt, in Ausstrichpräparaten von paravaccinalen Veränderungen (Vaccine rouge, Euterpocken, Melkerknoten) Elementarkörper nachzuweisen, die
sich färberisch wie die PASCHENSCHEN Körperchen verhalten (Versilberung nach
MOROSOW, Victoriablau- u. Paschen-Färbung). Am besten fertigt man auf sehr
sauberen Objektträgern extrem dünne Ausstriche von kleinen Gewebspartikeln
möglichst frischer Knoten an. Uns bewährte sich die Morosow-Färbung am
besten. Die Elementarkörper imponieren etwas zarter als die des Vaccinevirus. Ihr Nachweis gelingt auch in ungefärbten Ausstrichen mit Hilfe des Pha-
senkontrastmikroskopes (NASEMANN 1958). Sind die Knoten bereits älter, kann
die mikroskopische Darstellung der Elementarkörper mißlingen (von 8 Knoten einmal negatives Resultat, NASEMANN 1958). Der lichtoptische Virusnachweis ist
nur dann sicher, wenn außerordentlich zahlreiche Elementarkörper in jedem
Gesichtsfeld zu beobachten sind (Präp.: $+++$ bis ∞). Verf. erhielt nur bei 4 von
8 Knoten ein solches beweisendes Ergebnis.

Sicherer als der lichtmikroskopische Elementarkörper-Befund ist der elektronenoptische, da er die Strukturanalyse bereits von einzelnen Elementarkörpern ermöglicht. Über die Darstellung des Paravaccinevirus mittels Elektronenmikroskopie berichteten PUNTIGAM und ORTH (1951), NASEMANN und
DEUBNER (1953), NASEMANN und BAUER (1957) sowie NASEMANN (1958, 1959).
Die Elementarkörper des Paravaccinevirus sind mehr oval als quaderförmig,
sollten aber dennoch in die Gruppe der Pockenvirusarten eingeordnet werden,
und zwar 1. ihrer Größe wegen (wie andere Pockenvirusarten) und 2. weil sie bei
enzymatisch-morphologischer Analyse Innenstrukturen erkennen lassen, die
denen der anderen Quaderviren sehr ähnlich sind.

NASEMANN (1958) gelang es bei 8 Melkerknoten-Fällen immer die Elementarkörper elektronenoptisch nachzuweisen, aber nur bei 2 Fällen waren in jedem
Gesichtsfeld massenhaft Elementarkörper vorhanden. Die durchschnittliche
Länge beträgt ~ 290 mμ, die Breite der Elementarkörper ~ 190 mμ. Die Elementarkörper des Paravaccinevirus erscheinen etwas schlanker als die des Vaccinevirus (s. Abb. 74). Nach enzymatischem Abbau mit Pepsin zeigen sie einen
dichten rundlichen, desoxyribonucleinsäurehaltigen Innenkörper, der von einer
membranartigen Hülle umgeben wird (unvollständiger Abbau; s. Abb. 75). Nach
stufenweisem enzymatischem Abbau im Sinne von PETERS (vgl. die Abschnitte
A, VI, 1 und B, I, 1) mit Pepsin, Desoxyribonuclease und nochmals mit
Pepsin können leere Membranhüllen der Elementarkörper gewonnen werden
(s. Abb. 76). Methodische Details s. bei NASEMANN und BAUER (1957).

β) Histologie

Die Histologie ist hier ein wichtiges Hilfsmittel für die Diagnostik. Am besten eignen sich für die Einschlußkörper-Darstellung die Färbungen nach MANN bzw.

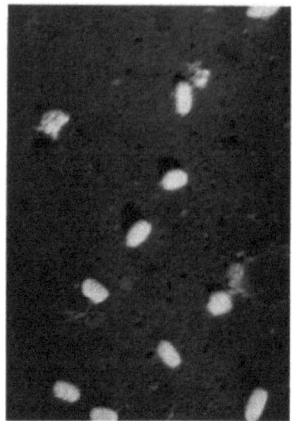

DOWNIE, doch auch die Giemsa-Färbung. Im Hämatoxylin-Eosin-Präparat sind die eosinophilen Einschlüsse mitunter schwerer zu sehen. Über den histologischen Befund s. weiter oben den Abschnitt „Histopathologie"!

γ) Tierversuche

Natürliche Wirte scheinen nur Rinder (evtl. auch Schafe und Ziegen) zu sein, bei denen sich der Mensch infizieren kann. Kleine Laboratoriumstiere sind für das Paravaccinevirus nicht empfänglich.

Negative Cornealversuche am Kaninchen sahen LIPSCHÜTZ (1932), BECKER (1940), NOMLAND und MCKEE (1952), NASEMANN und DEUBNER (1953), MARCHIONINI und NASEMANN (1955), WHEELER u. Mitarb. (1957) sowie zahlreiche weitere Autoren. Auch die Kaninchenhaut kann nicht infiziert werden (NOMLAND und MCKEE 1952).

Abb. 74. Elementarkörper des Paravaccinevirus, Tupfpräparat, Schrägbedampfung mit Pd und umkopiert. El.opt. Vergr. 12000mal

Refraktär sind außerdem Meerschweinchen (Beimpfung der Planta pedis: BECKER 1940, WHEELER u. Mitarb. 1957), Babymäuse und erwachsene Mäuse

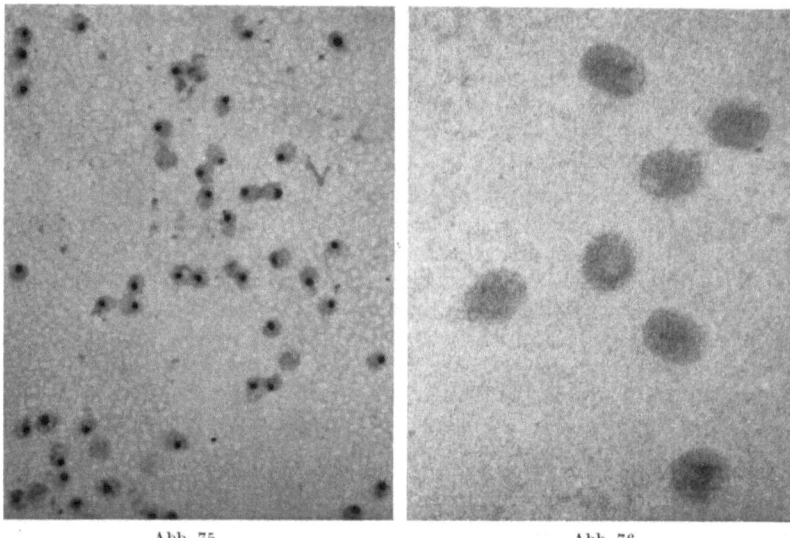

Abb. 75   Abb. 76

Abb. 75. Elementarkörper des Paravaccinevirus, mit Pepsin abgebaut. Beachte die Desoxyribonucleinsäurehaltigen Innenkörper! El.opt. Vergr. 10000mal

Abb. 76. Elementarkörper des Paravaccinevirus nach stufenweisem Abbau mit Pepsin, Desoxyribonuclease und nochmals mit Pepsin. Leere Membranhüllen der Elementarkörper. El.opt. Vergr. 30000mal

(intracutan, intraperitoneal, intracerebral: NOMLAND und MCKEE 1952, WHEELER u. Mitarb. 1957) sowie andere kleine Nager (weitere Literaturhinweise bei BOSSE 1957).

δ) Ei- und Gewebekultur

Nach den bisherigen Mitteilungen in der Literatur kann die Chorionallantois-membran von Bruteiern nicht zur Isolierung des Paravaccinevirus verwendet werden. NASEMANN (1958) konnte in über 100 Versuchen (z. T. bis zu 4 Blind-passagen) das Paravaccinevirus nicht in der Eimembran zur Vermehrung bringen (Variation der Temperatur von 32,5—37,5° C, makroskopische und mikrosko-pische Kontrolle der Membranen: Ausstriche, Histologie, elektronenmikrosko-pische Präparate). Entsprechende negative Resultate liegen u. a. von FASQUELLE u. Mitarb. (1951), KATZENELLENBOGEN (1952), NOMLAND und McKEE (1952), SONCK und PENTTINEN (1954) sowie von WHEELER u. Mitarb. (1957) vor.

WHEELER u. Mitarb. (1957) gelang es gleichfalls nicht, das Paravaccinevirus in HeLa-Zellkulturen zur Vermehrung zu bringen. NASEMANN (1958) mißlang eine Züchtung in Gewebekulturen von Fibroblasten aus dem Herzmuskel des Hühnerembryos[1].

Melkerknoten können gelegentlich eine Sekundärinfektion durch verschiedene Keime (Bakterien, Pilze) erfahren. WAGNER u. Mitarb. (1958) berichteten über die Isolierung von Torula-Stämmen (Cryptococcus) aus Melkerknoten.

ε) Serologie

NASEMANN (1958) führte mit den Seren von 12 Melkerknoten-Patienten und von 3 Rindern mit Euterpocken serologische Untersuchungen durch, und zwar unter Verwendung von Vaccine- und originärem Kuhpocken-Antigen (Methoden: Kom-plementbindungsreaktion und Hämagglutinations-Hemmtest). Sämtliche Resul-tate waren negativ. Es entsteht demnach keine gekreuzte Immunität zwischen Vaccine und Paravaccine. Suspensionen von frischen Melkerknoten (Elementar-körperchen-Nachweis: positiv) hämagglutinierten Hühnererythrocyten nicht.

m) Therapie

Melkerknoten, die nicht sekundär infiziert sind, heilen spontan ab. Es emp-fiehlt sich das Anlegen trockener Schutzverbände. Bei bakterieller Superinfektion sollten zunächst Chinosolumschläge, dann Verbände mit Aureomycin- oder Leu-komycinsalbe verordnet werden, (NAGELL 1941, LIEDBERG 1942). Bei stärkerer Lymphangitis oder Lymphadenitis ist auch innere Zufuhr der Antibiotica indiziert.

7. Ecthyma contagiosum (Orf)

a) Synonyma

Ansteckender Maul- und Fußgrind der Schafe und Ziegen, Lippengrind der Schafe, atypische Schafpocken, Steinpocken, Vuilbek, Ecthyma contagiosum ovium, Paraovine, Paracaprine, Stomatitis pustulosa contagiosa, Dermatitis pustulosa necroticans, Impetigo labialis, Peristomatitis pustulosa contagiosa, Orf, Lip and leg ulcerations, Contagious ecthyma, Infectious labial dermatitis of sheep, Infectious pustular dermatitis of sheep and goats, ovine contagious pustular dermatitis, scabby mouth, false sheep pox, sore mouth, Granulome angiopapillo-mateux éruptifs infectieux, Muco-dermite pustuleuse contagieuse des ovins et des caprins, Chancre du mouton, Mal de bouche, Stomatite pustuleuse contagieuse des ovins.

---

[1] Im Gegensatz zu WHEELER erhielt Verf. bei kürzlich durchgeführten Untersuchungen mit Melkerknotenmaterial in HeLa-Zellkulturen einen cytopathogenen Effekt, bisher aller-dings erst in zwei Passagen. Diese Züchtungsversuche sind noch nicht beweisend und sollen fortgesetzt werden.

b) Definition

Das Ecthyma contagiosum der Schafe und Ziegen ist eine meist gutartige, lokalisierte, unter einem „pockenartigen" Bilde verlaufende Erkrankung, deren Erreger seinen Eigenschaften und der Ausdehnung nach in die Gruppe der Pockenvirusarten gehört. Möglicherweise steht dieser Erreger dem originären Schafpockenvirus nahe (keine Identität, das ist serologisch und tierexperimentell gesichert!). Vom Vaccinevirus weicht das Orf-Virus in seinen Eigenschaften deutlich ab (Carne u. Mitarb. 1946). Es kann auf den Menschen übertragen werden und ruft bei diesem meist Melkerknoten-ähnliche Veränderungen hervor.

c) Ätiologie

Das Ecthyma contagiosum-Virus kann in Ausstrichpräparaten nach Anfärbung (Methoden von Herzberg, Paschen oder Morosow) schon im Lichtmikroskop unter Zuhilfenahme der Ölimmersion nachgewiesen werden (Material aus tierischen und menschlichen Veränderungen). Es passiert Berkefeld-V- und Chamberland-L_2-Filter. Es ist im gefriergetrockneten Zustand sehr gut haltbar, ebenfalls bei Aufbewahrung in Glycerin-Ringerlösung in der Tiefkühltruhe. Bei der elektronenmikroskopischen Darstellung zeigen die Elementarkörper des Orf-Virus quaderförmige Gestalt (Abdussalam und Cosslett 1957). Morphologisch darf daher auf eine Zugehörigkeit des Virus zur Pockengruppe geschlossen werden. Die Elementarkörper besitzen die Form kurzer Stäbchen (mit abgerundeten Ecken) und sind in etwa so groß wie die des Vaccinevirus.

Natürliche Wirte für das Orf-Virus sind Schafe und Ziegen. Der Mensch kann unter natürlichen Bedingungen und experimentell infiziert werden. Künstliche Übertragungen des Erregers vom Schaf auf den Menschen nahmen u. a. Kingery und Dahl (1945) sowie Pask u. Mitarb. (1951) vor. Von 46 Inoculationsversuchen bei 18 Versuchspersonen, die Pask u. Mitarb. durchführten, gingen 23 an. Nach einer Inkubationszeit von 4—6 Tagen erreichten die Symptome in 17 bis 21 Tagen ihr Maximum und heilten in 22 bis 28 Tagen wieder ab (keine Allgemeinerscheinungen!). Rückpassagen auf das Schaf gelangen wiederholt. Der höchste Infektionstiter für den Menschen lag bei 10^{-4}, zuweilen bei 10^{-6}. Die Erkrankung hinterläßt angeblich deutliche Immunität.

Außer dem Menschen, Schafen und Ziegen sind möglicherweise noch Affen und Rinder (vor allem Kälber) empfänglich (Morosow: s. Tabelle 20, Aynaud 1923 u. a.). Hinsichtlich der Übertragbarkeit des Orf-Virus auf Kaninchen tauchen in der Literatur erhebliche Widersprüche auf. Der Mehrzahl der Autoren mißlang die Infektion der Kaninchencornea und auch eine Inoculation der Kaninchenhaut (u. a. Glover 1928, 1931, Howarth 1929, Boughton und Hardy 1934, Newsom und Cross 1934, Lyell und Miles 1950 sowie Asakawa u. Mitarb. 1952). Wheeler u. Mitarb. (1956) berichten zwar über gelungene Übertragungsversuche auf die Kaninchenhaut, hingegen über stets negative Ausfälle des Cornealversuches im Sinne von Paul. Experimentelle Infektionen von Kaninchen wollen u. a. erzielt haben Blanc und Martin (1933, 1934), Selbie (1945), Blakemore u. Mitarb. (1948) sowie Abdussalam (1957). Bei der Bewertung dieser Versuche sollte berücksichtigt werden, daß die Efflorescenzen des Ecthyma contagiosum der Schafe meistens mit dem Nekrosebacterium (gramnegatives Stäbchen von häufig spindelförmiger Gestalt, das den fusiformen Stäbchen der Plaut-Vincent-Flora nahesteht) und anderen Bakterien besiedelt sind. Die Sekundärinfektion bedingt erst das polymorphe Bild des Ecthyma contagiosum. Es ist leicht möglich, daß übertragene Bakterien einen „positiven" Versuch vortäuschen können. Vorerst gilt es als noch nicht sicher, daß das Orf-Virus auf Kaninchen angezüchtet und in Serienpassagen auf diesem Wirt gehalten werden kann. Viele andere Laboratoriumstiere verhalten sich dem Virus gegenüber sicher refraktär. *Hunde* (BOUGHTON und HARDY 1934), *Hühner* (ASAKAWA u. Mitarb. 1952), *Meerschweinchen* (GLOVER 1928, 1931, HOWARTH 1929, BOUGHTON und HARDY 1934, NEWSOM und CROSS 1934, ASAKAWA u. Mitarb. 1952, WHEELER u. Mitarb. 1956 u. a.), *Mäuse* (AYNAUD 1923, GLOVER 1928, ASAKAWA u. Mitarb. 1952, WHEELER u. Mitarb. 1956 u. a.) und *weiße Ratten* (AYNAUD 1923) können mit dem Ecthyma contagiosum-Virus nicht infiziert werden. Letzteres kann wahrscheinlich ebenfalls nicht in der Chorionallantoismembran bebrüteter Hühnereier zur Vermehrung gebracht werden. Sehr zweifelhaften „positiven" Resultaten stehen sachgemäße Untersuchungen gegenüber, die einwandfrei negativ verliefen (u. a. ASAKAWA u. Mitarb. 1952, WHEELER u. Mitarb. 1956).

Insgesamt gesehen, liegen beim Orf mikrobiologisch ähnliche Verhältnisse vor wie beim paravaccinalen Melkerknoten. Es gelingt einerseits leicht, das Virus in den Veränderungen mikroskopisch nachzuweisen, andererseits schlagen Übertragungsversuche auf herkömmliche Laboratoriumstiere fehl. Den Erregern beider Krankheiten ist ein eng ausgeblendetes Wirtsspektrum zugeordnet. Von selbst ergibt sich die Frage: Sind das Paravaccinevirus und der Erreger des Ecthyma contagiosum identische Virusarten? Trifft die Hypothese von MOROSOW (Tabelle 20) zu? Dagegen sprechen u. a. noch mehrere Untersuchungsergebnisse, z. B. die negativen Infektionsversuche mit Melkerknotenmaterial bei Schafen (z. B. von WHEELER u. Mitarb. 1956 und mit Ecthyma contagiosum-Material bei Kälbern u. a. von BOUGHTON u. HARDY 1934). Im großen und ganzen spricht aber z. Zt. mehr für als gegen die Identität der beiden Virusarten, zumindest aber sind Paravaccine- und Orf-Virus miteinander eng verwandt. In Analogie zum Paravaccinevirus könnte man das Ecthyma contagiosum-Virus als *Paraovinevirus* (wenn Schafe die natürlichen Wirte darstellen) bzw. als *Paracaprinevirus* (Ziegen als Infektionsquellen) bezeichnen. Die Provenienz dieser Viren ist noch nicht geklärt. Möglicherweise ist diese im Sinne einer Variantenbildung durch Mutation denkbar. Das Paravaccinevirus könnte sich in dieser Weise von echten Kuhpocken, Paraovine- und Paracaprinevirus von Schaf- bzw. Ziegenpocken herleiten. Hierfür sprechen die weitgehende morphologische Übereinstimmung und die gleichsinnigen Abweichungen der mikrobiologischen Eigenschaften. Man könnte die so gearteten Viren als *Paravarianten der Pockenvirusarten* zusammenfassen oder wie BOSSE (1957) meinte, sie als atypische Pockenviren den typischen gegenüberstellen. Über die typischen Pockenviren siehe den Abschnitt B, I, 1. Zu den *atypischen Pockenvirusarten* müßte man das Paravaccinevirus (Euterpocken der Rinder, Melkerknoten sensu strictiori, Vaccine rouge), das mit letzterem evtl. identische Stomatitis papulosa-Virus, das Virus der atypischen Schaf- und Ziegenpocken (Ecthyma contagiosum, Orf, Paraovine, Paracaprine), den Erreger des pockenartigen Exanthems der Ferkel (s. bei BOSSE!) und evtl. auch das Virus des Molluscum contagiosum zählen.

d) Epidemiologie

Das Ecthyma contagiosum kommt überall in der Welt vor, wo Schafe und Ziegen gehalten werden. In erster Linie erkranken Weidetiere (auch wild lebende Tiere, z. B. Gemsen). Die Veränderungen treten bevorzugt im Frühjahr und in den Sommermonaten auf. Das Ecthyma verläuft überwiegend gutartig. Es stellt eine meist lokalisierte entzündliche Erkrankung der Haut und der angrenzenden Schleimhaut dar. Man unterscheidet vor allem drei Verlaufsformen: die labiale, die pedale und die genitale. Wie schon erwähnt, werden die Veränderungen oft sekundär mit Bakterien superinfiziert (Nekrosebakterien, Staphylo- und Streptokokken). Am stärksten werden im allgemeinen die Umgebung des Maules und die Lippen befallen, ganz besonders bei Jungschafen. Die Muttertiere weisen vorwiegend am Euter und an den Endphalangen Veränderungen auf. Schwere Krankheitsverläufe fehlen nicht, insbesondere dann nicht, wenn schwere bakterielle Sekundärinfektion eintritt (Todesfälle!). Insofern besitzt das Ecthyma contagiosum durchaus volkswirtschaftliche Bedeutung. In USA werden daher Lämmer im Alter von 2 bis 3 Wochen gegen Orf geimpft. Die Ecthyma contagiosum-Vaccine wird in die Flankenhaut inoculiert. Hierbei kommt es nicht zu einer Ausbreitung der Hauterscheinungen auf die Lippen und die Maulschleimhaut. — Über Orf bei Ziegen und Karakulschafen s. bei SCHMID (1934).

Die Primäreffflorescenz der Orf-Infektion ist eine rötliche Papel, die im Zentrum meist weißlich-graue Farbe besitzt. Sie wird später in eine Pustel umgewandelt (Sekundärinfektion), dann Ausbildung von gelblich-bräunlichen Krusten über warzenähnlichen Eruptionen, auch von hämorrhagischen, genabelten Blasen und größeren Ulcerationen. Als Komplikationen können Enterogastritis, Bronchopneumonien und Fußfäule hinzukommen, öfter mit tödlichem Ausgang.

Menschen infizieren sich beim Melken von Schafen und Ziegen, aber auch beim Scheren von Schafen sowie beim Impfen mit der Ecthyma contagiosum-Vaccine. Bei der Herstellung des Impfstoffes kommen Laboratoriums-Infektionen bei den Veterinären und dem technischen Hilfspersonal vor (PETERKIN 1937, HORGAN und HASEEB 1947, BARRACK 1951 sowie FASTIER 1957 u. a.).

e) Histopathologie

WHEELER u. Mitarb. (1956) fanden bei histologischen Untersuchungen der Orf-Läsionen in der Schaf-Epidermis folgenden Ablauf der Veränderungen: *Am 5. Tag nach der Infektion:* Umschriebene Verdickung der Epidermis, zellige Infiltration des Coriums. Geringe Acanthose. Ballonierende Degeneration der Zellen in den 3—4 oberen Rete-Lagen. Die Zellen schwellen an, der Kern wird pyknotisch, um den Kern herum imponiert eine Flüssigkeitsansammlung. Im Corium außerdem perivasculäre Infiltrate aus Rundzellen, Histiocyten und polymorphkernigen Leukocyten. Weiter finden sich Neubildungen von Capillaren, auch Endothel-Sprossungen.

Am 11. Tag post infectionem: Der proliferierenden Epidermis sitzt eine oberflächliche Pustel auf, darunter findet sich im Corium ein dichtes entzündliches Zellinfiltrat. Im Bereich der Pustelbasis sieht man umschriebene Herde mit ballonierender Degeneration. Im ganzen zeigt die proliferierende Epidermis eine „pseudoepitheliomatöse Hyperplasie". Die Capillarneubildung hat noch zugenommen, die Gefäße zeigen z. T. ausgesprochene Wandverdickung.

Am 17. Tag post infectionem: Starke Papillomatose. Krustenbildung. Hyper- und Parakeratose, im Bereich der Hornauflagerungen verstreute Abszeßbildungen. Die verlängerten Corium-Papillen weisen ein dichtes Infiltrat aus Rundzellen, polynucleären Leukocyten, Histiocyten und jungen Fibroblasten auf. Die Gefäße im Corium zeigen überall stark verdickte, hyperplastische Wände.

Einschlüsse in den degenerierten Zellen des Rete werden relativ selten gesehen. KINGERY und DAHL (1945) konnten überhaupt keine Inklusionen beobachten. Die durch das Orf-Virus beim Menschen verursachten Melkerknoten-ähnlichen Veränderungen ähneln mutatis mutandis den von WHEELER u. Mitarb. (1956) beim Schaf beschriebenen. Sie zeigen weitgehend dieselben Charakteristika wie der paravaccinale Melkerknoten (ROBERT und ORBANEJA 1937). Gegenüber dem Prozeß in der Schafhaut tritt beim Menschen die Vesiculation mehr in den Hintergrund, Papillomatose und der granulomatöse Aufbau sowie die Gefäßneubildung im Corium sind hingegen noch stärker ausgeprägt (WHEELER u. Mitarb. 1955, 1956).

f) Ecthyma contagiosum beim Menschen
α) Klinik

Nach einer Inkubationszeit von 4 bis 8 (3—11) Tagen bilden sich beim Menschen vorübergehend an Fingern und Händen Veränderungen, die nahezu völlig den paravaccinalen Melkerknoten entsprechen. Atypische Lokalisation (Nase, Augenlid, Lippen, Nacken) kommt vor (NOMLAND 1940, KINGERY und DAHL 1945, BLAKEMORE u. Mitarb. 1948 u. a.). GREITHER (1955) beschrieb einen Fall mit zahlreichen, verkrusteten knotenförmigen Veränderungen (vermutlich sekundär infiziert) im Gesicht. Bei Sekundärinfektion können die Erscheinungen polymorph werden (Pusteln, hämorrhagische Blasen, Verkrustung), jucken, evtl. auch schmerzen sowie mit Lymphangitis und Lymphadenitis vergesellschaftet sein. Sie können dann evtl. das Bild einer vegetierenden Pyodermie vortäuschen. Die Abheilung erfolgt im allgemeinen spontan nach 3 bis 4 Wochen (14—40 Tage). Übertragungen von Ecthyma contagiosum vom infizierten Tier auf den Menschen beschrieben u. a. OPPERMANN und STÜMPKE (1937), PETERKIN (1937), SCHOCH (1939), KINGERY und DAHL (1945), CARNE u. Mitarb. (1946), BARRACK (1951), LLOYD u. Mitarb. (1951), SABATINI (1952), WHEELER u. Mitarb. (1955), McCREARY u. Mitarb. (1956), HØVDING (1957), KOZLOWSKI u. Mitarb. (1957) sowie ABRAHAM u. Mitarb. (1958).

β) Differentialdiagnose

Morphologisch können Ecthyma contagiosum-Knoten von paravaccinalen Melkerknoten oft nicht unterschieden werden (Frage der Identität: s. weiter oben!). Bei Pustelbildung und hämorrhagischer Note muß Abgrenzung von vaccinalen Panaritien und originärer Kuhpocken-Infektion erfolgen (Cornealversuch, Eikultur). Bei Sekundärinfektion kann das Bild einer schankriformen Pyodermie (evtl. sogar einer Pyodermia chronica papillaris et exulcerans), bei starker Krustenbildung auch eine Impetigo contagiosa, gelegentlich ein Granuloma pyogenicum, seltener eine Tularämie, eine Sporotrichosis, eine Tuberculosis cutis verrucosa oder ein Milzbrand vorgetäuscht werden (Klärung durch Histologie und Bakteriologie).

γ) Therapie

Hinsichtlich der Behandlung gilt dasselbe wie für den paravaccinalen Melkerknoten (s. dort!). Von Bedeutung ist nur die Bekämpfung der bakteriellen (gelegentlich mykotischen) Sekundärinfektion (Antibiotica, Mycostatica).

g) Laboratoriumsdiagnose des Ecthyma contagiosum

Die Elementarkörper des Ecthyma contagiosum-Virus können in gefärbten Ausstrichpräparaten (LLOYD u. Mitarb. 1951) lichtoptisch, nach entsprechender Präparation auch im Elektronenmikroskop (ABDUSSALAM und COSSLETT 1957) nachgewiesen werden (s. den Abschnitt „Mikroskopie" in der Melkerknoten-Abhandlung).

Gute Resultate liefert der Tierversuch. Am zweckmäßigsten wird die Flankenhaut von Lämmern beimpft. Nach 3 bis 10 Tagen schießen die weiter oben beschriebenen Effloreszenzen auf (dann: Histologie und Elementarkörper-Nachweis im gefärbten Ausstrich). Bei schon gegen Orf immunisierten Jungschafen geht die experimentelle Infektion meistens nicht an.

Im Anschluß an die Orf-Vaccination bzw. an die natürlich erworbene Infektion kann sich eine Immunität ausbilden, jedoch — wie WHEELER u. Mitarb. (1956) zeigen konnten — nicht immer nach der ersten Inoculation. Manche Tiere benötigen zwei oder drei Impfungen, um immun zu werden. Es besteht keine gekreuzte Immunität mit originären Schafpocken oder Variolavaccine.

Mit einem Ecthyma contagiosum-Antigen und Schafserum (ROTTGARDT u. Mitarb. 1949) bzw. dem Serum von Orf-infizierten Menschen (MacDONALD 1951) können Komplementbindungsreaktionen durchgeführt und beweisende Antikörpertiter-Anstiege nachgewiesen werden. Blakemore u. Mitarb. (1948) gaben eine Agglutinationsreaktion zum Nachweis der Orf-Antikörper an.

Weitere diagnostische, klinische, pathologische und mikrobiologische Einzelheiten können den Arbeiten von Marsh und Tunnicliff (1937), Barrat (1939), Stümpke (1939), Gray (1949), Hodgson (1951), Muir (1951), Price (1952, 1953), Taylor und Lea (1957) sowie von Schuermann (1958) entnommen werden.

8. Molluscum contagiosum

Die folgende Abhandlung kann sich in wesentlichen Punkten auf das ausführliche Molluscum contagiosum-Kapitel von B. Lipschütz (1933) stützen (Handbuch von J. Jadassohn, Band XII, Teil 3, S. 1—32). Über die Häufigkeit des Molluscum contagiosum in den verschiedenen Ländern der Welt s. die Angaben bei R. Spitzer: Geographische Verteilung der Hautkrankheiten, Abschnitt „Infektiöse Epitheliome" (Warzen und Molluscum c.) im gleichen Werk: Band XIV, Teil 2, S. 289—291 (1928).

a) Synonyma

Die Bezeichnung „Molluscum contagiosum" wurde im Jahre 1817 von Bateman geprägt. — Epithelioma molluscum (Virchow 1865), Epithelioma contagiosum (Neisser 1888) u. a. (s. ausführlicher bei Nasemann 1957 a).

b) Definition

Das Molluscum contagiosum stellt eine warzenähnliche Epitheliose dar, die auf einer spezifischen Virusinfektion des Menschen beruht (infektiöses Akanthom).

c) Geschichtliche Daten

Um die Jahrhundertwende und auch in den letzten Jahren ist mehrfach bemerkt worden, daß das Schrifttum über das Molluscum contagiosum in keinem Verhältnis zu der relativ geringen klinischen Bedeutung dieser Hautkrankheit steht. Das hat bzw. hatte verschiedene Gründe. Die älteren Autoren (u. a. Virchow, Unna, Neisser, Juliusberg) fesselte die Besonderheit der histologischen Veränderungen. Man diskutierte die Stellung des Molluscum contagiosum im System der Krankheiten und immer neue pathogenetische Vorstellungen wurden entwickelt. Dann kam die endgültige Klärung der Ätiologie 1906/07 vor allem durch Lipschütz[1] — und nach dessen in verschiedenen Handbüchern erschienenen grundlegenden Darstellungen verebbte das wissenschaftliche Interesse an dieser Virose.

In jüngster Zeit brachte die elektronenmikroskopische Virusforschung neue Impulse. Eine Anzahl von Arbeiten — vor allem aus Deutschland und USA — zeigte, daß das Molluscum contagiosum-Virus ein günstiges Objekt für mikromorphologische Untersuchungen darstellt. Das liegt nicht zuletzt daran, daß selbst kleine Efflorescenzen enorme Mengen von Elementarkörperchen des Molluscum contagiosum-Virus enthalten (daher leichtere elektronenmikroskopische Präparation).

Obwohl bereits 1841 Henderson und Paterson die nach ihnen benannten sog. Molluscumkörper (globular cells, peculiar globes, Corps ronds, paradoxale Zellen) beschrieben hatten und Paterson auch die Übertragbarkeit der Krankheit von Mensch zu Mensch nachweisen konnte, wurden noch lange Zeit hindurch

---

[1] Der leider zu früh verstorbene Wiener Dermatologe, Prof. Dr. B. Lipschütz (1878 bis 1931) erwarb sich hervorragende Verdienste um die dermatologische Virusforschung. Über die Daten seiner akademischen Laufbahn orientiert eine Publikation von Zelger (1958).

andere, z. T. merkwürdige pathogenetische Vorstellungen vertreten. (Einzelheiten s. bei NASEMANN 1957 a).

Nach LIPSCHÜTZ (1933) lassen sich in der Geschichte der Ätiologie des Molluscum contagiosum drei Perioden voneinander trennen: In der ersten, durch NEISSER und BOLLINGER eingeleitet, hielt man Protozoen (Gregarinen- bzw. Coccidien-Theorie) für die Erreger. Die Hypothese der 2. Periode, durch UNNA, v. HANSEMANN, KROMAYER, TÖRÖK, TOMMASOLI u. a. vertreten, sah spezifische Zellveränderungen wie die Henderson-Patersonschen Molluscumkörper nicht als durch Parasitenbefall hervorgerufen an (oder gar als Protozoen selbst), sondern erklärte diese als Ausdruck einer eigenartigen Degeneration der Epithelzellen (Degenerationstheorie). Die dritte Periode wurde von BORREL und LIPSCHÜTZ begründet, deren Annahme einer Virusätiologie verifiziert wurde.

Immer neue Anregung für die endlich von Erfolg gekrönte Erregersuche gab die lange Reihe geglückter Übertragungsexperimente. Teils in Selbstversuchen gelang es folgenden Autoren das infektiöse Agens von Mensch zu Mensch zu übertragen: RETZIUS (1869), VIDAL (1878), HAAB (1888), PICK (1891), NOBL (1893) — und später waren viele andere Untersucher erfolgreich. Analoge Versuche reichen bis zur Gegenwart (Selbstversuche von CARTEAUD 1958).

Bereits 1905 gelang es JULIUSBERG mit bakterienfreien Ultrafiltraten bei Versuchspersonen Mollusca contagiosa zu erzeugen. Dieses Resultat wurde durch die Entdeckung von LIPSCHÜTZ (1906/07) ergänzt, der mit Hilfe der Löfflerschen Geißelbeize in Ausstrichpräparaten von Molluscum contagiosum-Preßbrei die Elementarkörper des Virus mikroskopisch nachweisen konnte, er nannte sie Strongyloplasma hominis.

Die von LIPSCHÜTZ postulierte Virusätiologie wurde bald von namhaften Autoren bestätigt, so von v. PROWAZEK und DA-ROCHA-LIMA, von KREIBICH (1913), WILE und KINGERY (1919), GOODPASTURE (1927) u. a.

d) Analogien zwischen dem Molluscum contagiosum und anderen Viruskrankheiten der Haut und des Auges

Hautkrankheiten, die infektiös sind und histologisch eine ausgeprägte Acanthose zeigen, hat man in der Krankheitsgruppe der „Infektiösen Akanthome" zusammengefaßt, zu der außer dem Molluscum contagiosum, die Geflügelpocken, der Melkerknoten, das Ecthyma contagiosum (Orf), die Verrucae vulgares, die Condylomata acuminata des Menschen, das Papillom der Mundschleimhaut, das Larynxpapillom, die Karpfenpocke, die Papillomatose der Pferde und die spitzen Kondylome am Genitale von Hunden, Pferden und Rindern gezählt werden. Vielleicht wird man in Zukunft auch das Keratoakanthom hier einordnen müssen, wenn die von verschiedenen Autoren vermutete Virusätiologie bestätigt werden sollte.

Diese Einteilung wird den gegenwärtigen virologischen Anschauungen nicht gerecht und wurde aus rein klinischen Erwägungen getroffen. Von der Virusmorphologie her muß man anders gruppieren. Warzen- und Papillomvirus gehören in eine Gruppe (sehr kleine, kugelförmige Viren). Das Karpfenpockenvirus ist größer als die Virusarten der Papillom-Gruppe und kleiner als die der Pockengruppe (Quaderviren). Es weist Teilchendurchmesser zwischen 70 und 220 mμ auf, ist kugelrund und mit Viktoriablau färbbar. Das Molluscum contagiosum-Virus gehört genau wie die Erreger des Melkerknotens sensu strictiori, der Geflügelpocken und des Ecthyma contagiosum der Form und Größe nach unzweifelhaft in die Pockengruppe. Zu den „Infektiösen Akanthomen" zählen demnach Virusarten aus mindestens drei morphologisch verschiedenen Gruppen.

Besonders starke Ähnlichkeit zeigt der histologische Aufbau des Molluscum contagiosum mit dem der Geflügelpocke. In erster Linie ähnelt sich die Struktur der cytoplasmatischen Einschlußkörper beider Krankheiten (GOODPASTURE und WOODRUFF 1931). Diese Tatsache ist immer wieder als Beweis für die Identität der Erreger dieser Virusinfektionen angeführt worden. Wie weiter unten dargestellt wird, gibt es eine Reihe weiterer Hinweise für eine eventuell bestehende gemeinsame Ätiologie. Gesichert ist diese Hypothese aber noch nicht und es ist niemals möglich, allein aus Analogien der Einschluß-Morphologie auf die Identität der Erreger zu schließen. Es ließe sich aus den Eigenschaften des Molluscum contagiosum-Virus (z.B. leichter mikroskopischer Nachweis der Elementarkörper, Übertragbarkeit nur von Mensch zu Mensch, nicht aber auf die üblichen Laboratoriumstiere, die Chorionallantoismembran von Bruteiern und auf mehrere Arten von Zellkulturen) her ableiten, daß es zur Gruppe der *„atypischen Pockenviren"* (Paravarianten) gehört und zum Geflügelpocken-Virus etwa in demselben Verhältnis steht wie das Paravaccine- zum Vaccinevirus. Doch auch diese Theorie ist noch unbewiesen (vgl. die Geflügelpocken-Einschlüsse in den Abb. 33 und 34 mit den Einschlußkörpern des Molluscum contagiosum in Abb. 87).

Bei Sitz von Mollusca contagiosa an den Lidrändern können Conjunctivitiden ausgelöst werden, die evtl. mit Follikelbildung einhergehen und dann das Bild eines gutartigen Follikelkatarrhs zeigen. Bei sehr massiven Veränderungen kann sogar Ähnlichkeit mit dem Trachom entstehen. Diese Tatsache, das Vorkommen von cytoplasmatischen Einschlußkörpern und die gleichartigen chemischen Reaktionen der letzteren beim Trachom und beim Molluscum contagiosum, auf die VAN ROOYEN (1939) hinwies, wären Argumente, das Molluscum contagiosum-Virus in die Gruppe der großen Virusarten (Psittakose-Lymphogranuloma inguinale-Trachom-Gruppe) einzuordnen. Trachom- und Molluscum-Virus rufen ohne zeitlich normierte Inkubation und ohne echte Generalisation (Virämie) einen lokalen, chronischen Infektionsprozeß hervor, der keine eigentliche Immunität (zirkulierende Antikörper) hinterläßt. Trotzdem muß das Molluscum contagiosum-Virus seiner Quaderform und der Größe seiner Elementarkörper wegen zu den Pockenvirusarten gezählt werden.

e) Ätiologie

Auf die Beziehungen zwischen dem Molluscum contagiosum und der Geflügelpocke wurde oben hingewiesen. Bereits BOLLINGER (s. bei SCHINDELKA 1908) glaubte an die Identität der beiden Krankheiten. Übertragungen von kranken Hühnern auf den Menschen wurden angeblich mehrfach beobachtet. So teilte SPRECHER einen Fall mit, bei dem Mollusca am Fußrücken eines Mädchens auftraten. Das Mädchen bewohnte ein schlecht gepflastertes Zimmer, in dem einige Hennen gehalten wurden. JÜRGENS infizierte sich bei Impfversuchen selbst und erwarb ein kirschkerngroßes Molluscum am Daumen. In einer Geflügelmastanstalt in Wien erkrankten 1892 Puten in größerer Zahl an Geflügelpocken. Die Magd, die diese Tiere füttern mußte, bekam einen analogen Ausschlag an der Hand und im Gesicht, der als Molluscum contagiosum diagnostiziert wurde. Die Vermutung lag nahe, daß sich die Magd bei dem kranken Geflügel angesteckt haben könnte. CZOKOR konnte ein Molluscum contagiosum auf den Kamm eines Huhnes übertragen, doch die Mehrzahl entsprechender Inoculationen verlief immer wieder negativ (Literatur s. bei SCHINDELKA 1908, HELLER 1910 und LIPSCHÜTZ 1933).

BARRACK (1951) schloß auf Grund seiner Untersuchungen in QUEENSLAND darauf, daß bei der Ausbreitung des Molluscum contagiosum Vögel oder Vogelmilben eine Rolle spielen. Schon im Jahre 1898 sprach SHATTOCK die ähnliche

Vermutung aus, daß Sperlingspocken die Ursache menschlicher Mollusca sein könnten. Bei den in der Münchner Univ.-Hautklinik in den letzten Jahren beobachteten Molluscum contagiosum-Patienten wurde bei der Anamnese stets nach Kontakt mit Vögeln und Geflügel gefragt. Nur ein relativ kleiner Teil dieser Patienten hielt Wellensittiche, Hühner oder Kanarienvögel. Einige dieser Tiere wurden uns zur Verfügung gestellt, getötet, seziert und genau untersucht (Ausstriche, Histologie). Bisher konnte dabei keine Vogelvariola-Quelle für die menschlichen Molluscum contagiosum-Infektionen ermittelt werden. Dieses (vorläufige) Ergebnis und die zahlreichen negativen Übertragungsversuche vom Menschen auf Hühner sprechen vorerst gegen die Identität von Molluscum contagiosum und Geflügelpocken.

Auf Laboratoriumstiere (Schafe, Hunde, Kaninchen, Meerschweinchen, weiße Ratten und Mäuse, niedere und anthropoide Affen, Hühner und Tauben) kann das Molluscum contagiosum-Virus nicht übertragen werden, ebenfalls nicht auf Bruteier (PINETTI 1942), weitere Literatur siehe bei NASEMANN (1957 b). DOURMASHKIN und FEBVRE (1958) gelang es jedoch angeblich, das Molluscum-Virus in HeLa-Zellkulturen zu züchten.

In zahlreichen Versuchen (Beimpfung der Chorionallantoismembran und des Dottersackes, Zusatz von ACTH, Cortison, Keratin) gelang es NASEMANN (1957 b) nicht, das Molluscum contagiosum-Virus in der Eikultur zur Vermehrung zu bringen. Ein in letzter Zeit durchgeführter Versuch mit Variation der Bruttemperatur (nach der Inoculation) zwischen 31 und 37°C (7 Kollektive mit 7 verschiedenen Bruttemperaturen) verlief gleichfalls negativ.

Im Gegensatz zu diesen mikrobiologischen Resultaten haben die mikromorphologischen Untersuchungen am Molluscum contagiosum-Virus zu sicheren Ergebnissen geführt. Die Elementarkörper des Virus können lichtoptisch mit allen Elementarkörperchen-Färbungen gut und in immer großer Zahl dargestellt werden (s. Abb. 77!). LIPSCHÜTZ (1911) konnte die Elementarkörper auch im histologischen Präparat mit Hilfe der Giemsa-Färbung sichtbar machen (Erkennung ist hier schwieriger als im Ausstrich).

KREIBICH (1913) beobachtete die Elementarkörper im Dunkelfeld (auch Hoffmannsche Leuchtbildmethode!) und MELCZER (1951) berichtete, daß sich die Elementarkörper des Molluscum contagiosum-Virus mit Primulin anfärben und im Fluorescenzlicht differenzieren lassen.

Zum Nachweis der Elementarkörper des Molluscum contagiosum-Virus eignet sich vorzüglich das Phasenkontrastverfahren (ungefärbte Ausstriche, Versuche zusammen mit BANDMANN, siehe bei NASEMANN 1957 b). Phasenkontrastoptisch konnte der Brechungsindex der Molluscum-Elementarkörper bestimmt werden. Er liegt ungefähr bei $n = 1,567$. Die besten Abbildungen des Molluscum contagiosum-Virus im Phasenkontrastmikroskop werden durch Eindeckung mit Butylstearat ($n = 1,443$) erhalten.

Im Elektronenmikroskop kann die typische Quaderform der Elementarkörper des Molluscum contagiosum-Virus erkannt werden (RUSKA und KAUSCHE 1943, NASEMANN, DEUBNER und HUBER 1953, PETERS und STOECKENIUS 1954, NASEMANN und HUBER 1955, MARCHIONINI und NASEMANN 1955, NASEMANN 1957a bis d, 1958a und b). In der Molluscum-Efflorescenz sind große Mengen von Elementarkörpern enthalten (s. Abb. 78), deren Form im Elektronenmikroskop gut zu beurteilen ist. Bei der Präparation lagern sich die Elementarkörper oft in mehreren Schichten übereinander (s. Abb. 79!). Bei der enzymatisch-elektronenoptischen Analyse zeigen die Molluscum-Elementarkörper Innenstrukturen wie die anderen Pockenviren (vgl. die Angaben in den Abschnitten A, VI, 1 und B, I, 1). Abb. 81 zeigt Molluscum-Elementarkörper nach enzymatischem Abbau durch Pepsin. Die verschiedenen Abbau-Typen (unabgebaute Elementar-

körper, leere Membranen und Elementarkörper mit Pepsin-resistentem, Desoxyribonucleinsäure-haltigen Innenkörper) liegen dicht bei einander.

Mit Hilfe des Ultramikrotoms ist es möglich, die Elementarkörper elektronenoptisch innerhalb der Zellen im Dünnschnittpräparat darzustellen, die

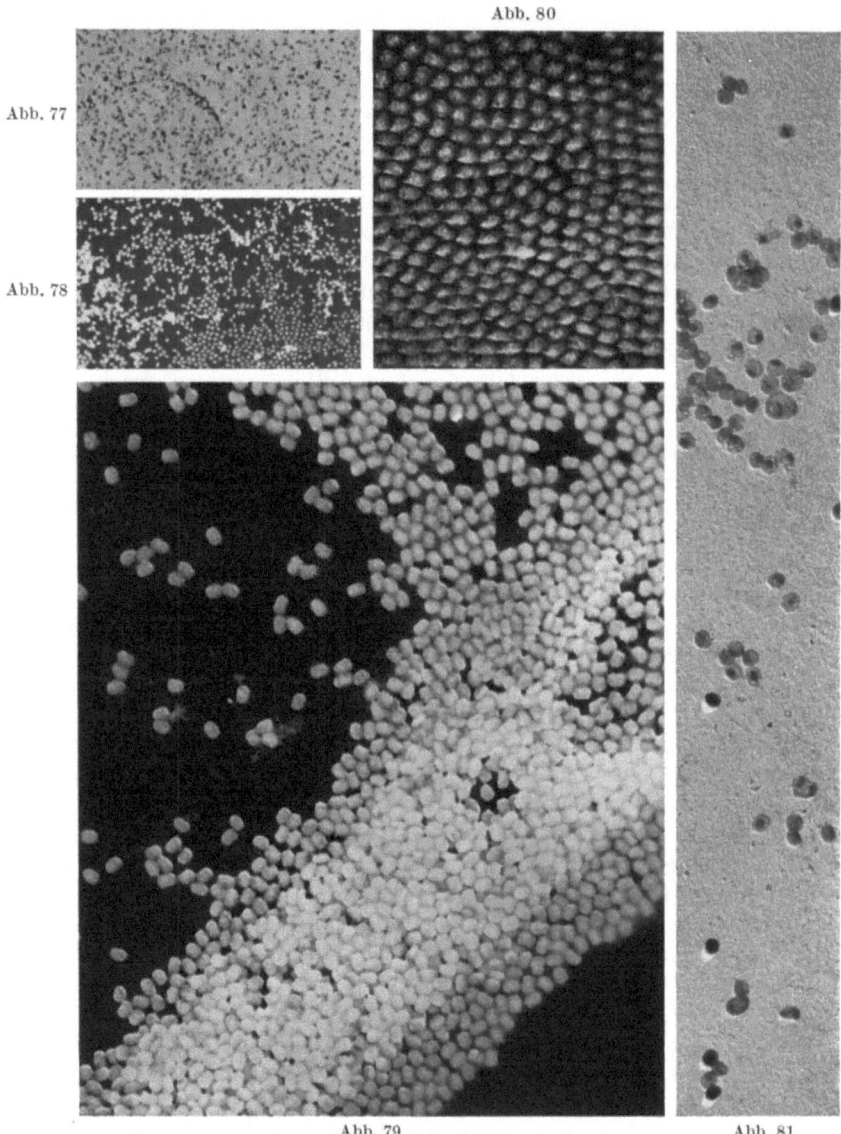

Abb. 77. Ausstrichpräparat: Molluscum contagiosum-Elementarkörper (Ölimmersion). Färbung mit Carbolfuchsin-Geißelbeize nach PASCHEN

Abb. 78. Tupfpräparat von Molluscum-Preßbrei. Zahlreiche Elementarkörper des Virus. El.opt.
Vergr. 2400mal, umkopiert

Abb. 79. Mehrschichtige Lagerung von Elementarkörpern des Molluscum-Virus. Mit Pd schräg bedampft.
El.opt. Vergr. 9000mal, umkopiert

Abb. 80. Ausschnitt aus zufällig mitpräpariertem Molluscum-Einschlußkörper. Die Elementarkörper liegen
wie Bienen in den Waben. Mit Pd schräg bedampft. El.opt. Vergr. 10000mal, umkopiert

Abb. 81. Elementarkörper des Molluscum contagiosum-Virus, unfixiert, 2 Std mit Pepsin behandelt.
Abbaustadien aller Typen. El.opt. Vergr. 7100mal, mit Pd schräg bedampft

Viruselemente selbst in verschiedenen Ebenen zu schneiden und so Strukturdetails zu beobachten (BANFIELD u. Mitarb. 1951, 1952, TAKAKI u. Mitarb. 1957 u. a.). In den Einschlußkörpern sind elektronenmikroskopisch reichlich Elementarkörper nachzuweisen (WADA 1957 u. a.). Mitunter gelangen schon bei der einfachen direkten Tupfpräparation Molluscum-Einschlußkörper zur Beobachtung. In ihnen liegen die Elementarkörper dicht an dicht wie Bienen in den Waben (s. Abb. 80!). Erwähnt sei noch, daß TAKAKI u. Mitarb. (1957) bei ihren Dünnschnittuntersuchungen in den durchschnittenen Elementarkörpern Innenstrukturen sahen, wie PETERS sie ähnlich beim Vaccinevirus fand (s. „Virusmorphologie" im Abschnitt A, VI, 1).

Für eine Vermehrung der Molluscum-Elementarkörper durch einfache Querteilung fand sich bei allen elektronenmikroskopischen Untersuchungen kein Anhalt. PETERS und STOECKENIUS (1954) bestimmten für die Längen der Elementarkörper einen Wert von 316 mμ $\pm$ 17% (260—370 mμ) und für die Breiten: 247 mμ $\pm$ 18% (200—290 mμ). Die Größenvarianz der Längen und Breiten war geringer als beim Vaccinevirus.

Einzelheiten über die Mikromorphologie des Molluscum contagiosum-Virus, dessen intracelluläre Lagerung und Beziehung zu den Corps ronds, den Pepsin-Abbau der Elementarkörper aus unterschiedlich alten Efflorescenzen (Lysestadien) s. bei NASEMANN (1958 a und b) sowie bei DOURMASHKIN und DUPERRAT (1958).

Aufschlußreiche Einblicke in den Vermehrungsvorgang des Molluscum contagiosum-Virus brachten elektronenoptische Untersuchungen, die DOURMASHKIN und BERNHARD (1959) mit Hilfe von Dünnschnitten und Material von insgesamt 12 Molluscum-Patienten durchführten. Im Bereich der Molluscum-Knötchen erwies sich das Stratum cylindricum basale als intakt, zeigte aber reichlich Mitosen. Die Basalzellen waren größer als in normaler Epidermis. In Zellen, die Stadien der Mitose erkennen lassen, wurden bisher noch nie Virus-Elementarkörper gefunden. Im Stratum spinosum waren die Zellen ebenfalls voluminöser und im Cytoplasma der letzteren die Zahl der Ribonucleinsäure-Granula und der Mitochondrien vermehrt. Die Zellkerne zeigten sehr große Nucleoli. In den Stachelzellen begann die eigentliche Vermehrung des Molluscum-Virus. Zunächst bildeten sich im Plasma der befallenen Zellen amorphe „Grundsubstanz"-Massen, das sogenannte Viroplasma, das von zahlreichen Mitochondrien umgeben wurde. Letztere schienen erhebliche Veränderungen durchzumachen. Sie schwollen an, ihre Doppelmembranen verdickten sich, die Cristae in ihrem Inneren wurden bläschenartig aufgetrieben und fielen später in sich zusammen. Innerhalb der Mitochondrien waren keine Molluscum-Elementarkörper vorhanden.

Die Kerne der befallenen Zellen zeigten elektronenoptisch sehr dichte, unregelmäßig geformte Körperchen, die in normaler Epidermis bisher nie beobachtet wurden. Möglicherweise besitzen diese Körperchen eine Beziehung zur Virusmultiplikation, da sie auch in HeLa-Zellkulturen gefunden wurden (DOURMASHKIN und FEBVRE 1958), die mit dem Molluscum-Virus beimpft worden waren.

Aus dem amorphen Viroplasma (s. Schema Nr. II) wurden in der nächsten Phase der Virusmultiplikation durch Ausbildung von Doppelmembranen Elementarkörper geformt. Die Viroplasma-Zone wies z. T. freie Nucleoidpartikelchen auf. Die fertigen Elementarkörper enthielten dann diese etwa 15 mμ großen, sehr dichten Körperchen in ihrem von der Membran umschlossenen Inneren. Diese dichten Körperchen fand auch BANFIELD (1959) bei seinen elektronenmikroskopischen Untersuchungen. Als nächstes Stadium beobachteten DOURMASHKIN und BERNHARD (1959) Elementarkörper mit einem Innenkörper, wie er auch beim Vaccine- und Kaninchenfibromvirus beschrieben wurde (s. die betreffenden

Abschnitte). Im Stratum granulosum der Molluscum-Knötchen zeigten sich dann große cytoplasmatische Einschlußkörper, die massenhaft Elementarkörper enthielten, die überwiegend einen zentralen Hohlraum[1] erkennen ließen (s. Schema Nr. II). Im Stratum corneum ergriff der Keratinisierungsprozeß auch diese Einschlüsse (totale Verhornung zu großen Corps ronds).

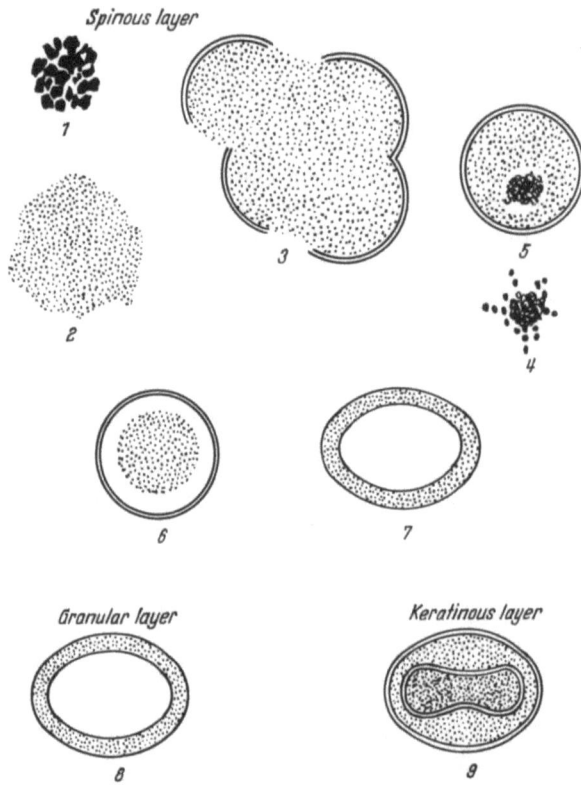

Schema Nr. II. Die Entwicklung der Elementarkörper des Molluscum contagiosum-Virus nach DOURMASHKIN und BERNHARD (1959). *1* Intranucleäre dichte Körperchen. *2* Viroplasma ohne Doppelmembranen. *3* Viroplasma mit Doppelmembran-Bruchstücken. *4* Freie Nucleoid-Partikel in der Matrix des Zellplasmas. *5* Fertiger Elementarkörper mit Nucleoid. *6* Elementarkörper mit Innenkörper. *7* Elementarkörper mit zentralem Hohlraum. *8* Im Stratum granulosum: Elementarkörper mit zweischichtiger Membran und zentralem Hohlraum. *9* Hornschicht: Abgeflachter Elementarkörper mit zweischichtigen Membranen.

f) Epidemiologie

Das Molluscum contagiosum kommt überall in der Welt vor. Ob es inapparente Infektionsverläufe gibt, ist nicht sicher. BLANK und RAKE (1955) halten dies für möglich. Echte Epidemien sollen gelegentlich auftreten, z. B. bei Farbigen an der Elfenbeinküste und im Sudan (ROSSI 1935). Über das Virusreservoir existieren bis heute nur Vermutungen (z. B. Vogelvariola, s. S. 210).

Häufiger werden kleine Endemien beobachtet, z. B. in Kinderheimen, Waisenhäusern und Schulen (TANISSA 1951, LEHMANN 1953, FERREIRA-MARQUES und TANISSA 1954 u. a.). Die Übertragung kann durch gemeinsamen Gebrauch von Handtüchern, Waschlappen, Schwämmen und anderen Gegenständen vollzogen werden. Direkte Kontaktinfektionen sind ebenfalls möglich. NEISSER (1888) sah z. B. Mollusca an der Brust einer Amme und im Gesicht des von ihr gestillten Säuglings. Das gleichzeitige Vorkommen von Molluscum contagiosum bei Mutter und Kind ist häufiger zu sehen. Bei Sitz der Knötchen am Genitale ist eine Übertragung durch den Geschlechtsverkehr möglich. GUDGEL (1954) beschrieb, daß es bei Soldaten in Korea zu gehäuften Molluscum-Infektionen mit Sitz der Efflorescenzen an den Genitalien kam. Als Infektionsquellen wurden eingeborene Frauen ermittelt. Die venerische Übertragungsweise ist bei den Fällen von GUDGEL sicher nachgewiesen worden (s. entsprechende Angaben schon bei NEISSER 1888).

---

[1] Es ist nicht ausgeschlossen, daß diese zentralen Hohlräume Artefakte darstellen. Bei der elektronenmikroskopischen Präparation ist das Vermeiden bzw. der Ausschluß von Kunstprodukten ein zentrales Problem.

g) Pathogenese

Das Molluscum contagiosum-Virus dringt vermutlich durch kleine Abschürfungen der oberen Lagen des Deckepithels in die Epidermis ein. Es verhält sich streng epidermotrop. Das Corium wird nicht in Mitleidenschaft gezogen. Findet sich aber in der Cutis ein stärkeres entzündliches Infiltrat, so ist es sekundärer Natur, z. B. durch Irritation (unsachgemäße Lokalbehandlung, Kratzen und nachfolgende bakterielle Sekundärinfektion) entstanden. UNNA (1894) definierte das mechanische Wachstumsprinzip des Molluscum-Knötchens als „Wucherung und gleichzeitige Anschwellung zerstreuter Epithelbezirke unter äußerer Raumbeschränkung".

Die *Inkubationszeit* der Molluscum contagiosum-Infektion scheint nicht normiert zu sein — (ähnlich wie beim Trachom). Die Angaben in der Literatur schwanken zwischen 17 Tagen und 20 Monaten. Im Verlauf von Selbstversuchen (Überimpfung von Mensch zu Mensch) wird meist eine Inkubationsdauer von etwa 6 Wochen beobachtet. Bis zur Ausbildung größerer Einschlußkörper im

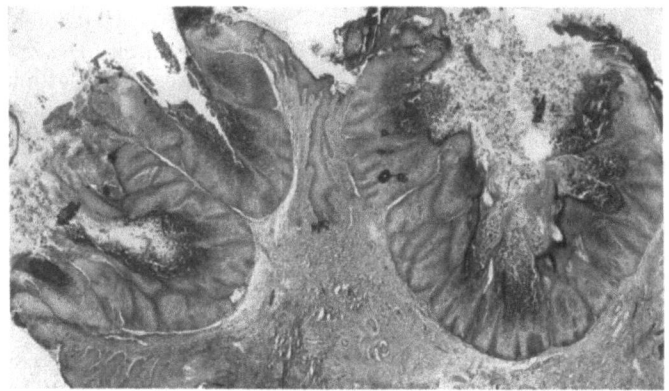

Abb. 82. Molluscum contagiosum giganteum von der Penishaut (Fall von Abb. 91), H.E., Lupenvergrößerung

Rete Malpighii und bis zum Auftreten der verhornten Corps ronds wird allgemein eine Frist von mindestens 8 Wochen für notwendig gehalten. GANS (1928) vermutete, daß die proliferierenden Epithelien einen Schutzwall gegen das Vordringen des Erregers in die weitere Umgebung bilden. Bemerkenswert ist das Fehlen einer ausgesprochenen Abwehrreaktion des Organismus. Es kommt zu keiner Virämie und Generalisation und zu keiner Bildung zirkulierender Antikörper. Eine allgemeine *Immunität* entsteht nicht. Dies ist wahrscheinlich auf den strengen Epidermotropismus des Erregers zurückzuführen. Die Molluscum-Knötchen können sehr lange bestehen bleiben. Zur *Selbstheilung* kommt es vorwiegend durch bakterielle Sekundärinfektion der Efflorescenzen, und zwar durch Herauseitern des Inhaltes aus dem säckchenartigen Gebilde.

h) Histopathologie

α) Allgemeiner histologischer Aufbau

Das Molluscum-Knötchen zeigt im Schnittpräparat einen mehrlappigen Aufbau (s. Abb. 82) und besteht aus Epidermiszellen und deren Abkömmlingen. Der in der Regel schon makroskopisch erkennbaren zentralen Eindellung entspricht mikroskopisch eine Einbuchtung, die fast immer von unterschiedlich stark ausgeprägten Hornlamellen und dyskeratotisch verhornten Epithelzellen

ausgefüllt wird (s. Abb. 83). Die Aufteilung in Läppchen wird von radiär angeordneten bindegewebigen Septen bewirkt, in denen feine Kapillaren verlaufen.

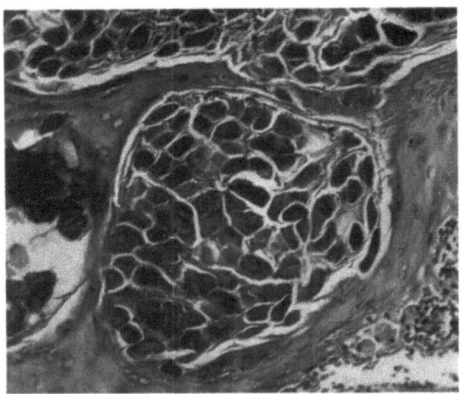

Eine mehrschichtige lockere Binde-
gewebshülle grenzt das Molluscum-
Knötchen vom Corium ab (s. Abbildung 84).

Die einzelnen Läppchen zeigen
unten ein fast unverändertes Stratum cylindricum basale (lediglich
vermehrt Kernteilungsfiguren). Hier
und in den nächsten zwei bis drei
Zellagen des Stratum spinosum sind
die Intercellularbrücken noch intakt,
in den folgenden Zellreihen jedoch
nicht mehr. Letztere machen eine
in Richtung auf das Stratum corneum an Intensität zunehmende Umwandlung durch. Die Zellen werden
voluminöser, das Cytoplasma färbt
sich schwächer an und wird vacuo-

Abb. 83. Molluscum-Schnitt, H.E., Corps ronds verschiedener Form und „Reife" (z.T. noch unvollständig
verhornt)

lisiert. Der Kern wird randwärts und zum unteren Pol hin verdrängt, bis er
nur noch als sichelförmiges Gebilde imponiert. Die so degenerierten Spinalzellen
weisen zunächst im Cytoplasma kleine helle Fleckchen auf, später nach oben
(zur Hornschicht hin) an Größe zunehmende eosinophile Einschlußkörper
(s. Abb. 87) von ovaler bis rundlicher oder birnenförmiger Gestalt, die mitunter
am unteren Pol eine kleine Vacuole zeigen. Diese Einschlüsse sind fein granuliert und von hellen Räumen (nur wenig Farbe annehmende Plasmaschicht) um-

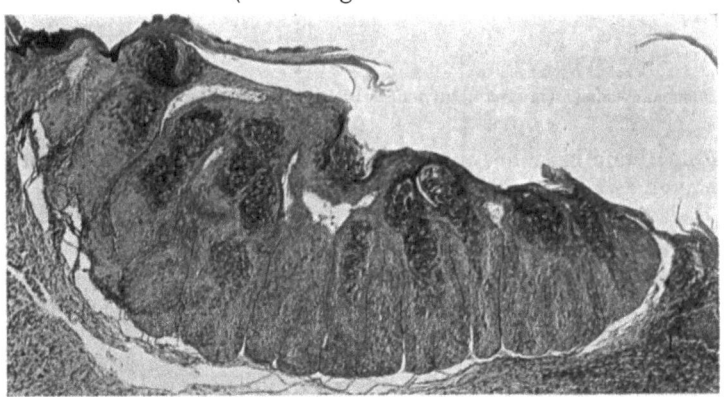

Abb. 84. Molluscum contagiosum, Schnittpräparat, H.E.-Färbung. Übersicht

geben. Schließlich scheinen die Retezellen der oberen Schichten fast völlig von
Inklusionen ausgefüllt zu sein (GANS 1928). Nicht alle Zellen des Stratum
spinosum besitzen Einschlußkörper.

Die Zellkerne machen ebenfalls Veränderungen durch. In den unteren Rete-
Schichten quillt der Nucleus zunächst auf, um in den oberen Lagen dann stark zu-
sammenzuschrumpfen. Die Nucleoli bleiben lange erhalten. In den dyskeratotisch
verhornten Zellen (s. Abb. 83, 85 und 86), die das letzte Stadium im Umwand-
lungsprozeß der Retezellen darstellen, sind mitunter noch kleine Kernreste vorhanden, oft sind sie völlig verschwunden (s. Abb. 84).

Die Einschlußkörper-freien Zellen des Stratum spinosum machen einen weitgehend normalen Verhornungsablauf durch. Die Einschlüsse bergenden Stachelzellen degenerieren weiter und verhornen in etwas anderer Weise. Sie scheinen in ihren Randabschnitten unmittelbar zu verhornen. Zusammen mit den Hornlamellen (aus den normal verhornten, scheinbar intakten Epidermiszellen) nehmen sie als runde bis ovale, große Horngebilde (Corps ronds, Molluscumkörper, peculiar globes) im Stratum corneum die Mitte der Läppchen ein (s. Abb. 83) und münden dann gemeinsam in der zentralen Eindellung des Knötchens aus (GANS 1928). Die Molluscumkörper oder Corps ronds sind in toto verhornte, kern- bzw. kernresthaltige und mit Virus-Elementarkörpern angefüllte Epithelzellen, keineswegs nur die Einschlußkörper. Sie färben sich nach GIEMSA blau an. Oft kann man in ihnen noch eine feine Septierung erkennen, die mit zunehmender

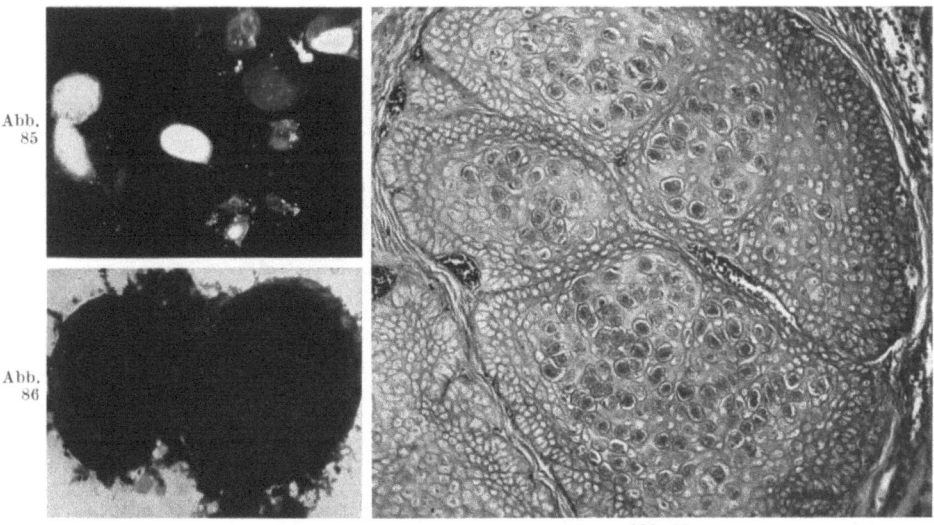

Abb. 85. Ausstrich von Molluscum-Preßbrei, Gram-Färbung. — Buntes Nebeneinander von Corps ronds, scheinbar intakten Zellen, leeren Zellmembranen und Horndebris. Ölimmersion, umkopiert

Abb. 86 Corps ronds, el.opt. Vergr. 3200mal, Tupfpräparat

Abb. 87. Molluscum contagiosum-Schnittpräparat, H.E., granulierte, eosinophile Einschlußkörper im Cytoplasma der Retezellen

Verhornung verloren geht. In der oberen Hornschicht erscheinen sie dann homogen. Sie können bis 37 μ groß werden (VAN ROOYEN 1938). Histologische Details können den Arbeiten von GOODPASTURE und KING (1927), SKLAWUNOS (1928), WLASSICS (1934), FELSHER (1947), BLANK (1952), EBERL-ROTHE und KAISER (1957) sowie von NASEMANN (1957c) entnommen werden.

β) Cytologie

BANFIELD u. Mitarb. (1952) konnten in Dünnschnitten elektronenoptisch innerhalb der Einschlußkörper die auch lichtmikroskopisch erkennbaren Septen nachweisen, hingegen keine ausgeprägte Grenzmembran. Zwischen den Septen liegen große Mengen von Elementarkörpern (evtl. identisch mit den schon mit Hilfe der Ölimmersion zu sehenden Granula, s. Abb. 87). Die Einschlußkörper speichern reife Elementarkörper, die infektionstüchtig sind. Hingegen stellen die basophilen Corps ronds Endstadien der keratoiden Degeneration der ursprünglich

mit einem großen eosinophilen Einschluß versehenen Retezellen dar. Sie sind
Produkte eines Selbstheilungsprozesses, ganze verhornte Zellen, die abgestoßen
werden und aus ihrem Inneren keine Elementarkörper mehr freisetzen können.
Die im Stratum spinosum neben den Einschluß-tragenden Zellen vorkommenden
scheinbar intakten, etwas komprimierten Retezellen enthalten im Cytoplasma
diffus verstreute Elementarkörper (die Infektion muß also nicht zwangsläufig
zur Einschlußbildung führen; Einzelheiten s. bei NASEMANN (1957c und d,
1958a).

    HYDÉN (1947), STRAUSS u. Mitarb. (1949), RAKE und BLANK (1950), MESCON
u. Mitarb. (1954) sowie EBERL-ROTHE und KAISER (1957) wiesen nach, daß die
Einschlußkörper des Molluscum contagiosum bei der Feulgen-Reaktion positiv
reagieren. Die Intensität der Rotfärbung geht der „Ausreifung" parallel. In den
unteren Rete-Lagen liegen in den Zellen kleine Feulgen-positive Granula bzw.
Klümpchen. In den höher gelegenen Spinalzellen nimmt das Feulgen-positive

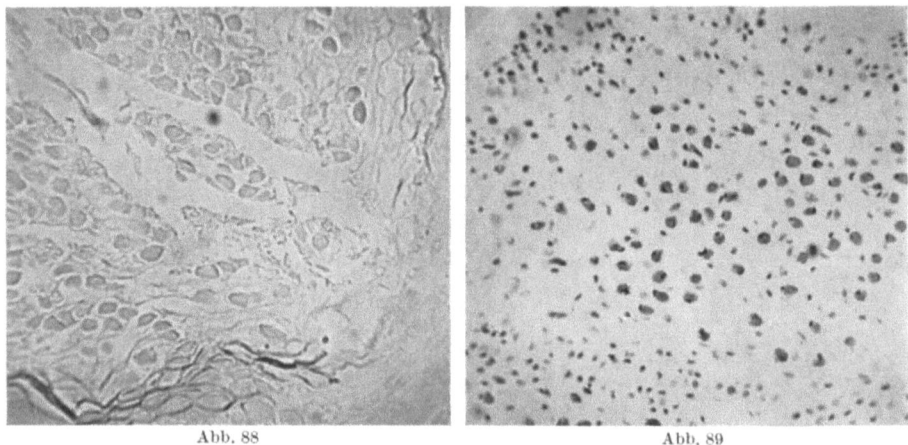

Abb. 88   Abb. 89

Abb. 88. Molluscum contagiosum-Schnittpräparat (Feulgen-Reaktion), nur schwach tingierte,
scheinbar Feulgennegative Einschlußkörper

Abb. 89. Wie Abb. 88, nur vor der Feulgen-Reaktion enzymatische Behandlung mit Pepsin. Jetzt deutlich
Feulgen-positive Einschlußkörper sichtbar (daneben sichelförmige Kernrudimente)

Material fast das gesamte Zellvolumen ein. GAY-PRIETO u. Mitarb. (1957) fanden
bei ihren Untersuchungen keine Feulgen-positive Einschlüsse. NASEMANN und
STANKA (1959) sahen auch bei einem Teil ihrer Molluscum-Schnitte schwach oder
gar nicht rot tingierte Einschlußkörper nach Feulgen-Reaktion (s. Abb. 88).
Wird bei solchen Präparaten der Feulgen-Reaktion eine Pepsin-Hydrolyse vor-
angeschickt (Technik s. bei NASEMANN und STANKA 1959), so wird der Desoxy-
ribonucleinsäure-Gehalt der Einschlüsse deutlich, die Feulgen-Reaktion positiv
(s. Abb. 89). Die scheinbare Feulgen-Negativität wird demnach durch eine
Hüllsubstanz aus Eiweißkörpern bedingt, die den Einschluß umgibt. Nach ihrem
enzymatischen Abbau gelingt die Feulgen-Reaktion immer. (Histochemie des
Molluscum contagiosum s. bei MESCON u. Mitarb. 1954 sowie bei NASEMANN
1957d).

    Beim histochemischen Nachweis der SH-Gruppen färbt sich in normaler Epidermis das
Stratum granulosum besonders stark an, Kerne und Cytoplasma der Basalschicht und des
unteren Stratum spinosum aber bedeutend schwächer. Im Gegensatz hierzu tingieren letztere
sich beim Molluscum contagiosum gut. Die Nucleoli treten deutlich hervor. In den oberen
Rete-Lagen zeigt sich, daß sich der Zellkern um so schlechter anfärbt, desto mehr der wach-
sende Einschlußkörper die Retezelle ausfüllt. In der dem Stratum granulosum entsprechenden
Schicht werden die reifen Einschlußkörper am stärksten angefärbt. In den darüber gelegenen
Schichten wird die Farbintensität immer geringer (MESCON u. Mitarb. 1954).

Wie MESCON u. Mitarb. betonen, sprechen die Ausfälle der Sulfhydryl-Färbung und der McManus-Reaktion dafür, daß der Verhornungsvorgang beim Molluscum im großen und ganzen dem der normalen Epidermis entspricht und nur in seiner Intensität verstärkt ist.

HYDÉN (1947) wies nach, daß das Molluscum-Virus in die Bildung des Cytoplasmaproteins, und zwar in der Nähe der Zellkernmembran, eingreift. Statt normaler Ribonucleoproteide sollen Desoxyribonucleinsäure-haltige Virusproteide entstehen. RAKE und BLANK (1950) machten an Hand von Feulgen-Reaktionen und Methylgrün-Pyronin-Färbungen folgende Beobachtungen: Die Zelleinschlüsse färben sich um so stärker an, desto reifer sie werden. Am intensivsten reagieren bei der Feulgen-Reaktion die Corps ronds. Zunächst bilden sich im Cytoplasma der Retezellen Inseln von Desoxyribonucleoproteiden, die immer voluminöser werden und dabei die Ribonucleoproteide zu fadenförmigen Strängen und Trabekeln (Rotfärbung mit Pyronin) komprimieren. Die Desoxyribonucleinsäure-haltigen Inseln setzen sich aus großen Mengen von Elementarkörpern zusammen. Elektronenmikroskopische Untersuchungen an Dünnschnitten führten unter anderen BANFIELD u. Mitarb. (1951, 1952), MELNICK u. Mitarb. (1952) sowie TAKAKI u. Mitarb. (1957) aus, deren Resultate dafür sprechen, daß es durch Segmentation und Kondensation der Matrix (Pyronin-rote Trabekel und Stränge in den Retezellen) zur Bildung der Elementarkörper kommt, die dann in dichten Aggregaten (Desoxyribonucleinsäure-haltige Inseln) zusammengeballt werden (Einschlußbildung, Entwicklung zu Corps ronds).

Die außerordentlich großen Mengen von Elementarkörpern im Molluscum-Preßbrei sind nur dadurch zu erklären, daß ein Teil der massenhaft Elementarkörper enthaltenden Einschlußkörper aufplatzt und die Viruselemente freisetzt. Hierbei bleibt die leere Zellmembran übrig — und da die Einschlüsse die Volumina der Zellen vergrößert haben, können die Membranen den Umfang von Corps ronds aufweisen. Doch fallen auch Bruchstücke (Fetzen) der Membranen an.

Fertigt man Ausstriche vom Molluscum-Preßbrei an und färbt sie nach GIEMSA oder GRAM, so sieht man lichtoptisch ein buntes Nebeneinander von Corps ronds, intakten Zellen, leeren Zellmembranen, Membranfetzen und Horndebris (siehe Abb. 85). Entsprechende elektronenmikroskopische Tupfpräparate vom Preßbrei zeigen gleichfalls Corps ronds (s. Abb. 86), die im Gegensatz zu den Elementarkörpern gegen Pepsin resistent sind, außerdem scheinbar intakte Zellen mit diffus im Cytoplasma verstreuten Elementarkörpern (siehe bei NASEMANN 1958a) und leere Zellmembranen, an denen z. T. noch viele Elementarkörper haften, sowie Membranfetzen und Horndebris (vgl. auch die Abb. 1 bei TAKAKI u. Mitarb. 1957). Aus obigen Befunden hat NASEMANN (1958a) folgende *Entwicklungsreihen* abgeleitet:

I. Intakte Basalzelle → untere Retezelle mit einigen Elementarkörpern im Cytoplasma → obere Retezelle mit kleinem, dann größerem eosinophilen Einschlußkörper → allmählich verhornender, basophiler Corps rond mit noch sichtbaren Elementarkörpern im unverhornten Anteil → vollständig verhornter homogener Corps rond. In Abb. 90: 1, dann 2 bis 6.

II. *Zwischen den infizierten, Einschluß-tragenden Zellen:* Intakte Basalzelle → scheinbar intakte Retezelle mit relativ großem Kern und schmalerem Plasmasaum und zuweilen diffus im Cytoplasma verstreuten Elementarkörpern → normale Verhornung → Hornlamellen (Debris). In Abb. 90: 1, dann 7 bis 10.

III. Intakte Basalzelle → untere Retezelle mit zahlreichen Elementarkörpern überall im Cytoplasma → obere Retezelle mit eosinophilem, großen Einschluß → Größerwerden des Einschlußkörpers → Platzen des Einschlusses → Freisetzen der Elementarkörper → leere Zellmembran und Membran-Bruchstücke, an denen z. T. noch viele Elementarkörper des Molluscum contagiosum-Virus haften. In Abb. 90: 1, dann 11 bis 15.

i) Klinik

α) Morphe

Mollusca contagiosa sind stecknadelkopf- bis erbsengroße, entweder hautfarbene, etwas transparente, weißlich schimmernde oder rötliche bis gelb-weißliche, wachsartig glänzende, relativ harte, rundliche, halbkugelig vorgewölbte oder anfangs noch platte, zentral leicht eingedellte, oft mit deutlichem Porus versehene, kleine Geschwülste, die isoliert vorkommen, meist aber zu mehreren oder vielen, mitunter auch außerordentlich zahlreich auftreten können. Die zentrale, meist runde, dellenartige Vertiefung entspricht in der Regel keiner Follikelmündung.

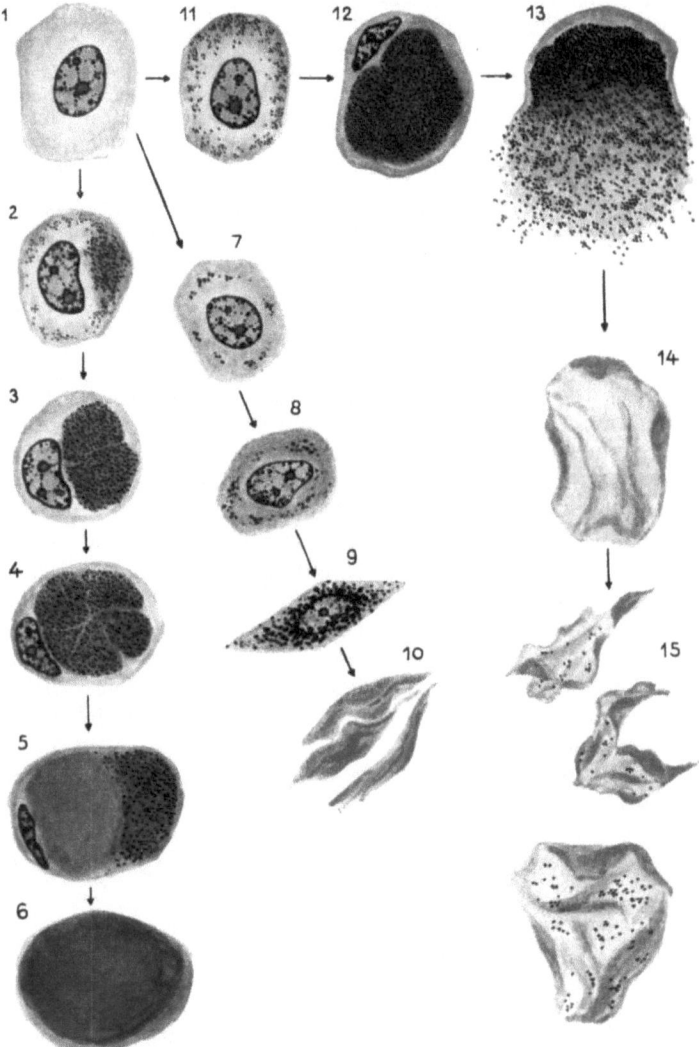

Abb. 90. Schema der 3 cytologischen Entwicklungsreihen beim Molluscum contagiosum. Erklärungen s. Text

Aus ihr läßt sich durch seitlichen Druck eine breiartige, zuweilen krümelige oder mehr oder weniger dickflüssige, grau-weißliche Masse herausdrücken.

Die Anordnung der Efflorescenzen ist unterschiedlich. Sie kommen solitär, in Gruppen, aber auch unregelmäßig über mehrere Körperpartien verstreut vor. NASEMANN (1957a) konnte ein 8jähriges Mädchen beobachten, das im Gesicht, an beiden Händen, Unter- und Oberschenkeln sowie in der Nabelgegend insgesamt etwa 400 Knötchen aufwies.

β) Lokalisation

Mollusca siedeln sich gern an zarten Hautpartien an (Gesicht, Hals, Augenlider, Genitale, Scrotum, Achsel). MARUOKA (1936) wies an Hand von 483 beobachteten Fällen darauf hin, daß der ganze Körper mit Ausnahme von Handtellern und Fußsohlen befallen werden kann, und zwar der Häufigkeit nach: Rücken, Brust, Bauch, Oberschenkel, Gesicht, Hals, Oberarme, äußere Genitalien, Achseln, behaarter Kopf. Sehr selten finden sich in der Literatur auch Fallberichte über Sitz der Mollusca an Handtellern und Fußsohlen. Bei dieser Lokalisation können differentialdiagnostische Schwierigkeiten auftreten. Das sei durch folgende eigene Beobachtung belegt.

Patientin E.D., 21 Jahre alt, Arzttochter, ein Bruder ist Arzt. Einweisung am 26.8.54. Anamnese: Anfang 1950 entwickelte sich ein kleines rötliches Knötchen an der linken Ferse. Da damals an einen malignen Tumor gedacht wurde, ist von anderer Seite eine Excision vorgenommen und anschließend sofort röntgenbestrahlt worden (12000 r VAN DER PLAATS). Die Histologie ergab: „Molluscum contagiosum." Im Anschluß an die Radiatio entstand eine chronische Ulceration. Deswegen, da in fast 4 Jahren(!) keine Abheilung eintrat, erfolgte stationäre Einweisung in unsere Klinik. Das frühere histologische Präparat konnte eingesehen und die Diagnose bestätigt werden.

Oft sind Molluscum-Knötchen am Genitale lokalisiert (s. Abb. 91). FRÜHWALD (1938) sah am Genitale einer Patientin Mollusca, die zunächst den Eindruck von Ulcera mollia follicularia erweckten. Ganz

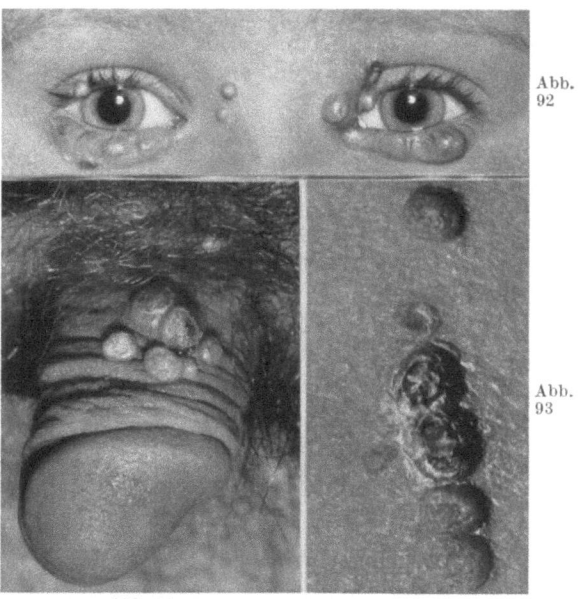

Abb. 91

Abb. 92

Abb. 93

Abb. 91. Mollusca contagiosa gigantea am Penis (vgl. histologisches Präparat, Abb. 82)

Abb. 92. Mollusca contagiosa in der Augenumgebung (Aufnahme von Prof. Dr. W. ROHRSCHNEIDER, München)

Abb. 93. Mollusca contagiosa, strichförmige Anordnung in Kratzspur

so selten, wie man früher glaubte, scheinen Mollusca contagiosa der behaarten Kopfhaut nicht zu sein (MÜNSTERER 1942, HILL und MESSINA 1949). TANISSA (1950) wies darauf hin, daß in der gesamten Weltliteratur nur 10 Fälle auffindbar sind, bei denen das Capillitium allein von Mollusca befallen wurde. Häufiger siedeln sich Mollusca an den Lidern an (s. Abb. 92, Aufnahme von Prof. ROHRSCHNEIDER, Augenklinik der Univ. München)[1], oft in größerer Zahl (QUILL 1940, JULIANELLE und JAMES 1943, CURTIN u. Mitarb. 1955 sowie HOFMANN 1958). Besonders dann, wenn Molluscum-Knötchen am äußeren Lidrand sitzen, werden hierdurch (oft unilaterale) Conjunctividen (gelegentlich auch eine Keratoconjunctivitis, Keratitis und Phlyktänen) hervorgerufen. Bei schweren Fällen kann es zur Mitbeteiligung der Iris kommen. Als Sitz wird die nasale Hälfte der Lidkante bevorzugt (SCHÖNFELD 1947).

---

[1] Für die freundliche Überlassung der Abb. 92 sei Herrn Prof. Dr. ROHRSCHNEIDER vielmals gedankt.

Sehr selten finden sich Mollusca auf der Mundschleimhaut. Einen histologisch gesicherten Fall teilte SCHIFF (1958) mit (Sitz: untere Partie der Lippenschleimhaut). Ein Molluscum an der Oberlippe beschrieb SKLAWUNOS (1928).

Die Molluscum-Knötchen können strichförmig angeordnet sein (s. Abb. 93), wahrscheinlich infolge Inoculation des Virus im Verlauf eines Kratzeffektes. Gelegentlich können Mollusca jucken und durch Kratzen verbreitet werden.

γ) Alters- und Geschlechtsverteilung

Das Molluscum contagiosum ist im großen und ganzen eine Erkrankung des Kindes- und Jugendalters. Der Erwachsene wird viel seltener und das weibliche Geschlecht etwas häufiger als das männliche befallen. MARUOKA gab folgende Zahlen an: 51,7% ♀ und 48,3% ♂.

δ) Häufigkeit, Verlauf, Sonderformen, Prognose

Das Molluscum contagiosum kommt in den einzelnen Ländern unterschiedlich häufig vor. MARUOKA (1936) gab für Japan an, daß von den Hautkrankheiten des Kindesalters 3,3%, von den gesamten Hauterkrankungen 1,6% Mollusca waren. Unter sämtlichen im Zeitraum von 1953 bis 1955 in die Münchner Univ.-Hautklinik eingewiesenen Dermatosen befanden sich knapp 1⁰/₀₀ Mollusca.

Echte jahreszeitliche Schwankungen im Auftreten der Mollusca scheinen nicht vorzukommen. Über soziale Faktoren s. bei NASEMANN (1957 a).

RIGGIO (1953) teilte die klinischen Sonderformen des Molluscum contagiosum in 4 Kategorien ein:

1. Pyodermisierte Knötchen,

2. Knötchen mit sehr starker Hyperkeratose,

3. Disseminierte miliare Knötchen und

4. solitäre, circumscripte „neoplastiforme" Knötchen *(Molluscum contagiosum giganteum)*.

Riesenformen des Molluscum contagiosum können aus einem Knötchen hervorgehen (Anwachsen bis zu Daumenendglied-Größe) oder durch Konfluenz mehrerer Effloreszenzen entstehen (s. Abb. 91, Histologie: Abb. 82). Fälle, bei denen zahlreiche große Knoten über den Körper verstreut auftreten, nannte LIPSCHÜTZ (1933): *Molluscum contagiosum acutum giganteum et generalisatum* und im Gegensatz hierzu die sehr kleinen, fast planen, disseminierten Knötchen: *Molluscum contagiosum miliare.* Die hyperkeratotische Form bezeichnete CASAZZA (1934) als *Molluscum contagiosum cornoides.*

Sehr selten kann ein Molluscum auf der Conjunctiva sitzen; SYSI (1941) beschrieb sogar ein Molluscum contagiosum corneae — (in der Mitte der linken Hornhaut bei einem 3jährigen Knaben ein Infiltrat von 3—4 mm Durchmesser, das in der Mitte ein 1,5 mm breites, zentral eingedelltes, deutlich erhabenes Knötchen trug).

Bakterielle Sekundärinfektion (z. B. durch Kratzen) der Molluscum contagiosum-Knötchen kommt häufig vor (Spontanheilung durch Herauseitern des Inhaltes). Im Anschluß an die Selbstheilung bleiben mitunter für einige Zeit pigmentierte Flecken zurück, im allgemeinen aber erfolgt die Abheilung ohne Pigmentierung.

Selten kann es (Sekundärinfektion!) zu einer regionären Adenopathie kommen, z. B. Schwellung der axillaren Lymphknoten (TZANCK u. Mitarb. 1949). Zu nennenswerten Veränderungen des Blutbildes kommt es bei Molluscum-Erkrankungen nicht. Mitbefall innerer Organe gibt es nie. Die Prognose ist immer gut.

DE OREO u. Mitarb. (1956) sahen bei 10 von 95 Molluscum-Patienten um die Knötchen herum eine ekzematöse Reaktion entstehen und dachten an eine eventuelle Sensibilisierung gegen das Viruseiweiß (vgl. die Angaben von PINKUS u. FRISCH 1949). An der Münchner Klinik konnten bisher 2 Fälle mit Ekzemherden um Gruppen von Molluscum-Knötchen beobachtet werden, die aber sicher durch Salbenunverträglichkeit entstanden waren (Abheilung unter milder Lokalbehandlung, dann Entfernung der Mollusca). Solitäre Mollusca werden (zumal bei atypischer Lokalisation) öfter verkannt. Wenn dann unsachgemäße Behandlung hinzukommt, kann die Erkennung durch die Irritation der Umgebung weiter erschwert werden. Folgender Fall soll dies verdeutlichen.

Karin B., 15 Jahre altes Mädchen, seit einem Jahr ein Knötchen am rechten äußeren Fußrücken, zuletzt 2 Wochen lang vom praktischen Arzt mit Zugsalbe behandelt. Dann erst Vorstellung bei Herrn Kollegen ARMANN, Straubing, der das Knötchen excidierte und uns zur Histologie einschickte. Diagnose: Molluscum contagiosum (s. Abb. 94), die lokale Irritation hat zu einem entzündlichen Zellinfiltrat im Corium geführt (hierdurch differentialdiagnostische Schwierigkeiten).

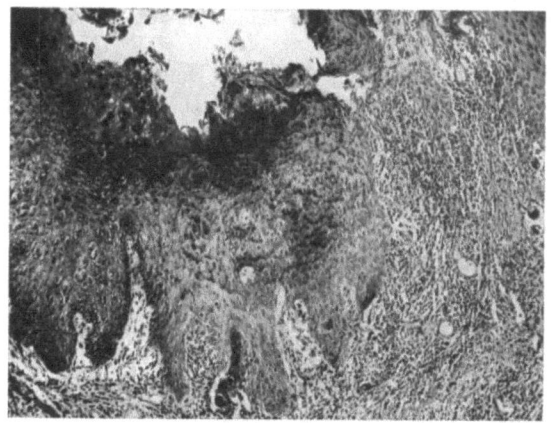

Abb. 94. Sekundär durch Zugsalbe irritiertes Molluscum contagiosum. Dichtes entzündliches Zellinfiltrat im Corium. H.E.-Schnitt, Trockensystem

j) Differentialdiagnose

Die Diagnose „Molluscum contagiosum" wird im allgemeinen leicht gestellt. Bei atypischem Sitz und besonderen Verlaufsformen sollte entweder ein mikroskopisches Präparat (Ausstrich vom Preßbrei) oder eine histologische Untersuchung gemacht werden (Nachweis der Elementarkörper und der Corps ronds, im Schnitt: Einschlußkörper und typischer Aufbau der Läppchen). Einen diagnostischen Hilfsgriff teilte TZANCK mit. Bei Vereisung der Mollusca mit Chloräthyl erscheint um die Knötchen ein schimmernder Ring.

Mit malignen Tumoren (Sarkomen, amelanotischen Melanomalignomen) und cystischen Basaliomen werden am häufigsten die großen und isolierten Mollusca contagiosa gigantea verwechselt, besonders bei Sitz in der Areola mammae, im Bereich der Füße, an den Augenlidern und Lippen. Einen eindrucksvollen Fall teilte SKLAWUNOS (1928) mit. Es handelte sich um ein zentral „ulceriertes" Molluscum an der Oberlippe, das für ein Spinaliom gehalten und weit im Gesunden excidiert wurde.

Bei starker Hyperkeratose der Knötchen ist Abgrenzung von Warzen — (im Gesicht, siehe bei RANDAZZO 1955, junge Mollusca ähneln mitunter den Verrucae planae) — und kleinen Hauthörnern (Molluscum contagiosum cornoides, CASAZZA 1934) notwendig. Bei Sitz an der Schleimhaut kann Ähnlichkeit mit einem Granuloma pyogenicum entstehen. Bei Sitz am Genitale muß evtl. an kleinere syphilitische Papeln und an folliculäre Ulcera mollia gedacht werden. Seltener ist Abtrennung von nicht-pigmentierten Naevuszellnaevi, Milien, Syringomen, Papillomen und bei Lokalisation an den Augenlidern von Syringocystadenomen oder — bei starker Adenopathie — von einer primären Hauttuberkulose erforderlich (TZANCK u. Mitarb. 1949). Bei conjunctivalen Mollusca muß evtl. ein Trachom, eine Conjunctivitis follicularis und eine Conjunctivitis tuberculosa ausgeschlossen werden. Alle Grade der Entzündung können vorkommen: von geringer Injektion bis zu Follikelbildung der Bindehaut (Imai 1934, v. Papoleczy 1933).

k) Laboratoriumsdiagnose

Tierversuche stehen nicht zur Verfügung (nur Übertragungen von Mensch zu Mensch sind möglich). Eine für die Routine geeignete serologische Methode ist gleichfalls noch nicht bekannt. Versuche, mit der Komplementbindungsreaktion und einem aus dem Molluscum-Preßbrei hergestellten Antigen im Serum der Patienten Antikörper nachzuweisen, fielen überwiegend negativ aus (Brain 1936, Mitchell 1953, Nasemann 1957c). Auch Kreuzversuche (Variolavaccine-Antigen mit Molluscum-Serum und umgekehrt) fallen negativ aus. Gekreuzte Immunität zwischen Vaccinia und Molluscum scheint demnach nicht vorzuliegen. Im Serum von Molluscum-Patienten können keine Antihämagglutinine gefunden werden. Das Molluscum contagiosum-Virus agglutiniert Hühnererythrocyten nur schwach (z.B. Endtiter von 1:40), einige Chargen zeigen gar keine Hämagglutination (methodische Details s. bei Nasemann 1957c).

In Zweifelsfällen kann die Diagnose entweder auf histologischem Wege (Färbung der Schnittpräparate mit Hämatoxylin-Eosin, Giemsa oder mit der Methode von Mann bzw. Downie) oder durch mikroskopische Beurteilung von Ausstrich- bzw. Klatschpräparaten von Molluscum-Preßbrei gestellt werden (Marchionini und Nasemann 1955). Der mikroskopischen Diagnostik stehen folgende Methoden zur Verfügung:

1. Lichtoptischer Nachweis der Elementarkörper: Färbung nach Paschen, Herzberg, Morosow oder Giemsa, Darstellung mittels Phasenkontrastoptik oder im Dunkelfeld (Kreibich 1913, Ebert und Otsuka 1943).

2. Nachweis der Corps ronds im Ausstrich (Trockensystem oder Ölimmersion), Färbung nach Gram oder Giemsa — und

3. Elektronenmikroskopische Darstellung der Elementarkörper und Corps ronds in Tupfpräparaten (typische Quaderform der Elementarkörper).

l) Therapie

Zur Entfernung der Knötchen hat sich am besten folgende Methode bewährt. Mit einem Starmesser wird die Haut nach Desinfektion über dem Knötchen ganz leicht angeritzt, dann die Basis mit einer gebogenen anatomischen Pinzette umfaßt und der breiige Inhalt durch Zusammendrücken der beiden Pinzettenarme ausgepreßt. Anschließend wird das leere Bindegewebsbett (meist leichte Sickerblutung) mit Jodtinktur, 10%iger Argentum nitricum-Lösung, 20%iger Podophyllin- oder gesättigter Chlorzinklösung vorsichtig ausgetupft (nur leichte Nachätzung). Dann Anlegen eines Aureomycinsalbenverbandes für 1 bis 2 Tage, um bakterielle Sekundärinfektionen zu vermeiden. Bei Entfernung von Mollusca am Auge nicht nachätzen, sondern nur Aureomycin-Augensalben-Verband nach der Exstirpation! Die Conjunctivitiden heilen nach Beseitigung der Mollusca meist von selbst ab. Dies gilt auch für die sekundäre Lymphadenitis. Sind außerordentlich viele Knötchen vorhanden, so muß die Behandlung in mehreren Sitzungen vorgenommen werden, evtl. auch in einer kurzen Rauschnarkose. Von letzterer sollte man vor allem bei Lokalisation der Mollusca am Genitale und an den Augenlidern Gebrauch machen.

Da diese oder ähnliche therapeutische Methoden immer zum Ziel führen, sollte auf eine Röntgenbehandlung stets verzichtet werden. Zu narbenloser Abheilung kommt es bei Gebrauch von Pinzette und Starmesser auch. Bei Anwendung kleiner Strahlendosen lassen sich zwar Röntgenschäden vermeiden, aber eine so differente therapeutische Maßnahme sollte anderen Hautkrankheiten vorbehalten

bleiben. HÖVELBORN (1936) gibt z. B. 3mal 400 r Grenzstrahlen in 8tägigen Intervallen und FINNEY (1954) verabfolgt einmal 1500—1750 r (CHAOUL), um einige
vertretbare Dosierungsbeispiele zu nennen. Außerordentlich widersprechen sich
die Meinungen über den therapeutischen Wert der Sulfonamide und Antibiotica
(BRAIN 1937, HILL und DOWNING 1942, LAYMON 1946, GUY u. Mitarb. 1949,
VOLLMER 1950, CRAPS 1951, DOUGHERTY 1951, TANISSA 1951, NIEDELMAN 1953,
RABITO 1954, PAYENNEVILLE und CARTEAUD 1957 sowie BARAN 1958 u. a.). Es
scheint sich aber immer mehr abzuklären, daß Antibiotica und Sulfonamide die
Vermehrung des Molluscum contagiosum-Virus nicht zu hemmen vermögen, wohl
aber bakterielle Superinfektionen verhindern oder beseitigen können. Ob gelegentlich beobachtete „Heilungen" auf das Konto einer „Suggestivwirkung" gehen, mag dahingestellt bleiben. HÄMEL (1949) und KRANTZ (1949) beschrieben,
daß durch Teilbehandlung oder Probeexcision mitunter auch an anderen Körperpartien lokalisierte Molluscum-Knötchen zur Abheilung kommen können. Die
Ursache für dieses Verhalten ist noch unbekannt. Die Versuche von BRAIN (1937),
durch Applikation einer Molluscum-Vaccine Mollusca zu beseitigen, schlugen fehl.

Weitere Literaturhinweise zur Histologie, Klinik und Therapie des Molluscum
contagiosum bei NASEMANN (1957 a bis d sowie 1958 a und b).

II. Die Herpesgruppe
(Herpetische Erkrankungen des Menschen)

1. Allgemeines

Zoster, Varicellen und Herpes simplex bilden eine zusammengehörige Gruppe
menschlicher Viruskrankheiten, die untereinander zahlreiche klinische, pathogenetische und mikrobiologische Beziehungen aufweisen. Bei allen drei Krankheiten
kommt es primär zur Entwicklung bläschenförmiger Efflorescenzen, die sich
histologisch sehr ähnlich sind. Da bei allen Krankheiten der Herpesgruppe in den
befallenen Zellen intranucleäre eosinophile und Feulgen-positive Einschlußkörper
auftreten können, bezeichnet man sie auch als „karyotrope Virosen". Innerhalb
dieser Gruppe ließe sich nach SCHRAMM (1954) aus dem Herpes simplex-Virus und
einigen anderen Warmblüterviren, die mit ersterem mehr oder weniger eng verwandt sind, eine Untergruppe aufstellen. Zu den mit dem Herpesvirus unterschiedlich nah verwandten Virusarten zählen u. a. der Erreger der Keratoconjunctivitis epidemica, das Virus der Pseudowut (AUJESZKY-Krankheit), das B-Virus
der Affen und evtl. das Stomatitis vesicularis specifica-Virus des Pferdes. Vielleicht
muß auch das Virus III des Kaninchens hier eingeordnet werden. Das Herpes
simplex-Virus und das Virus III sind beide pantrop. Sie können in allen drei
Keimblättern Einschlüsse verursachen. Die Inklusionen dieser beiden Virusarten
zeigen eine Reihe von Gemeinsamkeiten (frühe Zerstörung der Nucleoli, chromo-
phobe Vacuolen). Das B-Virus (Herpes simiae-Virus) ruft gelegentlich menschliche
Erkrankungen mit Lähmungserscheinungen hervor (z. B. nach Affen-Bißverletzun-
gen)[1]. SABIN und WRIGHT (1934) fanden eine serologische Verwandtschaft
zwischen Herpes simplex-, AUJESZKY- und B-Virus[2].

---

[1] Infektionen mit dem Herpes simiae-(bzw. Herpes B-)Virus beim Menschen sind selten.
Sie können nicht nur durch Biß und Kratzen infizierter Affen hervorgerufen werden, sondern
auch — wie HUMMELER u. Mitarb. (1959) zeigen konnten — durch Arbeiten mit Zellkulturen
aus Affennierenepithelien. Das klinische Bild ist entweder durch eine fulminante Encephalitis
oder durch eine langsam aufsteigende Myeloencephalitis charakterisiert. Die Diagnose ist
nur durch Isolierung des Erregers im Viruslabor und Neutralisationstest möglich. Die Infektion verläuft meist tödlich. In den beiden Fällen von HUMMELER u. Mitarb. (1959) erwiesen
sich Serumtherapie und Cortison als nutzlos.
[2] Einzelheiten über das B-Virus, z. B. über die Morphologie der eosinophilen Einschlußkörper, s. bei KEEBLE u. Mitarb. (1958).

Das B-Virus ist etwa 125 mµ groß (Bestimmung mittels Ultrafiltration). Es kann auf Rhesusaffen übertragen werden (Exanthem und Enanthem im Rachen nach i. v.-Inoculation des Virus). GAY und HOLDEN (1933) sehen das B-Virus als einen atypischen Herpes-Stamm an. Es erzeugt aber keine Keratitis beim Kaninchen, wohl aber viscerale Läsionen. Daß enge immunologische Beziehungen zwischen Herpes simplex- und B-Virus bestehen, meinen auch BURNET, LUSH und JACKSON (1939). Das Virus III ist etwa genauso groß wie das B-Virus. Einen klinisch-mikrobiologischen Überblick über die Gruppe der herpetischen Erkrankungen gibt Tabelle 21.

Tabelle 21. *Die Herpesgruppe. Klinisch-mikrobiologische Übersicht über die herpetischen Erkrankungen des Menschen*

Krankheitsbild	Erreger	Mikrobiologie	Histopathologie
Zoster: idiopathisch (essentiell), symptomatisch, Zoster sine exanthemate, Zoster generalisatus (varicellosus)	Zoster-virus ↑ identisch oder „antigene Varianten" ↓	Größe der Elementarkörperchen: 130 bis 230 mµ. Züchtung in Gewebekulturen (menschliche Niere, vor allem menschliches embryonales Gewebe) ist möglich. Züchtung in HeLa-Zellkulturen und auf der Chorionallantoismembran von Hühnereiern ist nicht möglich. Cornealversuch am Kaninchen: negativ; intracerebrale Infektion von Mäusen mißlingt. Serologisch (Komplementbindungsreaktion): kein Unterschied zwischen Varicellen und Zoster.	Bläschen an Haut und Schleimhaut. Charakteristisch sind die ballonierende Degeneration der Epithelien, die Riesenzellbildung und die eosinophilen intranucleären Einschlußkörper
Varicellen	Varicellen-virus	Mikrobiologie von Varicellen- und Zostervirus identisch.	
Herpes simplex: idiopathisch (Febris herpetica), symptomatisch, zosteriformer Herpes, „Zoster herpeticus", Gingivostomatitis herpetica (Stomatitis aphthosa), Aphthoid Pospischill-Feyrter, Eczema herpeticatum	Herpes simplex-Virus	Größe der Elementarkörperchen: 90 bis 130 mµ (insgesamt kleiner als Zoster-Varicellen-Virus). Züchtung in Gewebekulturen (auch mit HeLa-Zellen) und auf der Chorionallantoismembran von Hühnereiern ist möglich. Cornealversuch am Kaninchen = positiv; intracerebrale Infektion von Mäusen gelingt. Serologisch sind komplementbindende Antikörper nachweisbar. Herpesvirus wird durch Herpes-Immunserum neutralisiert.	

Die Hauptmerkmale, welche die Herpes-Gruppe besitzt, sind demnach ein Virus als Erreger, das fakultativ neurotrop (bzw. encephalitogen) ist, das Bläschen als gemeinsame Primärefflorescenz und histologisch das Vorhandensein einer ballonierenden Degeneration der Epithelien, die Bildung multinucleärer epithelialer Riesenzellen und die Entwicklung eosinophiler Kerneinschlüsse.

2. Die Beziehungen zwischen Zoster und Varicellen

Die beiden Infektionskrankheiten Zoster und Varicellen wurden im alten Jadassohnschen Handbuch ausführlich abgehandelt und besondere Fragen aus diesem Gesamtgebiet durch mehrere Autoren und aus verschiedenem Blickwinkel untersucht. Das Hauptkapitel schrieb SCHÖNFELD: „Zoster und Herpes simplex." Teil A: Zoster. Letzterer findet sich im Band VII/1, S. 1—82, Literatur S. 122—161 (1928). Von LIPSCHÜTZ (1932) stammen je ein kürzeres Kapitel über Zoster und über Varicellen, und zwar im Band II, S. 141—153 (Zoster) und S. 154—157 (Varicellen). Auch W. JADASSOHN (1932) berücksichtigte diese beiden Viruskrankheiten in seinem Abschnitt über die Immunbiologie der Haut ebenfalls im II. Band auf

S. 415. Weitere Daten finden sich im Kapitel über die geographische Verteilung der Hautkrankheiten von Spitzer (1928) in Band XIV/2 auf S. 301 (Zoster) und im Abschnitt über die akuten Exantheme von Morawetz (1930) in Band XIV/1, S. 419—458, der vor allem klinische und differentialdiagnostische Angaben über Varicellen enthält. Die Klinik und pathologische Anatomie der Varicellen und des Zosters wurde von den oben genannten Autoren so mustergültig bearbeitet, daß im folgenden diese beiden Abschnitte kurz gehalten werden können. Die Ergänzungen aus der Literatur der letzten Jahre bringen hier wenig Neues. Anders ist es auf den Gebieten der Ätiologie, Virusmorphologie, Laboratoriumsdiagnose, Pathogenese, Immunologie und der Therapie. Hier wurden einige Fortschritte erzielt, die ausführlicher dargestellt werden mußten. Die Erscheinungen von seiten des Nervensystems und die histopathologischen Veränderungen im letzteren sind nur knapp als Gerüst im Gesamtkapitel berücksichtigt worden. Im Band VII des Ergänzungswerkes hat Thies im Abschnitt „Haut und Nervensystem" diese Fragen bearbeitet.

Die Frage, ob Zoster und Varicellen durch ein und dasselbe Virus hervorgerufen werden, wird heute von den meisten Autoren bejaht. Die Tatsachen, daß der Zoster mehr lokalisiert auftritt, gern das höhere Lebensalter befällt und viele der Erkrankten angeben, in der Kindheit Windpocken durchgemacht zu haben, sprechen dafür, daß der Zoster die klinische Antwort auf eine Zweitinfektion mit dem Varicellenvirus bei partiell-immunen Personen ist (Downie 1959). Im folgenden soll diese Ansicht näher begründet werden.

Enge Beziehungen zwischen Zoster und Varicellen wurden schon seit langem vermutet. Bereits L. Pfeiffer (1887) nahm solche auf Grund der Ähnlichkeit in der Beschaffenheit zwischen dem Zoster- und Varicellenbläschen an. Größere Aufmerksamkeit wurde dieser Frage dann durch die epidemiologischen Beobachtungen von v. Bokay (1892) geschenkt: Nacheinander vorkommendes Auftreten von Windpocken und Zoster oder umgekehrt (v. Bokay 1909). Weitere geschichtliche Daten s. bei W. Schönfeld (1928), dort auch die Beziehungen des Zosters zu anderen Infektionskrankheiten. Über die Abgrenzung der Windpocken von den echten Pocken, die heute virologisch problemlos ist, s. bei Lipschütz (1932).

a) Klinische Beobachtungen über die Beziehungen zwischen Zoster und Varicellen

Überimpft man den Inhalt frischer Zosterbläschen von Erwachsenen auf Säuglinge und Kleinkinder, die noch keine Varicellen durchgemacht haben, so entsteht ein Exanthem, das nicht von Varicellen differenziert werden kann. Solche Versuche wurden zuerst von Kundratitz (1925) sowie von Lipschütz und Kundratitz (1925), später von Siegl (1927), Bruusgard (1932) u. a. durchgeführt. Die Varicellen-Eruption vollzieht sich 8—18 Tage nach der Inokulation. Die erkrankten Kinder erwiesen sich später gegen eine weitere experimentelle „Varicelleninfektion" als immun. Der Übertragungsversuch mißlang stets, wenn die Kinder bereits Windpocken überstanden hatten. Die experimentell und durch Beobachtung von Kontaktinfektionen ermittelte Inkubationszeit der Varicellen beträgt durchschnittlich 12—21 Tage. Dieselbe Zeitspanne gilt wohl auch für die Zosterinkubation (Berechnungen anhand von Kontaktinfektionen), obwohl für den Zoster bis heute keine exakte Inkubationsdauer angegeben werden kann (Downie 1959). Varicellen, die nach direktem Kontakt mit einem Zosterkranken erworben werden, unterscheiden sich nicht von solchen, die nach Kontakt mit einem Kinde auftreten, das an Varicellen litt. Nach Zosterkontakt können Windpocken beobachtet werden, aber auch nach Varicellenkontakt die Ausbildung einer Gürtelrose. Die Folge Zoster — Varicellen ist allerdings etwa siebenmal häufiger als die Folge Varicellen — Zoster (Hegler 1946).

Epidemiologische Beobachtungen in diesem Sinne (in der Umgebung eines Zosterfalles Varicellenausbruch und umgekehrt) wurden zahlreich angestellt (siehe Schönfeld 1928). Diesbezügliche Mitteilungen in den letzten dreißig Jahren machten u. a. Lüüs (1933), Renard und Halbron (1934), Chiale (1934), Bonne (1934), Terechkovitch (1936), Gortchakov (1936), Fellner (1948), Rake u. Mitarb. (1948), Verzner (1949), Sivori (1951), Torchi (1951), Marton und Szego (1954), Kröger (1955) sowie Murthy (1958).

b) Hinweise auf enge pathologisch-anatomische Beziehungen zwischen Zoster und Varicellen

Die Morphologie der Einzelefflorescenzen weist keine nennenswerten Unterschiede auf, die eine Trennung zwischen den beiden Virusinfektionen erlauben würden. Das gelegentliche Auftreten von zosterähnlich lokalisierten Eruptionen bei schwer verlaufenden Varicellen weist darauf hin, daß sich das Varicellenvirus auch gelegentlich in Spinalganglien (bzw. in deren Homologen im Kopfbereich) anzusiedeln vermag (Downie 1959). Andererseits kommt es beim generalisierten Zoster zu einer varicelliformen Anordnung der Efflorescenzen (gewöhnlich sekundär nach primär segmentgebundenem Befall). Für diese Vorgänge ist die Immunitätslage des Patienten verantwortlich (Generalisation bei Resistenzschwäche, Einzelheiten s. weiter unten!). Einen in diesem Zusammenhang interessanten Fall teilte Werner (1936) mit. Bei einer Frau, die vermutlich auf Grund eines Versagens der Immunkörperbildung dreimal hintereinander an einem Zoster erkrankte (der Zoster rezidiviert sehr selten!), kam es im Anschluß an den dritten Befall zu einem varicelliformen Exanthem (Anreicherung des Virus durch die dreimalige Manifestation, Verminderung der Abwehrkräfte, dann hämatogene Aussaat unter dem Bilde der Varicellen). Varicellen- und Zosterinfektionen, die einen tödlichen Ausgang nahmen und daher pathologisch-anatomischer Untersuchung zugänglich wurden, zeigten keine grundsätzlichen Unterschiede in den Organveränderungen, weder makroskopisch noch histologisch oder cytologisch.

c) Virologische Ergebnisse, die für die Varicellen-Zoster-Identität sprechen

α) Virusmorphologie

Zoster- und Varicellenvirus sind lichtoptisch nachweisbar. Herzberg (1949) fand, daß die Elementarkörper aus Zoster- und Varicellenbläschen sich im Victoriablau-gefärbten Ausstrich identisch tingieren. Beim Zoster enthält der Bläscheninhalt lediglich etwas mehr Detritus (stärkere entzündliche Komponente beim Zoster). Auch nach Morosow und mit Karbolfuchsin-Geißelbeize färben sich Zoster- und Varicellen-Elementarkörper identisch an. Ruska (1943) sowie Blank und Rake (1955) konnten anhand ihrer elektronenmikroskopischen Untersuchungen keine morphologische Trennung zwischen Zoster- und Varicellenvirus durchführen, hingegen ließen sich die Elementarkörper des Herpes simplex-Virus eindeutig mikromorphologisch von ersteren abtrennen.

β) Mikrobiologie

Weder das Varicellen- noch das Zostervirus können auf Laboratoriumstiere übertragen werden. Eine Züchtung gelingt nur in Gewebekulturen mit Zellen von menschlicher Abkunft (Haut und Muskel vom Embryo, Amnion) und aus Affennieren. In solchen Gewebekulturen verhalten sich Zoster- und Varicellenvirus völlig gleich, (identische Herdbildung, Riesenzellen, analoge Kerneinschlüsse in den infizierten Zellen; Weller, Witton und Bell 1958, Taylor-Robinson 1959), s. die Abb. 95.

γ) Serologie

Bereits NETTER und URBAIN (1924, 1931) fanden, daß komplementbindende Antikörper in Zoster- und Varicellenpatientenseren jeweils sowohl mit Zoster- als auch mit Varicellenantigen reagierten.
Diese Untersuchungen wurden noch mit einem Antigen angestellt, das direkt aus dem Inhalt der Efflorescenzen gewonnen wurde (noch kein Kulturantigen). PASCHEN (1933) beobachtete dann, daß die Elementarkörper aus der Flüssigkeit von Zosterbläschen durch Zoster- und Varicellen-Rekonvaleszentenserum in gleichem Ausmaß agglutiniert werden. Das Resultat dieser gekreuzten Agglutination wurde von AMIES (1934) bestätigt. Kreuzweise durchgeführte Komplementbindungsreaktionen brachten ein analoges Ergebnis, siehe Tabelle 22 von BEDSON und BLAND (1929). Die späteren Untersuchungen von BRAIN (1936) stimmten mit denen von BEDSON und BLAND überein.

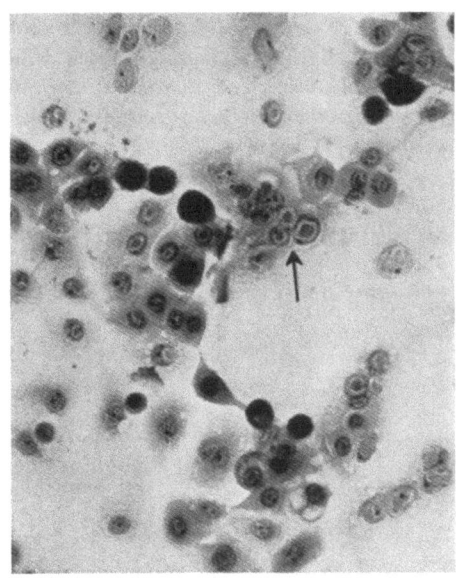

Abb. 95. Gewebekultur aus menschlichen Amnionzellen; Teil einer Läsion, die durch Infektion mit dem Varicellenvirus hervorgerufen wurde. Beachte die intranucleären Einschlußkorper (Pfeil). Hämalaun-Eosinfärbung, Vergr. 360mal. (Aus: DOWNIE 1959)

Die Resultate früherer Untersuchungen wurden durch die moderne Virusserologie durchaus bestätigt. WELLER und WITTON (1958) gewannen das von ihnen benutzte Antigen aus Zellkulturen von Haut und Muskel menschlicher Embryonen und von Affennieren, die mit Varicellen- und Zostervirus infiziert worden waren. Die gekreuzten Komplementbindungsreaktionen mit Zoster- bzw. Varicellenantigen und beiden Rekonvaleszentenseren (sowohl von Zoster- als auch von Varicellenpatienten) fielen stets positiv aus. TAYLOR-ROBINSON und DOWNIE (1959) kamen zu gleichen Ergebnissen mit der Kreuz-Komplementbindungsreaktion.

Die Resultate mit solchen Komplementbindungsreaktionen konnten auch mit Hilfe des *Neutralisationstests* bestätigt werden. TAYLOR-ROBINSON (1959) isolierte das Virus von

Tabelle 22. *Kreuzkomplementbindungsreaktionen zwischen Zoster- und Varicellenantigen und Zoster- und Varicellen-Rekonvaleszentenseren* (nach BEDSON und BLAND 1929)

Blutserum	Antigen	Zahl der Untersuchungen	Positive Resultate
Zoster-Rekonvaleszentenserum .	Zoster	84	81
Zoster-Rekonvaleszentenserum .	Varicellen	34	34
Varicellen-Rekonvaleszentenserum	Varicellen	10	10
Varicellen-Rekonvaleszentenserum	Zoster	38	35
Serum von Gesunden	Zoster	111	1
Serum von Gesunden	Varicellen	19	0

21 Zosterfällen und 22 Varicellenpatienten in Kulturen aus menschlichen Fibroblasten und aus menschlichen Amnionzellen. Letztere eigneten sich für den Neutralisationsversuch besonders gut. Der *cytopathogene Effekt*, den sowohl das Zoster- als auch das Varicellenvirus in Zellkulturen hervorrufen, konnte durch Zusatz von Zoster- und Varicellen-Rekonvaleszentenseren zum Kulturmedium spezifisch gehemmt werden. Die Neutralisation verlief auch gekreuzt positiv (TAYLOR-

Robinson 1959 sowie Weller und Witton 1958). Seren von Personen, die viele Jahre vorher an Varicellen erkrankt waren, zeigten ein signifikantes Neutralisationsvermögen, obgleich zuvor nachgewiesen werden konnte, daß sie keine komplementbindenden Antikörper mehr enthielten.

Diese Neutralisationsversuche haben in den Studien mit fluorescierenden Antikörpern, die Weller und Coons (1954) ausführten, eine interessante Parallele. Mit Hilfe dieser Technik wurden weitere Argumente dafür erbracht, daß das in den infizierten Zellkulturen gebildete Zoster- und Varicellenantigen identisch sein muß.

Eine weitere Bestätigung erfuhren die oben besprochenen serologischen Untersuchungen durch Analysen mit der Ouchterlony-Präcipitationsmethode. Taylor-Robinson und Rondle (1959) beobachteten bei ihren *Agardiffusions-Versuchen*, daß in den Agarplatten zwischen eindiffundierter Zoster-Bläschenflüssigkeit und den gleichfalls eindiffundierten Seren von 21 Zosterrekonvaleszenten

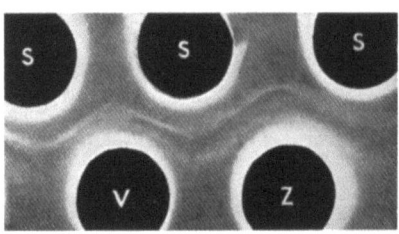

Präcipitationslinien auftraten. Die Linienmuster ließen sich in mindestens 3 Komponenten auflösen, die vermutlich mindestens 3 Antigen-Antikörper-Paare im *„Zoster-Antizoster"-Präcipitationssystem* darstellen. Varicellen-Bläschenflüssigkeit führt ebenfalls zur Ausbildung von Präcipitationslinien mit Seren von Zosterrekonvaleszenten, und zwar in analoger Weise. Dies spricht wiederum für die Identität der reagierenden Antigene in Varicellen- und Zoster-Bläschenflüssigkeit. Bläschen-

Abb. 96. Ouchterlony-Platte. Die Kontinuität der Präcipitationslinien zwischen Zoster-Rekonvaleszentenseren (S) und Varicellen- (V) sowie Zoster-(Z)-Bläschenflüssigkeit spricht dafür, daß Zoster- und Varicellenantigen identisch sind. (Aus: Downie 1959)

flüssigkeit enthält mehr Antigen als die überstehende Flüssigkeit beimpfter Zellkulturen. Gewebekultur-Flüssigkeit ergab nur dann mit Zoster- und Varicellenseren Präcipitationsstreifen, wenn sie 25fach konzentriert wurde. Insgesamt traten keine Unterschiede zwischen den präcipitierbaren Zoster- und Varicellenantigenen und den präcipitierenden Antikörpern in Zoster- und Varicellenseren auf (s. Abb. 96). Es zeigte sich jedoch, daß im Varicellen-Rekonvaleszentenserum eine deutlich geringere Konzentration von Antikörpern als im Zosterserum vorhanden war. Dieses Resultat ließe sich mit der Hypothese vereinbaren, daß der Zoster in den meisten Fällen der klinische Ausdruck einer Reinvasion des Gewebes durch ein vorher latent vorhandenes Varicellenvirus ist (durch die Zweitmanifestation stärkerer Anstieg der Antikörper).

3. Zoster

a) Synonyma

Herpes zoster, Gürtelrose, Zona, Shingles.

b) Definition

Der Zoster ist eine neurodermale Viruskrankheit sui generis. Die Zosterinfektion nimmt ausnahmslos einen cyclischen Verlauf. Die Krankheit beginnt akut und führt zu selektiver Entzündung der Spinalganglien eines oder mehrerer (benachbarter) Spinalnerven (Ganglionitis acuta posterior) bzw. der entsprechenden Kopfganglien eines oder mehrerer Hirnnerven. In den Innervationsbezirken der befallenen Nerven kommt es zu typischen Hautveränderungen: Plötzlich schießen auf geröteten Flächen zunächst kleine rote Papeln auf, die gruppiert

sind und sich bald in Bläschen umwandeln. Diese segmental angeordneten Efflorescenzen finden sich in der Regel halbseitig, die Mittellinie wird entweder nicht
oder nur geringfügig überschritten. Selten werden beide Körperhälften befallen
(Zoster duplex), meistens aber zwei bis drei gleichseitige, benachbarte Segmente
betroffen. An Zoster erkranken in erster Linie Erwachsene. Die Erkrankung
hinterläßt Immunität und kommt überwiegend sporadisch vor. Bricht die Abwehrfunktion des Organismus zusammen, so erfolgt hämatogen eine Generalisation (Zoster generalisatus sive varicellosus). Heute wird angenommen, daß der
Zoster deswegen meist segmentgebunden, lokalisiert auftritt, weil von der Varicelleninfektion in der Kindheit noch ein Antikörper-Restgehalt persistiert, der
vor einer generalisierten Manifestation schützt.

c) Geschichtliches

Der Zoster ist eine seit alters her bekannte Krankheit (Ignis sacer). Schon
1861 äußerte v. BÄRENSPRUNG die Vermutung, der Zoster beruhe auf einer entzündlichen Erkrankung des Spinalganglions. Wenige Jahre später fand sich für
diese Hypothese der histologische Beweis. Daß der Zoster eine spezifische Virusinfektion ist, wurde durch die Arbeiten von LIPSCHÜTZ (1932), PASCHEN (1933)
und AMIES (1934) bewiesen. PASCHEN fand im lichtmikroskopischen Präparat
die Zosterelementarkörper, LIPSCHÜTZ beschrieb die Morphologie der intranucleären Virus-Einschlußkörper, die in Schnitten von Zosterbläschen beobachtet
werden können. RUSKA (1943) gelang es dann erstmalig, die Elementarkörperchen des Zostervirus elektronenoptisch darzustellen.

Historische Daten über die Terminologie, die Entwicklung der Zosterlehre und
das Wesen des Zosters s. bei SCHÖNFELD (1928).

d) Ätiologie

Wie im vorhergehenden Abschnitt ausgeführt wurde, tendiert die Meinung der
meisten Autoren heute dahin, daß das Zostervirus mit dem Varicellenvirus identisch oder zumindest mit letzterem so eng verwandt ist, daß die beiden Erreger
„antigene Varianten" eines Virus darstellen. Serologisch spricht, wie wir weiter
oben sahen, mehr für eine Identität der beiden Virusantigene.

Auf Laboratoriumstiere kann das Zostervirus nicht übertragen werden, auch
Eikulturen (Beimpfung der Chorionallantoismembran) mißlingen. In Gewebekul-
turen aus Zellen von Affennieren, menschlichem Amnion sowie von Haut und
Muskel menschlicher Embryos vermehrt sich das Zostervirus gut (s. Abschnitt
„Laboratoriumsdiagnose" S. 256).

α) Morphologie des Zostervirus

Die Elementarkörper des Zostervirus konnten nach Einführung der Elektronenmikroskopie in die Virusforschung morphologisch analysiert werden. RUS-
KA (1943) lieferte die ersten elektronenoptischen Daten und wies auch bereits auf
die Unmöglichkeit hin, die Elementarkörper des Zoster- und die des Varicellenvirus morphologisch unterscheiden zu können. Er beschrieb die Elementarkörper des Zostervirus als unregelmäßige Polygone mit einem mittleren Durchmesser von 137 mμ ($\sigma \sim 20$). Die Ausmessung der Durchmesser wurde an
135 Elementarkörperchen vorgenommen. Die Elementarkörper wiesen außerdem häufig eine zentrale runde Verdichtung (Innenkörper) mit einem Durchmesser von etwa 50 mμ auf, die auf den mit der Schattenwurfmethode (Schrägbedampfung mit Schwermetallen) gewonnenen Bildern nicht zu sehen war, da

dieser zentrale Körper nicht — wie etwa beim Vaccinevirus — über die Oberfläche hinausragt. FARRANT und O'CONNOR (1949) bestätigten im großen und ganzen die Beobachtungen RUSKAs, erhielten aber für die Durchmesser der Zoster-Elementarkörper etwas höhere Werte = 250 ± 80 mμ (evtl. Unterschiede in der elektronenoptischen Meßmethode; immerhin überlappen sich die Werte; RUSKA: bis zu 160 mμ; FARRANT und O'CONNOR von 130 mμ an). Der Innenkörper der Zoster-Elementarkörper ist pepsinresistent und enthält Desoxyribonucleinsäure. Die Zoster-Elementarkörper liegen in Präparaten von Bläschenflüssigkeit oft in Aggregaten zusammen und lassen sich am besten im Inhalt ganz frischer Efflorescenzen nachweisen. Im Elektronmikroskop sieht man um so präparierte Elementarkörper häufig wolkige Proteinmassen. Hierdurch erscheint die Begrenzung der Elementarkörper oft unscharf (RAKE, BLANK, CORIELL, NAGLER und McNAIR-SCOTT 1948). Die hier beschriebenen Elementarkörper treten in Blasen anderer Genese (z. B. Brandblasen) nicht auf. KOZOUSEK und KOZOUSCOVÁ (1955) fanden, daß die Zoster-Elementarkörper nach 14tägiger Aufbewahrung in Aqua bidest. bei $\pm 10\,^\circ$C noch unverändert waren, sich nach gleicher, aber 3monatiger Behandlung hingegen nicht mehr nachweisen ließen. Die elektronenoptischen Größenangaben dieser Autoren (125—160 mμ für die Zoster-Elementarkörper) entsprechen denen RUSKAS (1943).

β) Virologische Trennung zwischen Zoster und Herpes simplex

Das Herpes simplex-Virus kann auf Laboratoriumstiere übertragen werden (z. B. Grüterscher Cornealversuch am Kaninchenauge), ist in Eikulturen und auch auf HeLa-Zellen züchtbar und vermehrt sich außerdem in Gewebekulturen aus Zellen unterschiedlicher (menschlicher und tierischer) Herkunft. HELLER (1910) fand in der einschlägigen Literatur hingegen keinen sicheren Fall von Zoster bei Tieren (nur 4 unsichere Fälle, davon 3 bei Pferden und einer beim Hund; Möglichkeit der Verwechslung mit einem Eczema vesiculosum wurde eingeräumt). Die Morphologie der Elementarkörper des Zoster- und des Herpes simplex-Virus weist beträchtliche Differenzen auf (siehe die entsprechenden Abschnitte!), das Zostervirus vermehrt sich zudem nicht ohne Hilfe anderer Gewebe in der Eikultur (z. B. auf der Chorionallantoismembran) und es ist in der Gewebekultur anspruchsvoller als das Herpes simplex-Virus, das noch etwas kleiner als das Zostervirus ist. Auch serologisch sind die beiden Virusarten nicht näher miteinander verwandt (verschiedene Antigene). Die Herpes simplex-Infektion hinterläßt keine vollständige und länger dauernde Immunität wie der Zoster, erstere heilt im Gegensatz zu letzterem ohne Hinterlassung von Narben und Schädigungen des Nervensystems ab. Es lassen sich also Zoster und Herpes simplex klinisch und virologisch gut voneinander abtrennen.

Für gewöhnlich rezidiviert der Zoster nicht, der Herpes simplex jedoch gern. Wird ein Zosterrezidiv beobachtet, so sollte zunächst geprüft werden, ob nicht ein rezidivierender „zosteriformer" Herpes simplex vorliegt (s. Einzelheiten bei BIELING 1952, GRÜTER 1952 und NASEMANN 1955). Für ein (seltenes!) Zosterrezidiv sprechen das Vorhandensein von Neuralgien und eine Pleocytose im Liquor cerebrospinalis[1]. Sicher kann die Differentialdiagnose: „zosteriformer" Herpes simplex — „Zoster" mikrobiologisch entschieden werden. Der Grütersche Cornealversuch fällt beim Zoster negativ aus, ebenfalls die Eikultur, nicht aber die Beimpfung von Amnionzellkulturen. Identifizierung des in der Gewebekultur isolierten Virus mittels Neutralisationstest unter Verwendung spezifischer Immunseren bringt dann ein absolut eindeutiges Resultat.

---

[1] Zosterrezidiv evtl. auch bei Vorliegen einer A- oder Dysgammaglobulinämie.

e) Epidemiologie

Das Zostervirus ist unter den üblichen Bedingungen für den Menschen nicht sehr infektiös. Es ist aber noch unbekannt, ob diese Tatsache auf einer Eigenschaft des Virus selbst beruht oder dadurch begründet wird, daß der Zoster nicht so häufig — (wie beispielsweise die Varicellen, die viel kontagiöser sind) — mit Läsionen im Bereich der Mundhöhle und der Schleimhäute der oberen Luftwege einhergeht.

Die Eintrittspforte, durch die das Zostervirus in den Organismus gelangt, ist noch unbekannt. Vieles spricht dafür, daß es via Respirationstrakt aufgenommen wird. Auch über die Ausscheidung des Virus liegen noch keine klaren Angaben vor (Dauerausscheider?). Nach FEYRTER (1954) steckt der Zoster nur dann an, wenn eine der Zosterausbildung günstige „phlogistisch-angitische Diathese" besteht. Letztere scheint im Erwachsenen- seltener als im Kindesalter vorzukommen. Dies erklärt vielleicht, daß Kinder sich leichter durch Kontakt mit Zosterkranken infizieren als Erwachsene und dann an Varicellen erkranken. Abgesehen vom letztgenannten Übertragungsmodus werden Kontaktzoster-Fälle bei Erwachsenen selten registriert.

Der Zoster ist universell verbreitet und läßt weder klimatisch noch geographisch eine Bindung an bestimmte Regionen erkennen. Er zeigt auch keine Bevorzugung gewisser Jahreszeiten (Frühjahrs- und Herbstgipfel?), obwohl manche Autoren sowohl klimatischen als auch saisonalen Faktoren eine Bedeutung beimessen möchten (z. B. SIMONS 1951).

In der Regel tritt der Zoster sporadisch während des ganzen Jahres auf (DOWNIE 1959). Er befällt überwiegend Erwachsene und bei letzteren vor allem diejenigen, die ein höheres Lebensalter aufweisen. Die meisten Zosterpatienten haben in der Kindheit Varicellen durchgemacht. Männer erkranken etwas häufiger als Frauen.

Gelegentlich kommen kleinere Zosterendemien vor (z.B. Häufung von Zosterfällen in Familien, Krankenhäusern und auf Schiffen). Die Inkubationszeit des Zosters beträgt nach klinischen und epidemiologischen Beobachtungen (keine exakte experimentelle Bestimmung bisher) etwa 7 bis 14 (4 bis 18) Tage. Das Zostervirus ist polytrop, wenn auch in erster Linie Haut und Nerven angegriffen werden (neurodermale Infektion). Der Befall innerer Organe ist jedoch nicht ungewöhnlich (LYON 1955).

f) Pathogenese

Die Vorstellungen über die Pathogenese des Zosters beruhen zum Teil auf Hypothesen, zum Teil aber auf klinischen und experimentellen Beobachtungen. So wird angenommen, daß die Gesamtbevölkerung im frühen Kindesalter mit Varicellen infiziert wird. Nach Überstehen dieser Infektion kommt es normalerweise zur Ausbildung einer langdauernden Immunität. Bei einzelnen Fällen kann das Varicellenvirus stärkere neurotrope Eigenschaften entfalten und sich ähnlich wie das Herpes simplex-Virus in Nervenzellen (in maskierter Form) latent erhalten. Durch zusätzliche Schädigungen (Intoxikation, Kälte, Trauma) oder durch eine erneute (massive) Infektion kann es nun evtl. Jahrzehnte später — lokalisiert im Gebiet der hinteren Wurzeln — zu einer Aktivierung des Virus und dann zu einer Zostereruption im Bereich des betroffenen Segmentes kommen. Die örtlich begrenzte Manifestation wird dabei durch die Restimmunität (nach den Varicellen) gewährleistet, kann aber durch Schwächung der Abwehr aufgehoben werden (dann: Generalisation). Diese Theorie der Spätmanifestation der Infektion durch das „Varicellen-Zoster-Virus" (Latenztheorie) hat viel für sich (NAUCK 1958, MURTHY 1958). Auch DOWNIE (1955, 1959) und JONES (1958) nehmen an, daß der Zoster durch eine Reaktivierung eines „schlafenden" Varicellenvirus viele Jahre später ausgelöst werden kann, zu einem Zeitpunkt, an dem im Serum des Erkrankten keine komplementbindenden, wohl aber noch (in der Tat nachweisbare) neutralisierende Antikörper gegen „Varicellen-Zoster-Antigen" persistieren.

Wie NAUCK (1958) betont, ist die Beobachtung endemisch auftretender Zosterfälle in abgeschlossenen Bevölkerungsgruppen auf isolierten Inseln, auf denen Varicellen unbekannt sind, beonders interessant. Dieses Vorkommen könnte jedoch in dem Sinne gedeutet werden, „daß es sich um ein endemisches neurotropes Varicellen-Zoster-Virus handelt, das die Bevölkerung universell befällt, aber sich nur bei einzelnen Personen unter dem Bilde eines Zosters manifestiert" (NAUCK 1958).

Seit langem ist es üblich, hinsichtlich der Pathogenese den Zoster in zwei Typen aufzuteilen, und zwar in den spontan auftretenden, essentiellen oder idiopathischen Zoster („der wie aus eigener Kraft entsteht", FEYRTER 1954) und in den symptomatischen Zoster, der z. B. sich im Anschluß an ein Trauma, an eine Intoxikation oder an ein metastasiertes Carcinom entwickelt. Diese klinischen Gesichtspunkten gerecht werdende Einteilung sagt jedoch nichts über die Ätiologie aus. BLANK und RAKE (1955) hoben hervor, daß man im Bläscheninhalt beider Zostertypen elektronenmikroskopisch das gleiche Virus findet. Beide Typen haben dieselbe infektiöse Natur, dieselben histopathologischen Merkmale und übereinstimmende klinische Verläufe. BLANK und RAKE (1955) meinten, daß möglicherweise alle Zostererkrankungen „symptomatischer Natur" sind, d. h. im weitesten Sinne „traumatisch" ausgelöst werden, nur daß man bei einem Teil der Fälle (den „essentiellen Formen") den „Trigger-Mechanismus" nicht nachweisen kann. Das Trauma (wieder im weitesten Sinne gemeint) bedingt die Art der nervalen Affektion (z. B. Wirbelmetastase, die eine Schädigung der Spinalnerven verursacht). Eine pathogenetische Dualität (WOHLWILL 1924) dürfte in dem Sinne feststehen, daß das Zostervirus immer das ursächliche Agens darstellt und für die Morphologie des Hautausschlages verantwortlich ist, daß aber von der nervalen Affektion die Lokalisation abhängt. Die Auslösung des zosterischen Befalles kann in mannigfacher Weise vollzogen werden, durch ein Trauma, durch Zufuhr von Arsen, durch die Resistenz herabsetzende Krankheiten wie Leukämie, Lymphogranulomatose oder durch ein metastasierendes Carcinom (auch lokale Herabsetzung der Resistenz, die dem Zostervirus den Weg bahnt, siehe bei LUNDMARK 1958). Der Lokalisationsfaktor bestimmt den primären segmentalen Befall im Bereich des Hautorgans; bricht die Abwehrfunktion völlig zusammen, so tritt Generalisation ein. Die Latenztheorie und die Tatsache, daß Kontaktzosterfälle vorkommen, können mit dieser einheitlichen Hypothese der Zosterpathogenese in Einklang gebracht werden. Das latente Virus kann durch verschiedene Vorgänge aktiviert werden, möglicherweise auch durch eine massive Neuinfektion. Orte mit verminderter Widerstandskraft finden sich wohl in jedem Organismus, auch wenn sie sich dem direkten Nachweis entziehen (Fälle, bei denen das Lokalisationsprinzip nicht erklärt werden kann).

Über die Ausbreitung des Zostervirus im Organismus liegen ebenfalls bestimmte, z. T. experimentell unterbaute Vorstellungen vor. Die Varicellen entstehen durch hämatogene Aussaat des Virus in einem nicht immunisierten Organismus (BLATTNER 1954). Der Zoster bleibt — zumindest anfänglich — lokalisiert, weil früher eine humorale Immunisierung stattgefunden hat. Manches in der Pathogenese des Zosters bleibt jedoch ungeklärt, z. B. die Tatsache, daß bei manchen Varicellenepidemien keine Zostererkrankungen in der Umgebung beobachtet werden. Von manchen Autoren wird diese offene Frage dahingehend beantwortet, daß der Zoster entweder grundsätzlich durch Reaktivierung eines latenten Virus verursacht wird, oder aber eine lokalisierte Infektion eines partiell immunen

Individuums nach Kontakt mit gesunden Varicellenvirus-Ausscheidern dar-stellt (DOWNIE 1959).

Nach FEYRTER (1954) erfolgt der zosterische Befall stets hämatogen. FEYRTER fordert, daß auch der segmentär lokalisierte Zoster „als eine Teilerscheinung im hämatogenen Befall eines Rumpfwandmetamers" aufgefaßt werden muß. Das Virus dringt (entweder vom Herd aus, der das latente Virus birgt — und zwar nach der Aktivierung — oder von der noch unbekannten Eintrittspforte aus, die mög-licherweise im Bereich der Respirationsschleimhäute oder im Verdauungstrakt liegt und an der sich keine faßbaren Veränderungen ausbilden) in den Blutkreislauf ein und setzt sich von dort aus in der Haut und in den verschiedenen Organen fest.

Wird die Zostermanifestation durch ein Trauma ausgelöst, so erfolgt sie in der Regel innerhalb von 3 bis 30 Tagen. Bei längeren Intervallen wird der Zusammen-hang fraglich. Kürzere Intervalle sind mehrfach beobachtet worden (1 bis 4 Tage nach dem Trauma Eruption des Zosterexanthems).

Anhand eines genau untersuchten Falles spricht sich CHEATHAM (1953) dafür aus, daß das Zostervirus über die sympathischen Nerven des Oesophagus in den Körper eindringen kann und das Spinalganglion über letztere erreicht. Möglicher-weise erfolge dann von dort aus eine Aussaat in die Haut. Im gleichen Sinne äußerte sich DAHL (1949). CHEATHAM (1953) hält sowohl den Verdauungskanal als auch den Respirationstrakt für Eintrittspforten des Zostervirus.

HEILBORN (1950) macht darauf aufmerksam, daß die Tatsache zu wenig beachtet wird, daß der Zoster oft mit median, an der vorderen oder hinteren Mittel-linie des Körpers und des Gesichtes lokalisierten Eruptionen beginnt. Dieses Prin-zip machte HEILBORN zum Ausgangspunkt seiner morphologischen Studien zur Zosterpathogenese und legte ihnen außerdem die Hypothese zugrunde, daß der Zoster eine Encephalo-Meningo-Myelitis darstellt und das Virus durch den Liquor an die Spinalganglien herangetragen wird, (Liquorveränderungen treten beim Zoster auf, s. S. 243! — Elektronenoptisch konnte das Zoster-Varicellen-Virus im Liquor cerebrospinalis nachgewiesen werden). HEILBORN (1950) stellte in Ver-suchen an insgesamt 27 Katzen fest, daß periphere Durchtrennung der Nn. supraorbitales, auriculotemporales sowie infraorbitales und des vorderen sowie hinteren spinalen Nervenastes Chromatolyse in den zugehörigen Ganglien be-dingte. Die Untersuchung von 54 Spinalganglien und 20 Ggl. Gasseri zeigte, daß diese Chromatolysen vorwiegend an der Peripherie der Spinalganglien lagen. Im Analogieschluß folgert HEILBORN, daß der primäre Neurotropismus des Zoster-virus veranlaßt, daß ein von den Meningen auf die Ganglien übergreifender Prozeß zuerst die peripher gelegenen Ganglienzellen befällt und so die oft beobachteten medianen Eruptionen des Zosterexanthems induziert. Auf die allgemeine Patho-genese der Viruskrankheiten des Zentralnervensystems kann hier nicht eingegan-gen werden. Es sei daher auf die Abhandlung von BIELING und POETSCHKE (1958) verwiesen, die die Viruswanderung (Hodogenese) besonders berücksichtigt.

Im allgemeinen heilt der Zoster nach 2 bis 3 (4) Wochen ab. Über Folge-erscheinungen siehe im Abschnitt „Klinik". Tödliche Ausgänge kommen vor, werden aber nicht primär durch Eigenschaften des Virus (etwa besonders stark virulentes Zostervirus) bedingt, sondern sind eine Folge mangelhafter Abwehr-funktion (z. B. bei Leukämie; durch Resistenzmangel ungehemmte Ausbreitung des Zostervirus). Weitere Details hierüber siehe im folgenden Abschnitt.

g) Pathologische Anatomie (Histopathologie)

Nach WOHLWILL (1924) stellt der Zoster pathologisch-anatomisch eine Neuro-Ganglio-Radiculo-Myelitis dar oder besser: eine Dermo (Mucoso)-Neuro-Ganglio-Radiculo-Myelitis (SCHUERMANN 1958).

Hinsichtlich unserer Kenntnis der zosterischen Organveränderungen sind wir auf das Sektionsgut angewiesen. Wie schon erwähnt, sind Todesfälle infolge Zosterinfektion selten und fast immer durch ein Grundleiden (z. B. lymphatische Leukämie) bedingt. Ein von KAPLAN und TULLY (1953) mitgeteilter Fall soll hier als Beispiel dienen. Es handelte sich um einen Patienten, der an einem bronchogenen Adenocarcinom litt und dann an einem Zoster generalisatus erkrankte. Bei der Autopsie fanden sich ausgedehnte Nekroseherde mit typischen eosinophilen, intranucleären Einschlußkörpern nicht nur in den Hautläsionen, sondern auch in Leber, Milz, Niere, Nebennieren, Lunge, in den Lymphknoten, im Knochenmark, vereinzelt auch im Pankreas, im Perikard und sogar innerhalb des Tumorgewebes. Andere Autoren fanden entsprechende Veränderungen außer in den bereits genannten Organen noch in der Trachea, der Pleura, im Myocard, in der Magen- und Darmschleimhaut sowie in den Ovarien. GOODBODY (1953) beschrieb eine zosterische Leptomeningitis des Hirnstammes.

Eine hochgradige zosterische Gefäßveränderung beobachtete VAN DER MEIREN (1954). Im Verlauf eines Zosters entwickelte sich an der Wange ein knotiger hämorrhagischer Herd, der nach dreijährigem Bestand wie ein Melanom aussah. Histologisch fanden sich herdförmige Infiltrate, die kleine Gefäße umgaben, deren Wände fast nicht mehr zu erkennen waren (perivasculäre Manchons, „Leukocytenmäntel"). Es ergab sich demnach das Bild einer knotigen Panvascularitis.

FEYRTER (1954) definierte den Zoster histopathologisch als einen durch das Virus vom Blut her über die innervierte terminale Strombahn bewirkten entzündlichen Prozeß (hyperergische Capillaritis, Arteriolitis und Arteriitis). Bei der zosterischen Capillaritis kommt es zu reichlichem Ausschwärmen polymorphkerniger Leukocyten mit rasch eintretendem Kernzerfall. Die akute zosterische Arteriitis kann bisher nicht von der „gemeinen Periarteriitis nodosa" unterschieden werden. FEYRTER betont aber, daß an der zosterischen Natur sowohl der Capillaritis als auch der Arteriitis auf Grund der am gleichen Ort vorhandenen Riesenzellbildung, der ballonierenden Degeneration der Epithelien und der eosinophilen intranucleären Einschlußkörper nicht gezweifelt werden kann (Periarteriitis nodosa zosterica Feyrter).

Die hämatogene Ausbreitung des Zostervirus schließt eine gewisse Willkür des Organbefalles ein. Abweichungen von der metameren Lokalisation kommen vor (aberrierende Bläschen auf der Haut, Zoster generalisatus). Auch die Halbseitigkeit wird nicht streng eingehalten. Weitere pathologisch-anatomische Einzelheiten siehe bei FEYRTER (1954 a, b, c, d, e).

Das umfangreichste Sektionsgut bearbeiteten HEAD und CAMPBELL (1900), die 21 Fälle untersuchen konnten, die zwischen 4 und 790 Tage nach der Zostereruption seziert wurden. Sie beschrieben in erster Linie die Veränderungen in der Haut und im Nervensystem. Vor allem hoben sie als charakteristisch die entzündlichen Erscheinungen in den Hinterhörnern hervor (Poliomyelitis acuta posterior). WOHLWILL (1924) wies später nach, daß entzündliche Veränderungen auch in den Vorderhörnern des Rückenmarkes vorkommen. Nähere Angaben über zosterische Veränderungen im Nervensystem s. bei THIES (Band VII dieses Ergänzungswerkes).

α) Histopathologie

α₁) **Hauthistologie.** Das Zostervirus ist in den Hauteffloreszenzen nachweisbar, und zwar die Elementarkörper lichtoptisch (nach spezifischer Anfärbung) und elektronenoptisch (Direktpräparate vom Bläscheninhalt) sowie die in eine Matrix eingebetteten Elementarkörperchen-Kolonien in Form von eosinophilen Einschlußkörpern in den Kernen der Epithelien vor allem am Bläschenrand.

Die Zosterefflorescenz ist charakterisiert durch ein intraepidermales Bläschen, das durch eine massive Degeneration der Epidermiszellen gebildet wird. Die Degeneration ist ballonierend und reticulierend. Beim Zoster, bei den Varicellen und auch beim Herpes simplex übertrifft die ballonierende die reticuläre Degeneration (LEVER 1958). Auf Grund des histologischen Bildes allein sind die drei Krankheiten der Herpesgruppe nicht zu differenzieren. Bei allen drei Infektionen finden sich die folgenden 4 histologischen Hauptkriterien:

1. Intraepidermales Bläschen (Virusblase nach LEVER).
2. Ballonierende Degeneration (UNNA).
3. Epitheliale multinucleäre Riesenzellbildung.
4. Eosinophile Kerneinschlüsse (Lipschützsche Körperchen).

Die letzten drei Kriterien findet man besonders beim Zoster sowohl in den Veränderungen der Haut als auch in denen der Ganglien und inneren Organe.

In eben aufgeschossenen Zosterefflorescenzen (hyperämischer Fleck, dann kleine rote Papel und Papulovesikel) findet man im Stratum spinosum bereits eine Umwandlung der Epithelien, und zwar werden die Stachelzellen „verflüssigt", sie verlieren die Intercellularbrükken, den festen Zusammenhalt. Sie verfallen der von UNNA zuerst beschriebenen *ballonierenden Degeneration*. Die Zellen im Stratum Malpighii schwellen stark an (*Ballonzellen* mit homogenem eosino

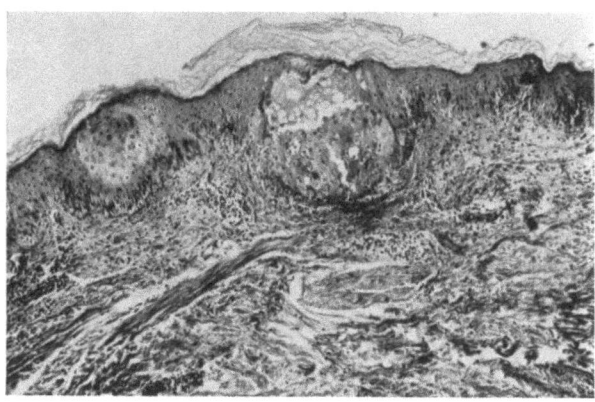

Abb. 97. Histologie von ganz frischen Zosterefflorescenzen. Links: herdförmige ballonierende Degeneration im Stratum spinosum, noch kein Bläschen. Infiltrat von Rundzellen im Corium. Rechts: Beginn der Bläschenbildung, ausgeprägte ballonierende Degeneration, auch reticuläre Degeneration, wenige Riesenzellen

philen Cytoplasma). Durch den Verlust der Intercellularbrücken entsteht eine *Acantholyse*. „Durch ein zunehmendes, intercelluläres Ödem werden diese geschwollenen Epithelien dann auseinandergedrängt, die oberen, zunächst noch nicht verflüssigten Lagen der Stachelschicht mitsamt der Hornschicht nach Art einer Decke emporgehoben" (GANS, STEIGLEDER 1957). Es bildet sich ein zunächst einkämmeriges Bläschen (s. Abb. 97, links neben dem ganz frischen, eben aufgeschossenen, intraepidermalen Bläschen eine ganz junge Efflorescenz noch ohne Blasenspalt, nur mit ballonierten Epithelien; Abb. 98 zeigt das kleine Bläschen bei stärkerer Vergrößerung. Beachte die entzündlichen Veränderungen im Corium!), das infolge der reticulären Degeneration (Bersten der Zellwände, Zusammenfluß von benachbarten Zellen) bald mehrkammerig wird.

Im weiteren Verlauf der ballonierenden und *reticulären Degeneration* werden die noch fester miteinander verbundenen Stachelzellen zu langen, meist vertikalen Septen ausgezogen, die dann auch einreißen. So wird aus dem vielkammerigen wieder ein einkammeriges Bläschen. Vorwiegend findet sich die reticuläre Degeneration im oberen Teil und an der Peripherie der Zosterbläschen.

Die ballonierende Degeneration befällt besonders die tieferen Lagen des Stratum spinosum. Sie ruft eine Auflösung der unteren Epidermis hervor, so daß schließlich das primär intraepidermale Zosterbläschen an vielen Stellen subepidermal gelegen ist (LEVER 1958). Die Epithelzellen der Haarfollikel und Talgdrüsen unterliegen gleichfalls der ballonierenden Degeneration. Am Grunde des Bläschens entstehen mit Vorliebe große, ballenförmige, vielkernige epitheliale Riesenzellen (s. die Abb. 99 und 100), die oft eosinophile intranucleäre Einschlußkörper aufweisen. Diese Zellen liegen auf der Höhe des Bläschenstadiums im Bereich des Blasengrundes oft in lockeren Aggregaten und „überdecken die größtenteils frei in das Blasenlumen hineinragenden Papillen" (GANS, STEIGLEDER 1957)

Etwa 2 bis 3 Tage nach Auftreten der Bläschen erfolgt eine eitrige Eintrübung. Aus dem Bläschen ist eine Pustel geworden. Im Lumen der letzteren sieht man polymorphkernige Leukocyten, bei Neigung zur Hämorrhagie auch Erythrocyten.

Gewöhnlich zeigt das Corium nur geringfügige Veränderungen. Es liegen eine

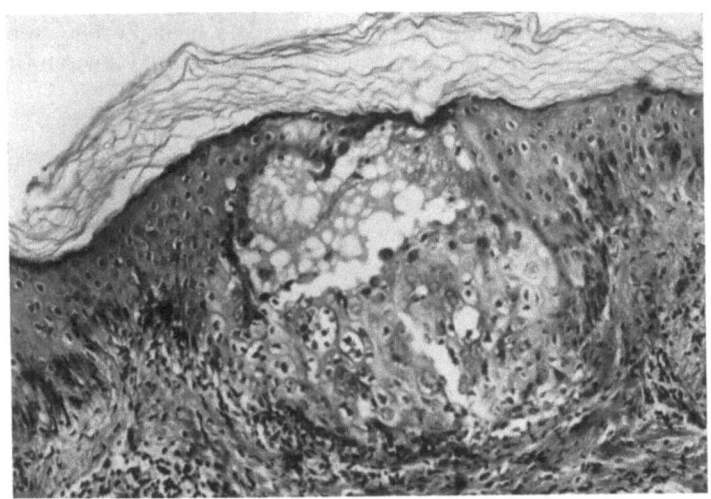

Abb. 98. Das Bläschen aus Abb. 97 bei etwas stärkerer Vergrößerung

Hyperämie vor, ein Ödem des Papillarkörpers und ein wechselnd starkes entzündliches Zellinfiltrat, das zum Teil perivasculär angeordnet ist. Beim hämorrhagisch-nekrotischen Zoster kommt es zu Einschmelzerscheinungen des Bindegewebes (eitrige Einschmelzung). In den angeschwollenen Kernen der Bindegewebszellen können auch gelegentlich Einschlußkörper beobachtet werden. Nur selten bilden sich (bei sehr schwerem Verlauf) im Corium keilförmige Nekrosen (evtl. später sehr tief reichende Fibrosis im Corium und der Subcutis, BROWDER und DE VEER 1949). EBERT (1949) sah im Corium eine Degeneration der peripheren Nerven. Einzelheiten der Hautnervenveränderung s. bei THIES (Band VII dieses Ergänzungswerkes). Intranucleäre Einschlußkörper im Endoneurium kleiner Hautnervenästchen fand LIPSCHÜTZ (1932). In letzter Zeit führte VAN BILJON (1958) gründliche histologische Untersuchungen cutaner Nerven beim Zoster durch.

α_2) **Histologie der regionären Lymphknoten.** Beim Zoster schwellen die regionären Lymphknoten gewöhnlich an. Bei histologischer Untersuchung zeigt sich, daß die normale Architektur der Lymphknoten im allgemeinen nicht verändert ist. Herdförmige Läsionen können an der Peripherie der Knoten, oft unmittelbar unter der Kapsel auftreten. Auffallend ist eine Hypertrophie der hellen Zentren. Die reticulären Zellen sind vermehrt und die lymphoiden Follikel werden durch breite, histiocytäre Fächer begrenzt. Zwischen den Histiocyten liegen einige Plasmazellen. Auch strukturlose nekrotische Zonen (mit Hämorrhagie) kommen vor. BRUUSGAARD (1932) fand ähnliche, durchweg unspezifische Lymphknotenveränderungen und in den Knoten nirgends typische Kerneinschlüsse.

α₃) **Histopathologie der nervalen Läsionen.** Hierzu s. die Ausführungen von THIES (Band VII dieses Ergänzungswerkes). In den Ganglien und im Zentralnervensystem finden sich degenerative Prozesse, mitunter Nekrosen und Hämorrhagien, vor allem aber Rundzellinfiltrationen — z. T. mit perivasculärer Anordnung — entzündliche Exsudate des Neuroparenchyms, Neuronophagie, Demyelinisationsherde und narbige Reparationsvorgänge, Gliaproliferationen. Neben der Poliomyelitis posterior McCORMICKs sind im Rückenmark auch die Vorderhörner befallen, wodurch die motorischen Ausfälle beim Zoster erklärt sind (FINDLAY 1952, BARONTINI 1957, GOLDBERG-MÖLLER, OLSEN und KETTEL 1959).

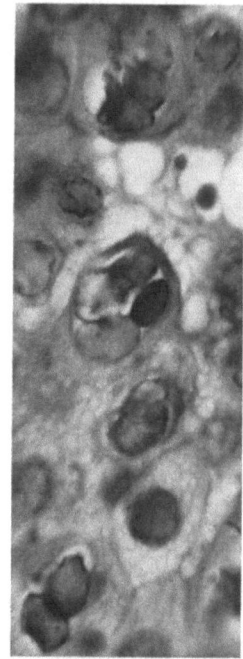

Außer in der Haut und in den inneren Organen (z. B. in den Nebennieren, im Pankreas, im Ovar und in der Oesophagusschleimhaut) wurden intranucleäre Zoster-Einschlußkörper auch in Gefäßwänden, im Plexus myentericus des Magens, in sympathischen Ganglien und in den Spinalganglien nachgewiesen (HASSIN und RABENS 1944 und CHEATHAM 1953). Über Zostereinschlüsse in Muskelspindeln s. bei FEYRTER (1954).

Laut SCHUERMANN (1958) sind über histologische Untersuchungen des Zosters im Bereich der Mund- und Rachenschleimhaut keine Mitteilungen in der Literatur vorhanden.

β) Cytologie

Der Inhalt des Zosterbläschens setzt sich aus koaguliertem Serum, Zellkernresten, Leukocyten, Erythrocyten und degenerierten (ballonierten) Epithelien zusammen. Auch Eosinophile (TELLO-ORTIZ 1949) und durch amitotische Kernteilungen entstandene multinucleäre Riesenzellen (z. T. sehr große Kerne) können gefunden werden. Besonders in letzteren sind oft Kerneinschlüsse vorhanden. Nach MAY-GRÜNWALD gefärbte Ausstrichpräparate vom Inhalt und Grund des Zosterbläschens weisen alle diese Elemente auf (Cytodiagnostik von TZANCK).

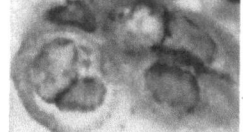

Eine genaue Beschreibung der im Stratum spinosum der ballonierenden Degeneration anheimfallenden Epithelien stammt von LIPSCHÜTZ (1932). Infolge eines

Abb. 99 u. 100. Multinucleäre epitheliale Riesenzellen vom Rand einer älteren Zosterläsion

intracellulären Ödems sind die Stachelzellen vergrößert, länglich-oval geformt oder kugelig abgerundet (nach Verlust der Intercellularbrücken). Der Zellkern schwillt an, die Kernmembran ist oft etwas verdickt und deformiert, auch hyperchromatisch. Die Nucleolen sind meist degeneriert, an die Peripherie verlagert, oft an die Kernmembran gedrängt. Das Chromatingerüst ist entweder nicht mehr oder nur in Resten vorhanden. Das Zellplasma wird häufig undurchsichtig und enthält z. T. rundliche Vacuolen.

In den veränderten Zellkernen bilden sich die Zoster-Einschlußkörperchen aus. Sie sind kompakt, rundlich oder oval, seltener von unregelmäßiger Form und scharf begrenzt. Ihr Durchmesser variiert zwischen 2 μ und Zellkerngröße. Meist sind diese Einschlüsse von der Kernmembran nur durch eine schmale, optisch helle Zone getrennt. In der Regel enthält der Nucleus nur einen Einschluß (selten zwei bis drei). Von den Nucleolen können die Einschlußkörper auf Grund ihrer Form und Größe sowie ihrer andersartigen Verhaltensweise Farbstoffen gegenüber unterschieden werden (z. B. bei Giemsa-Färbung = Nucleolen dunkelblau, Einschlußkörper rot). Mitunter lassen die Inklusionen eine feine Granulierung erkennen.

LIPSCHÜTZ (1932) fand, daß die Einschlüsse in den unteren und mittleren Schichten des Stratum spinosum meist eosinophil, in den oberen Zellagen hingegen meist basophil erschienen. Er sprach ihnen eine amphophile Natur zu. Eine Unterscheidung der Zostereinschlüsse von den Inclusionen beim Herpes simplex und bei den Varicellen ist nicht möglich (zumindest nicht lichtoptisch).

h) Klinik

α) Decursus

Das *Prodromalstadium* des Zosters dauert gewöhnlich 3 bis 5 Tage. In dieser Zeit können Mattigkeit, Krankheitsgefühl, Appetitlosigkeit, belegte Zunge und leichtere Temperaturerhöhung beobachtet werden. GOLDBERG (1958) berichtete über eine einleitende Pharyngitis und Schwellung der Uvula. BURGOON u. Mitarb. (1957) sahen bei etwa 5% der Fälle zu Beginn der Erkrankung Übelkeit, Erbrechen und Fieber auftreten. Höheres Fieber fehlt meist, doch kommen febrile Verläufe mit Temperaturen bis zu 40°C vor (Zosterfieber).

Charakteristisch für den Zoster sind Schmerzen, die dem Innervationsgebiet eines oder mehrerer sensibler Nerven zugeordnet werden können. Sie treten als erste Signale dort auf, wo später der Ausschlag lokalisiert ist. CARTER (1951) fand, daß Symptome einer nervalen Irritation den Hauterscheinungen im Mittel um $4^1/_2$ Tage vorangehen. Bei nur 7 von den 44 Patienten, die CARTER untersuchte, traten die Schmerzen gleichzeitig mit den Hautläsionen auf — und noch seltener stellten sie sich erst nach Eruption des Exanthems ein. Ein Teil der Kranken bekommt weder vor Ausbruch noch nach Abheilung des Zosters Nervenschmerzen, hingegen beobachtet man bei manchen Patienten äußerst heftige Schmerzattacken. Die Schmerzskala reicht also von Null bis unendlich (CARTER 1951). Tritt höheres Fieber auf, kann auch Schüttelfrost entstehen. Noch vor dem Ausschlag schwellen mitunter die Lymphknoten an (oft in der Axilla, meist regionär). Nicht übersehen werden darf, daß gelegentlich jegliche Prodrome fehlen können.

Das *präeruptive Fieber* erlischt gewöhnlich am 2. oder 3. Tag des Hautausschlages und tritt nur dann wieder auf, wenn es zu stärkerer bakterieller Sekundärinfektion kommt. Das Exanthem entwickelt sich segmentgebunden, band- oder streifenförmig, in Schüben und meist einseitig (selten Überschreiten der Mittellinie, aberrierende Bläschen, ganz selten bilaterale Manifestation). Auf gerötetem Grunde schießen zunächst kleine rote, gruppiert stehende Papeln hervor, die sich bald in Bläschen umwandeln. Letztere haben anfangs einen klaren, serösen Inhalt, der sich nach 2 bis 3 Tagen eitrig eintrübt (Pustelbildung). Die Bläschen sind stecknadelkopf- bis erbsgroß, oft zentral leicht eingedellt und nehmen etwa 2 bis 4 Tage lang (im Durchschnitt!) an Zahl zu. Neue Bläschenschübe, immer gruppiert, können jedoch auch nach dieser Frist zuweilen beobachtet werden. Öfter erfolgt Blutung in das Bläschenlumen *(hämorrhagischer Zoster)*, bei schwerem Verlauf auch nekrotische Veränderung des Bläschengrundes *(Zoster necroticans* sive *gangraenosus)*. Der gangränöse Zoster (aus den Bläschen werden Ulcerationen) heilt mit Narbenbildung ab, die zum Teil scheckig (gelb-bräunlich, weißlich) pigmentiert ist (s. Abb. 101). Die Zosternarbe, gewöhnlich mit mäßiger Atrophie, polycyclischem Umriß und in ihrer Lokalisation dem Versorgungsgebiet einer oder mehrerer Nervenwurzeln entsprechend, erlaubt noch eine nachträgliche Diagnose. Die Narben sind das Negativ des zosterischen Befalles.

Durchschnittlich heilt der Zoster, wenn keine Komplikationen hinzutreten, innerhalb von 2 bis 4 Wochen ab. Die Bläschen trocknen ein, die Krustendekken fallen ab, mitunter bleiben noch pigmentierte Flecken unterschiedlich lange Zeit zurück und Narben entstehen nicht (nur beim gangränösen Zoster). BURCK-HARDT (1954), der 233 Zosterfälle auswerten konnte, gibt die *Krankheitsdauer* bei unkompliziertem Verlauf mit 16 bis 20 Tagen an, betont aber, daß bei Ausbildung postzosterischer Neuralgien die Krankheit durchschnittlich 7 bis 8 Wochen andauert. Postzosterische Neuritiden stellen sich meist bei Patienten, die über 50 Jahre alt sind, ein. Sehr schmerzhafte Neuralgien können zuweilen monate-, evtl. jahrelang bestehen bleiben und auf therapeutische Maßnahmen schlecht ansprechen. Die im Verlauf der Zosterinfektion beobachteten Schmerzen sind unterschiedlicher Art, entweder rheumatoid und auf die erkrankte Seite beschränkt, oder die Schmerzen sind neuralgiform und treten anfallsweise auf.

Auch schmerzhafte Anaesthesien (Hyper- und Paraesthesien) und durch die Entzündung von Lymphknoten bedingte Schmerzen kommen vor.

DOWNIE (1959) gibt hinsichtlich der *Altersverteilung* beim Zoster folgende Daten an: Weniger als 10% der Fälle sind unter 15 Jahre, mehr als die Hälfte über 45 Jahre alt. Detailliertere Angaben machten BURGOON u. Mitarb. (1957). Sie wiesen darauf hin, daß das Alter ein wichtiger Faktor sei, der die Häufigkeit des Befalles, die Ver-

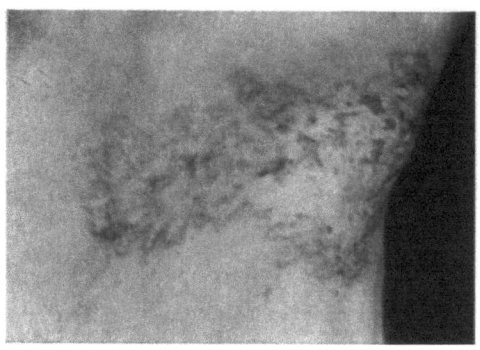

Abb. 101. Zosternarbe, rechte Hüfte

teilung der Läsionen, die Schwere der Hautveränderungen und das Auftreten postzosterischer Neuralgien beeinflußt. Von den 206 untersuchten Patienten waren 32 unter 20 Jahre alt. Bei 30 Fällen dieser Gruppe kam es innerhalb von 14 Tagen zur Abheilung. Bei älteren Patienten verlief die Infektion im allgemeinen schwerer. Bei 4 älteren Personen bestanden Krankheitssymptome 6 Monate lang, z. T. sogar noch länger. Postzosterische Neuralgien kamen bei Kranken, die unter 20 Jahre alt waren, nicht vor, häufig hingegen bei Patienten, deren Alter mehr als 50 Jahre betrug. Die Ermittlungen von BURGOON u. Mitarb. (1957) sind von MORAGAS und KIERLAND (1957) an einem Gut von 916 Zosterfällen bestätigt worden. BURCKHARDT u. Mitarb. (1954) stellten fest, daß die Mehrzahl der Frauen im 6. Lebensjahrzehnt erkrankt, während die Männer eine gleichmäßige Verteilung im Zeitraum zwischen dem 30. und 60. Lebensjahr zeigen.

β) Lokalisation

Am häufigsten befallen werden die Nerven zwischen dem 2. thorakalen und dem 2. lumbalen Segment. Tabelle 23 gibt einen Überblick über die ungefähre Frequenz der verschiedenen, vom Zoster befallenen Hautareale. Die Zusammenstellung (von BLANK und RAKE 1955) stützt sich auf die von KASS u. Mitarb. (1952) sowie von SEILER (1949) gelieferten Daten.

BALLARINI (1936) wertete 876 Zosterfälle aus, die innerhalb von 30 Jahren registriert wurden. Diese Fälle machten 0,99% aller Hautkrankheiten aus, die in der betreffenden Klinik beobachtet wurden. Unter den Kranken waren 67% Männer und 33% Frauen. Der Zoster war bei 14,7% der Fälle im Trigeminusbereich, bei 18,45 % im Halsnervengebiet, bei 47,71 % im Versorgungsbezirk der Thorakalnerven, bei 3,31 % in dem der Lumbalnerven und bei 4,56 % in der Zone der Sacralnerven lokalisiert. Der Rest der Patienten bot Veränderungen in verschiedenen Hautarealen gleichzeitig. Bei 10 Kranken fand sich eine bilaterale Lokalisation.

LEIDER und CONTRERAS (1957) untersuchten die Rechts-Linkshäufigkeit des Zosterbefalles (215 Fälle). Es zeigte sich eine etwas häufigere rechtsseitige Zoster-

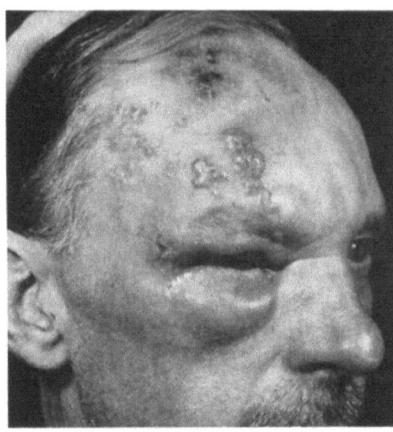

Abb. 102. Rechtsseitiger Zoster im Gebiet des ersten Trigeminusastes, z.T. hämorrhagisch, mit Lidödemen und Conjunctivitis

lokalisation, doch meinen die Autoren selbst, daß bei Berücksichtigung eines noch größeren Patientengutes wahrscheinlich ein Verhältnis 1:1 resultieren würde. Bei Manifestation im Trigeminusgebiet wird in etwa 50% der Fälle der erste Ast befallen (s. Abb. 102).

Von einem *Zoster duplex* spricht man, wenn zwei verschiedene Areale betroffen sind und trennt weiter in einen Zoster duplex unilateralis (z. B. Fall von JADASSOHN und PAILLARD 1952) und einen Zoster duplex bilateralis. Interessant ist, daß die meisten Fälle von symmetrischem Zoster duplex im Gesicht, am Gesäß und im Bereich der Genitalien vorkommen und nicht, wie es der Häufigkeitsanalyse (Tabelle 23) entsprechen würde, am Stamm (Thorax).

Die unteren Extremitäten werden selten befallen. SHEDROW (1951) berichtete z. B. über 3 Fälle (1. Befall der Glutäen, Außenseite und Hinterseite des rechten Beines bis zum Knie; 2. von linker großer Labie bis zur Mitte der Innenseite des linken Oberschenkels; 3. linker Unterschenkel). Auch die Arme werden viel seltener als der Stamm, aber häufiger als die Beine Sitz des Zosterexanthems (u. a. GIACOMETTI 1956).

Tabelle 23. *Zoster-Lokalisation, geordnet nach Hautregionen* (Zusammenstellung von BLANK und RAKE 1955)

Lokalisation	Angaben von KASS u. Mitarb. %	Angaben von SEILER %
Trigeminusgebiet	10	15,2
Cervicaler Bereich	12	20,1
Oberer Thorax und Cervicalregion .	6	—
Thorax	56	53,3
Untere Thorax- und lumbale Region	4	—
Lumbale Region	8	9,2
Lumbosacralbereich	4	2,2

γ) Klinische Laborbefunde

Das *Blutbild* beim Zoster ist nicht charakteristisch, oft zeigt sich eine mäßige Leukocytose mit relativer Vermehrung der neutrophilen Granulocyten.

Bis zum 5. Krankheitstag steigt die Leukocytose an, um sich dann langsam wieder zurückzubilden (mitunter: Heilungseosinophilie).

Untersuchungsergebnisse von *Sternalpunktionen* beim Zoster sind nur spärlich in der Literatur zu finden. SCHLEICHER (1949) berichtete über einen Zosterfall, bei dem im Sternalmark Granulome aus reticulohistiocytären Zellelementen vorhanden waren.

Der nach GIEMSA oder MAY-GRÜNWALD gefärbte Ausstrich vom Inhalt der Zosterbläschen kann zur Bestätigung der klinischen Diagnose herangezogen werden (Tzanck-Test, s. Abschnitt „Cytologie").

Zu Beginn der Zosterinfektion, zur Zeit des Erythems (in den ersten zwei bis drei Tagen, noch vor der Bläscheneruption) soll nach SCHILF (1949) der Blutdruck etwas erniedrigt sein (im Mittel um etwa 30 mm Hg, 25 Fälle). Im späteren Verlauf kommt es nach PAHLEN (1950) zu einer geringen Blutdrucksteigerung.

Bei febrilen Verläufen können Albuminurie und positive Serumproteinreaktionen (z. B. Takata-Ara) gefunden werden.

NEWCOMER u. Mitarb. (1958) prüften den *Properdinspiegel* im Blut bei einigen Zosterpatienten. Bei 2 von den 6 untersuchten Kranken war die Properdinkonzentration niedriger als bei gesunden Individuen der entsprechenden Altersgruppen.

Von besonderer Bedeutung ist die Untersuchung des Liquor cerebrospinalis beim Zoster. CARTER (1951) erhielt bei 44 Zosterfällen insgesamt 14mal im Liquor Resultate, die von der Norm abwichen. Auffallend ist, daß von diesen 14 Fällen 10 einen Zoster ophthalmicus aufwiesen. An *Liquorveränderungen* fand CARTER eine Vermehrung der Proteine (50 bis 210 mg/100 cm³) und eine Pleocytose. Etwa 3 Wochen nach Beginn des Zosterexanthems normalisierten sich Proteinwerte und Zellzahlen.

GRUNER (1954) untersuchte den Liquor (durch Lumbalpunktion) bei 50 Zosterpatienten. Er führte Bestimmungen der Zellzahl, der Proteinreaktionen und der Kolloidreaktionen (Goldsol- und Normomastixreaktion) aus. Die 50 Fälle wurden in 3 Gruppen aufgeteilt: 1. leichte Verläufe, kaum Schmerzen, keine Komplikationen (10 Patienten); 2. Fälle mit starken und andauernden Schmerzen (29 Fälle) und 3. Kranke mit monatelanger, teilweise jahrelanger Schmerzensdauer und zum Teil schweren Komplikationen (Zostermeningitis). Diese dritte Gruppe umfaßte 11 Patienten. In der ersten Gruppe war die Zellzahl bei 9 Kranken normal und nur in einem Fall erhöht. In der zweiten Gruppe bestand bei 18 Patienten eine z. T. erhebliche Pleocytose (Werte zwischen 21/3 und 630/3 Zellen), bei 11 Fällen blieben die Werte normal. In der dritten Gruppe zeigte sich bei 7 Kranken wiederum eine meist starke Pleocytose (57/3 bis 1216/3 Zellen), bei 4 Patienten geringe oder keine Vermehrung der Zellzahl. GRUNER (1954) folgert aus seinen Ergebnissen, daß die Mehrzahl aller Zostererkrankungen von Pleocytosen begleitet werden und weist darauf hin, daß Zosterinfektionen im Bereich der Hirnnerven oder der benachbarten Halssegmente meist mit stärkeren Pleocytosen einhergehen als weiter caudalwärts lokalisierte Affektionen. Oft ist die Pleocytose zu Beginn der Erkrankung am stärksten ausgeprägt.

PAHLEN (1950) berichtete gleichfalls über Pleocytose (39/3 Zellen), positive Nonne- und Pandy-Reaktion sowie entzündliche Veränderung der Mastixkurve bei einem Fall von Zoster faciei (mit Befall von Zunge, li. Wange, li. Ohrmuschel und li. Parotis sowie Schwellung des Gehörganges, Myringitis bullosa, horizontalem Nystagmus beim Blick nach links und linksseitiger Mydriasis). Wie der Ausfall der Liquoruntersuchungen und der Stoffwechselanalyse nach HEINSEN zeigte, trat bei diesem Fall eine entzündliche Miterkrankung des Stammhirnes ein.

δ) Prognose, Rezidive, Immunität

Die Prognose des Zosters ist meist günstig. Sehr schwere Verläufe werden vor allem bei Befall der Hirnnerven beobachtet, besonders bei Erkrankungen im Gebiet des ersten Trigeminusastes. Für letztere gibt es ein nützliches, wenn auch nicht unfehlbares klinisches, prognostisches Zeichen. Wird das Dreieck vom inneren Canthus des Auges zur Nase mitbefallen, das von den Nn. nasociliares versorgt wird, so wird in der Regel der Bulbus mitergriffen. Es handelt sich dann zwar meist um leichtere reversible Veränderungen; aber auch sehr schwere

Läsionen (tiefe Keratitiden, Ulcera corneae, Iridocyclitiden, sogar Erblindung) können sich ausbilden (BLANK und RAKE 1955).

Todesfälle beim Zoster sind selten und werden vor allem im Anschluß an einen Zoster generalisatus bei älteren, kachektischen Menschen und infolge der komplizierenden Wirkung des zosterischen Befalles bei einer schweren Grundkrankheit (Leukämie, Morbus Hodgkin, Mammacarcinom) beobachtet.

Im allgemeinen rezidiviert der Zoster nicht. Zosterrezidive sind zwar beschrieben worden, kommen aber sehr selten vor. STERN (1937) sah 3 echte Rezidive, die nach $3^{1}/_{2}$, 5 und 24 Jahren als zweite Attacke auftraten. TOURAINE und GOLE (1935) und SAYER (1936) beobachteten ebenfalls je einen Fall eines Zosterrezidives (Intervalle jedoch nur 5 Wochen bzw. 5 Monate!). SEILER (1949) registrierte bei 184 Zosterpatienten 5 Fälle, bei denen es zu einem echten Rezidiv kam und sprach die Vermutung aus, daß Zosterrezidive möglicherweise etwas häufiger als Varicellen-Zweiterkrankungen vorkommen. LEURER (1957) vermutet, daß bei dem von ihm untersuchten Fall eines Zosterrezidives bei einer 70-jährigen Frau sich eine durchgeführte Spondylosebehandlung resistenzvermindernd ausgewirkt haben könnte (erster Zoster im Bereich von D 5 links, 2 Jahre später Zoster im Bereich von D 10 links). Von den meisten Autoren wird als Voraussetzung für die Manifestation eines Zosterrezidives eine mangelhafte Resistenzlage angenommen (Kachexie, Abfall des Antikörpertiters, niedriger Properdinspiegel, aber auch massive Neuinfektion).

Bei jedem Zosterrezidiv muß geklärt werden, ob nicht evtl. ein zosteriformer Herpes simplex vorliegt. Dies forderte LAUSECKER (1952) im Anschluß an die Besprechung seltener Zosterformen (z. B. Zoster gangraenosus duplex) und die eigene Beobachtung zweier Zosterrezidive. Für einen Zoster sprechen Neuralgien, Pleocytose im Liquor und negativer Cornealversuch, besser: Identifizierung des Virus mittels Neutralisationstest in der Gewebekultur (s. S. 257). Bei Rezidiven sind nach LAUSECKER die Hauterscheinungen anders als beim ersten Befall. Sie können weniger stark ausgeprägt sein, z. B. als kleinpapulöses segmentär angeordnetes Exanthem oder nur Erythem (mit Neuralgien!). Wichtig für die Beurteilung sind streifenförmige Narben, die den Sitz der ersten Zostereruption anzeigen.

Die modernen serologischen Untersuchungen (s. im Abschnitt „Virologische Diagnostik" S. 256) sprechen dafür, daß sich im Anschluß an die Zostererkrankung eine Immunität ausbildet (beweisender Anstieg der Antikörpertiter). Kinder können durch passive Immunisierung mit Zosterserum vor einer Varicelleninfektion geschützt werden (JADASSOHN 1932). Nach einem Zoster bildet sich jedoch keine Immunität gegenüber dem Herpes simplex aus.

ε) Besondere Zosterverlaufsformen und Komplikationen

$ε_1$) Komplikationen durch Veränderungen im Nervensystem. Der zosterische Befall des Nervensystems wurde bereits erörtert. Gewöhnlich handelt es sich um entzündliche Prozesse, die keine irreversiblen Schäden hervorrufen, sondern vollständig abheilen (Restitutio ad integrum). Bei schweren Verläufen können jedoch in der Regel ebenfalls vorübergehende, zum Teil sehr lästige, auch lange anhaltende Symptome auftreten. Gelegentlich kommen sogar Zosterfälle vor, bei denen sich nervale Störungen entwickeln, die sich nicht mehr zurückbilden und in seltenen Fällen sogar zum Tode führen können. Besonders schwerwiegend sind Schädigungen des Zentralnervensystems.

HULTSCH (1957) teilte die cerebralen Komplikationen des Zosters in 4 Kategorien ein:

1. Zoster ophthalmicus mit contralateraler Hemiparese,

2. Zoster ophthalmicus oder cervicalis mit Subarachnoidalblutung,

3. Zoster cervicalis mit homolateraler Hemiparese und homolateralen Hirnnervenausfällen — und

4. Generalisierter Zoster des Nervensystems ohne generalisierte Hautveränderungen. (Nach HULTSCH (1957) gehen die cerebralen Komplikationen mit Ausnahme der 4. Krankheitsgruppe nur von einem im Kopfbereich lokalisierten Zoster aus.)

Über die zosterischen Veränderungen im Zentralnervensystem und deren klinische Folgen (Meningismus, Meningitis, Encephalitis, Encephalomyelitis) orientieren besonders Arbeiten von WOHLWILL (1924, 1936), PETTE (1942), SARKAS (1957), MEYER (1957 — para- und metazosterische Encephalitiden) und von KENDALL (1957). Die nerval bedingten Symptome können sehr vielgestaltig sein. Neben Neuralgien (die so stark ausgeprägt sein und so lange anhalten können, daß Invalidisierung notwendig wird), Sensibilitätsstörungen (anaesthetische Zonen, Hyperaesthesie), sympathischen bzw. vasomotorischen und sekretorischen Störungen (z. B. Änderung der Schweißsekretion: Hyperhidrosis, Anhidrosis; Erhöhung der Hauttemperatur, Aufhebung des Pilomotorenreflexes usw.) werden auch Lähmungen (Paresen, Paralysen) beobachtet. Motorische Paralysen sind nicht extrem selten (MAGGI u. Mitarb. 1956, SKOMEDAL 1957). Paraplegien sahen u. a. FRIART und JEANTY (1956), Parese und spätere Paralyse im Bein beobachtete MCINTYRE (1950), Hemiplegien und Quadriplegien, zum Teil mit tödlichem Ausgang, beschrieben DUPERRAT und PRINGUET (1958), HULTSCH (1957) sowie GORDON und TUCKER (1945). Öfter in der Literatur mitgeteilt wurden Fälle von Augenmuskellähmungen (SCOPPA und BARONE 1957, PANNARALE 1957), Facialisparesen (HEGGØ und BOROVSKI 1957), Stimmband- und Gaumensegellähmungen (SCHWETZ 1955) und Bauchwandlähmungen (DOMINICIS 1951, KVORNING 1956, JONES 1957 und MEYER 1957).

Auf die nervalen Komplikationen beim Zoster kann hier nur in dieser Form einer Aufzählung, verbunden mit einigen ausgewählten Literaturhinweisen, eingegangen werden. Ausführlich wird dieses Kapitel im Band VII des Ergänzungswerkes von THIES abgehandelt.

ε₂) **Komplikationen seitens innerer Organe.** Die Veränderungen im Bereich innerer Organe entsprechen immer den Innervationsbezirken der jeweils befallenen Rückenmarks- und Hirnnerven. SCHIRDUAN und DIETZE (1952) sahen einen Fall von hämorrhagisch-nekrotisierendem Zoster multiplex, bei dem eine gangränöse Ileitis entstand und der tödlich endete. Bei der Sektion fanden sich eine ausgeprägte Myelitis und ein Hirnödem. Darmveränderungen beobachtete auch WYBURN-MASON (1957), jedoch leichterer Natur (tonische und klonische Hyperkinese).

DOBY und TOTH (1958) konnten bei 4 Zostererkrankungen Magenveränderungen feststellen, und zwar bei 2 Patienten Motilitätsstörungen (röntgenologisch nachgewiesen) und bei zwei weiteren Kranken Ulcera ventriculi et duodeni (Magenblutung!). Die Hautläsionen bei diesen Fällen betrafen die unteren Dorsalsegmente.

Zuweilen wird auch die Harnblase befallen. LERMAN und MILLSTEIN (1955) sahen bei einem Zoster des 3. und 4. Sacralsegmentes (42jähriger Mann) eine akute Harnretention entstehen. Elektromyographisch ließ sich eine Störung der perinealen Muskulatur und des Detrusors ermitteln.

GIBBON (1956) teilte einen weiteren Fall von Zoster mit Bläscheneruptionen im Bereich des 3. und 4. Sacralsegmentes (linksseitig) mit. Cystoskopisch konnten in der Harnblase zosterische Veränderungen ebenfalls linksseitig festgestellt werden *(unilaterale Cystitis* mit zahlreichen kleinen Schleimhauterosionen). Im Verlauf

der Erkrankung kam es wie bei dem Fall von LERMAN und MILLSTEIN zur Harnretention. In der Literatur fand GIBBON insgesamt 13 analoge Fälle beschrieben.

Neuerdings berichteten LEHMANN und FELKI (1958) über weitere 2 Fälle von
Zoster mit Beteiligung der Blasenschleimhaut, bei denen gruppierte, weißliche,
scharf begrenzte Bläschen mit rotem Hof cystoskopisch eruiert wurden. Es han-
delte sich um einen 49jährigen Mann mit Bläscheneruptionen am Penis, im
Bereich der Symphyse und auf der linken Gesäßhälfte sowie um eine 65jährige
Frau mit Efflorescenzen im Vulvabereich.

SIEDE (1956) beobachtete bei 11 Fällen die Kombination von Zoster und Hepatitis und diskutierte die Frage, ob es sich um ein zufälliges Zusammentreffen
zweier Krankheiten oder um den zosterischen Mitbefall der Leber handelte
(Zoster-Hepatitis). SIEDE neigt der letzteren Ansicht zu.

ϵ_3) **Besonderheiten des abheilenden bzw. abgeheilten Zosters.** Auf die unterschiedlich stark ausgeprägten Hautläsionen (kleinpapulöse Forme fruste, Umwandlung der Bläschen in Blasen — „Zoster bullosus" —, hämorrhagisch-gan-
gräneszierender Zoster) wurde schon hingewiesen, auch auf die Ausbildung von
Narben bei Nekrose des Bläschengrundes. Die Zosternarben können jedoch
gleichfalls verschiedene Veränderungen erfahren. LINSER (1959) machte auf die
Entwicklung eines Keloides im Bereich der Zosterläsionen aufmerksam. SIDI
und MELKI (1956) sahen im Bezirk einer Zosternarbe kleine Papeln entstehen.
Die histologische Untersuchung wies einen Lichen scrofulosorum nach, der nach
Verabfolgung von Isonicotinsäurehydrazid (Neoteben, Rimifon) abheilte. JANSON
(1959) beschrieb einen Zosterfall, bei dem in der Abheilungsphase ein Erythema
infectiosum aufschoß.

Mehrfach beobachtet wurde das Auftreten von Psoriasis vulgaris-Herden im
Gebiete früherer Zostereruptionen (isomorpher Reizeffekt). Einen sehr interessanten Vorgang im Verlaufe einer Psoriasis-Erkrankung, nämlich einen durch
einen Zoster sine exanthemate bedingten isomorphen Reizeffekt stellte BOHN-
STEDT (1957) fest.

Als Folge einer Zosterinfektion kann es zur Ausbildung einer Osteoporose
(diffus, aber auch Lücken- und Lacunenbildung) kommen. LAYANI u. Mitarb.
(1959) berichteten über einen Fall mit rechtsseitigem Zosterbefall der Segmente
C 3 bis C 6, bei dem osteoporotische Veränderungen an den Halswirbeln, am
Schultergürtel und an den Armknochen entstanden. Die Autoren meinen, daß
entzündliche und degenerative Veränderungen des sympathischen Nervensystems
in den Knochen lokale Zirkulationsstörungen bewirken, die dann zur Osteoporose
und bei schweren Erkrankungen zu ausgesprochener Knochenatrophie führen
können. BRÜCKEL (1948) deutet diesen Prozeß als „parallergisch".

ϵ_4) **Komplikationen beim zosterischen Befall der kranialen Nerven.** Außer den
Neuralgien kommen beim Zoster der kranialen Nerven eine Vielzahl von Symptomen vor (MCGOVERN und FITZ-HUGH 1952). Einen Überblick über den Zoster
der kranialen Nerven vermittelt Tabelle 24 (nach BLANK und RAKE 1955).

Eine gründliche Darstellung der Zostererkrankung des Auges brachte KREIBIG
(1959), der auch histologische Untersuchungen an zwei zosterbefallenen Augen
durchführte. Er wies darauf hin, daß die oft vorhandenen klinischen Augen-
befunde bei *Zoster ophthalmicus*, nämlich die Sensibilitätsstörung, das gestörte
Pupillenspiel und die schwarzen Hornhautbeschläge durch die schwere Neuritis
zahlreicher Nervenstämme und die umschriebenen Abhebungen oder Zerstörun-
gen des Pigmentepithels der Iris bedingt werden. Zu diesen Grundsymptomen
treten je nach Schwere des Falles weitere Erscheinungen hinzu: ausgedehnte
Nekrosen in der vorderen Uvea, oberflächliche oder tiefe Ulcerationen in der Cornea und in der Sklera. Erklärt werden diese Veränderungen durch die Capilla-

Tabelle 24. *Zoster der kranialen Nerven* (nach BLANK und RAKE 1955)

Zosterform	Befallene Ganglien	Befallene Organe, Schleimhaut- und Hautareale	Begleitsymptome
1. Facialer Typ	Ganglion Gasseri, vor allem der N. ophthalmicus	Gesicht, Augen, Mund	Schmerzen, Abgeschlagenheit, reduzierter Visus bei Befall der Cornea, Schwäche des Levator palpebrae, Pupillenphänomen von ARGYLL-ROBERTSON
2. Zoster oticus (Ramsay Hunt-Syndrom)	Ganglion geniculi	Konkavität des Ohres und Gehörgang, vordere Zweidrittel der Zunge	Homolaterale Facialisparese (Bellsche Lähmung), Ohrensausen, Taubheit, aber auch Hyperacusis, Schwindel (Befall der cochlearen und vestibularen Ganglien), Geschmackstörungen und Störung der Tränensekretion, meningitische und encephalitische Zeichen
3. Pharyngeale Form	Glossopharyngeale Ganglien	Zentrum der Auricula, Schleimhaut des weichen Gaumens, Uvula, Tonsillen, Pharynx und hinterer lateraler Teil der Zungenschleimhaut	Schmerzen im Ohr und im Pharynx
4. Laryngeale Form	Vagus	Zentrum der Auricula, Zungenbasis, Epiglottis, Arytaenoid, Aryepiglottische Falten	Larynx- und Pharynxparese, Dysphonie, Dysphagie, Bradykardie, Tachykardie, Magenstörungen (Nausea, Erbrechen)
5. Occipitocollare Form	Cervicale Ganglien	Hautläsionen im Bereich von Hinterhaupt und Nacken	Schmerzen im Bereich von Nacken und Hinterhaupt

ritis und Periarteriitis nodosa zosterica FEYRTER. Durch diese Prozesse entwikkeln sich häufiger erst nach Abklingen des Zosterexanthems schwere Entzündungen im Bereich des Auges. Durch die entzündlichen Gefäßprozesse können multiple Erweichungsherde im Opticus (Opticomalacien) entstehen, die Sehstörungen und Papillenveränderungen nach sich ziehen. Starke Lidschwellung (entzündliches kollaterales Ödem) wird durch eine Tarsitis zosterica ausgelöst. Augenmuskelparesen sind nicht selten (durch schwere zosterische Myositis wird eine Motilitätsstörung der Augen verursacht).

Die Vielfalt der beim Zoster ophthalmicus (s. Abb. 102) auftretenden Symptome und Veränderungen (starke Schmerzen, evtl. Übelkeit und Erbrechen, Tränenfluß, Photophobie, Doppelbilder, Lidödeme, Conjunctivitis, Keratitis, Ulcus corneae evtl. mit Corneaperforation, Iritis, Iridocyclitis, Retinitis z. T. mit Retinablutung, später: Leukome, Staphylome, sekundäres Glaukom) wurde von zahlreichen Autoren beschrieben, u. a. von EHLERS (1942), BÖRNER (1949), BJÖRK (1949, 1950), AHL und NADBATH (1951), BARTLETT u. Mitarb. (1951), PRITIKIN und DUCHON (1951), VIANNA (1953), FRANÇOIS und NEETENS (1955), GATÉ und COLOMB (1957), OKSALA (1957), PRIGGERT (1957), SFORZOLINI (1957) und HOFMANN (1958). Gelegentlich wird der Zoster ophthalmicus von einer Meningitis begleitet. Zur Erblindung kommt es selten. Das Ulcus corneae ist immer eine ernste Komplikation und bringt doppelte Gefahr. Einerseits bleiben nach Abheilung des Hornhautgeschwürs undurchsichtige, u. U. sehr störende Flecken zurück, andererseits kann, durch Ausdehnung der Ulceration und durch Lidkrampf begünstigt, Sekundärinfektion eintreten, die evtl. zur Panophthalmie und eitriger Einschmelzung des Auges führen kann.

Den seltenen Fall eines Zoster ophthalmicus beim Kind beobachtete TUCKER (1958). Es handelte sich um einen 6jährigen Jungen, der vier Jahre vorher (!) Varicellen durchgemacht hatte. Es kam zu einseitiger Ausbildung von Conjunctivitis und Lidödem, später von Keratitis und Iritis. Noch ein Jahr nach Abheilung des Zosters war die Sehkraft reduziert.

Seltener als der Zoster ophthalmicus kommt der Zoster oticus vor. Bei letzterem können Läsionen im Bereich von Auricula, Gehörgang, Trommelfell, in

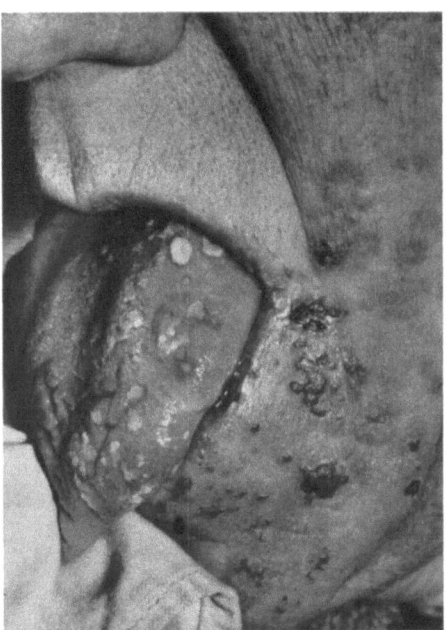

Abb. 103. Halbseitiger Zoster der Zunge mit Läsionen im Bereich der Wangen- und Kinnhaut

der Regio postauricularis und mitunter auch am weichen Gaumen auftreten. Häufig ist der Lymphknoten vor dem Tragus angeschwollen. Diese Veränderungen werden von Kopfschmerzen (Otalgien!), Ohrensausen, Hypo- oder Hyperakusie, Drehschwindel oder Erbrechen begleitet (zuweilen auch Forme fruste). Die Trias, die aus Zosterläsionen im Ohrbereich, Facialisparese und neuralgiformen Gesichtsschmerzen besteht, wird als *Ramsay Hunt-Syndrom* bezeichnet. Die Facialisparese ist meist mit einer Geschmacksstörung in den vorderen Zweidritteln der homolateralen Zungenhälfte verbunden, und zwar bedingt durch einen Befall der Chorda tympani (durch letzteren auch Vermehrung der Speichelsekretion).

In den letzten Jahren wurden Zoster oticus-Kasuistiken u. a. von JOHNSON und ZONDERMAN (1948), GALANTE u. Mitarb. (1949), TSCHIASSNY (1950), GLANINGER (1955), BOGNER (1956), EIMIND (1957) sowie von BITT-RICH und WILKE (1958) mitgeteilt. Das sehr seltene Auftreten eines konkordanten Zoster oticus bei eineiigen Zwillingen beobachtete NEUSS (1960).

Läsionen im Bereich der *Mundschleimhaut* stellen sich am häufigsten beim Befall des 2. und 3. Trigeminusastes ein. SEPP (1960) fand in der Literatur 66 Zostererkrankungen mit Beteiligung der Mund- und Rachenschleimhaut, doch dürfte letztere häufiger vorkommen, als es das Schrifttum nachweist. Auch hier erkranken die höheren Lebensalter häufiger und Männer öfter als Frauen. Unter den 66 Zosterfällen, die SEPP zusammenstellte, waren 46, über die verwertbare Angaben gemacht worden waren. Diese 46 Fälle lassen sich folgendermaßen gruppieren:

1. Hautläsionen (halbseitig) im Trigeminusbezirk und Zoster mucosae: 28 Fälle
2. Zoster duplex mit Mundschleimhautläsionen: 8 Fälle
3. Zoster oticus mit Mundschleimhautbeteiligung: 5 Fälle
4. Zoster generalisatus mit Efflorescenzen auf den Schleimhäuten: 5 Fälle

Nach SCHUERMANN (1958) ist der Zoster duplex der Mund- und Rachenschleimhäute sehr selten, Beteiligung der Mundschleimhaut beim Zoster generalisatus hingegen häufiger zu beobachten. Bei den 46 von SEPP (1960) ausgewerteten Fällen waren folgende Schleimhautareale allein oder kombiniert ergriffen:

1. *Allein befallen:*

Zunge 6mal
Harter und weicher Gaumen 5mal
Weicher Gaumen 1mal
Wangenschleimhaut 2mal

2. *Kombiniert befallen:*

Zunge und Gaumen 2mal
Zunge und Wange 3mal
Zunge und Lippe 1mal
Gaumen und Wange 3mal
Gaumen und Lippe 1mal
Wange und Lippe 2mal
Zunge, Wange und Gaumen 3mal
Zunge, Wange und Unterlippe 2mal
Zunge, weicher Gaumen und Gaumenbogen 1mal
Zunge und Kehlkopf 1mal
Zunge und Gaumensegel 2mal
Wange und Kehlkopf 2mal
Gaumen und Uvula 2mal
Weicher Gaumen, Larynx und Pharynx 3mal
Harter und weicher Gaumen sowie Teile des Cavum oris ohne Zunge 2mal
Teile des Larynx und Pharynx 2mal

46 Fälle

Am häufigsten befallen werden demnach Zunge und Gaumen, dann Wangen- und Lippenschleimhaut. Das klinische Bild des Schleimhautzosters ist von SCHUERMANN (1958) umfassend dargestellt worden. Von letzterem wird betont, daß in den meisten Fällen die unilaterale Manifestation, das gruppenförmige Auftreten der Läsionen (innerhalb der Gruppe sind die Efflorescenzen gleichaltrig und daher gleichwertig) und die schnelle Aufeinanderfolge neuer Gruppen, die somit untereinander verschieden alt sind, deutlich ausgeprägt sind. Zunächst erscheinen gruppierte, düsterrote Flecke, bald darauf kurzlebige Bläschen mit klarem Inhalt, die schnell erodieren und mit einem weißlich-gelblichen, pseudomembranösen Belag versehen werden. Die Läsionen können sehr dicht stehen und evtl. konfluieren (vor allem nach längerem Bestand). Mitunter entstehen so bogig begrenzte Erosionen mit gelbem Grund, die von einem schmalen, dunkelroten Hof auf ödematöser Basis umsäumt werden (SCHUERMANN 1958). Hämorrhagien und Nekrosen sind im Mundschleimhautbereich selten. Die regionalen Lymphknoten sind fast immer angeschwollen und druckempfindlich. Diese Erscheinungen können mit sensiblen (Ageusie), motorischen (z. B. Kaumuskelkontraktur) und sekretorischen Störungen einhergehen. Einen halbseitigen Zoster der Zunge zeigt Abb. 103, einen ebenfalls halbseitigen Unterlippenbefall Abb. 104. Einen Zoster unilateralis der Nasenpartie, der sich auf eine Rosacea aufpropfte und mit halbseitigem Befall des harten Gaumens einherging (Beteiligung des Ramus nasopalatinus des zweiten Trigeminusastes) beschrieben BANDMANN und NASEMANN (1959). Es handelte sich um eine 43jährige Frau (s. Abb. 105 und 106). Weitere klinische Details bei BATEMAN und MAWSON (1950), STEPAN (1953), BIEBER und WEYLAND (1956) sowie bei RICHARD u. Mitarb. (1958). Über die Differentialdiagnose der Schleimhautläsionen s. weiter unten!

ϵ_5) **Der Zoster generalisatus.** In etwa 2—5% aller Zosterfälle (nach JONES 1957: 1—2%, nach SEILER 1959: 3,8%) kommt es — gewöhnlich nach primärem

segmentären Befall — zu einer Generalisation. Die generalisierte Aussaat der
Bläschen geschieht varicelliform (Zoster varicellosus sive generalisatus). Die Ab-
trennung von Varicellen ist dann leicht, wenn der primäre segmentgebundene
Herd sichtbar ist (s. Abb. 107). Zwischen segmentärem Zoster und der Generali-

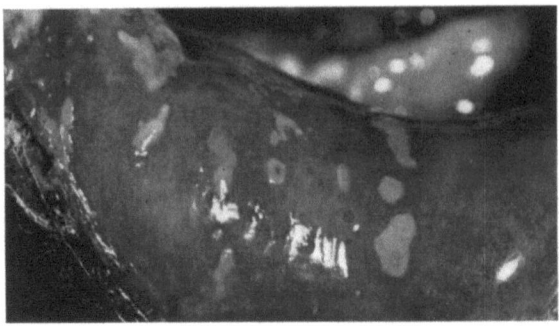

sation liegt ein Intervall
von wenigen Tagen (meist
4 bis 8 Tage). Die Mund-
schleimhaut ist oft mitbe-
teiligt (s. klinische Daten
bei FERNANDEZ 1936, GRAN-
ROTH 1947, KONRAD 1950,
MCCALLUM 1952, JONES
1952, MICHEL u. Mitarb.
1953 sowie VALENTINE und
WYLIE 1956). In den ge-
neralisierten Läsionen vermochten RODNAN und RAKE

Abb. 104. Halbseitiger zosterischer Befall der Unterlippenschleimhaut

(1956) elektronenoptisch Vi-
ruselementarkörper nachzuweisen, die mit denen in den segmentären Efflorescenzen morphologisch völlig übereinstimmen.

DOGLIOTTI (1955) sah einen Fall von Zoster generalisatus bei einem Patienten
mit konstitutioneller Neurodermitis. Die Bläschen schossen nur im Bereich der
neurodermitisch veränderten Hautareale auf.

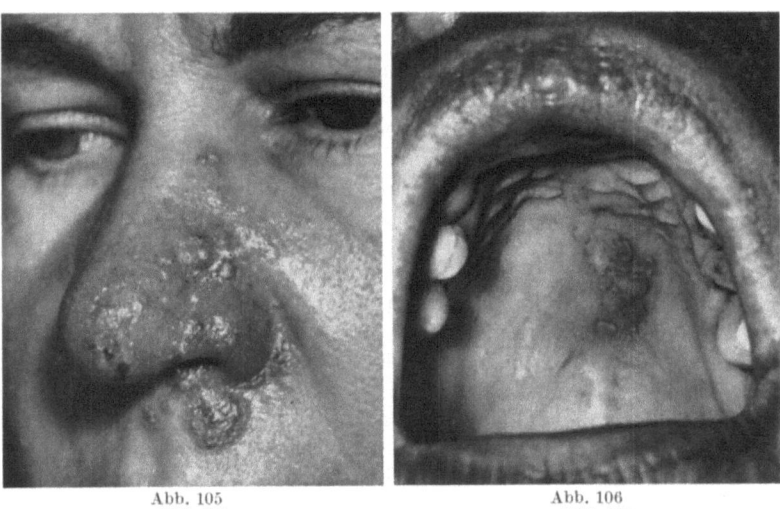

Abb. 105
Abb. 106

Abb. 105. Halbseitiger Zoster auf einer Rosacea im Nasenbereich, 43jährige Frau
Abb. 106. Dieselbe Patientin wie in Abb. 105, halbseitige Zosterläsionen am harten Gaumen (Befall des
Ramus nasopalatinus des 2. Trigeminusastes)

Nicht immer tritt der generalisierte Zoster im Zusammenhang mit einer Leukämie auf (LECZINSKY 1951), wenn auch besonders häufig. Mehrere Krankheiten,
die zu Marasmus führen und eine Resistenzminderung verursachen, können die
sekundäre Generalisation eines primär lokalisierten Zosters bedingen. RIMBAUD
u. Mitarb. (1957) sahen diesen Vorgang vor allem bei lymphatischer Leukämie,
malignen Retikulosen, visceralen Carcinomen, bei hämolytischem Ikterus und
chronischer Tuberkulose. Zoster generalisatus bei Lungen- und Nierentuberkulose
beobachteten z.B. VILANOVA u. Mitarb. (1956).

Etwa seit der Jahrhundertwende wurden in der Literatur zahlreiche Einzel-
beobachtungen über das Zusammentreffen von Zoster mit chronischer Leukämie
und Morbus Hodgkin, viel seltener mit Lympho-
sarkom oder Plasmozytom mitgeteilt. Bei Durch-
sicht dieser Veröffentlichungen fällt auf, daß
ein sehr hoher Prozentsatz generalisierter Zosterfälle, der weit höher als bei den übrigen Zostererkrankungen ist, in Zusammenhang mit einer
Leukämie auftritt (HOFFMANN 1956). HALLGREN
(1950) wertete 60 Fälle aus der Literatur und 5
eigene aus und stellte fest, daß 80% der generalisierten Zostererkrankungen bei lymphatischen Leukämien beobachtet wurden.

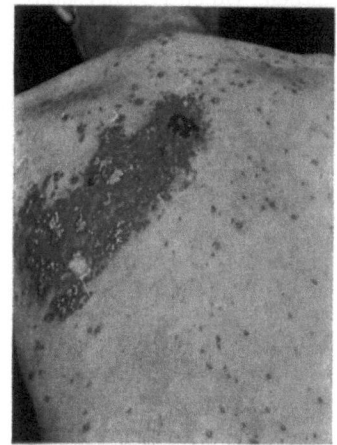

Abb. 107. Zoster im Rückenbereich, primär segmentgebunden, sekundär
generalisiert: Zoster varicellosus

In den letzten Jahren beschrieben die Kombination: Zoster generalisatus — lymphatische
Leukämie u. a. BOUR und PRAKKEN (1941),
A. FRANK (1948), L. FRANK (1951), GELFAND
(1951), MATRAS (1954), TIESSEN (1954), ANHALT
und FORSEY (1956), RODNAN und RAKE (1956),
STÖHR und HÖLSCHER-IMMISCH (1956), LAMBERS
(1957) sowie DUVERNE u. Mitarb. (1957). Bei der
Lymphogranulomatose (Morbus Hodgkin) beob-
achteten u. a. HAUSNER (1952), HOFFMANN (1956) sowie MAURO und PRATO (1957),
bei der Monocytenleukämie BLUEFARB (1948), bei myeloischen Leukämien KEYEN-
BURG (1953) und HOFFMANN (1956) und
schließlich beim Lymphosarkom SILVA
(1952) sowie DUVERNE u. Mitarb. (1957)
das Auftreten eines generalisierten Zosters.
Letzterer ist durchweg eine ernste Komplikation des Grundleidens. Weitere schwere
Symptome können hinzutreten und evtl.
den Tod herbeiführen. GELFAND berichtete z. B. über einen Fall von Zoster generalisatus bei lymphatischer Leukämie, bei
dem sich außerdem eine Parotitis und eine
Orchitis, später noch Keratitis und Conjunctivitis ausbildeten. Öfter wird die Umwandlung abheilender Zosterläsionen der
Haut in leukämische Infiltrate gesehen.
Unbedingt erforderlich ist es, bei jedem
Patienten (vor allem im höheren Lebensalter), bei dem sich ein generalisierter Zoster entwickelt, zu prüfen, ob nicht eine
lymphatische Leukämie oder eine andere
Hämopathie vorliegt (s. hierzu Abb. 108.)

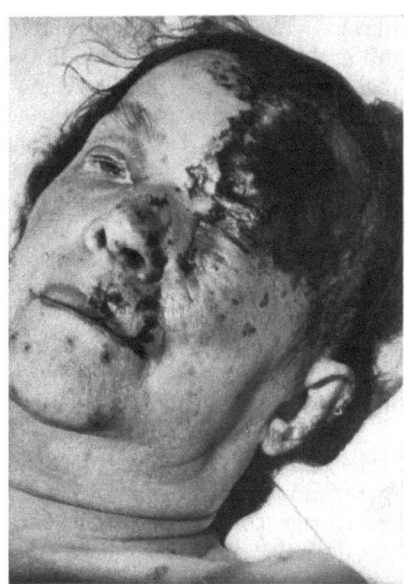

Abb. 108. Hämorrhagisch-gangränöser Zoster bei
Patientin mit lymphatischer Leukämie. Primärer
segmentärer Befall (Gangrän), später Entwicklung eines Zoster generalisatus

ε₆) **Beziehungen zwischen Zoster und
Carcinom.** WYBURN-MASON (1955) sprach
sich auf Grund von Untersuchungen an
26 Zosterfällen dafür aus, daß sich später
in den befallenen Hautarealen maligne Neubildungen (Ulcus rodens, Spinaliom)
entwickeln können. Auch die unter der früher mit Zosterläsionen bedeckten
Haut gelegenen Gewebe (z. B. Mamma) könnten eine maligne Veränderung

erfahren (3 Monate bis zu $3^1/_2$ Jahre später). Ebenfalls in zosterisch erkrankten Schleimhautgebieten will Wyburn-Mason später maligne Prozesse beobachtet haben. Im entgegengesetzten Sinne äußerte sich McGregor (1957), der ein großes Patientengut überblickt. Er meint, daß der Zoster keinen cancerogenen Effekt besitzt und sich in der Regel erst im Anschluß an die Krebserkrankung manifestiert. Für diesen Vorgang lieferte McGregor zwei einschlägige Beispiele.

In der Tat dürfte es die Regel sein, daß das Carcinom das primäre und der Zoster das sekundäre Ereignis darstellt. Pendergrass und Kirsh (1948) stellten unter 406 Patientinnen mit Brustkrebs 16mal ein Zosterexanthem fest. Bei 12 dieser 16 Kranken erfolgte die Zostereruption zu einer Zeit, in der bereits Metastasen vorhanden waren (evtl. Wirkung letzterer im Sinne von Lokalisationsfaktoren). Gros und Veillon (1951) konnten die Beobachtungen von Pendergrass und Kirsh bestätigen. Sie fanden bei 203 Patientinnen mit Mammacarcinom siebenmal (d. h. in etwa 3,5%) einen Zoster. Nur einmal entstand letzterer 13 Monate vor der Carcinomentwicklung (übrigens Beginn des malignen Prozesses in der Zosternarbe), alle anderen Fälle waren sekundäre Manifestationen (Zostererkrankung meist erst bei röntgenbestrahltem Carcinom). Auch nach Prostatacarcinomen können Zostereruptionen gesehen werden (Bluefarb u. Mitarb. 1957).

ϵ_7) **Zoster und Trauma.** Niemals kann ein Trauma *die* Ursache einer Zostererkrankung sein. Die Ursache ist immer der Befall mit dem Zostervirus. Bei Anerkennung der Latenztheorie — (s. S. 233: Primärer Befall des Organismus in Form von Varicellen, dann Persistieren des Virus in latentem Zustand, später Provokation durch unterschiedliche Faktoren. Immunitätslage entscheidet über Lokalisation oder Generalisation des Exanthems. Bekannte und unbekannte Faktoren bestimmen über eine Segmentirritation den Ort des zosterischen Befalles) — bleibt nur zu diskutieren, ob ein Trauma im Sinne einer Provokation und evtl. gleichzeitig als Lokalisationsfaktor wirken kann. Die Meinungen hierüber sind immer noch geteilt. Ohne jeden Zweifel ist aber die direkte Verknüpfung von Zoster und Trauma ein sehr seltenes Ereignis. Von Tottie (1951) wird erwähnt, daß unter den dem National Insurance Office gemeldeten 1,4 Millionen Unfällen nur 1 Fall vom Jahre 1940 war, bei dem ein Zusammenhang zwischen Zoster und Trauma vermutet wurde.

Sowohl Tottie (1951) als auch Klauder (1951) lehnen es bei Anerkennung der Tatsache, daß ein traumatisch stimulierter Zoster sehr selten vorkommt, nicht ab, daß gelegentlich ein Trauma (z. B. stumpfe Traumen mit Schädigung der Wirbelsäule) das latent vorhandene Virus zu aktivieren vermag. Die Latenzzeit zwischen Trauma und Zosterausbruch beträgt nach Klauder (1951) durchschnittlich einen Tag bis drei Wochen. Bei längeren Intervallen vermindert sich die Wahrscheinlichkeit eines direkten Zusammenhanges.

Nicht jedes Trauma, von dem in der Literatur ein Zusammenhang mit einem Zoster angenommen wurde, verdient Anerkennung in diesem Sinne. Nur peripher angreifende Traumen dürften als ursächliche Faktoren nicht in Betracht kommen. Der einzige Unterschied zwischen symptomatischem und idiopathischem Zoster liegt darin begründet, daß bei ersterem der lokale Faktor in der Zosterpathogenese bekannt ist, während dieser beim letzteren unklar bleibt. Ein symptomatischer Zoster ist z. B. der Fall von Arndt und Buttenberg (1959), ein primäres Mammacarcinom, bei dem durch die Entwicklung einer Wirbelmetastase im entsprechenden Segment in wenigen Tagen ein massiver bullöser Zoster entstand (evtl. Störung des Gleichgewichtes zwischen latentem Virus und Antikörpern im betroffenen Segment). Hier stellt die Wirbelmetastase im weitesten Sinne ein „Trauma" dar. Läßt sich die Auswirkung eines „von außen" erfolgten Traumas im gleichen Sinne wie die bei der Segmentirritation durch eine Wirbelmetastase deuten, ist die Zusammenhangsfrage zu bejahen (z. B. Wirbelsäulenverletzung, schwere Quetschungen, Splitterverletzungen des Auges: Zoster ophthalmicus). Im Einzelfall muß der Zusammenhangsfrage „Zoster — Trauma" mit großer Sorgfalt nachgegangen werden, besonders dann, wenn der Zoster auf Ereignisse zurückgeführt wird, die oft vollzogen und so gut wie nie von einem Zoster gefolgt werden, z. B. nach Zahnextraktion (in der ganzen Literatur fand SEPP 1960 5 Fälle mit Zoster im Kopfbereich nach Zahnextraktion), nach Bluttransfusion (VOEGT und ROESTER 1950), nach Lumbalpunktion, Operationstrauma oder nach peripheren Verletzungen und Verbrennungen (SVENDSEN 1952, DE SAINT-MARTIN 1957). Erklärt im oben dargelegten Sinne scheint beispielsweise der Fall von KRIEGK (1951) zu sein, bei dem es nach Nucleus pulposus-Verkalkung und Einbruch der Wirbelkörperdeckplatte zu einem Zoster im gleichen Segmentbereich kam.

Ebenso wie die Frage nach dem Zusammenhang zwischen Trauma und Zoster muß diejenige nach einer Verknüpfung von *Röntgenbestrahlung und Zoster*, die vielfach bejaht wurde (ELLIS und STOLL 1949, SCHMITT und THIERFELDER 1954 und RÜBE 1955), mit großer Vorsicht beantwortet werden. Eine gründliche Stellungnahme zu diesem Problem brachte SEELENTAG (1955). Unter insgesamt 4800 Patienten (4 Jahrgänge: 1951—1954) der strahlentherapeutischen Abteilung des Institutes für Physikalische Therapie und Röntgenologie der Universität München fanden sich 25 Zosterfälle, von denen nur neun im Anschluß an die Röntgenbestrahlung auftraten. SEELENTAG meint, daß es noch nicht bewiesen sei, daß die funktionelle Erregung der nervösen Substanz durch afferente Erregungsleitung peripherer Reize genügt, um eine Segmentirritation (Lokalisationsmoment) zu bewirken. Statistisch konnte die gleiche Zosterhäufigkeit bei einem nichtbestrahlten und bei einem bestrahlten Krankengut gesichert werden. Die Annahme einer lokalen Schädigung durch Röntgenstrahlen als Ursache eines Zosterbefalles darf nach SEELENTAG als widerlegt gelten. Ähnlich zurückhaltend wie SEELENTAG beurteilt auch KÖHLER (1960) dieses Problem.

ϵ_8) **Zoster sine exanthemate.** Gelegentlich kommen Erkrankungsfälle vor, welche die subjektiven Zeichen der Zosterinfektion aufweisen, aber ohne Hautveränderungen einhergehen. Dies spricht für einen Befall des Nervengewebes, ohne daß sich das Virus gleichzeitig in der Haut ausbreitet; Einzelheiten siehe bei FEYRTER (1954): Zoster sine exanthemate bzw. sine herpete. Ross (1949) teilte zwei Fälle von Zoster ophthalmicus ohne Hauterscheinungen mit (bei einem Fall mußte sogar ein Auge wegen Glaukom enucleiert werden). LEWIS (1958) glaubt, daß Fälle von Zoster sine exanthemate häufiger vorkommen (etwa als Zoster oticus ohne Hautbeteiligung oder in Form von segmentären, halbseitigen Schmerzen, die mit visceralen Symptomen von kurzer Dauer kombiniert sind und sich vollständig zurückbilden), als allgemein angenommen wird. Dieser Tatsache sollte bei der Deutung einer Anzahl von Syndromen mit ungeklärter Ursache mehr Beachtung geschenkt werden (FEYRTER 1954, LEWIS 1958).

ϵ_9) **Zoster bei Neugeborenen.** Zostererkrankungen des Neugeborenen sind sehr selten. Wir konnten in der uns zugänglichen Literatur bisher nur 6 einschlägige Fälle finden. COUNTER und KORN (1950) beobachteten bei einem durch Kaiserschnitt entbundenen Mädchen etwa 20 Stunden nach der Geburt die Entwicklung eines Zosters im Hautbezirk von C_3 bis D_3 rechts. Im Alter von 4 Monaten konnte bei diesem Kinde eine Blindheit zentralen Ursprungs diagnostiziert werden. Es starb im Alter von einem Jahre. Eine Varicellen- oder Zosterinfektion der Mutter während der Gravidität ließ sich nicht ermitteln.

CLEISZ u. Mitarb. (1951) sahen bei einem Neugeborenen einen Zoster im linken Nackenareal. Die Diagnose wurde histologisch bestätigt. Einen weiteren

Zosterfall bei einem Neugeborenen (4 Tage nach der Geburt gruppierte Bläschen am rechten Oberschenkel) beschrieb FELDMAN (1952).

DUEHR (1955) berichtete über zosterisch bedingte, kongenitale Kataraktbildung bei zwei Neugeborenen. Beim ersten Fall machte die Mutter im vierten Schwangerschaftsmonat einen Zoster durch. Das Kind wies dann außer der Katarakt noch einen Klumpfuß und einen Intelligenzdefekt auf. Die Mutter des zweiten Kindes erkrankte im dritten Schwangerschaftsmonat an einem Zoster. Das Kind zeigte Mikrophthalmus, Nystagmus und dichte Kerntrübung der Linsen. Der sechste Fall von Zoster beim Neugeborenen (mit späterer Encephalitis) wurde von MORMONE (1958) beobachtet.

Tabelle 25. *Zoster bei Kindern* (7 Fälle von WINKELMANN und PERRY 1959)*

Alter der Kinder	Geschlecht	Primäre Lokalisation der Läsionen	Bestandsdauer der Läsionen in Wochen	Schmerzen	Folgeerscheinungen (Komplikationen im Verlauf des Zosters)	Alter, in dem vorher Varicellen durchgemacht wurden	Vor der Erkrankung Varicellenkontakt nachgewiesen
7 Monate	♂	Rechter Arm und Schulter	4	Ø	keine	keine	nein
2 Jahre	♂	Rechte Schulter und Achsel	3	Ø	keine	mit 2 Monaten	ja
2¹/₂ Jahre	♀	Linker Oberschenkel und Gesäß	3	Ø	Zoster generalisatus	mit 2 Monaten	ja
2¹/₂ Jahre	♂	Rechte Lumbal- und Inguinalregion	4	+	Hautnarben	mit 1 Jahr	nein
4 Jahre	♂	Linker Thorax	2	Ø	keine	mit 2 Jahren	ja
4 Jahre	♂	Rechte Hüfte, rechtes Bein und Leiste	3	+	Meningitische Reaktion	mit 3 Monaten	nein
5 Jahre	♂	Linkes Bein und linke Lende	2	+	Zoster generalisatus	mit 8 Monaten	nein

* Ein Zosterkontakt konnte bei allen Kindern nicht ermittelt werden.

ϵ_{10}) **Zoster in der Kindheit.** Die Häufigkeit des Zosters in der Spanne vom ersten bis zum zehnten Lebensjahr wurde mit 0,1% errechnet (Einzelheiten siehe bei FEYRTER 1954). COMBY (1922) berichtete über 84 selbst beobachtete Fälle von Zoster in der Kindheit (Patientengut, das innerhalb von 40 Jahren gesammelt wurde). Unter diesen Kindern waren nur 20 unter 5 Jahre alt. WINKELMANN und PERRY (1959) sahen in der Mayo-Clinic innerhalb von drei Jahren 7 Fälle von Zoster bei Kindern im Alter von 7 Monaten bis zu 5 Jahren. Die Krankheit verläuft leichter als beim Erwachsenen und wird vielfach nicht richtig diagnostiziert. Von den sieben Kindern hatten 6 bereits Varicellen durchgemacht, und zwar im ersten bzw. zweiten Lebensjahr. Die Hautveränderungen gleichen hinsichtlich ihrer Morphe und ihrer Anordnung (herpetiforme Gruppierung) denen der Erwachsenen. Komplikationen kommen vor und entsprechen ebenfalls denen, die beim Erwachsenen gesehen werden — mit einer Ausnahme: *postzosterische Neuralgien gibt es im Kindesalter nicht.* Die Komplikationen sind in der Regel leichterer Art als beim Erwachsenen. In Ausstrichen von Bläscheninhalt können bei Kindern gleichfalls ballonierend-degenerierte Epithelien nachgewiesen werden. Therapeutisch genügen lokale Maßnahmen (Vioformlotio, Terracortrilsalbe). TUCKER (1958) beschrieb einen Fall von Zoster ophthalmicus bei einem sechsjährigen Jungen (s. oben!). Einen bemerkenswerten Fall teilte KILE (1956) mit. Die Mutter eines an Zoster erkrankten Kindes hatte im 7. Schwangerschaftsmonat Varicellen durchgemacht. Als das Kind, einjährig, einer Varicelleninfektion ausgesetzt war, wurde es nicht befallen. Nach erneuter Exposition im Alter von $2^1/_2$ Jahren bekam es dann jedoch einen eindeutigen Zoster. — Tabelle 25 gibt die klinischen Daten der 7 Fälle von Zoster bei Kindern wieder, die von WINKELMANN und PERRY (1959) beobachtet wurden.

i) Differentialdiagnose

Ist die Trias „Bläschenausschlag, segmentale Ausbreitung und neuralgiforme Schmerzen" voll ausgeprägt, dann bieten sich hinsichtlich der Differentialdiagnose kaum Schwierigkeiten. Sind hingegen die Hauterscheinungen noch nicht vorhanden, so kann die Diagnose „Zoster" evtl. schwer zu stellen sein. Beispielsweise kann ein gürtelförmiger Schmerz, der sich über die Thoraxwand erstreckt, für eine Pleuritis oder eine Pleurodynie gehalten werden. Ein Schmerzzustand im unteren Rückenbereich kann auf einen Bandscheibenprolaps und Otalgie (beginnender Zoster oticus) auf eine Otitis media bezogen werden. Gelegentlich kann sogar eine akute Baucherkrankung vorgetäuscht werden und zu einer Probelaparotomie führen (BOSHER und WILLIAMS 1948).

Ein vesiculöses Ekzem und ein Erythema exsudativum multiforme können meist leicht abgegrenzt werden (evtl. Cytodiagnostik, Bläschenausstrich). Im Kopfbereich kann zu Beginn (erythematöses Stadium) ein Erysipel differentialdiagnostisch Schwierigkeiten machen (höheres Fieber, meist rasche Abheilung auf Penicillin, nicht streng halbseitig, Klärung durch Bakteriologie).

Die Abtrennung einer hämorrhagischen Cystitis von einem Zoster der Blasenschleimhaut ist evtl. sehr schwer durchzuführen (nach Auftreten des segmentären Hautausschlages ist die Diagnose leicht, sonst Klärung durch Verlauf und Virusserologie).

Ein Zoster duplex im Bereich der Mundschleimhaut ist schwer zu diagnostizieren, wenn keine Hauterscheinungen vorhanden sind (Histologie!). Über die Differenzierung zwischen Zoster und zosteriformem Herpes simplex s. S. 232.

Histologisch zeigt das Zosterbläschen gewisse Ähnlichkeit mit dem Bläschen beim Pemphigus vulgaris. Die Zosterläsion liegt jedoch nicht suprabasal und zeigt eine viel stärkere ballonierende Degeneration, als sie beim Pemphigus anzutreffen ist. Außerdem findet man in den ballonierten Zellen (auch in den Riesenzellen mit mehreren Kernen) intranucleäre Zoster-Einschlußkörper. Meist liegt das Zosterbläschen etwas tiefer als die Efflorescenzen beim Herpes simplex und bei Varicellen.

Sehr schwer kann die Differentialdiagnose zwischen Varicellen und Zoster generalisatus sein. Ist der Zoster primär segmentgebunden und erfolgt die Generalisation sekundär, so gibt es keinen Zweifel. Von Varicellen werden in erster Linie Kinder betroffen, evtl. schließt sich an die Erkrankung ein segmentärer Zoster an. Fast nur bei Sekundärinfektion schwellen die Lymphknoten an. Man findet Leukopenien und das Exanthem beginnt gern am behaarten Kopf. Durch ausgeprägte Schübe zeigen die Varicellen ein noch polymorpheres Bild als der generalisierte Zoster. Varicellen treten gehäuft auf, betreffen wahllos Gesunde und Kranke, zeigen fast immer Mitbefall der Mund- und Rachenschleimhaut, und nur ausnahmsweise kommt es zu Hämorrhagien und Nekrosen. An Zoster generalisatus erkranken hingegen bevorzugt ältere Menschen, fast immer geht ein segmentärer Befall voraus und die Lymphknoten sind konstant angeschwollen. Das Blutbild ist nicht charakteristisch, doch sieht man eher Leukocytosen als Leukopenien. Im Gegensatz zu Varicellen tritt der Zoster generalisatus isoliert auf, stellt sich meist bei chronisch kranken Menschen (Leukämie, Morbus HODGKIN) ein und zeigt gern Hämorrhagien und Gangrän (vor allem im primären, segmentalen Herd).

j) Virologische Diagnostik

Über die Cytodiagnostik (Bläschenausstriche, gefärbt mit der Giemsa-Methode oder nach MAY-GRÜNWALD, BLANK u. Mitarb. 1951) s. im Kapitel „Klinik", Abschnitt „Klinische Laboratoriumsbefunde".

In Ausstrichpräparaten (möglichst dünn auf extrem sauberen Objektträgern!) mit dem Inhalt ganz frischer Zosterbläschen können nach Anfärbung die Elementarkörper des Zostervirus mit Hilfe der Oelimmersion als kleinste Punkte nachgewiesen werden (s. die Abb. 109). Zur Färbung sind die Verfahren von MOROSOW (Versilberung), von PASCHEN (Carbolfuchsin — Geißelbeize) und von HERZBERG (Victoriablau) geeignet. Auch mit der Leuchtbildmethode sind die Elementarkörper darstellbar (TANIGUCHI u. Mitarb. 1934). Das Zostervirus ist nach MELCZER (1951) primulinpositiv.

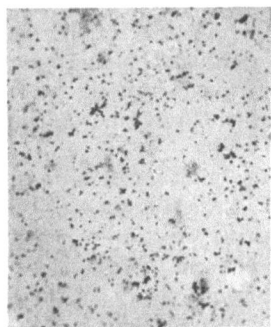

Abb. 109. Ausstrichpräparat von frischem Zosterbläschen, Färbung nach MOROSOW. Neben feinem Detritus zahlreiche, z.T. in Gruppen dicht aneinander liegende Virus-Elementarkörper

Über die Histologie der Zosterläsion s. den entsprechenden Abschnitt im pathologisch-anatomischen Kapitel S. 237.

Die Zoster-Elementarkörper können im Bläscheninhalt nicht nur lichtoptisch, sondern auch elektronenmikroskopisch aufgefunden werden (direkte Präparation mit dem klaren Inhalt frischester Bläschen s. bei RUSKA 1943).

Auf der Chorionallantoismembran von Bruteiern siedelt sich das Zostervirus nicht an. Auch mittels Variation der Techniken ist es bis heute nicht gelungen, das Zostervirus in Eikulturen zur Vermehrung zu bringen. GOODPASTURE und ANDERSON (1944) sowie BLANK u. Mitarb. (1948) vermochten lediglich das Zostervirus in menschlichen Hautstückchen, die der Eimembran aufgepfropft wurden (und dort eine gewisse Zeit überlebten), infektionstüchtig zu erhalten (wirkliche Vermehrung des Virus?)[1].

MAGNUSSON (1941) berichtete über Impfversuche mit Material von Zosterfällen an Affen. Ob die Übertragung auf diese Tiere gelang, bleibt fraglich. Histologisch zeigten sich Veränderungen, die für eine Virusinfektion sprachen.

In Gewebekulturen vermehrt sich das Zostervirus, stellt aber an das Medium hohe Ansprüche. WELLER (1953) isolierte das Zostervirus in „Roller-Tube-Kulturen" aus Zellen von Haut und Muskelteilen menschlicher Embryos und aus Zellen vom Präputium (letzteres Material stammte von Knaben, die zwischen 3 Monate und 3 Jahre alt waren). Auch in Zellkulturen aus Affennieren vermehrt sich das Zostervirus, ebenfalls sehr gut in Kulturen von menschlichen Amnionzellen (WELLER und STODDARD 1952, WELLER, WITTON und BELL 1958, TAYLOR-ROBINSON 1959 und DOWNIE 1959). In den mit dem Inhalt frischer Zosterbläschen beimpften Gewebekulturen bilden sich scharf begrenzte, herdförmige Läsionen, die einen cytopathogenen Effekt zeigen. Letzterer entwickelt sich etwa 6 bis 8 Tage nach Infektion der Kulturen. In den Herden sind die Zellen z.T. erheblich vergrößert und weisen Kerneinschlüsse auf. Die Zellen degenerieren und zerfallen schließlich. Die Ausdehnung der Herde vollzieht sich peripherwärts. In der Randzone können Zellen mit sehr kleinen intranucleären Einschlußkörpern beobachtet werden. Auch Riesenzellen mit multiplen Kerneinschlüssen sind vorhanden. Eine Übertragung von Passage zu Passage allein mit der flüssigen Nährmediumphase gelingt meist nicht (zu wenig freigesetzte Elementarkörper des Zostervirus). Die Übertragung auf weitere Zellkulturen gelingt fast nur mit Hilfe der

---

[1] Vermutlich ließe sich ein gleicher Effekt durch entsprechend lange Aufbewahrung analoger Stückchen menschlicher Haut in einer feuchten Kammer erzielen.

infizierten Zellen. Daraus wird geschlossen, daß der Infektionsablauf in der Kultur vor allem von Zelle zu Zelle per continuitatem erfolgen muß. Daher kann der cytopathogene Effekt nicht (oder zumindest nicht vollständig) verhindert werden, wenn die Zellkulturen mit einer Mischung aus infizierten Zellen und menschlichem Immunserum beimpft werden. Der *Neutralisationstest* gelingt nur, wenn die Inoculation der Gewebekulturen mit einem Gemisch von Zosterbläscheninhalt und dem zu prüfenden Immunserum vorgenommen wird.

Im Zosterrekonvaleszentenserum können beweisende Titeranstiege komplementbindender und neutralisierender Antikörper nachgewiesen werden (u. a. THOMSEN 1934, SPICCA 1933, VAMOS u. Mitarb. 1935, WELLER und WITTON 1958, TAYLOR-ROBINSON und DOWNIE 1959). Über die Virusserologie des Zosters und der Varicellen s. auch die Angaben im Kapitel ,,Beziehungen zwischen Zoster und Varicellen", Abschnitt über die Serologie S. 229.

WELLER und COONS (1954) führten Untersuchungen mit fluorescierenden Antikörpern und Zoster-infizierten Zellkulturen durch. Infizierte Kulturen, die mit markierten Seren aus der akuten Krankheitsphase in Kontakt gebracht wurden, fluorescierten nicht. Wurden dieselben Gewebekulturen anschließend mit markierten Seren aus der Rekonvaleszenz in Kontakt gebracht, so zeigte sich intensive Fluorescenz. Letztere beschränkte sich auf die oben beschriebenen, relativ scharf begrenzten Herde, die aus den befallenen und dann degenerierten Zellen bestehen.

Das Zostervirus kann auch im Liquor cerebrospinalis nachgewiesen werden. EVANS und MELNICK (1949) fanden die Elementarkörper des Zostervirus in Direktpräparaten von der Rückenmarksflüssigkeit mit Hilfe des Elektronenmikroskopes. GOLD und ROBBINS (1958) vermochten das Zostervirus aus dem Liquor mittels beimpfter Amnionzellkulturen zu isolieren. Einen klinischen Nachweis führte BERNA (1941) aus. Mit dem Liquor cerebrospinalis von drei Zosterfällen beimpfte er insgesamt 13 Säuglinge intracutan. Bei drei Kindern bildeten sich Hautveränderungen (,,Eruptionen vom Zostertyp") aus.

k) Therapie

Eine kausale Therapie des Zosters gibt es noch nicht. Das organismische Zostervirus ist ein obligater Zellparasit, der nur über Einwirkung auf den Zellstoffwechsel (Reversible Umstellung des letzteren, die eine Virusmultiplikation unmöglich macht) zu beeinflussen wäre. Dies ist bis jetzt noch nicht möglich. Eine passive Immunisierung (Injektion von Zoster- oder Varicellen-Rekonvaleszentenserum) ist mehrfach erzielt worden (BECKER 1948). Sie muß vor einer Infektion mit dem Zostervirus durchgeführt werden, nach derselben verleiht sie keinen Schutz mehr (nur prophylaktischer Wert).

Die Zosterbehandlung muß sich auf symptomatische Maßnahmen beschränken und erstreckt sich auf lokale und allgemeine Verordnungen sowie auf die Therapie der postzosterischen Neuralgien.

α) Lokale Maßnahmen

Bei unkompliziertem Verlauf (Abheilung der Bläschen in 2 bis 3 Wochen) ist die lokale Therapie einfach: Anwendung von 0,5%iger Vioformlotio, Aureomycin-, Leukomycin- oder Terracortrilsalbe. Bei Nekrose der Zosterläsionen empfiehlt sich die Applikation von Nebacetin-, Tyrocid X- oder Dermatolpuder (Austrocknung, später dann gleichfalls das Anlegen von Salbenverbänden (Aureomycin- oder Volon A-Salbe bzw. ähnlich zusammengesetzte Präparate). In vielen Fällen reicht die Lokalbehandlung allein aus (SCHUERMANN 1956).

Die direkte Röntgenbestrahlung von Zosterherden (z. B. Desjardins 1931, Hoede 1944: Grenzstrahlen zur Schmerzlinderung) läßt sich nach Goldschmidt (1959) durch bessere therapeutische Verfahren ersetzen.

β) Allgemeinbehandlung

Interne Behandlungsmaßnahmen richten sich gegen das bei einem Teil der Fälle auftretende Fieber (Antipyretica), gegen die Schmerzen, gegen die bakterielle Sekundärinfektion und gegen evtl. auftretende Komplikationen. Zahlreiche (z. T. unverständliche, z. T. sehr komplizierte und dennoch unwirksame) therapeutische Verfahren sind entwickelt worden, die meistens bei einem gewissen Prozentsatz der Fälle zu günstiger Beeinflussung des einen oder anderen Symptoms führen. Absolut zuverlässige Mittel, die z. B. sicher das Auftreten ernster Komplikationen (wie etwa schwere, hartnäckige, postzosterische Neuralgien, Encephalitiden, Paresen usw.) verhindern können, gibt es nicht. Epstein und Allington (1957) behandelten 251 eigene Zosterfälle in den letzten 26 Jahren nach den verschiedensten Methoden. Sie fanden, daß die Krankheitsdauer bei allen Fällen annähernd gleich war, daß also keine der gewählten Behandlungen den Verlauf merklich verkürzen konnte. Die vielen einzelnen Behandlungsarten können hier nicht ausführlich besprochen werden [Eigenblutinjektionen (Poth 1949), Ultraschall, Antihistaminica, Schlangengift, Paraaminobenzoësäure, Aneurin, Cocarboxylase (Aneurinpyrophosphat), Nicotinsäureamid, Vitamin C, Leberextrakte (Gaskell 1949), Codein, Priscol, proteolytische Enzyme, Urotropin, Salicylate, Irgapyrin (Campbell 1957), Lysozym (Scolari 1958), Strychnin, Emetin bzw. Emetinhydrochlorid (B. und C. Viegas 1957, Jorda u. Mitarb. 1958), Infrarotbestrahlungen und Dia-Dynamische Ströme (Fiévez 1953). Vgl. hierzu die Literaturübersicht von Nasemann (1955)].

Die *Antibiotica* besitzen keinen viruciden Effekt. Sie sind aber immer indiziert, wenn es sich bei schweren Zostererkrankungen darum handelt, bakterielle Sekundärinfektionen zu verhindern (Abschirmfunktion Mieschers) oder zu beseitigen. Blank und Rake (1955) betonen, daß Kontrollversuche einwandfrei ergaben, daß Antibioticazufuhr weder den Krankheitsverlauf signifikant zu verkürzen, noch virusbedingte Komplikationen zu unterbinden vermag. Dies gilt ebenfalls für die Applikation von Sulfonamiden. (Siehe hierzu die Arbeiten von Carter 1951 sowie von Voisin u. Mitarb. 1951.)

Schäffer und Svendsen (1952) behandelten beispielsweise 16 Zosterfälle 3 bis 5 Tage lang täglich mit 4mal 500 mg Aureomycin, 8 Fälle mit 2 bis 4 Gramm Chloromycetin pro die und gaben 22 Patienten zur Kontrolle gleich aussehende Milchzuckerkapseln. Ein Unterschied im Krankheitsablauf zwischen diesen drei Gruppen ließ sich nicht ermitteln.

Kass u. Mitarb. (1952) führten einen ähnlichen Versuch (Aureomycin — Chloromycetin — analgetisches Mischpulver) mit durchaus analogem Ergebnis durch. Die Antibiotica wirkten nicht besser als das analgetische Mischpulver. Bei 75% der Fälle von Kass u. Mitarb. (1952) erfolgte die Abheilung der Zosterläsionen innerhalb von 2 Wochen, die Schmerzen ließen oft schon etwas früher nach. Neuralgien traten bei 18% der Kranken auf.

Über die Anwendung von Sulfonamiden und Antibiotica beim Zoster (rasche Beseitigung der bakteriellen Sekundärinfektion) s. u. a. bei Binder und Stubbs (1949), Keining und Dorner (1950), Hoffmeister (1950), Vernier und Fouché (1951) und bei Fabrizi 1955). Wenn die Verabfolgung eines breitspektralen Antibioticums nicht schnelle Wirkung zeigt, entscheidet der bakteriologische Resistenzversuch über die Auswahl des Mittels (Sulfonamid, Penicillin, Tetracyclin, Chloromycetin, Erythromycin).

Nach diesem Hinweis auf die Antibiotica-Wirkung müssen noch einige bewährte Symptomatica gesondert erwähnt werden.

Das *Dihydroergotamin* (DHE) wird gern gegen die neuralgischen Beschwerden (Behebung sympathicotoner Zustände) verordnet. Über günstige Resultate mit diesem Mittel berichteten u. a. WILL (1957), ROSENKRÄNZER (1958) und MATANIĆ (1960). Die Wirkung des Dihydroergotamins beruht auf dem sympathicolytischen Alkaloideffekt. Die Therapie sollte möglichst frühzeitig beginnen. Der beste Erfolg zeigte sich MATANIĆ (1960) bei täglicher Verabreichung von 3×25 Tropfen = 7,5 mg DHE per os und 2 cm³ DHE = 2 mg subcutan.

Bewährt scheint sich auch das *Vitamin B_{12}* zu haben. Ihm wird ein fördernder Einfluß auf die Regeneration geschädigter Nervenfasern zugesprochen. Bis zu einem gewissen Grade soll durch Zufuhr dieses Vitamins das Auftreten postzosterischer Neuralgien verhindert werden können. Gute Resultate durch Vitamin B_{12}-Applikation erzielten u. a. JOHNE (1955), HELLE und OHELA (1955), SRIVASTAVA (1956) und MATANIĆ (1958). JOHNE empfiehlt folgendes Dosierungsschema:

1. Tag	2mal 1000 γ Vitamin B_{12}
2.—3. Tag	1mal 1000 γ Vitamin B_{12}
4.—5. Tag	1mal 500 γ Vitamin B_{12}
6.—10. Tag	1mal 200 γ Vitamin B_{12}
und 10.—20. Tag . .	1mal 100 γ Vitamin B_{12} täglich

In den letzten Jahren wurde in zunehmendem Maße das *Gammaglobulin* (auch Immunglobulin aus Zoster- bzw. Varicellen-Rekonvaleszentenseren) in die Zostertherapie eingeführt. Bei allen „Erfolgsmeldungen" sollte nicht vergessen werden, daß das Gammaglobulin nicht mehr auf Viren einzuwirken vermag, die bereits die Zellen befallen haben. Wird das Gammaglobulin rechtzeitig genug gegeben, lassen sich durch Hebung der Abwehrkräfte evtl. eine weitere Ausbreitung des Virus und die damit verbundenen Komplikationen verhindern (keineswegs immer!). Günstige Behandlungsresultate durch Zufuhr von Gammaglobulinen (schnellere Schmerzfreiheit, Prophylaxe postzosterischer Neuralgien) sind von GROS (1952), WEINTRAUB (1955), RODARTE und WILLIAMS (1956), LEA und TAYLOR (1958) sowie von BALDRIDGE (1959) mitgeteilt worden. Es müssen mindestens 20 bis 60 cm³ Gammaglobulin injiziert werden.

Corticosteroide können — zumindest theoretisch — in den ersten Tagen der Zosterinfektion die Dissemination des Virus fördern. Tatsächlich sind Fälle von Zostergeneralisation bei Patienten beschrieben worden, die wegen anderer Grundkrankheiten Cortison erhielten. GUIMARAES DE MACEDO u. Mitarb. (1953) sahen bei einem Patienten mit Morbus Besnier-Boeck-Schaumann, bei dem sich ein Zoster entwickelte, nach Cortisongaben eine schwere Hautgangrän entstehen. Die Corticosteroide vermögen zweifellos hyperergische Entzündungen, wie sie auch beim Zoster vorkommen, zu hemmen (LYON 1959). Es sollten jedoch niemals zu Beginn der Zostererkrankung schon Corticosteroide gegeben werden, sondern erst bei sicheren Anzeichen einer ernsten Komplikation (BLANK und RAKE 1955). Wenn man sich zu, einer Cortisontherapie im späteren Verlauf eines schweren Zosters entschließt so sollte hoch genug dosiert (z. B. 100 bis 200 mg Hydrocortison pro die über 1 bis 2 Wochen), und zur Prophylaxe einer Virusdissemination und einer bakteriellen Sekundärinfektion sollten gleichzeitig Gammaglobuline und Antibiotica (z. B. Tetracycline) verabfolgt werden (GELFAND 1954).

Mit besonderer Sorgfalt muß der *Zoster ophthalmicus* behandelt werden. Bei schwerer Verlaufsform ist unbedingt Klinikeinweisung erforderlich. Bewährt hat sich beim Zoster ophthalmicus die lokale Cortisonanwendung (z. B.: Cortison-Augentropfen stündlich appliziert, VOISIN und REBOUL 1951). NICKEL (1951) empfiehlt die ACTH-Therapie (alle 6 Stunden 10 bis 15 mg ACTH). Die Allge-

meinbehandlung unterscheidet sich sonst nicht von der bei anderen Zosterkompli-
kationen (Zufuhr von DHE, Irgapyrin, Vitamin B_{12} und zur Bekämpfung der
Sekundärinfektion Verordnung von Antibiotica — BEIL u. Mitarb. 1951, RÖSSLER
1956 sowie BONNET u. Mitarb. 1956). POULSEN (1955) machte darauf aufmerksam, daß der Zoster ophthalmicus in der Kindheit so gut wie immer einen benignen Verlauf nimmt.

γ) Therapie der postzosterischen Neuralgie

Die Therapie der postzosterischen Neuralgie kann sehr schwierig sein, besonders wenn die Schmerzen sehr heftig sind und lange andauern. Auch hier ist kein
unbedingt zuverlässiges Mittel bekannt und eine Vielzahl von Behandlungsmethoden
sind empfohlen worden, u. a. wiederholte Lumbalpunktionen, Injektion von destilliertem Wasser in den Rückenmarkskanal, die Applikation von Ganglionblockern,
z. B. von Pendiomid (NORPOTH u. Mitarb. 1951) und von Tetraäthylammonium-
chlorid (FISHER u. Mitarb. 1949) oder die Stellatumblockade mit Novocain (im
Höchstfall bis zu 10 Blockaden mit je 25 cm³ einer 1%igen Novocainlösung ohne
Zusatz von Suprarenin, SCHMITT 1950, und zwar 2 bis 3 Blockaden pro Woche).

In verzweifelten Fällen werden chirurgische Maßnahmen (s. bei BROWDER u.
Mitarb. 1949) ergriffen, z. B. die Chordotomie bei unerträglichen, langdauernden
Schmerzen, oder die subdermale Denervierung (ABBOT und MARTIN 1951).

Die *Röntgentherapie* leistet zur Beseitigung postzosterischer Neuralgien ohne
Zweifel Gutes (BUREAU u. Mitarb. 1956). Nach SCHIRREN (1959) werden auf das
zugehörige Segment in 3- bis 7tägigen Intervallen 3- bis 4mal 150 bis 200 r unter
Tiefentherapiebedingungen verabreicht (auch Grenzstrangbestrahlung in gleicher
Weise). Oft klingen die Neuralgien sehr rasch im Anschluß an die Radiatio ab.
Es kommen aber Fälle vor, die völlig unbeeinflußt bleiben.

Mit Nachdruck weist SEELENTAG (1955) darauf hin, daß bei Zostererkrankungen von Patienten mit Leukämien, Lymphogranulomatose oder metastasierten
Carcinomen, die maligne oder semimaligne Infiltrationen im Segmentbereich aufweisen, allein die sofort durchgeführte, evtl. sehr energische Röntgenbestrahlung
der Segmente (zumindest in der Ausdehnung des Zosterbefalles) die Behandlungsmethode der Wahl darstellt. Ein Zögern fälschlich angenommener Kausalzusam-
menhänge wegen (z. B. Aktivierung eines latenten Zosters durch Radiatio; KRU-
CHEN und SCHMITT 1956) kann für den Patienten verhängnisvoll sein. Wie SEE-
LENTAG (1955) ausführt, kann es dann, auch ohne röntgenologisch faßbaren
Wirbelbefund (!), sogar zum Querschnittssyndrom kommen. Die Hautverändrun-
gen werden von der Bestrahlung nicht beeinflußt.

Abschließend darf gesagt werden, daß sich in der Therapie der Zostererkrankungen einige allgemeine Richtlinien erkennen lassen: *Eine direkt gegen das Zostervirus wirksame Substanz wurde noch nicht gefunden. Sekundärinfektionen mit Bakterien können durch Sulfonamide und Antibiotica sowie durch eine sachgemäße
Lokalbehandlung verhindert oder beseitigt und dadurch ein Teil der Komplikationen
vermieden werden.* Besonderer Behandlung bedürfen die Zosterneuralgien (Röntgenbestrahlung, Vitamin B_{12}, Analgetica, Ganglienblockade) und bei schweren
Komplikationen muß die Therapie über stationäre Einweisung des Patienten
in der Klinik durchgeführt werden.

4. Varicellen

Die folgende Darstellung der Varicelleninfektion baut wiederum auf mehreren Abschnitten
des alten Handbuches auf, im wesentlichen auf das Varicellenkapitel von LIPSCHÜTZ (Band II,
1932), auf die immunbiologischen Daten von W. JADASSOHN (Band II, 1932), auf die Ausführungen von MORAWETZ über die akuten Exantheme (Band XIV, Teil 1, 1930) sowie auf die
Abhandlung über die Varicella gangraenosa Hutchinson von C. LEINER (Band XIV, Teil 1, 1930).

a) Synonyma

Windpocken, Wasserpocken, Feuchtblattern, Schafblattern, Chickenpox, Petite vérole volante.

b) Definition

Die Varicellen sind eine in der Regel milde, aber hochkontagiöse, akut auftretende Viruskrankheit vorwiegend des Kindesalters, deren Exanthem in Schüben abläuft (daher polymorphes Bild der Hautläsionen!) und meist ohne Komplikationen (Ausnahmen: Neugeborene, zuweilen Erwachsene sowie besonders disponierte Individuen) und ohne Narbenbildung (Ausnahmen: Gangrän, bakterielle Sekundärinfektionen, Excoriationen durch Kratzen) abheilt. Am häufigsten werden Kinder zwischen 1 und 7 Jahren befallen, Erwachsene und Neugeborene viel seltener (GERMER 1954).

Auf die Zusammenhangsfrage „Varicellen—Zoster" wurde ausführlich im Abschnitt B, II, 2 eingegangen. Erst kürzlich wurde dieses Problem, erneut die Identität der Erreger beider Krankheiten bejahend, von SIMPSON (1954) erörtert.

c) Geschichtliches

Die Varicellen sind seit dem Altertum bekannt. Allein auf Grund klinischer Beobachtung trennte man bereits im 16. Jahrhundert die Varicellen von den echten Pocken ab. Der Name „Varicella" stammt von VOGEL (1765).

Die charakteristischen Kerneinschlüsse bei Windpocken wurden zuerst von TYZZER (1906), die Elementarkörper des Varicellenvirus zuerst von H. DE BEAUREPAIRE-ARAGÃO (1911, zit. nach LIPSCHÜTZ 1932), etwas später von PASCHEN (1917) nachgewiesen. Die erste elektronenoptische Darstellung der Varicellen-Elementarkörper gelang RUSKA (1943).

d) Ätiologie

Siehe hierzu die Abschnitte B, II, 2, c und B, II, 3, d.

Varicellen sind, wie klinische Beobachtungen immer wieder zeigen, kontagiöser als der Zoster. Dies und Unterschiede in der Immunitätsentwicklung sind die wesentlichen Argumente jener Autoren, die eine völlige Identität von Varicellen- und Zostervirus (z. B. zugunsten der Annahme, der Zostererreger sei die neurotrope Variante des Varicellenvirus) ablehnen. Über mögliche Erklärungen für dieses Problem s. im Kapitel: „Die Beziehungen zwischen Zoster und Varicellen" S. 226 ff.

Wie bereits ausgeführt wurde, kann das Varicellenvirus (genau wie das Zostervirus) weder in Eikulturen zur Vermehrung gebracht, noch auf Laboratoriumstiere übertragen werden. Möglicherweise können Passagen in Affenhoden gelingen.

Lichtoptisch ist das Varicellenvirus leicht nachzuweisen. Verf. fand, vorausgesetzt, daß dieses Material von ganz frischen Efflorescenzen entnommen wurde, im nach MOROSOW gefärbten Bläschenausstrich in jedem Fall die sehr kleinen, distinkten, oft in kleineren Aggregaten angeordneten Elementarkörper des Virus (Ölimmersion; s. die Abb. 110). Die Färbung der Elementarkörper läßt sich ebenso gut mit der Herzbergschen Methode (Victoriablau) oder mit der von PASCHEN (1933) durchführen. Weitere Darstellungsverfahren: Leuchtbildmethode, Phasenkontrast, Primulinfärbung nach MELCZER und andere Färbungen (s. bei NICOLAU u. Mitarb. 1942).

Sehr gut kann die Morphologie der Varicellen-Elementarkörper mit Hilfe des Elektronenmikroskopes beurteilt werden. Die erste elektronenoptische Analyse des Varicellenvirus stammt von RUSKA (1943), der eine Größenbestimmung bei 270 Elementarkörpern durchführte und einen mittleren Durchmesser der Elementarkörper von 145 mμ ($\sigma \sim$ 20) errechnete. Weitere elektronenmikroskopische Messungen der Größenausdehnung der Varicellen-Elementarkörper brachten ähnliche, z.T. etwas höhere Werte (NAGLER und RAKE sowie RAKE und NAGLER 1948, FARRANT und O'CONNOR 1949 sowie ARAKAWA u. Mitarb. 1953). NAGLER und RAKE (1948) erhielten beispielsweise einen Durchschnittswert für kurze und lange Achse des Varicellenvirus von 177 $\times$ 210 mμ (allerdings nach Goldbedampfung der Elementarkörper, die evtl. etwas höhere Werte bedingen kann).

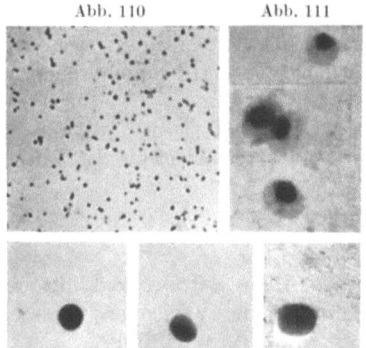

Abb. 110   Abb. 111

Abb. 112 a   b   c

Nach partiellem Abbau der Varicellen-Elementarkörper mit Pepsin erhält man einen pepsinresistenten Innenkörper, der rund oder oval und etwa 50 mμ breit ist (s. Abb. 111; NASEMANN 1957, MARCHIONINI und NASEMANN 1957). Er wird von einer dünnen Membran umgeben und dürfte (nach RUSKA 1943) Desoxyribonucleinsäure enthalten. Sehr gründliche elektronenoptische Studien der Morphologie des Varicellenvirus mit Hilfe von Ultraschnitten nahmen TOURNIER u. Mitarb. (1957) vor; s. hierzu S. 264.

Wichtig kann aus klinisch-differentialdiagnostischen Gründen die morphologische Differenzierung zwischen Vaccine- bzw. Pockenvirus und dem Varicellenvirus werden. Hierzu lieferte RUSKA (1943) verläßliche Daten (s. Tabelle 26).

Wie Abb. 112 a, b und c zeigt, sind die Elementarkörper des Varicellenvirus deutlich kleiner als die des Molluscum contagiosum-Virus.

Abb. 110. Elementarkörper des Varicellenvirus, Bläschenausstrich, Färbung nach MOROSOW, Ölimmersion; kein Unterschied gegenüber Zoster-Elementarkörpern (vielleicht etwas weniger Detritus)

Abb. 111. Varicellen-Elementarkörper, elektronenoptisches, direktes Tupfpräparat von frischem Bläscheninhalt, Behandlung mit Pepsin (0,2%ige Lösung, 2 Std bei p_H 2,0 und 37°C). Vergr. 25000mal

Abb. 112 a—c. a Varicellenvirus, nicht abgebaut. Rundlicher Elementarkörper, Präparat wie in Abb. 111. Vergr.20000mal. b wie a, auch unbehandelter, ovaler Elementarkörper, Vergr. 20000mal. c Zum Vergleich der Größenausdehnung elektronenoptische Darstellung eines Elementarkörpers des Molluscum contagiosum-Virus (Quaderform), ebenfalls bei 20000facher Vergr.

Das Varicellenvirus induziert (genau wie das Zostervirus) in den befallenen Wirtszellen die Ausbildung intranucleärer Einschlußkörper (z. B. Histologie von Hautschnitten oder von Lungenschnitten bei Patienten nach Varicellenpneumonien mit letalem Ausgang). In fortlaufenden Passagen kann das Varicellenvirus nur in Zellkulturen (Zellen aus Affennieren, menschlichem Amnion, aus Präputialhaut oder Haut-Muskelstücken menschlicher Embryos) gezüchtet werden. In den infizierten Gewebekulturen entwickeln sich gleichfalls eosinophile Kerneinschlüsse (WELLER und STODDARD 1952). Über die Herdbildung in Zellkulturen, über Neutralisationstests und andere virusserologische Methoden s. die Ausführungen im Zosterkapitel S. 229.

Bis heute gibt es keine virologische (mikrobiologische oder serologische) Trennungsmöglichkeit für Zoster- und Varicellenvirus. Dies stellt z. Z. die beste Argumentation für die Identität der beiden Virusarten dar. Lichtoptisch sind die Elementarkörper der beiden Viren leicht im Bläscheninhalt zu finden (s. die Abb. 109 und 110), ebenso wie die Elementarkörper in Vaccinepusteln, in Pockenläsionen oder in Molluscumknötchen. Die lichtoptische Differenzierung der Elementarkörper des Varicellen-Zostervirus von den Elementarkörpern der Quaderviren (z. B. Vaccine-Virus) ist nur dem Geübten bei sorgfältigster Arbeit möglich (Varicellen-Zoster-Elementarkörper färben sich etwas weniger kräftig an und imponieren etwas kleiner als die Vaccine-Elementarkörper). Das Elektronenmikroskop macht diese Abgrenzung jedoch leichter (s.Tabelle 26).

e) Epidemiologie

Windpocken sind universell verbreitet. Alle Rassen können befallen werden. Regelmäßige jahreszeitliche Häufungen von Varicelleninfektionen gibt es nicht. Epidemien und Endemien (z. B. in Schulen, Kindergärten, Kinderabteilungen in Hospitälern) kommen vor. Die Krankheit besitzt einen hohen Kontagionsindex. In der Umgebung von Erwachsenen, die an Zoster erkranken, tauchen oftmals etwas später (z. B. bei den Enkelkindern) Varicellen auf. Aus dem Intervall hat man die Inkubationszeit der Windpocken (2 bis 4 Wochen) geschätzt. Ansteckung erfolgt durch Schmier- und Tröpfcheninfektion.

Tabelle 26. *Morphologische Trennung zwischen Viren der Pockengruppe (Vaccinevirus) und dem Varicellenvirus* (nach H. Ruska 1943)

Eigenschaften	Vaccinevirus	Varicellenvirus
Form	meist quaderförmig	unregelmäßig polygonal bis kugelförmig
Größe	210×260 mμ	~ 150 mμ
Außenbegrenzung	meist scharf begrenzt	häufig etwas wolkig begrenzt oder mit kleinen Defekten an der Außenkontur [1]
Innenstruktur	meist homogen, gelegentlich eine oder mehrere Verdichtungen (Innenkörper)	häufig eine meist zentrale runde oder ovale Verdichtung von 50 mμ Durchmesser

[1] Bei Präparation aus Bläschenflüssigkeit, nicht in elektronenoptischen Schnittbildern!

Die Empfänglichkeit für Varicellen ist zwischen dem 1. und 10. Lebensjahr groß. Im allgemeinen sind die Windpocken vom ersten Tag vor Ausbruch des Exanthems bis zum 6. Tag des Ausschlages ansteckend. Das Krustenstadium ist nicht mehr infektiös. Subklinische Verläufe (stille Feiung) werden für möglich gehalten. Über diesbezügliche serologische Reihenuntersuchungen liegen bis zum gegenwärtigen Zeitpunkt noch keine Mitteilungen in der Literatur vor.

Nach Varicelleninfektion entsteht eine jahrelang andauernde Immunität (s. hierüber im Kapitel „Zoster" S. 227 und 244). *Zweiterkrankungen* an Varicellen sind sehr selten. Möglicherweise können letztere durch eine Cortisonbehandlung (z. B. einer anderen Erkrankung wegen) provoziert werden, besonders dann, wenn ein schweres Grundleiden die Abwehrkraft reduziert. Einen einschlägigen Fall teilte u. a. Dransfeld (1958) mit:

„Ein 6jähriger Junge, der vor 4 Jahren Windpocken in leichter Form überstand, erkrankte an Miliartuberkulose. Da Anzeichen einer Myokarditis auftraten, wurde außer dem Streptomycin und Neoteben 5 Tage lang Cortison und anschließend ACTH gegeben. Nach Absetzen der Cortisontherapie trat wieder Fieber auf, so daß zu einer Dauermedikation mit Prednison übergegangen wurde. Nach 5tägiger Corticosteroidapplikation vermutlich Windpockeninfektion durch den Zimmernachbarn, der an typischen Varicellen erkrankte. Bei dem Jungen selbst schoß 3 Wochen später in 2 Schüben ein ganz charakteristisches Varicellenexanthem am ganzen Körper auf, das übrigens die Miliartuberkulose nicht beeinflußte. Paulscher Versuch mit dem Bläscheninhalt negativ. Dransfeld zweifelt nicht an der durch Resistenzmangel bedingten Zweitinfektion an Windpocken."

Einen ähnlichen Fall sahen Shee und Fehrsen (1953), nur daß das Intervall zwischen Erst- und Zweiterkrankung wesentlich kürzer war (mehrere Wochen! Grundleiden: Urticaria, die mit Cortison behandelt wurde. Verff. denken an die Aktivierung des latent vorhandenen Varicellenvirus durch die Cortisontherapie).

CLAUDY (1947) berichtete anhand der amerikanischen Literatur über insgesamt 8 Todesfälle unter 2534 Varicellenpatienten. Ernstere Komplikationen wurden bei 5,2% dieser Fälle beobachtet (einschließlich der Varicellenpneumonien, die 0,8% des Krankengutes ausmachten). Überwiegend verlaufen die Windpocken demnach gutartig. Eine Angabe über die Varicellensterblichkeit liegt aus Dänemark vor (OLESEN 1950). In den Jahren 1938 bis 1946 betrug die Varicellensterblichkeit in diesem Lande 0,34 $^0/_{00}$.

f) Pathogenese

Hinsichtlich der Pathogenese finden sich bei den Varicellen keine grundsätzlichen Unterschiede gegenüber dem Zoster. Die Ausbreitung des Virus im Organismus vollzieht sich auf dem Blutwege (Viraemie). Die Eintrittspforte für den Erreger bilden die Schleimhäute des Nasopharynx. Wahrscheinlich beruht die Leichtigkeit der Übertragung bei der Varicelleninfektion darauf, daß reichliche Mengen des Erregers aus den Läsionen des Nasenrachenraumes in die Außenwelt gelangen und in der Luft verstreut werden (Tröpfcheninfektion). Beim Zoster sind Schleimhautläsionen im Bereich der oberen Luftwege nicht mit solcher Regelmäßigkeit vorhanden wie bei Varicellen (möglicherweise daher geringere Infektiosität des Zosters). Die Schleimhautveränderungen bei Windpocken enthalten große Mengen des virulenten Virus (NAUCK 1958, SCHUERMANN 1958). Die Varicellenerkrankung führt nach JADASSOHN (1932) zur Ausbildung einer Immunität und bedingt eine Umstimmung der Haut, die ihrer Art nach in etwa der Tuberkulinüberempfindlichkeit entspricht.

Eine technisch glänzende und morphologisch aufschlußreiche Studie über die Entwicklung des Varicellenvirus von der intranucleären Frühform bis zu den aus dem Zellinneren freigesetzten Elementarkörpern führten TOURNIER, CATHALA und BERNHARD (1957) durch. Bei ihren Untersuchungen (elektronenoptische Analyse von Ultraschnitten) stützten sie sich auf Biopsien von 8 Varicellenpatienten (zwischen 16 Monate und 25 Jahre alt; Entnahme frischer Bläschen) und auf infizierte Zellen von Gewebekulturen aus menschlichen Embryonalzellen (Fibroblasten). Als Ausdruck der ersten Phase in der Virusentwicklung konnten in den Zellkernen multiple kleine, kontrastreiche Granula beobachtet werden, die zum Teil bald eine bläschenartige Umwandlung erfuhren und dann einen Zentralkörper ausbildeten. Es resultierten aus diesem Prozeß — noch immer im Zellkern gelegene! — rundliche bis ovale Elemente, die einen etwa 30 bis 40 mμ großen Innenkörper aufwiesen, der von einer Membran umschlossen wurde. Die Elemente hatten einen Durchmesser von etwa 70 bis 110 mμ.

Beim Austritt dieser Elemente aus dem Kern (durch die Kernmembran) in das Cytoplasma erhalten sie eine zweite Membran, die die erste umhüllt. Die Partikel werden hierdurch größer und messen jetzt etwa 100 bis 160 mμ im Durchmesser. Nach dem Ausschleusen aus der Zelle (freigesetzte Elementarkörper des Varicellenvirus) sind die Teilchen ungefähr 150 bis 200 mμ groß. Oft liegt ihr Innenkörper dann nicht mehr zentral, sondern exzentrisch an der Peripherie der Elementarkörper, der Außenmembran angeschmiegt (s. Abb. 111). TOURNIER, CATHALA und BERNHARD (1957) unterscheiden demnach drei Entwicklungsformen des Varicellenvirus:

1. die intranucleären Formen,
2. die intracytoplasmatischen Formen und
3. die extracellulären Formen.

Der Entwicklungsprozeß des Varicellenvirus ist kompliziert und in seinem Verlauf eine Polymorphie der Elementarkörper des Erregers unverkennbar.

g) Pathologische Anatomie

Cytologisch ergeben sich keine Unterschiede zwischen Varicellen und Zoster. Nach Giemsa gefärbte Bläschenausstriche sind von diagnostischem Wert (BLANK u. Mitarb. 1951, TELLO-ORTIZ 1951; s. im Abschnitt Zoster). Auch die Hauthistologie zeigt dieselben bereits im Zosterkapitel beschriebenen Veränderungen. Die Varicellenläsion entwickelt sich sehr rasch vom hyperämischen Fleck über Papel und Bläschen zur Pustel. Für die histologische Untersuchung eignen sich daher am besten die Efflorescenzen in den ersten 24 Stunden.

Die Kenntnis der bei schweren Varicellen auftretenden *Organveränderungen* stützt sich auf die Autopsiebefunde bei den seltenen Todesfällen. Die Varicellenletalität liegt überall unter 1%. Am häufigsten führen Varicellen dann zum Tode, wenn einer anderen Grundkrankheit wegen Corticosteroide verabfolgt werden. Bei der Sektion können Nekroseherde im Gehirn, in den Lungen, in der Niere (hämorrhagische Nephritis), in der Milz, in der Leber, im Knochenmark, aber auch im Magen- und Darmtrakt sowie in anderen Organen (z. B. im Pankreas, Hoden oder Ovar) gefunden werden (s. z. B. bei VORTEL 1958, Bericht über drei tödlich verlaufene Varicellenfälle bei Kindern). Außer den Nekrosen lassen sich alle Zeichen der Entzündung (auch Periarteriitis in den verschiedenen Organen wie beim Zoster) und in den Zellkernen, vor allem am Rand der Läsionen, eosinophile Einschlußkörper beobachten.

Sehr gründliche Untersuchungen bei 2 Varicellenkranken, deren Infektion tödlich endete, nahmen CHEATHAM u. Mitarb. (1956) vor. Beim ersten Fall handelte es sich um einen 4jährigen Jungen, der eines disseminierten Neuroblastoms wegen mit 4-Amino-N-10-methylpteroylglutaminsäure behandelt wurde. Während dieser Therapie kam es zu einem sich über 17 Tage in mehreren Schüben erstreckenden Varicellenausbruch. Nach Pneumonie, hämorrhagischer Tracheitis, Auftreten von Petechien auf der Haut und peripherem Kreislaufkollaps trat der Tod ein. Das Varicellenvirus konnte aus dem Blut, aus dem Inhalt der Hautbläschen und aus dem Lungengewebe mit Hilfe von Zellkulturen isoliert werden. In der Gewebekultur und in den Läsionen verschiedener Organe (u. a. in der Haut, in der Lunge, im Pankreas und in mehreren Spinalganglien) ließen sich die charakteristischen intranucleären Einschlußkörper nachweisen. Der zweite Fall, ein siebenjähriges Mädchen, zeigte einen sehr schweren Verlauf der Varicellen während der Cortisontherapie eines akut aufgetretenen Gelenkrheumatismus (mit Endo- und Myokarditis), bei dem es zu schweren Gefäßschäden (Bluterbrechen und Blutstühle) kam. Tod im Koma am 4. Tag des Exanthems. Auch bei diesem Fall konnte das Varicellenvirus aus dem Bläscheninhalt und dem Blut mittels Zellkulturen isoliert werden. (Einzelheiten der Sektionsberichte und das vorzügliche Bildmaterial, u. a. von den Kerneinschlüssen in verschiedenen Organen und in den Zellkulturen, müssen in der Originalarbeit von CHEATHAM u. Mitarb. 1956 eingesehen werden). Schwere *Varicellenpneumonien* können auch zum Tode führen (FRANK 1950). Der Mitbefall des Magen- und Darmtraktes kann unterschiedlich schwer sein (oberflächliche Erosionen, tiefere Geschwüre und Nekrosen; Veränderungen im Plexus myentericus des Dünndarmes s. bei CHEATHAM). KREILMAYER (1941) spricht von einem Varicellenenanthem des Verdauungstraktes (Läsionen im Mund, Magen, Dünn- und Dickdarm). Subjektive Beschwerden: Leibschmerzen, Koliken. Nekroseherde in verschiedenen Organen mit eosinophilen Kerneinschlüssen im Randgebiet beschrieben u. a. JOHNSON (1940), EISENBUD (1952) sowie LE·TAN·VINH u. Mitarb. (1957).

HACKEL (1953) fand bei Patienten, die zum Zeitpunkt ihres Todes Varicellen hatten, bei der Sektion von insgesamt 7 Fällen bei allen übereinstimmend eine *Myocarditis*. Es handelte sich um herdförmige entzündliche Veränderungen.

HACKEL vermutet, daß Myokardschäden auch ohne klinische Manifestation bei Varicellen — ähnlich wie bei anderen Viruskrankheiten — keine Seltenheit sind.

Nicht nur eine *Tuberkulose*, eine *Leukämie* oder *Cortisontherapie* können den malignen Verlauf einer Varicellen-Infektion bedingen. HURMUZACHE u. Mitarb. (1940) sahen einen Todesfall durch Windpocken bei *Status thymolymphaticus* und SIEGMUND (1941) einen Varicellen-Todesfall bei *Interrenalismus*. Beim Siegmundschen Fall handelte es sich um ein 9jähriges Mädchen, bei dem autoptisch ein Nebennierentumor von Faustgröße festgestellt wurde. Varicellen-läsionen zeigten sich nicht nur auf der Haut, auf den Schleimhäuten des Mundes, des Rachens und der Speiseröhre, sondern auch auf der Magen- und Darmschleimhaut sowie in der Leber (Nekrosen!).

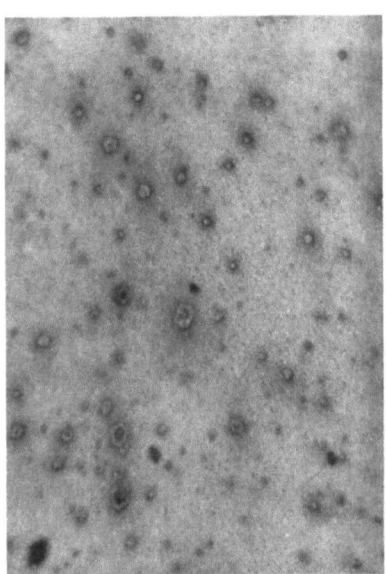

Abb. 113. Varicellen-Efflorescenzen unterschiedlichen Alters in einem Hautareal am Rumpf (Heubnersche Sternkarte)

h) Klinik

α) Decursus

Nach einer Inkubationszeit von (12) 17—21 (23) Tagen treten meist nur leichte *Prodrome* (Mattigkeit, Kopfschmerzen, leichtes Fieber) auf, die mehrere Stunden bis zu einem Tage andauern. Dann schießt das Exanthem auf (bisweilen auch plötzlich ohne vorhergehende Prodromalerscheinungen). Ein flüchtiger morbilliformer oder scarlatiniformer *Rash* kann sich gern, z. B. im Brustkorbbereich, ausbilden. TOMLINSON (1939) fand im Prodromalstadium der Windpocken in den Tonsillen die typischen multinucleären Riesenzellen der Herpesgruppe. Bei Erwachsenen können die Varicellenprodrome z. T. sehr schwer ausgeprägt sein und bis zu drei Tagen dauern (Kopf-, Glieder- und Kreuzschmerzen, Erbrechen, Fieber bis zu 40°C). Sie sind evtl. so stark wie bei echten Pocken.

In der Regel besteht vom Beginn des Exanthems an für 2 bis 4 Tage ein uncharakteristisches Fieber, doch gibt es auch fieberfreie Verläufe (z. T. „ambulantes" Überstehen der Windpocken). Oft geht dem Exanthem ein Enanthem voraus (seltener umgekehrte Reihenfolge). Meist etwa 24 Std. nach Fieberbeginn bilden sich auf der Haut ungefähr stecknadelkopfgroße, rosarote Flecke aus, die sich in wenigen Stunden in Papeln und dann in Bläschen umwandeln, die in der Mehrzahl rot umrandet, dünnwandig und mit klarem, serösen Inhalt gefüllt sind. Die Bläschenflüssigkeit trübt sich durch Einwanderung von Leukocyten sehr schnell ein; aus den Bläschen werden so die kleinen, spitzen, z. T. aber auch zentral leicht eingesunkenen Varicellenpusteln. Auch diese sind relativ kurzlebig. Schon nach 1 bis 2 Tagen bedecken sie sich mit gelblich-bräunlichen Krusten, die später abfallen. Confluenz der Efflorescenzen wird selten (bei schweren Verläufen, Gangrän) beobachtet. Die Läsionen heilen gewöhnlich ohne Hinterlassung von Narben ab. Narben sieht man nur nach stärkerer bakterieller Sekundärinfektion, nach Excoriationen und nach Gangrän.

Der Ausschlag befällt meistens den Kopf- und Gesichtsbereich zuerst, dann den Stamm und schließlich die Extremitäten. Am intensivsten siedeln sich die Efflorescenzen am Stamm, weniger stark im Gesicht und an den Extremitäten an (bei Variola vera ist es umgekehrt!). Die Entwicklung vom hyperämischen Fleck zur Pustel benötigt durchschnittlich drei Tage. Auch um die Pustel findet sich häufig eine hellrote Area. Nach 1 bis 2 Tagen trocknet die Pustel ein. Das Exanthem verläuft schubweise. Im Verlauf von 6 bis 8 Tagen treten mehrere Nachschübe auf (oft mit leichtem Temperaturanstieg), so daß stets mehrere Entwicklungsstadien der Efflorescenzen — zum Teil gruppiert — gleichzeitig nebeneinander zu beobachten sind, z. B.: Maculae, Papeln, Bläschen, Pusteln, Krusten dicht an dicht (s. Abb. 113: Heubnersche Sternkarte). Das Exanthem bietet also ein polymorphes Bild. Dieses Verhalten ist von differentialdiagnostischer Bedeutung, denn die echten Pocken gehen mit einem monomorphen Ausschlag einher.

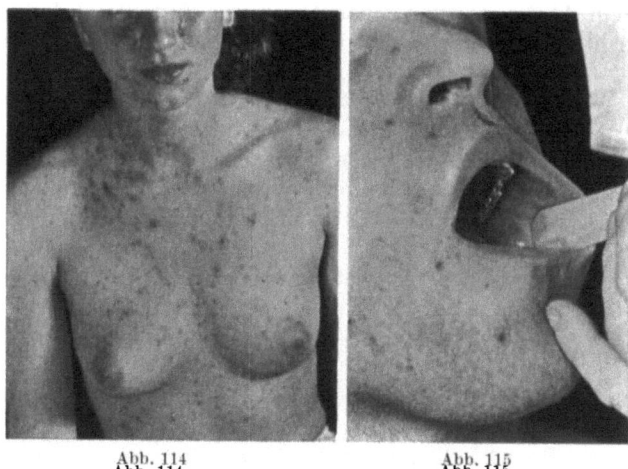

Abb. 114
Abb. 115

Abb. 114. Varicellen bei einer jungen Frau
Abb. 115. Varicellen-Efflorescenzen im Bereich der Mundschleimhaut

Die Hautveränderungen können z. T. erheblichen Juckreiz verursachen (Kratzeffekte, hierdurch dann Narben). Zu bakterieller Sekundärinfektion kommt es häufiger, dann: Lymphadenitiden, evtl. mit Schmerzen.

Das *Enanthem* tritt „fast immer" auf (nach SCHUERMANN 1958; s. Abb. 115). Es bilden sich zunächst linsengroße, rein maculöse Erytheme, die dann eine ödematöse Note erhalten und im Zentrum ein kleines Bläschen ausbilden, das bald platzt und in eine hanfkorn- bis linsengroße, rundliche oder ovale Erosion übergeht. Der Grund der Erosion zeigt einen gelblich-weißlichen Belag, ihr Rand ist lebhaft gerötet. Nach SCHUERMANN werden der Häufigkeit nach harter und weicher Gaumen, Zahnfleisch, Lippen, Wangenschleimhaut, Gaumenmandeln und Pharynx befallen. Die Abheilung des Exanthems erfolgt meist in wenigen Tagen und durchweg ohne Narben zu hinterlassen. Bei schweren Verläufen (selten!) können hämorrhagische Entzündungen mit tieferen Ulcerationen entstehen, bei völliger Abwehrschwäche evtl. sogar eine Noma.

Ähnliche Läsionen wie auf der Mundschleimhaut vermögen sich an der Vulva (Innenseiten der Labien), am Präputium, am After, aber auch im Bereich der Conjunctiven und im Larynx auszubilden.

Bei *Erwachsenen* (und diese sieht der Dermatologe in der Regel häufiger als varicellenkranke Kinder, die meist vom Pädiater behandelt werden) können die Varicellen oftmals viel schwerer als bei Kindern verlaufen. Es entsteht mitunter ein Krankheitsbild, das an Variolois erinnert und zu Zeichen einer schwereren Allgemeinerkrankung führt (höheres Fieber, Kreuzschmerzen). Aber auch im

Erwachsenenalter gibt es milde Formen der Windpocken. (Varicellen bei einer jungen Frau s. Abb. 114.)

Die *Prognose* der Varicellen ist überwiegend gut. Eine Ausnahme von dieser Regel stellen die Windpocken bei Neugeborenen dar. Auch auftretende Komplikationen heilen durchweg spontan ab. Immer gefährdet sind jedoch Kinder mit einer latenten Tuberkulose oder mit einer durch andere Krankheiten stark reduzierten Widerstandskraft (HEGLER 1946).

β) Klinische Laborbefunde

Das *Blutbild* zeigt bei Varicellen oft eine mäßige Leukopenie. HOLBROOK (1941) fand ein Absinken der Leukocyten gegen Ende der Inkubationszeit, die Leukocytenzahl erreichte ihren niedrigsten Wert in den ersten Exanthemtagen, um dann langsam wieder anzusteigen. Während der Leukopenie traten vermehrt jugendliche Formen der Lymphocyten (bis zu Lymphoblasten) und reichlich Plasmazellen auf. Veränderungen des roten Blutbildes sind bei Varicellen nicht die Regel. Bei ihren Untersuchungen sah auch VECCHI (1941) bei Windpocken sehr häufig Leukopenien mit relativer Lymphocytose und Neutropenie. Nach Abklingen des Exanthems kann öfter eine Eosinophilie und Monocytose beobachtet werden.

Bei Varicellen ist das Auftreten unspezifisch positiver *Seroreaktionen* (Wassermann-Reaktion, MKR II, Citochol, Spirochäten-Eiweißreaktion) möglich (C. SCHIRREN 1955). Negativwerden der Seroreaktionen innerhalb von 10 bis 14 Tagen.

CRONEMEYER (1957) nahm bei 50 Kindern, die während des Klinikaufenthaltes an Windpocken erkrankt waren, Lumbalpunktionen vor (Punktion am 10. Tag des Exanthems). Bei 34 Fällen ergab die *Liquoruntersuchung* normale Resultate, bei 16 Fällen war die Zellzahl vermehrt. Die höchste Zellzahl betrug 216/3 Zellen. Bei allen Kindern — auch bei denen mit Pleocytose — zeigten sich klinisch keine Komplikationen von seiten des Zentralnervensystems. Weiter: Zuckergehalt normal, Mastixkurven o. B. — Die Pandysche Reaktion war 20mal negativ, 24mal opal und 6mal deutlich positiv. Positive Pandy-Reaktionen konnten ebenso bei niedrigeren Zellzahlen wie umgekehrt (negativer Pandy bei Pleocytose, einmal sogar bei 132/3 Zellen) erhalten werden. Die untersuchten Kinder waren zwischen 3 Monate und 4 Jahre alt (bei 32%: Pleocytose). CRONEMEYER meint, daß bei jedem Fall, in dem Liquorveränderungen nachweisbar sind, entzündliche (wenn auch symptomlose oder symptomarme) Reaktionen an den Meningen ablaufen.

Die *virologische Diagnostik* entspricht bei Varicellen völlig derjenigen beim Zoster. Siehe deshalb hierüber den Abschnitt B, II, 3, j.

γ) Besondere Verlaufsformen und Komplikationen

Bei einem Teil der Windpockenerkrankungen können sich die Bläschen zu größeren Blasen ausdehnen (*Varicella bullosa* oder *Varicella pemphigoides*; VAN DER MEI 1958, WINKLER 1950). Bei dem einen der von WINKLER (1950) beschriebenen Fälle konfluierten die Blasen und nahmen schließlich einen großen Teil des Rumpfes ein. Es entstand ein Bild, das an die Dermatitis exfoliativa RITTER erinnerte (Nikolskysches Phänomen in der Randzone positiv).

Ähnlich wie beim Zoster kommen bei schwerer verlaufenden Windpocken Blutungen in die Lumina der Bläschen vor (*Varicella haemorrhagica*, MARSDEN und COUGHLAN 1952). RADL und HEKELE (1957) beobachteten bei einem $7^{1}/_{2}$-jährigen Jungen im Anschluß an eine Varicelleninfektion das Auftreten einer

Purpura fulminans. Es kam zu ausgedehnten Hautblutungen an Stamm und Extremitäten sowie zu größeren gangränösen Prozessen; (Gerinnungsstatus: Verminderung von Faktor V und VIII sowie von Prothrombin). Capillarmikroskopische Untersuchung wies eine Erweiterung der Übergänge vom arteriellen in den venösen Schenkel nach. — Bei sehr starker Blutungsneigung können Nasenbluten, Bluterbrechen und Blutstühle (Signum mali ominis) gesehen werden.

Bei Resistenzschwäche führt eine Varicelleninfektion bisweilen zur Ausbildung von Nekrosen. Dies wurde zuerst von STOKES 1807 beschrieben und später von HUTCHINSON mit dem Terminus „*Varicella gangraenosa*" belegt; (s. das Kapitel „Varicella gangraenosa HUTCHINSON bei LEINER 1930). Zumeist kann keine spezifische hämatologische Ursache für die Gangrän gefunden werden. Fälle von Varicella gangraenosa wurden u. a. von BATCH und SEPKOWITZ (1952), ILLINGWORTH und ZACHARY (1955) sowie von CROCKER und MIDDELKAMP (1959) beschrieben. Die Gangrän kann gelegentlich so ausgedehnt sein, daß Amputation notwendig wird (z. B. im Bereich der unteren Extremitäten: BATCH u. Mitarb. 1952). Bei dem von ILLINGWORTH und ZACHARY (1955) mitgeteilten Fall kam es nur zu oberflächlichen Nekrosen bei sonst mildem Krankheitsverlauf (keine bakterielle Sekundärinfektion, keine Temperaturzunahme, keine Toxämie, Thrombocytenzahl normal, Blutungszeit nicht verlängert, gutes Allgemeinbefinden).

Für hämorrhagische gangräneszierende Veränderungen bei Varicellen können Krankheiten, die zu Marasmus bzw. Kachexie führen (z. B. Tuberkulose, Leukämie), ein prädisponierendes Moment darstellen. Die Hautläsionen erfahren oft noch eine zusätzliche bakterielle Infektion (z. B. durch Staph. aureus). Es entstehen dann evtl. ecthymatöse Ulcerationen, die „scharf ausgestanzt" sein können. In seltenen Fällen kann sich eine Sepsis anschließen. Andere Komplikationen (hämorrhagische Nephritis, Otitis media) kommen vor. BRANDER (1940) erwähnt die Kombination von Kehlkopf- und Nierenkomplikationen bei maligne verlaufenen Varicellen. GÉRARD-MARCHANT (1955) beobachtete insgesamt 11 Kinder mit akuten Leukämien, die an Varicellen erkrankten. Bei fast allen Kindern verliefen die Windpocken schwerer als üblich (Komplikationen: Haemorrhagien, starker Befall der Mundschleimhaut, Pneumonien, Otitis media, hohes Fieber; ein Kind starb im Eruptionsstadium unter toxischen Zeichen). GOTTRON sah Todesfälle von Windpocken bei Lues connata.

Am häufigsten werden sehr schwere Komplikationen und *Todesfälle* dann gesehen, wenn einer Grundkrankheit wegen (Leukämie, akuter Gelenkrheumatismus, Urticaria) *Corticosteroide* verordnet werden und dann Windpocken hinzutreten. Fälle dieser Art wurden u. a. von JOSSERAND u. Mitarb. (1953), SHEE und FEHRSEN (1953), HILL (1956), LE·TAN·VINH u. Mitarb. (1957), BERNHEIM u. Mitarb. (1957) sowie von KREDBA u. Mitarb. (1959) mitgeteilt. Oft kommt es zu schweren Hämorrhagien, Lidödemen, Tod im Koma (Sektionsbefunde: Hirn- und Lungenödeme, Nekrosen in zahlreichen Organen). Bei Ausbruch von Windpocken müssen unbedingt sofort ACTH, Cortison oder Triamcinolon bzw. Derivate dieser Stoffe abgesetzt werden.

Nicht nur schwere, sondern auch *abortive Varicellen* kommen vor. KREDBA (1958) sah wiederholt Windpocken bei gleichzeitig bestehender Hepatitis epidemica einen atypischen, milderen Verlauf nehmen. KREDBA beobachtete unter 105 Kindern mit einer Hepatitis epidemica 73 Varicelleninfektionen. Von letzteren verliefen 65 atypisch, sehr leicht und 8 in üblicher Weise. Die abortiven Varicellen zeigten 1 bis 2 Schübe, die 3 bis 7 Tage dauerten und das Exanthem bestand meist nur aus wenigen (einzelnen oder gruppierten) roten Papeln. Nur selten kam es zur Pustelbildung. Die Kombination von Hepatitis epidemica mit Varicellen darf nicht verwechselt werden mit der primären, schweren Varicellenhepatitis

(Leberzellnekrosen, die durch das Varicellenvirus bedingt sind), die zum Tode führen kann (s. hierzu Fall von BREEN u. Mitarb. 1954).

Im Gegensatz zur Vergesellschaftung von Windpocken mit Hepatitis epidemica ist eine solche von Scharlach mit Varicellen nicht so harmlos. Es tritt dann höheres Fieber auf und der Heilungsverlauf wird verzögert (LUTHER 1942).

Primäre *Varicellenpneumonien* sind mehrfach beschrieben worden, u. a. von CLAUDY (1947), SASLAW u. Mitarb. (1953), HAMPTON (1955), FITZ und MEIKLEJOHN (1956) sowie von KRUGMAN u. Mitarb. (1957). SASLAW u. Mitarb. (1953) sahen Varicellenpneumonien bei 3 Erwachsenen, und zwar in Form von bilateralen, nodulären Lungeninfiltraten. Bei zwei Patienten kam es zu einem leichten Anstieg der Leukocytenwerte, beim dritten zu gar keinem. HAMPTON (1955) ist der Meinung, daß eine Varicellenpneumonie bei Erwachsenen als seltene und schwere Krankheit angesehen werden muß; (in der amerikanischen Literatur fand HAMPTON einschließlich des eigenen Falles 15 sichere primäre Varicellenpneumonien, durchweg handelte es sich um junge Erwachsene, bei denen 2 bis 6 Tage nach dem Varicellenexanthem die Pneumonie auftrat). Röntgenologisch zeigen sich noduläre Infiltrationen. An Symptomen werden regelmäßig Husten, schwere Dyspnoe, Cyanose, öfter auch Hämoptoe und wechselnde Grade von Prostration gefunden. Leukocytosen bilden sich aus (aber nie höher als 14 000). Bakteriologische Untersuchung von Blut und Sputum: negativ. HAMPTON konnte in seinem Fall serologisch atypische Pneumonien, Psittakose und Q-Fieber ausschließen. Von den Fällen aus der von HAMPTON berücksichtigten amerikanischen Literatur starben 4; (an schweren Komplikationen fanden sich Encephalitiden und Nephritiden).

Auch FITZ und MEIKLEJOHN (1956) beobachteten primäre Varicellenpneumonien nur bei Erwachsenen (12 Patienten, davon 3 Todesfälle). KRUGMAN u. Mitarb. (1957) vermochten bei 30 Erwachsenen mit Windpocken 10mal eine primäre Viruspneumonie, hingegen unter 118 Kindern mit Varicellen keinen einzigen Fall von Pneumonie festzustellen. Von den 10 Varicellenpneumonien waren 4 schwer (1 Todesfall), 3 mäßig schwer und 3 leicht verlaufen.

Bläschen und kleine Pusteln treten bei Varicellen auch im Bereich der Conjunctiven und der Cornea auf (BLANK und RAKE 1955). FRANDSEN (1950) sowie GRIFFIN und SEARLE (1953) beschrieben Erscheinungen im Sinne einer superfiziellen phlyktänulären *Keratitis*. Sie entsteht im Anschluß an die Bläschenbildung im Bereich der Cornea und heilt meist innerhalb von 2 Wochen spontan ab. Gelegentlich werden tiefer reichende, disciforme Keratitiden eruiert. Diese zweite Form geht mit Einwachsen feiner Blutgefäße in die Cornea einher und benötigt zur Heilung etwa 6 Monate.

Die tiefe Keratitis hinterläßt gewöhnlich opake Flecken, die das Sehvermögen beeinträchtigen können. Selten entwickelt sich als Folge der Varicellen eine *Uveitis*; (STRACHMAN 1955 teilte den dritten Fall von Uveitis der Weltliteratur mit). Weitere Veröffentlichungen über Augensymptome bei Windpocken stammen von PICKARD (1936) und ELLENBERGER (1952). Letzterer berichtete über eine durch Varicelleninfektion bedingte *Phthisis bulbi*.

Gelegentlich gibt es bei schweren Varicellen Veränderungen im Zentralnervensystem (Encephalitis, Cerebellitis mit Ataxie, Encephalomyelitis, Meningitis serosa und Neuritis optica). Gewöhnlich manifestiert sich eine *Varicellenencephalitis* 3 bis 10 (5—15) Tage nach Beginn des Exanthems. In der Regel ist die Prognose dieser Komplikation gut. MILLER (1953) sah überwiegend Spontanheilungen. APPELBAUM u. Mitarb. (1953) gaben einen Bericht über 59 Fälle von Varicellenencephalitis. Klinisch zeigten sich zum Teil hohes Fieber, Veränderungen im Sensorium, Meningismus, Krämpfe und Paresen. Die Letalität betrug etwa 5%. Restdefekte kommen im allgemeinen bei Varicellen-Encephalitiden nicht vor (Ausnahme: primärer Befall des Auges, z. B. Abducensparese, die langsam abklingt; Fall von PATHY 1955). Die cerebellare Form der Varicellenencephalitis mit Ataxie hat fast immer eine gute Prognose (RADL 1959). Bei Erwachsenen sind seltene, schwere Verlaufsformen der Encephalitis im Anschluß an Windpocken möglich (u. a. LANDER 1955, SUMMER 1956; der Fall SUMMERs nahm einen tödlichen Ausgang).

Auf die Nierenbeteiligung bei Varicellen wurde schon hingewiesen. Gelegentlich kann auch die Blasenschleimhaut mitergriffen werden. Ein *Varicellenenanthem der Harnblase*, das cystoskopisch festgestellt wurde, beschrieb ROCCHI (1943).

DIETEL und DITTRICH (1958) beobachteten eine *Calcinosis interstitialis universalis* bei einem 14 Monate alten Mädchen, die im Anschluß an nekrotisierende Varicellen auftrat. Der Prozeß führte im Bereich der Weichteile beider Oberschenkel und des linken Unterarmes zu Infiltrationen mit Kalkeinlagerungen und bildete sich spontan im Verlauf mehrerer Wochen zurück (dabei keine Störung des Calciumstoffwechsels).

Bei einem seit dem ersten Lebensjahr an generalisierter Psoriasis vulgaris leidenden Jungen, der im Alter von 8 Jahren an Varicellen erkrankte, sahen COMBES und SCOTT (1952) die Läsionen nahezu ausschließlich auf den gerade in Rückbildung begriffenen Psoriasisherden aufschießen.

δ) Varicellen bei Neugeborenen, pränatale Infektion

Bei Varicellen der Neugeborenen muß man drei Gruppen unterscheiden:

1. Sichere intrauterine Infektion (diaplacentare Übertragung bei Varicellen der Mutter).

2. Kontaktinfektion des Neugeborenen sub partu (Übertragung des Varicellenvirus von der kranken Mutter auf den Säugling während oder kurz nach der Geburt „von außen her").

3. Infektion nach der Geburt (nicht unbedingt durch die Mutter; z. B. Krankenhausendemien. *Säuglingsvaricellen*).

Die Zuordnung eines Falles von Neugeborenenvaricellen zur Gruppe 1 oder 2 ist nicht immer leicht. EHRLICH u. Mitarb. (1958) machen hierüber folgende Angaben: Die meisten Frauen haben in der Kindheit Windpocken durchgemacht und eine aktive Immunität gegen die Infektion entwickelt. Es ist bekannt, daß Antikörper auf dem Wege über die Placenta vom mütterlichen auf den kindlichen Organismus übertragen werden können. Dies ist ein Grund dafür, daß Viruskrankheiten beim Neugeborenen selten vorkommen. Da die Inkubationszeit der Varicellen 10 bis 14 Tage (Grenzen: 8 bis 21 Tage) beträgt, ist das Auftreten eines Varicellenexanthems innerhalb der ersten 10 Lebenstage ein Hinweis dafür, daß die Infektion wahrscheinlich intrauterin erworben wurde. Ein Ausschlag, der nur 2 bis 3 Tage nach der Geburt entsteht, spricht nach EHRLICH u. Mitarb. sicher für eine intrauterine Ansteckung. Der Fall, den die Autoren selbst beschreiben, zeigte das Exanthem am siebenten Lebenstag und liegt damit auf der Grenze zwischen erster und zweiter Gruppe. Der beschriebene Fall nahm einen tödlichen Ausgang (Sektion: multiple Nekroseherde in verschiedenen Organen, Nachweis der Kerneinschlüsse, Isolierung des Varicellenvirus in Zellkulturen). Von 17 Neugeborenenvaricellen in der Literatur starben 4 Fälle. Daraus folgerten EHRLICH u. Mitarb., daß die Letalität dieser Infektion zu diesem Zeitpunkt etwa 20% beträgt. Es ist möglich, daß die Infektion, die in utero erworben wird und bei der sich das Exanthem vor dem 5. Lebenstag manifestiert, eine bessere Prognose hat als die nach der ersten Lebenswoche in Erscheinung tretenden Windpocken. Dies könnte

durch die Annahme erklärt werden, daß die in utero infizierten Kinder die Virämie noch unter dem Schutz des mütterlichen Organismus erleben und durch die
Placenta von der Mutter Antikörper zugeführt erhalten, welche die Krankheit
abschwächen können.

Fälle, die wahrscheinlich in die Gruppe 1 gehören, beschrieben Oppenheimer
(1944) und Freud (1958). Im Falle von Freud erkrankte die Mutter 8 Tage vor
der Niederkunft an Varicellen. Oppenheimer berichtete über ein 5 Tage nach
dem Auftreten des Varicellenexanthems bei der Mutter im siebenten Monat ge-
borenes Kind, das 5 Tage nach der Geburt eine Conjunctivitis und weitere 2 Tage
später ein Exanthem bekam.

Im Säuglingsalter verlaufen die Windpocken überwiegend schwerer. Von Ju-
rany (1941, 1942) wurde eine Endemie von Varicellen auf einer Säuglingsstation
beobachtet. Es erkrankten insgesamt 31 Säuglinge im Alter von 3 bis 10 Monaten. Bei 14 Kindern erfolgte komplikationslose Abheilung, 17 Kinder wiesen z.T.
schwere Komplikationen auf und 5 Säuglinge starben. Die Komplikationen betrafen die Haut (Hämorrhagie, Gangrän), die Atmungsorgane (Tracheitis, Pneumonie), die Schleimhäute des Verdauungstraktes, die Nieren (Nephritis), das Nervensystem (Encephalitis) und den Gesamtorganismus im Sinne einer Sepsis.
Möglicherweise erkranken Brustkinder leichter (Mössmer 1951). Weitere Litera-
turmitteilungen über Varicellen bei Neugeborenen und Säuglingen stammen
von Lucchesi u. Mitarb. (1947), von Dračková und Kluska (1953) sowie von
Grimsvedt (1959). Letzterer beobachtete Varicellen bei frühgeborenen Zwillingen.

Ähnliche generalisierte herdförmige, in vielen Organen gleichzeitig auftretende Nekrosen sieht man nicht nur bei Infektionen durch das Varicellenvirus,
sondern auch nach Infektionen durch das Herpes simplex- und das Variolavaccine-Virus. Im Bereich der Läsionen finden sich bei Herpes simplex und Varicellen
Kerneinschlüsse, bei Vaccinia Einschlußkörper im Cytoplasma. Zur Bezeichnung
der durch die drei genannten Virusarten hervorgerufenen Allgemeinerkrankungen des Fetus bzw. des Neugeborenen schlägt Flamm (1959) den Namen „Generalisierte Einschlußkörperchen-Nekrose" oder „Inclusio-necrosis generalisata" vor.
Dieser Terminus soll unabhängig davon gebraucht werden, ob die Erkrankung in
utero oder postnatal entstanden ist. Zur Bezeichnung der Ätiologie können noch
die Adjektiva „herpetica", „varicellosa" oder „vaccinosa" (nach Isolierung und Bestimmung der Virusart) hinzugefügt werden[1].

i) Differentialdiagnose

Die Abtrennung schwerer Varicellen von Pockenerkrankungen (Variola vera,
Variolois, Alastrim) kann gelegentlich schwierig sein (z.B. zur Zeit von Pockenepidemien). Angulo u. Mitarb. (1956) beschrieben einen Varicellenfall, der einer
Variolois klinisch sehr stark ähnelte. Dies kann besonders bei Erwachsenen mit
Windpocken der Fall sein, speziell dann, wenn die Varicellen hämorrhagisch werden. Bei Varicellen fühlen sich die Efflorescenzen weicher an, sitzen oberflächlicher, haben eine dünne Epitheldecke und siedeln sich am dichtesten im Stamm-
bereich an. Die Schleimhauteruptionen sind bei den Windpocken meist schwächer
als bei Variola und Variolois ausgeprägt. Das Pockenexanthem befällt stärker
Gesicht und Extremitäten und ist monomorpher (Varicellen der Nachschübe wegen: polymorph). Bei der Variola vera sind die Allgemeinbeschwerden schwerer,
die Pusteln dickwandiger und meist findet sich eine Leukocytose. Gutes für die

---

[1] Demnach = Inclusio-necrosis generalisata herpetica, Inclusio-necr. gen. varicellosa und
Inclusio-necr. gen. vaccinosa.

Differentialdiagnose leistet die Cytodiagnostik und die Histologie (Varicellen: Riesenzellen, Kerneinschlüsse, Pocken: Plasma-Inklusionen).

Bei konfluierenden, bullösen Varicellen kann das Bild einer Dermatitis exfoliativa RITTER vorgetäuscht werden (WINKLER 1950). Schweißfriesel und Strophulus lassen sich meist gut abgrenzen. Der Varicellen-Rash kann an ein Arzneimittelexanthem erinnern, doch bringt der Verlauf bald Klarheit. Vor allem bei Erwachsenen muß an ein papulopustulöses Syphilid (sekundär-luisches Exanthem) gedacht und dabei nicht vergessen werden, daß es bei Varicellen einen unspezifisch positiven Ausfall der Seroreaktionen (Wassermann) geben kann. Hier klären Anamnese, Verlaufsserologie, Cytodiagnostik und der Nelson-Test.

Weitere differentialdiagnostische Erwägungen sind mitunter bei der varioliformen Pyodermie (Bakteriologie, Cytodiagnostik) und der sog. varicelliformen Eruption von KAPOSI (entweder Eczema vaccinatum oder Eczema herpeticatum) notwendig. Im letztgenannten Falle klären Anamnese, Verlauf, der Cornealversuch am Kaninchen (Herpes simplex: Kerneinschlüsse; Vaccine: cytoplasmatische Einschlußkörper; Varicellen: keine Keratitis, negativer Ausfall des Versuches), die Eikultur und das elektronenoptische Direktpräparat (Größendifferenzen der drei Virusarten).

j) Therapie

In den meisten Fällen genügt eine *Lokalbehandlung*, die zur Austrocknung der Bläschen führt und eine bakterielle Sekundärinfektion verhindert. Geeignet ist beispielsweise die Anwendung (2mal täglich) einer Vioform-Tumenollotio (Rp.: Vioformi 0,5; Tumenol.-Ammon. 1,0; Lotio alba D.R.F. ad 100,0), einer Borschüttelmixtur oder des Terracortrilsprays. Bei Schleimhautläsionen müssen Mundspülungen mit Kamillenextrakt oder Wasserstoffsuperoxyd durchgeführt werden. Finden sich Erosionen an den Innenseiten der Labien, sollten mit Aureomycinsalbe bestrichene Leinenstreifen eingelegt werden. Im Krustenstadium sind Kaliumpermanganatbäder von Nutzen.

Bei gangränösen Prozessen können kleine Amputationen (z. B. der Zehen) nicht immer vermieden werden. Selbst bei größeren Defekten ist heute oft eine plastische Deckung (Hauttransplantate) möglich.

Für die Allgemeinbehandlung gilt, daß bis zum Eintrocknen der Pusteln Bettruhe eingehalten werden sollte. Antibiotica und Sulfonamide können Sekundärinfektionen bakterieller Natur verhindern oder beseitigen (WICKSTRÖM 1951: keine virucide Wirkung der Antibiotica). Bei Varicellenpneumonien sind breitspektrale Antibiotica unbedingt indiciert, um einen Abschirmeffekt zu garantieren. IZAR (1951) will eine günstige Beeinflussung der Windpocken nach Applikation von Paraaminobenzoesäure gesehen haben (?, nicht bestätigt).

Für die *Gammaglobulin*-Therapie der Varicellen ergeben sich dieselben Folgerungen, wie sie im Kapitel „Therapie des Zosters" dargelegt wurden (s. dort!). Werden Gammaglobuline reichlich und sehr frühzeitig (im Beginn der Inkubationsphase) zugeführt, läßt sich evtl. eine Abschwächung der Windpocken erreichen (TRIMBLE 1959).

Eine *Varicellenprophylaxe* ist auf aktivem und passivem Wege möglich. Aktiven Schutz verleiht die *Varicellation* nach KLING. Die Varicellen-Schutzimpfung (wegen des meist leichten Verlaufes der Krankheit nicht eingebürgert) wird mit dem Bläscheninhalt von Windpockenpatienten durchgeführt (intra- oder subcutane Injektion der Flüssigkeit in die Haut unter der Clavicula). Im Anschluß an die Impfung entsteht meist eine lokale Bläscheneruption (HEGLER 1946).

Zur passiven Immunisierung bedient man sich eines Varicellenrekonvaleszentenserums (Entnahme des Serums zum Zeitpunkt des höchsten Antikörpertiters:

2 bis 4 Wochen nach Exanthembeginn). Die Injektion des Immunserums muß ebenfalls frühzeitig geschehen (erste Tage der Inkubation). Man gibt 5 bis 10 cm³ des Serums intramuskulär. Hierdurch kann der Krankheitsverlauf abgeschwächt werden (auch Verlängerung der Inkubationszeit). Absolut sichere Resultate gewährt die Methode jedoch nicht (SPIESS 1958).

5. Die durch das Herpes simplex-Virus hervorgerufenen Krankheiten des Menschen

a) Synonyma

Herpes simplex, Herpes febrilis, Fieberbläschen, fever blisters, cold sore.

b) Definition

Unter Herpes simplex versteht man eine überwiegend harmlose, meist lokalisierte Viruskrankheit der Haut und/oder der Schleimhaut, die durch das Auftreten eines Bläschenausschlages von gruppierter Anordnung gekennzeichnet ist, die oft zu Rezidiven neigt, „chronisch" wird und die zu den am weitesten verbreiteten Virusinfektionen des Menschen zählt. Ernstere Komplikationen können bei Herpeserkrankungen vorkommen (z. B. Herpes-Encephalitis oder Generalisationen: Herpessepsis des Neugeborenen, Eczema herpeticatum). Daß der Herpes simplex eine Infektionskrankheit ist, bewies GRÜTER (1912—1921) durch seine Versuche an Kaninchen und am Menschen. Der Herpes simplex kann durch andere Infektionskrankheiten (Malaria, Pneumonie) provoziert werden. Nach dem primären Befall durch das Herpes simplex-Virus entsteht eine „latente Dauerinfektion". In natürlicher Form scheint der Herpes simplex nur beim Menschen vorzukommen (möglicherweise bei Pferden zur Weidezeit ein Herpes labialis?).

Die Bezeichnung „Herpes-Gruppe" für mehrere zusammengehörige Krankheiten stammt von UNNA, der als erster die engen Beziehungen zwischen Zoster, Herpes febrilis und Herpes genitalis erkannte und diese Infektionen den verschiedenen Krankheitsbildern der Variolagruppe (Erkrankungen durch die einzelnen Pockenvirusarten) gegenüberstellte.

Die folgende Darstellung aller Krankheitsbilder, die durch das Herpes simplex-Virus verursacht werden, ergänzt die im alten Jadassohnschen Handbuch niedergelegten Daten, die wie in den vorhergehenden Kapiteln wiederum von LIPSCHÜTZ (Band II, 1932), von W. JADASSOHN (Band II, 1932) und von SCHÖNFELD (Band VII, Teil 1, 1928) stammen. Die sehr vollständigen Ausführungen von SCHÖNFELD (mit umfangreichen Literaturangaben!) sind noch immer eine Fundgrube für die an dieser Krankheit besonders interessierten Dermatologen. Die klinischen Abschnitte sind auch unter heutigen Gesichtspunkten gültig und müssen nur unwesentlich überarbeitet, jedoch um einige weitere vermehrt werden, so etwa um die Darstellung des Eczema herpeticatum, um die Herpessepsis des Neugeborenen, die Gingivostomatitis herpetica und um das Aphthoid von POSPISCHILL-FEYRTER. Auch die Virologie des Herpesvirus muß durch moderne Resultate ergänzt werden. Hierfür gilt allerdings, daß nur die den Dermatologen interessierenden, ätiologischen Daten berücksichtigt werden können (Einzelheiten siehe im Allgemeinen Teil dieses Artikels und in den Handbüchern der Virusforschung (z. B. DOERR-HALLAUER). Eine gute Abhandlung über den Herpes simplex schrieb T. F. M. SCOTT (in der Monographie von T. M. RIVERS: „Viral and Rickettsial Infections of Man" J.L. Lippincott Comp., Philadelphia London, Montreal 1959. Kapitel: „Diseases caused by the virus of herpes simplex".)

c) Geschichtliches

Einen entscheidenden Impuls erhielt die Lehre von der Ursache des Herpes simplex durch die Experimente GRÜTERs, die 1912 begonnen, aber erst 1920/21 publiziert wurden. GRÜTER zeigte, daß es möglich ist, das infektiöse Agens des Herpes corneae vom Menschen auf die Kaninchenhornhaut zu übertragen. Es gelang ihm außerdem, den experimentellen Kaninchenherpes wieder zurück auf das Auge eines erblindeten Menschen zu passieren. LÖWENSTEIN (1923) vermochte nachzuweisen, daß in den Herpesbläschen auf der menschlichen Haut ein infektiöses Agens vorhanden ist, das mit dem des Herpes corneae (Keratitis dendritica) identisch ist. Ein grundlegendes Referat über den Herpes simplex stellte dann R. DOERR (1925; Details s. bei SCHÖNFELD 1928) zusammen. Die Züchtung des Herpes simplex-Virus in fortlaufenden Eipassagen (Chorionallantois-Technik) gelang bald darauf GOODPASTURE, WOODRUFF und BUDDINGH (1931).

Den Kausalzusammenhang zwischen Herpes simplex-Virus und der Stomatitis aphthosa (Gingivostomatitis herpetica) erkannten erstmals DODD u. Mitarb. (1938). Vorher schon hatte LIPSCHÜTZ (1921) in herpesinfizierten Epithelzellen (besonders in denen der beimpften Kaninchencornea) eosinophile intranucleäre Einschlußkörper beobachtet. Die Sichtbarmachung des Erregers selbst, also der Elementarkörper des Herpes simplex-Virus, gelang erst im letzten Jahrzehnt (elektronenoptische Abbildung). Hierüber s. den nächsten Abschnitt über die Herpesätiologie! Weitere Angaben zur Geschichte des Herpes simplex bei SCHÖNFELD (1928).

d) Ätiologie

Das Herpes simplex-Virus ist ektodermotrop (Befall von Haut, Cornea, Zentralnervensystem), im Neugeborenenorganismus auch pantrop (multiple Nekrosen in zahlreichen Organen: Inclusio-necrosis generalisata). Es ist außerdem karyotrop (Einschlußkörperbildung in den Zellkernen). Das Herpesvirus ist in natürlicher Weise für den Menschen pathogen, unter bestimmten Versuchsbedingungen jedoch auch für Hunde, Katzen, Kaninchen, Meerschweinchen und weiße Mäuse sowie für andere kleine Nager (Hamster, Ratten). Nicht pathogen ist es für Kaltblüter und Vögel. Zwischen der Herpes-Pathologie des Menschen und derjenigen der genannten Versuchstiere bestehen z. T. weitgehende Widersprüche (s. die Handbücher der Virusforschung!). Stammverschiedenheiten, wie sie sich in Tierversuchen ergeben (z. B. Herpesstämme, die encephalitogen sind, d. h. nach Inoculation auf der Kaninchencornea eine Encephalitis induzieren — und Stämme, die rein dermotrop und nicht encephalitogen sind), haben (soweit dies bis heute ermittelt werden konnte) für die menschliche Herpes-Pathologie keine Bedeutung. Menschen-, Kaninchen- und Mäusepathogenität stehen z. B. in keiner erkennbaren Beziehung zueinander. Die verschiedenen Herpesstämme weisen, wie die Virusserologie immer wieder gezeigt hat, keine antigenen Differenzen auf. (Arbeiten zu diesem Problemkreis: LÖWENTHAL 1927, HRUSZEK 1934, MAGRASSI 1935, TELLO-ORTIZ 1952 u. a.)

Wichtig ist die Erkenntnis der Einheitlichkeit des Herpes-Erregers: Alle Herpes simplex-Erkrankungsformen werden von ein und demselben Virus verursacht. Die Annahme von LIPSCHÜTZ (1932), daß der Herpes venereus von BESNIER (Herpes genitalis) eine eigene, von der des Herpes simplex verschiedene Ätiologie besitzt, trifft nicht zu (s. hierzu SCHÖNFELD 1928 und die Ausführungen zur Urethritis herpetica weiter unten!). Im Inhalt aller Herpes simplex-Efflorescenzen ist das Herpes simplex-Virus vorhanden, ganz unabhängig von der Lokalisation (Sitz der Bläschen auf Haut oder Schleimhaut, Genitale oder Cornea, auf ekzematösen oder „gesunden" Hautpartien) und von der Tatsache, ob es sich um einen idiopathischen (Febris herpetica, Herpessepsis, Gingivostomatitis herpetica) oder einen sog. „symptomatischen" Herpes (z. B. Herpes bei Malaria oder Pneumonie, Herpes nach Insolation oder Trauma, Herpes menstrualis) handelt.

Das Herpes simplex-Virus ist leicht zu isolieren und macht bei der Bearbeitung im Laboratorium keine Schwierigkeiten (gute Übertragbarkeit auf Laboratoriumstiere, regelmäßiges Gelingen fortlaufender Passagen in Ei- und Gewebekulturen, Wechselpassagen). Das Herpesvirus kann besonders gut auf Kaninchen (Grüterscher Cornealversuch), auf Bruteier (Inoculation der Chorionallantoismembran) und auf Zellkulturen verimpft werden. Weiße Mäuse lassen sich intracerebral (Encephalitis), Babymäuse sehr gut intraperitoneal infizieren. Häufig entwickelt sich auch im Anschluß an die Beimpfung der scarifizierten Kaninchenhornhaut eine tödliche Encephalitis. Im Serum der infizierten Tiere sind serologisch neutralisierende und komplementbindende Antikörper nachweisbar. Besonders reichlich vermehrt sich das Herpesvirus in Zellkulturen (HeLa-Zellen, Amnionzellen, Affennierenepithel, Gewebekulturen aus Corneaepithel von Kaninchen usw., s. bei REISSIG und MELNICK 1955, bei BARSKI u. Mitarb. 1955 u. a.). Das Herpesvirus besitzt nicht die Fähigkeit, Hühnererythrocyten zu agglutinieren — etwa wie das Vaccine- oder Influenzavirus (daher Hirst-Test nicht möglich). Näheres über Tierversuche, Ei- und Gewebekulturen sowie über die Serologie im Abschnitt „Laboratoriumsdiagnose" S. 322 ff.

α) Morphologische und physikalisch-chemische Eigenschaften des Herpesvirus

Nach neueren Untersuchungen haben die Elementarkörper des Herpes simplex-Virus einen Durchmesser von etwa 90 bis 130 mμ. Sie liegen damit größenordnungsmäßig jenseits des Auflösungsvermögens der Lichtmikroskope. Dennoch ist von verschiedenen Autoren im gefärbten Ausstrich (z. B. mit Victoriablau) des Inhaltes frischer Herpesbläschen die Beobachtung kleinster, eben sichtbarer Granula gemacht worden. Letztere wurden für die Elementarkörper des Virus gehalten. Möglicherweise sind letztere dann zu erkennen, wenn sie zu kleinen Gruppen aggregiert sind. DAHL (1952) gibt sogar als Unterscheidungsmerkmal für die Differenzierung von Herpes simplex- und Zostervirus an, daß sich ersteres im Gegensatz zu letzterem nicht mit Victoriablau darstellen läßt. NASEMANN (1957) kam zu analogen Resultaten (bis jetzt mehr als 100 Patienten untersucht; Ausstriche von frischem Blaseninhalt gefärbt mit Victoriablau, mit Carbolfuchsin-Geißelbeize und mit der Versilberungsmethode MOROSOWs: nie Elementarkörperchen nachgewiesen! Auch in Ausstrichpräparaten von Zellkulturen und von beimpften Allantoismembranen konnte Verf. nie Herpes-Elementarkörper auffinden).

Ein lichtoptisch gut sichtbares Zeichen für den Befall der Wirtszellen mit dem Herpesvirus ist die Ausbildung eosinophiler Einschlußkörper im Zellkern (Lipschützsche Einschlüsse). Diese intranucleären Inklusionen finden sich in der Epidermis des Menschen, bei Generalisation des Virus (Herpessepsis des Neugeborenen) auch in den inneren Organen, weiter in Zellkulturen, Eimembranen und zahlreichen Organen (Cornea, Gehirn, Leber, Hoden, Planta) von Versuchstieren nach Inoculation des Herpesvirus (WOLMAN und BEHAR 1952, diese Autoren wiesen außerdem nach, daß die Kerneinschlüsse im späteren Verlauf ihrer Entwicklung Feulgen-positiv werden).

In letzter Zeit gelang es mehreren Autoren, das Herpesvirus elektronenmikroskopisch darzustellen. CORIELL u. Mitarb. (1950) präparierten die Elementarkörper des Herpesvirus direkt aus der Flüssigkeit frischer Bläschen (was nicht immer gelingt, s. NASEMANN 1957), sie erhielten Meßwerte für die Größenausdehnung der Elementarkörper zwischen 133 und 233 mμ. Diese Durchmesser halten MUNK und ACKERMANN (1953) für zu groß: flache Antrocknung der Elementarkörper auf der Trägerfolie — außerdem beobachteten CORIELL u. Mitarb. selbst eine Änderung der morphologischen Struktur der Partikel von einer Kugelform mit opakem Zentrum zu einer zerfließenden Form mit optisch hellerer Mitte (Lysestadium?). MUNK und ACKERMANN (1953) bestimmten elektronenoptisch einen Durchschnittswert für die Größe der Herpes-Elementarkörper von 116 mμ. REAGAN u. Mitarb. (1953) kamen zu ähnlichen Resultaten: Elementarkörper-Durchmesser von 90 bis 100 mμ. Die Körperchen sind rund und weisen eine kleine zentrale, nabelähnliche Vertiefung auf (s. Abb. 116)[1], vor allem in schrägbedampften Präparaten. In unbedampften Präparaten erschienen die Elementarkörper meist mit hellerem Rand und zentraler Verdichtung (Innenkörper).

MUNK und ACKERMANN fanden für das Herpes simplex-Virus in der Ultrazentrifuge eine Sedimentationskonstante von etwa 1175 S. Unter Zugrundelegung dieses Wertes, einer hypothetischen Dichte der Elementarkörper von 1,1 und der Annahme, daß die Elementarkörper sphärisch geformt sind, errechneten die Autoren einen

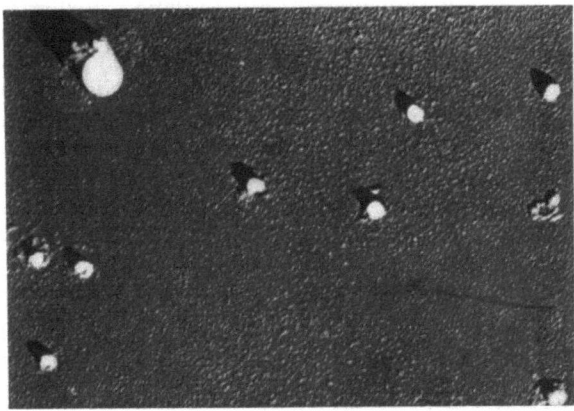

Abb. 116. Aufnahme von MUNK und ACKERMANN (1953). Elementarkörper des Herpes simplex-Virus. Präpariert in H$_2$O (aus Allantoisflüssigkeit durch 3 Differentialzentrifugations-Cyclen). Vergr. 60000mal, Schrägbedampfung mit Palladium, Winkel: 30°. In der linken oberen Ecke des Bildes ein Latexball von 250 mμ Durchmesser. Durch Vergleich mit diesem ergibt sich ein Elementarkörper-Durchmesser von 116 mμ

Durchmesser von 96 mμ. Zu ganz ähnlichen Werten kamen ELFORD u. Mitarb. (1933) durch Ultrafiltration (100 bis 150 mμ).

In doppelt-destilliertem Wasser bei +4° C behält das Herpesvirus seinen Infektionstiter gut 14 Tage bei. In Allantoisflüssigkeit verlor es schnell an Wirksamkeit. Ein p$_H$ zwischen 7,0 und 8,0 wurde viel besser toleriert als ein p$_H$ zwischen 4,5 und 6,0 (MUNK und ACKERMANN 1953). AMOS (1953) stellte fest, daß bei der Vermehrung des Herpesvirus in Zellkulturen das Phosphataseenzym eine nicht unbedeutende Rolle bei der Inaktivierung des Virus spielt. Zusätze von Phosphatasehemmern (z. B. gewisse α-Aminosäuren, anorganische Phosphate, β-Glycerophosphat und Adenosin-3-Phosphat) setzen die Überlebenszeit des Herpesvirus herauf. Cystein hemmt die alkalische, Fluoride hemmen die saure Phosphatase. Dem zu züchtenden Virusmaterial sollten daher Cystein und Natriumfluorid zugegeben werden.

Chemisch wird das Herpesvirus vor allem durch Phenylquecksilbersalze, Jod- und Chlorverbindungen sowie durch Formaldehyd inaktiviert (ALBRECHT 1959). Homogenisiertes Herpesvirus ist nicht ätherresistent (BUGGS und GREEN 1936).

Über genetische Rekombinationen zwischen verschiedenen Herpesstämmen[2] berichtete WILDY (1955), der vom ersten intracellulären Vermehrungscyclus einer

---

[1] Für die freundliche Überlassung der elektronenmikroskopischen Abb. 116 danke ich Herrn Dr. K. MUNK, München, auch an dieser Stelle sehr herzlich.

[2] Über die Eignung bestimmter Herpesstämme für genetische Studien s. auch bei WHEELER (1960).

Mischinfektion an bereits „Klone" mit stabilen Eigenschaften isolieren konnte, die sich von denen der Elternstämme unterschieden (s. auch die diesbezüglichen Ausführungen im Allgemeinen Teil des Beitrages S. 35 ff.).

β) Virusentwicklung

Über die Entwicklung des Herpesvirus brachten elektronenoptische Untersuchungen von Dünnschnitten neue Erkenntnisse (Ultramikrotomie). Im Zellkern der Wirtszellen treten etwa 12 Std. nach der Infektion als erstes morphologisch faßbares Zeichen der Virusvermehrung kleine, dichte Partikelchen (von etwa 40 mμ Durchmesser) auf, MORGAN u. Mitarb. (1956). Diese Primärkörperchen werden dann von einer Membranschicht umgeben (das Wort „Membran" soll hier nichts im Hinblick auf funktionelle Leistungen aussagen). Durch die Umkleidung mit dieser Schicht werden die Elemente größer und gewinnen ein Ausmaß von etwa 70 bis 100 mμ. Beim Austritt aus dem Zellkern in das Cytoplasma erhalten die Partikel noch eine zweite membranartige Umhüllung und sind dann etwa 120 bis 130 mμ groß (z. T. wohl auch kleiner). Nach PETERS (1959) ist es recht wahrscheinlich, „daß das durch die doppelte Membran gekennzeichnete Endstadium dem reifen voll-infektiösen Virus entspricht, wie es im extracellulären Raum angetroffen wird."

Schon CROUSE u. Mitarb. (1950) fanden bei ihren cytochemischen Untersuchungen, daß die Herpes simplex-Kerneinschlüsse Feulgen-positiv reagierten, also Desoxyribonucleotide enthalten. Sie deuteten dies Resultat in dem Sinne, daß die Einschlüsse Elementarkörperchen-Aggregate des Virus enthalten müssen. Eine Vermehrung der Proteinsynthese in der infizierten Zelle wird durch die starke Vergrößerung des Nucleolus vor der Einschlußbildung und durch das Vorhandensein von alkalischer Phosphatase im Einschlußkörper angezeigt.

BANG und ISE (1950) sahen bei ihren Dünnschnittuntersuchungen an Herpes simplex-infizierten Chorionallantoismembranen in den befallenen Epithelzellen folgende Veränderungen: Schwellung und Desintegration der Mitochondrien und in der Nähe der letzteren kleine Elementarkörper (besonders ganz dicht an den zerstörten Mitochondrien).

MORGAN u. Mitarb. (1953) waren die ersten, die Elementarkörper des Herpesvirus innerhalb der befallenen Zellkerne elektronenoptisch nachweisen konnten (Dünnschnitte von infizierten Eimembranen, Einschlüsse vor allem in Zellen des Ektoderms). Die Inklusionen im Nucleus enthielten zahlreiche Partikel von gleicher Dichte, Größe und Form. Sie wiesen durchschnittlich eine Größe von 70 bis 100 mμ auf. Dieselben Autoren fanden später (1954) Elementarkörper des Herpesvirus auch im Cytoplasma der infizierten Zellen. MORGAN u. Mitarb. (1954 a, b) beschrieben schließlich die Entwicklungsvorgänge, wie sie oben dargelegt wurden (sphärischer Zentralkörper, der eine doppelte Membranschicht erwirbt). Der Arbeitskreis um MORGAN (1958) wiederholte analoge elektronenoptische Dünnschnittanalysen auch an infizierten Zellen aus Gewebekulturen von HeLa- und menschlichen Amnionzellen. Es konnten in den Zellkernen kristallähnlich aggregierte Elementarkörper des Herpesvirus beobachtet werden (Primärkörperchen mit Innenstruktur 40 mμ und einfacher Membran 90 mμ, deren Anordnung an die „Kristallgitter" bei Adenoviren erinnerte)[1].

WYCKOFF u. Mitarb. (1956) untersuchten Ultraschnitte von Hirngewebe solcher Kaninchen und Mäuse, die mit Herpes simplex-Virus infiziert waren, gleichfalls im Elektronenmikroskop. In einer frühen Phase der Infektion wurden

---

[1] Die Neigung zur Kristallanordnung wurde bisher nur bei einem Herpes-Stamm gefunden (Stamm I. M.).

unregelmäßige, elektronenoptisch dichte Partikel sichtbar, und zwar im feinen Netzwerk der gut umgrenzten Zellkerne bestimmter Hirnzellen. Diese Partikelchen schienen mit dem Fortschreiten der Infektion zahlreicher zu werden und sich dann in etwas kleinere, uniformere, sphärische Partikel umzubilden, die möglicherweise die reifen Elementarkörper des Herpesvirus darstellen. Ähnliche Körperchen wurden im Cytoplasma der Zellen gefunden, jedoch nur im Endstadium des Infektionsverlaufes. Die Gegenwart der Elementarkörper im Cytoplasma dürfte eine Folge der Ruptur der Kernmembran sein.

GOSTLING und BEDSON (1956a, b) kamen zu Vorstellungen über die Vermehrungsweise des Herpesvirus, die im Gegensatz zu den Ansichten der meisten anderen Autoren (z.B. den hier dargestellten Resultaten, auch im Gegensatz zu den Angaben im Allgemeinen Teil des Beitrags) stehen. Es ist nicht möglich, hier auf die von GOSTLING und BEDSON angeschnittenen Probleme (Fehlen der Eklipse, mögliche Zweiteilung des Herpesvirus) näher einzugehen.

e) Beziehungen zwischen Herpes simplex- und Zoster-(Varicellen-)Virus

Wie schon erwähnt, rufen beide Virusarten äußerst ähnliche histopathologische Veränderungen hervor, können aber tierexperimentell, virusmorphologisch, im Gewebsexplantat und serologisch unterschieden werden. Das Zostervirus hat größere Elementarkörper, vermehrt sich nicht in HeLa-Zellkulturen, im Brutei und auf der Kaninchencornea, sondern nur in sehr anspruchsvollen Medien (z. B. menschliche Embryonal- oder Amnionzellen). Das Herpes simplex-Virus hingegen ist für viele Laboratoriumstiere pathogen (z. B. positiver Grüterscher Cornealversuch am Kaninchen), vermehrt sich in Ei- und HeLa-Zellkulturen vorzüglich und ist deutlich kleiner als das Zostervirus. Serologisch zeigt sich zwischen Zoster und Herpes simplex keine gekreuzte Immunität. In Gewebekulturen wird das Herpesvirus nur mit Immunserum von Herpes simplex-Rekonvaleszenten (z. B. auch von Herpes-infizierten Kaninchen) neutralisiert, nicht mit einem Zoster-Immunserum. Umgekehrt wird das Zostervirus in Amnionzellkulturen nicht von Herpes-Immunserum neutralisiert. (Neutralisationstest: Verimpfung von Serum und Virussuspension gleichzeitig, *nicht* erst die Virusinfektion und dann Zusatz des Serums). Es unterliegt keinem Zweifel, daß die Antigene von Herpes simplex- und Zoster (Varicellen)-Virus verschieden sind.

f) Epidemiologie und Pathogenese

Der Herpes simplex kommt überall in der Welt vor. Frauen scheinen etwas häufiger als Männer befallen zu werden (NAEGELI 1936). Die Empfänglichkeit des Menschen für eine Herpes simplex-Virus-Infektion verringert sich mit zunehmendem Alter. Kleinere Herpes-Epidemien sind beschrieben worden. PIRINGER (1958) konnte innerhalb von 5 Wochen bei 35 Kleinkindern Herpes simplex-Erkrankungen feststellen. Meist handelte es sich um primäre Infektionen im Bereich der Mundschleimhaut (Gingivostomatitis herpetica). Für die Verbreitung des Virus spielt die allgemeine Hygiene (Lebensstandard) eine gewisse Rolle. Arme Bevölkerungsschichten sind stärker durchseucht (Schmierinfektionen, Wohnhygiene). Die Übertragung des Herpes simplex-Virus geschieht entweder durch Tröpfcheninfektion (Stomatitis aphthosa) oder durch unmittelbaren Kontakt (Kuß, Inoculation des Virus im Bereich ekzematisierter Hautpartien oder des Auges, Ansteckung durch Geschlechtsverkehr: Herpes venereus). Die Infektion kann durch latent infizierte, äußerlich gesunde Dauerausscheider des Herpesvirus vermittelt werden (Virus-haltiger Speichel). Das Herpesvirus ist mehrfach von verschiedenen Autoren im Mundspeichel (im Rachen- und Mundspülwasser ebenfalls) nachgewiesen worden. Die *Inkubationszeit* für Herpes simplex-Erkrankungen beträgt durchschnittlich 3 bis 4 Tage. Von manchen Autoren wird daran gezweifelt, ob es jahreszeitliche Schwankungen bei den Herpes simplex-Infektionen gibt, doch finden sich immer wieder Angaben, die das gehäufte Auftreten von Herpeserkrankungen während des Überganges vom Winter zum Frühjahr bestätigen. Die latente Herpes-Dauerinfektion kann durch provozierende Reize manifest werden, d. h. es kommt zu einem Rezidiv mit akuten Erscheinungen. Als Provokation wirkt beispielsweise auch eine Grippe oder eine „Erkältung" (Schnupfen, „common cold"). Erkältungskrankheiten stellen sich jedoch besonders gern zur Zeit des Überganges vom Winter zum Frühjahr ein, so daß hierin auch die Ursache für die Häufung der Herpeseruptionen zu dieser Jahreszeit gesehen werden kann.

Zwischen dem Herpes simplex-Virus und dem menschlichen Organismus gibt es eine Reihe von Beziehungen, deren Wechselseitigkeit zu einer Art „Kreislauf" führt (s. Tabelle 27: Wirt — Erreger — Beziehungen bei der Herpes simplex-Virusinfektion des Menschen, nach Blank und Rake 1955). Die in Tabelle 27 skizzierten Vorgänge basieren auf Untersuchungen von Scott u. Mitarb. (1952/1953) sowie von Buddingh u. Mitarb. (1953).

Tabelle 27. *Die Wirt-Erreger-Beziehungen bei der Herpes simplex-Virusinfektion des Menschen* (nach Blank und Rake 1955)

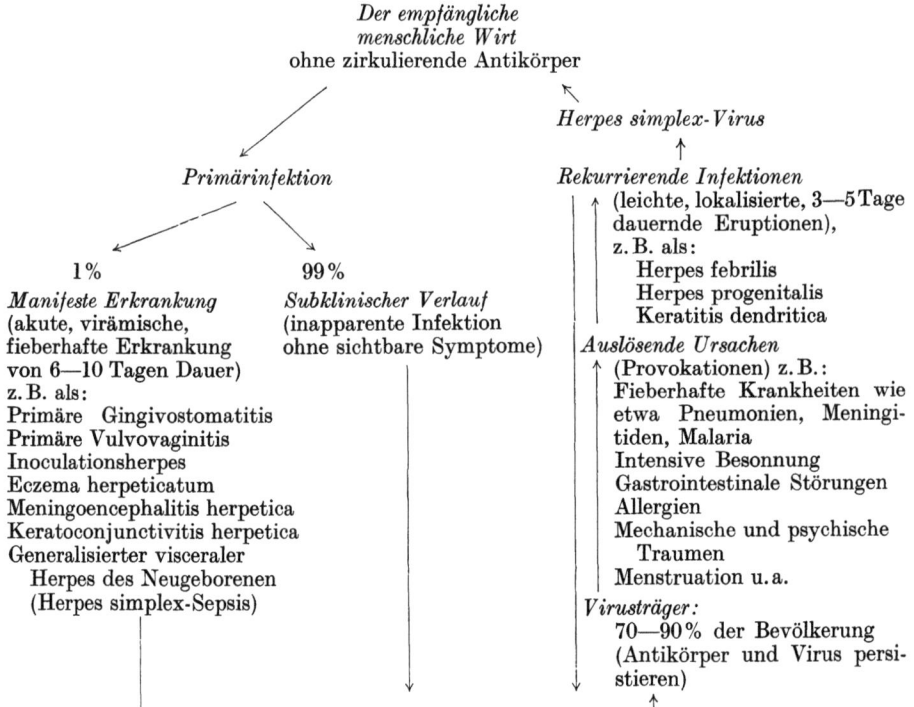

Nach den Vorstellungen, die von Dodd (1938) sowie von Burnet und Lush (1939) u. a. entwickelt wurden, machen die meisten Menschen ihre Erstinfektion mit dem Herpes simplex-Virus im Alter von 1 bis 5 Jahren durch. Diese *Herpes-Primärinfektion* verläuft überwiegend subklinisch, inapparent (wohl bei gut 99% der Menschen). Trotzdem werden, da eine Auseinandersetzung des Organismus mit dem Virus dennoch erfolgt, spezifische Antikörper gebildet, d. h. die serologischen Herpesreaktionen werden positiv. Wichtig ist, daß trotz inapparenten

Verlaufes später (z. B. nach entsprechender Provokation) herpetische Rezidiveruptionen (etwa als Herpes labialis) auftreten können. Siehe hierzu nähere Einzelheiten in der Arbeit von Vivell u. Mitarb. (1957).

Manifest werden knapp 1% der herpetischen Erstinfekte, und zwar in Form von akuten, virämischen, fieberhaften Erkrankungen von 6 bis 10 Tagen Dauer. Unter letzteren stellen das größte Kontingent die herpetischen Gingivostomatitiden (Stomatitis aphthosa und Aphthoid Pospischill-Feyrter), dann folgen die primären herpetischen Vulvovaginitiden und der primäre Inoculationsherpes (Eruption durch inoculiertes Herpesvirus). Gelegentlich kommen als Herpes-Erstinfektionen auch ein Eczema herpeticatum, eine Meningoencephalitis herpetica, eine herpetische Keratoconjunctivitis oder eine Herpessepsis vor (Generalisierte Einschlußkörperchen-Nekrose bei Neugeborenen). Siehe hierzu Tabelle 27!

Nach der Erstinfektion wird das Herpesvirus vorzüglich an den menschlichen Organismus adaptiert. Etwa 70 bis 90% der Bevölkerung bleiben Virusträger und behalten einen kontinuierlichen Antikörpertiter im Blutserum (vermutlich direkte Folge des latent vorhandenen Virus, d. h. der latenten Dauerinfektion). Wahrscheinlich persistiert das Herpes simplex-Virus in „maskierter" Form im Wirtsgewebe. Dieses Stadium des Erregers entzieht sich bislang allen Nachweisversuchen. Blank und Rake (1955) war es beispielsweise nicht möglich, bei rezidivierenden Herpeseruptionen auf der Haut das latente Virus aus Hautstückchen zu isolieren, die im erscheinungsfreien Intervall excidiert wurden.

Nach dem primären Herpesbefall können später durch verschiedene auslösende Reizzustände *Herpesrezidive* bedingt werden. Nicht alle Menschen, die eine inapparente oder manifeste Herpesinfektion durchgemacht haben, neigen zu Rezidiven. Die Annahme einer *„Herpes-Disposition"* wird von vielen Autoren befürwortet. Rezidive können mit Regelmäßigkeit in einem bestimmten Zeitraum und als Folge immer desselben Reizes auftreten (z. B.: innerhalb von 5 oder 8 Jahren oder mehr, jeweils mit Einsetzen der Menstruation als sog. Herpes menstrualis — oder unregelmäßig, aber stets nach Genuß von Schweinefleisch bzw. nach dem Verzehren anderer „nicht vertragener" Nahrungsmittel). Die Rezidive können sich oft lange Zeit hindurch in längeren oder kürzeren Intervallen (z. B.: 5 oder 6 Jahre lang in Abständen von 3 bis 5 Monaten ein Herpes gluteatis — vom Verf. beobachteter Fall — oder jeweils im Frühjahr und Sommer 1- bis 2mal ein Herpes labialis nach intensiver Besonnung, insgesamt viele Jahre oder Jahrzehnte lang) einstellen. Das Rezidiv kann immer genau an der gleichen Stelle *(Herpes recidivans in loco)* oder mit wechselnder Lokalisation auftreten. Manche Menschen bekommen nur einmal einen Herpes — etwa im Bereich der Lippen — im ganzen Leben, andere zwei, drei oder vier herpetische Eruptionen innerhalb mehrerer Jahrzehnte und wieder andere Menschen 30- oder 40mal einen Herpes progenitalis hintereinander, wobei die Distanzen zwischen den einzelnen Intervallen immer kürzer werden können (z.B. erst alle 3 Monate, später alle 3 bis 4 Wochen, doch auch das Umgekehrte kann der Fall sein: Intervallverlängerung, z.B. auch als Zeichen allmählichen Verebbens der Herpeserkrankung, „spontane" Heilung). Bei rekurrierendem Verlauf sind die einzelnen Eruptionen meist leicht, umschrieben und heilen nach 3 bis 5 Tagen (seltener nach 1 bis 2 Wochen) ab. Die Menschen, die an einem Herpes recidivans leiden, stellen den wesentlichsten Teil des „Virusreservoirs" dar, von dem die Neuansteckungen ausgehen. Die das jeweilige Rezidiv auslösenden provokatorischen Reize sind mannigfach: z.B. fieberhafte Krankheiten (Pneumonien, Meningitiden, Malaria, Fleckfieber), starke Insolation, gastro-intestinale Störungen, Allergien, Menstruation, mechanische und psychische Traumen. Der Auslösungsmechanismus ist in seinen Details jedoch noch unbekannt.

Beim Herpesrezidiv bewegen sich die Antikörpertiter (im Neutralisationsversuch und bei der Komplementbindungsreaktion) vorher und nachher auf gleicher Höhe (s. bei Blank und Rake 1955 sowie bei Vivell u. Mitarb. 1957). Das Rezidiv entsteht im „immunen" Organismus anscheinend dadurch, daß der provokatorische Reiz im labilen Gleichgewicht zwischen Wirt und Erreger (meist nur an umschriebener Stelle!) eine Störung bewirkt, welche die viruciden Fähigkeiten im Wirtsgewebe abschwächt. *Nur* bei einer Herpes-*Primär*infektion (die übrigens nur sehr selten im Erwachsenenalter eintritt) kommt es zu einem beweisenden Anstieg der Antikörpertiter, die später wieder etwas abfallen, und dann dauernd auf einer bestimmten Höhe fixiert bleiben („Alles-oder-Nichts-Gesetz" der Herpesserologie von Burnet). Es ist demnach möglich, mit Hilfe der Virusserologie die Diagnose einer Herpes simplex-Erstinfektion zu stützen.

Zwei Tatsachen sind von besonderer Bedeutung: 1. Erstinfektion und Rezidiv haben identische Erreger. Letzterer ist aber in der Latenzphase bis heute noch nicht faßbar — und 2. Rezidive bilden sich trotz vorhandener zirkulierender Antikörper aus, sind also eine „Krankheit des Immunen". Auslösefaktoren der Rezidive sind bekannt, der Mechanismus, den sie in Betrieb setzen, hingegen nicht. Es ist nach den heutigen, hier dargelegten Kenntnissen nicht mehr belangvoll, einen essentiellen von einem symptomatischen Herpes zu unterscheiden, sondern man trennt besser in den primären und sekundären Herpes simplex. Beim primären Herpes sind die Antikörper in Bewegung (Titeranstieg), die Erscheinungen meist heftiger Natur und Auslösefaktoren in der Regel nicht vorhanden (gelegentlich: Trauma, Bluttransfusion, Verbrennung); häufiger hingegen kann eine Ansteckungsquelle ermittelt werden (z. B. Kind mit Stomatitis aphthosa, das von einer Krankenschwester mit Lippenherpes gepflegt wurde). Die Einteilung in symptomatische und essentielle Herpeserkrankungen beruhte auf der Erkenntnis, daß der Herpes simplex nicht nur ein „Epiphänomen" darstellt, d. h. eine Begleiterscheinung anderer Grundleiden. Die Bezeichnungen „essentiell" und „symptomatisch" sind heute nur noch Hinweise auf die Vorbedingungen einer Herpeseruption (symptomatischer Herpes: z. B. Herpes labialis nach Insolation). *Beim „essentiellen Herpes" ist der Auslösefaktor meist nicht bekannt.*

Soweit dies bis jetzt feststeht, entsprechen viele pathogenetische Vorgänge beim Herpes simplex weitgehend denen bei der Zosterinfektion (z. B. die hämatogene Festsetzung des Herpesvirus im Nervengewebe als Ausdruck einer wahlfreien Neurotropie, Feyrter 1954; aber: Unabhängigkeit bei der Ausbreitung vom Verlauf bestimmter Nerven). Das Herpes simplex-Virus kann sich direkt von Zelle zu Zelle ausbreiten (Stoker 1958).

Die große Rezidivhäufigkeit allein läßt bereits vermuten, daß es beim Herpes simplex keine *Immunität* im eigentlichen Sinne gibt. Interessant ist, daß Mensch und Tier sich hierin unterschiedlich verhalten. Tiere erwerben nach einer Herpes simplex-Infektion vollständige Immunität (die Cornea eines Kaninchens kann nur einmal infiziert werden); s. hierzu Einzelheiten bei Hruszek (1934). Eine kurzdauernde örtliche Immunität kann auch beim Menschen entstehen.

Serologische Untersuchungen haben außer der Trennung in primäre und sekundäre Herpeserkrankungen genaue Aufschlüsse über die Antikörperspiegel (Titerverläufe) gezeigt. Durch die Placenta werden Herpes-Antikörper von der Mutter auf das Kind übertragen. Die Neugeborenen weisen bis zu 3 Monate nach der Geburt hohe Titerwerte auf. In der dann folgenden Zeit, vor allem aber zwischen dem 6. und 12. Lebensmonat, fallen die Titer stark ab. Vielfach können in der zweiten Hälfte des ersten Lebensjahres gar keine *Herpesantikörper* mehr nachgewiesen werden. Zwischen dem 1. und 5. Lebensjahr erfolgt dann meist die herpetische Erstinfektion, an die sich der Herpes-Antikörper-Titeranstieg anschließt.

GOETZEE (1955) fand bei allen Negerkindern, die über 5 Jahre alt waren, hohe „Herpestiter" (Bestimmung der Antikörper in 417 Serumproben, Material von der Bantubevölkerung Südafrikas). DUDGEON (1955) untersuchte 5000 Kinder und konnte bei 60% von ihnen serologisch Herpes-Antikörper nachweisen. VIVELL u. Mitarb. (1957) führten serologische Untersuchungen mit der Komplementbindungsreaktion durch, welche die Durchseuchungspräzession (mit Herpes simplex) mit steigendem Lebensalter für Südbaden ermitteln sollten. Mit 14 Jahren wiesen bereits 84% der untersuchten Kinder Herpes-Antikörper auf. Wie bei zahlreichen anderen Virusinfektionen vollzieht sich die Hauptdurchseuchung der Bevölkerung auch beim Herpes simplex im Kindesalter. Sind die Antikörper erst vorhanden und auf Grund der Auseinandersetzung des Organismus mit dem Virus gebildet worden, so persistieren sie lebenslänglich (BURNET 1945, BALDRIDGE 1959). Rezidive bedingen keine neuen Titeranstiege.

Wie schon ausgeführt, ist die Höhe des Titers an Herpesantikörpern im Serum kein Maßstab für die Immunität. Nach der Erstinfektion wird zwischen dem 10. und 20. Tag (vom Beginn der Eruption an gerechnet) der Titeranstieg der zirkulierenden Antikörper nachweisbar. Über Herpesserologie s. im Abschnitt „Laboratoriumsdiagnose".

g) Pathologische Anatomie

Die histologischen Merkmale der Herpes simplex-Läsion unterscheiden sich kaum von denen der Zosterefflorescenz. Für das histologische Bild des Herpesbläschens gilt cum grano salis das, was in den betreffenden Abschnitten der Kapitel „Zoster" und „Varicellen" dargelegt wurde. Das Herpesbläschen ist einkammerig und zeigt im Bereich der Basis durchweg geringere Neigung zu Nekrosen als die Zosterläsion. Die ballonierende und reticulierende Degeneration der Epithelien ist ausgeprägt. Vor allem an den seitlichen Rändern und am Grunde des *intraepidermalen Bläschens* finden sich mehrkernige Riesenzellen (s. die Pfeile in Abb. 117), die 2 bis 15 oder noch mehr Zellkerne aufweisen und Durchmesser bis zu 50 μ annehmen können. In diesen epithelialen Riesenzellen, die durch amitotische Kernteilung entstehen, sind oft intranucleäre Einschlußkörper vorhanden. Letztere trifft man besonders gern auch in den ballonierten Stachelzellen am Rande des Bläschens an. Der Inhalt des Bläschens besteht aus geronnenem Serum, Leukocyten (darunter auch Eosinophile), aus ballonierten Epithelien und aus multinucleären Riesenzellen (s. Abb. 117: ganz frisches Bläschen eines genitalen Herpes simplex; Lokalisation: Penishaut).

Mit der Ultraschnittmethode (Ultramikrotomie) können die herpetischen Veränderungen im Elektronenmikroskop analysiert werden (s. weiter oben!). Diese Technik erlaubt die Erkennung der Elementarkörperchen des Herpesvirus innerhalb der befallenen Zellen. Die Abb. 118 und 119 sind elektronenoptische Photographien von Dünnschnitten herpesinfizierter Allantoismembranen. Die Abb. 118 zeigt Elementarkörper des Herpesvirus im Cytoplasma einer Ektodermzelle der Chorionallantoismembran (s. Pfeil). In der Abb. 119 sind die Elementarkörper des Herpesvirus freigesetzt und liegen in den intercellulären Spalträumen.

Nicht nur die Epidermis zeigt Veränderungen. Auch das Corium ist unterschiedlich stark mitergriffen. Es bildet sich ein wechselnd intensives entzündliches Zellinfiltrat im Bereich der Läsionen aus und eine Erweiterung der Capillaren und kleinen Gefäße (Hyperämie). Die Bläschen, die im Bereich der Schleimhäute entstehen, ulcerieren schnell (Erosionen: Aphthen).

Die Efflorescenzen beim Herpes simplex können gelegentlich in der Entwicklung stecken bleiben (maculo-papulöse Formes frustes). Histologisch findet

man dann entweder nur umschriebene Zonen mit ausgeprägter Hyperämie oder
herdförmige Verbreiterung der Epidermis mit ballonierender Degeneration des
Stratum spinosum, z.T. mit angedeuteter Bläschenbildung (Papulovesikel).

Die Herpes-Bläschen siedeln sich besonders gern an den Übergangsstellen
von der Haut zur Schleimhaut an, z.B. an den Lippen, der Nase, im Genitalbereich,
an der Wangenschleimhaut, im vorderen Teil der Urethra (Fossa navicularis) und
am Anus. Die regionalen Lymphknoten können angeschwollen sein.

Todesfälle beim Herpes simplex sind selten und werden nur bei den folgenden
drei Krankheitsbildern beobachtet: bei der Herpessepsis des Neugeborenen, bei
sehr schweren Verläufen des Eczema herpeticatum und bei der Encephalitis

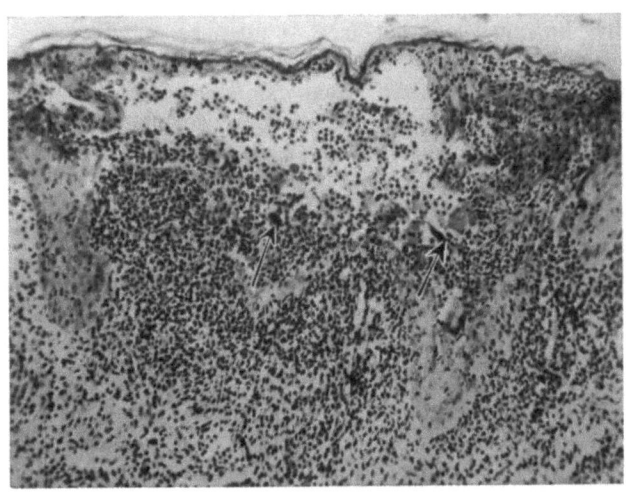

Abb. 117. Histologisches Präparat von frischem Herpesbläschen (Herpes progenitalis), Lokalisation: Penishaut.
Intraepidermales Bläschen, ballonierende Degeneration, mehrkernige Riesenzellen (s. Pfeile)

herpetica. Ausnahmsweise kann als Folge ernster Komplikationen (Encephalitis,
Sekundärinfekte, Dyspepsie, Pneumonie usw.) ein letaler Ausgang auch beim
Aphthoid von POSPISCHILL und FEYRTER und bei der Keratoconjunctivitis
herpetica mit Meningoencephalitis vorkommen.

Die Befunde bei der Sektion gleichen sich stets. Bei der Herpessepsis und dem
zum Tode führenden Eczema herpeticatum ist der pathologische Prozeß durch
Nekroseherde gekennzeichnet, die in zahlreichen Organen liegen. Die Nekrosen
zerstören alle in ihrem Bereich befindlichen Gebilde (Organstrukturen). Die um
die nekrotischen Areale bzw. Ulcerationen liegenden Zellen enthalten größere
und kleinere eosinophile Kerneinschlüsse: Inclusionecrosis generalisata. Als Folge
einer Gefäßschädigung können Blutungen ins Gewebe bzw. in die Hohlorgane
auftreten. Nahezu alle Organe können befallen werden, vor allem aber Leber und
Nebennieren.

Bei der *Meningoencephalitis* herpetica zeigen Cortex und Subcortex Veränderungen. Neben petechialen Hämorrhagien sind erweichte Bezirke (Nekrosen)
und perivasculäre Rundzellinfiltrate, später um letztere herum Gliazell-Prolifera-
tionen vorhanden. Die Meningen sind hyperämisch und weisen gleichfalls Rundzellinfiltrate auf. In den herdförmigen Infiltraten können oftmals Kerneinschlüsse
aufgefunden werden. Einzelheiten über die Meningoencephalitis herpetica s. bei
THIES (Band VII dieses Ergänzungswerkes) und bei WEISSE (1960).

h) Klinik

α) Allgemeines

Infektionen mit dem Herpes simplex-Virus können zur Ausbildung verschiedener Krankheitsbilder führen, die jedes für sich abgehandelt werden sollen.

Arbeiten aus den letzten Jahren, die allgemeine Daten über die Klinik des Herpes simplex bringen, stammen u. a. von BAUR und MASSINI (1952), BRAIN

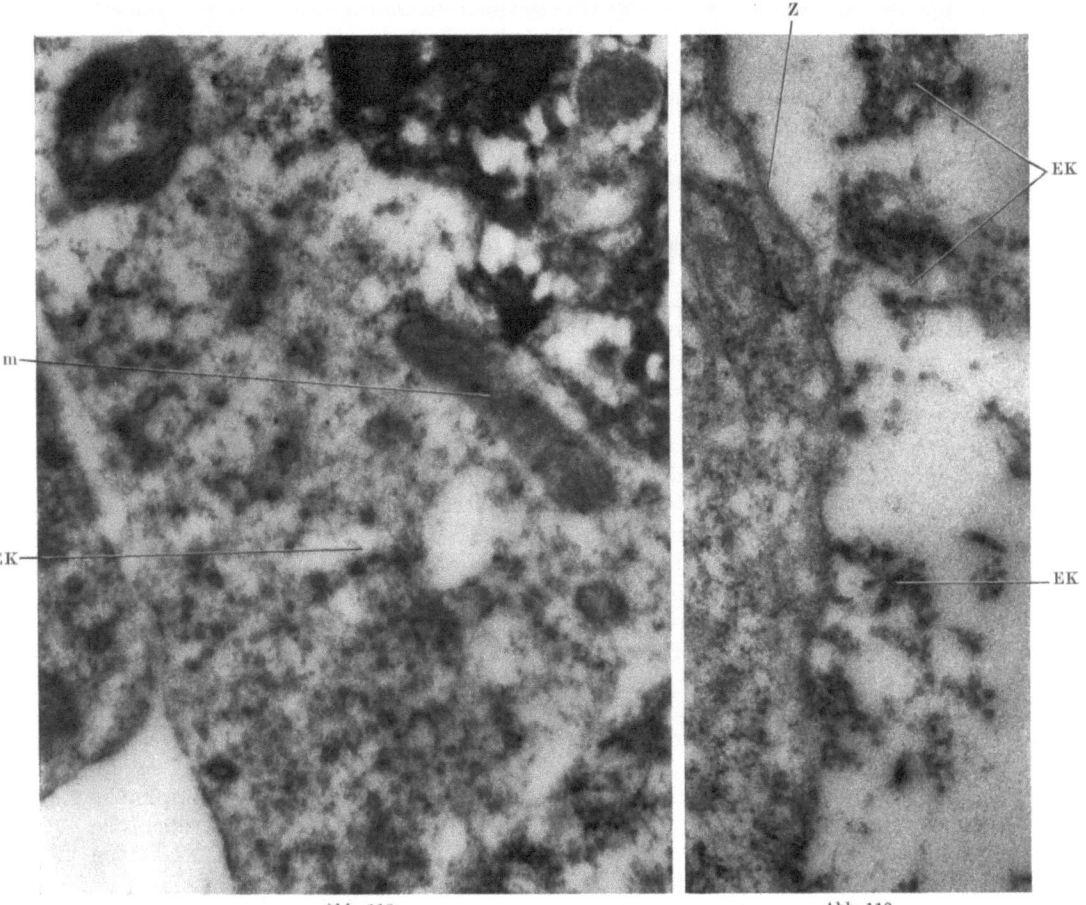

Abb. 118   Abb. 119

Abb. 118. Elektronenoptische Abbildung von Ultraschnitt einer Ektodermzelle aus Herpes simplex-infizierter Chorionallantoismembran. Endvergrößerung 28000 mal. Gruppe von Herpes-Elementarkörperchen (*EK*→), Mitochondrium (*m*→)

Abb. 119. Wie Abb. 118, Endvergrößerung 28000mal. Herpes-Elementarkörperchen (*EK*→) liegen im intercellulären Spaltraum. Die äußere Zellwand ist mit *Z*→ gekennzeichnet. Beide Präparate stammen von Eimembranen, die mit einem Herpesstamm, der von einer Urethritis herpetica isoliert wurde, beimpft worden waren. Fixierung in 1%iger OsO_4, Einbettung in Methacrylat

(1956), VIVELL u. Mitarb. (1957), WOMACK (1958), BALDRIDGE (1959), KOEPPE (1960) und von WEISSE (1960).

Die *Inkubationszeit* der Herpesinfektion beträgt gewöhnlich 3 bis 5 Tage, beim Inoculationsherpes (direkte Inoculation von Mensch zu Mensch, aber auch Autoinoculation, z. B. Stomatitis aphthosa und dann Herpes am Lutschfinger) oft nur 2 Tage. Die *Prognose* des unkomplizierten Herpes simplex ist immer günstig.

Besonders häufig wird ein Herpes simplex (Herpes faciei, Herpes labialis) im Verlaufe einer Grippe, eines Schnupfens (common cold), einer Malaria, einer Pneumonie oder einer Meningokokken-Meningitis gesehen, hingegen fast nie bei Typhus abdominalis, Paratyphus oder bei fieberhaften Streptokokken-Infektionen (z. B. Erysipel).

Obwohl grundsätzlich harmlos, können immer wieder (z. B. in loco) rezidivierende Herpeseruptionen sehr lästig sein. Letztere lassen besonders deutlich die gruppierte Anordnung der Bläschen erkennen (Ersterkrankung: mehr isoliert stehende Vesikeln und Aphthen). Die oft jahrelang ständig rezidivierenden herpetischen Erkrankungen machten die Suche nach einer geeigneten *Prophylaxe* notwendig. Um es vorwegzunehmen: auch heute gibt es kein sicher wirkendes Vorbeugungsmittel. Dies liegt vermutlich an den besonderen Immunitätsverhältnissen beim Herpes simplex (Infektions-, aber keine Heilungsimmunität, Rezidive trotz vorhandener zirkulierender Antikörper, nach Rezidiven kein Titeranstieg der letzteren).

Anderson u. Mitarb. (1950) versuchten bereits Kinder, die unter einem Jahr alt waren, mit abgetötetem Herpes simplex-Virus noch vor der Primärinfektion zu impfen und so zu schützen (Impfungen bei 16 Kindern). Insgesamt 9 der Kinder, bei denen vor der Impfung keine Herpes-Antikörper nachweisbar waren, konnten ein Jahr lang nachbeobachtet werden. Durch dieses Impfverfahren ließ sich der Erwerb der primären Herpesinfektion nicht verhindern.

In etwas anderer Weise ging Barsony (1936) vor. Er benutzte das nicht abgetötete, virulente Herpesvirus aus den frischen Efflorescenzen zur „Desensibilisierung". Bei einer Patientin, die seit Jahren an einem Herpes menstrualis litt, wurde mittels eines Capillarröhrchens Herpesflüssigkeit entnommen und mit physiologischer Kochsalzlösung verdünnt. Die Flüssigkeit rieb Barsony dann in die scarifizierte Rückenhaut der Patientin ein und injizierte an einer anderen Stelle Eigenserum intracutan. An beiden Stellen entwickelte sich sofort ein Erythem. Diese Impfung wurde mehrmals wiederholt. Schon die nächste Menstruation verlief ohne Herpeseruption. Nachbehandlung über 2 Jahre: In dieser Zeit kein Rezidiv!

Ähnliche Beobachtungen konnte Macher (1957) anstellen. Bei einem Patienten mit sehr lästigem Herpes progenitalis wurden am Arm Autoinoculationen vorgenommen, die rasche Abheilung der Eruptionen am Genitale bewirkten. Später blieb der Genitalbereich erscheinungsfrei und nur an der ersten Impfstelle am Unterarm (rechts) und dann noch einmal an einer weiteren Inoculationsstelle am linken Unterarm traten je ein Rezidiv auf. Zwei Jahre nach der ersten Autoinoculation wurde noch kein Rezidiv des genitalen Herpes gesehen.

Ungünstige Resultate mit der *Autoinoculation* erhielt Lazar (1956). Er führte Impfungen mit dem unveränderten Bläscheninhalt bei zwei Patienten mit rezidivierendem Herpes simplex durch. Es entwickelte sich kein Impfschutz, vielmehr entstanden außer den alten rezidivierenden Eruptionen noch neue, ebenfalls rekurrierende Herpes simplex-Herde an den Impfstellen.

Geller u. Mitarb. (1953) gelang es bei 4 von 9 Versuchspersonen, die bereits über neutralisierende Herpesantikörper verfügten, durch intravenöse Zufuhr des virulenten Herpesvirus (aus infizierten Eikulturen) einen signifikanten Anstieg des Antikörpertiters zu bewirken. Im Gegensatz zu diesem Ergebnis ist bekannt, daß nach Injektion des inaktivierten Herpesvirus der Antikörperspiegel nicht ansteigt.

Bei Patienten, die an einer primären Herpes simplex-Infektion erkrankt sind, läßt sich das Virus aus dem Blut isolieren. Geller u. Mitarb. (1953) prüften nach intravenöser Applikation des virulenten Herpesvirus bei 11 freiwilligen

Versuchspersonen in verschiedenen Zeitabständen nach der Injektion den Virusgehalt des zirkulierenden Blutes. Die Versuchspersonen wiesen alle neutralisierende Antikörper vor Versuchsbeginn (z. T. beträchtliche Unterschiede im
Antikörpertiter) auf. Obwohl GELLER u. Mitarb. mehrere Methoden der Virusisolierung anwandten, gelang es ihnen nicht, in den verschiedenen Blutproben
signifikante Virusmengen nachzuweisen. In welchem Umfang an dem Verschwinden des in sehr großer Menge applizierten Herpesvirus die neutralisierenden
Antikörper, eine thermolabile, komplementähnliche Substanz oder das reticulo-
histiocytäre System beteiligt waren, kann noch nicht ausgesagt werden.

FRANK (1938) behandelte 14 Patienten mit Herpes simplex recidivans mit
einer formalinisierten Herpesvaccine. Er erzielte hierdurch Abnahme der Schwere
der einzelnen Eruptionen, Intervallverlängerung und schnellere Abheilung der
Bläschen (Eintrocknung innerhalb von 1 bis 2 Tagen).

BIBERSTEIN und JESSNER (1958) stellten ein Herpes simplex-Antigen her,
dem sie die Bezeichnung „Herpin" gaben. Das Herpin wird aus dem Gehirn
von Kaninchen gewonnen, die nach cornealer Beimpfung an Encephalitis
herpetica erkrankten. Die Suspension, aufgenommen in einer 50%igen
Glycerin-Ringerlösung, wird 2 Stunden lang auf 60 °C erhitzt; (das
Herpesvirus wird schon bei 55 °C abgetötet). Anschließend wird dem Antigen
0,5% Phenol hinzugesetzt. Intracutane Tests mit Herpin liefern bei Herpes
simplex recidivans in der Regel positive Reaktionen (von 21 Fällen: 20 positive
Tests). Therapeutisch bewährte sich BIBERSTEIN und JESSNER das Herpin bei
24 von 28 Patienten mit Herpes recurrens. Es kam entweder zu völligem Verschwinden der Rezidive oder zu einer Intervallverlängerung.

Angeregt durch die günstigen Resultate von BIBERSTEIN und JESSNER, begann
Verf. gleichfalls, Patienten mit rezidivierendem Herpes einer *Herpesvaccinebehandlung* zu unterziehen (NASEMANN und NAGAI 1960). Der Impfstoff wurde
aus Choriolallantoismembranen hergestellt, die mit dem Herpes simplex-Virus
beimpft worden waren (Verwendung verschiedener Herpesstämme, Auswahl nur
der am besten angegangenen Eimembranen). Die Verwendung der Choriolal-
lantoismembran bietet den Vorteil der Gewinnung einer sterilen Suspension
(Verreibung der Membranen in sterilen Mörsern, dann Erhitzung im Wasserbad
bei 60 °C, und zwar 2- bis 3mal 2 Stunden lang, anschließend geringer Tetracyclin-
zusatz, Aufbewahrung der Suspension in der Tiefkühltruhe). Die Suspension
wurde in 3 Verdünnungsstufen verimpft: 1:100, 1:10 und 1:5 (Verdünnung mit
physiol. Kochsalzlösung). Die Impfungen wurden in 8tägigen Intervallen durchgeführt, und zwar mit der stärksten Verdünnung (1:100) beginnend, jeweils
1 cm³ der drei Zubereitungen subcutan am Oberarm appliziert. Nebenerscheinungen konnten bis jetzt nicht gesehen werden. Die Resultate von BIBERSTEIN
und JESSNER können bislang nur insofern bestätigt werden, als wir auch bei den
meisten Impflingen mit rezidivierendem Herpes eine positive Impfreaktion sahen
(nach 2 Tagen Ausbildung einer bis kinderhandtellergroßen Rötung, oft mit einem
derben, zentralen Infiltrat). Bei einem Patienten mit heftigen genitalen und
urethralen Eruptionen kam es bei einem Rezidiv während des Impfcyclus zu
einer überstürzten Abheilung innerhalb von 2 Tagen. Über den Nutzen der von
uns durchgeführten Vaccinationsbehandlung vermögen wir noch nichts auszu-
sagen, möchten aber eine alleinige Intervallverlängerung nicht zur Basis der
Beurteilung machen. Im Hinblick auf die besonderen pathogenetischen, immunologischen und serologischen Verhältnisse des Herpes simplex sind unsere
Erwartungen nicht sehr groß.

Optimistischer beurteilt SÖLTZ-SZÖTZ (1960) die Resultate seiner „spezifischen
Vaccinationsmethode" mit wiederholter Applikation von reinem Herpes-S-

Antigen. Bei 36 von insgesamt 46 der in dieser Weise behandelten Patienten mit rezidivierendem Herpes simplex beobachtete er neben einer Steigerung des S-Titers im Blutserum eine Verlängerung der Rezidivintervalle auf das 4—8fache und noch darüber hinaus.

JAWETZ u. Mitarb. (1955) hatten mit der „Herpes-Antigen-Therapie" insgesamt nur sehr bescheidene Erfolge, die sie zum Teil auf die Suggestionswirkung der „neuen Behandlungsmethode" zurückführen möchten.

FINKELSTEIN u. Mitarb. (1958) vermochten in normalen Rattenseren eine hitzelabile, Herpes simplex-Virus inaktivierende Fraktion nachzuweisen, die in Beziehung zum Properdinsystem zu stehen scheint. Die Prüfung verschiedener Herpes-Virusstämme zeigte, daß sie alle properdinempfindlich waren. Die Autoren meinen, daß für das Angehen einer Herpes simplex-Infektion weniger eine Properdinresistenz des Virus, sondern vielmehr eine Schwankung im Properdingehalt des Serums im Wirtsorganismus von Bedeutung ist.

Zur Behandlung des rezidivierenden Herpes simplex ist immer wieder die Pockenschutzimpfung empfohlen worden (neuerdings z. B. von HERZBERG 1949, SAVITT und AYRES 1949 sowie von GOBBO 1955 u. a.). Es ist mehrfach nachgewiesen worden, daß zwischen Vaccinia und Herpes simplex keine gekreuzte Immunität besteht (BEDSON und BLAND 1928 u. a.). BALDRIDGE (1959) gibt zu bedenken, daß die Vaccination nicht über eine vermehrte Bildung von Antikörpern zur Herpes-Immunität führen kann (Herpesrezidive auch bei Vorhandensein zirkulierender Antikörper), zudem besitzt das Vaccinevirus mit dem Herpes simplex-Virus weder eine engere antigene, noch eine morphologische Verwandtschaft (Herpesvirus ist viel kleiner, nicht quaderförmig und ist karyotrop, d. h. es bildet im Gegensatz zum Vaccinevirus Kerneinschlüsse; andere Entwicklung der Elementarkörper s. oben!). Neuere Untersuchungen zeigten, daß die Vaccination keine bessere Wirkung auf den Herpes recurrens ausübt als eine Pseudoimpfung mit physiologischer Kochsalzlösung, d. h. es kommt selten einmal zu einer Besserung durch Suggestivwirkung (HILLEMAN 1950, STEPPERT 1956). Es fragt sich daher, wozu eine Pockenschutzimpfung durchführen, wenn ein Placebo denselben Dienst leistet ? Eine Pockenschutzimpfung ist nicht immer „völlig harmlos" (z. B. Möglichkeit der Übertragung des Vaccinevirus auf Ekzemkranke; über Impfkomplikationen s. außerdem weiter oben im Vaccine-Kapitel S. 162 ff). Von den meisten Autoren wird die Pockenschutzimpfung bei rezidivierendem Herpes heute — vor allem auch im Hinblick auf die recht bescheidenen therapeutischen Erfolge — abgelehnt (SCHÖNFELD 1956, VELTMAN 1959, NASEMANN und NAGAI 1960). MEURER (1959) führt als Argument gegen den Nutzen der Vaccination bei Herpes recurrens an, daß bei Pockenkranken (anläßlich der Heidelberger Endemie) nach wie vor Eruptionen von Herpes labialis — auch mit rezidivierenden Verläufen — auftraten.

Nach diesen allgemeinen Daten sollen nun die verschiedenen, durch das Herpesvirus verursachten Krankheitsbilder abgehandelt werden. Da die Herpes simplex-Erstinfektion sehr oft als Stomatitis aphthosa (Gingivostomatitis herpetica) erfolgt, soll mit dieser Erkrankung begonnen werden.

β) Die Stomatitis aphthosa (Gingivostomatitis herpetica)

β$_1$) Synonyma. Mundfäule, infektiöse Aphthen, Dermatitis fibrinosa faciei, Stomatitis maculo-fibrinosa, Stomatitis fibrinosa disseminata, Stomatitis serofibrinosa, herpetic stomatitis. Einen Überblick über die Geschichte der Aphthen lieferte CHEVALLIER (1940).

β$_2$) Definition. Die Gingivostomatitis herpetica oder Stomatitis aphthosa ist in der Regel der Ausdruck einer Erstinfektion mit dem Herpes simplex-Virus und findet sich ganz überwiegend bei Kleinkindern. Sie geht mit akuten Erscheinungen einher. Die Läsionen im Bereich der Mundschleimhaut sind „*Aphthen*", die sehr zahlreich vorhanden sein können.

Nach SCHUERMANN (1958) versteht man unter Aphthen morphologisch-klinisch „entzündliche, herdförmig in Ein- oder Mehrzahl auftretende, gegebenenfalls disseminierte croupöse (pseudomembranöse) Efflorescenzen der Schleimhäute, meist nur bis zu etwa Linsengröße, von rundlicher oder ovaler Begrenzung mit einem oberflächlichen, gelblich-weißen oder grau-weißen Belag". Diese Veränderung entsteht auf geröteter, unterschiedlich stark ödematöser, auch infiltrierter Unterlage. Der gelblich-weißliche Belag kommt durch fibrinöse Exsudation in bzw. unter das oberflächlich nekrotisierte Epithel zustande.

Den absolut sicheren Beweis dafür, daß die Stomatitis aphthosa durch das Herpes simplex-Virus hervorgerufen wird, erbrachten DODD u. Mitarb. (1938). Schon vorher lieferten andere Autoren, vor allem KUMER (1932, 1933) sowie BIJL und VAN DER SCHAAF (1934) u. a. experimentelle Resultate, die für die Herpesätiologie der Stomatitis aphthosa sprachen.

Übersichtsarbeiten über die herpetische Gingivostomatitis schrieben u. a. WOODBURNE (1941), KUMER (1943), KILBOURNE und HORSFALL (1951), STARK u. Mitarb. (1954) sowie NASEMANN (1958). Besonders erwähnt seien die Ausführungen über die Stomatitis aphthosa in den Monographien von SCHUERMANN (1958) und von GREITHER (1955).

β_3) **Klinik.** Die *Inkubationszeit* der Stomatitis aphthosa beträgt (2) 4—5 (7) Tage. Die Krankheit ist für andere (z. B. für Personen, die noch keine Herpesinfektion durchgemacht haben) ansteckend. Kleine Epidemien (z. B. in Säuglingsheimen, Kindergärten, Kinderstationen in Krankenhäusern usw.) kommen vor. Die Übertragung vollzieht sich durch Tröpfchen- und Schmierinfektion. Oft erkranken mehrere Geschwister (mehrere Kinder in der Nachbarschaft, einer Wohnungsgemeinschaft usw.) gleichzeitig. Durch diese epidemiologischen Hinweise wird die Diagnose erleichtert („Hausepidemien").

Mit plötzlich einsetzendem Fieber erkranken in erster Linie Kleinkinder. Schon im ersten Lebenshalbjahr besteht eine Empfänglichkeit gegenüber dem Herpes simplex-Virus. Letztere nimmt nach dem 5. Lebensjahr allmählich ab (die meisten Erkrankungen erfolgen zwischen dem ersten und fünften Lebensjahr, s. Tabelle 27). Erwachsene werden viel seltener von einer Stomatitis aphthosa befallen als Kinder (Fälle von herpetischer Stomatitis im Erwachsenenalter sahen RUITER 1950, KILBOURNE und HORSFALL 1951 u. a).

Die Stomatitis aphthosa geht mit *Allgemeinerscheinungen* wie Fieber, Abgeschlagenheit, Erbrechen und oftmals mit Krampfneigung einher. Relativ selten stellt sich ein Rezidiv ein (dann meist mit wenigen Aphthen), äußerst selten kommt es zu mehreren Rezidiven, nie aber zu einem chronisch-rezidivierenden Verlauf. Wie VIVELL u. Mitarb. (1957) betonen, fördert der gemeinsame Gebrauch von Eßgeräten und das Küssen kleiner Kinder die Kontaktinfektion durch den infizierten Speichel (Lippenherpes, latent infizierte Virusausscheider).

Bei den infizierten Kindern beobachtet man als *Prodrome* Unruhe, Reizbarkeit, dann Fieber und schmerzhafte Schwellung von Zahnfleisch und Gaumen. In der Regel werden große Teile der Mundhöhlenschleimhaut (Zunge, Wangen) und das Zahnfleisch (Gingivitis) befallen. Der Lieblingssitz der Aphthen ist das Vestibulum oris. Es bilden sich akut zahlreiche, mehrere Tage lang schubweise aufschießende, disseminierte, relativ scharf begrenzte, meist rundliche oder ovale, mit grauweißlichem, mitunter gelblichem Belag versehene, leicht über das Niveau der umgebenden Schleimhaut erhabene Erosionen, die von einem schmäleren roten Hof umgeben sind als die chronisch-rezidivierenden Aphthen, an die in erster Linie differentialdiagnostisch gedacht werden muß. Die Efflorescenzen sind sehr zahlreich, 20 bis 50 und mehr können vorhanden sein (s. Abb. 120). Nach

SCHUERMANN (1958) scheinen die Gaumenmandeln fast stets frei zu bleiben. Die Erosionen bilden sich aus zartwandigen, sehr kurzlebigen Bläschen. Der Durchmesser der Einzelelemente beträgt zwischen 2 und 4 mm. Bei der primären Stomatitis aphthosa ist die Gruppierung der Efflorescenzen nicht sehr ausgeprägt.

Aus den Erosionen bei der Stomatitis aphthosa werden nie tiefere Ulcerationen wie bei den habituellen Aphthen (s. hierzu Abb. 121), dafür finden sich aber neben entzündlicher Schwellung der Gingiva, starker katarrhalischer Stomatitis und Speichelfluß eine deutliche Blutungsneigung, Schmerzen beim Essen und ein fauliger Foetor ex ore. Die regionalen Lymphknoten schmerzen und sind vergrößert. Nicht immer besteht höheres Fieber, oft sind die Temperaturen nur leicht erhöht. Zuweilen treten Diarrhöen auf. Bakterielle Superinfektion der Aphthen

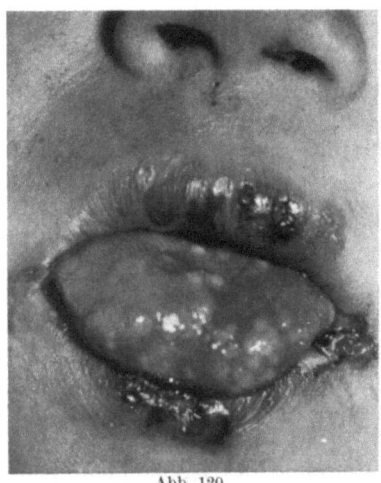 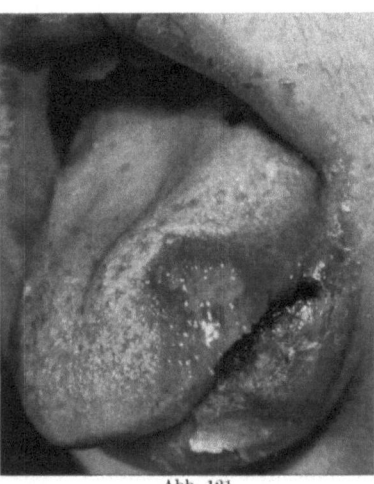

Abb. 120.   Abb. 121.

Abb. 120. Stomatitis aphthosa mit Herpes simplex labialis bei einem 2 Jahre alten Jungen (Fall von NASEMANN und SCHNYDER 1957)

Abb. 121. Habituelle „nicht infektiöse" Aphthe der Zungenschleimhaut mit zentraler Ulceration („Substanzverlust")

kann vorkommen. Der gesamte Respirationstrakt bietet mitunter katarrhalische Erscheinungen. Erwachsene, die selten erkranken, können einen schwereren Verlauf als Kinder zeigen. Die Erkrankung dauert gewöhnlich 10 bis 20 Tage und heilt fast immer ohne Hinterlassung von Narben ab, die Prognose ist also gut.

β_4) **Komplikationen.** Häufig kommt es bei einer Stomatitis aphthosa infolge Infektion durch herabfließenden Speichel zum Mitbefall von Lippen (Herpes labialis: s. Abb. 120) sowie der Haut am Naseneingang und Kinn (Herpes simplex faciei). Auch können *herpetische Paronychien* auftreten (z. B. Inoculation des Herpesvirus am Lutschfinger, doch gibt es Herpesparonychien auch im Erwachsenenalter; RUITER (1950) beschrieb eine Stomatitis aphthosa bei einem erwachsenen Mann mit Schwellung der regionären Lymphknoten und multiplen herpetischen Paronychien).

McLAREN-TODD und O'DONOHOE (1958) beobachteten eine akut erworbene hämolytische Anämie in Zusammenhang mit einer primären Gingivostomatitis herpetica. Es handelte sich um ein 6 Jahre altes Mädchen, das in einem fast komatösen Zustand in die Klinik eingewiesen wurde. Hämoglobingehalt 2,1 g-%.

Besonders gefährdet durch eine Stomatitis aphthosa sind Ekzemkinder. Von NASEMANN und SCHNYDER (1957) wurde ein Fall von konstitutionellem Kinderekzem beschrieben, bei dem es, ausgehend von einer primären Stomatitis aphthosa (serologisch bestätigt!), zur Besiedelung der ekzematisierten Hautpartien mit

Herpesbläschen kam (Isolierung des Herpesvirus aus der Bläschenflüssigkeit). Ähnliche Vorkommnisse sind mehrfach in der Literatur angegeben worden.

β_5) **Differentialdiagnose.** SCHUERMANN (1948) zählt zu den wichtigsten Aphthenkrankheiten:

1. Die Maul- und Klauenseuche
2. Die Stomatitis aphthosa
3. Das Aphthoid Pospischill-Feyrter
4. Die chronisch-rezidivierenden Aphthen
5. Die solitären metastatischen Aphthen und
6. Den Trisymptomenkomplex von HULUSI-BEHÇET.

Die Maul- und Klauenseuche ist als menschliche Infektionskrankheit sehr selten (s. das entsprechende Kapitel weiter unten!). Die ätiologische Klärung gelingt durch den Meerschweinchenschutzversuch und die Serologie (Komplementbindungsreaktion und Neutralisationstest z. B. in Gewebekulturen).

Das Aphthoid von POSPISCHILL und FEYRTER hat die gleiche Ätiologie wie die Stomatitis aphthosa und stellt nur eine besondere Verlaufsform der letzteren dar. Im nächsten Abschnitt wird das Aphthoid gesondert besprochen.

Am häufigsten kommt in der Praxis die Differentialdiagnose zwischen den habituellen bzw. chronisch-rezidivierenden Aphthen und der Stomatitis aphthosa vor. Die habituellen Aphthen sind nicht infektiös. Für ihre Erkennung sind vor allem zwei Merkmale von Bedeutung: Die meist sehr lange Anamnese und der chronische, immer wieder zu Rezidiven führende Ablauf, der oft Zusammenhänge mit bestimmten Auslösefaktoren erkennen läßt (z. B. Störungen seitens des Magen-Darmtraktes, vegetative Beschwerden usw.). Aus den habituellen Aphthen kann das Herpesvirus nicht isoliert werden (negativer Cornealversuch, negative Eikultur). Eine Übersicht über die Differentialdiagnose zwischen Stomatitis aphthosa und den habituellen Aphthen vermittelt Tabelle 28, die in enger Anlehnung an die Tabellen in der Monographie von SCHUERMANN (1958) zusammengestellt wurde.

Die solitären metastatischen Aphthen sind morphologisch kaum von den habituellen Aphthen, wohl aber von den Läsionen der herpetischen Stomatitis zu unterscheiden (letztere sind in Vielzahl vorhanden, leicht erhaben, relativ scharf begrenzt, oval oder rund; solitäre Aphthen morphologisch wie habituelle Aphthen — s. Tabelle 28). Die metastatischen Aphthen rezidivieren im Gegensatz zu den habituellen nicht. Sie besitzen keine einheitliche Ätiologie (z. B. solitäre Aphthen beim Ulcus vulvae acutum, beim Typhus abdominalis und bei Brucellosen). Einzelheiten s. in den Monographien von GREITHER (1955) und SCHUERMANN (1958).

Die *Bednarschen Aphthen* entstehen meist mechanisch, z. B. im Anschluß an Zahnbehandlungen und Reinigungsmaßnahmen. Sekundär kommt es zu bakterieller Besiedelung und dann zu oberflächlicher Nekrose des Epithels der Mundschleimhaut. Stößt sich letzteres ab, bilden sich ovale Erosionen mit gelbgrau belegtem Grund und rotem Saum.

Aphthöse Veränderungen im Bereich der Mundschleimhaut gibt es auch beim Zoster und bei Varicellen. Bei diesen Krankheiten gehen jedoch im Gegensatz zur Stomatitis aphthosa den aphthösen Läsionen andere Primärefflorescenzen voraus und oft bestehen nebeneinander Veränderungen in verschiedenen Entwicklungsstadien, wie z. B. bei den Varicellen (Sternkarte). Bei Varicellen geht das Enanthem dem Exanthem in der Regel voraus.

Die *Herpangina Zahorsky* ist im allgemeinen leicht von einer Stomatitis aphthosa abzugrenzen. Sie läßt sich bereits klinisch sowohl von letzterer als

Tabelle 28. *Differentialdiagnose zwischen Stomatitis aphthosa und chronisch-rezidivierenden Aphthen*[1]

Krankheit	Stomatitis aphthosa	Chronisch-rezidivierende Aphthen
Synonyma	St. serofibrinosa St. fibrinosa disseminata St. fibrinosa maculosa Dermatitis fibrinosa faciei Infektiöse Aphthen Gingivo-Stomatitis herpetica Mundfäule	Periadenitis mucosa chronica recurrens Ulcus neuroticum mucosae oris Stomatitis neurotica chronica Aphthae resistentiae Dyspeptic ulcer Nichtinfektiöse Aphthen
Ätiologie	Infektiös (z. B. Hausepidemien) Herpes simplex-Virus (häufig: Herpes-Erstinfektion) *Mikrobiologie:* Größe der Elementarkörper etwa 100—130 mμ. Züchtung des Virus in Gewebekulturen und auf der Chorionallantoismembran von Hühnerbruteiern gelingt. Positiver Grüterscher Cornealversuch am Kaninchen. Intracerebrale Infektion von Mäusen	Nicht infektiös, mitunter familiär auftretend. Erbliches, ,,habituelles", unregelmäßig dominantes Merkmal *Auslösefaktoren:* Psychische Traumen, Magen- und Darm-Störungen, Menstruation, mechanische Insulte. Übertragungsversuche negativ
Histopathologie	Ballonierende Degenerationen der Epithelien der Mundschleimhaut, Riesenzellbildung, eosinophile intranucleäre Einschlußkörper in den Epithelzellen	Insgesamt banal! Keine Kerneinschlüsse. Meist oberflächlich nekrotisiertes Epithel, aber auch tiefes Ulcus. Alle Zeichen einer unspezifischen fibrinösen und granulocytären Entzündung
Bevorzugtes Lebensalter	Meist ältere Säuglinge und Kleinkinder bis zum 5. Lebensjahr. Selten Erwachsene. Oft erkranken mehrere Geschwister gleichzeitig	Meist Erwachsene, selten Kinder
Verlauf	Akut, selten ein Rezidiv, fast nie mehrere Rezidive, nie chronisch-rezidivierend	Chronisch-rezidivierender Verlauf des Gesamtbildes über Jahre und Jahrzehnte. Verlauf des Einzelelementes akut
Zahl der Efflorescenzen	Zahlreiche Efflorescenzen (20 bis 50 und mehr)	Meist 1—2 Efflorescenzen, seltener 3—5, sehr selten mehr als 5
Morphe	Einzelelement regelmäßig rund oder oval. Oberflächliche Erosion, Belag gegen die Umgebung erhaben, ,,Substanzvermehrung", schmaler roter, bandförmiger Hof	Einzelelement unregelmäßig, zackig, schlitzförmig, winklig. Tiefes, evtl. unterminiertes Ulcus, Belag gegen die Umgebung deutlich eingesunken, ,,Substanzverlust", breiter roter, infiltrierter Hof
Weitere klinische Merkmale	Schmerzhaft. Begleitende Gingivitis und Stomatitis. Foetor ex ore, Blutungsneigung, Speichelfluß, ,,Mundfäule"	Sehr schmerzhaft. Keine nennenswerte Stomatitis, kein Foetor ex ore, kein Speichelfluß, keine ,,Mundfäule"
Lokalisation (Mundschleimhaut)	Lieblingssitz: vordere Mundhöhle (Vestibulum oris)	Lieblingssitz: Schleimhaut-Umschlagstellen, ,,Taschen"
Sitz von Efflorescenzen außerhalb der Mundhöhle	Lippensaum (Herpes simplex labialis), Gesichtshaut (H. s. faciei), Vulva (Vulvitis herpetica), Finger (Herpes-Paronychien)	Lippensaum und äußere Haut stets frei
Allgemeinerscheinungen	Oft Fieber, Unruhe, Reizbarkeit	keine

Tabelle 28. (Fortsetzung)

Krankheit	Stomatitis aphthosa	Chronisch-rezidivierende Aphthen
Lymphknotenbeteiligung	In der Regel Schwellung der regionären Lymphknoten	Sehr oft druckempfindliche, geschwollene, regionale Lymphknoten
Abheilung	Meist schnelle Heilung ohne Narben	Langsame Heilung evtl. mit Narben
Immunität	Ausbildung einer Infektionsimmunität. Serologisch sind komplementbindende Antikörper nach der Infektion nachweisbar. Herpesvirus wird durch Immunserum neutralisiert (Neutralisationstest)	Anscheinend keine (nicht infektiös!)
Differentialdiagnose	Varicellen, Maul- und Klauenseuche	Trisymptomenkomplex von BEHÇET, solitäre metastatische Aphthen

[1] In enger Anlehnung an die Tabellen in der Monographie von SCHUERMANN (1958).

auch von Varicellen und habituellen Aphthen abtrennen. Bei der Herpangina entwickeln sich meist im Bereich beider Gaumenbögen innerhalb weniger Stunden vorwiegend bei Jugendlichen und Kindern drei bis zehn (seltener mehr) froschlaichähnliche, in Form einer Perlenkette angeordnete Bläschen auf gerötetem Grund. Laboratoriumsdiagnostik: Isolierung von Coxsackie A-Virus aus den frischen Bläschen.

Ein *Erythema exsudativum multiforme* kann kaum mit einer Gingivostomatitis herpetica verwechselt werden. Oft aber geht dem Erythema exsudativum multiforme um 5 bis 10 Tage ein Lippenherpes oder eine Stomatitis aphthosa voraus. Verf. gelang es fast stets, von diesen „Prä-Eruptionen" das Herpes simplex-Virus zu isolieren.

Der *Morbus Behçet* kann ebenfalls leicht von der Gingivostomatitis herpetica (aphthosa) abgetrennt werden. Die Hauptmerkmale dieses Trisymptomenkomplexes sind die Hypopyoniritis (Ophthalmia lenta GILBERT), ulceröse Veränderungen am Genitale und solitäre bzw. multiple Aphthen, die den habituellen Aphthen weitgehend gleichen und z. T. recht tief ulcerieren können. Auch oligosymptomatische Formen lassen sich leicht durch ihren Verlauf (chronisch; Schübe über viele Jahre) von der Stomatitis aphthosa unterscheiden. — Weitere Details über die Differentialdiagnose aphthöser Krankheiten der Mundschleimhaut siehe bei NASEMANN (1960).

Die Histologie kann einen wertvollen diagnostischen Beitrag leisten. Eine Probeexcision läßt sich im Bereich der Lippen und der Mundschleimhaut leicht durchführen. Die habituelle Aphthe bietet nur die insgesamt banalen Zeichen einer fibrinösen und granulocytären Entzündung. Das Epithel ist meist oberflächlich nekrotisiert, doch sind tiefere Ulcerationen keineswegs selten. Die Aphthen der Gingivostomatitis herpetica lassen alle wesentlichen Merkmale des Herpes simplex-Bläschens erkennen: Ballonierende Epitheldegeneration, multinucleäre Riesenzellen und typische Kerneinschlüsse. FARMER (1956) hat gründliche histopathologische Studien bei der Stomatitis aphthosa durchgeführt und konnte die eosinophilen Einschlußkörper in den Zellkernen nur zwischen dem 4. und 7. Tag der Krankheit nachweisen.

Die Laboratoriumsdiagnose der Stomatitis aphthosa unterscheidet sich nicht von der aller anderen Krankheitsbilder, die durch das Herpes simplex-Virus verursacht werden. Siehe daher hierzu weiter unten den Abschnitt über die verschiedenen Methoden der Laboratoriumsdiagnostik!

β_6) **Therapie.** Da noch kein Mittel bekannt ist, welches das Herpesvirus in vivo sicher abtöten kann, gibt es auch noch keine kausale Therapie der herpetischen Stomatitis. Antibiotica mit breitem Wirkungsspektrum (Tetracycline) vermögen bakterielle Sekundärinfektionen zu verhindern oder zu beseitigen. FARMER (1956) empfiehlt Mundwaschungen mit einer 1- bis 3%igen Aureomycinlösung. Auch das Chloramphenicol wirkt auf das Herpesvirus nicht virucid (ZEGARELLI u. Mitarb. 1953). Linderung der Beschwerden vermag eine intensive *Lokalbehandlung* zu verschaffen, z. B. Pinselungen mit Pyoktanin, Mundspülungen mit Wasserstoff-superoxyd, Lutschen von Siogenonpastillen (5,7-Dichlor-8-Oxychinaldin) oder Betupfen der Läsionen mit einer 5%igen Bepanthenlösung. Weitere Angaben über therapeutische Maßnahmen s. bei NASEMANN (1958).

γ) Das Aphthoid Pospischill-Feyrter

γ_1) **Klinik.** Diese Krankheit, auch *aphthoide Polypathie* genannt, besitzt genau wie die Gingivostomatitis herpetische Genese und ist vielleicht nur (nach KUMER 1943) eine sehr schwere Verlaufsform der Stomatitis aphthosa bei abwehr-geschwächten Kindern. Auch SCHUERMANN (1955) weist besonders auf das Vor-kommen des Aphthoids als „zweite Krankheit", etwa nach Keuchhusten, Masern oder Scharlach, hin. Das Aphthoid wird selten beobachtet, doch muß betont werden, daß dies Krankheitsbild weniger gut bekannt ist. Befallen werden in erster Linie Säuglinge und Kleinkinder. Gelegentlich kann auf das Aphthoid ein Rezidiv in Form einer Stomatitis aphthosa folgen (GOTTRON 1938), wie sich auch im Anschluß an eine herpetische Stomatitis ein Herpes labialis — evtl. rekurrie-rend — manifestieren kann.

Die Diagnose des Aphthoids stützt sich klinisch auf folgende Merkmale: den gleichzeitigen Befall von Haut, Genitale und Mundschleimhaut (es gibt jedoch oligosymptomatische Verläufe), das randwärts fortschreitende Wachstum der Efflorescenzen und das Vorkommen als Zweitkrankheit. Mikrobiologisch beruht die Diagnose auf dem Nachweis des Herpes simplex-Virus. Die histopathologi-schen Veränderungen entsprechen völlig denen bei der Stomatitis aphthosa.

In erster Linie zeigt sich beim Morbus Pospischill-Feyrter ein Aphthen-befall der Mundhöhlenschleimhaut. Die Tonsillen bleiben in der Regel frei. Weitere Läsionen treten vielfach im Pharynx und Oesophagus auf. Im Bereich der Haut siedeln sich die Efflorescenzen gern an den Lippen, in der Mundumge-bung, am Naseneingang sowie im Bereich von Nasenwurzel, Wangen, ja im ganzen Gesicht an (SCHUERMANN 1958). Häufig werden auch Genitale und die Finger-enden („vagantes Aphthoid") mitbefallen. Es stellen sich mehrere Schübe rasch aufschießender Läsionen ein, die isoliert oder in Gruppen stehen und reiskorn-bis fingernagelgroß sind. Zunächst besitzen diese Elemente Bläschenform. Die Bläschendecke ist dickwandig. Die Efflorescenzen vergrößern sich durch periphe-res Fortschreiten und werden von einem Erythem umgeben. Später tritt zentrale Dellung ein und es entstehen — nach Platzen der Bläschendecke — krustöse Erosionen. Konfluenz zu großflächigen, oft gyrierten Herden, auch zu Ring-formen, beetartigen, bogig begrenzten Schorfen und Ulcerationen wird vielfach beobachtet. Kleinere Herde machen den Eindruck von Mörtelspritzern. Die übrigen Symptome (Salivatio, Lymphknotenschwellung, Temperaturerhöhung usw.) gleichen denen bei der Stomatitis aphthosa. Das Allgemeinbefinden der Patienten ist erheblich reduziert. Bei sehr schwerem Verlauf können sich Kehl-kopfgeschwüre entwickeln. Todesfälle (selten!) sind beschrieben worden. GOTT-RON (1943) sah ein Aphthoid bei einer 21jährigen Erwachsenen mit einer Grund-umsatzverminderung (—18).

Für die Differentialdiagnose gilt das im Abschnitt „Stomatitis aphthosa" skizzierte Gerüst. Beim Aphthoid zeigen die Läsionen wallartige Ränder, zentrale Beläge, wandeln sich gern geschwürig um (Schmerzen!) und sind großflächiger als die der Stomatitis aphthosa (polycyclische Konfiguration).

γ_2) **Therapie.** Auch die Therapie des Aphthoids entspricht derjenigen bei der Gingivostomatitis herpetica, beschränkt sich also auf im wesentlichen lokale, symptomatische Maßnahmen. Mitunter ist die Applikation sedierender und schmerzlindernder Mittel notwendig, auch eine Stützung des Kreislaufes. Bei sehr schweren Verläufen sind Bluttransfusionen oder die Verabfolgung von Gammaglobulinen indiziert.

δ) Der Herpes simplex (verschiedene Spielarten der herpetischen Infektion)

δ_1) **Klinik.** Der gewöhnliche, in gruppierten Bläschen auftretende *Herpes simplex*, der vorwiegend bei Erwachsenen, aber auch bei Kindern beobachtet wird, findet sich gern an folgenden *Prädilektions-stellen:* Lippen und Mundwinkel *(Herpes labialis),* Kinn und Wangen, Nasenfalten und Philtrum *(Herpes simplex faciei).* Seltener werden die Augenumgebung (s. Abb.123) und die Ohrmuschel (s. Abb. 122) befallen. Der Herpes simplex kann jedoch überall auf der Haut vorkommen, z. B. im Bereich der Finger (s. Abb. 124) oder am Gesäß *(Herpes glutaealis).*

An den Eruptionsstellen kommt es oft noch vor Erscheinen der Läsionen zu Mißempfindungen („Kribbeln", Juckreiz, Spannungsgefühl), dann rötet sich die Haut und es schießen dicht-stehende, oberflächliche, meist nur bis linsengroße Bläschen auf, deren Inhalt sich rasch trübt. Aus den klaren Bläschen werden Pusteln (sehr häufig sekundäre bakterielle Infektion). An subjektiven Beschwerden entstehen Brennen, auch Schmerzen und zuweilen Abgeschlagenheit. Die Pusteln erodieren und verkrusten (Eintrocknung). Im Laufe einer Woche (seltener 14 Tage) heilen die Läsionen ab. Die Krusten fallen ab und hinterlassen rötliche Flecke, die später abblassen. Die Bläschen

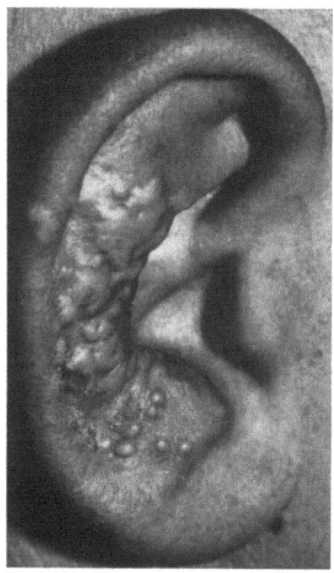

Abb. 122. Herpes simplex-Eruption im Bereich der Ohrmuschel mit dichtstehenden, gruppierten Bläschen

können auch ohne Übergang in Pusteln eintrocknen, wenn sie mit antibiotischen Salben oder Pasten gut abgedeckt werden. Oft, besonders bei bakterieller Sekundärinfektion, schwellen die regionären Lymphknoten an (Lymphangitis und Lymphadenitis, Druckschmerzhaftigkeit der vergrößerten Knoten). Auch Fieber kann entstehen (TRICE und SHAFER 1953). FLECK (1951) sah einen Herpes simplex mit Leukodermbildung abheilen. An den Eruptionsstellen können sich gelegentlich Keloide entwickeln (WARIN 1955). WYBURN-MASON (1957) beobachtete die Bildung von Plattenepithelcarcinomen auf Arealen, die vorher Sitz dauernd rezidivierender Herpes simplex-Ausschläge waren (Folge eines Dauerreizes?).

Durch Konfluenz der Bläschen und flächenhafte Ausdehnung auf der Haut nehmen die Herde bisweilen erheblichen Umfang und polycyclische Formen an (extensiver Herpes, HARDING 1951). Die morphologischen Abarten des Herpes simplex werden vor allem von der Art der Lokalisation beeinflußt (am Ohr z. B.

derbe, feste, pralle Bläschen; bei wiederholtem Befall der Lippen kann selten eine *Elephantiasis metherpetica* entstehen). EL-NASAS und HEFNAWI (1954) beschrieben 10 Fälle von linear angeordnetem Herpes simplex im Gesicht, an den Armen und am Gesäß *(Herpes simplex linearis*, keine Bindung an Innervation). Sehr selten wird ein hämorrhagischer Herpes labialis gesehen (z. B. bei schwerer hämorrhagischer Diathese). RATHJENS (1953) betont, daß eine Elephantiasis nach Herpes simplex recidivans auch ohne streptogene Sekundärinfektion auftreten kann.

PILLSBURY und WITKOWSKI (1957) wiesen darauf hin, daß *herpetische Paronychien* bei Krankenpflegerinnen (Mundpflege bei Patienten, durchgeführt ohne Handschuhe) vorkommen und bakterielle Infektionen vortäuschen können. Die Endglieder sind dabei ödematös geschwollen, cyanotisch und weisen in Nagelnähe tiefsitzende Bläschen auf.

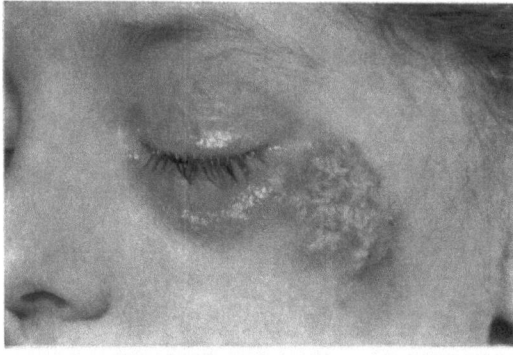
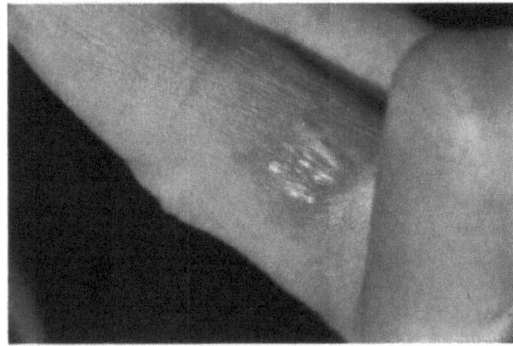

Abb. 123 (oben). Herpes simplex in der Periorbitalgegend
Abb. 124 (unten). Herpes simplex recidivans an der Fingerseite

Selten manifestiert sich ein Herpes simplex zosteriform, d. h. zeigt eine segmentäre Anordnung („Zoster-like eruptions"). SLAVIN und FERGUSON (1950) teilten 5 Fälle solcher *zosteriformen Herpes simplex-Infektionen* mit. Zuweilen können letztere sogar neuralgische Beschwerden verursachen (z.B. Fall von BEHRMAN und KNIGHT 1954: Herpes simplex mit Trigeminusneuralgie). Solche Fälle von „Zoster herpeticus", die immer durch das Herpes simplex-Virus hervorgerufen werden, haben ein klinisches Erscheinungsbild, das demjenigen des Zosters ähnelt, weisen aber ein mikrobiologisches Verhalten wie der Herpes simplex auf. Die pathogenetische Einordnung des „Zoster herpeticus" macht im Gegensatz zur mikrobiologischen noch Schwierigkeiten, die Tatsache seines Vorkommens spricht für die engen klinischen Beziehungen zwischen Herpes simplex- und Zoster (Varicellen)-Infektion.

Eine Herpes simplex-Infektion kann sich nicht nur als Stomatitis aphthosa im Bereich der Mundschleimhaut abspielen, sondern es gibt hier auch einen sekundären, rezidivierenden Herpes simplex, z. B. als *Herpes simplex lingualis* oder als erosiver Herpes simplex des harten Gaumens (s. bei SCHUERMANN 1958). Sitzen die Herpesbläschen im Bereich der Mundschleimhaut, so erodieren sie schnell (selten: großflächige Erosionen).

LAUSECKER (1955) beobachtete Herpes simplex-Erkrankungen, bei denen Zweiteruptionen wenige Tage nach Krankheitsbeginn weit entfernt vom Primärherd auftraten. Die einzelnen Herde zeigten verschiedene Entwicklungsstufen der Effloreszenzen. Denkbar ist, daß vom Primärherd aus eine Übertragung des Virus auf andere Hautpartien erfolgt (wie beim schon erwähnten Beispiel der herpetischen Stomatitis und einer Herpeseruption gleichzeitig am Lutschfinger). LAUSECKER möchte aber gerade bei multiplen Herpes-Herden die Aktivierung einer latenten Infektion in Erwägung ziehen. Im klinischen Bild bestehen zwischen Herpes simplex und Zoster insofern Parallelen, als beide Erkrankungen ganz überwiegend lokalisiert in Erscheinung treten, relativ selten gleichzeitig zwei oder mehr Herde aufweisen (Zoster duplex z. B.) und nur sehr selten generalisieren, ihre Läsionen über den ganzen Körper verstreuen (z. B. Zoster generalisatus, Herpes-Sepsis der Neugeborenen).

Die Herpes-Erstinfektion vollzieht sich zwar meist unter dem Bilde einer Stomatitis aphthosa, doch kann auch die Haut Sitz des primären Herpesbefalles sein (z. B. *primäre herpetische Vulvitis* — vergl.: Abb. 126, Fall serologisch

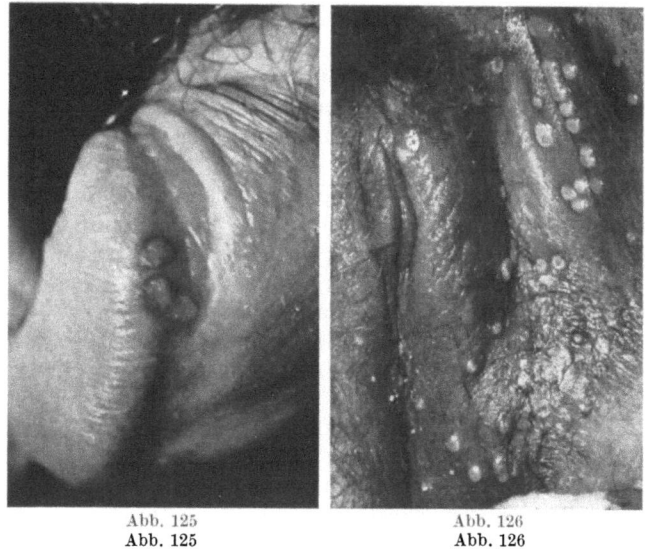

Abb. 125   Abb. 126
Abb. 125   Abb. 126

Abb. 125. Herpes genitalis beim Mann, Sitz der Läsionen im Sulcus coronarius (rekurrierender Verlauf)
Abb. 126. Primäre Vulvovaginitis herpetica bei einem jungen Mädchen (17 Jahre alt), serologisch verifiziert
(Antikörpertiteranstieg)

bestätigt; aber auch ein Eczema herpeticatum oder ein Inoculationsherpes am Finger [Paronychia herpetica] sind gelegentlich Erstmanifestationen). Die Bestätigung, daß eine Herpeserkrankung primärer Natur war, liefert immer die Serologie (Nachweis eines beweisenden Anstiegs der Antikörper in der Komplementbindungsreaktion und im Neutralisationstest). — Viel häufiger stellt sich jedoch im Bereich der Haut der sekundäre Herpes simplex (Herpes s. recidivans) ein. Auf die zahlreichen Auslösungsfaktoren der latenten Herpesinfektion wurde weiter oben bereits hingewiesen. Die häufigsten provokatorischen Reize sind fieberhafte Infektionskrankheiten *(Herpes febrilis)*, Insolation, Menstruation *(Herpes menstrualis*, hormonelle Auslösung ?), Verdauungsstörungen und psychische Faktoren (Unreife, infantile Sexualität, Passivität, Unterwürfigkeit, Abhängigkeit, orale Receptivität, emotionelle Störungen unterschiedlicher Natur — s. Näheres bei BLANK und BRODY 1950 und bei BORELLI im Band VII dieses Ergänzungswerkes).

Eine besondere, primäre Verlaufsform des Herpes simplex (essentieller Herpes) ist die sog. *Febris herpetica.* SCHUERMANN (1958) schreibt hierzu: ,,doch dürfte es fieberhafte Infekte durch das Virus geben ohne Haut-(Schleimhaut-)Herpes'' (also ein Herpes simplex sine herpete). Auf das initiale Fieber der ,,Febris herpetica''

kann nach 3 bis 4 Tagen (nach Fieberabfall) eine Eruption typischer Herpesbläschen (z. B. Herpes labialis) folgen. SCHÖNFELD (1928) hat das Krankheitsbild
genau beschrieben, daher wird hier nur eine stichwortartige Zusammenfassung
angeschlossen. Befallen werden meist Personen im 2. bis 3. Lebensjahrzehnt
(Frühjahrs- und Herbstgipfel, Zusammenhang mit Erkältungskrankheiten?).
Ohne besondere Vorboten stellt sich bei bis dahin gesunden Menschen ein Schüttelfrost ein, dann mehrtägiges Fieber (Kopfschmerzen, Schwindelgefühl, Ohrensausen, Druckschmerz in den Röhrenknochen, evtl. auch mäßige Milzschwellung,
Albuminurie und meningitische Reizerscheinungen). Die Prognose der Febris
herpetica ist gut. Abheilung nach 1 bis 2 Wochen.

Beim *Inoculationsherpes* muß man zwei Formen unterscheiden: 1. den natürlich erworbenen, etwa durch direkte Kontaktinfektion und 2. den experimentellen
Inoculationsherpes. Seit den Versuchen von LIPSCHÜTZ aus dem Jahre 1921
— (s. ausführlich auch bei LIPSCHÜTZ 1932) — ist bekannt, daß das Herpes
simplex-Virus von Mensch zu Mensch übertragen werden kann (s. auch oben:
therapeutische Versuche mit Autoinoculationen). Neuere Arbeiten über den
experimentellen Inoculationsherpes stammen u. a. von ZURUKZOGLU und HRUSZEK
(1933, 1934), von HRUSZEK (1934 a, b) sowie von GOLDSCHMIDT und KLIGMAN
(1958). HRUSZEK (1934) gelang es z. B. nach percutaner Infektion am Oberschenkel eine charakteristische *Folliculitis herpetica* hervorzurufen. GOLDSCHMIDT
und KLIGMAN (1958; bei diesen Autoren siehe weitere Literatur zur Herpesinocu-
lation) führten 65 Impfungen bei 27 freiwilligen Versuchspersonen durch, und
zwar mit virulentem Herpesvirus unterschiedlicher Provenienz (Bläschenflüssigkeit, Chorionallantoismembran- und Gewebekulturmaterial). Die Autoren erzielten jedoch keine positiven Resultate, sondern nur papulöse Immunitätsreaktionen („reactions of hypersensitivity").

Der natürliche Inoculationsherpes kann Ausdruck einer Erstinfektion sein.
BRECHMAN und PASCHER (1959) teilten folgenden Fall mit: Ein 24jähriger Student
der Zahnmedizin erwarb sich bei der Behandlung einer Patientin mit rezidivierendem Herpes labialis eine Primärinfektion mit Herpes simplex an den palmaren
Kuppen beider Zeigefinger, jeweils rund 5 Tage nach dem letzten Kontakt. Für
die Diagnose eines *Erstlingsherpes* fordern die Autoren die Erfüllung folgender Bedingungen:

1. Negative Anamnese.

2. Bekannte Exposition.

3. Inkubationszeit von etwa 5 Tagen.

4. Entwicklung charakteristischer Eruptionen, aus denen das Herpesvirus
isoliert werden kann.

5. Örtliche Lymphknotenschwellung mit mehr oder minder ausgeprägten Allgemeinbeschwerden (Fieber).

6. Beweisender Anstieg der Herpesantikörper-Titer im Anschluß an die
Infektion.

Bestehen diagnostische Unklarheiten (z. B. Verwechslung einer Herpeseruption mit einer Pyodermie, einem multiformen Erythem oder einem vesiculösen
Ekzem), so verhilft entweder die Histologie (s. weiter oben!) oder der Bläschenausstrich zur richtigen Diagnose (im Ausstrichpräparat: multinucleäre Riesenzellen, ballonierte Epithelien — gelegentlich in den Kernen letzterer noch Einschlüsse erkennbar — Zelltrümmer, büschelförmige Fäden, Leukocyten, darunter
zuweilen eosinophile Granulocyten; s. bei TELLO-ORTIZ (1949, 1950), MAS-Y-
MAGRO (1950 u. a.). Über die Isolierung des Herpesvirus s. im Abschnitt
„Laboratoriumsdiagnose" S. 322 ff.

δ₂) **Therapie.** Wie schon betont, gibt es noch kein kausal wirkendes Agens gegen die Herpes simplex-Infektionen. Es bleiben daher nur symptomatische Maßnahmen, Bekämpfung der Sekundärinfektion, Versuche, die Rezidivquote zu vermindern (s. den Abschnitt über die Autoinoculation!) und Applikation von Herpesantigen zur Verfügung.

In der Lokalbehandlung haben sich feuchte Umschläge mit Aureomycinlösung und Tetracyclin-haltige Salben (Aureomycin- und Terracortrilsalbe) bewährt. Auch durch interne Zufuhr der Tetracycline wird eine bakterielle Sekundärinfektion schnell beseitigt (LUDWIG, SPIER und WOLFF 1950). Einen viruciden Effekt auf den Herpeserreger besitzen die bis heute bekannten Antibiotica — zumindest in vivo! — sicher nicht (Details s. bei NASEMANN 1955: Literaturzusammenstellung; auch bei ODENHEIMER-GELLER und THYGESON 1951 sowie bei BATTESTI 1956).

SCHENK (1953) konnte den Verlauf des Herpes simplex recidivans durch lokale Unterkühlung mit Äther oder Chloräthyl abkürzen (Anwendung noch vor Eruption der Bläschen, bei Auftritt des Juckreizes und Spannungsgefühles). Nach ANDERSEN (1947) bringt die Applikation von Diäthylstilboestrol bei Herpes menstrualis Behandlungserfolge. Eintrocknende Maßnahmen (Vioformzinkpaste, Vioformlotio, Tyrocid X-Puder und dergl.) sind immer indiziert. Über die psychotherapeutischen Maßnahmen bei Herpes simplex s. bei BORELLI im Band VII dieses Ergänzungswerkes.

Nach GOLDSCHMIDT (1959) ist die *Röntgenbehandlung* des akuten Herpes simplex zur Minderung der subjektiven Beschwerden oder zur Beschleunigung der Abheilung nicht mehr indiziert, da dies auch andere Maßnahmen (s. die oben angegebenen Mittel) bewirken können. Möglicherweise gelingt es aber bei einem Teil der Fälle mit immer am gleichen Ort auftretenden Herpeseruptionen (Herpes recidivans in loco) durch Röntgenbestrahlungen eine gewisse Besserung zu erzielen. Man bestrahlt im akuten Stadium des Rezidives. Nach den bisher vorliegenden Berichten können Rezidive nicht immer ausgemerzt werden, sie scheinen jedoch zum Teil nach der Radiatio in größeren Intervallen, weniger akut und weniger ausgedehnt als vorher aufzutreten.

ROBERT (1940) stellte bei katamnestischen Untersuchungen (an 19 von insgesamt 29 bestrahlten Patienten und nach einer Zeit von 3 bis 14 Jahren) fest, daß bei 8 Patienten keine Rezidive mehr aufgetreten waren, bei weiteren 8 sich die Rückfälle seltener und schwächer als vorher einstellten und bei 3 Patienten der Prozeß völlig unbeeinflußt geblieben war. Zu ähnlichen Resultaten gelangte FRANKL (1949), hingegen bezeichneten PILLSBURY, SHELLEY und KLIGMAN (1956) die Ergebnisse der Röntgenbehandlung als enttäuschend. Nach SCHIRREN (1955) sprechen Herpesrezidive mit ständig wechselnder Lokalisation nicht auf die Therapie mit Röntgenstrahlen an. Bei „in loco" rezidivierendem Herpes erklärt sich der Bestrahlungseffekt möglicherweise im Sinne einer örtlichen Umstimmung (Terrainänderung).

FRANKL (1949) verabfolgte in der Regel nur einmal 100 bis 150 r (technische Bedingungen: 1 mm Al, 80—100 kV, FHA: 10 cm), evtl. einmalige Wiederholung dieser Radiatio. Weitere Daten und Literatur bei GOLDSCHMIDT (1959).

SCHIRREN (1955) rät dazu, auf dem Höhepunkt der Erscheinungen des Herpesrezidivs zu bestrahlen und das Feld groß genug zu wählen. Es sollen dann an zwei aufeinanderfolgenden Tagen Einzelfraktionen von je 150—200 r (Gesamtdosis 300 bis 400 r) appliziert werden, wobei die Härte der Strahlung einer HWS von 0,2 bis 0,3 mm Al entsprechen soll. Bei einem Teil der Patienten SCHIRRENs kam es hiernach entweder zur völligen Rezidivfreiheit oder zu längeren Pausen zwischen den Rezidiven als vorher. Schnellere Abheilung der bestrahlten Läsionen trat fast immer ein.

ε) Herpes genitalis

ε₁) Klinik. Die Genitalregion beider Geschlechter kann nicht nur der bevorzugte Sitz einer Herpeseruption sein, sondern auch der Manifestation anderer Virusinfektionen dienen (s. hierzu die Übersicht der Tabelle 29 aus der Arbeit von NASEMANN und NAGAI 1960). In der Tabelle 29 sind die wichtigsten Viruskrankheiten aufgeführt, die ausschließlich oder partiell Veränderungen im Genitalbereich hervorrufen. Daneben sind die Erreger angegeben, und zwar in der Reihenfolge der Größenausdehnung ihrer Elementarkörper.

Tabelle 29. *Die wichtigsten Viruskrankheiten des Genitales und ihre Erreger*

Krankheit	Erreger
1. *Infektionen durch die sog. großen Virusarten (Cysticeten, Chlamydozoen)*	
a) Einschluß-Urethritis Einschluß-Cervicitis	Chlamydozoon oculogenitale
b) Lymphogranuloma inguinale (klimatischer Bubo)	Miyagawanella lymphogranulomatis (Lymphogranuloma inguinale-Virus)
2. *Infektionen durch die sog. organismischen Virusarten*	
a) *Pockengruppe:*	
α) Variola vera, Alastrim und Vaccinia generalisata mit Pusteln auch im Genitalbereich. Bei Beteiligung der Genitalschleimhäute: Fluor von eitriger Beschaffenheit	Variola vera-, Alastrim- und Variolavaccine-Virus
β) Vaccinia inoculata in der Genitalregion	
γ) Mollusca contagiosa am Genitale (z. B. am Membrum: Mollusca contagiosa gigantea)	Molluscum contagiosum-Virus
b) *Kleinere Virusarten:*	
α) Varicellen mit Pusteln am Genitale	
β) Zoster im Bereich von D₁₂ (Area sacrofemoralis) mit Sitz der Läsionen an Glans und Pubes — und im Bereich von S₂ und S₃ mit Läsionen an Scrotum und Penis	Zoster-(Varicellen-)Virus
γ) Herpes genitalis (Herpes venereus E. Besnier), Urethritis herpetica, Metritis herpetica von BELGODÈRE	Herpes simplex-Virus
δ) Mumps-Orchitis	Mumps-(Parotitis epidemica-)Virus
ε) Condylomata acuminata, plane und vulgäre Warzen im Genitalbereich (Verrucae planae, Verrucae vulgares)	Condylomata acuminata- und Warzen-Virus
ζ) Maul- und Klauenseuche des Menschen mit Bläschen am Genitale und an den Genitalschleimhäuten	Maul- und Klauenseuche-Virus

Der Herpes genitalis (Herpes progenitalis, Herpes venereus E. BESNIER, Herpès indiscret, Vulvovaginitis herpetica, herpetic vulvovaginitis) ist keine seltene Krankheit. Eine herpetische Eruption im Genitalbereich kann als Erstinfektion auftreten (z. B. als primäre herpetische Vulvovaginitis, wie sie von SLAVIN und GAVETT (1946), von KRUGMAN (1952) und von LAZAR (1955) beschrieben wurde, s. Abb. 126 und Abb. 127), sie kann jedoch auch rekurrierend verlaufen (sekundäre Form: Herpes genitalis recidivans). Die Rezidive treten zum Teil immer an derselben Stelle auf, vermögen ihre Lokalisation jedoch auch zu wechseln. Beim Manne siedelt sich der Herpes gern im Sulcus coronarius des Penis an (s. Abb. 125) und auf der Präputialhaut (Herpes praeputialis).

Die primäre *Vulvovaginitis herpetica* kann mit stärkeren Allgemeinbeschwerden einhergehen (3 Fälle von Lazar 1955). Die ganze Vulva ist mitunter ödematös geschwollen. Seltener werden der obere Teil der Vagina, Portio bzw. Collum uteri mitbefallen. Besteht eine herpetische Vulvovaginitis bei einer Graviden zum Zeitpunkt der Geburt, so kann das Neugeborene beim Durchtritt durch den Geburtskanal infiziert werden (Inoculationsherpes) und an einer schweren Herpessepsis (fast immer letaler Ausgang) erkranken.

Die herpetische Vulvovaginitis kommt auch sekundär, mit rezidivierendem Verlauf vor. Lazar (1955) hat ein Schema zur Trennung der primären und sekundären Formen angegeben:

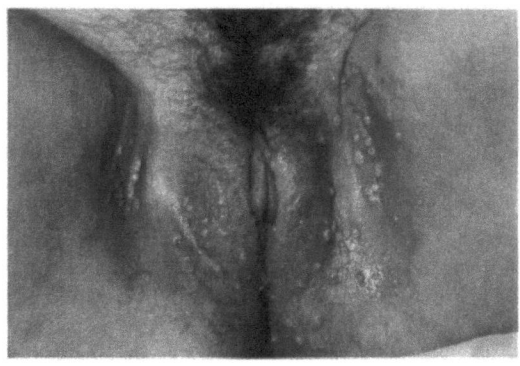

Abb. 127. Herpes genitalis im Bereich von Vulva und Interfemoralgegend

Vulvovaginitis herpetica

Primäre Form:	Sekundäre Form:
1. Meist bei Kindern, weniger oft bei Erwachsenen.	1. Bei Kindern und Erwachsenen. Oft rezidivierender Verlauf.
2. Ausgedehnte Läsionen, schwererer Verlauf, Allgemeinbeschwerden, evtl. Fieber.	2. Lokalisierte Veränderungen, leichterer Verlauf, kaum Allgemeinerscheinungen.
3. Herpesvirus ist isolierbar.	3. Herpesvirus ist isolierbar.
4. Der Titer der neutralisierenden Antikörper steigt von 0 zu einem hohen permanenten „Spiegel" an.	4. Der Titer der neutralisierenden Antikörper zeigt keine Schwankungen, er ist vor, während und nach der Eruption immer gleich hoch.

Noch Lipschütz (1932) glaubte — ähnlich wie einige französische Autoren (z. B. E. Besnier: „Herpes venereus") —, daß der genitale Herpes nicht mit dem gewöhnlichen Herpes simplex identisch sei. Er meinte, daß es sich um zwei biologisch einander nahestehende, ätiologisch jedoch verschiedene Krankheiten handeln würde und beklagte sich, daß dieser Frage in der deutschen Literatur so gut wie keine Beachtung geschenkt worden sei. Lipschütz gründete seine Ansicht im wesentlichen auf folgende Gesichtspunkte:

1. Der Herpes venereus kommt nur im geschlechtsreifen Alter vor.

2. Er stellt eine „Coituskrankheit" dar, d. h. er wird ungemein häufig im Anschluß an den Geschlechtsverkehr wahrgenommen[1].

3. Es gibt kleine Endemien von venerischem Herpes (z. B. in Großstädten), die nicht mit dem Auftreten von Herpes simplex sive febrilis zusammenfallen.

4. Beim Herpes genitalis treten öfter Lymphangitiden auf und kleine, durchaus gutartige Nekrosen im Bereich der Läsionen.

Die Unterschiede, die Lipschütz zwischen der Corneabeimpfung mit Herpes venereus-Material und mit dem Inhalt von Herpes simplex-Bläschen sah, dürften

---

[1] Das plötzliche Auftreten des Herpes venereus 24—48 Std nach dem Geschlechtsverkehr entspricht der von Lipschütz durch Inoculationen am Menschen ermittelten Inkubationszeit. Daß der Herpes progenitalis durch Geschlechtsverkehr von Mensch zu Mensch übertragen werden kann, ist von zahlreichen Autoren immer wieder betont worden, neuerdings z. B. von Rajam u. Mitarb. (1957).

bestenfalls — wie es schon von SCHÖNFELD hervorgehoben wurde — im Sinne von Virulenzunterschieden der Virusstämme deutbar sein. Für unterschiedliche Erreger spricht nichts. Der Lipschützschen Ansicht hat nach SCHÖNFELD (1928) bisher keiner zugestimmt.

Auch die oben genannten vier Punkte von LIPSCHÜTZ sind nicht unbedingt beweisend. Am Genitale von Jugendlichen und Kindern gibt es ebenfalls herpetische Infektionen (primäre Vulvovaginitis, Genitalläsionen beim Aphthoid POSPISCHILL-FEYRTER).

Übertragbarkeit durch den Geschlechtsverkehr ist kein Argument für eine ätiologische Sonderstellung. Endemien gibt es nicht nur beim Herpes genitalis, sondern auch beim Herpes simplex anderer Lokalisationen (PIRINGER 1958). Lymphangitis und kleinere Nekrosen dürften sowohl bei stärkerer Virulenz des Herpesvirus als auch bei bakterieller Sekundärinfektion beobachtet werden können, und zwar unabhängig von der Lokalisation der Herpeseruption.

ESTEVES und PINTO (1952) berichteten über eine gelungene Isolierung des Herpes simplex-Virus aus dem Harnröhrenfluor bei einer Urethritis herpetica. Auch NASEMANN und NAGAI (1960) vermochten von Patienten mit Urethritis herpetica und Herpes genitalis einwandfrei Herpes simplex-Virus zu isolieren und durch mikrobiologische Vergleichsuntersuchungen den Beweis zu erbringen, daß drei vom Genitale gewonnene Herpesstämme mit vier anderen, von Hautläsionen bzw. von der Schleimhaut isolierten Stämmen (von Herpes labialis, Eczema herpeticatum, Stomatitis aphthosa) identisch waren (zumindest in ihrem Verhalten auf der Chorionallantoismembran und morphologisch: Ultraschnitte von infizierten Eimembranen, die elektronenoptisch analysiert wurden).

Eine besondere Verlaufsform des genitalen Herpes ist die *Urethritis herpetica,* die oben schon erwähnt wurde. Die erste Beschreibung des urethralen Herpes stammt von DIDAY und DOYON aus dem Jahre 1876. Obwohl das Krankheitsbild nicht extrem selten beobachtet wird, ist die Literatur hierüber relativ spärlich. Nach der ersten Darstellung des Krankheitsbildes veröffentlichten folgende Autoren ähnliche kasuistische Mitteilungen: 1897: LEFUR, 1902: BETTMANN, 1914: KLOTZ, 1921: KLAUSNER, 1921 ORTELLS, 1923: NICOLAS, GATÉ und PAPACOSTAS (5 Fälle), 1924: NOGUER (3 Fälle), 1924, 1926: CALLOMON, 1931: DURAND und DELEUIL, 1935: SCHERBER, 1948: COUTTS, 1950: HARKNESS, 1952: ESTEVES und PINTO, 1959: NASEMANN und 1960: NASEMANN und NAGAI; die vorstehenden Literaturhinweise und weitere Einzelheiten können der Arbeit der beiden zuletzt genannten Autoren entnommen werden (3 beobachtete Fälle).

Die Urethritis herpetica setzt akut ein, oftmals ein bis zwei Tage nach einem Geschlechtsverkehr. ESTEVES und PINTO (1952) wiesen auf weitere Zusammenhänge hin: einmal auf die Manifestation der herpetischen Urethritis bei fieberhaften Krankheiten (Malaria, Pneumonie, Influenza) und dann auf das gelegentliche Auftreten von Erkrankungen im Anschluß an Perversionen (z. B. Coitus per os bei Lippenherpes der Partnerin). Wiederholt sind Fälle von Herpes urethralis bei Männern beobachtet worden, die Verkehr mit einer Frau hatten, die an einem Menstruationsherpes im Bereich der Vulva litt. Nicht immer lassen sich beim Herpes urethralis Ursachen im oben angeführten Sinne eruieren. Die drei Patienten, die NASEMANN und NAGAI (1960) untersuchten, waren alle verheiratet, hatten keinen extramatrimoniellen Verkehr ausgeübt und auch keine fieberhaften Erkrankungen durchgemacht. Die Ehefrauen litten weder an einem Herpes simplex noch an Fluorbeschwerden. Auch die Patienten selbst hatten in den letzten Jahren keine Herpeseruptionen (z. B. Lippenherpes) an sich beobachtet.

Als erstes Symptom der herpetischen Urethritis tritt Brennen beim Wasserlassen auf. Auch der Harnröhrenfluor, der nicht regelmäßig vorhanden ist (wohl nur bei zahlreichen Läsionen und stärkerer Entzündung der Urethralschleimhaut), kann frühzeitig einsetzen (glasig-schleimige oder gelblich-eitrige Beschaffenheit). Subjektiv stellen sich oft ziehende Schmerzen ein, die bis in die Leistengegend und in die Hoden ausstrahlen. Nicht selten ist die Urethritis herpetica mit einem Herpes genitalis vergesellschaftet. Häufig finden sich zumindest einige Herpesbläschen um das Orificium urethrae externum herum angeordnet (auch: Ödem im Bereich des Meatus; s. hierzu Abb. 128).

Bei den bisher mitgeteilten Fällen von urethralem Herpes war immer nur der vordere Teil (Pars anterior) der Harnröhre befallen, überwiegend sogar lediglich die Schleimhaut der Fossa navicularis. Bei den Läsionen, die meist wie auf der Haut in kleinen Gruppen angeordnet sind, handelt es sich um bis höchstens erbsgroße Bläschen mit gelblichem, klaren Inhalt, die schnell erodieren. Die Erosionen besitzen tiefrote Farbe, sind scharf begrenzt, rundlich oder oval und tragen oftmals einen weißlich-gelblichen Belag, der sich während der Abheilung abstößt (Urethroskopische Befunde von Esteves und Pinto (1952): Neben den spezifischen Läsionen diffuse Rötung der Schleimhaut [Hyperämie] und kleine hämorrhagische Pünktchen).

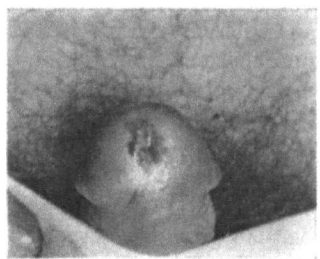

Abb. 128. Herpes simplex urethralis mit Läsionen am Meatus

Die herpetische Urethritis heilt meist nach Ablauf von 15 bis 25 Tagen spontan ab. Die Schleimhautläsionen bilden sich synchron mit den Bläschen im Bereich von Glans, Präputium oder Penishaut zurück. Die Urethritis herpetica neigt zu Rezidiven, doch sind letztere nicht die Regel. Gelegentlich gibt es undulierende Verläufe über 2 Monate und mehr. Bei Sitz der Herpesläsionen ausschließlich in der Urethra kann der Fluor evtl. das einzige Symptom der Krankheit sein.

Als Komplikationen treten gelegentlich entzündliche Schwellungen der regionären Lymphknoten (Druckschmerz) und im Anschluß an die Infektion evtl. *Strikturen* der Harnröhre auf (Behinderung der Miktion). Bei schweren Urethritiden kann es als Folge brennender Schmerzen beim Wasserlassen zur Harnverhaltung kommen. Weitere Erscheinungen: febrile Temperaturen, Hyperaesthesie der Glans und des Membrums.

Die Urethritis herpetica wird bei Männern viel häufiger als bei Frauen gesehen. Einen Herpes simplex der weiblichen Harnröhre beschrieb Noguer (1924). Der versteckten Lage der weiblichen Urethra und ihrer größeren Weite und geringeren Länge wegen bleibt, so meint Noguer, diese Affektion bei Frauen meist unbeachtet. Die Krankheit selbst unterscheidet sich nicht von der des Mannes. Wie Schönfeld (1928) erwähnt, sitzt der Schleimhautherpes bei der Frau zuweilen am Collum uteri (Cervicitis herpetica) und kann auch auf die Uterusschleimhaut übergreifen (Metritis herpetica im Sinne von Belgodère 1924).

Der Literatur nach sollen auch Herpes simplex-Eruptionen im Bereich der Schleimhaut von Harnblase und Rectum vorkommen. Bei künftigen Fällen wird jedoch geklärt werden müssen, ob nicht ein Zoster Ursache solcher Veränderungen ist (dies ist heute virologisch leicht möglich).

Die Urethritis herpetica kann sowohl in primärer als auch in Form einer sekundären Herpes simplex-Infektion vorkommen. Möglicherweise vermögen nichtgonorrhoische Urethritiden wie auch eine Gonorrhoe (evtl. mit postgonorrhoischem Katarrh) im Sinne eines provokatorischen Reizes einzuwirken und ein Herpesrezidiv im Bereich der Harnröhre (sekundäre herpetische Urethritis) auszulösen; (Klärung ob primär oder sekundär durch Serologie).

Die Histologie der Bläschen beim Herpes genitalis entspricht derjenigen von Läsionen an anderen Hautstellen völlig, ebenfalls der Befund von Ausstrichpräparaten des Bläscheninhaltes. Bei Urethritis herpetica können mit Hilfe der Platinöse Ausstriche vom Harnröhrensekret hergestellt werden (Giemsafärbung). Im Präparat können Leukocyten, degenerierte Epithelien, Kerntrümmer, Schleim und meist nur spärliche Mengen von Bakterien, die überwiegend extracellulär gelegen sind, selten auch einmal Leukocyteneinschlüsse in Epithelzellen (in großer Vacuole bis zu 10 Leukocyten und mehr eingeschlossen, s. Abb. 132) beobachtet werden. Bei einem Teil der Fälle findet man im Ausstrich multinucleäre Riesenzellen (s. Abb. 131), die neben der Bakterienarmut der erste Hinweis auf eine mögliche herpetische Genese der Urethritis sein können. Eine sichere Erkennung von eosinophilen Kerneinschlüssen in den degenerierten Epithelien (im Urethralausstrich) ist schwierig. Die Isolierung des Herpesvirus aus genitalen Läsionen und aus dem Harnröhrensekret gelingt ebenso gut (gleiche Methodik!) wie die aus anderen herpetischen Veränderungen[1]. Siehe daher hierzu den Abschnitt „*Laboratoriumsdiagnose* S. 322 ff. Einzelheiten auch bei Nasemann und Nagai (1960).

ϵ_2) **Differentialdiagnose.** Bei den erodierten Bläschen des Herpes simplex an der Penishaut, am Präputium, am Sulcus coronarius, auf der Glans, um den Meatus herum und in der Fossa navicularis muß an einen Primäraffekt gedacht werden. Das gilt auch für den Herpes genitalis der Frau. Hier klärt das Dunkelfeldpräparat, das evtl. mehrfach wiederholt werden muß.

Bei der Urethritis herpetica müssen eine Gonorrhoe oder eine Candida albicans-Infektion der Urethra ausgeschlossen werden (Ausstrich und Kultur!). Wird der urethrale Fluor durch Trichomonaden verursacht, so findet man diese Erreger im Nativpräparat (Hellfeld-, Dunkelfeld- oder Phasenkontrastverfahren) und im nach May-Grünwald-Giemsa gefärbten Präparat (Langzeitfärbung) oder man kann sie kulturell nachweisen.

Ein Zoster kann gelegentlich (s. Tabelle 29) — genau wie der Herpes genitalis — im Bereich von Glans, Urethra oder Harnblase auftreten. Bei ersterem sind die Läsionen jedoch in der Regel halbseitig angeordnet und oft in größerer Zahl als bei Herpes simplex-Eruptionen vorhanden (Urethroskopie, Cystoskopie). Der Zoster macht stärkere Allgemeinbeschwerden (neuralgische Schmerzen). Der Zoster der Harnblase führt fast regelmäßig zu einer Harnverhaltung. Sicher gelingt die mikrobiologische Trennung von Zoster- und Herpes simplex-Läsionen im Genitalbezirk. *Herpes:* positiver Cornealversuch am Kaninchen, positive Eikultur und Züchtung in HeLa-Zellkulturen. *Zoster:* Vermehrung des Virus nur in Zellkulturen aus menschlicher Embryonal- oder Präputialhaut, in Amnionzellen und Affennieren-Gewebekulturen.

ϵ_3) **Therapie.** Im Prinzip unterscheidet sich die Therapie des Herpes genitalis nicht von derjenigen anders lokalisierter herpetischer Infektionen: symptomatische Maßnahmen, antibiotische Bekämpfung bakterieller Sekundärinfektionen, Radiatio.

Läsionen am Meatus und in der Fossa navicularis werden am besten mit Pyoktanin gepinselt. Weiter: Applikation von Terracortril- oder Leukomycinsalbe mehrmals täglich in den vordersten Teil der Harnröhre, auch Spülungen mit Kaliumpermanganatlösung und Borwasserumschläge. Weitere Details siehe bei Nasemann und Nagai (1960).

---

[1] Ravaut u. Mitarb. (1904, 1921) fanden bei 21 von 25 Patienten mit Herpes genitalis Liquorveränderungen flüchtiger Natur (Pleocytose, Eiweißvermehrung) und konnten das Herpes simplex-Virus aus dem Liquor isolieren. Diese Resultate sind mit moderner Technik in den letzten Jahren noch nicht nachgeprüft worden.

i) Die Beziehungen zwischen dem Herpes simplex und dem Erythema exsudativum multiforme

Auf mögliche Beziehungen zwischen Herpes simplex und Erythema exsudativum multiforme wurde seit langem und immer wieder aufmerksam gemacht. Einer der ersten Autoren, die sich dieser Zusammenhangsfrage widmeten, war URBACH. Die Ansicht des letzteren, daß das Erythema exsudativum multiforme evtl. die exanthematische Form der Herpesinfektion darstellen könnte, wurde von ihm selbst wieder fallen gelassen (zitiert nach MÜNSTERER 1942). MÜNSTERER (1942) führte zu dieser Frage weiter aus: ,,Ob das häufige und vielleicht bis zu einem gewissen Grade gesetzmäßige Auftreten von Herpes simplex vor dem Ausbruch eines Erythema exsudativum multiforme, auf das neben URBACH auch amerikanische Autoren hinwiesen, mehr bedeutet als der Herpes bei fieberhaften Krankheiten, ist noch nicht zu entscheiden."

Bereits KITCHEVATZ (1934) versuchte, ein durch das Herpes simplex-Virus (Nachweis erbracht!) hervorgerufenes Exanthem (,,Scharlachähnliches *Herpetid*") als ,,Id" zu deuten, wobei von ihm der Begriff ,,Herpetid" *nicht* — wie sonst z. T. in Frankreich üblich — im Sinne der sekundären Erythrodermie gebraucht wurde.

Die Kombination zweier Krankheiten kann zufällig sein. Nicht unbedingt muß die eine die andere beeinflussen, doch kann beispielsweise ein bereits vorhandener Krankheitsprozeß durch eine hinzutretende zweite Krankheit verschlimmert werden. So vermag nicht nur eine Viruserkrankung durch einen zweiten Virusinfekt agraviert zu werden — etwa Masern durch Aufpfropfung einer Virusgrippe (s. hierüber im Allgemeinen Teil dieses Beitrages S. 33) —, sondern Viruskrankheiten können ebenfalls durch sekundären Bakterienbefall exacerbieren. DOERR prägte den Begriff ,,*ätiologische Assoziation*". LIPSCHÜTZ sprach von *synergetischen Symbionten*, wenn, wie etwa bei der Kombination von Variola vera-Virus mit Staphylococcus aureus, der Wirtsorganismus durch Potenzierung der beiden pathogenen Faktoren stärker geschädigt wird.

Die möglichen Beziehungen zwischen zwei Krankheitsabläufen sind durch die bisher aufgezählten Beispiele bei weitem noch nicht erschöpft. Sie werden durch die Einbeziehung allergischer Prozesse — etwa im Sinne von *Mikrobiden* — beträchtlich erweitert. Die Diskussion über pathogenetische Zusammenhänge setzt immer dann ein, wenn das gemeinsame Auftreten zweier Krankheiten oder deren Aufeinanderfolge nach kurzem Intervall häufiger beobachtet wird.

Auf eine Vergesellschaftung von Herpes simplex mit Erythema exsudativum multiforme wiesen u. a. FORMAN und WHITWELL (1934), ANDERSON (1945), ROOK (1947), LEY u. Mitarb. (1947), ANDERSON u. Mitarb. (1949), MORGAN und FINLAND (1949), THIES (1950), NELSON (1951), ASHBY und LAZAR (1951), SALAH und GHANEM (1951), HASSELMANN und JOHNE (1952), KÖRFGEN (1953), HÜCKSTADT und DECKART (1953), ACHILLES und NAGEL (1955), RAKE und BLANK (1955), MILDER (1955), JORDAN, BURKHARDT und NASEMANN (1957), FOERSTER und SCOTT (1958) sowie NASEMANN (1958, 1960) hin; die oben genannten Literaturnachweise s. in der Arbeit von JORDAN u. Mitarb. (1957).

Die Mitteilungen in der Literatur weisen auf verschiedene Beziehungen hin: Entweder geht einem Erythema exsudativum multiforme bzw. einem Erythema exsudativum multiforme-Syndrom (STEVENS-JOHNSON-Syndrom bzw. ähnliche oder analoge Krankheitsbilder) ein Herpes labialis, eine Stomatitis aphthosa oder eine andere Herpes simplex-Manifestation voraus (meist 5 bis 8 [14] Tage vorher) oder aber Herpes und Erythema exsudativum multiforme bzw. Erythema exsudativum multiforme-Syndrom bestehen gleichzeitig.

Das Aufschießen eines Erythema exsudativum multiforme 5 bis 10 Tage nach einem Herpes simplex konnte Verf. (zusammen mit SPIER) in der Univ.-Hautklinik München in den Jahren 1957/58 mit Sicherheit 24mal beobachten.

In einem Zeitraum von 12 Monaten konnten etwas später 41 Fälle von Erythema exsudativum multiforme registriert und näherer Untersuchung unterzogen werden. Von diesen Patienten zeigten 18 eindeutig Symptome einer Herpes simplex-Infektion. Sechs Fälle stellten sich später als toxische Exantheme nach Einnahme von Medikamenten und ein Fall als Lichtdermatose heraus. Somit reduziert sich die Zahl der idiopathischen Erytheme auf 34. Bezogen auf diese Zahl wurde demnach eine Kombination mit Herpes simplex bei 53% der Fälle gefunden. Bei allen 18 Fällen trat erst ein Herpes simplex (meist im Lippenbereich) auf und 5 bis 10 Tage später ein Erythema exsudativum multiforme. — Nur bei 7 Patienten manifestierte sich das Erythema exsudativum multiforme schon nach der ersten Herpeseruption. Bei 11 Fällen bildete sich das erste multiforme Erythem erst nach Ablauf mehrerer Herpesrezidive aus. Bei diesen 11 Patienten wiederholte sich später der kombinierte Vorgang stereotyp, d.h. kam es zum Herpesrezidiv, folgte erneut ein Erythema exsudativum multiforme-Ausbruch (bis zu 20 und mehr Cyclen dieser Art hatten einzelne Patienten schon erlebt, darunter ein Internist; weitere Details bei NASEMANN 1958). Betont sei: Etwa 50% der Erythema exsudativum multiforme-Fälle folgen einer Herpes-Eruption, *nicht umgekehrt!* Herpeserkrankungen sind ungemein zahlreich — und keineswegs 50% von ihnen ziehen ein Erythema exsudativum multiforme nach sich!

Ob das Herpes simplex-Virus auch der spezifische Erreger eines Teiles der Erythema exsudativum multiforme-Fälle — (Erythema exsudativum multiforme hat sicher eine Polyätiologie) — ist, kann heute noch nicht mit Bestimmtheit ausgesagt werden. Bei unseren ersten 24 Fällen gelang es uns zwar, das Herpesvirus aus den Präeruptionen (z. B. Lippenherpes), hingegen nicht aus den Hautläsionen des Erythema exsudativum multiforme zu isolieren. ROHDE (persönliche Mitteilung) kam an einem Material der Univ.-Hautklinik Hamburg (Dir.: Prof. KIMMIG) zu analogen Ergebnissen. Erst in letzter Zeit konnte Verf. von drei Erythema exsudativum multiforme-Fällen, die z. T. atypischen Verlauf zeigten, nicht nur von Lippenläsionen und aus Rachenspülwasser, sondern auch aus Bläschen von Händen, Füßen und Genitale einwandfrei Herpes simplex-Virus isolieren (HeLa-Zellkulturen, Chorionallantoismembran-Beimpfung von Bruteiern). Bevor solche Resultate nicht an einem größeren Material erhalten werden können und serologische, möglichst auch ultramorphologische (Dünnschnittanalysen) Bestätigung erfahren, sollten keine verbindlichen Schlüsse daraus gezogen werden. Kürzlich war es FOERSTER und SCOTT (1958) möglich, aus Erythema exsudativum multiforme-Blasen der Körperhaut Herpes simplex-Virus zu isolieren und serologisch einen Titeranstieg der Herpesantikörper von 1:8 auf 1:32 zu beobachten. Möglicherweise gibt es eine besondere Verlaufsform des Erythema exsudativum multiforme mit herpetischer Genese. Die Tatsache, daß multiforme Erytheme nach mindestens sieben weiteren Viruskrankheiten gesehen wurden (z. B. nach primär-atypischen Pneumonien, nach Pocken, Vaccinia, Melkerknoten, Lymphogranuloma inguinale, Mumps und Poliomyelitis; s. die Zusammenstellung bei JORDAN, BURKHARDT und NASEMANN 1957) spricht evtl. gegen die Rolle des Herpes simplex-Virus als „*spezifischen*" Erreger des Erythema exsudativum multiforme, vielleicht auch dagegen, daß es einen „*eigenen Erreger*" dieser Krankheit etwa im Sinne eines bisher unbekannten Virus gibt.

MILDER (1955) diskutierte die Möglichkeit, daß es von einem primär vorliegenden Herpesherd aus sekundär zu einer Aussaat des Herpesvirus kommen könne und sich dann auf Grund einer veränderten Reaktionslage der befallenen Hautpartien Läsionen vom Typ des Erythema exsudativum multiforme auszubilden vermögen. MILDER spricht kennzeichnend von einem *postherpetischen multiformen Erythem*. Die Hypothese MILDERs entspricht den Vorstellungen jener Autoren, die das Erythema exsudativum multiforme als Mikrobid bekannter Erreger auffassen. Man müßte dann jene Eruptionen, die einem Herpes simplex folgen, als „Herpes-Viruside" (Herpetide) betrachten. Gegen diese Theorie ließe sich anführen, daß das Herpes simplex-Virus als „schwaches Antigen" bekannt und vorzüglich an den menschlichen Organismus adaptiert ist. Auch vermag die Hypothese nicht zu erklären, warum zahlreiche, häufig rezidivierende, zum Teil sehr schwere, ausgedehnte Herpes simplex-Erkrankungen nie ein Erythema exsudativum multiforme hinter sich ziehen.

MILDER (1955) diskutiert noch eine zweite Entstehungsmöglichkeit. Er hält es für möglich, daß während der zunächst vorhandenen Herpeseruption „allgemein-toxische Stoffe" in den Blutkreislauf ausgeschüttet werden, die dann das multiforme Erythem auslösen. Es ließen sich evtl. folgende Vorgänge postulieren:

1. Epidermiszellen + Herpes simplex-Virus: → autoantigenes Material.
2. Autoantigen + RES: → Autoantikörper.
3. Autoantigen + Autoantikörper: → Reaktion in Form des multiformen Erythems.

Es ist bekannt, daß ein Iso-Auto-Antikörper stets unter Mitwirkung eines Infektes entsteht. Der Erreger kann dann durch uns bisher nicht näher bekannte Prozesse das Wirtszellenmaterial so verändern, daß es vom eigenen Organismus als fremd und somit als Antigen empfunden wird. Diese Hypothese, die bisher noch durch keine experimentellen Untersuchungen bewiesen ist, widerspräche nicht der Tatsache, daß offenbar verschiedene Agentien — wahrscheinlich über komplexe Abläufe im RES [1] — die allergisch-hyperergischen Reaktionen, die sich als multiformes Erythem manifestieren, auszulösen vermögen. Auf die Bedeutung unspezifischer Resistenzfaktoren bei Virusinfektionen wurde in letzter Zeit öfter, kürzlich erst wieder von KRADOLFER und WYLER (1958) hingewiesen. Wie weit sowohl die Eruptionen des Herpes simplex als auch diejenigen des evtl. als „komplexes Id" (SPIER) deutbaren Erythema exsudativum multiforme durch eine allgemeine Resistenzschwäche der Patienten bzw. durch Komplementfaktoren (Properdin) beeinflußt werden, bedarf ebenfalls noch genauer Prüfung.

j) Spezielle Verlaufsformen der Herpesinfektion
α) Die „Herpes-Sepsis" der Neugeborenen

α₁) **Historischer Rückblick.** Den ersten Fall einer Herpessepsis beim Neugeborenen beschrieb HASS (1935). Nach unklarem klinischen Verlauf der Infektion kam es zum exitus letalis, und bei der Obduktion (weibliche Frühgeburt) fanden sich ausgedehnte Nekrosen in der Leber und in den Nebennieren. In Zellen am Rande der Nekroseherde konnten intranucleäre Einschlußkörperchen beobachtet werden.

Die nächsten Fälle von Herpessepsis bei Neugeborenen beschrieben:

1950: PAILLARD u. Mitarb.	1955: LE TAN VINH u. Mitarb.
1951: QUILLIGAN u. WILSON	1955: WILLIAMS
1952: ZUELZER u. STULBERG	1957: BRAIN u. Mitarb.
1953: FRANCE u. WILMERS	1957: DEBRÉ
1954: PUGH u. Mitarb.	1957: VORTEL u. HEROUT
1955: COLEBATCH	1958: ERICSSON u. Mitarb.
1955: DEBRÉ u. Mitarb.	1958: GILLOT u. Mitarb.
1955: McDOUGAL u. Mitarb.	1959: BIRD u. GARDNER

---

[1] Übersicht über das retotheliale System in seiner Bedeutung für Orthologie und Pathologie s. bei FRESEN (1960).

20*

HASS (1935) hatte bei seinem Fall das Herpes simplex-Virus noch nicht isoliert, jedoch eine durchaus richtige Vermutungsdiagnose gestellt. Es muß verwunderlich erscheinen, daß HASS viele Jahre hindurch ohne Nachuntersucher geblieben ist. Erst 15 Jahre später wurde der nächste Fall einer Herpessepsis beschrieben.

α₂) **Pathologische Anatomie.** In der *Leber* finden sich scharf begrenzte, unregelmäßig über das Parenchym verstreute, oft in Beziehung zu den Blutgefäßen stehende Koagulationsnekrosen. Der Umfang der Nekroseherde schwankt zwischen sehr kleinen, nur wenige Zellen ergreifenden und recht ausgedehnten, einen oder mehrere Läppchen zerstörenden Läsionen (PUGH u. Mitarb. 1954). Die Nekrosen können centrolobulär, aber auch periportal angeordnet sein (LE TAN · VINH u. Mitarb. 1955).

Nicht nur die Zellen des Leberparenchyms, sondern auch das Stroma und die Blutgefäße können von der Nekrose erfaßt werden. Im Gegensatz zu gewöhnlichen Lebernekrosen sind überall dort, wo Parenchymzellen zugrunde gegangen sind, oft auch sowohl das retikuläre Rahmenwerk als auch das Endothel der Sinusoide vollständig zerstört (ZUELZER und STULBERG 1952).

Die Zellen in den Nekroseherden zeigen vollständig lysierte Zellkerne und homogenisiertes, acidophiles Cytoplasma. Die Kontinuität der Leberzellreihen ist überall unterbrochen. Am Rande der Nekrosen finden sich zwischen unveränderten Parenchymzellen andere Zellelemente mit deutlichen Zeichen einer Degeneration. Letztere zeigt sich in einer Schwellung der Zellen, das Cytoplasma ist teils granuliert und vacuolisiert, teils kondensiert, hyperchromatisch und hyalinähnlich. Die Zellkerne sind vergrößert, die Nucleoli angeschwollen. In vielen Zellkernen können kleinere und größere, eosinophile Einschlußkörper aufgefunden werden. Meist ist der acidophile Einschluß homogen oder leicht granuliert und durch einen hellen Hof von einem Randsaum nucleären Chromatins getrennt. Einschlüsse lassen sich nicht nur in den Leberparenchymzellen, sondern regelmäßig auch in den Endothel- und Adventitiazellen der intrahepatischen Gefäße nachweisen (LE TAN VINH u. Mitarb. 1955).

Auffallend ist, daß um die herdförmigen Nekrosen herum durchweg Zeichen der Entzündung fehlen. Die Nekrosen scheinen fast immer ganz frisch zu sein (FRANCE und WILMERS 1953). Entzündungszellen (Granulocyten, Lymphocyten und Makrophagen) sieht man hingegen in den Sinusoidalräumen.

Die Leber ist zwar das im Verlauf der Herpessepsis am häufigsten und schwersten befallene Organ, doch werden häufig außerdem viele andere Organe mitergriffen. WERNER (1961) lieferte eine tabellarische Zusammenstellung über die prozentuale Beteiligung der einzelnen Organe bei 26 Fällen von Herpessepsis (Leber 24mal, Nebennieren 12mal, Oesophagus 12mal, Haut 9mal, Zentralnervensystem 9mal, Oropharynx 7mal, Milz 8mal, Lungen 6mal befallen usw., Details s. bei WERNER).

Die *Haut* ist bei der Herpessepsis keineswegs immer befallen, gerne jedoch dann, wenn die Sepsis ihren Ausgang von einer Stomatitis aphthosa oder von einem Eczema herpeticatum nimmt. In solchen Fällen sind außerdem oft Keratoconjunctivitiden vorhanden. Der bläschenförmige Hautausschlag geht häufig in geschwürige Veränderungen über (Nekrosen bis in das Corium). Histologisch wurden am Rande der Nekrosen vielkernige Riesenzellen, ballonierende Degeneration der Epithelien und Kerneinschlüsse beobachtet (PUGH u. Mitarb. 1954).

Oropharynx: Mund- und Pharynxschleimhautveränderungen wie bei Stomatitis aphthosa, nur tiefer reichende Ulcerationen.

Magen-Darmtrakt: Hier wird am häufigsten der Oesophagus befallen. Ulcerationen; in den tiefer gelegenen Gefäßen Endothelschwellungen, außerdem perivasculäre, entzündliche Infiltrate, auch Petechien und Ekchymosen der Schleimhaut, Epithel der Schleimdrüsen häufig degeneriert, Kerneinschlüsse. Nekrosen auch im Bereich von Magen und Dünndarm (McDOUGAL u. Mitarb. 1955).

Nebennieren: Die Nebennieren sind das nach der Leber am häufigsten befallene Organ und die Veränderungen gleichen denen der Leber weitgehend. Man sieht genau wie in der Leber gelbliche, scharf begrenzte, leicht über die Oberfläche herausragende Knötchen unterschiedlicher Größe mit schmalen hämorrhagischen Säumen (VORTEL und HEROUT 1957). Weiter: Koagulationsnekrosen, die nur in der Rindenzone sitzen, Kerneinschlüsse, im Zellplasma zuweilen hyaline Kügelchen, die von VORTEL und HEROUT (1957) als Zeichen der Erschöpfung der Nebennierenfunktion gedeutet wurden.

Milz: Nekroseherde vor allem in der Nähe der Malpighischen Körperchen. Trabekelvenen: Endophlebitis mit schwammiger Verdickung und Zerfall der Intima. Kerneinschlüsse in Gefäßwandzellen und in den Reticulumzellen (ZUELZER und STULBERG 1952, LE TAN VINH u. Mitarb. 1955 sowie VORTEL und HEROUT 1957).

Nieren: Nekrosen im Tubulusepithel. Nieren sind weniger oft befallen. Auch hier in der Randzone der Läsionen Kerneinschlüsse.

Lungen: Atelektasen, Stauung, Ödem, Bronchopneumonie, Nekrosen unterschiedlicher Größe. Ebenfalls zahlreiche Kerneinschlüsse im Bereich der Herdränder.

Herz: Selten virusbedingte Läsionen, aber trübe Schwellung und Ödem des Myocards (PUGH u. Mitarb. 1954). Nur ein Fall von Myokardnekrose von LE TAN VINH u. Mitarb. (1955) beschrieben.

Gehirn und Rückenmark: Veränderungen wie bei der Meningoencephalitis herpetica (s. dort!).

Knochenmark: Selten befallen (aber wohl auch seltener untersucht), vor allem kleinere Nekroseherde.

In sämtlichen Organen konnten bei allen bisher untersuchten Fällen nie Zeichen eines regenerativen Prozesses beobachtet werden (foudroyanter Verlauf, der rasch zum Tode führt).

α_3) **Klinik.** Eine zusammenfassende Beschreibung anhand von mehreren charakteristischen Fällen von Herpessepsis (aus der einschlägigen Literatur) findet sich in der Übersicht von WERNER (1961), dort auch Fieberkurven und tabellarische Auswertung aller bisher mitgeteilten Kasuistiken (Häufigkeit und Art der wichtigsten klinischen Symptome).

Die Inkubationszeit der Herpessepsis beträgt 3 bis 6 Tage. Die Neugeborenen (meist Frühgeburten) erkranken daher selten vor dem dritten oder vierten Lebenstag und kommen meist zwischen dem 8. und 15. (sehr oft am 9.) Lebenstag, nach einer Krankheitsdauer von 4 bis 7 Tagen (im Durchschnitt) ad exitum.

Die Krankheit kann unter dem Bilde einer schweren Hepatitis, aber auch mit septischen Erscheinungen oder mit ausgesprochen cerebralen Symptomen ablaufen. Die ersten Tage der Infektion sind meist symptomarm (Conjunctivitis, Cyanose). Am 5. bis 6. Tag: plötzliche Verschlechterung, häufiger mit Bläscheneruptionen auf der Haut, außerdem Temperaturanstieg, Kollapsneigung und Apathie. Weiter: Erbrechen, Dyspnoe, Absonderung eines gelblichen Schleimes im Pharynx, auch Blutungsneigung.

In den folgenden Tagen tritt bei etwa 50% der Fälle ein unterschiedlich stark ausgeprägter Icterus auf (aufgeblähter Bauch, Leber- und Milzschwellung, Lethargie, Cyanose). Etwa ein Drittel der Fälle zeigt auch cerebrale Symptome (Augenrollen, Muskelzuckungen im Gesicht, krampfartige Bewegungen der Arme und Beine, Opisthotonus).

Der letale Ausgang kündigt sich durch Kollaps, erhebliche Hypothermie und evtl. Blutungen in die Hohlorgane an. Exitus in schockähnlichem Zustand.

Je älter die erkrankten Kinder sind, desto besser wird die Prognose (Neugeborene sterben nahezu alle, Kleinkinder weisen auch eine hohe Letalität auf, doch kommen Heilungen vor).

Infektionsquellen für die Herpessepsis der Neugeborenen sind entweder primäre Herpeseruptionen im Genitalbereich der Mutter (Vulvovaginitis herpetica), auch sekundäre Herpeserkrankungen des Genitales oder Herpesinfektionen beim Pflegepersonal. Bei Kontaktinfektion auf dem Wege über eine mütterliche herpetische Vulvovaginitis stellen Augen und Lider (Keratoconjunctivitis herpetica) und die Haut des Neugeborenen den Sitz der Primärläsionen dar. Bei Ansteckung durch Virus-haltigen Speichel (Tröpfcheninfektion) sind die Schleimhäute des Mundes und des Verdauungstraktes (Oropharynx, Oesophagus) die Eintrittspforte. Später: hämatogene Aussaat.

Prädisponierend für den Erwerb einer Herpessepsis können verschiedene Faktoren sein: Toxämie und Hypertension bei der Mutter, fieberhafte Infektionen während der Schwangerschaft, Kaiserschnitt und Zangengeburt, Zwillingsgeburt, Unreife der Kinder (bezogen auf die Schwangerschaftszeit), niedriges Geburtsgewicht (weniger als 2500 g), Cyanose am ersten Lebenstag und Therapie mit ACTH oder Cortison (nach COLEBATCH 1955). Mehrere der genannten Faktoren können kombiniert vorhanden sein.

α_4) **Differentialdiagnose.** Die Abgrenzung der Herpessepsis vom *Morbus haemolyticus neonatorum* ist nicht immer leicht. Klinisch dominierende Zeichen des Morbus haemolyticus sind familiäres Auftreten und familiäre Polyletalität, außerdem: Rhesusantikörper im mütterlichen Serum, positiver Coombstest, hoher Bilirubinwert des Nabelschnurblutes. Weiter noch: am 1. Lebenstag schwerer Icterus (Herpessepsis: Ikterus selten vor dem 4. Tag). Bleibt der Icterus gravis unbehandelt, so tritt der Tod entweder schon am ersten Tage (Anämie, intraalveoläre Lungenblutungen, Kreislaufinsuffizienz) oder während des 2. bis 4. Tages infolge des Kernicterus ein (cerebrale Symptome). Hat das Kind den 4. Tag überlebt, nimmt die Schwere des Icterus ab und letzterer ist am 10. Lebenstag ganz abgeklungen.

Sehr schwer ist eine Trennung zwischen *Cytomegalie* und Herpessepsis. Beim Neugeborenen ähneln sich die Krankheitsbilder so stark, daß eine Differenzierung zu Lebzeiten unmöglich ist. Bei der Obduktion treten aber Unterschiede im Organbefall hervor. Bei der Herpessepsis sind in erster Linie Veränderungen in der Leber, in den Nebennieren, im Oropharynx und Oesophagus vorhanden. Bei der Cytomegalie sind die Läsionen vor allem in den Drüsen (Speicheldrüsen, Schilddrüse, Pankreas) zu finden. Die Nekrosen sind weniger stark ausgeprägt als bei der Herpessepsis und alle Zellen, die Kerneinschlüsse (die den Herpeseinschlußkörpern sehr ähnlich sind) enthalten, sind erheblich vergrößert (Riesenzellen von charakteristischem Aussehen, die der Krankheit den Namen gegeben haben). Die Herpessepsis beginnt im allgemeinen nicht vor dem 4. Lebenstag, die Cytomegalie hingegen tritt gewöhnlich schon innerhalb der ersten beiden Lebenstage auf. Weitere Daten s. im Abschnitt „Cytomegalie".

Die Isolierung des Herpes simplex-Virus von Neugeborenen oder Kleinkindern mit einer Herpessepsis (Entnahme von Pharynxschleim, Bläscheninhalt oder dergl., auch Organmaterial bei der Obduktion) unterscheidet sich nicht von derjenigen bei anderen herpetischen Infektionen. Siehe den Abschnitt „Laboratoriumsdiagnose"! Die meisten Neugeborenen weisen serologisch weder neutralisierende noch komplementbindende Antikörper auf (evtl. erst im Verlauf der Krankheit, besonders Kleinkinder).

α_5) **Therapie.** Eine wirklich erfolgversprechende Behandlungsmethode der Herpessepsis gibt es noch nicht. Antibiotica und Sulfonamide beeinflussen nur eine evtl. vorhandene bakterielle Sekundärinfektion. Gammaglobuline, appliziert bei Manifestation der ersten klinischen Symptome, kommen bereits zu spät (intracelluläre Multiplikation des Virus). Theoretisch ließe sich ein prophylaktischer Effekt nur von einer Anwendung der Gammaglobuline (oder von Immunserum) erwarten, wenn sie unmittelbar nach der Geburt appliziert werden. Dies käme nur in Betracht, wenn eine Infektionsquelle a priori angenommen werden muß, d. h. also, wenn die Mutter einen genitalen Herpes zur Zeit des Geburtstermins aufweist (Vulvovaginitis herpetica). Bei so gelegenen Fällen sollten sowohl der Mutter als auch dem Neugeborenen — (der Mutter vom Beginn der Herpeseruption an: z. B. jeden 2. Tag 5 cm³ Gammaglobulin) — wiederholt Gammaglobuline intramuskulär injiziert werden (dem Neugeborenen z. B. jeden 2. Tag 2 cm³ Gammaglobulin der Behringwerke). Außerdem sollten bei der Mutter die Haut- und Schleimhautbezirke der Herpeseruption unter der Geburt sorgfältig abgedeckt werden. Schwestern mit Lippenherpes gehören nicht auf Neugeborenenstationen.

α_6) **Herpesembryopathie.** Die Frage, ob es eine Herpes simplex-Embryopathie im engeren Sinne gibt, kann noch nicht mit Sicherheit beantwortet werden, (s. bei FLAMM 1959). Es wurden Fälle von Eczema herpeticatum bei Graviden (im 2. und 3. Schwangerschaftsmonat) mitgeteilt, bei denen die Kinder gesund geboren wurden (und gesund blieben). Interessant ist ein von LÜTZENKIRCHEN (1955) beobachteter Fall. Es handelte sich um ein Eczema herpeticatum bei einer an konstitutioneller Neurodermitis leidenden Graviden, das im ersten Schwangerschaftsdrittel auftrat. Abheilung der generalisierten Herpeserkrankung innerhalb von 2 bis 3 Wochen. Die Geburt erfolgte zum normalen Zeitpunkt. Das Kind kam drei Wochen post partum ad exitum. Die Autopsie zeigte zahlreiche Verkalkungen im Gehirn und beträchtliche Gliose sowie schwere entzündliche Veränderungen in der Leber (Herpessepsis?, Cytomegalie?). Zur Zeit der Geburt wies die Mutter keine herpetischen Eruptionen auf (Retention des Herpesvirus im mütterlichen Gewebe, späterer diaplacentarer Übertritt der Viren in den kindlichen Organismus?). Bei einer späteren Gravidität kam es bei der gleichen Patientin wieder im ersten Schwangerschaftsdrittel zur Ausbildung eines schnell abheilenden Herpes simplex faciei. Das termingerecht geborene Kind blieb gesund.

Bei GERMER (1960) findet sich die generelle Aussage: „Viruskrankheiten der werdenden Mutter stellen *keine* Indikation dar, die Schwangerschaft zu unterbrechen." Ausnahme: Röteln im ersten Trimester der Gravidität, doch auch hier gilt individuelle Entscheidung. GERMER (1960) macht darauf aufmerksam, daß nur bei 10 bis 15% der Fälle Mißbildungen als Folge einer Rubeolenembryopathie zu erwarten sind und meint, daß ältere Erstgebärende dieses verhältnismäßig geringe Risiko gern auf sich nehmen. Bei jungen Mehrgebärenden muß individuell von Fall zu Fall entschieden werden.

β) Die Keratoconjunctivitis herpetica

Synonyma: Keratitis dendritica, Herpes corneae, herpetic keratitis, Herpes simplex keratitis, Herpeskeratitis.

Nach BLANK und RAKE (1955) ist die durch das Herpes simplex-Virus hervorgerufene Keratitis die für die USA wichtigste, weil am häufigsten vorkommende „spezifische Keratitis". Die Keratoconjunctivitis herpetica kommt als primäre und auch als sekundäre Herpesinfektion vor (GALLARDO 1943, THYGESON 1953). Der Herpes corneae neigt sehr zu Rezidiven.

SCHENK und HUMMER (1958) führten statistische Untersuchungen für den Bezirk Wien durch (Material aus der Zeit von 1926 bis 1955) und werteten hierbei insgesamt 508 Patienten mit herpetischer Keratitis aus. Es zeigte sich, daß die Herpes simplex-Erkrankungen des Auges in den letzten zehn Jahren stark zugenommen haben; (diese Zunahme fällt mit dem Einsetzen der antibiotischen Therapie zeitlich zusammen). SCHENK und HUMMER vermuten, daß der Grund für die Verminderung der bakteriellen Augeninfektionen auch die Zunahme der herpetischen Augenerkrankungen ausgelöst haben könnte.

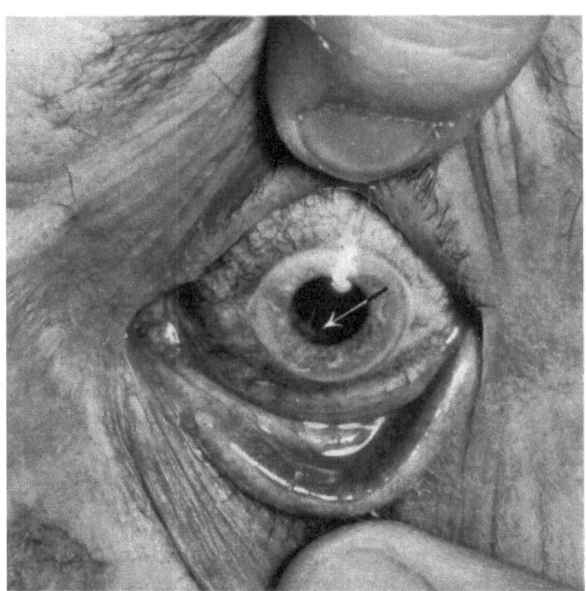

Abb. 129. Keratitis durch Herpes simplex-Virus (Keratitis dendritica, s. Pfeil), Aufnahme von Prof. Dr. W. ROHRSCHNEIDER

Nach GUNDERSEN (1936) kommt die Keratitis dendritica bei Männern etwa $2^{1}/_{2}$mal so häufig wie bei Frauen vor. Bei Kindern bis zu 16 Jahren erfolgt die Verteilung gleichmäßig auf beide Geschlechter.

Bei der Herpesinfektion des Auges bildet sich in der Regel zunächst eine Conjunctivitis mit mononucleärem Exsudat aus, dann treten schmerzlose Hornhautbläschen auf, die später platzen, zu Erosionen werden und dann die sog. Keratitis dendritica (baumartige Verästelung, s. die Abb. 129 Pfeil!)[1] erzeugen. Die präauriculären Lymphknoten sind meist angeschwollen. Tiefere Ulcerationen können bei einem Teil der Fälle entstehen.

Die Erscheinungsbilder der herpetischen Augeninfektion können beträchtlich variieren, von kleinen Vesikeln an den Lidern und der Bindehaut bis zu schweren Geschwürsbildungen der Hornhaut und akuten Entzündungserscheinungen von follikulärer und pseudomembranöser Art (Lid- und Corneabefall auch beim Eczema herpeticatum, s. dort).

Die oberflächlichen Prozesse in der Hornhaut sind bekannt als Keratitis dendritica, filiformis, vesicularis, punctata superficialis (HOFMANN 1958). Tiefe Formen: Keratitis disciformis, Keratitis metaherpetica. Nach GUNDERSEN (1936) fehlen für den Zusammenhang von Trauma und Keratoconjunctivitis herpetica noch überzeugende Beweise.

Histologisch findet man beim Herpes corneae Quellungsvorgänge in den Epithelzellen mit Kernhypertrophie und Kerndegeneration, schließlich allgemeine Vacuolisierung und langsam zunehmende Nekrose, die zu Epithelverlusten führt (MCGRAW 1948).

Der Herpes der Hornhaut tritt oft gleichzeitig mit einem Herpes simplex im Bereich der Nase oder der Augenlider auf (SCHÖNFELD 1947). Die entzündlichen

---

[1] Für die freundliche Überlassung der Abb. 129 sei dem Direktor der Univ.-Augenklinik München, Herrn Prof. Dr. W. ROHRSCHNEIDER, auch an dieser Stelle sehr herzlich gedankt.

Veränderungen klingen meist innerhalb von 6 bis 10 Tagen ab (MacLatchy 1956). Öfter kommt es zu Rezidiven. Vielfach bleiben nach der Abheilung Hornhauttrübungen zurück.

Nach Grüter wird man sich bei der Therapie des Hornhautherpes, solange kein Specificum gegen den Erreger gefunden ist, mit Maßnahmen begnügen müssen, die durch Zerstörung der befallenen Zellen das Virus vernichten. Nach Hofmann (1958) besteht die beste Behandlung der oberflächlichen herpetischen Prozesse noch immer in der Durchführung von Jod- oder Zinksulfatätzungen.

Vor der Cortisontherapie (auch der lokalen!) des Herpes corneae wird allgemein gewarnt; (die deletäre Wirkung von Cortison auf die Herpeskeratitis ist tierexperimentell bestätigt worden). Much (1948) will gute Resultate mit einer Bienengift-Therapie der herpetischen Keratitis gesehen haben. Birkhäuser (1947) empfiehlt eine innere und/oder lokale Behandlung der oberflächlichen Herpeskeratitis mit Gynergen oder Dihydroergotamin-Sandoz. Nach Birkhäuser wirken diese beiden Medikamente, lokal appliziert, so rasch, daß sie von dem Autor als „Herpes-Antibiotica" bezeichnet wurden. Dosierung: Bei lokaler Anwendung 2mal täglich 1 mg = 1 cm³, 1:5 mit physiologischer Kochsalzlösung verdünnt; oral gibt man 4 bis 6 Tabletten Gynergen oder 3mal 10 bis 20 Tropfen Dihydroergotamin pro die. Ein Fall konnte z.B. nur durch Einnahme von täglich 3 Tabletten Gynergen innerhalb von 5 Tagen zur Abheilung gebracht werden. Birkhäuser vermutet, daß durch Behebung der Sympathicotonie der Parasympathicus seine trophotrope Wiederherstellungsfunktion, von der die Heilung abhängt, entfaltet.

Als gutes Behandlungsverfahren bei der zentralen, therapieresistenten, herpetischen Keratitis disciformis benennt Hofmann (1958) die lamellierende Keratoplastik. Die Resultate sollen dann gut sein, wenn der Hornhautherd im Gesunden entfernt werden kann. Auch Trypsinapplikation soll einen günstigen therapeutischen Effekt besitzen. Gutes will de Simone (1953) von der indirekten Röntgenbehandlung der herpetischen Keratitis (Bestrahlung des Ganglion Gasseri und des Ganglion ciliare, Feldgröße 6×8 cm, FHA 40 cm, 0,9 mm Cu, jeden 2. Tag: 100 r, insgesamt 600 r) gesehen haben.

γ) Die Meningoencephalitis herpetica

Synonyma: Herpesencephalomyelitis, herpetic meningo-encephalitis, Herpesvirus-Encephalitis, méningite herpétique, herpes simplex-encephalitis.

Der Dermatologe bekommt sicher sehr selten und dann wohl nur in der Klinik eine Herpesencephalitis, am ehesten noch im Gefolge eines Eczema herpeticatum, zu Gesicht. Eine ausführliche Abhandlung über die Herpesencephalomyelitis schrieb Pette (1958). Pette wies darauf hin, daß die Frage, ob es in der menschlichen Pathologie eine Encephalitis und eine Myelitis gibt, die durch das Herpes simplex-Virus verursacht wird, lange Zeit umstritten war. Erst in den letzten Jahren konnten eindeutig bejahende Argumente beigebracht werden. Als echte Herpesencephalitis dürfen nur die akut verlaufenden Fälle gelten, die eine Krankheitsdauer bis zu 15 Tagen aufweisen. Nach Pette (1958) sind diagnostisch einwandfrei gesichert bis heute lediglich 5 Fälle (inzwischen hat sich diese Zahl erhöht.)[1] Bei den 5 von Pette erwähnten Fällen handelte es sich um außerordentlich akut ablaufende Krankheitsprozesse, die weitgehende Übereinstimmung mit der experimentell beim Kaninchen hervorgerufenen Herpesencephalomyelitis zeigten. Die Diagnose kann nur dann als gesichert gelten, wenn das Herpes simplex-Virus im Untersuchungsmaterial des erkrankten Patienten mikrobiolo-

---

[1] Weisse (1960) führt bereits 10 gesicherte Fälle auf.

gisch nachgewiesen werden kann, wenn der histologische Befund entsprechend ausfällt und eosinophile, intranucleäre Einschlußkörper aufgefunden werden können. Nachweis des Herpesvirus wie bei anderen herpetischen Erkrankungen, siehe den Abschnitt „Laboratoriumsdiagnose". WEISSE und KRÜCKE (1959) betrachten das Problem der Herpesencephalitis aus dem Blickwinkel der ätiologischen Klärung aller Krankheitsbilder, die zur Gruppe der „*Einschlußkörper-Encephalitiden*" gehören und meinen, daß die herpetische Encephalomyelitis möglicherweise häufiger vorkommt, als bisher angenommen worden ist.

Die tierexperimentelle Herpesencephalitis war jahrelang ein zentrales Problem der Virusforschung (Ausbreitung des Herpes simplex-Virus, Wanderung in den Lymphbahnen peripherer Nerven oder Propagation des Virus im Achsenzylinder). Im Rahmen dieses Beitrages kann dieses Thema nicht berücksichtigt werden, es sei daher auf die moderne Darstellung von PETTE (1958) verwiesen (dort: Encephalitisches Krankheitsbild beim Kaninchen, Histologie des cerebralen Prozesses, Verlauf der intraneuralen Impfung, Klinik und Histologie der aufsteigenden Herpesmyelitis; die Darstellung ist mit instruktiven Abbildungen versehen).

Pathologisch-anatomisch findet sich bei der Herpesencephalomyelitis des Menschen das Bild einer akuten diffusen Encephalitis (und Myelitis) mit acidophilen Einschlußkörperchen in den Kernen der Ganglien- und zum Teil auch der Gliazellen (Darstellung der Einschlüsse z. B.: Fixierung nach ZENKER, Phloxin-Methylenblaufärbung). HAYMAKER (1949) beschrieb drei Erkrankungsfälle, bei denen sich die stärksten Veränderungen der Herpesencephalitis in der Großhirnrinde fanden (charakteristische Nekrosen, weiche, breiige Herde, über den Herden: Leptomeningitis).

Die Herpesencephalitis beginnt in der Regel plötzlich mit hohem Fieber (Schüttelfrost) und meningealen Reizerscheinungen, dann: Verwirrtheit, Somnolenz, Sensibilitätsstörungen, Paresen und Paralysen. Die Krankheit kann ohne jede Hautveränderung ablaufen, doch gibt es auch Eruptionen typischer Herpesbläschen (evtl. generalisiert). Die Encephalitis herpetica kann im Verlauf einer Herpessepsis Neugeborener oder Kleinkinder, als Folge eines schweren Eczema herpeticatum und auch bei einer heftigen, primären Stomatitis aphthosa auftreten (GOUDSMIT 1949). Die Letalitätsquote der Herpesencephalitis ist hoch. Meist tritt der Tod zwischen dem 10. und 15. Krankheitstag ein.

Nicht immer verläuft die Herpesencephalitis tödlich. HUNT und COMER (1955) beschrieben den Fall eines 36jährigen Mannes, der zunächst Herpeseruptionen am Penis und im Gesicht aufwies und dann an einer Meningoencephalitis herpetica erkrankte. Aus dem Liquor cerebrospinalis konnte das Herpes simplex-Virus mit Hilfe von Bruteiern isoliert werden (ebenfalls von den cutanen Läsionen gelang der Virusnachweis). Serologisch wurde ein Anstieg des spezifischen Antikörpertiters (Komplementbindungsreaktion mit Herpesantigen) festgestellt (Erstinfektion). Der Prozeß heilte aus und die Autoren konnten den Spiegel der Herpesantikörper serologisch etwa ein Jahr lang verfolgen.

JANBON u. Mitarb. (1942) beobachteten zwei Fälle von Meningitis herpetica, die nach durchschnittlich 10 Tagen abheilten (Pleocytose, Isolierung des Herpesvirus aus dem Liquor). Die reine Herpes simplex-Meningitis (ohne Encephalitis) gehört zu den akuten, benignen (spontan heilenden) lymphocytären Meningitiden.

Todesfälle infolge Encephalitis herpetica teilten unter anderen ZARAFONETIS u. Mitarb. (1944), FASTIER und ALEXANDER (1950), WILDI (1951), VAN TONGEREN und DE JONG (1952), CAMBIER (1955), HJELT u. Mitarb. (1956), PATTYN und BOVY (1957) sowie WEISSE und KRÜCKE (1959) mit. Bei dem Fall von WEISSE und KRÜCKE gelang HERZBERG (1959) die Isolierung des Herpes simplex-Virus aus dem Gyrus cinguli des am 6. Krankheitstag verstorbenen $8^1/_2$ Jahre alten Mädchens.

Für die Therapie der Meningoencephalitis herpetica gilt das, was in den vorhergehenden Abschnitten ausgeführt wurde (symptomatische Behandlung).

Es kann hier auf dieses sicher sehr interessante Krankheitsbild nicht ausführlicher eingegangen werden. Übersichtsarbeiten mit speziellen, umfangreichen Literaturangaben stammen von JOCHHEIM und KOCH (1956), PETTE (1958), HERZBERG (1959) und BRIHAYE (1959). Außerdem sei auf den Beitrag von THIES im Band VII dieses Ergänzungswerkes hingewiesen sowie auf die ausführliche Darstellung von WEISSE (1960).

δ) Das Eczema herpeticatum (Eczema herpetiforme Kaposi)

δ₁) Synonyma. Eczema herpetiforme (KAPOSI, 1887), Pustulosis acuta varioliformis (JULIUSBERG, 1898), Pustulosis vacciniformis acuta (FINKELSTEIN, 1921), Eczema herpiforme (KREIBICH, 1927), Dermatitis vacciniformis acuta (FREUND, 1934), Kaposis varicelliform eruption (BROWN, 1934), Eczema varicellatum sive variolatum (RONCHESE, 1943), Eczema herpeticum (LYNCH, 1944), Disseminated herpes simplex oder Kaposi's form of herpes simplex (SULZBERGER, 1944), Systemic herpes simplex (BARKER und HALLINGER, 1947), Kaposis eczema herpeticum oder Kaposi's herpetiform eruption (LYNCH und STEVES, 1947), Disseminated cutaneous herpes simplex (BAER und MILLER, 1949), Pustulosis herpetica infantum (SCHÖNFELD, 1950), Eczema herpeticatum (SCHÖNFELD, 1950), Pustulosis varicelliformis herpetica Kaposi (GILJE, 1951) und Eczema herpetiforme Kaposi (LAUSECKER, 1953). Weitere Synonyma in der Arbeit von AMANN (1953).

LAUSECKER (1953) äußerte in einer Kritik zur Terminologie: ,,Will man schon den Ausdruck ,,Kaposis varicelliforme Eruption" vermeiden, so ist es am besten, man kehrt zur ursprünglichen Bezeichnung KAPOSIS zurück, setzt den Namen des Autors zu und nennt die Krankheit ,,*Eczema herpetiforme Kaposi*", denn dies würde der historischen Tatsache der Erstbeschreibung durch KAPOSI, morphologisch dem Krankheitsbild und auch der Ätiologie entsprechen."

Der Name ,,*Eczema herpeticatum*" (in Analogie zum Eczema vaccinatum) hat den Vorzug der Kürze (wollte man sich ganz genau ausdrücken, müßte man sagen: Disseminierte cutane Herpes simplex-Infektion, aufgepfropft auf eine konstitutionelle Neurodermitis).

Im amerikanischen und englischen Schrifttum hat sich der Begriff ,,*Kaposis varicelliform eruption*" fest eingebürgert. Da diesem Krankheitsbild fälschlich gelegentlich auch Fälle von Eczema vaccinatum zugeordnet werden, setzen manche Autoren noch hinter den Namen die kennzeichnenden Worte: ,,due to herpes simplex virus" oder ,,due to vaccinia virus".

δ₂) Geschichte. Die Erstbeschreibung dieses Krankheitsbildes erfolgte 1887 durch KAPOSI. Die Schilderung der Erscheinungen ist heute noch mustergültig. KAPOSI schrieb: ,,Als eine sehr alarmierende Komplikation des Eczema larvale infantum habe ich in einigen Fällen den akuten Ausbruch zahlreicher teils disseminierter, größtenteils in Haufen und Gruppen gedrängter, linsengroßer und etwas größerer, mit hellem Serum erfüllter und durchsichtiger, flacher und alsbald meist gedellter Bläschen gesehen. Sie machen nach dieser beschriebenen Beschaffenheit den Eindruck von Varicellen-Efflorescenzen, sind es aber bestimmt nicht. Die so befallene Gesichtshaut, schon vorher durch das Ekzem verschiedenen Grades geschwellt, erscheint nun intensiver gedunsen, selbst prall gespannt, jedoch mehr ödematös als derb. Die kleinen Patienten zeigen hochgradiges Fieber bis 40°C und darüber und große Unruhe. Ihr Ausbruch erfolgt höchst akut, wie über Nacht, in großer Zahl und setzt sich oft durch 3—4 Tage, selbst eine Woche in schubweisen Ausbrüchen fort, während sich die Efflorescenzen der ersten Tage zurückbilden, entweder eintrocknen oder zumeist platzen, das Corium bloßlegen oder verkrusten und abfallen. Die größte und dichtest gedrängte Menge dieser Varicellenähnlichen Bläschen findet sich auf der von früher ekzematösen Haut, einzelne und kleine Gruppen derselben tauchen auch auf der vorher intakten Haut der Nachbarschaft auf, auf der Stirn, den Ohren und der Halsregion, selbst an den Schultern und Oberarmen, abwärts von da habe ich niemals welche entstehen gesehen."

Die Ätiologie des Eczema herpeticatum wurde anläßlich einer kleinen Spital-
endemie in Basel durch ESSER (1941) geklärt, der von den Läsionen das Herpes
simplex-Virus isolieren konnte. Dieses Resultat wurde dann durch neuere Untersuchungen (KIMMIG 1950) bestätigt.

Obwohl das Eczema herpeticatum keine häufige Erkrankung ist, wurden im Laufe der
letzten Jahrzehnte zahlreiche Fälle in der Literatur mitgeteilt, unter anderen (in alphabetischer
Reihenfolge) von: ALM (1949), AMANN (1953), ANTOCI u. Mitarb. (1957), ARZT (1949), BAER
und MILLER (1949), BAKER u. Mitarb. (1952), BEALE und HAIR (1956), BERESTON und CAR-
LINER (1949), BERGMANN (1955), BOAKE u. Mitarb. (1951), BÖHM und JOHNE (1956), BOLGERT
u. Mitarb. (1956), BORRIE (1950), BRAIN (1954), BRAIN u. Mitarb. (1950), CORSON und LUDY
(1935), DUPERRAT (1952), ESSER (1941), FELDMAN und NEWMAN (1955), FRÜHWALD (1934),
GATÉ u. Mitarb. (1956), GIANOTTI (1955), GILJE (1951), GRINSPAN u. Mitarb. (1952), HADIDA
u. Mitarb. (1957), HERZBERG und PLIESS (1955), HOFFMAN (1952), HYMAN (1950), JAEGER
u. Mitarb. (1953), KAISER (1951), KIMMIG (1950), KRIEGK (1950, 1952), KUMER (1951, 1952),
LAUSECKER (1953, 1955), LEIDER (1951), LEVERTON und WHITLOCK (1949), LINDEMAYR und
EBERHARTINGER (1956), LYNCH und STEVES (1947), MANEKE (1954), DE MATTEIS (1956),
McCONACHIE und ANDERSON (1951), McLACHLAN und GILLESPIE (1936), MUNRO (1959), NASE-
MANN und SCHNYDER (1957), NEIMANN u. Mitarb. (1957), OMENS u. Mitarb. (1949), PETER
(1958), PUGH u. Mitarb. (1955), RUCHMAN u. Mitarb. (1947), RUITER und NELEMANS (1949),
RUPPE u. Mitarb. (1957), SFORZOLINI u. Mitarb. (1955), SEXTON u. Mitarb. (1957), SIMPSON
u. Mitarb. (1953), STARCK (1951), TAPPEINER (1955), TELLER (1955), THIERS u. Mitarb. (1958),
TINOZZI (1953), TVETERAS (1958), UNGER (1947), VARLEY und KLETZ (1949), VAYRE u. Mitarb.
(1956), VENKATESAN (1951), WHITTLE u. Mitarb. (1950), ZAORSKA (1958) und ZARBIN (1952).

δ_3) **Definition.** Beim Eczema herpeticatum handelt es sich um einen Prozeß,
bei dem eine primär veränderte Haut sekundär durch das Herpes simplex-Virus
infiziert wird. Besonders gern (fast ausschließlich) siedelt sich das Herpesvirus
auf dem Boden einer konstitutionellen Neurodermitis (konstitutionelles Kinderekzem) an. Dem Virus wird das Haften durch die flächenhaften Defekte im Bereich des oberen Epithels erleichtert. Es findet außerdem einen „prädisponierten
Nährboden" vor. Die weitere Ausbreitung des Herpesvirus (nach dem Haften)
kann per continuitatem, lymphogen und auch hämatogen erfolgen. Kinder erkranken viel häufiger als Erwachsene.

Das Eczema herpeticatum kann Ausdruck einer Erstinfektion mit dem
Herpes simplex-Virus sein (z. B. Stomatitis aphthosa und Lippenherpes bei einem
Ekzemkind, von diesen Veränderungen ausgehend: Besiedelung der ekzematösen
Hautpartien mit Herpesläsionen, s. Fall von NASEMANN und SCHNYDER
(1957), aber auch direkte Übertragung des Herpesvirus von einer herpetischen
Eruption bei einer Pflegeperson auf das Ekzem eines Kindes: Inoculationsherpes
in Form des Eczema herpeticatum). Das Eczema herpeticatum kommt jedoch
auch als sekundäre Herpeserkrankung vor (z. B. bei einem Kind, das früher —
etwa vor Manifestation des Ekzems — eine Stomatitis aphthosa durchgemacht
hatte und dann später ein Ekzem bekam, das sich jetzt mit Herpesläsionen besiedelt, und zwar infolge einer Auto- oder Heteroinoculation). Ein Eczema herpeticatum kann nicht so selten rezidivieren. FELDMAN und NEWMAN (1955)
beobachteten drei Fälle von Eczema herpetiforme KAPOSI, von denen bei einem
Patienten zweimal, bei den anderen beiden je einmal ein Rezidiv auftrat. Es
gibt Kinder, die drei bis viermal ein Eczema herpeticatum durchmachen (Verf.
sah bei einer Erwachsenen mit Neurodermitis constitutionalis drei Rezidive
mit Intervallen von nur wenigen Monaten). Im allgemeinen zeigen Rezidive
zwar den gleichen stürmischen Beginn wie die Erstmanifestation des Eczema
herpeticatum, verlaufen dann aber milder und kürzer.

δ_4) **Epidemiologie.** Wie schon erwähnt, kann die Inoculation eines Ekzems
mit dem Herpesvirus von einer herpetischen Eruption des Patienten selbst
oder von einer solchen bei einer Person in der Umgebung des Kranken (Mutter,
Geschwister, Kinderschwester usw.) ausgehen. Autoinfektionen durch Ver-

streuung des Virus (Schmierinfektion) sind nicht selten. Die Erkrankungen bei Angehörigen (Lippenherpes, Herpes genitalis usw.) gehen dem Ausbruch des Eczema herpeticatum um etwa drei bis zehn Tage voraus. Die Infektionsquelle kann jedoch keineswegs in jedem Falle ermittelt werden, beim Eczema herpeticatum — insgesamt gesehen — nicht so regelmäßig wie beim Eczema vaccinatum.

Das Eczema herpeticatum ist für andere Personen infektiös (z.B. bei den Bettnachbarn Auftreten einer Stomatitis aphthosa; kleine Spitalsendemien sind beobachtet worden, beispielsweise in Glasgow: 16 erkrankte Kinder (McLachlan und Gillespie 1936).

Durchschnittlich beträgt die Inkubationszeit für das Eczema herpeticatum (bei Schmier- und Tröpfcheninfektion) 5 bis 7 (höchstens 10) Tage. Bei einzelnen Fällen trat die Eruption schon 2 Tage nach dem Kontakt auf.

Den „prädisponierten Nährboden" für das Herpesvirus bilden ganz überwiegend Ekzemformen, wie sie beim konstitutionellen Kinderekzem und bei der Neurodermitis des Erwachsenen angetroffen werden, nur selten pfropft sich eine herpetiforme Eruption auf eine Impetigo oder ein seborrhoisches Ekzem auf. Am häufigsten werden Kleinkinder mit Milchschorf (Crusta lactea) befallen (bei primärer Herpesinfektion: Titeranstieg der Herpesantikörper, s. den Fall von Nasemann und Schnyder 1957). Nur knapp ein Viertel der Fälle mit Eczema herpeticatum betrifft Erwachsene (Lausecker 1953).

Eine aus dem Rahmen fallende Erkrankung an Eczema herpeticatum beschrieb Santler (1954). Es handelte sich um einen 53jährigen Mann, der im August 1952 einen Zoster durchmachte und anschließend ekzematöse Veränderungen bekam, die sich zu einer *Erythrodermie* ausdehnten. Später generalisierte Lymphknotenschwellung. Die Erythrodermie war sehr therapieresistent, immer neue Rezidive. Mitte September 1953 unter Temperaturanstieg bis 40°C plötzlicher Ausbruch von zahlreichen, teils disseminierten, teils in Gruppen stehenden, zentral gedellten Bläschen (Cornealversuch nach Grüter am Kaninchen: positiv). Histologisch zeigten Haut und Lymphknoten das Bild einer *Retikulose*. Diagnose: *Eczema herpeticatum* bei Retikulose.

Doppelinfektionen von Eczema herpeticatum und Varicellen sollen nach Scholla (1955) gelegentlich vorkommen. Miller u. Mitarb. (1950) sahen ein Eczema herpeticatum bei einer Frau, die im dritten Monat gravide war. Es kam zur Geburt eines normal entwickelten Kindes, das auch nach 9monatiger Beobachtung keine Zeichen einer kongenitalen Mißbildung erkennen ließ. Siehe hierzu den Abschnitt über Herpesembryopathie! Nach Schuermann (1958) werden von der Krankheit vor allem Säuglinge nach dem ersten Trimenon und bis zu einem Jahr betroffen, weniger Kleinkinder bis zum vierten Jahr, stärker wieder junge Erwachsene (18—30 Jahre). — Das Herpesvirus wird von Eczema herpeticatum-Fällen nicht anders isoliert als von anderen herpetischen Infektionen (s. den Abschnitt: „Laboratoriumsdiagnose" S. 322 ff.).

δ_5) **Klinik.** Die Krankheit setzt akut ein. *Prodromalerscheinungen* fehlen bei Kindern meist (oder werden der Geringfügigkeit wegen nicht beachtet). Mitunter geht ein oder zwei Tage lang Fieber voraus. Erwachsene zeigen kurz vorher Müdigkeit, Kopfschmerzen, Temperaturen und Kreuzschmerzen. Noch vor der Eruption der Herpesläsionen macht oft das vorhandene Ekzem eine Verschlechterung durch: Nässende Stellen werden düsterrot, ödematös, krustöse Partien fangen erneut zu nässen an. Erst dann schießen die herpetischen Efflorescenzen auf. Nach Lausecker (1953) durchläuft die einzelne Läsion bis zum *gedellten Bläschen* mehrere Stadien, häufig so schnell, daß nur das beständige Endstadium beobachtet werden kann. Die Umwandlung der Bläschen in Pusteln vollzieht sich langsamer. Die Bläschen sind einkämmerig und zunächst mit klarer seröser

Flüssigkeit gefüllt. Letztere trübt sich später ein. Die zentrale Delle ist durchweg gut ausgeprägt. Die Bläschen- bzw. Pusteldecken können platzen (Verkrustung). Die Läsionen sind hanfkorn- bis linsengroß. Gern beginnt die Eruption im Gesicht und am Hals, um sich von dort auf die ekzematöse Haut anderer Areale (Stamm, Nacken, Oberarme, Ellenbeugen) auszudehnen. Die Efflorescenzen siedeln sich nicht nur im Bereich der Ekzempartien an, auch vorher unveränderte Haut kann befallen werden. Es gibt jedoch Fälle, bei denen der Prozeß nur auf die vorher ekzematösen Hautgebiete beschränkt bleibt. Die Zahl der Läsionen nimmt am Stamm immer kaudalwärts ab; (bei Patienten mit Durchfällen: Läsionen auch in der Analgegend). Die Ausbreitung der Efflorescenzen erfolgt schubweise; drei bis vier (oder mehr) Schübe stellen sich ein und verursachen ein buntes Bild (Polymorphie: alte und junge Läsionen nebeneinander, ähnlich wie beim Varicellenexanthem).

Gleichzeitig mit den Hauterscheinungen tritt *Fieber* auf (bis 40°C), es bleibt häufig bis zu 10 Tage lang in etwa auf gleicher Höhe, um dann kritisch, seltener lytisch abzufallen. Fast jeder Nachschub an Efflorescenzen geht mit Steigerung der Temperatur einher (meist Nachschübe bis zum 5. Tag, seltener bis zu 2 Wochen). Die Lymphknoten sind oft angeschwollen (regional, selten generalisiert).

Die *Komplikationen*, die im Verlaufe des Eczema herpeticatum gesehen werden können, sind mannigfaltig. Häufig bestehen gleichzeitig (oder als Ausgangsherd) ein Herpes labialis und eine schwere Stomatitis aphthosa. Eine Conjunctivitis, auch Keratoconjunctivitis herpetica (Keratitis dendritica) stellt sich ebenfalls häufiger ein. Die Hornhautprozesse sind überwiegend ein-, viel seltener beidseitig. Weitere Komplikationen: Lidödeme, Diarrhoen, Bronchopneumonien. Gelegentlich kann sich — wie oben schon erwähnt wurde — an ein Eczema herpeticatum eine Herpesencephalitis anschließen (im Liquor meist nur geringfügige Pleocytosen). Im Blutbild sieht man Leukocytosen, seltener: Leukopenien, Linksverschiebung, Eosinophilie (im ganzen wenig charakteristisches Blutbild). *Bakterielle Sekundärinfektionen* kommen oftmals zustande: Impetiginisierung der befallenen Hautpartien, Haut- und Rachendiphtherie, Otitis media.

Es gibt relativ leichte und sehr schwere Verläufe beim Eczema herpeticatum (der Virusbefall ist desto massiver, je größer die primär vorhandenen Ekzemflächen sind). Die bakterielle Sekundärinfektion kann den Heilungsverlauf stark beeinträchtigen. Die Prognose muß stets mit Vorsicht gestellt werden, vor allem dann, wenn cerebrale Symptome, Durchfälle (evtl. hämorrhagisch) oder pneumonische Veränderungen auftreten. Die Letalität soll nach den Aussagen der meisten Autoren bei Säuglingen etwa 20%, bei Erwachsenen unter 10% betragen (nach LAUSECKER[1] liegen diese Angaben wahrscheinlich zu hoch; Verf. sah bei bisher 8 beobachteten Eczema herpeticatum-Patienten noch keinen Todesfall). Die Krankheitsdauer hängt von der Schwere der Veränderungen ab. Die leichteren Fälle benötigen zur Abheilung etwa 14 Tage, schwere Verläufe können sich über 4 bis 8 Wochen erstrecken. Die Efflorescenzen verkrusten, trocknen ein, die Schorfe fallen dann ab. Es bleiben zunächst rötliche, dann depigmentierte Flecken zurück, die schließlich auch verschwinden. Flache Narben (vor allem nach bakterieller Sekundärinfektion) können sich ausbilden; meistens erfolgt die Abheilung jedoch narbenlos.

Die Annahme, daß durch eine überstandene generalisierte Herpesinfektion sich das jahrelang vorhandene Ekzem (Neurodermitis) bessert (wie es von älteren Autoren geäußert wurde), trifft nicht zu. Hierüber liegen verschiedene Berichte

---

[1] Persönliche Mitteilung kurz vor dem Ableben dieses Autors, der sich große Verdienste bei der Bearbeitung des Eczema herpeticatum erwarb.

vor (s. bei LAUSECKER 1953). Vom Verfasser kann dies bestätigt werden, z. B. anhand des folgenden Falles:

Eine 28jährige Frau, die als Kind Milchschorf hatte und seit früher Kindheit an dauernden Schüben einer konstitutionellen Neurodermitis litt (typische Lokalisation: Gesicht, Hals, Nacken, Ellbeugen, Kniekehlen; D. K., geb. 15. 8. 28). Ende Mai Einlieferung in die I. Univ.-Frauenklinik München (Dir.: Prof. BICKENBACH) wegen eines fieberhaften Abortes. Ausgehend von einem Herpes febrilis (zunächst nur Herpes labialis der Unterlippe) Besiedelung aller ekzematösen Hautpartien mit Herpesbläschen (befallen sind: Gesicht, Ellbeugen, z. T. auch Unterarme und Hände, Oberarme, einige Partien am Stamm — auch vorher „nicht-ekzematöse" Stellen! — und Oberschenkel).

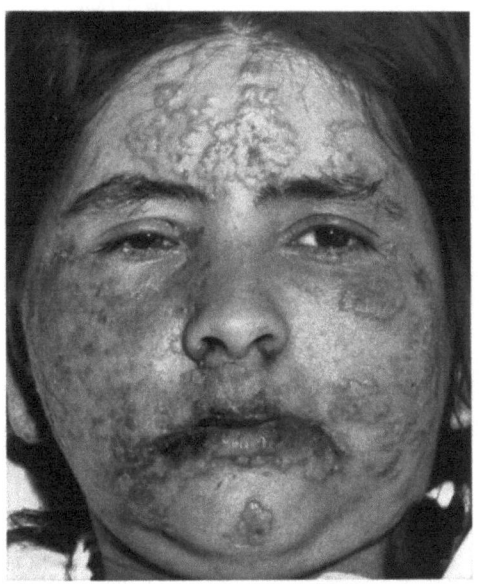

Hohes Fieber. Am Mund starke Verkrustung (s. Abb. 130). Komplikationslose Abheilung unter antipyodermischer Behandlung. Keine Narben. Das Hautleiden (konstitutionelle Neurodermitis) blieb durch das Eczema herpeticatum völlig unbeeinflußt. Mittels Eikultur konnte aus den Hautläsionen das Herpes simplex-Virus isoliert werden. Serologisch konnte nachgewiesen werden, daß es sich um eine sekundäre Herpeserkrankung gehandelt haben muß (kein Antikörper-Titeranstieg).

Weitere klinische, epidemiologische und mikrobiologische Details können der sehr ausführlichen Archivarbeit von LAUSECKER (1953) entnommen werden.

δ₆) **Differentialdiagnose.** Im allgemeinen kann das Eczema herpeticatum klinisch leicht von Varicellen, einer varioliformen Pyodermie (s. bei NASEMANN und

Abb. 130. Eczema herpeticatum bei einer jungen Frau mit konstitutioneller Neurodermitis, die anläßlich eines fieberhaften Abortes einen Lippenherpes bekam. Von letzterem ausgehend: Besiedelung des Ekzems mit Herpesläsionen

BANDMANN 1956), von einem generalisierten Zoster, von Pocken, von einer Vaccinia generalisata, von bullösen Arzneimittelexanthemen oder von einem Erythema exsudativum multiforme bullosum unterschieden werden. Bestehen Unklarheiten, so helfen der Blasenausstrich (Riesenzellen), die Histologie (Kerneinschlüsse) und die Isolierung des Erregers (Eikultur, Gewebekultur, Grüterscher Cornealversuch am Kaninchen; die virologische Diagnostik des Eczema herpeticatum wurde speziell für die Belange des Dermatologen von NASEMANN und SCHNYDER 1957 zusammengestellt, Einzelheiten s. dort und im Abschnitt „Laboratoriumsdiagnose" S. 322 ff.).

Sehr schwierig kann die Differentialdiagnose zwischen dem Eczema herpeticatum und dem Eczema vaccinatum sein. Die Differenzierung dieser beiden Krankheiten erläutert die Tabelle 30 (aus dem Beitrag „Die Viruskrankheiten der Haut" in „Dermatologie und Venerologie", Band II, Teil 2 — von NASEMANN 1958; etwas modifiziert).

Weitere Einzelheiten zur Differentialdiagnose des Eczema herpeticatum siehe bei LAUSECKER (1953). Hinsichtlich der *Histologie des Eczema herpeticatum* und des Eczema vaccinatum betont LEVER (1958), daß es wegen des Vorhandenseins

Tabelle 30. *Zur Differentialdiagnose von Eczema herpeticatum und Eczema vaccinatum*
(nach NASEMANN 1958)

	Eczema herpeticatum	Eczema vaccinatum
Infektionsquelle	Nicht immer zu ermitteln, oft Herpes simplex bei Mutter oder Personen der Umgebung, aber auch eigene Herpeseruption kann Ausgangsherd sein (z.B. Stomatitis aphthosa). Inkubation: 2 bis 5 Tage	Mit großer Regelmäßigkeit nachweisbar (eigene Impfreaktion: Autoinoculation, oder in der Umgebung frisch geimpfte Personen: Heteroinoculation). Inkubationszeit: etwa 5 bis 12 Tage
Efflorescenzen	Einkämmerige gedellte Bläschen bzw. Pusteln	Mehrkämmerige gedellte Pusteln
Verlauf	Nachschübe bis maximal zum 14. Tag, daher polymorphes Bild	Am 4. Tage schon ein vollentwickeltes Krankheitsbild, monomorph
Schleimhautveränderungen:		
1. im Munde	aphthös	Große, festhaftende Pusteln
2. am Auge	Keratoconjunctivitis (Keratitis dendritica)	Oft tiefgreifende, die Cornea gefährdende Ulcerationen
Abheilung	Gewöhnlich ohne, seltener mit flachen Narben	Pockennarben, viel seltener narbenlos
Cornealversuch am Kaninchen mit Inhalt der Efflorescenzen (nach PAUL bzw. GRÜTER)	Keratitis dendritica, intranucleäre, eosinophile Einschlußkörper, „Lipschützsche Körperchen"	Vaccinekeratitis mit rundlichen, weißen Infiltraten und Ulcerationen. Acidophile, cytoplasmatische Guarnierische Einschlußkörper
Eikultur, Beimpfung der Chorionallantoismembran von Bruteiern mit Inhalt der Efflorescenzen und Antibioticazusatz	Feine, runde, überwiegend isolierte, erst in späteren Passagen z.T. konfluirende, weißliche Herde. Histologie: Kerneinschlüsse	Größere und kleinere, rundliche bis ovale, weißlich-gelbliche, zentral gerne konfluirende Herdbildungen. Membranausstrich (gefärbt nach MOROSOW z.B.): Paschensche Elementarkörperchen. Histologie: eosinophile cytoplasmatische Einschlußkörper
Hämagglutination mit einer Suspension aus beimpften Allantoismembranen oder mit Inhalt der Hautbläschen bzw. einer Krustenemulsion	negativ	positiv (z.T. hohe Hämagglutinationstiter)
Hauthistologie und nach GIEMSA gefärbter Pustel- oder Bläschenausstrich	Nachweis von multinucleären Riesenzellen, Kerneinschlüsse z.T. schwer zu finden	Ballonierte Zellen mit cytoplasmatischen Einschlüssen
Gewebekultur (z.B. HeLa-Zellen)	Cytopathogener Effekt, Kerneinschlüsse	Cytopathogener Effekt, Plasmaeinschlüsse
Direkter Elementarkörperchennachweis aus den Hautläsionen:		
1. lichtoptisch (Paschen-, Herzberg-, Morosow-Färbung)	Gelingt fast nie	Gut angefärbte Paschensche Elementarkörperchen in der Regel nachweisbar. Ölimmersion

Tabelle 30. (Fortsetzung)

	Eczema herpeticatum	Eczema vaccinatum
2. elektronenoptisch, direkt und aus Material vom Zwischenwirt (Chorionallantoismembran, Kaninchencornea)	Am besten in Dünnschnitten (Ultramikrotom), subtile Technik erforderlich	Gelingt immer! (Quaderform der Elementarkörper, Größe: ~200—250 mμ, Herpesvirus nur etwa 100 mμ)
Neutralisationstest und Komplementbindungsreaktion (Anstieg der Antikörpertiter im Blutserum während der Rekonvaleszenz)	Titeranstieg nur bei Erstinfektion, bei sekundären Eruptionen vorher und nachher auf gleicher Höhe „fixierte" Titer. Antigen aus Ei- und Gewebekultur	Beweisender Titeranstieg regelmäßig nachweisbar. Antigen aus Ei- und Gewebekulturen
Hirst-Test, d. h. Hämagglutinationshemmung mit Rekonvaleszentenserum	Nicht durchführbar	Deutlicher Hemmtiter (Titeranstieg in der Rekonvaleszenz)
Nach Genesung durchgeführte Pockenschutzimpfung[1]	Meist wie Erstimpfung	Immunitätsreaktion, oder geht überhaupt nicht an

[1] Nur bei ebenfalls vollständig abgeheiltem Ekzem möglich.

unzähliger entzündlicher Zellen, besonders Neutrophiler, sehr schwer sein kann, Einschlußkörperchen nachzuweisen. Findet man jedoch welche, so liegen sie im Falle des Eczema vaccinatum nur im Cytoplasma, beim Eczema herpeticatum hingegen nur innerhalb der Zellkerne. Besonders wichtig für die Trennung der beiden Krankheiten sind Anamnese, Nachweis der Infektionsquellen und dann die Isolierung und Identifizierung der Erreger.

Verf. konnte einen Fall bei einer jungen Frau beobachten, bei dem sich auf eine Neurodermitis constitutionalis erst ein Eczema vaccinatum und einige Monate später ein Eczema herpeticatum aufpfropfte (Nachweis der beiden Viren, Serologie). Dieser Fall beleuchtet besonders gut die Nutzlosigkeit einer Herpesbehandlung mit Pockenschutzimpfungen.

Die *pathologische Anatomie* des Eczema herpeticatum entspricht im wesentlichen derjenigen anderer Herpeserkrankungen (besonders der Herpessepsis, Einzelheiten s. S. 308). Bei Todesfällen infolge Eczema herpeticatum, die zur Sektion gelangten, fand man beispielsweise Leber- und Nebennierennekrosen, Encephalitiden, bronchopneumonische Herde, Bronchitiden und Ulcerationen im Bereich des Oropharynx. Kerneinschlüsse in den degenerierten Zellen der befallenen Organe.

δ_7) **Therapie.** Bei der Behandlung des Eczema herpeticatum ist wegen der großflächigen Herde eine sachgemäße *Lokaltherapie* besonders wichtig. Solange akut-nässende Erscheinungen vorhanden sind, ist die Anwendung von Kaliumpermanganat- oder Chinosolumschlägen (stündlich wechseln) indiziert, später eintrocknende und antipyodermische Maßnahmen (Pinselungen mit Pyoktanin, darüber $^1/_2$- bis 1%ige Vioformlotio, im Gesicht: Aureomycin- oder Terracortrilsalbe). Nach Abklingen der Superinfektion durch das Herpesvirus wieder Behandlung der ursprünglich vorhandenen Neurodermitis.

Bei stärkerer bakterieller Sekundärbesiedelung müssen *Antibiotica* intern zugeführt werden (Tetracycline, Erythromycin, Chloramphenicol; z. B.: 4 bis 8 Tage lang 1 bis 2 Gramm Tetracyn pro die). Das Herpesvirus selbst wird hierdurch nicht beeinflußt (BUERK und BLANK 1951). Antipyretica und Cardiaca sind häufig notwendig, auch Bluttransfusionen. RUPPE u. Mitarb. (1957) wollen Gutes von *Gammaglobulin*-Injektionen gesehen haben.

k) Laboratoriumsdiagnose

α) Morphologischer Virusnachweis

Siehe hierzu den Abschnitt d) *Ätiologie* (S. 275ff.) und die Tabelle 30.

Der morphologische Virusnachweis stützt sich in erster Linie auf die Darstellung der intranucleären Einschlußkörper des Herpesvirus, in zweiter Linie auf die Beobachtung der Elementarkörper. Eine weitere Stütze für die Diagnose ist das Auffinden multinucleärer epithelialer Riesenzellen. Als Nachweismethoden kommen in Betracht: Ausstrichpräparate von Bläschen- und Pustelinhalt, vom Harnröhrenfluor und von „Aphthensmear", histologische Präparate (Biopsien von Haut, Schleimhaut und inneren Organen [Leberpunktion] sowie Sektionsmaterial), Histologie von beimpften Organen der Versuchstiere (Cornea, Hirn), histologische Untersuchung infizierter Eimembranen, gefärbte Zellen aus inoculierten Gewebekulturen

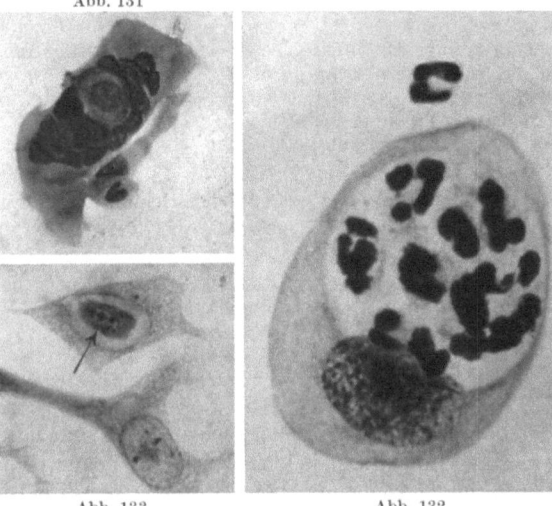

Abb. 131

Abb. 133   Abb. 132

Abb. 131. Multinucleäre Riesenzelle aus Harnröhrenabstrich eines Patienten mit Urethritis herpetica, Giemsa-Färbung

Abb. 132. Leukocyteneinschluß in Epithelzelle aus der Urethra, Vacuole mit 8—10 Leukos. Patient mit nichtgonorrhoischer Urethritis. Nach GIEMSA gefärbter Ausstrich, Ölimmersion

Abb. 133. Kerneinschluß (Pfeil). Die Aufnahme stammt von K. MUNK und P. STANKA (2. Med. Univ.-Klinik München, Direktor: Prof. Dr. BODECHTEL)

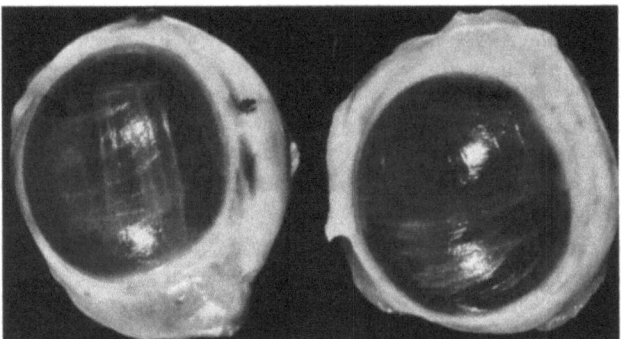

Abb. 134. Die beiden enucleierten Augen eines Kaninchens, bei dem eine Beimpfung der Cornea mit dem Herpes simplex-Virus durchgeführt wurde (Keratitis dendritica)

und die Ultramikrotomie (Dünnschnittanalysen im Elektronenmikroskop; hierüber s. den Abschnitt „Ätiologie" S. 278).

Über die Befunde im Bläschenausstrich (BLANK u. Mitarb. 1951) wurde schon berichtet. Multinucleäre Riesenzellen können auch in Ausstrichen vom Harnröhrenausfluß bei der Urethritis herpetica (Giemsa-Färbung) beobachtet werden (s. hierzu Abb. 131 — im Gegensatz zu den unspezifischen Leukocyteneinschlüs-

sen in Epithelien der Harnröhre, wie sie Abb. 132 zeigt). Elementarkörper des
Herpesvirus vermochte Verf. nur elektronenoptisch nachzuweisen (Ultraschnitt-
Technik, s. S. 278—279).

Eine grundlegende Übersicht über die Art und die Gestalt der durch das Herpes simplex-
Virus hervorgerufenen *Einschlußkörper*[1] in den Kernen der befallenen Zellen lieferte KLÖNE
(1958) in einem Anhang zu dem *Handbuch-
beitrag von* PETTE (1958).

Die im Nucleus sich entwickelnden Einschlüsse unterteilt man in
zwei Typen. Der Typ A zeichnet
sich dadurch aus, daß sich in der
Endphase der Einschlußbildung das
basophile Chromatin an der Kernmembran ansammelt, beim Typ B
bleibt die Chromatinanhäufung an
der Kernmembran aus. Das voll-
entwickelte Einschlußkörperchen
vom Typ A zeigt eine acidophile
Reaktion, es ist von einem Hof nicht
färbbarer Substanz umrandet und
das basophile Chromatin ist an der
Kernmembran verdichtet (s. die
Abb. 133 und 137). Im frühen Stadium kann der Einschluß basophil
sein, die optisch leere Hofbildung
tritt meist erst in einer späteren
Phase auf.

Von LIPSCHÜTZ (1932) wurde
bereits die Auffassung vertreten,
daß die Kerneinschlüsse beim Herpes
simplex aus Viruspartikeln zusam-

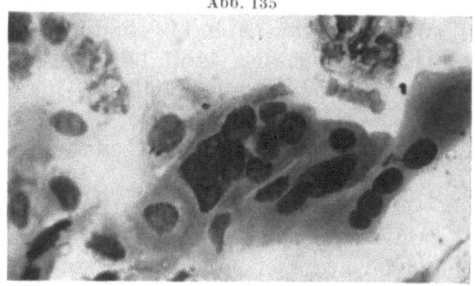

Abb. 135

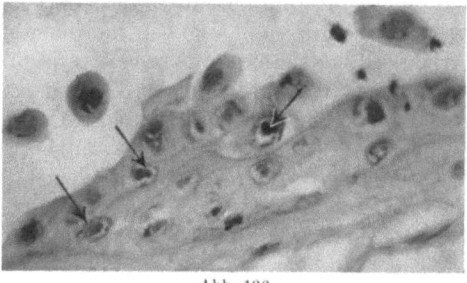

Abb. 136

Abb. 135. Klatschpräparat von Herpes-infizierter Kaninchencornea, Giemsa-Färbung, mehrkernige Riesenzellen

Abb. 136. Histologisches Präparat von Kaninchencornea,
die mit Herpes simplex-Virus beimpft wurde, H.E.-
Färbung. Kerneinschlüsse: s. Pfeile!

mengesetzt sind, die in eine Matrix des Nucleus eingebettet sind. Als Stütze
dieser Ansicht sind die Versuche von BAUMGARTNER (1935) zu deuten, bei denen
mit Mikromanipulator-Technik aus den Kernen der mit dem Herpesvirus infizierten
Zellen die Einschlüsse isoliert und ihre Infektiosität
mit derjenigen anderer Zellstrukturen verglichen
werden konnte; (nicht absolut beweisend!).

Nach Beimpfung der Chorionallantoismembran von
Bruteiern mit dem Herpesvirus treten die ersten Kern-
einschlüsse nach etwa 10 Stunden in den ektodermalen
Zellen auf. Diese Einschlüsse weisen positive Feulgen-
Reaktion auf (in späten Phasen: Feulgen-negative
Einschlußkörper). Das Herpesvirus findet sich aber
nicht nur im Zellkern, sondern auch im Cytoplasma
(etwa 80% — nach ACKERMANN und KURTZ 1952,

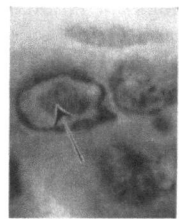

Abb. 137. Genau wie Abb. 136,
großer intranucleärer, eosinophiler
Einschlußkörper (Pfeil)

[1] KLÖNE (1958) machte folgende grundsätzliche Vorbemerkung zum Einschlußkörper-
Problem: „Im Gegensatz zu dem Sprachgebrauch der Cytologie wird in der Virologie der
Begriff des Einschlußkörperchens enger gefaßt und nur auf solche Zellstrukturen angewendet,
die durch eine direkte oder indirekte Viruseinwirkung entstehen. Es besteht jedoch die
Schwierigkeit, daß auch in normalen Gewebezellen sowie in Zellen, die bestimmten chemischen
oder physikalischen Einflüssen ausgesetzt werden, Strukturen auftreten können, die denen der
virusbedingten Einschlüsse ähnlich sind oder auch völlig gleichen. So ist eine rein morphologische Feststellung des Vorkommens von Einschlußkörperchen nicht beweisend für eine
Virusgenese." — In viel stärkerem Maße gilt dies für die Riesenzellen.

s. hierzu den Abschnitt „Ätiologie"). Völlig ungeklärt ist noch die Frage, ob und welche Bausteine bzw. morphologische Strukturen der Zelle in die Einschluß-körperchen eingebaut werden (KLÖNE 1958).

Die histologische Diagnose fußt in hohem Maße auf dem Nachweis der Kern-einschlüsse. Letztere können in der menschlichen Haut (Herpes-Bläschen), inneren Organen (Herpes-Sepsis), in Gewebekulturen (s. Abb. 133 und 144), in der Chorion-allantoismembran (Abb. 142) und in der mit dem Herpes simplex-Virus beimpf-ten Kaninchencornea (Abb. 136 und 137) sowie in anderen Organen infizierter Laboratoriumstiere aufgefunden werden. Spezielle Daten zur Diagnostik der durch das Herpes simplex-Virus hervorgerufenen Hautkrankheiten des Menschen finden sich in der Übersichtsarbeit von NASEMANN (1957).

β) Tierversuche

Auf methodische Einzelheiten und auf die Vielzahl der für das Herpesvirus empfänglichen Tierspecies sowie auf die möglichen Infektionsrouten (corneale, cutane, intracerebrale, intraperitoneale Impfung usw.) kann hier nicht näher ein-gegangen werden (s. Angaben hierüber im Allgemeinen Teil: A, VI, 3). Der an Arbeiten über tierexperimentelle Herpesdiagnostik Interessierte sei auf die Publi-kationen von BIEGELEISEN und SCOTT (1958), BOYSE u. Mitarb. (1956), BURNET und LUSH (1939), DOERR (1936), HALLETT u. Mitarb. (1951), LEVADITI u. Mitarb. (1935 a, b), NIKOLITSCH (1958 a, b), OKUMOTO u. Mitarb. (1959), SYVERTON u. Mitarb. (1955) sowie von TEISSIER u. Mitarb. (1923) hingewiesen; (die Auswahl dieser kleinen Zahl von Veröffentlichungen muß hier genügen, sie wurde nach besonderen Gesichtspunkten getroffen (brauchbare praktische Hinweise, weitere wichtige Literaturangaben, besondere Versuchstechnik), darüber hinausgehende Daten siehe: Handbücher der Virologie und Abschnitt A, III des Allgemeinen Teils dieses Beitrages: Einschlägige virologische Monographien).

Die wichtigsten tierexperimentellen Nachweismethoden für das Herpes sim-plex-Virus sind der *Grütersche Cornealversuch* am Kaninchen (Details hierzu s. im alten Handbuch, Bd. II bei LIPSCHÜTZ 1932) und die intraperitoneale Infektion von *Säuglingsmäusen*. Nach Gitterimpfung der Hornhaut entwickelt sich bei den Kaninchen nach 2 bis 5 Tagen eine Keratitis dendritica (s. Abb. 134): Scarifi-kation der Cornea, Einreibungen des Impfmaterials, Entnahme der Augen (Enuclea-tion nach Tötung der Tiere) möglichst auf dem Höhepunkt der Infektion, dann histologische Aufarbeitung. Klatschpräparate von der Cornea (nach Enucleation), die nach GIEMSA gefärbt werden, zeigen multinucleäre Riesenzellen (Abb. 135). Im histologischen Präparat (Ölimmersion, Hämatoxylin-Eosin-Färbung) sieht man die eosinophilen Kerneinschlüsse (Abb. 136 und 137, beachte die Pfeile!). Über keratogene Herpesencephalitis beim Kaninchen siehe bei DOERR und VÖCHTING (1920). Auch Meerschweinchen und Ratten können corneal mit dem Herpesvirus beimpft werden, schwieriger weiße Mäuse (letztere werden besser intracerebral infiziert). Der Grütersche Cornealversuch ist sehr zuverlässig. Kommt es zu rudimentären Keratitiden, so müssen die Ursachen hierfür meist in folgenden drei Punkten gesehen werden:

1. Impfmaterial stammte von einer späten Phase der menschlichen Herpes-erkrankung.

2. Geringere Virulenz des Virus (Virulenzschwankungen beim Herpesvirus sind beschrieben).

3. Empfänglichkeit des Kaninchens ist zu gering; (individuelle Unterschiede in der Empfänglichkeit der Kaninchenaugen für die Herpes simplex-Infektion kommen vor. Es sollten nicht zu junge Tiere und möglichst dunkel-pigmen-tierte Kaninchen beimpft werden).

Neugeborene weiße Mäuse eignen sich auch gut zur Isolierung des Herpes simplex-Virus (KILBOURNE und HORS-FALL 1951, BESWICK 1958 u.a.). Beimpft werden 1 bis 3 Tage alte Babymäuse intraperitoneal (Tod tritt nach 3 bis 5 Tagen ein). Die Säuglingsmaus eignet sich auch für die Vornahme des Neutralisationsversuches.

γ) Eikultur

Einer der ersten Autoren, die über die Züchtung des Herpes simplex-Virus auf der Chorionallantoismembran be-brüteter Hühnereier berich-teten, war DAWSON (1933). Inzwischen ist dieses Ver-fahren fortentwickelt worden und jetzt eine *Standardmethode* für die Isolierung dieses Er-regers (s. Tabelle 30). Die Eikultur ist an Empfindlich-keit dem Cornealversuch über-legen. Auf die Technik kann hier nicht näher eingegangen werden (s. bei NASEMANN 1957).

Am besten werden 11 Tage alte Bruteier beimpft (Chorion-allantoismembran - Beimpfung gibt bessere Resultate als Inoculation des Dottersackes). Nach 3 bis 6 Tagen haben sich makroskopisch sichtbare, feine, runde, weißliche Herde gebil-det, die über die Membran verstreut, im Zentrum aber besonders dicht angeordnet sind (Abb. 138). Nicht immer zeigt die Grundpassage schon deutliche Herdbildungen (evtl. erst ganz kleine Stippchen, z. T. auch Angehen erst nach zwei bis drei Blindpassagen). Die Züchtung in fortlaufenden Eipassagen gelingt bei einiger Sorgfalt immer (wir halten manche Stämme in z. Zt. mehr

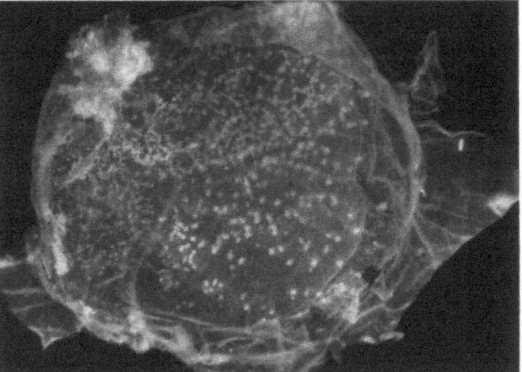

Abb. 138

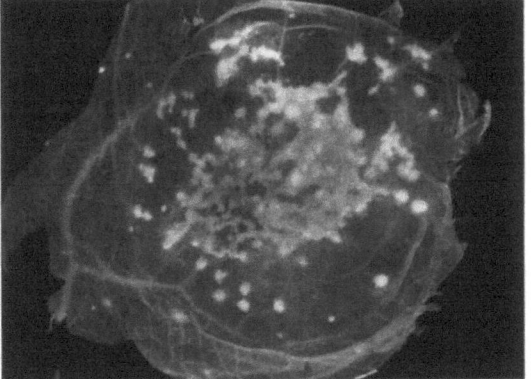

Abb. 139

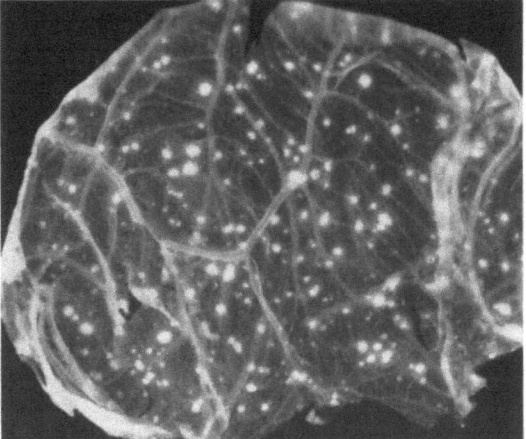

Abb. 140

Abb. 138. Chorionallantoismembran, beimpft mit Herpes simplex-Virus, disseminierte kleine Läsionen (SL-Stamm nach WILDY)

Abb. 139. Herpes simplex-infizierte Chorionallantoismembran, große opake, zentral konfluierte Herde (LOL-Stamm nach WILDY 1955)

Abb. 140. Chorionallantoismembran mit zahlreichen, disseminierten Herpeslasionen von unterschiedlicher Größe, Herpesvirus aus Urethralsekret einer Urethritis herpetica isoliert; Chorionallantois-membran von 5. Eipassage, Membranentnahme am 4. Tag nach der Beimpfung

als 100 fortlaufenden Eipassagen), auch *Wechselpassagen* sind möglich, z. B.: Ei — Kaninchencornea — Ei oder Kaninchencornea — Ei — Ei — Mäusehirn — Ei.

WILDY (1955) unterscheidet Herpes simplex-Stämme, die nur kleine Läsionen (*small lesions*, daher SL-Stämme genannt) und solche, die größere Herde auf der Chorionallantoismembran verursachen (*large opaque lesions*, daher LOL-Stämme genannt). Siehe hierzu die Abb. 138 und 139! Diese Differenzierung ist oft schwer durchführbar, da es Herpesstämme gibt, die a priori — d.h. von der

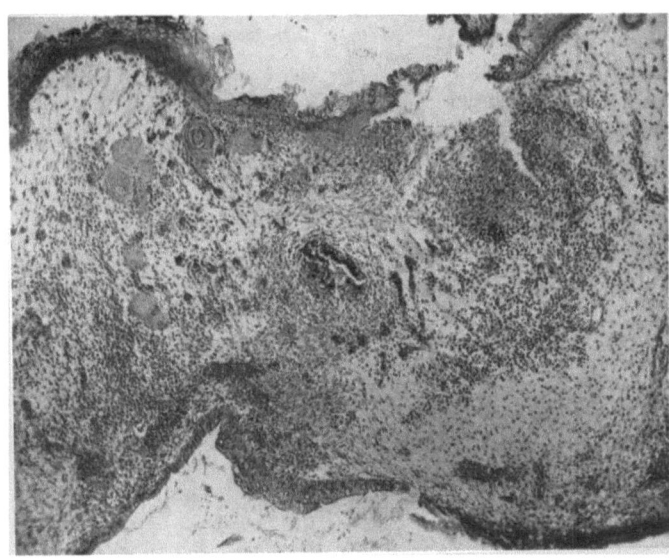

Abb. 141. Histologisches Präparat von Chorionallantoismembran, die 6 Tage nach Beimpfung mit Herpes simplex-Virus entnommen wurde, 5. Eipassage, Fixierung in Bouinscher Lösung, H.E.-Färbung, Vergr. 60mal. Siehe Text!

Isolierung an — auf der Chorionallantoismembran nebeneinander kleine und größere Herde hervorrufen (Abb. 140). Bei späteren Passagen bilden sich außerdem gern zentral-konfluierte Plaques (Riesenherde, z.B. angedeutet in Abb. 139) aus.

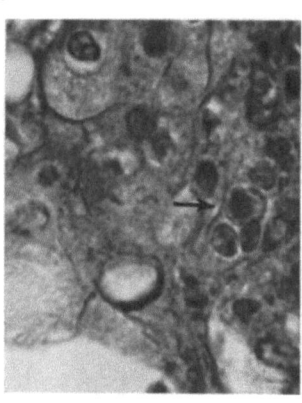

Abb. 142. Wie Abb. 141, Ölimmersion, Kerneinschluß (Pfeil)

Das makroskopische Bild der Chorionallantoismembran reicht allein für die Diagnostik nicht aus (bei größeren Läsionen evtl. Verwechslung mit Vaccine-Herden möglich, z. B. Abb. 139). Zur Identifizierung des Virus stehen mehrere Methoden zur Verfügung: Histologie (auch Ultrahistologie, s. oben!) und der Hämagglutinationstest. Die Herpesherde der Chorionallantoismembran zeigen sowohl Proliferation als auch Nekrose. Das Ektoderm vor allem ist proliferiert,verbreitert, die Epithelien dieser Schicht sind ballonierend degeneriert. Im Mesoderm findet man dichte lympho-histiocytäre Infiltration und Hämorrhagie (zwischen den Entzündungszellen Erythrocytentrümmer). Im Entoderm: Altération cavitaire, ballonierende Degeneration der Zellen. Siehe hierzu Abb. 141.

In den ballonierend degenerierten Epithelien des Ektoderms können eosinophile Kerneinschlüsse beobachtet werden (Hämatoxylin-Eosin-Färbung, Ölimmersion; Abb. 142: Chorionallantoismembran von 5. Eipassage, 6 Tage nach Herpesinfektion, Fixierung in Bouin-Lösung).

In frühen Passagen ist die Herpesinfektion im allgemeinen für den Hühnerembryo nicht tödlich. Werden die Eimembranen nach 6 bis 7 Tagen entnommen, so weisen sie zwar die charakteristischen Läsionen auf, aber der Embryo lebt noch.

Das Herpes simplex-Virus vermag Hühnererythrocyten im Gegensatz zum Vaccinevirus nicht zu agglutinieren. Man kann sich dieser Tatsache zur Differentialdiagnose bedienen (z. B. nach Eihaut-Isolierung von Virus, das von Fällen stammt, bei denen klinisch nicht entschieden werden konnte, ob ein Eczema herpeticatum oder ein Eczema vaccinatum vorlag). Wenn das isolierte Virus im Hämagglutinationstest (s. Details über dieses Verfahren im Allgemeinen Teil S. 90) die Hühnererythrocyten agglutiniert (Suspension von beimpfter Chorionallantoismembran), so spricht dies für das Vorhandensein des Vaccinevirus, tritt keine Hämagglutination (bei zahlreichen Herden auf der getesteten Chorionallantoismembran) auf, dann hingegen spricht dies für die Gegenwart des Herpes simplex-Virus (hierzu: Abb. 143: linke Zeile angesetzt mit Vaccine-Suspension, Hämagglutination bis zu einer Verdünnung von 1:80; rechte Zeile angesetzt mit Herpes-Suspension, keine Hämagglutination — Ausfall wie Kochsalzkontrolle ganz rechts außen auf der Plexiglasplatte).

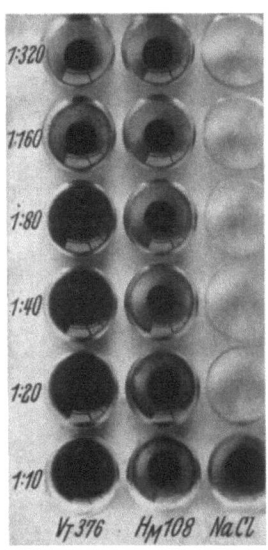

Abb. 143. Hämagglutinationsansatz mit Vaccine- und Herpes-Suspension (aus infizierten Eimembranen). Linke Reihe: Vaccine (*VT*) mit Agglutination bis zu einem Titer von 1:80, rechte Zeile: Herpes simplex (*HM*), keine Hämagglutination (wie NaCl-Kontrolle)

Auf die vielfältige Anwendung der Eikultur in der Virusforschung kann hier nicht eingegangen werden. Diejenigen, die an speziellen Untersuchungsmethoden mit Hilfe der Chorionallantoismembran-Technik — nur für die Belange der Herpes simplex-Virologie — interessiert sind, seien auf die Arbeiten von BLANK u. Mitarb. (1952, mit radioaktivem Phosphor markierte Eikulturen), von GRAY und McNAIR-SCOTT (1954, intracelluläre Lokalisation des Herpesvirus in der Hühnerembryoleber), von McNAIR-SCOTT u. Mitarb. (1953, Vermehrungskurve des Herpesvirus nach Beimpfung der Chorionallantoismembran), von SPECK u. Mitarb. (1951, Stabilität des Ei-adaptierten Herpesvirus) und auf die Untersuchungen von WILDY (1955, Rekombination mit Herpes simplex-Virus) hingewiesen.

Die Läsionen der Herpes-infizierten Chorionallantoismembran eignen sich gut zur ultrahistologischen Darstellung der Elementarkörper des Virus (Fixierung der Membran in 1%iger gepufferter Osmiumsäure, Einbettung in Methacrylat, Dünnschnitte mit dem Ultramikrotom, elektronenoptische Analyse, s. den Abschnitt „Ätiologie" und S. 285). Vermerkt sei noch, daß es Verf. nie möglich war, in Ausstrichpräparaten von Herpes-beimpften Eimembranen (mehrere Elementarkörperchen-Färbungen) die Elementarkörper des Herpes simplex-Virus nachzuweisen (Ölimmersion). Der Nachweis des Vaccinevirus in Chorionallantoismembran-Ausstrichen gelingt hingegen sofort (stets massenhaft Elementarkörper, die sog. Paschenschen Körperchen, zu beobachten; Bedeutung für die Differentialdiagnose s. Tabelle 30).

δ) Gewebekultur

Das Herpes simplex-Virus vermehrt sich vorzüglich in der Gewebekultur. Einzelheiten der Technik können hier nicht dargestellt werden (s. den diagnostischen Abschnitt im Allgemeinen Teil dieses Beitrages, vor allem aber die Anleitungen für die Laboratoriumsdiagnose der Herpes simplex-Infektionen von McNAIR-SCOTT 1956).

Die ersten Mitteilungen über die gelungene Züchtung des Herpes simplex-Virus in Gewebsexplantaten stammen u. a. von MEYER (1927, Züchtung im Kaninchengehirn-Explantat), von GILDEMEISTER, HAAGEN und SCHEELE (1929) und von MAGRASSI (1936, Maitland-Technik).

Das Herpes simplex-Virus ist nicht sehr anspruchsvoll. Es kann in einer großen Zahl verschiedener Medien zur Vermehrung gebracht werden, so z. B. in Gewebekulturen aus Zellverbänden der Kaninchencornea (McNAIR-SCOTT u. Mitarb. 1953, eosinophile Kerneinschlüsse!), in Zellkulturen aus Amnion- und Hautfibroblasten von Hühnerembryonen (BICKERSTAFF 1953, Rollkulturtechnik), in Epithelkulturen

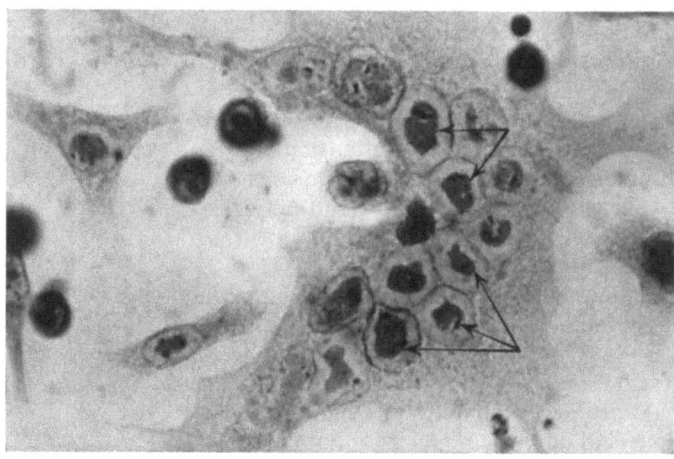

Abb. 144. HeLa-Zellkultur, 28 Std nach Beimpfung mit dem Herpes simplex-Virus, zahlreiche Kerneinschlüsse (Fixierung nach ROMEIS, H.E.-Färbung, Ölimmersion). Beachte die Pfeile!

aus Affennieren, in trypsinierten Zellkulturen aus der Kaninchenniere (BARSKI u. Mitarb. 1955, SOSA-MARTINEZ u. Mitarb. 1955 und KAPLAN 1957), in Fibroblastenkulturen aus menschlichen embryonalen Lungen (KJELLEN und SVEDMYR 1954), in Langzeitgewebekulturen aus epithelähnlichen Zellen aus menschlicher Haut (WHEELER u. Mitarb. 1957) und in Zellkulturen aus menschlichem Amnionepithel (LENNARTZ und KERSTING 1957).

Ausgezeichnet vermehrt sich das Herpes simplex-Virus auch in HeLa-Zellkulturen (cytopathogener Effekt, fokale Zellzerstörung, charakteristische Riesenzellbildung, in den zahlreichen Kernen der Riesenzellen, aber auch in den Kernen isolierter Zellen eosinophile Einschlußkörperchen oft sehr zahlreich vorhanden — s. intranucleäre Einschlüsse in den Abb. 133 und 144[1]). Dem Verfasser war es bisher nicht möglich, in HeLa-Zellkulturen Unterschiede zwischen Herpes simplex-Stämmen von der Haut und vom Genitale (z. B. Urethritis herpetica) herauszufinden (gleiche Art der Herdbildung, analoge Kerneinschlüsse). Über die Züchtung des Herpesvirus in Zellkulturen berichteten unter anderem FARNHAM (1958, 1959), NEWTON und STOKER (1958), ROSS und ORLANS (1958), STOKER und ROSS (1958) STOKER und NEWTON (1959) sowie WHEELER (1960).

SCHERER (1953), der das Herpesvirus in Kulturen des L-Stammes (EARLE) züchtete, konnte beobachten, daß Nährmedien, die einen maximalen Stoffwechsel der Gewebekulturzellen gewährleisten, auch zu einer maximalen Virusvermehrung führen. *Diagnostische Schnellverfahren* unter Verwendung der Gewebekultur gaben DOANE u. Mitarb. (1955) sowie BEALE und HAIR (1956) an. Bei zwei Fällen von

---

[1] Herrn Dr. K. MUNK und Herrn Dr. P. STANKA, München, danke ich herzlichst für die Überlassung der beiden Abb. 133 und 144.

Eczema herpeticatum konnten BEALE und HAIR das Herpes simplex-Virus *innerhalb von 24 Stunden* isolieren. Weitere Arbeiten mit technischen Details für die Züchtung des Herpesvirus in Zellkulturen veröffentlichten u. a. STULBERG und SCHAPIRA (1953), GARABEDIAN und SYVERTON (1955), LEBRUN (1956, Nachweis der Verbreitung des Herpesantigens in den infizierten Kulturzellen mit Hilfe fluorescierender Antikörper[1]), weiter STOKER (1958), WHEELER (1958), WHEELER und CANBY (1959 a, b), HOGGAN und ROIZMAN (1959, Einwirkung der Bebrütungstemperatur auf Bildung und Freisetzung des Herpesvirus in infizierten FL-Zellen), PELMONT und MORGAN (1959) sowie POWELL (1959, Sensibilität gegenüber Röntgenstrahlen als Index der Herpes simplex-Virus-Vermehrung). BEALE und HAIR (1956) stellten in Form einer tabellarischen Übersicht das Verhalten des Herpes simplex-, Zoster (Varicellen)- und Vaccine-Virus in verschiedenen Gewebekulturmedien als Anleitung für die Differentialdiagnose (Identifizierung des isolierten Virus) zusammen und fügten die Resultate anderer Tests mit an (s. die Tabelle 31).

Tabelle 31. *Differenzierung von Herpes simplex, Zoster-Varicellen und Vaccinia mit Hilfe der Laboratoriumsmethoden, insbesondere der Gewebekultur* (etwas modifiziert nach BEALE und HAIR 1956)

Virusarten	Ausstrichpräparate von den Hautläsionen		Vermehrung in Gewebekulturen von:			Andere Untersuchungsmethoden:	
	Elementarkörperchen	Riesenzellen	Kaninchencornea	HeLa-Zellen	menschlichen Nieren	Beimpfung der Chorionallantoismembran (Eikultur)	Serologie
Herpes simplex	Ø	zahlreich, mit Kerneinschlüssen	schnelle Bildung von Riesenzellen mit Kerneinschlüssen	wie in Kaninchencornea	wie in Kaninchencornea	kleine weißliche, runde, disseminierte Herde	Neutralisationstest mit Herpes simplex-Immunseren
Zoster, Varicellen	+, aber nicht immer möglich	zahlreich, mit Kerneinschlüssen	Ø	Ø	Herde mit Riesenzellen und Kerneinschlüssen	Ø	Varicellen und Zoster sind serologisch nicht zu trennen
Vaccinia	+++ stets zahlreich	keine	gute Vermehrung, Bildung cytoplasmatischer Einschlüsse	gute Vermehrung wie in Kaninchencornea	gute Vermehrung wie in Kaninchencornea	zahlreiche, gelblichweißliche, oft zentral konfluierte Herde	Neutralisationstest mit Vaccine-Rekonvaleszentenserum

ε) Serologie

Einige Hinweise zur Herpesserologie wurden bereits in den vorangehenden Abschnitten gemacht. Es zeigte sich, daß in der Literatur übereinstimmend berichtet wird, daß beweisende Titeranstiege der Herpesantikörper nur im Anschluß an primäre Infektionen mit dem Herpes simplex-Virus, nicht aber bei sekundären

---

[1] Die mit subtiler Technik durchgeführten Versuche von LEBRUN (1956) ergaben, daß das Herpesantigen in den infizierten Zellen zunächst im Zellkern in Gestalt kleiner, sphärischer Partikel erscheint, die später an Größe zunehmen. Schließlich findet sich das Antigen auch im Cytoplasma, der Kern verliert hingegen immer mehr vom antigenen Material. Im Endstadium, wenn Kerneinschlüsse noch ausgeprägt sind, weist der Kern kaum noch, das Cytoplasma aber viel Antigen auf (vgl. hierzu Abschnitt B, II, 5, d, β).

Eruptionen (Herpes recurrens) vorkommen. Der Nachweis der Herpesantikörper kann mit Hilfe des Neutralisationstests, mit der Komplementbindungsreaktion oder mit dem Hauttest erbracht werden.

Untersuchungen über die *Antigenstruktur* des Herpesvirus führte Brown (1953) durch. Er fand, daß das Herpesantigen durch hochtouriges Zentrifugieren (Ultrazentrifuge) in 2 Komponenten, das Virus-gebundene (V-Antigen) und das lösliche Antigen (S-Antigen) getrennt werden kann. Die wasserlösliche Komponente besitzt die Fähigkeit, Komplement zu binden und Hautreaktionen hervorzurufen. Der komplementbindende Faktor ist nicht hitzestabil, hingegen wird der Hautreaktionsfaktor durch Hitze nicht beeinflußt. Einzelheiten zur Gewinnung der Herpesantigene siehe auch in der Arbeit von Balducci u. Mitarb. (1956). Balducci u. Mitarb. konnten beobachten, daß menschliche Seren, die Antikörper gegen das V-Antigen enthielten, nicht auch regelmäßig solche gegen das S-Antigen aufwiesen.

Diese letztere Feststellung benutzte Söltz-Szöts (1959) als Ausgangsbasis für seine serologischen und tierexperimentellen Untersuchungen und kam zu bemerkenswerten Resultaten, von denen er interessante Schlüsse ableitete. Bekannt ist, daß das Bestehenbleiben eines Antikörper-Resttiters (Alles-oder-Nichts-Gesetz von Burnet) nicht vor Herpesrezidiven schützt. Im Meerschweinchenversuch (Söltz-Szöts 1959 a, b, c) kommt es nach Immunisierung mit aktivem Herpes simplex-Virus zu einem Anstieg der *V- und S-Antikörper* in der Komplementbindungsreaktion. Bei diesem immunologischen Modellversuch zeigte sich weiter, daß zwar der V-Titer bei einem deutlichen Restwert bestehen bleibt, der S-Titer hingegen fast völlig absinkt (Antigengewinnung aus Chorionallantoismembran und Gewebekulturen). Reinfektionen der Tiere waren nur dann möglich, wenn zuvor die S-Antikörper auf minimale Werte abgesunken waren. Der V-Titer besaß auf die Reinfektion keinen Einfluß. Es gelang Söltz-Szöts, die im Tierversuch gewonnenen Ergebnisse in Untersuchungen am Menschen weitgehend zu bestätigen. Er fand *S-Titerbewegungen* bei Patienten mit rezidivierendem Herpes simplex. Der V-Titer änderte sich bei letzteren kaum. Dem Auftreten eines Herpesrezidives ging jedoch stets ein Abfall des S-Titers voraus. Nach Erreichen einer gewissen S-Titerhöhe tritt kein Rezidiv auf. Weder die Höhe des V- noch die des Neutralisationstiters haben eine Bedeutung für die Rezidiventstehung. Die bisherigen Vorstellungen über die Rezidivgenese beim Herpes simplex fußten auf der Annahme, daß ein im latenten Zustand im Organismus befindliches Virus durch „Traumen" (im allerweitesten Sinne) aktiviert wird und dann die Herpeseruption auslöst. Diese Theorie wird durch die Resultate der Untersuchungen von Söltz-Szöts insofern ergänzt, als nachgewiesen wurde, daß das Virus nur dann wieder aktiviert werden konnte, wenn die Widerstandskräfte im Organismus in einem starken Ausmaß abgesunken waren, was durch den Abfall des S-Titers angezeigt wird.

Zwischen verschiedenen Herpesvirus-Stämmen konnten bisher mit Hilfe serologischer Methoden keine nennenswerten Antigendifferenzen aufgefunden werden (Garabedian und Syverton 1955, Jawetz u. Mitarb. 1955 sowie Gross u. Mitarb. 1957). Bei diesen Autoren finden sich gleichfalls Angaben über die Herstellung von Herpesantigenen (z. B. Gewinnung aus infizierten Gewebekulturen, Mäusehirnen, aus beimpfter Chorionallantoismembran sowie aus Amnion- und Allantoisflüssigkeit).

Bei der *Komplementbindungsreaktion* werden nach Germer (1954) Antigenverdünnung, Komplement und Serum (jeweils 0,2 cm³) gemischt und über Nacht bei + 4°C aufbewahrt. Dann wird nach 30 Minuten langem Stehen bei Zimmertemperatur mit je 0,4 cm³ hämolytischen Systems versetzt, 30 Minuten bei 37°C

inkubiert und anschließend abgelesen. Gleichzeitig laufen die üblichen Serum-
und Antigenkontrollen. Als Kontrollseren werden Immunseren von Menschen
und Meerschweinchen benutzt. Details über die Komplementbindungsreaktion
in der Herpesserologie können den Arbeiten von BUDGEON (1950), DEL CAMPO
(1957), DASCOMB u. Mitarb. (1955), FOWLER (1951), GAJDUSEK u. Mitarb. (1952),
HAYWARD (1949, 1950), MODI und TOBIN (1955), SOHIER u. Mitarb. (1955)
sowie von SOSA-MARTINEZ und LENNETTE (1955) entnommen werden.

Eine weitere serologische Methode ist der *Neutralisationstest* (über die Durchführung s. im Allgemeinen Teil). Die Neutralisation des Herpesvirus kann im
Brutei, in der Gewebekultur und mit Hilfe von weißen Mäusen durchgeführt
werden (intracerebrale Beimpfung, bei Babymäusen auch intraperitoneale
Infektion). Technische Daten siehe bei MCNAIR-SCOTT (1956); über Resultate
mit dem Neutralisationstest und einer größeren Zahl menschlicher Seren berichteten u. a. JAWETZ u. Mitarb. (1952 a, b) und ROSE (1952).

Es wurde schon erwähnt, daß das Herpesvirus Hühnererythrocyten nicht
agglutiniert. GELLER u. Mitarb. (1953) fanden darüber hinaus, daß rote Blutkörperchen verschiedener Tiere in vitro durch das Herpes simplex-Virus nicht
agglutiniert werden. SCOTT u. Mitarb. (1957) erzielten mit besonderer Technik
eine *Hämagglutination.* Sie beobachteten, daß das Herpesvirus von tannin-
behandelten Hammelblutkörperchen adsorbiert wird. Diese wieder werden durch
Herpes-Immunseren von Kaninchen agglutiniert. Die gefundenen Agglutinations-
werte reichen von einer Verdünnung von 1:16 bis zu 1:128, sie sind nach 3 Std
bei Zimmertemperatur bzw. nach 16 Std bei 5°C ablesbar. Nichtspezifische
Agglutinine des Immunserums müssen vorher durch Adsorption an tannin-
behandelte Hammelblutkörperchen beseitigt werden.

Von CHEEVER und DAIKOS (1950) wurde nachgewiesen, daß konzentriertes
menschliches *Gammaglobulin* neutralisierende Eigenschaften dem Herpes simplex-
Virus gegenüber im Mäuseschutzversuch besitzt.

Beim *Herpes-Hauttest* werden (nach GERMER 1954) 0,1 cm³ einer 1:50 ver-
dünnten herpesinfizierten und anschließend bei 65°C inaktivierten Amnionflüssigkeit intracutan injiziert. Im positiven Falle kommt es nach 24 Stunden
zu einem umschriebenen Erythem, das nach weiteren zwei Tagen wieder abblaßt
(NAGLER 1946). Mit Allantoisflüssigkeit führten ROSE und MALLOY (1947) diesen
Test durch. Die Beweiskraft dieser Hautreaktion wird von SORRELL (1956)
bezweifelt. JAWETZ u. Mitarb. (1951) beobachteten, daß bei Menschen, die ACTH
oder Cortison appliziert bekamen, die intracutane Injektion von Herpesantigen
eine verzögerte Hautreaktion zur Folge hatte. In einer weiteren Arbeit (JAWETZ u.
Mitarb. 1955) teilten die Autoren ihre Resultate mit der Verimpfung von Herpesantigen bei Herpes recurrens mit (nur mäßige Erfolge, die z. T. als ,,Desensibili-
sierung", z. T. als psychischer Effekt der ,,neuen" Behandlungsmethode gedeutet
wurden; s. hierzu den Abschnitt B, II, 5, h, a: Herpesvaccinebehandlung und
der Einfluß des Properdinsystems).

In dieser Zusammenstellung der Daten über die Laboratoriumsdiagnose des Herpes
simplex konnten nicht alle mikroskopischen, kulturellen und serologischen Nachweismethoden
berücksichtigt werden. Sehr ausführlich hat MCNAIR-SCOTT (1956) die diagnostischen Verfahren abgehandelt. In der Übersicht dieses Autors finden sich zahlreiche Ergänzungen zum
hier niedergelegten Abriß der Herpesdiagnostik.

6. Anhang zur Herpesgruppe

*(Infektionen durch Virusarten, die Ähnlichkeiten mit herpetischen Erkrankungen
aufweisen und deren Erreger mikrobiologische Beziehungen zum Herpes simplex-
Virus erkennen lassen.)*

Der Zweck dieses Anhangs zum Kapitel der zahlreichen Krankheitsbilder der Herpesgruppe ist es, in gebotener Kürze die den Dermatologen interessierenden Daten über einige Infektionen zusammenzustellen, die durch Viren hervorgerufen werden, die mikrobiologisch entweder sicher oder „nur vielleicht" mit dem Herpes simplex-Virus verwandt sind. Sollte durch spätere Untersuchungen gezeigt werden, daß diese Beziehungen nicht so eng sind, wie zur Zeit angenommen wird, bleibt die Besprechung der folgenden Krankheiten an dieser Stelle dennoch gerechtfertigt, da zumindest ihre klinische Symptomatologie zahlreiche Parallelen zu den herpetischen Erkrankungen besitzt. Die Darstellung kann nur kurz erfolgen, da diese Virosen für die Praxis geringe Bedeutung haben. Vergleichend-pathologisch hingegen sind sie z. T. sehr aufschlußreich.

a) Das sog. „Virus III"

Soweit dies bis heute feststeht, ist das Virus III für den Menschen nicht pathogen. In manchen Gegenden (z. B. in den Vereinigten Staaten) beherbergt der Organismus gewisser Laboratoriumskaninchen das Virus III in latentem Zustand. Wird das Virus auf gesunde Kaninchen verimpft, so erzeugt es eine akute lokale Entzündung und verschwindet dann meist durch Autosterilisation. Es induziert die Bildung eosinophiler, intranucleärer Einschlußkörper, die den Kerneinschlüssen bei Herpes simplex weitgehend gleichen (Herpeseinschlüsse sollen etwas schneller aus dem Gewebe verschwinden als die des Virus III; beide Viren sind pantrop: Einschlüsse in allen 3 Keimblättern). Das Virus III kann z. T. erst nach Virulenzsteigerung (z. B. nach der vierten Kaninchenhoden-Passage) die Fähigkeit erlangen, Einschlußkörperchen zu bilden. Bei fortlaufender Passierung kann das Virus III Veränderungen verursachen, die denen gleichen, die das Herpesvirus macht. Es ist filtrabel, etwa 100—120 mµ groß und in Gewebekulturen (z. B. aus Kaninchenhoden) züchtbar (Virulenzzunahme in der Kultur). In der Kultur kann die Entwicklung der Kerneinschlüsse beobachtet werden. Gelegentlich kommt das Virus III als „Verunreinigung" (pick-up-virus) im Gewebe von *Brown-Pearce-Tumoren* vor. In den Geschwülsten sind dann Kerninklusionen vorhanden, die sonst bei dieser Tumorart fehlen. Eine Komplementbindungsreaktion für den serologischen Nachweis des Virus III gaben MYERS und CHAPMAN (1937) an. Im Gegensatz zu den Resultaten mit dem Herpes simplex-Virus gelang es bis heute nicht, das Virus III in Eikulturen (Chorionallantois-membran-Technik) zu isolieren und zur Vermehrung zu bringen.

b) Das sog. B-Virus (Herpes simiae-Virus)

Es ist wahrscheinlich, daß die drei Virusarten: Herpes simplex (hominis)- und B-Virus (Herpes simiae) sowie das Virus der Pseudowutkrankheit (Pseudorabies, Morbus Aujeszky, Herpes suis) drei Varianten eines ursprünglich einheitlichen Virusstammes darstellen, die an ein fast symbiontisches Zusammenleben mit ihrem wechselseitigen Wirt, dem Menschen, dem Affen und dem Schwein, angepaßt sind; vergl. den Abschnitt B, II, 1 (weiter oben!). Auf die Verwandtschaft zwischen diesen 3 Virusarten und dem Virus III wies vor allem SABIN in mehreren Arbeiten (1934 a, b, c) hin.

SABIN (1934) war es auch, dem die Erstisolierung des B-Virus und dessen Abtrennung vom Herpes simplex-Virus gelang, und zwar konnte der Erreger von einem Patienten gewonnen werden, der im Anschluß an einen Affenbiß eine aufsteigende Myelitis bekam (SABIN und WRIGHT 1934). Im Gegensatz zum B-Virus (das GAY und HOLDEN 1933 nur als atypischen Herpes simplex-Stamm ansehen wollten) macht das Herpesvirus regelmäßig eine Keratitis beim Kaninchen (negativer Grüterscher Cornealversuch mit dem B-Virus). Nach intravenöser Applikation ruft das B-Virus bei Kaninchen viscerale Läsionen (mit Nekrosen und Kerneinschlüssen in den Zellen der Randgebiete) hervor. Dieses abweichenden mikrobiologischen Verhaltens wegen sprachen sich SABIN (1934) und SABIN und WRIGHT (1934) für eine Sonderstellung des B-Virus aus, das nicht wie das Virus III nur für Kaninchen, sondern außer für Kaninchen und Affen auch für den Menschen pathogen ist. SABIN (1934) konnte serologisch sehr enge

Beziehungen zwischen dem Herpes simplex-, dem B- und dem Aujeszky-Virus nachweisen.

Versuche mit der Ultrafiltrationsmethode zeigten, daß die Elementarkörper des B-Virus etwa 125 mμ groß sein müssen. REISSIG und MELNICK (1955) beobachteten elektronenoptisch, und zwar mit Hilfe von Dünnschnittanalysen, zwei verschiedene Partikeltypen des B-Virus. Der eine Typ wies Teilchendurchmesser von 60 bis 100 mμ, der andere solche von 120 bis 180 mμ auf. Das B-Virus ist nach HABER (1935) für Kaninchen hochpathogen und kann auf diese Tiere mit unterschiedlicher Impftechnik (subcutan, intravenös, intratesticulär) übertragen werden. HABER sah nach intracerebraler Infektion von Affen (Macac. cynom.) Encephalitiden entstehen. Wird das B-Virus bei Kaninchen lokal in die Haut geimpft, so bilden sich erst umschriebene, entzündliche Veränderungen aus (auch Nekrosen; evtl. starker Juckreiz), später entwickeln sich schlaffe Lähmungen und die Tiere sterben (aufsteigende Myelitis). In Schnittpräparaten vom Zentralnervensystem können bei der histologischen Untersuchung die für die Herpesgruppe charakteristischen eosinophilen Kerneinschlüsse gefunden werden. Infektionsversuche bei Meerschweinchen und Mäusen verliefen mit unsicheren Resultaten.

Serologisch ermittelte SABIN (1934) zwischen Herpes simplex-, B- und Aujeszky-Virus eine engere Verwandtschaft. SABIN fand weiter, daß Aujeszky-Antiserum das B-Virus zwar nicht vollständig neutralisiert, jedoch die Infektion verzögert. Umgekehrt bewirkt Anti-B-Serum eine Neutralisation bzw. Abschwächung der Aujeszky-Krankheit. Diese immunologischen Beziehungen konnten von BURNET u. Mitarb. (1939) bestätigt werden.

Wird das B-Virus (beispielsweise von Kaninchen) auf Rhesus-Affen übertragen, so kann sich ein Krankheitsbild entwickeln, das weitgehend dem natürlich-vorkommenden gleicht. Es bilden sich vorwiegend auf der vorderen Hälfte des Zungenrückens, an den Lippen und auf der Wangenhaut einzeln stehende und gruppierte Bläschen, die kurzlebig sind. Die Bläschen platzen, es entstehen Erosionen bzw. Ulcerationen, die nach 1 bis 2 Wochen, ohne daß nennenswerte Allgemeinbeschwerden zu verzeichnen sind, abheilen (PLATT 1958). Eine aufsteigende Myelitis und evtl. eine Encephalitis können folgen. MELNICK und BANKER (1954) konnten aus Affengehirnen das B-Virus isolieren. Das Exanthem (vor allem unbehaarte Haut) und das Enanthem (Zunge, Rachen) bei den Affen kann ähnlich aussehen wie nach intravenöser Zufuhr des Vaccinevirus. Bei den infizierten Tieren können nahezu alle Organe befallen werden (Kerneinschlüsse).

BURNET u. Mitarb. (1939) vermochten das B-Virus (im Gegensatz zum Virus III) in Eikulturen (auf der Chorionallantoismembran) zu züchten. Sehr gut vermehrt sich das B-Virus in Gewebekulturen (z. B. aus Affennierenepithel [KRECH und LEWIS 1954], aus Affenhoden, aus embryonalem Hühnergewebe und aus HeLa-Zellen). In den Zellkulturen entsteht ein ausgeprägter cytopathogener Effekt (Herdbildung, mehrkernige Riesenzellen, in den Nuclei der letzteren und denen von isolierten Zellen: eosinophile Einschlußkörper vom A-Typ). Wie von BLACK und MELNICK (1955) ermittelt wurde, kann sich das B-Virus direkt von Zelle zu Zelle ausbreiten (Befunde anhand von Zellkulturen).

REISSIG und MELNICK (1955) untersuchten die morphologischen Veränderungen in Affennieren-Zellkulturen nach Inoculation des B-Virus. Sie führten lichtoptische (Nachweis der Kerneinschlüsse vom Typ A) und an einem größeren Dünnschnitt-Material auch elektronenoptische Studien durch. Hierbei fanden sie, daß es nach der Infektion zunächst zu einem Anschwellen der befallenen Zellen kommt, daß der Nucleolus verschwindet und daß die Menge des Kernchromatins ständig abnimmt. Im Kernzentrum bildet sich ein Einschlußkörper aus, der in den späteren Phasen der Infektion den Nucleus fast vollständig ausfüllt. Im Zellkern und im Cytoplasma erscheinen charakteristische Partikel bereits wenige Stunden nach der Beimpfung. Sie besitzen ein optisch dichtes Zentrum (Innenkörper), das von einer oder von zwei „Membranen" umschlossen wird. Die Teilchen, die nur eine Membranschicht aufweisen, zeigen Durchmesser von 60 bis 100 mμ, diejenigen, die von zwei Membranhüllen umgeben werden, haben Durchmesser zwischen 120 und 180 mμ. Beide Partikeltypen kommen sowohl im Kern als auch im Zellplasma vor. Die Viruselemente lassen sich zuerst am Außenrand der geschwollenen Zellen, dann auch in der Kulturflüssigkeit nachweisen. Einige wenige der Teilchen (extracellulär gelegen, aber auch im Cytoplasma) lassen in ihrem Inneren zwei Zentralkörper (jeder für sich von der ersten, beide zusammen von der zweiten Membran umschlossen) erkennen. Diese Elemente sind 180 mμ groß und liegen zwischen den einkernigen Partikelchen.

Seit der Beobachtung des ersten Falles einer B-Virus-Erkrankung beim Menschen von SABIN und WRIGHT (1934; nach Affenbiß und Ausbildung von Lähmungserscheinungen gestorbener Mann, Isolierung des B-Virus aus dem Gehirn) sind wiederholt analoge Fälle in der Literatur mitgeteilt worden. Das klinische Bild ist entweder durch eine fulminante Encephalitis oder durch eine aufsteigende Myeloencephalitis charakterisiert. In den meisten Fällen nimmt die Infektion einen letalen Verlauf. Eine Erkrankung, die günstig ausging, beschrieben kürzlich BREEN u. Mitarb. (1958): Ein 31jähriger Mann wurde von zwei scheinbar gesunden Affen in die linke Hand gebissen. Komplikationslose Heilung der Wunden. In den nächsten Wochen traten Zeichen einer Allgemeininfektion auf, dann Ausbildung von Entzündungsherden im gesamten Zentralnervensystem mit Betonung der linken Seite. Psychische Veränderungen: Erregbarkeit, emotionelle Labilität, Amnesie von etwa 3 Wochen. Therapie: Gammaglobuline, angeblich Stop der fortschreitenden Paralyse mit Einsetzen der Cortisontherapie. Etwa 6 Monate nach dem Trauma noch keine völlige restitutio ad integrum, doch laufend zunehmende Besserung.

Wie stark-pathogen das B-Virus für den Menschen sein kann, geht aus der Beschreibung zweier weiterer Fälle von HUMMELER u. Mitarb. (1959) hervor. Die beiden erkrankten Personen hatten sich bei Arbeiten mit Zellkulturen aus Affennierenepithel infiziert. Die Erkrankungen verliefen beide tödlich. Schon vor diesem Ereignis war bekannt, z. B. durch die Arbeit von WOOD und SHIMADA (1954), daß in Gewebekulturen aus Affennieren als primäre „Verunreinigung" (pick-up-virus) das B-Virus enthalten sein kann.

c) Das Virus der Pseudowut (Aujeszky-Krankheit)

Die Pseudowut (Pseudorabies, Juckseuche, mad itch, infektiöse Bulbärparalyse) wurde 1902 von AUJESZKY beschrieben. Die Krankheit kommt bei verschiedenen Haustieren (mit Ausnahme der Equiden) und bei vielen wild-lebenden Tieren vor. Sie wird durch eine dem Herpesvirus nahestehende Virusart hervorgerufen, von der bisher mehrere Stämme in Europa, in den USA und in Afrika isoliert werden konnten. Der spezifische Erreger scheint — nach allem, was bisher bekannt wurde — *für den Menschen apathogen zu sein.*

Das Virus der Aujeszkyschen Krankheit wird vor allem durch Schweine und Ratten verbreitet. Bei Hunden, Katzen und Rindern kommt es nach durchweg raschem Verlauf (2 bis 3 Tage) zum tödlichen Ausgang der Infektion. Für Schweine ist das Virus zwar außerordentlich kontagiös, doch verlaufen die Erkrankungen hier im allgemeinen milde. Nach Ausbildung vorübergehender Allgemeinsymptome entsteht als Hauptmerkmal der Krankheit ein überaus starker Juckreiz. Bei der histologischen Untersuchung der Gehirne verendeter Tiere können

eosinophile Kerneinschlüsse vom Typ A nachgewiesen werden, aber (als differen-
tialdiagnostisches Kriterium gegenüber der echten Wut, Rabies bzw. Lyssa)
keine Negrischen Körperchen. Die Antikörper im Blutserum von Schweinen
und anderen Tieren, die eine Pseudowutinfektion überstanden haben, neutralisieren das Lyssa-Virus nicht. Die Pseudowut immunisiert nicht gegen Lyssa und
umgekehrt.

BURNET u. Mitarb. (1939) gelang die Züchtung des Aujeszky-Virus in der
Eikultur (Chorionallantoismembran-Technik). Auch in der Gewebekultur ver-
mehrt sich das Pseudowut-Virus sehr gut (SCHERER 1953). In den beimpften
Zellkulturen entwickeln sich die für die Herpesgruppe charakteristischen azido-
philen, intranucleären Einschlußkörper des A-Typs. Serologisch ist das Aujeszky-
Virus stärker mit dem B-Virus als mit dem Herpes simplex-Virus verwandt.

d) Die Cytomegalie

α) Synonyma

Cytomegalia infantum, Speicheldrüsenviruskrankheit (Salivary gland virus
disease), Einschlußkörperchenkrankheit (Inclusion body disease), Cytomegalic
Inclusion Disease, Generalized salivary gland virus infection, generalisierte
Einschlußkörperchenerkrankung.

β) Historisches

Als festumschriebener nosologischer Begriff ist die Cytomegalie, wie FLAMM
(1959) betont hat, eine moderne Krankheit. Der erste Fall dieser generalisierten
Einschlußkörperchenerkrankung wurde, wenn auch noch unter einem anderen
Namen und mit anderen pathogenetischen Vorstellungen, bereits im Jahre 1881
beschrieben. Der Pathologe RIBBERT gab einen „Bericht über einen Fall von
partieller kompensatorischer Hypertrophie des Harnkanälchenepithels bei fleck-
weiser interstitieller Nephritis eines totgeborenen luischen Kindes". RIBBERT
fand dann in den nächsten Jahren ähnlich stark vergrößerte Zellen in den Speicheldrüsen (Parotis) zweier Kinder. Die cytologische Besonderheit bezeichnete er als
„protozoenartige Zellen" (1904: Arbeit mit dem Titel: „Über protozoenartige
Zellen in der Niere eines syphilitischen Neugeborenen und in der Parotis von
Kindern"). Ebenfalls im Jahre 1904 veröffentlichten JESIONEK und KIOLEME-
NOGLOU eine analoge Beobachtung mit dem Titel: „Über einen Befund von protozoenartigen Gebilden in den Organen eines hereditär-luetischen Foetus." Die
Autoren erörterten vor allem die ätiologischen Beziehungen zur Syphilis. Diese
auch später wiederholt diskutierte Verknüpfung zwischen Cytomegalie und Lues
war durch zwei Fehldeutungen bedingt, einmal durch die Syntropie der Befunde,
die im Sinne einer ursächlichen Gleichheit gedeutet wurde, andererseits durch
die nicht zutreffende Gleichsetzung von Totgeburt und Syphilis. Nach SEIFERT
und OEHME (1957) muß heute an der syphilitischen Genese früher mitgeteilter
Krankheitsfälle (mit „protozoenartigen" Gebilden in verschiedenen Organen,
z. B. in Lungen, Nieren und Leber) gezweifelt werden.

Erst nach 1920 gewann die Erforschung der Cytomegalie durch einige grundlegende Beobachtungen neue Impulse, und zwar:

1. durch das Vorkommen der Cytomegalie beim Tier,

2. durch den Nachweis, daß ein Virus das ursächliche Agens der Krankheit
bei Tieren ist und

3. durch die Feststellung, daß die Cytomegalie auch beim Erwachsenen vorkommt.

JACKSON fand 1920 in den Speicheldrüsen von Meerschweinchen Veränderungen, die morphologisch den bisher bei menschlichen Erkrankungen gesehenen weitgehend glichen. Erst COLE und KUTTNER (1926) postulierten die Virusgenese der Cytomegalie, nachdem sie das infektiöse Agens in 7 fortlaufenden Meerschweinchenpassagen zu züchten vermochten. Ein Jahr vorher hatten allerdings GLAHN und PAPPENHEIMER (1925) Beziehungen des Cytomegalie-Erregers zum Herpes simplex-Virus vermutet, und zwar anhand ihrer Untersuchungen bei einem 36jährigen Mann, der cytomegale Veränderungen in den Lungen, in der Leber und im Dünndarm aufwies.

Die Auffassung, daß die Cytomegalie eine Krankheit sui generis ist, hat sich erst allmählich durchgesetzt. Der Terminus „Cytomegalie" stammt von GOODPASTURE und TALBOT (1921) und hat sich von allen Bezeichnungen am besten durchgesetzt. Gut geeignet ist dieser Name, da er das morphologische Merkmal der befallenen Zellen charakterisiert und keinen Anlaß zur Verwechslung mit Riesenzellen anderer Ätiologie gibt.

In den letzten Jahren sind immer mehr Mitteilungen über Einzelfälle und Beobachtungsserien erschienen. SEIFERT und OEHME (1957) haben in einer Monographie die in der einschlägigen Literatur dargestellten und 83 eigene Fälle von Cytomegalie analysiert („Pathologie und Klinik der Cytomegalie") und darauf hingewiesen, daß das Krankheitsbild keineswegs Seltenheitswert besitzt und in Zukunft sicher stärkere Bedeutung erlangen wird.

γ) Definition

Nach SEIFERT und OEHME (1957, 1959) gehört die Cytomegalie zu den „Anthropozoonosen mit fakultativer Pathogenetik". Die Diagnose beruht auf dem morphologischen Nachweis der Riesenzellen im Gewebe oder in den Körperflüssigkeiten (Urin, Liquor, Speichel). Isolierungsversuche mit Hilfe von Gewebekulturen haben bewiesen, daß der Erreger eine Virusart mit pantropen Eigenschaften ist. Im Tierreich ist die Cytomegalie weit verbreitet. Aus dieser Tatsache resultiert, daß für den Menschen zahlreiche Infektionsmöglichkeiten gegeben sind. Am häufigsten kommt die Cytomegalie im Säuglingsalter vor, Erwachsene erkranken selten. Mit einer starken Durchseuchung infolge klinisch unterschwelliger, inapparenter Virusinfektionen in der frühen Kindheit wird heute allgemein gerechnet. Es gibt mehrere unterschiedliche klinische Verlaufsformen dieser Viruskrankheit.

Eine Einordnung des Cytomegalievirus in eine der bekannten großen Virusgruppen ist noch verfrüht. Die Cytomegalie wurde an dieser Stelle im Anhang zur Herpesgruppe besprochen, weil einmal schon seit 1925 eine verwandtschaftliche Beziehung zum Herpes simplex-Virus vermutet wird und zum anderen, weil einige moderne mikromorphologische und auch klinische Gesichtspunkte diese Vermutung zu stützen scheinen. Die Cytomegalie beim Neugeborenen ist der Herpessepsis, symptomatologisch gesehen, sehr ähnlich.

Das Cytomegalievirus hat Elementarkörper, die in etwa dieselbe Größenausdehnung wie die des Herpesvirus besitzen, und die von ihm induzierten Einschlußkörper in den Zellkernen ähneln den intranucleären Herpes simplex-Inklusionen sehr.

δ) Pathologische Anatomie

Das pathologische Bild der Cytomegalie weist jedoch einige grundsätzliche Unterschiede gegenüber dem der Herpes simplex-Infektionen auf. Es ist durch folgende mikromorphologische Trias gekennzeichnet: Überdurchschnittliche

Größe einzelner Organzellen, Bildung intranucleärer und auch cytoplasmatischer Einschlußkörper. Die Riesenzellen sind nie mehrkernig, sondern stets einkernig. Die vergrößerten Zellen zeigen eine Volumenzunahme um das 2—4fache der normalen Zellgröße. Das Kern-Plasma-Verhältnis ist nicht gestört. Die Nuclei machen charakteristische Veränderungen durch. Das Chromatin ballt sich nahe der Kernmembran zusammen. Im Zentrum der Kerne liegen die ovalen oder rundlichen Einschlußkörper, die von einem hellen Hof umgeben werden. Der Einschluß ist etwa 8—10 μ breit und acidophil. Bei Zerfall der Zelle wird er mehr basophil. Der veränderte Kern rückt an die Basis der epithelialen Zellen, die in ihrem Cytoplasma außer Vacuolen auch (vor allem im Bereich des Zellpoles, der der Basis abgewandt ist) meist 10 bis 20 und evtl. mehr kleinere, $^1/_2$ bis 3 μ große, basophile Einschlußkörperchen enthalten.

HESS (1957) führte *histochemische Untersuchungen* bei der Cytomegalie durch und wies nach, daß die Kerneinschlüsse reichlich Desoxyribonucleinsäure (positive Feulgenreaktion) enthalten. Die Proteinreaktionen ergaben einen hohen Eiweißgehalt, Arginin fand sich nicht. Die Einschlußkörper zeigen eine Anreicherung aromatischer Aminosäuren und sind gegen Pepsin und Trypsin resistent. Mit der Perjodsäure-Schiff-Reaktion ließen sich nur die cytoplasmatischen, nicht aber die intranucleären Inklusionen darstellen. Die Plasmaeinschlüsse weisen kein Glykogen, sondern saure Mucopolysaccharide auf.

Elektronenoptisch (Dünnschnitt-Technik) beobachtete MINDER (1953) in den Organen eines cytomegaliekranken Säuglings 100 mμ lange, aggregierte Partikelchen von etwa der halben Größe des Pockenvirus, und zwar sowohl in den Zellkernen als auch im Cytoplasma. Diese Partikel, die möglicherweise die Elementarkörper des Cytomegalievirus sind, erschienen homogen, „optisch dicht" und waren oft zu Trauben angeordnet, doch auch zu zweien und dreien.

In Tierversuchen und in der Gewebekultur traten die ersten Zellveränderungen nach 5 bis 15 Tagen auf (vom Inoculationstermin an gerechnet). Zuerst schwellen die Mitochondrien an und im Nucleolus bilden sich kleine eosinophile Granula (WELLER u. Mitarb. 1957). Gern befallen werden proliferierende Zellen in der Phase der Kernteilung. Die cytoplasmatischen Inklusionen entwickeln sich erst 6—10 Tage nach den Kerneinschlüssen, die oft eine feine Granulierung erkennen lassen. Die Plasmaeinschlüsse sind ein Hinweis auf den bevorstehenden Zelluntergang, der sich außerdem durch die Abnahme der Desoxyribonucleinsäure in den Kerneinschlußkörpern und durch das Verschwinden des optisch hellen Hofes um letztere ankündigt. Dann löst sich die Kernmembran auf, die cytoplasmatischen Einschlüsse nehmen an Menge und Größe zu, bis die Zelle sich schließlich von der Basalmembran löst, nekrotisch wird und zerfällt.

In der Umgebung der Riesenzellen findet sich ein aus Plasmazellen, Mono- und Lymphocyten sowie aus Reticulumzellen zusammengesetztes Infiltrat. Auch Erythroblasten kommen vor.

Bei der Cytomegalie werden vorwiegend, jedoch nicht ausschließlich epitheliale Organe befallen. Nach SEIFERT und OEHME (1957) ist es zweckmäßig, die lokalisierte Form der Cytomegalie (isolierter Befall der Kopfspeicheldrüsen) von der generalisierten zu unterscheiden. Neben den Kopfspeicheldrüsen werden Pankreas, Leber, Darm, Respirationstrakt, Nieren und Gehirn am häufigsten mitergriffen, doch können auch Hypophyse, Schilddrüse, Thymus, Nebennieren, Ovarien, Hoden, Milz, Lymphknoten, Knochenmark, Myokard, Haut (Schweißdrüsen) und das Auge betroffen sein. Oft geht die Cytomegalie mit einer interstitiellen plasmacellulären Pneumonie einher. Weitere pathologisch-anatomische Details siehe bei SEIFERT und OEHME (1957 a, b, 1959) sowie bei FLAMM (1959).

ε) Ätiologie

Die erste Isolierung eines Virus aus menschlichen cytomegalen Organen gelang SMITH (1956), und zwar unter Verwendung von Fibroblastenkulturen menschlicher Abstammung. WELLER u. Mitarb. (1957) konnten ebenfalls in Fibroblastenkulturen aus Leberstückchen Virusstämme isolieren, die durch Biopsie von Säuglingen bzw. Neugeborenen gewonnen wurden, die an Cytomegalie erkrankt waren.

ROWE u. Mitarb. (1958) konnten in Zellkulturen aus menschlichem, embryonalem Haut-Muskel-Gewebe Virusarten isolieren, die aus Speichel und Harn von Kindern und Erwachsenen stammten, die an Cytomegalie litten. In den beimpften Zellkulturen tritt ein ausgesprochener cytopathischer Effekt auf, es bilden sich acidophile Kerneinschlüsse, jedoch meist keine Einschlußkörper im Cytoplasma.

Im Blutserum von Cytomegalie-Rekonvaleszenten sind spezifische, komplementbindende und neutralisierende, gegen das Cytomegalievirus gerichtete Antikörper nachweisbar (SMITH 1956, ROWE u. Mitarb. 1956, 1958, WELLER u. Mitarb. 1957). Neutralisationstests in Gewebekulturen lassen sich durchführen.

Die serologischen Resultate von ROWE u. Mitarb. (1956) sprechen dafür, daß das Cytomegalievirus beim Menschen weit verbreitet ist. Aus einem Gesamt von 108 Neugeborenen wiesen 71% komplementbindende Antikörper im Serum (Cytomegalie-Komplementbindungsreaktion) auf. Bei 13 von 21 Kindern im Alter von 6 Monaten bis zu 3 Jahren, die im Serum komplementbindende Antikörper besaßen, konnte nach Übertragung des Mundspeichels auf Kulturen aus Zellen menschlicher Abkunft das Virus isoliert werden. Bei einem Teil der Fälle ließ sich das Virus auch aus dem Urin herauszüchten.

Die Cytomegalie befällt vor allem den jungen Säugling (über 50% davon Frühgeborene). Besonders die schweren Verlaufsformen der Erkrankung werden bei Neugeborenen und Säuglingen in den ersten Lebenswochen gesehen. Jenseits des ersten Lebensjahres wird die Erkrankung immer seltener und bei Erwachsenen nur sehr selten beobachtet (z. B. FISHER und DAVIS 1958).

Nach SEIFERT und OEHME (1959) sind im Schrifttum bisher etwa 300 Fälle mit generalisierter Cytomegalie bei Neugeborenen, Säuglingen und Kleinkindern mitgeteilt worden. Die Autoren vermochten bei systematischer Untersuchung der Parotis bei einem großen kindlichen Sektionsgut in etwa 10% der sezierten Fälle eine Cytomegalie dieser Drüsenregion nachzuweisen.

ζ) Der Infektionsweg

Wahrscheinlich vollzieht sich die Übertragung des Speicheldrüsenvirus entweder hämatogen oder durch Schmier- und Tröpfcheninfektion. Beim Menschen ist der Übertragungsmodus im Einzelfall noch weitgehend ungeklärt. Die beträchtliche Zahl von Totgeburten und Säuglingen der ersten Lebenstage mit ausgebildeten cytomegalen Veränderungen spricht dafür, daß eine intrauterine Infektion mit dem Cytomegalievirus vorkommt. Nach FLAMM (1959) ist der unreife menschliche Organismus für das Speicheldrüsenvirus besonders empfänglich. Veränderungen der Placenta bei intrauterin entstandener menschlicher Cytomegalie sind bisher nicht beschrieben worden. Die Eintrittspforte des Cytomegalievirus ist noch unbekannt. Es wird angenommen, daß das Virus von den Schleimhäuten aus in die Blutbahn gerät und sekundär im Verlauf der Virämie über Speichel und Urin ausgeschieden wird; (BLANC 1957 konnte die die Cytomegalie kennzeichnenden Riesenzellen auch im Magensaft nachweisen).

Bei frühzeitiger intrauteriner Infektion muß eine diaplacentare Übertragung des Virus angenommen werden.

η) Klinik der Cytomegalie

η_1) **Cytomegalie bei Tieren.** Im Tierreich ist die Cytomegalie weit verbreitet, besonders bei Nagetieren (Meerschweinchen, Kaninchen, Hamster, Mäuse, Ratten, Maulwurf) und Affen. Infolge der hohen Artspezifität des Cytomegalievirus gelingt die Übertragung in fortlaufenden Passagen nur innerhalb der gleichen Tierspecies, hingegen nicht vom Menschen auf das Tier oder von einer Tierart auf eine andere (z. B. keine Übertragung vom Meerschweinchen auf die Ratte möglich). Injiziert man Aufschwemmungen aus Speicheldrüsen infizierter (meist latent infizierter) Meerschweinchen jungen Meerschweinchen intracerebral, so sterben sie unter Ausbildung cerebraler Symptome. Im Meningealexsudat finden sich dann typische Riesenzellen.

η_2) **Cytomegalie der Neugeborenenperiode.** Das klinische Bild der Neugeborenencytomegalie gleicht weitgehend dem Morbus haemolyticus neonatorum (MEDEARIS 1957, McELFRESH und AREY 1957 u. a.). Fehlende serologische Blutinkompatibilität zwischen Mutter und Kind sowie starke Hautblutungen bei diesem Syndrom sprechen für das Vorliegen einer Cytomegalie (SEIFERT und OEHME 1957, 1959, FLAMM 1959). Differentialdiagnostisch muß auch an eine Lues congenita, eine Toxoplasmose und an eine Herpessepsis (s. S. 310 den Abschnitt über die Differentialdiagnose der Herpessepsis des Neugeborenen!) gedachtwerden.

η_3) **Die Cytomegalie des jungen Säuglings.** Beim jungen Säugling ist die Cytomegalie besonders in den ersten vier Lebensmonaten durch Unterschiede in der Organmanifestation gekennzeichnet. SEIFERT und OEHME (1957) haben nach dem klinischen Bild folgende *Verlaufsformen* unterschieden:

1. *Pulmonale Form* (Syntropie mit interstitieller Pneumonie und Keuchhusten).

2. *Hepatosplenomegale Verlaufsform* (Differentialdiagnose gegenüber Lues connata).

3. *Cerebrale Form* (Hydrocephalus, Krämpfe, Hirnblutungen, intracerebrale Verkalkung, Bild einer chronischen Encephalitis, Ependymitis und Meningitis. Differentialdiagnose gegenüber der Toxoplasmose).

4. *Gastrointestinale Form* (akute oder chronische Ernährungsstörung, Enterocolitis; Riesenzellen vor allem in den Schleimhautepithelien).

5. *Renale Verlaufsform* (häufig; Diagnose durch Untersuchung des Harnsediments).

6. *Mischformen mit Befall zahlreicher Organsysteme.* Hierzu führen SEIFERT und OEHME (1957) wörtlich wie folgt aus: „Zweifellos kommt in vielen Fällen der Cytomegalie nur die Bedeutung eines Summationsschadens zu, der für den Tod mitverantwortlich ist. Ob dabei andere Erreger wie Bakterien als „Gleitschiene" dienen und das Cytomegalievirus besonders jenseits der Neugeborenenperiode als Begleitvirus ohne entscheidende pathognomonische Bedeutung aufzufassen ist, muß weiterer Forschung vorbehalten bleiben."

η_4) **Cytomegalie jenseits des Säuglingsalters.** Nach dem ersten Lebensjahr ist die Cytomegalie eine seltene Krankheit. In der Literatur finden sich bisher erst 27 Beobachtungen von Cytomegalie des Erwachsenen. Wie es sich erklärt, daß gerade bei Erwachsenen die Kopfspeicheldrüsen nicht befallen werden, ist noch unbekannt. Häufig sind beim Erwachsenen die Lunge und die Schleimhäute des Verdauungstraktes Sitz der Veränderungen (Geschwürsbildungen!). Möglicherweise ist die Cytomegalie bei Erwachsenen nur ein Nebenbefund (zusätzlicher Schaden) bei chronischen Erkrankungen (z. B. Tuberkulose, Syphilis, Leukämie, Morbus Hodgkin). Über die Pathologie und Klinik der Cytomegalie des Erwachsenen siehe bei CHIARI (1960); dort vor allem Übersicht über die dieses Gebiet betreffende Literatur.

Eine erfolgreiche *Prophylaxe* der Cytomegalie ist bisher nicht bekannt. *Therapeutisch* wurden in letzter Zeit Versuche sowohl mit Gammaglobulinen als auch mit Cortison gemacht. Sichere Resultate liegen noch nicht vor. Bei der Cytomegalie des Erwachsenen muß das chronische Grundleiden (Tuberkulose, Leukämie usw.) behandelt werden.

η₅) **Hauterscheinungen bei der Cytomegalie.** Bei der Auswertung von insgesamt 271 Cytomegaliefällen aus der Literatur fand KASPER (1959) 54mal einen Icterus (= 20%) und 44mal eine hämorrhagische Diathese (= 16%). Gemeinsam traten Icterus und hämorrhagische Diathese 33mal auf (= 12%). Bei Unterteilung in drei Altersgruppen zeigt sich, daß Gelbsucht und hämorrhagische Diathese fast ausschließlich bei Neugeborenen vorkommen, viel seltener bei älteren Säuglingen und gar nicht beim Erwachsenen. Neben Ikterus und hämorrhagischer Diathese bestehen fast immer Anämie, Hepatosplenomegalie und persistierende extramedulläre Blutbildungsherde. Bei der lokalisierten Form der Krankheit (nur Kopfspeicheldrüsen befallen) scheint das Auftreten von Icterus und hämorrhagischer Diathese nicht vorzukommen.

Syntropie von Cytomegalie mit mehreren unterschiedlichen Dermatosen wurde beobachtet. KASPER (1959) eruierte aus dem einschlägigen Schrifttum 5 Fälle, die Vergesellschaftung der Cytomegalie mit der Erythrodermia desquamativa LEINER aufwiesen. Mehrfach wurde über das Auftreten flüchtiger maculo-papulöser Exantheme (Schenkel, Bauch, Arme, Rücken) im Verlauf einer Cytomegalie berichtet. Häufiger bilden sich im Bereich verschiedener Hautpartien Ödeme aus (bisher etwa 20mal beobachtet). Komplikationen durch bakterielle Sekundärinfektionen des Hautorganes sind selten (Pyodermien, Ulcerationen z. B. am Gesäß), ebenfalls selten sind Soor (3 Fälle) und Perlèche.

e) Die Keratoconjunctivitis epidemica

α) Synonyma

Shipyard-Conjunctivitis, epidemic infectious conjunctivitis, Keratitis punctata superficialis, Keratitis maculosa.

β) Geschichte und Definition

Die erste Beschreibung der Keratoconjunctivitis stammt von FUCHS, der diese Krankheit unter dem Namen „Keratitis punctata superficialis" anläßlich einer Epidemie in Wien im Jahre 1889 dargestellt hat. Es handelt sich um eine akute, sehr kontagiöse Infektionskrankheit, die eine nicht-eitrige, follikuläre Entzündung der Conjunctiven herbeiführt, die mit starker Sekretion, Schwellung der Lider, evtl. erheblichen periorbitalen Ödemen und Schwellung der präauriculären Lymphknoten einhergeht. Es entwickelt sich außerdem eine Anzahl subepithelialer Hornhauttrübungen. Diese Krankheit kommt überwiegend bei Erwachsenen vor, doch kann sie in jedem Alter auftreten. Die Keratoconjunctivitis epidemica gewinnt immer mehr Bedeutung, da außer sporadischen Erkrankungen auch große Epidemien beobachtet werden (s. bei HOBSON 1938, SANDERS 1942 und BRALEY 1950). 1938/39 zog eine Welle von Keratoconjunctivitis epidemica-Erkrankungen durch Europa, anschließend auch durch die USA.

Eine Virusätiologie der Keratoconjunctivitis epidemica wurde zuerst von SANDERS und ALEXANDER (1943) angenommen, die den Erreger in Gewebekulturen isolierten. Bei intracerebraler Verimpfung des Agens stellten die Autoren dessen Pathogenität für Mäuse und Kaninchen fest. Die Tiere sterben im Verlauf der Infektion an einer Encephalitis. Im Rekonvaleszentenserum fanden sich außerdem Antikörper, die das isolierte Virus neutralisierten.

Das Krankheitsbild der Keratoconjunctivitis epidemica interessiert den Dermatologen (abgesehen von den zuweilen vorhandenen Schleimhautveränderungen und von den periorbitalen Ödemen) weniger, es wird im Anhang zur Herpesgruppe nur aus dem Blickwinkel der vergleichenden Pathologie besprochen. Seine Darstellung kann daher nur sehr kurz erfolgen.

Schon seit langem wurde an Beziehungen zwischen der Keratoconjunctivitis epidemica und dem Herpes simplex gedacht. Die Krankheit kann ähnliche Hornhautveränderungen verursachen wie die Herpeskeratitis des Menschen. Auch die experimentelle Keratitis des Kaninchens (Scarifikation der Cornea, Einreibung von Conjunctivalsekret des Menschen) zeigt Ähnlichkeiten mit dem Herpes corneae dieser Tiere (Grüterscher Cornealversuch). In der infizierten Kaninchencornea können sich eosinophile Kerneinschlüsse entwickeln, die den Herpes simplex-Einschlußkörpern sehr ähnlich sind (MAUMENEE u. Mitarb. 1945). Auch serologisch zeigten sich verwandtschaftliche Beziehungen zum Herpes simplex. Identisch ist das Herpesvirus jedoch sicher nicht mit dem Erreger der Keratoconjunctivitis epidemica.

γ) Klinik

Die *Inkubationszeit* der Keratoconjunctivitis epidemica beträgt 5 bis 10 (meist 7—8) Tage. Die Erkrankung beginnt plötzlich mit einem heftigen Bindehautkatarrh, gewöhnlich zuerst auf einem, bald darauf auch auf dem zweiten Auge (nicht immer beidseitig, auf dem zweiten Auge außerdem meist etwas weniger starke Entzündung). Nach einer Woche stellt sich sehr oft eine Hornhautbeteiligung (Fremdkörpergefühl, stärkere Tränensekretion) ein, die je nach der Epidemie unterschiedlich stark und verschieden häufig auftritt. Die Conjunctivitis klingt nach 8 bis 10 Tagen ab, die Keratitis kann hingegen evtl. monatelang bestehen bleiben. Die Abheilung vollzieht sich unter Hinterlassung feiner, zarter Narben, die nur bei großer Zahl (Konfluenz!) das Sehvermögen beeinträchtigen (etwa bei 10% der Patienten). Bei einem Teil der Erkrankten können sich ein mildes Fieber, Kopfschmerzen, Rötung und Schwellung der Nasen- und Rachenschleimhaut mit kleinsten petechialen Blutungen, Lymphknotenschwellungen (vor allem präauriculär) sowie Schwellungen der Lider und periorbitale Ödeme ausbilden. Im Conjunctivalexsudat sind vor allem Lymphocyten nachzuweisen.

Wahrscheinlich steht die von BRALEY (1950) sowie BRALEY und ALEXANDER (1953) beschriebene Keratitis punctata superficialis in enger Beziehung zur Keratoconjunctivitis epidemica (oberflächliche kleine Hornhautherde, jedoch keine Bindehauterkrankung, Rezidive in unregelmäßigen Abständen). Verschiedene Autoren nehmen — wie für die Keratoconjunctivitis epidemica — Beziehungen dieser oberflächlichen Keratitis zum Herpes simplex an. Das von BRALEY isolierte Virus scheint jedoch mit den Virusarten der APC-Gruppe nahe verwandt zu sein.

Die Keratoconjunctivitis epidemica wird durch Schmierinfektion übertragen, auch indirekt z. B. durch Waschutensilien oder durch nicht einwandfrei sterilisiertes Instrumentarium. *Therapeutisch* hat sich nach HOFMANN (1958) das Einträufeln einer Kaliumpermanganatlösung (1:4000 oder 1:6000, alle 30 min)

bewährt. MAUMENEE u. Mitarb. (1945) empfehlen die Anwendung von Methylenblau. BRALEY und SANDERS (1943) geben lokal in den Conjunctivalsack Rekonvaleszentenserum. Gegen die bakterielle Sekundärinfektion sind Antibiotica von
Nutzen, Cortison kann von der vierten Krankheitswoche an zur schnelleren
Aufhellung der Hornhautprozesse verabfolgt werden. Auch zu Fieberkuren wird
von einigen Autoren geraten.

δ) Ätiologie

WRIGHT (1930) gelang es, ultrafiltriertes Keratoconjunctivitis epidemica-
Material von Mensch zu Mensch (in den Conjunctivalsack) zu übertragen. CAL-
KINS und BOND (1944) berichteten, daß sie das infektiöse Agens der Keratoconjunctivitis epidemica in Bruteiern züchten konnten. HOFMANN und PRESINGER
(1955) wollen nach Übertragung von Keratoconjunctivitis epidemica-Material
auf die Cornea von Kaninchen und Meerschweinchen milde verlaufende Keratitiden beobachtet haben und züchteten den Erreger gleichfalls in der Eikultur.
Sie konnten von der Eikultur Rückimpfungen nicht nur auf menschliche Augen,
die zur Enucleation vorgesehen waren, vornehmen, sondern auch auf die Hornhaut
von Kaninchen und Meerschweinchen. Das Virus der Keratoconjunctivitis
epidemica ist möglicherweise nicht einheitlich (Stammunterschiede?), in vielen
Fällen ist eine Übertragung des Agens vom Menschen auf Laboratoriumstiere
nicht möglich oder es kommt im tierischen Organismus zu einem raschen Virulenz-
verlust (nur wenige Passagen möglich, dann Verebben der Infektion).

RHODE und WOLFFERSDORFF (1956) züchteten das Keratoconjunctivitis
epidemica-Virus in Gewebekulturen aus der Cornea junger Küken (von dort
gelang die Rückübertragung auf den Menschen; im Rekonvaleszentenserum
waren Antikörper vorhanden, die das isolierte Virus neutralisierten). Das Keratoconjunctivitis epidemica-Virus kann intraperitoneal auch Babymäusen überimpft werden. *Elektronenoptische* und Ultrafiltrationsversuche ergaben, daß die
Elementarkörper des Keratoconjunctivitis epidemica-Virus 50 bis 80 mµ groß
und damit kleiner als das Herpes simplex-Virus sind. Das Virus ist in 50%iger
Glycerinlösung und bei — 70°C sehr stabil. Etwa 4—10 Wochen nach Krankheitsbeginn können im Serum der Patienten neutralisierende Antikörper nachgewiesen werden (s. weitere ätiologische Daten bei JAWETZ u. Mitarb. 1955, ROWE
u. Mitarb. 1955, MORITSCH 1953, CORONINI und DOSCH 1953 und bei VIVELL
1957).

Neuere *serologische Untersuchungen* sprechen dafür, daß das Keratoconjunctivitis epidemica-Virus sehr wahrscheinlich in die Gruppe der APC-Viren[1] gehört.
Besonders dem Typ 8 dieser Virusarten steht es sehr nahe (JAWETZ u. Mitarb.
1955, ROWE u. Mitarb. 1955). RUCHMAN (1951) fand serologisch keine verwandtschaftlichen Beziehungen zwischen Keratoconjunctivitis epidemica und Herpes
simplex, wohl aber solche zwischen der Keratoconjunctivitis epidemica und
einigen virusbedingten Encephalitiden (St. Louis-, Japan B- und West-Nile-
Encephalitis).

Differentialdiagnostisch muß nicht nur eine herpetische Keratitis, sondern auch
die Keratoconjunctivitis ausgeschlossen werden, die durch das Newcastle-Virus
(atypische Geflügelpest) hervorgerufen und bei Geflügelzüchtern und Laboratoriumsarbeitern beobachtet wird. Das Newcastle Disease-Virus gehört in die
Gruppe der *Myxoviren.* Letztere verursachen zwar z.T. Schleimhautveränderungen
beim Menschen, doch nur selten Hauterscheinungen (s. hierüber den nächsten
Abschnitt: B, III).

---

[1] APC-Virus: *A*denoidal-*P*haryngeal-*C*onjunctival-Virus gehört in die Gruppe der Adenoviren; Einzelheiten zur Nomenklatur s. dort (Abschnitt B III).

III. Die Bedeutung der Myxo-, Adeno-, Coxsackie- und Echo-Viren für die Dermatologie

Die gemeinsame Abhandlung der zahlreichen Virusarten, die zu diesen 4 großen Gruppen zählen, kann hier nur kursorisch erfolgen und ist in dieser Form nur deswegen möglich, weil die von ihnen hervorgerufenen Haut- und Schleimhautveränderungen dem Grenzgebiet der Dermatologie angehören und außerdem lediglich einen kleinen Teil der Symptome im Gesamt der ihnen zugehörigen Krankheitsbilder darstellen.

Die Einführung zahlreicher neuer Methoden in die Virusdiagnostik brachte im Verlauf der letzten Jahre die zunächst zufällige Entdeckung vieler, vorher unbekannter Virusarten. Sie wurden provisorisch als *Orphanviren* (Waisenviren) bezeichnet, da ihnen keine definierten Krankheitsbilder koordiniert werden konnten („Viruses in search of disease"). Durch systematische Untersuchungen nimmt der „Orphanstatus" dieser Viren allmählich ab. Es gelingt mehr und mehr, die gefundenen Virusarten bestimmten Infektionskrankheiten zuzuordnen.

Im Rahmen des folgenden Kapitels soll mit einer Virusgruppe begonnen werden, die schon länger bekannt ist (nämlich mit der Gruppe der *Myxoviren*), die aber in letzter Zeit durch „neuentdeckte Mitglieder" erweitert wurde. Solche neuen Myxoviren sind beispielsweise das Sendai (Influenza D)-Virus, das Croupassociated (CA)-Virus (Erreger des „Grippe- oder Pseudo-Krupps" bei Kindern) und die Hämadsorptions (HA)-Viren.

1. Gruppe der Myxoviren

Einige Virusarten, deren Elementarkörper Durchmesser zwischen 80 und 120 (150) $m\mu$ besitzen, wurden ihrer Eigenschaft wegen, enzymatische Wirkung auf bestimmte Schleimsubstanzen auszuüben, als Myxoviren bezeichnet (ANDREWES u. Mitarb. 1955). Außer den schon genannten neuen Myxoviren gehören in diese Gruppe die Influenza-Viren (Typen A, B und C), das Newcastle Disease-Virus (atypische Geflügelpest), das Mumpsvirus und der für den Menschen nicht pathogene Erreger der klassischen Geflügelpest. Besprochen werden hier nur die drei erstgenannten Virusarten.

Kürzlich gelang es außerdem TYRRELL u. Mitarb., den Erreger der häufigsten Infektionskrankheit des Menschen, das Schnupfenvirus, zu isolieren (s. die Übersicht bei GERMER 1960).

a) Haut- und Schleimhauterscheinungen bei der Virusgrippe (Influenza)

Die Influenza ist eine akute Viruskrankheit des Menschen, die durch eines der verschiedenen Grippeviren (Typ A, B und C) verursacht wird (Epidemien, Pandemien). Elektronenmikroskopisch stellen sich die Elementarkörper des Grippevirus als runde oder ovoide, zuweilen auch fadenförmige Gebilde mit einer Größenausdehnung von 80 bis 100 $m\mu$ dar. Heute liegen bereits genaue mikromorphologische Resultate über diese Virusart vor (z. B. elektronenoptische Dünnschnittanalysen von Grippe-infizierten Geweben — etwa Allantoismembranen und Zellkulturen, auch Mäuselungen — Arbeiten u. a. von MURPHY u. Mitarb. (1950, 1952), von WYCKOFF (1951), von EDDY und WYCKOFF (1952) sowie von MORGAN u. Mitarb. (1956).

Die *Laboratoriumsdiagnose* der Influenza stützt sich einmal auf den Versuch der Virusisolierung (vor allem Ei- und Gewebekulturen), zum anderen auf den Nachweis der Antikörper im Blutserum (beweisender Anstieg des Antikörpertiters im Verlauf der Rekonvaleszenz). Über die Isolierung von Influenza-Virusstämmen (Zusammenarbeit zwischen Klinik und Laboratorium) s. die Arbeit von LIPPELT und BRAND (1954).

Nach Germer (1954) kennt die Klinik der Influenza alle Schweregrade (nur selten Todesfälle), doch ist die Influenza überwiegend und so, „wie wir sie heute kennen, eine kurze, spontan ausheilende, verhältnismäßig leichte Erkrankung". Die Grippe beginnt meist nach einer Inkubationszeit von 1 bis 2 (seltener 4) Tagen plötzlich mit Abgeschlagenheit, Kopfschmerz, Hustenreiz und Fieber (meist nur 3 Tage lang). Auf die den Internisten interessierenden Krankheitszeichen (Bronchitis, Grippepneumonie) kann hier nicht eingegangen werden.

α) Erscheinungen im Bereich der Mund- und Rachenschleimhaut (Enantheme)

Bei der Virusgrippe ist die Zunge meist grauweiß gefärbt, ihre Ränder sind gerötet und die Papillen oft angeschwollen. Pharynx und Gaumensegel sind gerötet, vor allem aber finden sich scharf begrenzte Erytheme[1] am Rande der Gaumensegel, zuweilen auch an der Uvula. Weiterhin kann ein bandförmiger, anämischer Streifen vorhanden sein, der sich von der einen zur anderen Tonsille zieht („Grippeleiste"). Ein Herpes simplex labialis, als Begleiterscheinung der Influenza, stellt sich relativ selten ein (Schuermann 1958).

Ein Bläschenenanthem bei der Grippe beobachtete Walther (1956). Bei einer Epidemie in Hamburg (Mitte März bis Mitte April 1955) fanden sich etwa bei der Hälfte der Erkrankten am vorderen Gaumenbogen und übergreifend auf weichen Gaumen, Uvula und Tonsillen mehrere, auch zahlreiche stecknadelkopf-, seltener bis linsengroße Bläschen mit farblosem, mitunter leicht gelblichem Inhalt. Diese Läsionen blieben zwischen 1 bis 3 Wochen bestehen. Sie verschwanden langsam, ohne zu platzen. Gelegentlich verlief das Enanthem schubweise und es traten im befallenen Schleimhautareal petechiale Blutungen auf. Oft besaßen die kleinen Bläschen einen zarten roten Rand. Walther glaubt, daß dieses Enanthem nicht grippespezifisch ist; (aus Rachenspülwasser bei Vorhandensein der Bläschen wurde kein Influenzavirus isoliert). Eine Herpangina ließ sich serologisch ausschließen (Komplementbindungsreaktion mit Coxsackie A-Antigen: negativ). Gedacht wurde daran, daß es sich bei dem ätiologisch ungeklärten Enanthem möglicherweise um einen atypischen Herpes simplex mit eigentümlicher Lokalisation und ungewöhnlichem Verlauf (Herpes-Pharyngitis, Herpes-Angina ?) gehandelt haben könnte.

Flohstichartige Petechien, die von Yung Tsü (1959) ausführlich beschrieben und von Ehm (1957) zur klinischen Grippediagnose besonders empfohlen wurden, entwickeln sich vorwiegend auf der Wangenschleimhaut, aber auch im gesamten Rachenring und auf der Schleimhaut der Trachea. Sie treten als Folge von Capillarschädigungen auf und sind nicht als spezifisch anzusehen. Ähnliche Petechien kommen bei Röteln, Masern, Herpangina und Varicellen vor.

Als charakteristisch für die Virusgrippe und daher als diagnostisch wichtiges Symptom betrachtet Yung Tsü (1959) das Auftreten sehr kleiner, gelblichweißlicher Flecke, die im Bereich der Wangenschleimhaut, am Übergang vom Lippenrot zur Lippenschleimhaut und hinter den Mundecken lokalisiert sind. Diese sog. „*Grippepünktchen*" schießen solitär, in Haufen angeordnet und in Reihen auf. Bei einer Epidemie auf Formosa sah Yung Tsü die Grippepünktchen bei 80% der Fälle (insgesamt 1070 Patienten). Bei Kindern unter einem Jahr konnte der Autor diese Schleimhautläsionen nicht beobachten, bei Kindern zwischen 1. und 6. Lebensjahr bilden sich mehr flohstichartige Petechien als Grippepünktchen aus und auch bei über 70 Jahre alten Kranken kommen letztere nur selten vor. Am häufigsten sieht man die Grippepünktchen bei Zwanzigjährigen.

---

[1] Diese Erytheme erscheinen manchmal diffus oder fleckig, ein anderes Mal wieder mehr bläulichrot lackartig, aber immer zum harten Gaumen hin scharf begrenzt.

Eine noch sehr umstrittene Schleimhauterscheinung stellt das Auftreten der sog. „Pseudo-Kopliks" bei der Grippe dar (wahrscheinlich abortive Masern).

β) Grippe-Exantheme

Die Hauterscheinungen bei der Influenza sind noch weniger charakteristisch als die Schleimhautveränderungen und seltener. Relativ häufig findet sich eine leichte Blässe um den Mund. Das Gesicht ist ödematös und gerötet. Das eigentliche Grippe-Exanthem, das scarlatiniform oder morbilliform ist, entwickelt sich meist am ersten Krankheitstag (es kann wenig auffällig sein) und bleibt nur ein oder zwei Tage bestehen (HAINISS 1935, HECKER 1935, KRIVOVIAZ 1937, BREHM 1958, RUDECK 1960).

Kinder zeigen häufiger Exantheme als Erwachsene. Die diffusen Erytheme betreffen vor allem Kopf und Brust. Scarlatiniforme Exantheme sind etwas häufiger als der morbilliforme Rash. Über die Differentialdiagnose s. bei RUDECK (1960).

KRESBACH (1959) konnte im Anschluß an eine Influenza eine eruptiv auftretende Purpura necroticans im Bereich beider Beine des Patienten beobachten. Der Harnbefund sprach für das gleichzeitige Vorliegen einer hämorrhagischen Glomerulonephritis. Bei der histologischen Untersuchung zeigten die Hautläsionen akute entzündlich-leukocytäre Reaktionen im Bereich der Coriumgefäße (analoger Befund an den Nierengefäßen wird vermutet). KRESBACH deutet die bei dieser nekrotisierenden Purpura entstandenen Gefäßveränderungen im Sinne einer infektionsallergischen Reaktion auf den vorangegangenen Virusinfekt.

Mitunter werden Zosterinfektionen und Erkrankungen an Erythema exsudativum multiforme gehäuft während einer Grippe-Epidemie beobachtet. Bei schweren Grippepneumonien kann sich eine ausgedehnte Purpura entwickeln (ungünstiges Zeichen!). — Gelegentlich entstehen im Anschluß an eine Virusgrippe *reversible* Nageldystrophien und Alopecien (diffuser Haarausfall). Ein Pemphigus vulgaris, ein Morbus Duhring und auch eine Dariersche Krankheit können durch eine Influenza exacerbiert werden.

b) Infektionen durch das Newcastle Disease-Virus (atypische Geflügelpest)

Die Newcastle-Krankheit (avian pseudoplague, avian pneumoencephalitis) ist eine hochkontagiöse Viruserkrankung des Geflügels. Der Erreger dieser Zoonose wird nur gelegentlich auf den Menschen übertragen. Befallen werden in erster Linie Geflügelfarmarbeiter, Landwirte und Laboratoriumspersonal. Immer handelt es sich um Kontaktinfektionen; Einzelheiten siehe bei BIELING und SIEGMANN (1953).

Das Virus der atypischen Geflügelpest ist innerhalb der Myxovirusgruppe besonders eng mit dem Mumpsvirus verwandt. Die Elementarkörper des Virus erscheinen bei elektronenoptischer Betrachtung entweder als kleine sphärische Partikel, aber auch als mehr gestreckte Formen oder als geschwänzte, spermaähnliche Gebilde. Sie sind also pleomorph und weisen im Zentrum einen dichten Innenkörper auf, der von einer dünnen Umhüllung eingeschlossen ist. Die Elementarkörper besitzen eine Größenausdehnung von 150—200 mμ. Das Virus kann in der Tiefkühltruhe bei —70^0 C lange infektionstüchtig gehalten werden.

Erkrankungen an atypischer Geflügelpest bei Menschen wurden u. a. von BURNET (1943), von NELSON u. Mitarb. (1952) sowie von SIEGERT u. Mitarb. (1954) beobachtet. Das kardinale Symptom der Infektion stellt eine akute Conjunctivitis mit folliculärem Charakter dar. Sie kann mitunter hämorrhagische

Beschaffenheit annehmen und geht ohne Beteiligung der Cornea einher. Die Inkubationszeit beim Menschen beträgt gewöhnlich ein bis zwei Tage. Meistens ist die Conjunctivitis unilateral (die Bindehaut ist stark geschwollen und gerötet); Lidödeme kommen vor, ebenfalls Tränenfluß, hingegen keine nennenswerte Photophobie und keine Beeinträchtigung des Visus. Bei etwa der Hälfte der Patienten stellt sich eine präauriculäre Lymphadenitis (ebenfalls unilateral) ein. An weiteren Symptomen wurden Abgeschlagenheit, Kopfschmerzen, Pharyngitis und ulceröse Mundschleimhautveränderungen festgestellt (SCHUERMANN 1958). Die Prognose der Krankheit ist günstig. Die Abheilung erfolgt meist innerhalb von 14 Tagen (Grenzen: 1 bis 4 Wochen). Reinfektionen sind beschrieben worden, und zwar u. a. von DINTER und BAKOS 1954 sowie von JACOTOT u. Mitarb. 1955).

Ein Spezificum gegen die „Newcastle Disease" gibt es noch nicht. Wichtig ist die Schutzimpfung des Geflügels. Eine besondere Therapie ist nicht notwendig. Es genügt eine milde *Lokalbehandlung* des erkrankten Auges (Zinktropfen, Targesin-Augentropfen oder ähnliche Mittel).

Die *serologische Diagnose* einer Infektion mit atypischer Geflügelpest ist unsicher, da nicht alle Kranken, die eine Conjunctivitis durchgemacht haben, in der Rekonvaleszenz gegen das Newcastle-Virus gerichtete Antikörper bilden — und weil das Virus in seiner Antigenstruktur eine mit dem Mumpsvirus gemeinsame Komponente besitzt. Von JUNGHERR u. Mitarb. (1949) wurden die Seren von 22 an Mumps erkrankten Kindern auf Verwandtschaft mit der atypischen Geflügelpest hin untersucht. Hierbei ergab sich, daß in Mumpsseren Newcastle-Virus neutralisierende und auch die Hämagglutination hemmende Faktoren vorhanden sein können. Grundsätzlich stehen für die Serodiagnose die Komplementbindungsreaktion, der Serumneutralisations- und der Hirst-Test (Hämagglutinations-Hemmungsreaktion) zur Verfügung (analog Influenza und Mumps).

Viel zuverlässiger als die serologische Diagnose ist der kulturelle Nachweis des Erregers aus Speichel, Conjunctival- und Nasensekret (möglichst innerhalb der ersten 24 Stunden der Erkrankung). Am besten wird das Newcastle-Virus auf der Chorionallantoismembran von Hühnerbruteiern oder in Gewebekulturen (HeLa-Zellen, Affennierenepithel) gezüchtet. Ohne Virusisolierung sollte die Diagnose „Newcastle Disease" beim Menschen nur mit großer Vorsicht gestellt werden. Über die Laboratoriumsdiagnostik s. bei SIEGERT u. Mitarb. (1954); NITZSCHKE (1953), SCHÄFER (1955) und bei SINKOVICS (1957).

c) Mumps

Der Mumps (Parotitis epidemica, Ziegenpeter, Oreillons) ist eine epidemisch auftretende, akute Viruskrankheit, die eine entzündliche, nichteitrige Schwellung der Parotis (auch der anderen Speicheldrüsen) hervorruft. Gleichzeitig oder allein („Mumps sine Mumps", GERMER 1954) können die Hoden, seltener die Ovarien entzündet sein (Mumpsorchitis, Mumpsoophoritis, aber auch Mumpspankreatitis). Die bei etwa 10% der Erkrankungsfälle vorkommende Meningoencephalitis nimmt meist einen gutartigen Verlauf. Die Übertragung des Virus geschieht von Mensch zu Mensch durch Tröpfcheninfektion. Die Empfänglichkeit ist zwischen dem 5. und 15. Lebensjahr am größten (Parotitis epidemica vor dem 4. und nach dem 40. Lebensjahr selten). Vor dem 18. Lebensjahr werden beide Geschlechter etwa gleich häufig befallen, nach dem 18. Lebensjahr erkranken Frauen hingegen sehr selten. Fast bei der Hälfte aller Menschen verläuft die Mumpsinfektion subklinisch (Inapparenz). Zweiterkrankungen kommen nur ganz vereinzelt vor, gewöhnlich hinterläßt die epidemische Parotitis eine dauerhafte Immunität.

Die Inkubationszeit der Parotitis epidemica beträgt im Mittel 18 (8 bis 30) Tage. Auf das gesamte klinische Bild der Mumpserkrankung kann hier nicht eingegangen werden (s. bei Germer 1954 und bei Lippelt und Müller 1955, bei letzteren ausführliche Mumpsliteratur), vielmehr ist es nur möglich, die für den Dermatologen wichtigen Veränderungen zu berücksichtigen. — Die Eintrittspforte für das Mumpsvirus bildet der obere Respirationstrakt (dort vermutlich auch erste Virusmultiplikation). Von der Schleimhaut der oberen Atemwege gelangt das Virus in den Blutkreislauf. Über die Virämie vollzieht sich die Organmanifestation.

α) Mumps-Orchitis und -Oophoritis

Im Durchschnitt bildet sich bei etwa 10 bis 35% der Mumpsfälle (abhängig vom „Genius epidemicus") eine Orchitis aus (Eagle 1947, McGuiness und Gall 1943, Belfrage und Gydell 1952 u. a.). Sehr oft ist die Orchitis mit einer Epididymitis (etwa 85% dieser Patienten) verknüpft. Die entzündlichen Prozesse im Bereich von Hoden und Nebenhoden (Candel 1951) entwickeln sich meistens im Anschluß an die Parotitis (letztere kann jedoch gelegentlich fehlen), vorwiegend zwischen drittem und sechstem Krankheitstag (nach Germer: nicht mehr nach dem 44. Krankheitstag). Außer dem Nebenhoden werden mitunter Samenstränge und Prostata befallen. Die Orchitis ist häufiger unilateral als doppelseitig; (beide Hoden nur bei weniger als $^1/_6$ der Fälle „klinisch" verändert). Mit Ansteigen des Fiebers und Pulsbeschleunigung tritt Schwellung des Hodens auf. Subjektiv bestehen Spannungsgefühl und Schmerzen. Sterilität als Folge der Orchitis ist relativ selten festzustellen, da der Prozeß einerseits vorwiegend einseitig ist und andererseits, von sehr schweren Verläufen abgesehen, nicht das gesamte Drüsengewebe atrophisch wird (regenerative Prozesse), ein Teil also funktionstüchtig bleibt (Werner 1950). Über die durch Mumpsorchitiden bedingten Fertilitätsstörungen siehe in diesem Ergänzungswerk den Beitrag von E. Heinke und R. Doepfmer (Band VI/3).

Eine bilaterale Orchitis wird nur bei 2 bis 10% der Fälle (je nach Epidemie verschieden) beobachtet (Manca 1932, Lambert 1951). Überwiegend bilden sich Mumpsorchitiden erst jenseits der Pubertät aus (Hoyne u. Mitarb. 1949). Wie Heinke und Knoth (1955) betonen, erlaubt eine gerade absolvierte Mumpsorchitis noch keine Aussage über Art und Umfang des Dauerschadens. Die Autoren sagen hierzu wörtlich: „Selbst bei einer schweren bilateralen Orchitis braucht es nur zu einer temporären Unfruchtbarkeit zu kommen, wenn sich einer der Hoden wieder regeneriert. Dieser kann durch vikariierende Hypertrophie die volle Zeugungsfähigkeit wieder herstellen". Heinke und Knoth (1955) belegen dies durch genaue Untersuchungen an einem eigenen Fall.

Schwere, bilaterale Orchitis bei Parotitis epidemica kann ohne Zweifel bei einem Teil der Fälle Infertilität herbeiführen (auch dies wird anhand eines genau untersuchten Falles von Heinke und Knoth 1955 analysiert: Spermiocytogramme, Befunde der Hodenbiopsien usw., Einzelheiten s. dort und im Beitrag Heinke und Doepfmer Bd. VI/3 dieses Ergänzungswerkes).

Nach Nordlander (1948) bilden sich im akuten Stadium der Orchitis zunächst die entzündlichen Veränderungen im Interstitium aus. Erst sekundär wird das Parenchym ergriffen. Vermutlich führt die exsudative Entzündung zu einer Funktionsstörung der Membrana propria der Hodenkanälchen. Die Abdrängung der Tunica propria vom Interstitium führt zur Schädigung des Samenepithels (Abdrängung durch das Exsudat; Stagnation der Gewebsflüssigkeit führt zur Dysorie). Das Samenepithel kann nekrotisch werden (später Vacatwucherung des Bindegewebes). Schwere Entzündungen gehen gern mit Hämorrhagien und Nekrosen einher. — Klinisch scheinbar intakte Hoden weisen histologisch (Biopsie!) evtl. pathologische Veränderungen auf. Während und die erste Zeit nach der Erkrankung sind die Patienten häufiger infertil, doch kann die Zeugungsfähigkeit später (nach einigen Monaten; Ausnahmen: schwere Verläufe) wiederhergestellt werden (durch Erholungsproliferation des Keimepithels, kompensatorische Hypertrophie).

Bei Frauen kommen Oophoritiden vor (nur bei etwa 5% der Fälle und nur nach beendeter Pubertät). Die Eierstöcke sind vergrößert, subjektiv bestehen Druckempfindlichkeit und Schmerzen (Histologisch: herdförmige Entzündungen, Leukocytenemigration, Stauung, Ödem, evtl. Hämorrhagie und Nekrosen).

ANDERSSEN (1958) sah einen Mumpsfall mit Orchitis, der tödlich endete. Die Obduktion ergab multiple perivaskuläre Blutungen im Hirnstamm und ein mäßig stark ausgeprägtes Hirnödem, dagegen keine Gliaproliferation und Demyelinisierung. MAGIDA (1951) stellte bei einem Fall von Parotitis epidemica mit Orchitis eine Perikarditis fest und die Mitbeteiligung der Serosa einiger Gelenke.

β) Weitere Mumpskomplikationen mit dermatologischer Bedeutung

Nur selten bilden sich bei Mumpserkrankungen flüchtige (z. B. morbilliforme) Exantheme aus, auch Gelenkschwellungen werden nur ausnahmsweise beobachtet. Bekannt ist das sog. „Speichelgangszeichen" bei Mumps: Rötung und Schwellung der Mündung des Ductus parotidicus (nicht streng spezifisch!). Mund und Rachenhöhle können außerdem leicht gerötet und die Speichelabsonderung vermindert sein (SCHUERMANN 1958). Gelegentlich kann sich eine Mastitis entwickeln (beim weiblichen häufiger als beim männlichen Geschlecht). Auch eine Mumps-Bartholinitis ist beschrieben worden. An den Augen kommen vor: Dakryoadenitis, Conjunctivitis, Uveitis, Keratitis, Neuritis nervi optici, Retinitis und Augenmuskellähmungen (FIELDS 1947, BELFRAGE und GYDELL 1952). HOFMANN (1958) konnte im Anschluß an eine Keratoconjunctivitis bei Mumps unter Mitbeteiligung von Uvea und Glaskörper eine Linsentrübung feststellen.

γ) Therapie der Mumpsorchitis

Bei Mumpsorchitis ist strenge Bettruhe und Hochlagerung der Testikel notwendig. Kühlende Umschläge (Boralkohol) lindern die Schmerzen. Eine Entlastungspunktion wird selten notwendig sein. Verschiedentlich sind Irgapyrin und Antibiotica mit günstigem Effekt verabfolgt worden. Virucid (Zerstörung des Mumpsvirus) wirken die Antibiotica nach neueren Untersuchungen nicht (z. B. von NICKERSON und WORDEN 1952: Prüfung von Chloromycetin); nur *Abschirmfunktion* gegen bakterielle Noxen.

Wirkungsvoll kann — vor allem im Sinne einer *Orchitisprophylaxe* — die Zufuhr von Rekonvaleszenten-Gammaglobulin sein (Injektionen gleich nach Beginn der Parotitis, möglichst noch vor Entzündung der Testikel). GELLIS u. Mitarb. (1945) sahen bei einer Gruppe von Mumpspatienten, die solches spezifisches Gammaglobulin erhalten hatte, bei 7,8% der Fälle eine Orchitis entstehen, bei einer anders behandelten Kontrollgruppe aber bei 24,4% Hodenentzündungen. Normal-Gammaglobulin ist nutzlos, da es zu wenig Antikörper enthält, um die Virusausbreitung stoppen zu können.

Ausgehend von der Überlegung, daß oestrogene Substanzen die Keimdrüsenfunktion hemmen und daß Orchitiden vor allem nach der Pubertät auftreten, wurden Behandlungsversuche mit Diäthylstilboestrol durchgeführt (HOYNE u. Mitarb. 1949 u. a.). Der Wert dieses therapeutischen Verfahrens ist umstritten. NORTON (1950) sah keine Besserungen und auch andere Autoren halten diese Behandlung nicht für wirksam. In den letzten Jahren wird die Applikation von Diäthylstilboestrol immer weniger gepriesen.

Die Cortisontherapie der Mumpsorchitis, für die grundsätzlich dieselben Bedenken gelten, wie sie in vorhergehenden Kapiteln bei anderen Virusinfektionen besprochen wurden, wird ebenfalls unterschiedlich beurteilt. MONGAN (1959) führte Behandlungsversuche bei Mumpsorchitiden in drei Gruppen (doppelter Blindversuch) durch: die 1. Gruppe erhielt Prednison, die 2. Gruppe ein Placebo und die 3. Gruppe wurde symptomatisch behandelt. Es ergaben sich in den drei Gruppen keine Unterschiede hinsichtlich des therapeutischen Effektes. Auch RISMAN (1956) fand nur eine symptomatische Wirkung von Cortison bei Mumpsorchitis. Cortison vermochte weder die Dauer der Hodenschwellung wesentlich abzukürzen noch zu verhindern, daß bei primär unilateralem Befall später auch der zweite Hoden erkrankte. Ein Mumpsspecificum gibt es noch nicht.

Das Problem der aktiven *Mumpsimmunisierung* kann nach LIPPELT und MÜLLER (1955) noch nicht als gelöst gelten (subcutane oder intramuskuläre Injektion der Mumpsvaccine, Mundspray). An dieser Frage wird jedoch intensiv gearbeitet. Für eine Impfung kommen Kinder nur dann in Betracht, wenn eine längere Zeit anhaltende Immunität erreicht werden kann oder klinische Gesichtspunkte eine Mumpsinfektion im gegebenen Zeitpunkt unerwünscht erscheinen lassen (dann z. B. passive Immunisierung durch Gabe von Mumpsimmun-Gammaglobulinen). Erwachsene sind für eine Schutzimpfung nur geeignet, wenn wirklich Infektionsgefahr besteht und bislang mit Sicherheit keine Mumpsinfektion überstanden wurde.

δ) Mumpsdiagnostik

Das Mumpsvirus zeigt bei elektronenoptischer Darstellung Elementarkörperchen-Durchmesser von 140 bis 190 mμ (Schwankungsbreite ungefähr 120 bis 240 mμ); die Partikelchen besitzen morphologisch große Ähnlichkeit mit dem Newcastle-Virus und sind auch pleomorph (über die elektronenmikroskopische Präparation des Mumpsvirus berichteten unter anderem GHOSH RAY und SWAIN 1954, s. auch bei SCHRAMM 1954, bei letzterem außerdem die biochemischen Daten dieses Virus).

Im Viruslaboratorium kann das Mumpsvirus z. B. aus Mundspülwasser oder Hydrozelenflüssigkeit (Punktion, bei Hodenbiopsie auch Züchtung aus dem Gewebe; HOOK u. Mitarb. 1949 sowie LEYMASTER und WARD 1947) isoliert werden. Dies kann jedoch schwierig und zeitraubend sein und kommt für die Routineuntersuchung nicht im Betracht. Leichter ist die serologische Diagnose zu stellen (KILHAM u. Mitarb. 1949). Für die *Virusisolierung* sind die Beimpfung von Bruteiern und Zellkulturen (HeLa-Zellen, Affennierenepithel) geeignet. Details bei LIPPELT und MÜLLER (1955).

Die retrospektive serologische Diagnostik ist vor allem mit Hilfe der Komplementbindungsreaktion und des Antihämagglutinintests möglich. Zwei Serumproben müssen eingeschickt werden (1. Entnahme in der akuten Phase, 2. Entnahme in der Rekonvaleszenz, etwa 3 bis 4 Wochen später). Die *serologische Diagnose* ist dort von Bedeutung, wo im Krankheitsbild die Parotitis fehlt und sich die Mumpserkrankung beispielsweise nur als isolierte Orchitis, Mastitis, Ovariitis, Pankreatitis, Lacrimitis oder Meningitis manifestiert (evtl. große differentialdiagnostische Schwierigkeiten). Beweisend für das Vorliegen einer frischen Mumpsinfektion ist ein vierfacher Titeranstieg in der Komplementbindungsreaktion bei Verwendung eines Mischantigens (Herstellung des Antigens s. bei SIEGERT u. Mitarb. 1953).

Das im Brutei gezüchtete Mumpsvirus besitzt zwei verschiedene komplementbindende Antigene, das lösliche S-Antigen und das V-Antigen, das an die Elementarkörperchen des Virus gebunden ist. Im Blutserum des Menschen überwiegen in der akuten Krankheitsphase zunächst die S-Antikörper. Später in der

Rekonvaleszenz (Immunsera) verschiebt sich das Verhältnis der Antigene zugunsten der V-Antikörper, die im Gegensatz zu den S-Antikörpern (die relativ bald verschwinden) im Serum jahrelang nachgewiesen werden können (Siegert u. Mitarb. 1953). (Weitere Einzelheiten zur Mumpsserologie s. bei Lundbäck 1949 und Oldfelt 1949 sowie bei Lippelt und Müller 1955, bei letzteren Literaturhinweise und Besprechung aller serologischen Nachweismethoden: Hämagglutination, Hämagglutinationshemmung, Komplementbindungsreaktion, Burnet-Faktor, Hämolysin, Virusneutralisation und Hautallergie.)

Eine nachträgliche Diagnose ermöglicht auch der *Hauttest*. Enders (1943) wies nach, daß bei Mumpsrekonvaleszenten durch intracutane Applikation einer Suspension aus der Parotis infizierter Rhesusaffen eine Hautreaktion hervorgerufen werden kann. Diese Reaktion wird etwa 2 bis 3 Monate nach überstandener Mumpsinfektion positiv. Ein analog ausfallender Hauttest gelingt durch intracutane Injektion von Allantoisflüssigkeit aus infizierten Hühnereiern (Henle u. Mitarb. 1951). Tucker und Overman (1958) sehen die Hautreaktion als positiv an, wenn das entstehende Erythem eine Area von 15 mm Durchmesser gebildet hat (oder noch größer ist).

2. Adenovirusgruppe

a) Allgemeines

Rowe u. Mitarb. versuchten im Jahre 1953 das durch Tonsillektomie und Adenotomie anfallende menschliche Gewebe als Ausgangsmaterial für die Herstellung von *„menschlichen" Zellkulturen* zu verwenden. Bei mehr als der Hälfte der in dieser Weise gewonnenen Gewebekulturen traten nach 8 bis 28 Tagen Zeichen von Zelldegeneration und nach weiteren 7 bis 10 Tagen Nekrosen von Zellverbänden auf, ohne daß eine Inoculation von Viren vorgenommen worden war. Im Nährmedium der Zellkulturen ließ sich dann ein infektiöses Agens feststellen, auf HeLa-Zellkulturen übertragen und in letzteren weiter züchten (fortlaufende Passagen). Dieses zufällig entdeckte Agens, das auf HeLa-Zellkulturen einen cytopathogenen Effekt ausübte und in seinen Eigenschaften als originäres Virus bestimmt werden konnte, wurde zunächst „AD-Agens" (Adenoid degeneration agens) genannt. Es stellte ein „Orphanvirus" dar, da nicht bekannt war, ob es eine Krankheit des Menschen verursachen kann und welche. Möglicherweise war dieses Agens der Erreger katarrhalischer Infekte der Luftwege.

Nur wenig später gelang Hilleman und Werner (1954) die Isolierung eines neuen Virus in menschlichen Trachealzellkulturen, das sie mit der vorläufigen Bezeichnung „RI 67" (*R*espiratory *I*llness) versahen. Beimpft wurden die Kulturen mit Rachenspülflüssigkeit (Gurgelwasser), die während einer Epidemie ätiologisch ungeklärter Erkältungskrankheiten von Rekruten der amerikanischen Armee gewonnen worden war. Später nannte man das isolierte Agens ARD-Virus (*A*cute *R*espiratory *D*isease). Schon bald wurde ermittelt, daß das AD-Agens und das ARD-Virus sehr ähnliche antigene Eigenschaften besitzen und zur gleichen Virusgruppe gehören. Man änderte die Termini und sprach von APC-Viren (*A*denoidal-*P*haryngeal-*C*onjunctival-Virus). In Übereinstimmung mit dem „Subcomittee on Viruses" des internationalen Nomenklaturkomitees schlugen die Autoren, die sich mit der Erforschung dieser neuen Virusgruppe beschäftigten, schließlich den Gruppennamen „*Adenoviren*" vor. Dieser Name hat sich jetzt eingebürgert und die begriffliche Verwirrung beendet. Bisher wurden etwa 18 menschliche Serotypen innerhalb der Adenovirusgruppe aufgefunden. Die Bearbeitung dieser Virusarten schreitet schnell voran. Von der Entdeckung 1953 bis zum Jahre 1957 sind 150 Veröffentlichungen über Adenoviren erschienen (HUEBNER 1958). Die Benennung der einzelnen Serotypen erfolgt entsprechend den serologischen Differenzierungsversuchen von ROWE u. Mitarb. (1955) mit fortlaufenden arabischen Zahlen (Adenovirus Typ 1, 2, 3 usw.). Nach ENDERS u. Mitarb. (1956) gehören zu den gemeinsamen Charakteristica der Adenoviren: Infektion des Respirationstraktes und der Conjunctiven, Vergrößerung der submucösen und regionalen Lymphgewebe, Virusisolierung aus lymphatischem Gewebe und Tonsillen, Züchtung in Gewebekulturen mit Entwicklung eines cytopathischen Effektes, Antigenspezifität und Nichtübertragbarkeit auf übliche Laboratoriumstiere.

Die Elementarkörper der Adenoviren sind 50 bis 65 mμ groß (intracellulär gelegene Partikel; die Elementarkörper in der Kulturflüssigkeit können Teilchendurchmesser von 80 bis 120 mμ aufweisen). Inzwischen sind die Adenoviren morphologisch schon sehr weitgehend analysiert worden. Wird eine mit Adenoviren beimpfte HeLa-Zellkultur 24 Std nach der Infektion oder später ultrahistologisch aufgearbeitet, so können bei elektronenoptischer Betrachtung der Dünnschnitte im Inneren der Zellkerne Elementarkörper-Aggregate gefunden werden, die bis zu mehreren μ breit sein können. Lichtoptisch sind sie ebenfalls erkennbar (PETERS 1959). Die Mehrzahl der Virusanhäufungen sind durch einen polygonalen Umriß begrenzt. Die Elementarkörper bilden im Inneren des Aggregates ein regelmäßiges Kristallgitter; (die Tendenz zur Kristallbildung ist bei den einzelnen Adenovirus-Typen unterschiedlich groß). PETERS beobachtete, daß im weiteren Verlauf der Infektion, wenn der Zellkern degeneriert und zugrunde geht, die Kristallite in das Cytoplasma übertreten und dort nach und nach aufgelöst werden, so daß die Elementarkörper schließlich frei im Plasma dispergiert sind. Morphologische Details s. bei MORGAN u. Mitarb. (1956), bei PETERS (1959) und bei ANDRES und NIELSEN (1960).

Die kristallinen Aggregate sind normalerweise Feulgen-positiv. Sie unterscheiden sich vom Kernchromatin, da sie bei Nachfärbung mit Azur B kaum Farbstoff annehmen. Die Kerneinschlüsse färben sich mäßig gut mit Pyronin an und enthalten Methylgrün-positive Granula (BARSKI 1956).

Die neutralisierenden Adeno-Antikörper sind streng typenspezifisch, die komplementfixierenden Antikörper reagieren hingegen nur gruppenspezifisch. Die S-Komponente (löslich, viel kleiner als das Virus, von diesem durch Ultrazentrifugieren abtrennbar) des komplementbindenden Antigens ist bei allen Adenovirus-Typen gleich. Die serologische Diagnose ist durch die Untersuchung eines Serumpaares (akute Phase und Rekonvaleszenz) mit Hilfe der gruppenspezifischen Komplementbindungsreaktion möglich (vierfacher Titeranstieg beweisend).

Mit der Erforschung der Adenoviren trat eine „völlig neue Problematik" auf (MÜLLER 1960). Letztere beruht auf folgendem Analogieschluß. Wenn eine Virusart in Zellkulturen aus menschlichem Carcinomgewebe Nekrosen verursacht (cytopathischer Effekt), so darf vermutet werden, daß — geeignete experimentelle Bedingungen vorausgesetzt — dieselbe Virusart auch in vivo einen *onkolytischen Effekt* entfalten könnte. Man prüft gegenwärtig die therapeutische Verwendbarkeit von Adenoviren beim Cervixcarcinom des Menschen (Inoculation des Virus in den Tumor). Die Resultate sind noch widersprechend. Die Adenovirus-Infektion nimmt in der Regel einen leichten Verlauf, so daß der experimentell gesetzte „Schaden" zu verantworten ist und in gar keinem Verhältnis zur Schwere des Grundleidens steht.

Faßt man die Eigenschaften der Adenoviren zusammen, so ergibt sich folgendes Bild:

1. Einheitliche Zellveränderungen in der Gewebekultur mit:
    a) menschlichen Epithelzellen (Amnion-Zellkulturen, s. bei LENNARTZ und KERSTING 1957).
    b) HeLa-Zellen (Abstammung vom Cervixcarcinom des Menschen).
    c) Affennierengewebe (HARTLEY u. Mitarb. 1956).
    d) Trachea (von Kaninchen).
2. Keine Pathogenität für übliche Laboratoriumstiere.
3. Resistenz gegen Äther, Sulfonamide und Antibiotica.
4. Unempfindlichkeit gegen Raumtemperatur (Ausnahme: Typ 4).
5. Hitzelabilität (56^0 C in 30 min).
6. Keine Vermehrung in der Chorionallantoismembran von Bruteiern.
7. Hühnererythrocyten werden agglutiniert.
8. Ultrafilter werden passiert.
9. Elementarkörper-Größenausdehnung: 50—65 mμ (intracelluläre Partikel).
10. Alle Typen weisen ein gemeinsames S-Antigen auf.

Die pathogenetische Bedeutung einiger Adenovirus-Typen ist noch unklar. Über die Adenovirusgruppe informieren allgemein gehaltene Arbeiten von LIPPELT (1956), MÜLLER (1958), HUEBNER (1958), VIVELL (1958), RIVA (1959), KOEPPE (1959) und MÜLLER (1960).

b) Infektionen durch Adenoviren als dermatologisches Grenzgebiet

Nach HUEBNER (1958) und MÜLLER (1960) reicht die klinische Symptomatik der Adenovirusinfektionen von der akuten Erkältungskrankheit (acute respiratory disease) über die akute, febrile Pharyngitis und das pharyngoconjunctivale Fieber, über die epidemische Keratoconjunctivitis und die akute folliculäre Conjunctivitis bis zur primär-atypischen Viruspneumonie der Erwachsenen und Kinder. Die folgenden, kurz gehaltenen Ausführungen betreffen nur Daten des dermatologischen Grenzgebietes.

α) Die Keratoconjunctivitis epidemica

Diese Krankheit wurde bereits im Anhang zur Herpesgruppe besprochen und dort auf die mögliche Adenovirus-Ätiologie schon hingewiesen. Es sprechen immer mehr Resultate dafür, daß der „Serotyp 8" aus der Adenovirusgruppe der Erreger dieses Krankheitsbildes ist (ROWE u. Mitarb. 1956). ROHDE und WOLF-FERSDORFF (1957) diskutieren die Möglichkeit, daß die Adenoviren evtl. nur die Wegbereiter der Keratoconjunctivitis epidemica, aber nicht die eigentlichen Erreger darstellen könnten. Mehr spricht jedoch für die wahre Erregernatur des Adenovirus-Typ 8 (HUEBNER 1958).

β) Das Pharyngoconjunctivalfieber

Die Krankheit beginnt sehr akut, hochfieberhaft, mit Kopfschmerzen und Abgeschlagenheit. Die Zunge ist stark belegt. Katarrhalische Erscheinungen finden sich an den Conjunctiven und der Nasen-Rachenschleimhaut. Vereinzelt können eigenartige, Soor-ähnliche, leicht abwischbare Beläge an den Tonsillen und der Rachenwand beobachtet werden. Oft bildet sich eine (zuweilen einseitige) nur wenig druckempfindliche Schwellung der regionalen Nacken- und Halslymphknoten aus. GSELL (1956) erwähnt die starke Rötung des weichen und harten Gaumens, sah aber auf den Tonsillen keine Beläge (die Blutsenkungsgeschwindigkeit ist häufig beschleunigt, Leukopenien). Kinder werden viel häufiger als Erwachsene befallen. Differentialdiagnostisch müssen in erster Linie Herpangina und Influenza abgegrenzt werden (SCHUERMANN 1958). Die Prognose ist günstig. Über die Diagnostik s. den Abschnitt a) S. 350.

Das Pharyngoconjunctivalfieber wird überwiegend durch die Adenovirus-Typen 3, 7a und 14 hervorgerufen (Epidemien: u. a. in USA, in Hamburg 1955 (November); vorwiegend Sommererkrankungen: Japan, Canada, Schweiz usw.). Das Virus kann mit Hilfe der Gewebekultur aus Gurgelwasser und aus dem Conjunctivalsekret isoliert werden (Nachweis auch in Stuhlfiltraten). Eine spezifische Therapie gibt es noch nicht, Antibiotica vermögen lediglich bakterielle Sekundärinfektionen abzuschirmen (HUEBNER 1958).

Bei der Erkrankung eines zweijährigen Kindes mit Fieber, Tonsillitis, cervicalen und axillaren Lymphknotenschwellungen sowie einem *maculo-papulösen Exanthem* (z. B. Roseola infantum) konnten NEVA und ENDERS (1954) aus dem Stuhl in Gewebekulturen aus menschlichem Nierengewebe ein Virus isolieren, das dem Serotyp 3 der Adenovirusgruppe entsprach (serologische Untersuchungen). — Möglicherweise zählt auch der Erreger der *Cytomegalie*, das Speicheldrüsenvirus, zur Adenovirusgruppe.

3. Coxsackie-Virusgruppe
a) Allgemeines

DALLDORF und SICKLES entdeckten 1947/48 bei virologischen Untersuchungen mit Material von 10 Poliomyelitisfällen eine neue Virusart, und zwar bei dem Versuch, ein Poliomyelitisvirus direkt auf Mäuse zu übertragen. Die neue Virusart hatte besondere Eigenschaften und wurde nach dem Ort der ersten Isolierung, der kleinen Ortschaft Coxsackie am unteren Hudson im Staate New York *Coxsackievirus* genannt. Die beiden ersten Stämme dieses Virus, die von zwei Kindern isoliert wurden, verursachten bei Säuglingsmäusen und -hamstern typische Lähmungen. Im Blutserum der Kinder ließen sich Antikörper nachweisen, die das gezüchtete Virus neutralisierten. Diese ersten Coxsackiestämme waren serologisch einheitlich, doch wurden bald weitere Virusstämme aufgefunden, die sich von den ersten serologisch unterschieden und die auch im Organismus der beimpften Tiere andere pathologische Veränderungen hervorriefen. Wie heute feststeht, handelt es sich bei den Coxsackieviren nicht um eine einheitliche Virusart, sondern um ganz verschiedene Typen und Stämme einer großen Virusgruppe, die nach und nach mit mehreren Krankheitsbildern in ätiologischen Zusammenhang gebracht werden konnten. So wurden beispielsweise die ersten Beziehungen zwischen den Coxsackieviren und der Herpangina von HUEBNER u. Mitarb. in den Jahren 1949 und 1951 aufgedeckt. Diese Krankheit ist nicht die einzige mit Coxsackievirus-Ätiologie. Es zeigte sich, daß auch die epidemische Myalgie (Myalgia epidemica, Pleurodynie, Bornholmer Krankheit), die aseptische Meningitis und die Sommergrippe (Dreitagefieber) Coxsackievirus-Infektionen sind.

Bei den Coxsackie-Virusarten werden zwei Gruppen unterschieden: die Gruppen A und B. Bisher umfaßt die Gruppe A insgesamt 25 serologisch-differente Typen, die Gruppe B 5 Serotypen. Die A-Stämme zeigen durchweg besondere Affinität zum Skeletmuskel der Babymäuse, die B-Stämme rufen bei Säuglingsmäusen und -hamstern neben Muskelentzündungen auch Fett- und Pankreasnekrosen und encephalitische Veränderungen hervor. Provisorisch definierte man daher: „Die Coxsackie-Virusgruppe umfaßt Virusarten, die ausschließlich für neugeborene Mäuse und Hamster pathogen sind und die im Versuchstier zu mehr oder minder schweren Schädigungen der quergestreiften Muskulatur führen." Später zeigte sich, daß das *Wirtsspektrum* umfangreicher ist. Außer Menschen, neugeborenen Mäusen und Hamstern werden auch wild-lebende kleine Nager (Feld- und Wühlmäuse, Frettchen) infiziert. Die experimentelle Übertragung gelang weiter auf neugeborene Meerschweinchen und einige Affenarten (z. B. Cynomolgusaffen und Schimpansen). Nach Anpassung an Babymäuse war es möglich, einige Coxsackievirus-Stämme in Eikulturen zu züchten (über Tierversuche, Züchtungsmethoden, Organ- und Gewebsspektrum s. Einzelheiten bei LÖFFLER 1958).

Die Coxsackie-Virusgruppe ist heterogen. Die Differenzierung der Typen und Stämme gelingt am besten mit Hilfe der Serologie (Neutralisationstests). Nur Viruslaboratorien mit spezieller Einrichtung (und entsprechender Schulung des Personals) sind hierzu in der Lage. Die serologische Differenzierung ist zuverlässiger als die histopathologische. Das Verhalten der Coxsackieviren in Zellkulturen ist ebenfalls uneinheitlich. Nach bisherigen Resultaten gibt es kein Ausgangsgewebe, das — zur Herstellung von Zellkulturen verwendet — sämtlichen Typen der A- und B-Gruppe eine Vermehrung ermöglicht. Dieses Verhalten ist im Hinblick auf die Heterogenität der Coxsackieviren nicht auffällig. Die B-Stämme scheinen allerdings sämtlich in Kulturen von Affennierenepithel gezüchtet werden zu können (auch der Typ A_9). Einige an die Maus adaptierte A-Stämme vermehren sich in Kulturen aus Gewebe von neugeborenen Mäusen (Details über die Isolierung von Coxsackieviren in Gewebekulturen bei KLÖNE 1958).

Die Virusarten der Coxsackie-Gruppe gehören zu den *Enteroviren*. Innerhalb der beiden Gruppen A und B werden die verschiedenen Virustypen mit fortlaufenden arabischen Ziffern bezeichnet, so erhielt z. B. der Originalstamm von DALLDORF und SICKLES die Nummer A_1. Das Krankheitsbild der Herpangina kann durch sechs Typen der A-Gruppe hervorgerufen werden, und zwar durch die Typen $A_{2, 4, 5, 6, 8}$ und $_{10}$.

Die Elementarkörper der Coxsackieviren besitzen eine Größenausdehnung von etwa 35 mμ (Sedimentationskonstante von 184 S). Bei elektronenoptischer Untersuchung (Dünnschnitte von infizierten Zellen) zeigte sich, daß die Elementarkörper gern in hexagonalen Aggregaten angeordnet sind. Die Coxsackieviren sind ätherresistent. Sie sind bei Aufbewahrung in Glycerin-Ringerlösung und tiefen Temperaturen (—70°C) jahrelang haltbar.

Die Coxsackieviren sind weltweit verbreitet. Eintrittspforten für die Infektion stellen vor allem die Schleimhäute des Tonsillargebietes und des Dünndarmes dar (Tröpfchen- und Schmierinfektion). Das Virus wird mit den Faeces ausgeschieden (wie andere Enteroviren). Von Kranken mit Poliomyelitis sind gelegentlich Coxsackieviren und das Poliomyelitisvirus gleichzeitig isoliert worden. Die Bedeutung eines solchen gemeinsamen Befalles (z. B. für paralytische bzw. aparalytische Poliomyelitisverläufe) ist bisher nicht bekannt.

Aus dem Gesamt der Coxsackievirus-Infektionen interessiert den Dermatologen vor allem die Herpangina.

b) Die Herpangina Zahorsky

Im Jahre 1920 wurde von ZAHORSKY ein neues Krankheitsbild beschrieben, das er zunächst „Herpetic Pharyngitis" nannte. Vier Jahre später prägte derselbe Autor dafür den Namen „Herpangina". Die Krankheit geriet wieder in Vergessenheit und erlangte wirkliche Bedeutung erst durch die ätiologische Aufklärung, durch den Nachweis also, daß mehrere Typen der Coxsackie-Virusgruppe A diese Erkrankung auszulösen vermögen (HUEBNER u. Mitarb. 1949 bis 1951).

α) Definition, Ätiologie, Epidemiologie

Unter Herpangina (Pharyngitis vesicularis, vesicular pharyngitis, Ulcerative Pharyngitis) versteht man eine ausschließlich auf die Schleimhaut beschränkte, örtlich an den Gaumenbögen und der Tonsillenumgebung in Erscheinung tretende Infektionskrankheit, die mit Ausbildung kleiner Bläschen (die später erodieren; dann Bild der ulcerativen Pharyngitis, JACK und CHENOWETH 1958) auf gerötetem Grund einhergeht. Es handelt sich um Erkrankungen, die vorwiegend Kinder befallen, in den ersten Stunden des akuten Aufflammens von Allgemeinerscheinungen beherrscht werden, sonst relativ symptomarm, von kurzer Dauer und guter Prognose sind.

Coxsackie-Viren sind für den Menschen sehr kontagiös. Es ist aber nicht die Regel, daß z. B. eine Coxsackie-A-Infektion stets zur Ausbildung des vollständigen Krankheitsbildes der Herpangina führt. Viel häufiger verlaufen solche Virusinfekte inapparent bzw. subklinisch. „Aus sorgfältigen klinischen und virologischen Untersuchungen ist bekannt, daß die meisten Fälle eines Kontaktes mit den Typen 2, 4, 5, 6, 8 und 10 des Coxsackie A-Virus nicht unter dem klassischen Bilde einer Herpangina, sondern lediglich unter dem Syndrom eines fieberhaften Racheninfektes verlaufen" (MÜLLER 1958).

Die Herpangina tritt sporadisch, endemisch oder epidemisch auf. Familiäre Erkrankungen und Hausepidemien sind vielfach beobachtet worden (PARROTT u. Mitarb. 1951). Es werden vorwiegend Säuglinge, Kinder und Jugendliche befallen. Die Krankheit besitzt einen Häufigkeitsgipfel im Spätsommer und Herbst. Die Inkubationszeit beträgt durchschnittlich 4 (2—9) Tage. Das Hauptkontingent stellen Kinder im Alter zwischen 1 und 7 Jahren.

Bei der Geburt weist das Neugeborene den Coxsackievirus-Antikörperspiegel der Mutter auf, der während der Stillperiode aufrechterhalten wird. Darnach fällt der Antikörpertiter rasch ab, und die Anfälligkeit für eine Herpangina-Infektion nimmt laufend zu. Im Alter von 1 bis 7 Jahren oder später werden die Coxsackie-Antikörper überwiegend durch inapparente Infektionen erworben (nur relativ wenige manifeste Erkrankungen). Oft entsteht völlige Immunität allen Virustypen gegenüber, die eine Herpangina hervorrufen können. Der bei Reihenuntersuchungen ermittelte durchschnittliche Antikörperspiegel Erwachsener spricht für einen hohen Durchseuchungsgrad der Bevölkerung (VIVELL u. Mitarb. 1952 u. a.).

SCHULZ (1957) sah nach Abklingen einer Epidemie der Bornholmer Krankheit das gehäufte Auftreten von Herpangina. Bei aufeinanderfolgenden Herpangina-Epidemien in ein und demselben Gebiet läßt sich in der Regel ein Typenwechsel des Erregers feststellen (HUEBNER u. Mitarb. 1951). Rezidive können nicht vom gleichen Coxsackie-Typ wie bei der Erstinfektion, sondern nur von einem immunologisch differenten Typ hervorgerufen werden (WINDORFER und SCHRICKER 1955). Es ist evtl. möglich, daß nach einer Herpangina-Erkrankung das Virus im Organismus persistiert und durch spätere, andere akute Krankheiten ein Aufflackern der Lokalsymptome ausgelöst werden kann. Die Herpangina kommt in sog. „symptomatischer Form" als Begleitkrankheit bei Exanthema subitum, Masern, Scharlach, Typhus, Bronchopneumonie, Sepsis und — wie schon erwähnt — bei Poliomyelitis vor (WINDORFER und SCHRICKER 1955). Die normale Rachenflora bleibt im Verlauf einer Herpangina unverändert.

β) Klinik, Differentialdiagnose, Therapie

Die Herpangina beginnt ganz plötzlich mit hohem Fieber (38,5 bis 40°C, intermittierender Verlauf, zuweilen deutlich biphasisch, Dauer evtl. nur mehrere Stunden, aber auch 1—4 Tage). An *Allgemeinsymptomen* können vorhanden sein: Krämpfe (besonders bei Kleinkindern), Mattigkeit, Kopf- und Halsschmerzen, Schluckbeschwerden, Appetitlosigkeit, Übelkeit und Erbrechen, auch Nacken-

und Muskelschmerzen, Nackensteife, Leibschmerzen und Durchfall. Häufiger besteht eine Begleitconjunctivitis.

Im Anschluß an die Prodrome bilden sich einzelne oder mehrere stecknadel-kopf- bis linsengroße grauweißliche, froschlaichartige („Sagokorn-ähnliche") Bläschen aus, die 2 bis 3 mm groß, einer Perlenkette gleich aneinandergereiht oder auch gruppiert sind. Die Bläschen haben einen schmalen roten Hof (Areola). Im Verlauf von 2—3 Tagen nimmt die Rötung der Areola zu, die Bläschen ver-größern sich etwas, erodieren und bilden dann flache, graugelbliche Ulcera (Durchmesser: 3 bis 5 mm), die nach einigen Tagen verschwinden. Die Bläschen sind meist an den vorderen Gaumenbögen, an Uvula und Tonsillen lokalisiert. Sie sitzen auf einer diffus geröteten Unterlage und sind meist 2 bis 20 an der Zahl. Die oberflächlichen Geschwüre bedecken sich mit weißlich-grauem Fibrin.

Die Zunge, aber auch der Larynx können mitbefallen sein (Zischinsky und Moritsch 1956). Meningeale Reizerscheinungen sind mehrfach beobachtet worden. Howlett u. Mitarb. (1957) sahen bei einer Herpangina eine Parotitis entstehen (Mumps wurde eindeutig ausgeschlossen, ebenfalls Herpes simplex, hingegen gelang die Isolierung von CoxsackieA-Virus). Nach der Meinung mehrerer Autoren gibt es Fälle von Gingivitis und Stomatitis durch Coxsackie-A-Viren, und zwar sowohl mit als auch ohne gleichzeitige Herpangina (kein übler Mundgeruch wie bei Stomatitis aphthosa). Nach überstandener Herpangina läßt sich bei einigen Fällen noch längere Zeit hindurch Follikelanschwellung der Schleimhaut beobachten. Mitchell und Dempster (1955) fanden bei Herpangina ulceröse *Läsionen im Genitalbereich*. Bei einem 7jährigen Mädchen, das mit typischen Symptomen einer Herpangina erkrankte, entstanden an den großen Labien, vorwiegend an der Schleimhautseite, mehrere kleine, rundliche, weißlich belegte, von einem schmalen Erythem umrandete Ulcera, die nicht schmerzhaft waren und sich 4 Tage nach Fieberausbruch wieder zurückbildeten (Isolierung von Coxsackievirus-Typ A_{10} aus Stuhlproben sowie aus Rachen- und Genital-Abstrichmaterial; im Blutserum: Neutralisierende Antikörper).

Die *Prognose* der Herpangina ist gut. Todesfälle sind in der uns zugänglichen Literatur noch nicht beschrieben worden. Das *Blutbild* zeigt keine auffälligen Veränderungen (geringe Leukocytosen). Histologische Untersuchungen der Schleimhautläsionen sind noch nicht vorgenommen worden. Die Abheilung der Herpangina vollzieht sich überwiegend innerhalb einer Woche (seltener Verläufe bis zu 14 Tagen).

Differentialdiagnostisch muß bei einer Herpangina an eine Stomatitis aphthosa, an Enantheme bei Masern (Koplіksche Flecken) und Varicellen, an Metall-intoxikationen, Angina mit Follikelschwellungen, Diphtherie und Soor gedacht werden. Wichtig ist, daß bei der Herpangina die Wangenschleimhaut nur extrem selten mitbefallen wird. Da es bei der Herpangina viele subklinische Krankheits-verläufe gibt, wird eine sehr große Zahl der Erkrankungen der unterschwelligen Symptome wegen nicht diagnostiziert. Am häufigsten ist eine Abgrenzung zwischen Herpangina und Gingivostomatitis herpetica notwendig. Siehe hierzu die Tabelle 32 (modifiziert nach Parrott u. Mitarb. 1951).

Die *Virusisolierung* bei der Herpangina gelingt aus dem Stuhl, aus dem Gurgelwasser, evtl. auch aus Blut und Liquor (Beimpfung von Babymäusen; mikrobiologischer Nachweis siehe bei Dalldorf und Sickles (1956), Löffler (1958) und Klöne (1958). Die Ausbildung neutralisierender Antikörper erfolgt oft schon drei Tage nach Krankheitsbeginn. Sie erreichen rasch einen hohen Titer, der nach einigen Monaten langsam abfällt, aber viele Jahre nachweisbar bleibt. Die Bildung komplementfixierender Antikörper tritt später ein (nach

14 Tagen etwa). Letztere erreichen ebenfalls schnell ihren Maximaltiter und sinken langsam im Verlauf einiger Monate ganz ab.

Die *Therapie* der Herpangina ist rein symptomatisch durchzuführen (Antipyretica, flüssige oder breiige Kost, Vitamine, Bettruhe). Ein Spezificum gibt es noch nicht, Antibiotica schirmen nur bakterielle Superinfektionen ab. Die Krankheit besitzt fast immer einen kurzen, relativ milden Verlauf. — Allgemeine Daten über die Herpangina bei DALLDORF (1952), VIVELL und GÄDEKE (1952), JOHNSSON und LINDAHL (1953), SCHLACK (1953), TEUSCH (1953), TOBIN (1953) WINDORFER und SCHRICKER (1955), VIVELL (1958), SCHUERMANN (1958), DALLDORF (1958), LÖFFLER (1958), RIVA (1959) und AIGNER (1959).

Tabelle 32. *Differentialdiagnose zwischen Herpangina und Gingivostomatitis herpetica* (modifiziert nach PARROTT u. Mitarb. 1951)

	Herpangina Zahorsky	Gingivostomatitis herpetica, evtl. mit herpetischer Angina
Ätiologie	Coxsackieviren Typen A 2, 4, 5, 6, 8, 10	Herpes simplex-Virus
Alter	1—7 Jahre, Erwachsene selten, Neugeborene nicht	Kinder bis zum 5. Lebensjahr am häufigsten, Erwachsene seltener. Neugeborene können erkranken
Jahreszeit	Spätsommer, Herbst	das ganze Jahr, vielfach im Winter
Auftreten	epidemisch, seltener sporadisch	sporadisch und epidemisch
Beginn	sehr akut	akut, häufig mehr anschwellend
Fieber	37,5—40,5°C	37,5—39,5°C
Schmerzen, Foetor	leichte Schluckschmerzen, kaum Foetor	sehr schmerzhaft, Salivatio, Foetor ex ore
Weitere Symptome	evtl. leichter Meningismus, Muskelschmerzen, Conjunctivitis	Gingiva evtl. hämorrhagisch, fauliger Geruch, Keratitis
Allgemeines Aussehen der Schleimhaut	leichte Pharyngitis	Mund- und Rachenschleimhaut stark gerötet und geschwollen
Lymphknoten	gelegentlich etwas vergrößert	regionale Lymphknoten geschwollen und druckschmerzhaft
Lokalisation	Gaumenbögen, weicher Gaumen, Uvula, Tonsillen, Pharynx	dasselbe, dazu: Zunge, Wangenschleimhaut, Gingiva, harter Gaumen, Lippen, Larynx
Morphe	grauweißliche, froschlaichartige Bläschen mit Areola, später flache Ulcera	Bläschen, weißgelbliche Aphthen (etwas erhaben), schmaler roter Hof
Zahl der Läsionen	2—20	oft sehr zahlreich, bis 50 und mehr
Dauer	3—7 Tage	10—14 Tage
Rezidive	nur durch anderen Stamm möglich	möglich (selten), dann abgeschwächt

c) Coxsackieviren und Dermatomyositis

Kürzlich versuchte BEICKERT (1958) eine Dreiteilung in infektbedingte, tumorbedingte und idiopathische Formen der Dermatomyositis vorzunehmen. Es ist bisher nur selten gelungen, bei den infektbedingten Erkrankungen die Art des Erregers zu bestimmen („fieberhaftes Vorstadium" der Dermatomyositis, zuweilen gleichzeitiges Erkranken zweier Familienmitglieder oder zweier Personen am gleichen Arbeitsplatz). Diskutiert wird von mehreren Autoren die (im weitesten Sinne) „ätiologische Rolle" der Virushepatitis, der Influenza, der Masern und der Coxsackievirus-Infektion.

ZWEYMÜLLER (1953) beobachtete bei einem 14jährigen Mädchen den Übergang des klinischen Bildes einer Polyarthritis über eine Dermatomyositis in eine Periarteriitis nodosa im Bereich der Haut. Histologisch fanden sich in der Tela subcutanea und in der Muskulatur schwere Arteriitiden (Panarteriitis) und außerdem Degeneration der Muskulatur. Merkwürdigerweise verschlechterte sich der Zustand unter Cortison akut, wohingegen ACTH ein völliges Schwinden der Symptome bewirkte. Aus dem Stuhl der Patientin, nicht aber aus dem Gewebe der erkrankten Muskulatur konnte das Coxsackie-A_2-Virus isoliert werden. Im Blutserum ließen sich neutralisierende Antikörper gegen diesen Virusstamm nachweisen.

FREUDENBERG u. Mitarb. (1952) berichteten über eine kongenitale Infektion mit dem Coxsackievirus bei einem Säugling unter dem Bilde einer chronischen Myositis. Hier konnte das Coxsackievirus aus dem Muskelgewebe isoliert werden.

Die Suche nach Coxsackieviren bei der Dermatomyositis erfolgte auf Grund eines Analogieschlusses. Bei der Myalgia epidemica gelang es LÉPINE u. Mitarb. (1952) aus dem Material von Muskelbiopsien Coxsackieviren zu isolieren. Es lag daher nahe, dies auch bei der Dermatomyositis zu versuchen, doch ist der Virusnachweis im Gewebe hier noch nicht geglückt (Literaturstand: Ende 1960). Der Coxsackievirus-Fund in Stuhlproben kann in diesem Falle nicht als ätiologischer Beweis gelten.

ROHDE u. Mitarb. (1957) war es nicht möglich, in Muskelbiopsiematerial eines schweren Falles von Dermatomyositis Coxsackieviren nachzuweisen (subtile Isolierungstechnik). Die Diskussion über eine mögliche Coxsackievirus-Ätiologie der Dermatomyositis sollte schon im Hinblick auf den hohen, latenten Durchseuchungsgrad der Weltbevölkerung mit diesen Virusarten sehr vorsichtig geführt werden.

MÜLLER (1942) suchte ganz allgemein nach Viren als möglicher Ursache der Dermatomyositis, konnte aber kein nennenswertes Beweismaterial beibringen. MILLS und MATHEWS (1956) teilten einen Fall mit, bei dem die Dermatomyositis mit einer interstitiellen Viruspneumonie (später ausgeprägte interstitielle Lungenfibrose und Exitus letalis trotz ACTH-Therapie) kombiniert war; (auch bei Sklerodermie und Periarteriitis nodosa werden interstitielle Viruspneumonien gesehen).

Feststeht, daß Coxsackievirus-Infektionen keineswegs immer harmlos und leicht verlaufen. NITSCH (1957) beobachtete im Zuge einer Virus-Meningitis-Epidemie, die durch Coxsackieviren verursacht wurde, *petechiale Hautblutungen* bei 6 Kindern zwischen 3 Monaten und 3 Jahren. Zwei dieser Kinder waren schwer erkrankt und eines von ihnen zeigte in den ersten Tagen ein „hochbedrohliches Krankheitsbild" (Verdacht auf Waterhouse-Friderichsen-Syndrom).

Von einer anderen Seite wird der hier angeschnittene Fragenkomplex durch die Versuche von DE LUSTIG u. Mitarb. (1957) beleuchtet. In Gewebekulturen aus menschlichen Lipomen rief das Coxsackie-B-Virus eine teilweise Degeneration der Zellen hervor (Auflösung der Zellkerne, atypische Mitosen). Wurde das Coxsackie-B-Virus in menschliche Lipome (Versuchspersonen) — also in vivo — injiziert, so nahm anschließend die Größe dieser Tumoren ab. — Diese Untersuchungen stehen in gewisser Parallele zum onkolytischen Effekt durch Adenoviren, über den weiter oben berichtet wurde.

4. Gruppe der ECHO-Virusarten

a) Allgemeines

Bei Forschungsarbeiten auf dem Gebiete der Poliomyelitis wurden vor etwa 10 Jahren als bedeutendes Nebenresultat die ECHO-Viren entdeckt. Der Terminus „*ECHO-Virus*" ist eine Abkürzung der englischen Bezeichnung: „*E*nteric *C*ytopathogenic *H*uman *O*rphan-Virus", d. h. es handelt sich um Virusarten, die aus dem Stuhl eines Menschen mit Hilfe von Gewebekulturen isoliert werden können, in Kulturen von Menschen- und Affengeweben einen cytopathogenen Effekt entfalten und die für die üblichen Versuchstiere apathogen sind. Der „Orphan-Status" der ECHO-Viren nimmt mehr und mehr ab, da für einige dieser „Viren auf der Suche nach ihrer Krankheit" inzwischen die ihnen zugehörigen Krankheitsbilder bestimmt werden konnten. Es handelt sich um eine heterogene Erregergruppe, der bisher etwa 20 serologisch-differente Virustypen zugerechnet werden können. Auch bei Tieren wurden Viren mit ähnlichen Eigenschaften gefunden. 1955 trat ein Komitee (Comittee on the ECHO-Viruses, National Foundation for Infantile Paralysis) zusammen, das den Terminus „*ECHO-Virus*" offiziell einführte und weitere Namen für verwandte Virusarten, die aus den Faeces von Affen, Rindern und Schweinen gezüchtet werden konnten, festlegte. Je nach Herkunft prägte man die Bezeichnungen ECMO- (M von monkey), ECBO- (B von bovine) und ECSO- (S von swine)-Viren. Die enge genetische Verwandtschaft und eine Reihe von gemeinsamen Eigenschaften waren der Anlaß, die Poliomyelitis-, die Coxsackie- und die ECHO-Viren in einer großen Familie von enteralen Virusarten, den sog. „*Enteroviren*" (Darmviren), zusammenzufassen (DALLDORF u. Mitarb. 1955). Dieser Familienname besagt nur, daß diese Virusarten von infizierten Personen (meist gesunde „Virusausscheider") in mehr oder weniger großen Mengen mit dem Stuhl ausgeschieden und aus Stuhlproben auch am besten isoliert werden können. Er soll aber nicht ausdrücken, daß diese Viren obligat Darmerkrankungen hervorrufen (VIVELL 1958).

Nach RIVA (1959) weisen die Enteroviren folgende gemeinsame Merkmale auf:

1. Sie sind Darmbewohner und können aus dem Stuhl isoliert werden.

2. Sie besitzen kleine Dimensionen (Elementarkörper mit einer Größenausdehnung von etwa 30 mμ).

3. Sie vermehren sich in Zellkulturen unter Ausbildung eines cytopathogenen Effektes.

4. Sie sind fakultativ pathogen und können Epidemien von Krankheiten des ZNS verursachen, z. T. mit Exanthemen und mit Lähmungen.

Ausführliche Literaturübersichten über die Enteroviruskrankheiten stammen von MUNK (1959) und MACRAE (1959). Die Tabelle 33 (nach VIVELL 1958) gibt einen Überblick über die Mikrobiologie der Enteroviren.

Tabelle 33. *Die Enteroviren des Menschen* (nach VIVELL 1958)

Virusart	Anzahl der Typen	Pathogenität für:		
		Gewebekulturen (Affennieren)	Säuglingsmäuse	Affen
Poliomyelitisviren	Typ 1 (Brunhilde)	++	—	++
	Typ 2 (Lansing)	++	(+)	++
	Typ 3 (Leon)	++	—	++
Parapoliomyelitis-(Columbia SK-)Viren	1 Typ	+	++	(+)
ECHO-Viren	~20 Typen*	++	—	—
Coxsackie-Viren				
Gruppe A.	25 Typen	nur A_9 +	++	—(+ ?)
Gruppe B.	5 Typen	++	++	—(+ ?)

* Vier neue Typen stehen noch zur Diskussion. Die endgültige Aufnahme eines neu isolierten Stammes in die ECHO-Virusgruppe wird international vom Enterovirus-Komitee bestimmt.

Über die heute bereits erkennbare klinische Bedeutung der ECHO-Virus-
infektionen orientiert die Tabelle 34 (nach SABIN 1958). ECHO-Viren können
epidemisch-auftretende Krankheiten auslösen, die nach RIVA (1959) in folgende
Gruppen eingeteilt werden:

1. Aseptische Meningitis mit und ohne morbilliformes oder rubeoliformes
Exanthem (Beobachtungen dieser Art sind z. B. von TYRRELL und SNELL 1956,
von ČULIK 1957, von EBEL und HAGER 1957, von GALPINE 1958 und SCHLANGE
1958 gemacht worden).

2. Febriles morbilliformes oder rubeoliformes Exanthem (ohne Meningitis);
hierher gehört vermutlich auch das Bostoner Exanthem (Boston exanthematic
disease).

3. Sommerdiarrhoe kleiner Kinder.

4. Febriler Katarrh der Luftwege.

Tabelle 34. *ECHO-Virustypen, die in Epidemien auftretende Krankheiten verursachen*
(nach ŠABIN 1958)

ECHO-Virustyp	Klinisch vergesellschaftet mit:
4, 6, 9, 16 18	Fällen von abakteriellen Meningitiden mit Rash-artigen Exanthemen Fällen von Diarrhoe bei Kindern unter einem Jahr

Am besten vermehren sich die ECHO-Viren in Gewebekulturen aus Affen-
nierenzellen; (jedes der 20 Prototyp-Viren zerstört Nierenepithelkulturen von
Rhesusaffen (M. mulatta) und Cynomolgusaffen (M. irus). Virologische Details
über die Biochemie, die Vermehrung, die Pathogenität, das Anzüchten, das
Verhalten in Gewebekulturen, die Übertragungsweise und die Serologie der
ECHO-Viren siehe bei FRANCIS (1956), SABIN (1958), KLÖNE (1958), VIVELL
(1958), WENNER (1959) und bei MUNK (1959). NASEMANN und WOLF (1959)
stellten eine Literaturübersicht zusammen, in der alle für den Dermatologen
wichtigen Daten über die Ätiologie und Klinik der „*ECHO-Virus-Exantheme*"
besprochen sind. Auch hier kann nur auf die letzteren eingegangen werden.

b) Klinik der ECHO-Virusinfektionen mit Exanthem

ECHO-Virusinfektionen (ECHO: jetzt auch als Abkürzung für „*E*nteric
*c*ytopathogenic viruses of *h*uman *o*rigin" gebraucht) können inapparent, d. h.
ohne Ausbildung nennenswerter Symptome, verlaufen. Trotz eines solchen
latenten Ablaufes der Infektion (stille Feiung) kommt es überwiegend zur Ausbildung einer Dauerimmunität (VIVELL 1958). Bei apparenten Verläufen kann
das klinische Bild vom Alter des Patienten, von der Jahreszeit und sozialen Faktoren beeinflußt werden.

α) Das Bostoner Exanthem

Im Spätsommer 1951 wurde in Boston und Umgebung eine epidemisch auftretende, harmlose Krankheit beobachtet, deren kardinale Symptome ein Rash-
artiges Exanthem und ein mehr oder weniger starker Anstieg der Körpertemperatur waren. 1954 trat in Pittsburgh eine ganz ähnliche Epidemie auf.

Bei Erwachsenen bestanden die Hautveränderungen meist nur aus 8 bis 10
kleinen, isolierten, blaßroten, maculopapulösen Efflorescenzen. Bei Kindern
entwickelten sich mehr diffuse Eruptionen, die eine kleinfleckige, morbilliforme
Note besaßen. Oft waren die Efflorescenzen leicht erhaben, teils gut, teils unscharf gegen die Umgebung abgegrenzt und wiesen durchschnittlich eine Größe

von 2 bis 4 mm auf. Die Farbe der Maculae war heller als beim typischen Masern-exanthem. Bei schwereren Verläufen konfluierten die Hautveränderungen und erhielten eine exsudative Komponente (zum Teil Bildung kleiner Bläschen, seltener größerer Blasen). Der Ausschlag befiel vorwiegend Gesicht, Brust und Rücken, häufiger auch Arme und Beine. Bei einigen Patienten kam es zu einer Aussaat der Efflorescenzen über den ganzen Körper einschließlich der Handteller und Fußsohlen.

Der Krankheitsbeginn war im allgemeinen plötzlich (Reizbarkeit, Abgeschla-genheit, Fieber zwischen 38,5 und 39,5°C). Diese Prodrome dauerten selten länger als 2 Tage. Das Rash-artige Exanthem erschien wenige Stunden bis zu einem Tage nach Beginn des Fiebers und blieb gewöhnlich 2 bis 4 Tage bestehen. Bei manchen Kranken stellte das Exanthem das einzige Symptom dar. Schleim-hautveränderungen wurden öfter festgestellt, und zwar in Form von kleinen, scharf begrenzten Ulcerationen am weichen Gaumen und/oder an den Tonsillen. Lymphknotenschwellungen traten nicht oder nur mäßig ausgeprägt auf. Diffe-rentialdiagnostisch mußte bei diesem Bostoner Exanthem an Rubeolen, Masern und Roseola infantum gedacht werden. Als Erreger wurde der ECHO-Virus-Typ 16 ermittelt (NEVA und ENDERS 1954 a, b). Eine spezifische Therapie gibt es nicht.

β) Das ECHO-9-Virus-Exanthem

Epidemien durch das ECHO-9-Virus wurden zwischen 1955 und 1957 in Italien, Belgien, Holland, England, Deutschland, Dänemark, Schweiz, Schweden, in den USA und Kanada beobachtet (u. a. WISSLER und KRECH 1957, BAUMANN u. Mitarb. 1957, PRINCE u. Mitarb. 1958, GÄDEKE u. Mitarb. 1959).

WISSLER und KRECH (1957) beschrieben die Krankheit anläßlich einer kleinen Epidemie im Juli 1957 in Davos. Die Erkrankungen begannen plötzlich mit hohem Fieber und Kopfschmerzen im Bereich der Stirn. Am zweiten Tage schoß in der Regel das Exanthem auf, das vor allem im Gesicht und hier vornehmlich auf den Wangen lokalisiert war. Es bestand aus düsterroten, zuweilen leicht erhabenen Flecken. Der Rumpf wurde wenig, Arme und besonders Beine etwas stärker befallen. Bei einzelnen Fällen konnte der Ausschlag hämorrhagische Beschaffenheit annehmen. Die Lymphknoten waren nicht oder nur geringfügig vergrößert, die Milz ließ sich nie tasten. Der Rachen war meist leicht gerötet, diffus, doch nie fleckig. Außer den Kopfschmerzen konnten nur ganz diskrete meningeale Symptome (leichte Nackensteifheit, schwach-positiver Kernig) festgestellt werden. Differentialdiagnostisch mußte das Exanthem vor allem von Rubeolen abgegrenzt werden (s. Tabelle 35 nach WISSLER und KRECH 1957).

Tabelle 35. *Differentialdiagnose zwischen Rubeolen und ECHO-Virus-Typ 9-Infektionen* (nach WISSLER und KRECH 1957)

	Rubeolen	ECHO-9-Exanthem
Inkubationszeit	2—3 Wochen	einige Tage
Fieber	mäßig oder nicht vorhanden	hoch
Allgemeinbefinden	gut	sehr mitgenommen
Kopfschmerzen	fehlen	vorhanden
Lymphknotenschwellungen	vorhanden	fehlen
Milzvergrößerung	meist vorhanden	fehlt
Weißes Blutbild	Leukopenie mit relativer Lymphocytose und Vermeh-rung der Plasmazellen	Leukocytenzahl normal oder nur leicht erhöht mit ge-ringer Neutrophilie

γ) Gibt es typenspezifische Unterschiede in der Morphologie der ECHO-Exantheme?

Der Dermatologe ist ganz besonders an der Frage interessiert, ob es streng typenspezifische Differenzen in der Morphologie der ECHO-Exantheme gibt. Der Blick sollte auf dieses Problem durch die Gegenüberstellung der beiden bisher am besten untersuchten Exanthemtypen in den beiden vorangehenden Abschnitten hingelenkt werden. Kommt es zur Eruption eines maculösen Exanthems, bei dem die Flecken z. T. urticarielle Beschaffenheit annehmen, z. T. sogar in Bläschen übergehen und außerdem Petechien auf der Mundschleimhaut aufschießen, so muß an eine Infektion durch das ECHO-16-Virus gedacht werden, bei rubeoliformen Bildern an eine ECHO-9-Infektion. Dieser Fragenkreis ist noch keineswegs geklärt und bedarf noch gründlicher Bearbeitung.

Nach SABIN (1958) sind es die ECHO-Virustypen 4, 6, 9 und 16, die exanthematische Infektionen hervorzurufen vermögen, während die Typen 2 und 14 nur ganz sporadisch Krankheiten mit Rash-artigen Exanthemen verursachen sollen. Im folgenden werden daher nur erstere berücksichtigt und in der Tabelle 36 die bis heute erkennbaren klinisch-morphologischen Merkmale der durch die Typen 4, 6, 9 und 16 bedingten Infektionen dargestellt.

Tabelle 36. *Morphologische Merkmale der Infektionen durch die ECHO-Virustypen 4, 6, 9 und 16* (in Anlehnung an SABIN 1958)

Klinische Symptome (Morphe)	Bei Infektionen durch ECHO-Virus-Typ			
	4	6	9	16
Fieber	37,2—38,8°C; Dauer 2—3 Tage, maximal 5 Tage	37,7—39,4°C; Dauer 3—6 Tage, biphasisch	bis 39,4°C; selten höher, Dauer 6 (2 bis 15) Tage, biphasisch	37,7—40,0°C; Dauer 1—2 Tage, kann fehlen
Enanthem	Pharyngitis bei 30—40% der Patienten, kein eigentliches Enanthem	Pharyngitis bei etwa der Hälfte der Patienten; fleckförmiges Enanthem nur bei Patienten mit Exanthem	Pharyngitis bei etwa 50% der Patienten; gelbliche, grauweißliche, 1 bis 3 mm große Flecken in der Tonsillargegend und auf der Wangenschleimhaut	Pharyngitis nicht immer vorhanden. Häufig Enanthem: gelbliche oder rötliche, erhabene Läsionen am weichen Gaumen und an Uvula
Exanthem	nicht bei den Epidemien in USA, aber in Schweden beobachtet. Morbilliformer Rash	Exanthem relativ selten, nicht die Regel. Gelegentlich maculopapulöse Eruption, über den ganzen Körper disseminiert nur sehr selten	maculös, maculo-papulös, düster-rot, seltener Petechien. Nur gelegentlich Konfluenz der Efflorescenzen. Lokalisation: Gesicht, Stamm, aber auch Extremitäten	bei Kindern und Jugendlichen häufiger als bei Erwachsenen. Maculös, maculopapulös, urticariell, rosa oder lachsfarben. Vorwiegend Gesicht und Stamm befallen, Dauer: 2—4 Tage
ZNS	bei 55% der Patienten Meningismus	Meningismus bei fast allen Patienten	Meningismus bei etwa 50% der Patienten	Kein Pruritus. Meningismus ist ungewöhnlich

Wie Tabelle 36 erkennen läßt, sind die Angaben über die Morphologie der ECHO-Exantheme noch sehr lückenhaft. Weitere Details hierzu und Literaturhinweise bei WENNER (1959) sowie bei NASEMANN und WOLF (1959). Die ECHO-Exantheme können nur symptomatisch behandelt werden, ein Spezificum gibt es noch nicht.

c) ECHO-Virus-Isolierungen beim „Exanthema infectiosum variabile"

Ende Juli 1958 wurde zuerst in Kiel und Umgebung (erste Mitteilung von SCHIRREN sen. 1958) das gehäufte Auftreten eines Exanthems beobachtet, das morphologische Verwandtschaft sowohl zum Erythema exsudativum multiforme als auch zum Erythema infectiosum (Megalerythema epidemicum, Ringelröteln) zeigte (s. auch SCHIRREN jun. 1959). In Form einer großen Epidemie breiteten sich diese exanthematischen Erkrankungen fast über ganz Deutschland aus; (in jeder größeren Stadt wurden Hunderte von Fällen in den Polikliniken behandelt; genaue Zahlenangaben lassen sich nicht gewinnen, da für diese Krankheit keine Meldungspflicht bestand). GANS (1959) prägte für letztere den Begriff „Exanthema infectiosum variabile". Dieser Terminus ist zutreffend gewählt, da die Beziehungen zu den Ringelröteln noch nicht geklärt sind. Auf diese wird in den Abschnitten „Erythema infectiosum" und „Exanthema infectiosum variabile" noch näher eingegangen. Hier sei zunächst nur auf die Versuche hingewiesen, die den Erreger dieser epidemisch aufgetretenen Infektionskrankheit feststellen sollten.

Keinem der Untersucher war es möglich, ein Virus nachzuweisen, das demjenigen entsprach, das WERNER (1958) als wahrscheinlichen Erreger der Ringelröteln in Zellkulturen aus Affennierenepithel züchtete. Dieses Virus schien dem Masernvirus nahezustehen (außer dem cytopathogenen Effekt: Bildung vielkerniger Riesenzellen, Durchmesser der Elementarkörper von etwas mehr als 100 mµ und Antigenverwandtschaft).

MUNK und NASEMANN (1959) isolierten aus Material der Hautläsionen, aus Gurgelwasser, Blut- und Stuhlproben von Exanthempatienten ein Virus, das seinen biologischen und serologischen Eigenschaften nach zur ECHO-Virusgruppe gerechnet werden mußte. Bei der serologischen Prüfung gegen Affenimmunserum entsprach es dem ECHO-Virus vom Serotyp 4.

ENDERS-RUCKLE (1959) sowie ENDERS-RUCKLE, SIEGERT und HEITE (1959) isolierten ebenfalls ECHO-Virusarten. Von den bei 14 Patienten nachgewiesenen 13 cytopathogenen Agentien wurden 7 näher typisiert. Sie gehörten drei verschiedenen Gruppen an, die auf Grund ihres Verhaltens in der Zellkultur und wegen ihrer serologischen Eigenschaften mit den Typen 5, 10 und 12 der ECHO-Virusarten identisch waren.

MÜLLER und COLLI (1959) isolierten während derselben Epidemie ein ECHO-Virus, das von ihnen als Subtyp des Typ 9 angesprochen wurde. Du PAN u. Mitarb. (1959) vermuteten, daß ECHO-Viren vom Typ 6 oder 9 die Erreger der Exanthemkrankheit seien.

Von ROHDE und LENNARTZ (1960) wurden bei der Aufarbeitung des infektiösen Materials der Exanthempatienten ein Coxsackie B₂- und ein ECHO-Virus-Typ 11 isoliert. Im Hinblick auf dieses wenig ergiebige Resultat (2 Isolierungen aus 200 Proben von 180 Kranken) und auf die unterschiedlichen Ergebnisse anderer Autoren (ECHO-Typ 4: MUNK und NASEMANN, Typen 5, 10 und 12: ENDERS-RUCKLE und Subtyp des Serotyps 9: MÜLLER und COLLI) sind ROHDE und LENNARTZ (1960) nicht geneigt, diesen ECHO-Viren vorerst eine Bedeutung für die Ätiologie des infektiösen, variablen Exanthems zuzubilligen.

ENDERS-RUCKLE (1959) nimmt zu diesem Problem mit den folgenden Sätzen Stellung: „Diese Daten erlauben zwar keine endgültige Aussage über ätiologische und pathogenetische Bedeutung der einzelnen Agentien für das beobachtete Krankheitsbild, jedoch sprechen folgende Punkte für einen möglichen Zusammenhang: a) Die Häufigkeit der ECHOvirusbefunde bei den Exanthempatienten aus verschiedenen Gegenden und zu verschiedenen Jahreszeiten; b) das Fehlen entsprechender Befunde bei dem übrigen Untersuchungsmaterial unseres Institutes

(Hygiene-Institut der Univ. Marburg, Direktor: Prof. SIEGERT) während der entsprechenden Zeit; c) der Nachweis eines Agens im Bläscheninhalt; d) Titeranstiege
zum isolierten Agens bei einem Teil der Patienten, die darauf hindeuten, daß
zumindest bei ihnen Krankheitserscheinungen und Virusinfektion parallel verliefen."

Der Isolierung von ECHO-Viren aus dem Bläscheninhalt messen auch MUNK
und NASEMANN (1959) größere Bedeutung bei als der Züchtung aus Stuhlproben
heraus. Die in Deutschland im Herbst 1958 beobachtete Epidemie zeigte gewisse
Parallelen zum Bostoner Exanthem (1951). Der Erreger der „Boston exanthema
disease" war aber das ECHO-16-Virus, das in Deutschland von keinem Untersucher
gefunden wurde. Andererseits hatte das Exanthema infectiosum variabile, wie es
in Deutschland gesehen wurde, keine zwingende Ähnlichkeit mit dem ECHO-4-
Exanthem, wie es SABIN (1958) beschrieb. Geprüft werden muß noch, ob das von
MUNK und NASEMANN (1959) gezüchtete Virus mit dem Serotyp 4 völlig identisch
oder nur eng verwandt (evtl. ein neuer Typ?) ist. Befriedigend stimmte das Exanthem in Deutschland auch klinisch-morphologisch nicht mit dem Bostoner Exanthem überein, ebensowenig wie mit den Hauterscheinungen bei den Infektionen
durch die Typen 4, 6 und 9 der ECHO-Viren. Geklärt ist demnach die Ätiologie
des Exanthema infectiosum variabile noch nicht.

IV. Exanthematische Viruskrankheiten aus dem Grenzgebiet der Dermatologie

1. Einleitung, Hinweise auf die Darstellungen im Jadassohnschen Handbuch (1930—1932)

Im folgenden Kapitel werden Viruskrankheiten besprochen, die zwar Haut- und Schleimhautveränderungen verursachen, doch nur zum Grenzgebiet der Dermatologie gerechnet
werden können. Es handelt sich im wesentlichen um „Akute Exantheme", die zur Domäne
der Pädiatrie, der Inneren und Tropen-Medizin gehören. Gelegentlich suchen Erwachsene
(und auch Kinder) mit Masern, Röteln oder Ringelröteln den Dermatologen auf, da die Hautveränderungen das Hauptsymptom der Erkrankungen sein können. Es ist daher notwendig,
bei der Abhandlung dieses Grenzgebietes besonders die Differentialdiagnose zu berücksichtigen. Gesamtdarstellungen der akuten Exanthemkrankheiten des Kindesalters und der
in Subtropen und Tropen heimischen Virusinfektionen mit Hauterscheinungen (Rash-artige
Exantheme) können hier nicht gegeben werden (es sei daher auf die Handbücher der betreffenden Fächer verwiesen). Das Hauptanliegen der folgenden Ausführungen ist es, dem Dermatologen einige Hinweise auf die modernen Entwicklungen innerhalb dieses Grenzgebietes,
vor allem auf den Sektoren der Diagnostik (moderne Laboratoriumsmethoden), der Therapie
und der Prophylaxe (passive und aktive Schutzimpfungen) zu vermitteln. Die im Rahmen
dieses Kapitels besprochenen, mit Hauterscheinungen einhergehenden Krankheiten zählen zu
den sog. „Klassischen Exanthemen", hingegen werden die im vorhergehenden Abschnitt
erörterten, durch Enteroviren verursachten Infektionen mit Rash-ähnlichen Hautveränderungen und Schleimhautläsionen als „Neue Exanthemkrankheiten" bezeichnet. Da ein
Teil der letzteren (z. B. das Bostoner Exanthem, die Herpangina und vielleicht das Exanthema
infectiosum variabile) sicher zum Fachgebiet der Dermatologie gehören, wurden sie nicht in
dieses Kapitel aufgenommen, sondern unabhängig davon beschrieben.

Im alten Jadassohnschen Handbuch wurden die akuten Exantheme aus unterschiedlichem
Blickwinkel von mehreren Autoren dargestellt, und zwar von LIPSCHÜTZ (1932) im Band II:
Masern, Röteln, Pappataci- und Dengue- sowie Gelbfieber (Kapitelanfänge: S. 108, 115, 157,
159), von JADASSOHN (1932) ebenfalls im Band II: Scharlach und Masern (S. 403, 416: Immunbiologie), von MAYER (1932) im Band XII, Teil 1: Dengue- und Pappatacifieber (S. 208, 209),
von MORAWETZ (1930) im Band XIV, Teil 1: Scharlach, Masern, Röteln, Rubeola scarlatinosa
(4. Krankheit) und Erythema infectiosum (S. 419, 424, 427, 429, 454) und von LEINER im
gleichen Band das Exanthema subitum (Roseola infantum, S. 473). In diesen zahlreichen
Abhandlungen ist vor allem die Klinik der einzelnen Krankheitsbilder in auch heute noch
gültiger Weise geschildert. Im folgenden kann daher auf klinische Details fast völlig verzichtet werden.

2. Masern

a) Synonyma

Morbilli, Measles, Rougéole, Sarampión, Morbillo, Kanyaró.

b) Definition

„Die hohe Kontagiosität der Pocken und der Varicellen wird von den Masern noch übertroffen" (NAUCK 1958). Kontagionsindex: 96%. Masern sind weltweit verbreitet und eine oft schwere kindliche Infektionskrankheit. Die Inkubationszeit ist streng normiert und beträgt 11—14 Tage (selten Abweichungen davon in Grenzen von 9—19 Tagen). Masern besitzen einen diphasischen Verlauf mit einem katarrhalischen Vorstadium, in dem „pathognomonische weiße Flecken auf der Wangenschleimhaut" (*Kopliksche Flecken:* wichtig für die Diagnose!) auftreten—und mit einem „nachfolgenden typischen maculopapulösen Exanthemstadium" (GERMER 1954). Die Prognose der nicht-komplizierten Masern ist gut. Die früher gefürchteten Komplikationen durch bakterielle Sekundärinfektionen (Otitis media, Pneumonien usw.) werden heute durch Antibiotica und Sulfonamide beherrscht oder verhindert. Ernst zu beurteilen (10% Letalität) ist die *Masern-Encephalitis.* Durch das Masernvirus selbst bedingte Pneumonien kommen vor. Masern sind in größeren Bevölkerungsgruppen endemisch (größere Epidemien alle 2—3 Jahre). Im Alter von 20 Jahren hat 90% der Bevölkerung bereits Masern durchgemacht (BLANK und RAKE 1955). Säuglinge verfügen in den ersten 3 bis 4 Monaten über eine passive (diaplacentar erworbene) Immunität. Abortive Masernverläufe sind selten (1—2%; GERMER 1954). Die Krankheit hinterläßt eine dauerhafte Immunität. Zweiterkrankungen sind sehr selten. Schwangere Frauen, die an Masern erkranken, abortieren häufig (NAUCK 1958). Ob es eine Masern-Embryopathie im selben Sinne wie bei Rubeolen gibt, ist fraglich (Literatur s. bei FLAMM 1959) und wird von manchen Autoren verneint.

Die Maserninfektion erfolgt auf dem Wege über die Schleimhaut durch direkten Kontakt oder Tröpfcheninfektion. Das Masernvirus verbreitet sich auf dem Blutwege (schon am 3. Tage Virämie experimentell nachgewiesen; Dauer und Ausmaß der sekundären Virämie — während des Exanthems — sind für die Ausbildung der langdauernden Immunität verantwortlich). Das Virus-haltige Blut kann mit Erfolg auf Versuchspersonen übertragen werden. Im Prodromalstadium kommt es zu einer Hyperplasie des lymphatischen Gewebes (Lymphknoten, Tonsillen, Milz, Appendix, Peyersche Plaques im Dünndarm) und zum Auftreten der Warthin-Finkeldeyschen Riesenzellen (WARTHIN 1931). Analoge *Riesenzellbildungen* sieht man nach Infektion von Gewebekulturen mit dem Masernvirus. Den charakteristischen Riesenzellen kommt ein gewisser diagnostischer Wert zu, da sie z. B. auch im Nasensekret während des Prodromalstadiums nachgewiesen werden können (u. a. MEULI 1955 sowie HANEKE 1957). — OCKLITZ und NEUENDORFF (1958) halten hingegen den differentialdiagnostischen Wert des Riesenzellennachweises für gering.

Histologisch findet man bei Masern zu Beginn des Exanthems eine Hyperämie und vor allem in den tieferen Schichten der Cutis (bis in die Subcutis) ein Ödem. Keine stärkeren perivasculären Infiltrate; Endothelschwellungen sind häufig vorhanden. In der Epidermis können die Zellkerne im Stratum Malpighii vacuolisiert sein, außerdem bilden sich ein intracelluläres Ödem und subepitheliale Infiltrate aus Lymphocyten, epithelialen Zellen, polynucleären Leukocyten und Zellen mit Paarkernen (Abschwemmung der degenerierten Epidermiszellen in die Cutis, Umwandlung in homogene, kugelige Gebilde, aus denen der Nucleus verschwindet: „desquamativer Hautkatarrh" nach ABRAMOW 1921). Details s. bei GANS und STEIGLEDER (1957).

c) Differentialdiagnose

Im Prodromalstadium der Masern (mit katarrhalischen Erscheinungen, Conjunctivitis, Nasenbluten) kann „der Eingang der verstopften Nase sowie die angrenzende Oberlippe durch die macerierenden Exsudate erodiert und gegebenenfalls ulceriert werden" (SCHUERMANN 1958). OXENIUS (1941) beobachtete zuweilen rüsselförmige Schwellungen der Lippen, die den Verdacht auf Lippenfurunkel erweckten, jedoch in 2 bis 3 Tagen wieder abklangen (,,Masernlippe"). Außerdem stellen sich bei Masern gern diffuse, hellrote *Enantheme* im Bereich der Rachen- und Wangenschleimhaut ein.

Differentialdiagnostisch wichtig (z. B. für die Abgrenzung gegen Rubeolen und Scharlach) sind die am 2. oder 3. Tag (seltener etwas später) des Prodromalstadiums sich entwickelnden *Koplikschen Flecke*. Sie siedeln sich meist bilateral um die Mündung des Ductus parotidicus, gegenüber den Praemolaren und auch an der Unterlippenschleimhaut — oft gruppiert — an (bei etwa 90% der Fälle). Es handelt sich um 1 bis 3 mm große, gelblich-weißliche (zuweilen mit einem Stich ins Bläuliche), leicht erhabene Stippchen mit rotem Rand, denen 6 Stunden bis zu 4 Tage später die Eruption des Exanthems folgt (SCHUERMANN 1958). Ebenfalls meist kurz vor dem Exanthem schießen dunkelrote Flecke im Bereich von weichem und hartem Gaumen, von Vulva und Tonsillen auf. Dieses *fleckförmige Enanthem* ist zusammen mit den *Koplikschen Flecken* für die Erkennung der Masern bedeutungsvoll. Ähnliche Flecken sind mitunter an den Conjunctiven zu sehen (BLANK und RAKE 1955, seltener Cornealgeschwüre).

Das fleckförmige *Masernexanthem* wird später erhaben; die Flecken bekommen jedoch weniger eine papulöse Beschaffenheit, sondern nehmen mehr eine urticarielle Note an. Diese exsudative Komponente ist gelegentlich so stark ausgeprägt, daß sich im Zentrum der urticariellen Flecke kleinste, miliare Bläschen zu bilden vermögen *(Morbilli vesiculosi)*. Bei sehr schwerem Krankheitsverlauf kann das Exanthem hämorrhagisch werden. DEGEN (1951) beobachtete sogar bei einem abortiv verlaufenden Masernfall Hämorrhagien im Gesicht und am Hals.

Am häufigsten ist eine Abtrennung der Masern von Scharlach und Röteln notwendig. Der *Scharlach* hat im Gesicht keine fleckförmige Beschaffenheit und zeigt eine periorale Blässe (Masernflecken auch um den Mund herum). Eine gute Hilfe stellt der Debré-Test dar (Aussparphänomen). Wird Masernrekonvaleszenten-Serum intradermal injiziert, so wird die Injektionsstelle von einem Masernexanthem nicht befallen — (*Parallele*: Auslöschphänomen nach SCHULTZ-CHARLTON beim Scharlach).

Rubeolen verlaufen im allgemeinen milder als Masern, weisen meist geringere katarrhalische Erscheinungen auf und deutliche Lymphknotenschwellungen am hinteren Rande des Musculus sternocleidomastoideus und im Nacken. Bei Röteln ungewöhnliche, bei keiner anderen Infektionskrankheit in dieser Weise auftretende Vermehrung der Plasmazellen bis zu 12% (zuweilen bis zu 34%!), bei Masern meist geringe Leukopenie mit Verminderung der Lymphocyten und der Eosinophilen.

Morbilliforme Exantheme kommen weiter bei der Dengue, der Mononucleosis infectiosa und Arzneimittelallergien sowie bei der Lues II (Wassermann-Reaktion, Spirochäten-Eiweißreaktion, evtl. Nelsontest) vor. Über Dengue und Mononucleosis s. weiter unten!

d) Laboratoriumsdiagnose

Bereits 1911 wiesen ANDERSON und GOLDBERGER nach, daß ultrafiltriertes, infektiöses Material von Masernkranken auf Affen übertragen werden kann. Bei ausgedehnten Affenversuchen der letzten Jahre fiel auf, daß bei manchen Tieren keine Krankheitserscheinungen hervorgerufen werden konnten, da sie bereits gegen das Masernvirus gerichtete Antikörper im Blutserum besaßen! Erklärt wurde dieser Vorgang durch die Isolierung eines Agens aus Nierengewebe schein- bar gesunder Affen, das mit dem Masernvirus identisch war (ENDERS-RUCKLE 1960). Noch steht nicht fest, ob das bei Affen gefundene Masernvirus auf diese Tiere im Laufe ihrer Gefangenschaft zufällig übertragen wurde, oder ob bei Affen „eine spezieseigene Erkrankung" vorkommt — etwa in der gleichen Art, wie es bei den Beziehungen zwischen Masern- und dem Hundestaupe-Virus zu sein scheint (gemeinsame antigene Komponenten bei Masern- und Staupevirus, ADAMS und IMAGAWA 1957).

Das Masernvirus kann in Bruteiern (Chorionallantoismembran) zur Vermeh- rung gebracht werden (WENCKEBACH 1938, RAKE und SHAFFER 1939 u. a.). Es gelang auch, dieses Virus (z. B. nach Anzüchtung in HeLa-Zellkulturen) mittels intracerebraler Inoculation auf Babymäuse zu übertragen (IMAGAWA und ADAMS 1958). Das bedeutendste Isolierungsverfahren ist aber die Züchtung in Zellkulturen.

Die erste Züchtung des Masernvirus in Gewebekulturen aus Affennierenepithel und aus Zellen menschlicher Abkunft führten ENDERS und PEEBLES (1954) durch. In den Kulturen entstanden 2 bis 7 Tage nach der Beimpfung syncytiale Zell- komplexe, die zwischen 40 und 100 Kerne aufwiesen und deren Cytoplasma vacuoli- siert war (multinucleäre Riesenzellen). Dieser cytopathogene Effekt setzte herd- förmig ein und dehnte sich langsam über den ganzen Zellrasen aus. Später zer- fielen diese riesigen Zellaggregate. In den Kernen wurden oft homogene, eosino- phile Einschlußkörper beobachtet (YOSHIOKA 1958, KLÖNE 1958).

Inzwischen liegen zahlreiche Berichte über die Isolierung des Masernvirus in Zellkulturen vor (verschiedene Nährmedien, methodische Verbesserungen, Fluorescenz-cytologische Untersuchungen usw.). BLACK u. Mitarb. (1956) züchte- ten das Masernvirus in Kulturen aus menschlichen Spinaliomzellen, dies gelang auch DEKKING und McCARTHY (1956). In Zellkulturen aus menschlichem Amnion- epithel, menschlichen Nieren und Affennieren isolierten das Masernvirus ENDERS (1956), ENDERS u. Mitarb. (1957), RUCKLE (1957), MILOVANOVIC u. Mitarb. (1957), BECH (1958), FRANKEL und KING-WEST (1958), in menschlichen Herzzellkulturen GIRARDI u. Mitarb. (1958), und schließlich konnten KATZ u. Mitarb. (1958) einen an das Hühnerbrutei adaptierten Stamm des Masernvirus in Kulturen von Hühnerembryo-Geweben zur Vermehrung bringen. HSIUNG u. Mitarb. (1958) zeigten, daß das Masernvirus in Monolayer-Kulturen von Nierenzellen einer afri- kanischen Affenart (Erythrocebus patas) feine, aber deutliche Plaques mit schar- fen Rändern bildet (mit Hilfe der Plaque-Technik sind quantitative Bestimmun- gen und Neutralisationstests mit Masernvirus durchführbar). Weitere Einzelheiten über die Züchtung des Masernvirus, über seine Eigenschaften und Beziehungen zu anderen Virusarten s. bei KLÖNE (1958), bei SHERMAN und RUCKLE (1958), bei ENDERS u. Mitarb. (1959), bei McCARTHY (1959) und bei RAPP (1960).

Die Isolierung des Masernvirus gelingt aus dem Blut und aus dem Rachen- spülwasser (am besten vor Ausbruch des Exanthems oder innerhalb der ersten 48 Stunden nachher). Die bisher isolierten Masernstämme verhielten sich anti- genetisch einheitlich. Im Blutserum der Rekonvaleszenten können neutralisierende und komplementbindende Antikörper nachgewiesen werden. Die ersten Anti- körper finden sich schon bald nach Ausbruch des Exanthems, ihren Gipfeltiter erreichen sie etwa 4 Wochen später. Dann vollzieht sich ein langsamer Abfall der Titer bis zu einer Minimalhöhe, die lebenslänglich bestehen bleibt (andauernde Immunität). Der Neutralisationstest wird am besten in Gewebekulturen durch- geführt. Antigene für die Komplementbindungsreaktion können aus Eikulturen oder Zellkulturen hergestellt werden.

Das Masernvirus hat eine Größe von 120 bis 140 mμ. Ultrahistologische Untersuchungen der Hautveränderungen beim Masernexanthem liegen bisher noch nicht vor.

e) Therapie und Prophylaxe

Ein spezifisch-wirkendes Mittel gegen Masern gibt es noch nicht. Der Wert der Antibiotica und Sulfonamide für die Beherrschung der bakteriellen Sekundär-infektionen wurde schon erwähnt. Symptomatica (Zink-Augentropfen, Anti-pyretica, Acedicon oder Codein, Mundpflege usw.) verstehen sich von selbst.

Die *passive Immunisierung* mit Rekonvaleszentenserum oder Gammaglobuli-nen (letzteres am besten!) bei Masern hat sich bewährt, und zwar viel besser als intramuskulär gegebenes Erwachsenenblut oder -serum. Der erzielte Schutz ist abhängig von der Dosishöhe und vom Zeitpunkt der Injektion. Gammaglobulin (z. B. das der Behringwerke) wird mit 0,2 cm³ bis 0,4 cm³ pro kg Körpergewicht dosiert. Wird in dieser Menge Gammaglobulin innerhalb der ersten 3 Tage nach der Exposition (bzw. Infektion) zugeführt, so ist fast stets ein völliger Schutz vor der Erkrankung zu erwarten, der etwa 2 bis 3 Wochen andauert. Wird das Gamma-globulin später (bis zum 4. oder 5. Tag der Inkubation) appliziert, so verlaufen die Masern mitigiert (SPIESS 1958).

Antibiotica- und Gammaglobulinbehandlung beeinflussen die Masernence-phalitis nicht (hierüber und über die passive Masernimmunisierung allgemein s. bei HÄCKEL 1952, MIROVSKY und SEIDLER 1955 sowie bei ALLEN und FRANK 1956).

Gegenwärtig wird intensiv an der *aktiven Immunisierung* gegen Masern gearbeitet (erste Versuchsserien laufen, Resultate stehen noch aus). Eine Virulenz-abschwächung des Masernvirus gelang nach Anpassung eines auf Zellkulturen isolierten Stammes an embryonales Hühnergewebe. Damit war die Voraus-setzung für die Herstellung einer „*Lebend-Vaccine*" geschaffen (ENDERS-RUCKLE 1960).

3. Scharlach

a) Definition

Der Scharlach (Scarlatina) ist eine akute Infektionskrankheit hierfür Prä-disponierter. Der Kontagionsindex beträgt 35%, ist jedoch örtlichen und zeit-lichen Schwankungen unterworfen. Die Eintrittspforte für das infektiöse Agens und die Lokalisation des Primäraffektes bildet nach SCHUERMANN (1958) „in den meisten und typischen Fällen der Nasen-Rachenraum". Die initialen Krankheits-erscheinungen bestehen aus einer Angina („nahezu obligat"), einem Enanthem (düsterroter Rachen, streifiges Erythem des Gaumens, „Himbeerzunge"), einem charakteristischen Exanthem sowie aus regelmäßiger Temperatursteigerung. Einem erscheinungsfreien Intervall folgt bei einem Teil der Fälle ein sogenanntes „zweites Kranksein" (Scharlachnephritis, Herzbeteiligung, Otitis, Typhoid, Scharlachrheumatoid), evtl. mit Wiederholung des Exanthems (STRÖDER 1956).

Die Frage, ob der Scharlach nur eine Streptokokkeninfektion darstellt oder zusätzlich ein Virus als Erreger in Betracht kommt, ist noch immer nicht absolut sicher geklärt. „Im Vordergrund steht nach wie vor die Streptokokkenätiologie" (STRÖDER 1956). Die pathogenetische Beteiligung von hämolysierenden Strepto-kokken der Gruppe A (bei 97% der Scharlachpatienten) steht eindeutig fest. BINGEL (1947 a, b, c, 1949) vertritt die Ansicht, daß die hämolysierenden Strepto-kokken entweder „pyogen" oder „scarlatinogen" wirken und daß dieses unter-schiedliche Verhalten durch An- oder Abwesenheit eines „Begleitvirus" bedingt wird. Demnach soll nur die „Streptokokken-Virus-Kombination" die Scharlachnoxe erzeugen (Virus an die Streptokokken parasitär oder symbiontisch gebunden). Bereits HEGLER (1946) glaubte, daß ein Virus „Schrittmacher für die Streptokokken" sein könnte. Die Begleitvirus-Hypothese ist nicht ohne Widerspruch geblieben (z. B. seitens des Arbeitskreises um KIKUTH und GRÜN). Entschieden ist die Streitfrage noch nicht. Auffällig bleibt, daß der Scharlach in den letzten Jahren (allgemeiner Einfluß der Antibiotica, Genius epidemicus?) fast ausschließlich milde Verlaufsformen zeigt (von zahlreichen Autoren wird wiederholt betont, daß gegenwärtig die Häufigkeit der bakteriellen Infektionen ab- und die der Viruskrankheiten zunimmt) und daß es trotz der modernen Zellkulturen-Technik noch nicht gelungen ist, das „Scharlach-Virus" zu isolieren. Über den zur Zeit leichten Scharlachverlauf s. bei ROMINGER (1955) und ZISCHINSKY (1957).

b) Differentialdiagnose

Am häufigsten muß der Scharlach gegen Masern (s. S. 365), gegen scarlatiniforme Arzneimittelexantheme, gegen das Grippe-Scarlatinoid (s. bei „Influenza" S. 345 und bei STRÖDER 1956), gegen Rubeolen (s. S. 370) und gegen den Scharlach-ähnlichen Rash bei Varicellen (Klärung durch Verlauf) abgegrenzt werden.

Differentialdiagnostisch wichtige Symptome und Hilfsmittel: Auslöschphänomen von SCHULTZ-CHARLTON, Dick-Test (Injektion von 0,1 cm³ Toxin intracutan: Rötung und Schwellung [d. h. positive *Dick-Reaktion*] nur bei Nichtimmunen), Dermographie blanche, Hautfollikelschwellung, Himbeerzunge, beträchtliche Leukocytose und spätere „Scharlachschuppung". Die Inkubationszeit des Scharlachs ist nicht streng normiert. Sie beträgt meist 2 bis 5 Tage (Grenzen: 1 bis 24 Tage).

Bei Scharlacherkrankung können in den Leukocyten die von DÖHLE beschriebenen rundlich-ovalen Einschlußkörper beobachtet werden. Sie besitzen einen gewissen differentialdiagnostischen Wert, sind aber sicher nicht „Virus-Kolonien" (experimentelle Erzeugung beim Tier durch Diphtherietoxin möglich).

Die *Hauthistologie* ist kaum für die Differentialdiagnose des Scharlachs zu verwerten. Die wesentlichste Veränderung der Scharlachhaut ist die sehr starke Erweiterung und Füllung der Capillaren im Papillarkörper und im unteren Corium („maximale Gefäßparalyse" nach UNNA). Die Epidermisveränderungen sind weitgehend von der Stärke der entzündlichen Exsudation im Papillarkörper abhängig (histologische Details bei GANS und STEIGLEDER 1957).

Erwähnt sei noch, daß kürzlich RADL und HEKELE (1959) über ein 10jähriges Mädchen berichteten, bei dem im 5. Lebensjahr eine Psoriasis mit einem pustulösen Schub auftrat. Im 10. Lebensjahr kam es drei Tage nach Beginn einer Scharlacherkrankung erneut zur Ausbildung einer Psoriasis pustulosa vom Typ Zumbusch.

c) Therapie und Prophylaxe

Allgemein wird die Auffassung geteilt, daß der Penicillinbehandlung des Scharlachs ein bedeutender Wert zukommt. Nach DOST (1957) wird heute angenommen, daß eine *Penicillintherapie* nur dann sinnvoll ist, wenn sorgfältige Ausschaltung jeder Reinfektionsmöglichkeit gewährleistet ist; (andernfalls müssen Komplikationen die Folge sein, die als „Hospitalisierungsschäden" bezeichnet wurden). Außer Zweifel aber steht der günstige Einfluß des Penicillins auf die initialen Krankheitserscheinungen (Angina, Temperaturen).

Bei schweren, hypertoxischen Scharlachfällen ist auch heute noch die *Therapie mit Scharlachserum* indiziert. Die Prophylaxe mit Scharlachserum (passive Immunisierung) hat sich hingegen nicht bewährt.

Nach Wiesener (1958) besteht über die Eignung des Scharlachimpfstoffes zur *aktiven Immunisierung* keine einheitliche Meinung. Mit Adsorbatimpfstoffen muß mindestens zweimal im Abstand von 4 Wochen eine Injektion von 1 cm³ (1. Injektion) bzw. 0,5 cm³ (2. und evtl. 3. Injektion) erfolgen, um einen relativen Impfschutz von etwa zweijähriger Dauer zu erzielen. Bessere Wirkung ist nach dreimaliger Impfung zu erwarten. Zur Scharlachimpfung führt Wiesener (1958) aus: „Zu Epidemiezeiten hat auch eine Scharlachschutzimpfung prophylaktischen Wert. Eine generelle Anwendung kann bei den zur Zeit milde verlaufenden Erkrankungen und der anhaltend guten Wirksamkeit von Penicillin nicht empfohlen werden. Bei der üblichen Dreifachimpfung verdient neben Diphtherie- und Keuchhustenimpfstoff der gut verträgliche und wirksame Tetanusimpfstoff den Vorzug vor der Scharlachimpfstoffkomponente."

4. Rubeola

a) Synonyma

Röteln, Rubella, German Measles, Epidemic Roseola, Three-day-measles, Rubéole.

b) Definition

Röteln stellen eine akute Viruskrankheit dar, die vorwiegend Kinder befällt und gekennzeichnet ist durch ein rosarotes, grob- oder kleinfleckiges, generalisiertes Exanthem, durch Lymphknotenschwellungen und ein sog. „buntes Blutbild". In den ersten 2 bis 3 Schwangerschaftsmonaten kann eine Rubeoleninfektion schwere Fruchtschäden verursachen. Röteln sind weltweit verbreitet (sporadisches Auftreten, kleinere, selten größere Epidemien). Der Kontagionsindex ist geringer als bei Masern. Die Krankheit ist 2 Tage vor bis 5 Tage nach Auftreten des Exanthems ansteckend. Die Inkubationszeit beträgt 14—18 (23) Tage. Die Übertragung geschieht in Form der Tröpfcheninfektion. Am häufigsten erkranken Kinder zwischen dem zweiten und zehnten Lebensjahr, aber auch ältere Kinder und jugendliche Erwachsene (Erkrankungen jenseits des 30. Lebensjahres sind selten). Röteln hinterlassen langdauernde Immunität, Zweiterkrankungen kommen selten vor. Erwachsene können evtl. einen schwereren Verlauf durchmachen als Kinder, die z. T. die Krankheit überstehen, ohne bettlägerig zu werden. Das Exanthem heilt gewöhnlich nach 2 bis 3 Tagen ab, zuweilen besteht Juckreiz. Es gibt Fälle von Röteln ohne Exanthem (Rubeola sine exanthemate, dann nur Schwellung der Lymphknoten, ein buntes Blutbild und evtl. Fieber). Die Prognose der Röteln ist überwiegend gut. Eine ernste Komplikation ist die seltene Röteln-Encephalomyelitis (Winter 1954, Dahl 1955, Cantwell 1957 und Riley 1958).

c) Differentialdiagnose

Röteln müssen abgegrenzt werden von Masern (evtl. bei gleichzeitiger Masern- und Rötelnepidemie sehr schwierig, Cuendet 1948), Scharlach, Lues (Serologie), Ringelröteln und von rubeoliformen Exanthemen bei Mononucleosis infectiosa und ECHO-Virusinfektionen (s. dort). Von Masern unterscheiden sich die Röteln vor allem durch Fehlen der Koplikschen Flecke (Enanthem bei Röteln: kleine rote Flecken am weichen Gaumen) und durch die Plasmazellenvermehrung im peripheren Blut (5 bis 12%, ja bis zu 34% Plasmazellen). Beim Scharlach kommt es meist vom 5. bis 6. Tag an zur Entwicklung einer Eosinophilie, im Gegensatz zu Rubeolen keine Schwellung der occipitalen, cervicalen und retroauriculären Lymphknoten.

MARETIĆ u. Mitarb. (1958) fanden bei einem Fall von Röteln, bei dem einer Appendicitis wegen laparotomiert werden mußte, ein ausgedehntes, diffuses Enanthem des Peritonaeums.

Die Hauthistologie bei Rubeolen ist für die Differentialdiagnose nicht von Bedeutung (Epidermis: geringe Acanthose, Corium: mäßig starker entzündlicher Prozeß im Bereich des oberen Blutgefäßnetzes, Infiltrate aus Histio-, Lympho- und Leukocyten um Follikel und Schweißdrüsen und perivasculär). Die Veränderungen sind durchweg weniger stark ausgeprägt als bei Masern. Über die histologischen und cytologischen Details s. bei LIPSCHÜTZ (1932).

Die katarrhalischen Veränderungen (Rhinitis, Pharyngitis, Bronchitis und Conjunctivitis) sind bei Röteln im allgemeinen viel flüchtiger als bei Masern. Sie können wie das Fieber gänzlich fehlen.

d) Laboratoriumsdiagnose

Das Rötelnvirus kann über das Respirationssystem von Mensch zu Mensch übertragen werden (infektiöses Material: Ultrafiltrat von Nasensekret; Versuche von ANDERSON 1949). Derselbe Autor berichtete 1954 über die Isolierung des Virus in Zellkulturen aus Affennierenepithel. Erst in der 5. Passage traten cytopathische Veränderungen auf: herdförmig angeordnete multinucleäre Zellen und große mononucleäre Zellen. Dieser cytopathogene Effekt ließ sich durch Zugabe von Rekonvaleszentenserum verhindern. Das in der Gewebekultur angereicherte Agens konnte nicht auf Affen übertragen werden. Das Resultat ANDERSONS ist bisher durch andere Untersucher noch nicht reproduziert worden.

Gelungene Übertragungen vom Menschen auf mehrere Affenspecies sind mehrfach in der Literatur mitgeteilt worden. Die Berichte über erzielte Vermehrung des Rötelnvirus in Eikulturen sind nicht überzeugend, ebenfalls nicht die elektronenoptischen Darstellungen des infektiösen Agens durch REAGAN u. Mitarb. (1953). Siehe hierüber: NAUCK (1958) und ENDERS-RUCKLE (1960).

SEEBERG (1951) beobachtete bei Tuberkulin- (Mantoux-Reaktion) und Diphtherietoxin-Injektionen (Schick-Reaktion) bei Rötelnkranken schwache oder negative Ausfälle der Hautreaktionen solange das Exanthem bestand, stärkere Reaktionen nach Abblassen des Ausschlages. Analoge Ergebnisse erhielt SEEBERG bei Scharlach- und Masernpatienten ("unspezifische Anergie der Haut").

Eine für die Routineuntersuchung im Laboratorium geeignete Nachweismethode des Rötelnvirus ist noch nicht bekannt.

e) Therapie und Prophylaxe

Antibiotica beeinflussen die Rubeoleninfektion nicht. Experimentelle Grundlagen für eine aktive Rubeolenschutzimpfung sind vorhanden, doch ist die praktische Durchführung zur Zeit noch nicht möglich (SHAUGHNESSY 1957, SPIESS 1958).

Für die passive Immunisierung ist die Applikation von Gammaglobulin geeignet (0,2—0,4 cm³ pro kg Körpergewicht, WARD und PARKER 1956, KRUGMAN und WARD 1958). Die Injektion des Gammaglobulins muß innerhalb der ersten drei Tage nach der Infektion erfolgen. Die Schutzwirkung ist nicht unbedingt sicher, bei weitem nicht in dem Maße wie gegenüber Masern. Am besten geeignet ist Gammaglobulin aus Rötelnrekonvaleszentenserum. Die Schutzdauer beträgt etwa 2—3 Wochen. Unbedingt indiziert ist die Zufuhr von Gammaglobulinen bei Graviden, bei denen die Möglichkeit einer Infektion innerhalb der ersten vier Schwangerschaftsmonate gegeben war. Die Injektion sollte möglichst bald nach der Exposition durchgeführt werden (SPIESS 1958).

Gravide Frauen sollten in der ersten Hälfte der Schwangerschaft unbedingt von Rötelnkranken ferngehalten werden. Von manchen Autoren wird vorgeschlagen, Mädchen vor der Pubertät künstlich mit Röteln zu infizieren, d. h. ihren Kontakt mit einem an Rubeolen erkrankten Kind zu fördern („Kindergesellschaften bei Rötelnpatienten"), um einer späteren Rubeoleninfektion während der Schwangerschaft vorzubeugen (Blank und Rake 1955, Nauck 1958).

f) Embryopathia rubeolosa

Von Gregg (1942) wurde zuerst darauf hingewiesen, daß bei Kindern, deren Mütter im ersten Trimenon der Schwangerschaft an Rubeolen erkrankt waren, Schädigungen folgender Art auftreten konnten: Katarakt, Mikrophthalmie, Herzmißbildung, Mikrocephalie, Taubheit, Zahnanomalien und psychische Defekte.

Unterschieden werden muß zwischen Gameto-, Embryo- und Fetopathien. Die Ursache der Gametopathien sind Veränderungen der männlichen und weiblichen Keimzellen vor der Konzeption (z. B. Mongolismus). Die Fetopathien hemmen die Reifung der Frucht oder lassen diese in den letzten zwei Dritteln der Schwangerschaft absterben (z. B. Lues, Toxoplasmose, Cytomegalie). Embryopathien hingegen führen im ersten Drittel der Gravidität zu krankhaften Veränderungen der Frucht (z. B. Röteln). Nur die Gameto- und Embryopathien, *nicht* die Fetopathien, verursachen Fehlbildungen. Letztere sind phasenspezifisch und faktorenunspezifisch, d. h. es ist gleichgültig, ob der Faktor das Pocken- oder Rötelnvirus ist, wichtig ist nur der Zeitpunkt des Einwirkens, d. h. der Infektionstermin innerhalb der ersten drei Schwangerschaftsmonate. Dies verdeutlicht die Tabelle 37 (aus der Monographie von Flamm 1959).

Tabelle 37. *Termin der Virusinfektionen innerhalb der ersten 3 Schwangerschaftsmonate und Art der verursachten Mißbildungen* (nach Flamm 1959)

Virusinfektionen während der Graviditätswochen	Mißbildungen des Embryo
5	Katarakt
5—7	Herzfehler
5—7 und 9—12	Innenohrschäden
8—9	Milchzahndefekte

Mit dem Problem der Embryopathien durch das Rötelnvirus beschäftigen sich Arbeiten von Werthemann (1948), Swan (1949), Müller und Schäffer (1950), Selander (1950), Wolff (1950), Günther (1952), Töndury (1952), Kaye u. Mitarb. (1953), Germer (1955), Lützenkirchen (1955), Budolfsen (1956), Froewis und Plattner (1956), Hecht (1956), Koeppe (1956), Morari (1956), Doerr (1957), Greenberg u. Mitarb. (1957), Lorant (1957), Germer (1958), Hill u. Mitarb. (1958) sowie von Karte (1958) u. a. (weitere Literatur, pathologisch-anatomische, klinische und virologische Einzelheiten s. bei Flamm 1959).

Neuere Untersuchungen über die Rubeolenembryopathie ergaben, daß mit 10 bis 15% Mißbildungen gerechnet werden muß, wenn die Mutter in den ersten drei Monaten der Schwangerschaft an Röteln erkrankt (Germer 1960). Eine gesetzliche Regelung über die Vornahme einer Schwangerschaftsunterbrechung im Falle einer Rötelninfektion im ersten Trimenon liegt bis jetzt noch nicht vor. Es muß individuell von Fall zu Fall entschieden werden (z. B. Übernahme des Risikos seitens einer älteren Erstgebärenden).

5. Rubeola scarlatinosa

a) Synonyma

Vierte Krankheit (nach Masern, Scharlach und Röteln), Fourth Disease.

b) Definition

Wahrscheinlich kommt dieser Infektionskrankheit keine selbständige Stellung zu. Möglicherweise ist das Krankheitsbild der Rubeola scarlatinosa entweder eine besondere Verlaufsform der Röteln oder eine „sehr leichte Variante" des Scharlachs (sehr kleinfleckiges Exanthem). HEGLER (1946) brachte die Beziehungen des Exanthems der „Vierten Krankheit" zu den klassischen Exanthemen auf folgende Formel: „Röteln verhalten sich zu Masern wie die Vierte Krankheit zu Scharlach".

Die Inkubationszeit soll 9 bis 20 Tage betragen. Beobachtungen über eine spezifische Immunität liegen nicht vor. Bereits MORAWETZ (1930) schrieb: „Für die Selbständigkeit dieser Krankheitsform würde nur ein epidemisches Auftreten sprechen, ohne daß dabei Übertragungen von ausgesprochenem Scharlach oder Röteln stattfinden." — Bisher wurde kein Virus isoliert, das als spezifischer Erreger der Vierten Krankheit in Betracht kommt. Möglicherweise sind früher durch ECHO-Viren ausgelöste Exantheme als „Rubeola scarlatinosa" angesprochen worden, vielleicht auch Grippe-scarlatinoide.

6. Erythema infectiosum acutum

a) Synonyma

Ringelröteln, Kinderrotlauf, Fünfte Krankheit, Megalerythema epidemicum (oder „infectiosum"), Fifth Disease, Cinquième maladie, Quinta malattia, Mégalerythème épidémique, Erythema contagiosum, Erythema simplex marginatum, Erythema infectiosum morbilliforme, *Exanthema variabile*. — Weitere Synonyma bei KORTING (1951). Bei letzterem und bei KORNTNER (1959) s. auch die Geschichte dieser Krankheit.

b) Definition

Beim Erythema infectiosum handelt es sich um eine akute Infektionskrankheit, deren Erreger mit großer Wahrscheinlichkeit ein Virus ist. Gekennzeichnet ist die Krankheit durch eine Polymorphie des Exanthems, durch das häufige Fehlen von Allgemeinsymptomen, durch die z. T. lange Bestandsdauer der Hauterscheinungen und durch die Bevorzugung des weiblichen Geschlechtes. Es erkranken besonders häufig Mädchen im Alter von 6 bis 15 Jahren.

c) Klinik

Die Inkubationszeit beträgt 7 bis 14 (6—17) Tage. Am häufigsten werden Kinder im Alter von 6 bis 15 Jahren (unter einem Jahr kommen selten Erkrankungen vor), aber auch Jugendliche, selten ältere Erwachsene befallen (Mädchen und jüngere Frauen werden bevorzugt).

Prodromalerscheinungen fehlen oft. Vor Ausbruch des Exanthems können sich gelegentlich Müdigkeit, Appetitlosigkeit, Durchfall, Kopf- und Leibschmerzen, Kältegefühl, katarrhalische Symptome, Lichtscheu, Halsschmerzen, subfebrile Temperaturen, evtl. auch mäßig starke, nicht druckempfindliche Schwellungen der Lymphknoten und Gelenkschmerzen einstellen. Im allgemeinen verläuft die Krankheit aber sehr leicht und ohne Fieber.

Das Erythema infectiosum ist keine sehr häufige Krankheit, es tritt in größeren Zeitabständen in Form kleinerer Epidemien auf (z. B. 1942 in Kuba: EXPOSITO 1956 oder in der Umgebung von Detroit 1956—1957: CONDON 1959). Pandemien sind sehr selten (größere Epidemien z. B. 1913/14 in Breslau mit über 1000 Fällen, 1951/52 in Frankreich; weitere epidemiologische Daten s. bei TRÜB und POSCH 1959). Gern tritt das Erythema infectiosum im Frühjahr und Herbst auf. Die

Übertragung geschieht durch direkten Kontakt (wahrscheinlich durch Tröpfcheninfektion). Die Krankheit ist weit verbreitet (Europa, Amerika, Asien, s. Details bei KORTING 1951).

Das *Exanthem* tritt plötzlich auf. Zunächst bilden sich kleine, leicht erhabene („urticarielle“), stecknadelkopf- bis linsengroße, rote Flecken im Bereich von Wangen und Stirn. Unter Aussparung von Oberlippe, Nasolabialfalte und Kinn kann durch Konfluenz der Efflorescenzen eine Schmetterlingsfigur entstehen, deren Farbe zuerst hochrot ist und auf Druck schwindet, die später eine livide Note erhält und deren Ränder leicht erhaben sind (Aussehen wie Erysipel). Die Haut fühlt sich heiß an und ist prall gespannt. Die großen Wangenherde blassen im weiteren Verlauf zuerst im Zentrum ab. Etwa 1 bis 3 Tage nach Befall des Gesichtes dehnt sich der Ausschlag auf die Streckseiten der Arme und Beine, gelegentlich auch auf den Rumpf und die Beugeseiten der Extremitäten aus (Springen des Exanthems). In der Regel bleiben Handteller, Hand- und Fußrücken, Fußsohlen und die Kopfhaut frei.

Auch bei den nicht im Gesicht befindlichen Läsionen handelt es sich um große, scharf begrenzte, intensiv-rote, erhabene, z. T. quaddelförmige Flecken mit späterer Tendenz zum Konfluieren. Es bilden sich dann große girlandenförmige Plaques oder landkartenähnliche Figuren („Ringelröteln“, „Megalerythem“). Nicht immer ist der cyanotische Farbton im weiteren Verlauf sehr ausgeprägt. Das Exanthem bleibt meist 4 bis 7, auch 10 Tage bestehen (selten bis zu 24 Tage). Es kann Juckreiz vorhanden sein. Von manchen Autoren wird der Pruritus als „lebhaft“, „heftig“ oder „lästig“ angegeben. Gelegentlich jucken die Hauterscheinungen nicht.

Die *Abheilung des Exanthems* kann mit und ohne Schuppung („Schälung“) erfolgen. Zu stärkerer Schuppung kommt es vor allem bei ausgeprägter exsudativer Komponente der Hautveränderungen. Hinterlassen von Pigmentierungen ist selten (z. B. leicht-bräunlich pigmentierte Flecken, die nach einigen Wochen von selbst verschwinden), häufiger hingegen behält die Haut an den Partien, die vom Exanthem ergriffen wurden, noch längere Zeit ein marmoriertes Aussehen. Nachkrankheiten wie beim Scharlach gibt es nicht.

Enantheme (kurz vor oder beim Auftreten des Exanthems) sind häufig zu beobachten, und zwar kommt es vorwiegend zur Entwicklung kleiner roter Flecken auf der Wangenschleimhaut und am Gaumen, z. T. auch zur Bildung punktförmiger Petechien (GLANZMANN 1952).

Das Exanthem des Erythema infectiosum besitzt gern einen Wechsel in der Farbintensität (z. B.: lebhaft rote Farbe im Liegen, beim Stehen Umschlag von rot in eine livide Färbung, WALTHER 1949). Durch mechanische Reizung der Haut kann das Exanthem an schon abgeheilten Partien zum Wiederauftreten gebracht werden (passager!). Dieser Eigenschaft und der Polymorphie des Exanthems wegen hat POSPISCHILL (1904) das Erythema infectiosum „*Exanthema variabile*“ genannt.

Das Adjektiv „variabile“ verdient die Krankheit in mehr als einer Hinsicht. MÖBUS (1954), der ein guter Kenner des Erythema infectiosum ist, betonte, daß 84 Fälle, die er vor allem im ersten Halbjahr 1953 selbst beobachten konnte, den Definitionen in den Lehrbüchern meist nicht entsprachen. Häufig fehlten die Schmetterlingsfiguren im Gesicht, das gesamte Exanthem blieb kleinfleckig und heilte nach wenigen Tagen ohne Neigung zur Konfluenz und ohne Residuen ab. Die Fälle von MÖBUS zeigten keinen Unterschied in der Geschlechtsverteilung, keine jahreszeitliche Häufung, von den 84 Kranken waren 6 Säuglinge und Prodrome waren nicht selten. Von MÖBUS wird besonders hervorgehoben, daß Intensität und Dauer des Wangenerythems sehr wechseln können und „daß es oft nur als blühendes Aussehen imponiert, ferner, daß es die einzige Manifestation des Erythema infectiosum bleiben kann".

Der Stamm soll beim Erythema infectiosum selten befallen werden. Dies wird allerdings von manchen Autoren bezweifelt und MöBUS führt hierzu aus: „COERPER schildert ausgeprägte Fälle treffend als „mit Exanthem förmlich übergossen." Man mag einwenden, daß dieser Befund anscheinend nicht bei allen Epidemien gleich häufig und markant in Erscheinung trat; aber bei der verblüffenden Regelmäßigkeit, mit der wir ihn vor allem bei jüngeren Kindern beobachten konnten, halten wir es doch für angezeigt, wenn er in Zukunft allgemeinere Erwähnung findet." MöBUS meint, daß gelegentlich „fast jede Körperstelle" Hautveränderungen aufweisen kann; (im Hinblick auf die primäre und sekundäre Virämie in der Pathogenese der exanthematischen Virusinfektionen wäre dies nur natürlich).

In Anlehnung an die Verlaufsformen, die POSPISCHILL (1904) herausgestellt hat, hat MöBUS den Exanthemverlauf des Erythema infectiosum folgendermaßen gegliedert:

1. Stadium: „Schmetterlingsförmige Gesichtsröte", mit ihr zugleich oder kurz darauf tritt das

2. Stadium auf, das *Morbilloid.* Es handelt sich um ausgedehnte kleinfleckige, z. T. urticariell erhabene Efflorescenzen, mit Unterschieden in der Intensität und Ausbreitung. Beim voll ausgeprägten, typischen Krankheitsbild folgt nach kürzerer oder längerer Zeit das

3. Stadium, das sog. „Erythema gyratum". Die Girlandenbildung bevorzugt deutlich die Streckseiten der Extremitäten.

Die 84 Patienten, die MöBUS (1954) untersuchte, verteilen sich unter Zugrundelegung dieses Schemas folgendermaßen:

1. Nur Gesichtsröte: 4 Fälle.
2. Deutliche Gesichtsröte und Morbilloid: 9 Fälle.
3. Typische Ringelröteln (mit Girlanden): 35 Fälle.
4. Verdacht auf Erythema infectiosum (Abortivformen): 36 Fälle (!).

Wenn zwei Stadien einwandfrei nachzuweisen sind, kann nicht mehr von abortiver Erkrankung gesprochen werden. Die *Prognose* des Erythema infectiosum ist stets gut.

Mehrfach sind Exanthemverläufe mit stärkerer exsudativer Komponente (Abgrenzung gegen Urticaria, z. T. lokalisierte Ödeme im Bereich der Unterarme, Ohrmuscheln und Augenlider) angegeben worden. Im Hinblick auf die zahlreichen Formen und Varianten des Exanthems sprach POSPISCHILL von einem „reizvollen Wechsel des schönsten und kunstvollsten aller Exantheme."

Die Exanthemdauer schlüsselte sich bei MöBUS wie folgt auf:

```
        1—2  Tage  . . . . . . . 10 Patienten
        3—5  Tage  . . . . . . . 25 Patienten
        6—10 Tage  . . . . . . . 19 Patienten
       11—15 Tage  . . . . . . . 11 Patienten
    Mehr als 15 Tage  . . . . .   2 Patienten
    Nicht genau zu ermitteln . . 17 Patienten
```
Ausgeprägte Schuppung sah MöBUS nur in einem Falle.

Kurzdauernde Temperatursteigerungen sind nicht ungewöhnlich. Enantheme sah MöBUS selten. Koplikische Flecken treten beim Erythema infectiosum nie auf. Lymphdrüsenschwellungen verschiedener Stärke und Lokalisation (gern submandibulär) kommen im Exanthemstadium häufiger vor. Die Diazo-Reaktion des Harnes ist negativ.

Die Krankheit hinterläßt eine langdauernde *Immunität*. *Rezidive* sind selten. Über seltene Komplikationen s. bei KORNTNER (1959)[1].

Höhere *Temperaturen* beim Erythema infectiosum beobachteten BOULARD und PIERRE (1953).

Die *Blutkörperchensenkungsgeschwindigkeit* ist beim Erythema infectiosum entweder nicht oder nur gering beschleunigt (GREITHER 1958).

Das *Blutbild* ist nicht sehr charakteristisch. Meist findet sich eine Leukopenie mit relativer Lymphocytose (80—90% Lymphocyten). Später kann sich eine Eosinophilie (bis über 10%) entwickeln. Plasmazellen — wie bei Rubeolen — werden nicht beobachtet.

Die *Histologie der Hauterscheinungen* weist keine typischen Veränderungen auf (KORTING 1951, WERNER 1958, KORNTNER 1959). Die oberen Epidermislagen sind unverändert. Im unteren Stratum spinosum entstehen örtlich begrenzte Quellungen. Es finden sich spongiotische Herde, die z. T. zur Ausbildung kleiner Bläschen führen. In die spongiotischen Bezirke können Rundzellen einwandern. Auffällig kann die Häufung der Mitosen sein. Überwiegend im Stratum papillare des Coriums, aber auch in den tieferen Cutisschichten bilden sich Hyperämie und Ödem aus. Meist ist das Gefäßendothel nicht sichtbar geschädigt, doch kommen Endothelschwellungen vor. Entzündliche Infiltrate (lympho-histiocytär) sind sowohl perivasculär als auch um die Haarfollikel und die Schweißdrüsen, nicht aber um die Talgdrüsen angeordnet (GREITHER 1958).

d) Differentialdiagnose

Von *Röteln* unterscheidet sich das Erythema infectiosum durch die längere Bestandsdauer des Exanthems, durch die viel geringeren Lymphknotenschwellungen und durch das Blutbild (keine Plasmazellen!).

Von *Masern* grenzt sich das Erythema infectiosum durch die nicht oder nur unterschwellig vorhandenen katarrhalischen Erscheinungen, durch das Fehlen der Koplikschen Flecken und des Fiebers sowie durch die andere Verteilung und Erscheinungszeit des Ausschlages ab.

Scharlach gegenüber ist eine Abtrennung durch das Auslöschphänomen, das Blutbild, das Fehlen einer ausgeprägten Pharyngitis sowie einer Angina und durch die Farbe des Ausschlages (bei Scharlach keine cyanotische Tönung) möglich.

Die Differenzierung gegenüber einem *Erysipel* stützt sich auf das gute Allgemeinbefinden beim Erythema infectiosum (meist kein Fieber, kein Schüttelfrost) und auf das Fehlen von Efflorescenzen an anderen Körperpartien (z. B. beim Gesichtserysipel).

Vom *Erythema exsudativum multiforme* läßt sich das Erythema infectiosum durch den andersartigen Gesichtsbefall, durch das Fehlen eigentlicher „Kokarden" und durch das meist vorhandene Freibleiben von Hand- und Fußrücken sowie Handtellern und Fußsohlen unterscheiden, vom *Erythema anulare centrifugum Darier* ebenfalls durch die Besonderheit des Gesichtsbefalles und durch die andere Entwicklungsart des Exanthems.

Die Trennung von der akuten *Urticaria* (Infektiosität, Anamnese, Verteilung der Efflorescenzen) ist meist leicht durchzuführen, ebenfalls eine solche gegenüber *Arzneimittelexanthemen*. Ähnlichkeit mit dem Erythema infectiosum soll zuweilen das Kalomelexanthem bei Kindern nach Genuß von Wurmschokolade haben.

---

[1] Bisher wurden beim Erythema infectiosum 3 Todesfälle beobachtet, doch fielen sie sämtlich *nicht* dem Erythema infectiosum zur Last, sondern anderen Faktoren.

Vom *Exanthema subitum* (Roseola infantum) läßt sich das Erythema infectiosum durch den meist fieberfreien Verlauf und das länger-dauernde Exanthem abgrenzen; (an Exanthema subitum erkranken außerdem fast nur Säuglinge).

Das *Bostoner Exanthem* trägt gewisse Wesenszüge des Erythema infectiosum, ist aber wohl nicht mit diesem identisch. Es wird durch Enteroviren verursacht, (s. im Abschnitt „ECHO-Viren" S. 360).

e) Therapie

Eine besondere Therapie kommt bei dem meist leichten Verlauf des Erythema infectiosum nicht in Betracht. Die Linderung des Juckreizes kann durch blande Schüttelmixturen (Tumenollotio, Scheroson F-Lotio) und durch Antihistaminica (Sandosten-Calcium, Synpen) erreicht werden.

f) Ätiologie

Allgemein wird eine Virusätiologie des Erythema infectiosum angenommen. Eine Züchtung des infektiösen Agens auf der Chorionallantoismembran von Bruteiern oder eine Übertragung auf die üblichen Laboratoriumstiere gelang bisher nicht.

Anläßlich einer Erythema infectiosum-Epidemie in Reading (Pennsylvanien) konnten WERNER u. Mitarb. (1957, 1958) ein Virus in Gewebekulturen aus Affennierenepithel isolieren (cytopathogener Effekt in fortlaufenden Passagen). In den infizierten Zellen entwickelten sich zum Teil intranucleäre Einschlußkörper. Besonders charakteristisch aber war die Bildung sehr großer syncytialer, polynucleärer Riesenzellen in den beimpften Kulturen. Ein cytopathogener Effekt, wenn auch von geringerem Ausmaß, trat auch in infizierten Zellkulturen aus menschlichem Amnionepithel auf. Elektronenoptische Untersuchungen mit dem isolierten Virus stellten Partikel mit einem Durchmesser von etwa 100 mµ dar. Neutralisationsversuche in Zellkulturen wiesen engere serologische Beziehungen zwischen Masern und Erythema infectiosum nach. Wegen der Ähnlichkeit der Antigene von Masern- und Erythema infectiosum-Virus und weil beide Viren große, vielkernige Riesenzellen bilden und etwa die gleiche Größenausdehnung besitzen, meint WERNER (1958), daß das Erythema infectiosum-Virus in dieselbe Erregergruppe wie das Masernvirus gehöre, diesem also nahestehen müsse. Diese Resultate des Wernerschen Arbeitskreises sind bisher von anderer Seite noch nicht bestätigt worden.

g) Exanthema infectiosum variabile-Epidemie 1958

In Kiel wurden in den letzten Julitagen 1958 die ersten Patienten mit einem Exanthem beobachtet, das klinisch sowohl mit dem Erythema exsudativum multiforme — (diese differentialdiagnostische Erwägung ist fast so alt, wie das Erythema infectiosum als Krankheitsbild bekannt ist) — als auch mit dem Erythema infectiosum Ähnlichkeiten aufwies, dessen Symptomatologie aber doch in mehreren Punkten von den üblichen Bildern dieser beiden Krankheiten abwich. HEGLER (1946) hat besonders die Beziehungen der Polymorphie des Erythema infectiosum zum morphologischen Bild des Erythema exsudativum multiforme hervorgehoben. Bei keiner Epidemie dürfte aber die exsudative Komponente im Exanthem des Erythema infectiosum so beträchtlich — (und daher auch die Ähnlichkeit mit dem multiformen Erythem so groß) — gewesen sein wie bei derjenigen des Jahres 1958. Da diese besonderen Krankheitsfälle in Kiel und Umgebung in der Folgezeit immer häufiger auftraten, gab SCHIRREN sen. im August 1958 einen ersten Situationsbericht. Die Epidemie breitete sich dann rasch vom Norden der Bundesrepublik nach Westen, Süden und nach West-Berlin aus. Dem Schirrenschen Hinweis folgten bald entsprechende Beobachtungen aus anderen Städten, u. a. aus Hamburg (SCHIRREN sen. und ROHDE 1958, KIMMIG, ROHDE und HAGENOW 1959), aus dem Bezirk Osnabrück-Münster (Kolloquium über die Erythema infectiosum-Epidemie in Westfalen am 12. XI. 1958, veranstaltet von P. JORDAN), aus Düsseldorf (SCHREUS 1958), aus Wuppertal (HAENSCH und BLAICH 1959), aus Mainz (THEISEN 1958), aus Frankfurt a. M. (GANS 1959), aus West-Berlin (SPIER 1959, GRIMMER 1959, ALEXANDER 1959, TELLER und KRÜGER 1959), aus Kronach (Ofr.) VON KUNZFELD (1959) und aus München (MARCHIONINI und NASEMANN 1958, MUNK und NASEMANN 1959 sowie NASEMANN, STETTWIESER und RÖCKL 1959). Ausführliche epidemiestatistische Erhebungen über die Erythema infectiosum-Pandemie 1958 im Land Nordrhein-Westfalen publizierten TRÜB, POSCH und LAFORET (1959).

In der Münchener Klinik wurde der erste Fall des infektiösen Exanthems am 31. X. 1958 gesehen. Am nächsten Tag folgten vier Patienten, in den daran anschließenden zwei Wochen täglich bis zu etwa 20 Exanthemfälle. Dann nahm die Frequenz ab und nach Ablauf eines Monats wurden keine Neuerkrankungen mehr beobachtet. Genaue Daten über die Gesamtzahl der Erythema infectiosum-Erkrankungen in der Bundesrepublik liegen nicht vor. Für West-Berlin nimmt man 40 bis 50000 Erythema infectiosum-Fälle an (Schätzung). Nach TRÜB u. Mitarb. (1959 a, b) erkrankten in den Bundesländern Hessen und Niedersachsen 1—1,5% der Bevölkerung. Dabei bestand eine Prävalenz der Altersjahrgänge über 14 Jahre (minimal: 69%; maximal: 73%; hingegen Jahrgänge von 0 bis 14 Jahre: minimal 28%; maximal 31%). Das weibliche Geschlecht wurde im Verhältnis „3 bis 4 zu 1" häufiger als das männliche befallen (♂: minimal 23%; maximal 30%; ♀: minimal 71%, maximal 75%). Einzelheiten s. bei TRÜB u. Mitarb. (1959 a, b). Im Volksmund hieß die Erkrankung „Bläschenkrankheit". Nur bei einem Teil der Patienten bildeten sich jedoch Bläschen auf der Haut aus.

Das klinische Bild zeichneten NASEMANN, STETTWIESER und RÖCKL wie folgt auf: „Nach unterschiedlich häufig vorhandenen Prodromi von wenigen Tagen Dauer begannen die Hauterscheinungen in der Regel ziemlich plötzlich mit kleinen, etwa stecknadelkopfgroßen, hell- mitunter dunkelroten Flecken, die bald Linsengröße erreichten und dann nicht selten eine ausgesprochen urticarielle Note erhielten. Oft vergrößerten sich die Flecken schon im Verlaufe weniger Stunden erheblich, z. B. auf Markstückgröße, konfluierten teilweise und führten mitunter bis zur Eruption von typischen Quaddeln, z. T. mit anämischem Hof. Bei sehr stark ausgeprägten Hautveränderungen und Neigung der Effloreszenzen zur Konfluenz bestanden am Kulminationspunkt urticarielle, polycyclische Platten bis zur Ausdehnung einer Handfläche, insbesondere im Bereich der Ober- und Unterarme, der Oberschenkel sowie des Gesichtes (Wangenpartien). Einzelne konfluierte Herde zeigten einen intensiv roten, urticariellen Randsaum sowie leicht eingesunkene und angedeutet livide Zentren. In einigen Fällen war die exsudative Komponente so stark, daß es entweder zu massiven ödematösen Schwellungen (z. B. beider Arme) nach Art des Quinckeschen Ödems oder aber zur Bildung von Bläschen bzw. walnußgroßen Blasen vor allem an den Armen und im Gesicht kam. Bei einigen Patienten traten neben roten Flecken mit und ohne urticarieller Note, ausgesprochenen Quaddeln, Bläschen und Blasen auch Petechien auf. So gut wie immer gingen die Hauterscheinungen mit stärkerem Juckreiz einher, der mitunter kurze Zeit vor der Manifestation des Exanthems einsetzte."

Aus dieser Beschreibung geht hervor, daß das Krankheitsbild seinem Charakter nach kein „Erythem" ist. An der Infektiosität der Krankheit schienen keine

Zweifel zu bestehen. In Anlehnung an den von POSPISCHILL (1904) geprägten Terminus hat GANS (1959) besonders in Ansehung dieser beiden Tatsachen die Bezeichnung „*Exanthema infectiosum variabile*" gewählt, die nur in Richtung auf die Infektiosität präjudiziert, den historischen Tatsachen jedoch Rechnung trägt, die Beziehungen zum Erythema infectiosum andeutet und auch noch zutreffen würde, wenn die ätiologische Forschung den Beweis beibringen könnte, daß völlige Identität mit dem Erythema infectiosum vorliegt. Denn: Eine Formvariante des klassischen Erythema infectiosum anzunehmen, hatte klinisch viel für sich. Hier soll also dem Gansschen Vorschlage gefolgt und von einem Exanthema infectiosum variabile gesprochen werden.

Die von anderen Autoren benutzten Namen, z. B. epidemische Hautfleckenkrankheit oder Großfleckenkrankheit für die klassischen Ringelröteln und Kleinfleckenkrankheit für die morbilliformen und rubeoliformen Fälle von Exanthema infectiosum variabile, sind z. T. recht unglücklich gewählt (die Polymorphie des Exanthema infectiosum variabile kommt nicht zum Ausdruck). Die von SPIER (1959) gewählten Begriffe sind hingegen entweder analog („polymorphes infektiöses Exanthem") oder treffen doch das Wesen des Exanthema infectiosum variabile („*Erythema infectiosum der Erwachsenen*"). HAENSCH und BLAICH (1959) meinen im Hinblick auf die beobachteten großen Plaquebildungen, daß die Bezeichnung „*Megalerythem*" für das Exanthema infectiosum variabile besonders gerechtfertigt erscheint.

NASEMANN, STETTWIESER und RÖCKL (1959) haben 100 in München beobachtete Exanthema infectiosum variabile-Fälle näher untersucht. Es zeigte sich, daß im Verlauf des Exanthems die Exsudationstendenz schon nach wenigen Tagen deutlich abnahm. Die Quaddeln bildeten sich unter Hinterlassung anfänglich noch livider, später immer blasser werdender Flecke zurück. Zu feiner bis groblamellöser Schuppenbildung kam es vor allem im Anschluß an Blasen und Bläschen, außerdem bevorzugt im Bereich der konfluierten Herde an den unteren Extremitäten.

Etwa gleichzeitig mit dem Exanthem (zuweilen etwas vorher) kam es zur Ausbildung eines *Enanthems*, das sich auf Wangenschleimhaut, weichen und harten Gaumen, gelegentlich auch auf Tonsillen, Zunge und Lippen (rüsselförmige Schwellung der Lippen, SPIER 1959) erstreckte. Bei mehreren Patienten kamen gleichzeitig aphthöse Veränderungen der Gingiva (s. Abb. 145) sowie weißliche, umschriebene, fibrinöse Beläge auf den Tonsillen und in deren Umgebung vor. Im Bereich des weichen und harten Gaumens war das Enanthem vorwiegend diffus, an Wangen- und Lippenschleimhaut mehr fleckförmig angeordnet. Hier und da fanden sich auch Petechien. Das Enanthem befiel folgende Schleimhautareale:

1. Bis linsengroße *rote Maculae* fanden sich am häufigsten am weichen Gaumen, an der Uvula, auf den Tonsillen und an der Wangenschleimhaut, weniger häufig an den Lippen, an der Gingiva, auf der Zunge und am harten Gaumen.

2. *Petechien* traten am häufigsten an der Wangenschleimhaut, weniger oft am harten und weichen Gaumen auf.

3. Zur *Bläschenbildung* kam es nur gelegentlich an Wangenschleimhaut und Lippen.

4. Ebenfalls nur vereinzelt konnten *Aphthen* an Gingiva, Wangen- und Lippenschleimhaut festgestellt werden.

GRIMMER (1959; s. auch GRIMMER und JOSEPH 1959) fand bei den Berliner Exanthema infectiosum variabile-Fällen ebenfalls fast immer ein Enanthem.

Von den 100 in München untersuchten Fällen waren 88 weiblichen und 12 männlichen Geschlechts. Bei Frauen und Männern waren die Altersgruppen von 21 bis 30 Jahren am häufigsten vom Exanthema infectiosum variabile befallen.

Es folgten dann die Altersgruppen von 11—20 Jahren bei Männern und von 31 bis 40 Jahren bei Frauen. Exanthema infectiosum variabile konnte in München weder bei Säuglingen und Kindern bis zu 3 Jahren noch bei älteren Männern beobachtet werden.

Als Prodromalerscheinungen konnten, meist 1 bis 3 Tage vor Exanthembeginn, Rhinitis, Bronchitis, Hals- und Kopfschmerzen, Herpes labialis, Durchfälle, reduziertes Allgemeinbefinden und Pruritus festgestellt werden. Die Ausbreitung des Exanthems erfolgte durchweg sehr schnell innerhalb von

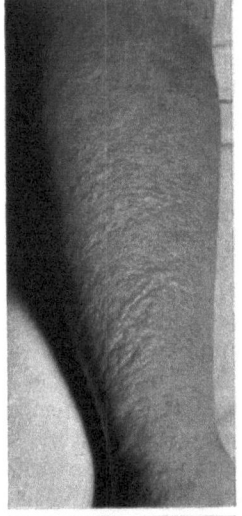

Abb. 146.

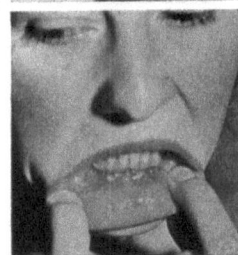

Abb. 145.

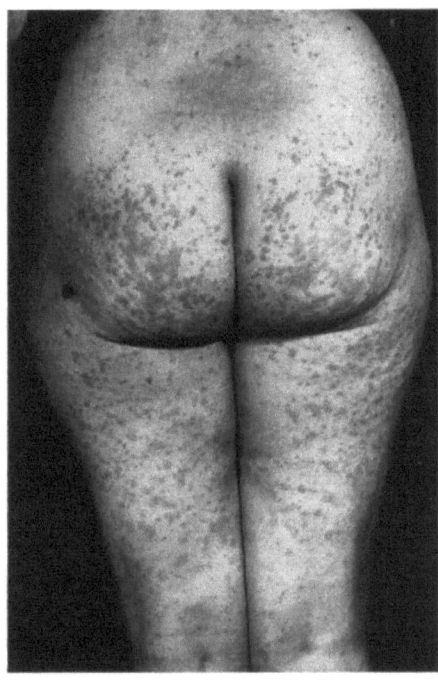

Abb.147

Abb. 145. Mundschleimhaut-Veränderungen bei Exanthema infectiosum variabile

Abb. 146. Exanthema infectiosum variabile, z.T. konfluierende „exsudative" Efflorescenzen am Unterarm: Blasenbildung

Abb. 147. Exanthema infectiosum variabile. Erythematöse und urticarielle Efflorescenzen (Patientin H. A. 32 J.)

12—48 Stunden, seltener wurde hierfür bis zu 5 Tage benötigt. Der Pruritus war ganz überwiegend sehr stark ausgeprägt (85%), mäßig bei 13% und nicht vorhanden nur bei 2% der Patienten.

Die *Lokalisation* wies gewisse Regelmäßigkeiten auf. Bevorzugt befallen wurden Arme, Handrücken, Oberschenkel und Gesicht. Von den 100 in München untersuchten Fällen ließ sich folgende Aufstellung über den Befall der verschiedenen Körpergegenden machen.

Gesicht	62mal befallen
Retroauriculargegend . . .	56mal befallen
Stamm (oft nur partiell) . .	87mal befallen
Arme (Abb. 146)	100mal befallen
Handrücken	77mal befallen

Handteller . . . .   46mal befallen
Oberschenkel . . . .   100mal befallen
Unterschenkel . . . .   64mal befallen
Fußsohlen . . . .   36mal befallen

Grundsätzlich konnte jeder Körperteil von dem Exanthem befallen werden, auch Kopfhaut und Genitale (GRIMMER 1959). Die Aussaat der Efflorescenzen erfolgte z. T. unterschiedlich dicht. Die Abb. 147 zeigt z. B. bei einer Frau sehr dichtstehende Efflorescenzen des Exanthema infectiosum variabile im Bereich von Oberschenkeln und Gesäß, mehr isolierte, zerstreute Flecken und Quaddeln am Rücken und in den Kniekehlen. Bläschen- und Blasenbildung trat bevorzugt an den Streckseiten der Unterarme auf. Dieser stärkste Grad der Exsudation konnte von NASEMANN, STETTWIESER und RÖCKL (1959) bei insgesamt 6 von 100 Patienten beobachtet werden. Bläschen und Blasen, wie sie — wenn man vom Gesamtprozeß absieht — etwa dem Bilde einer akuten bullösen Dermatitis entsprechen würden, zeigt Abb. 146 (26jährige Patientin mit Exanthema infectiosum variabile), z. T. teigiges Ödem (SPIER 1959).

Die Bestanddauer des Exanthems war unterschiedlich lang und betrug meist 8 bis 20 Tage (Gipfel bei 12 bis 16 Tage; kürzeste Zeit: 3 Tage, längste Zeit: 28 Tage). Die Rückbildung der Hauterscheinungen setzte nach 3 bis 6 Tagen ein. Während des Exanthems kamen Störungen des Allgemeinbefindens nur bei etwa 10 bis 15% der Patienten vor (Müdigkeit, Schwindelgefühl, Halsschmerzen, Schüttelfrost). Febrile Temperaturen wiesen von den 100 Kranken nur 4 auf, davon bis 38°C: 2 Fälle und je ein Fall bis 39° bzw. 40°C. Über einen Todesfall berichtete HAHLWEG (1961).

Bei Kindern war der Gesamtverlauf etwas leichter, die Abheilung setzte rascher ein. Eine Patientin war 4 Wochen vor Ausbruch des Exanthems entbunden worden und stillte das Kind weiter ohne jede Unterbrechung. Der Säugling erkrankte nicht.

Im Sinne eines *isomorphen Reizeffektes* konnten an Druckstellen (z. B. Gürtelgegend) besonders zahlreiche, z. T. konfluierte Quaddeln und Flecke gesehen werden[1]. Nennenswerte Schwellungen der Lymphknoten traten nicht auf, Vergrößerungen der Leber und Milz kamen nicht vor. Serumeiweißlabilitätsteste und Harnuntersuchungen (Eiweiß, Zucker, Sediment, Urobilinogen) zeigten Werte im Bereich des Normalen. Die Blutkörperchensenkungsgeschwindigkeit (nach Westergreen) war entweder normal oder leicht beschleunigt. Die Serumeiweißelektrophorese ergab entweder keine Abweichungen von der Norm oder eine relative Gammaglobulinerhöhung auf 24—30,8 rel.-%. HAENSCH und BLAICH (1959) beobachteten eine anfängliche Vermehrung der Alphaglobuline, später eine Gammaglobulinzunahme.

Bei der Untersuchung des Blutbildes wurden in den meisten Fällen normale bis gering erhöhte Gesamtleukocytenwerte gefunden, nur gelegentlich eine geringgradige Linksverschiebung. Bei einem Teil der Patienten bildete sich eine leichte Eosinophilie aus. Keine Vermehrung der Plasmazellen.

Die Therapie (Antihistaminica, Salicylate, blande Schüttelmixturen) hatte nur symptomatische Wirkung (Linderung des Juckreizes, Austrocknung der Bläschen).

Histologisch zeigt das Exanthema infectiosum variabile genau wie das Erythema infectiosum kein pathognomonisches Merkmal (GRIMMER 1959, TELLER und KRÜGER 1959, ENDERS-RUCKLE, HEITE und SIEGERT 1959, TRÜB und POSCH

---

[1] Interessant ist die Beobachtung von SCHIRREN sen. (persönliche Mitteilung), daß Besonnung das Exanthem verschlimmert. Dies ist auch bei anderen Viruskrankheiten wiederholt festgestellt worden.

1960 u. a.). Neben zum Teil nur geringfügigen, mitunter etwas stärker ausgeprägten, perivasculären, aus Rundzellen, Histiocyten und Leukocyten bestehenden Infiltraten fand sich eine wechselnd starke ödematöse Durchtränkung des oberen Coriums (s. Abb. 148) und ein gleichfalls unterschiedlich starkes inter- und intracelluläres Ödem im unteren Teil des Stratum spinosum. Bei stärker ausgeprägter exsudativer Komponente konnte eine intraepidermale Bläschenbildung, wie wir sie ähnlich beim Ekzem finden können, beobachtet werden (Abb. 149).

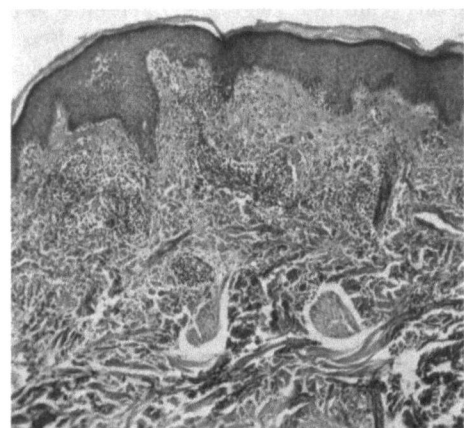

Abb. 149.

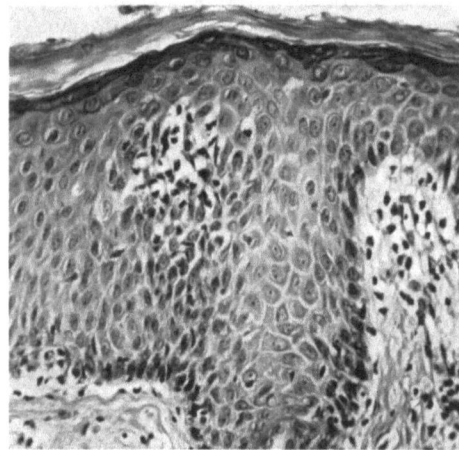

Abb. 148.

Das Epithel zeigte vereinzelt Mitosen, nirgends aber intranucleäre oder zytoplasmatische Einschlußkörper. Im Corium, vor allem in den perivasculären Infiltraten, waren z. T. reichlich Eosinophile zu sehen. Der obere Gefäßplexus wies deutliche Hyperämie auf. Wie GRIMMER (1959) betont hat, trat mitunter der petechiale Charakter der Veränderungen in Form von Blutungen ins Gewebe in den Vordergrund. Schwellungen des Gefäßendothels kamen vor, waren aber nicht regelmäßig zu finden. Manche Faserzüge von glatter Muskulatur waren homogen (nicht schollig) verquollen (GREITHER 1958).

Das von Ende Juli bis Anfang Dezember in Westdeutschland und West-Berlin beobachtete, epidemisch aufgetretene Exanthema infectiosum variabile hatte ohne Zweifel mit dem Erythema infectiosum acutum mehr Ähnlichkeit als mit allen anderen akuten infectiösen Exanthemen. Wie ENDERS-RUCKLE, HEITE und SIEGERT (1959) ausführten, sind die Meinungen der Autoren über die Wesensart des Exanthema infectiosum variabile in zwei Lager gespalten. Der Meinung der

Abb. 148. Exanthema infectiosum variabile. Schnittpräparat: z. T. perivasculäre entzündliche Zellinfiltrate im Corium, Ödem, Hyperämie, leichte Spongiose im Stratum spinosum

Abb. 149. Wie Abb. 148, stärkere Vergr.: Spongiose im Stratum spinosum

Autoren, die eine Identität von Ringelröteln und Exanthema infectiosum variabile bejahen (z. B. SCHREUS 1958, SCHREUS und HEINISCH 1959 und GRIMMER 1959), steht die Ansicht jener gegenüber, die zunächst die Identität für nicht sicher halten und die Ergebnisse der ätiologischen Forschung abwarten wollen (z. B. THEISEN 1958, ALEXANDER 1959 a, b und GANS 1959). Die Identitätsfrage ist letztlich nur ätiologisch klärbar (SPIER 1959).

Auch die Befürworter einer Identität von Erythema infectiosum und Exanthema infectiosum variabile betonen, daß zwischen der Epidemie von 1958 und früheren En- und Epidemien einige Unterschiede bestehen. Diese Abweichungen hat SCHREUS wie folgt zusammengestellt:

1. Große geographische Ausdehnung. (Bemerkenswert war die schnelle Ausbreitung kurz vor dem Verebben).

2. Hohe Erkrankungsziffern. (Auch KORTING 1958 betont die hochgradige pandemische Durchseuchung und die hohe explosive Frequenz der Krankheit).

3. Bevorzugter Befall von Erwachsenen. (In erster Linie erkrankten junge Menschen zwischen 15 und 40 Jahren).

4. Mehr Erkrankungen bei Frauen als bei Männern und Kindern.

5. Juckreiz.

6. Vereinzelt hohes Fieber und Ödeme.

7. Blasen an den Extremitäten, teilweise zusammenfließend. (Die starke urticarielle Note wurde von allen Autoren hervorgehoben).

8. Exantheme auch an Palmae und Plantae. (KORTING 1958 bezeichnet den Mitbefall von Handtellern und Fußsohlen als Novum).

9. Leukocyten von 7000 bis 22000. (Keineswegs regelmäßig vorhanden!).

10. Eosinophilie zwischen 5 und 10%. (Nicht immer!).

Die Abweichungen lassen sich noch ergänzen. Nach KORTING (1958) waren der perakute Beginn, die Intensität und die Ausdehnung des Exanthems, das gelegentliche Auftreten von Hämorrhagien, die starke Rumpfbeteiligung, das Fehlen der sprunghaften Ausbreitung der Efflorescenzen und die Follikelmarkierung im Erythem (Cutis anserina roseoliformis) auffallend. Auch das „Mund-Kinn-Dreieck", das sonst beim Erythema infectiosum freibleibt, wurde beim Exanthema infectiosum variabile zuweilen mitergriffen (ALEXANDER 1959). GANS (1959) gab den Hinweis, daß bei einem Fall von Exanthema infectiosum variabile ein Erythema infectiosum in der Anamnese sicher ermittelt wurde. In der Vorgeschichte von Exanthema infectiosum variabile-Patienten fanden sich oft Angaben über durchgemachte Masern-, Röteln- und Scharlacherkrankungen. Bei Erythema infectiosum und auch bei Exanthema infectiosum variabile verläuft das Auslöschphänomen nach SCHULTZ-CHARLTON sowohl mit Scharlach-immun- als auch mit Normalserum negativ (GANS 1959). Auch die Paul-Bunnelsche Reaktion fiel bei Exanthema infectiosum variabile-Patienten stets negativ aus (ALEXANDER 1959). PETTENKOFER und NIEBUHR (1959) fanden beim Exanthema infectiosum variabile positive Kältehämagglutinationen und möchten dieses Resultat als Hinweis auf eine mögliche Virusätiologie der Krankheit deuten.

Trotz dieser Abweichungen vom „klassischen" Bild des Erythema infectiosum verfügt letzteres noch über viel Gemeinsames mit dem Exanthema infectiosum variabile: Polymorphie des Exanthems, leichter Verlauf, lange Dauer des Exanthems, die exsudative Komponente, die Bevorzugung des weiblichen Geschlechts, die mangelnde Spezifität der histologischen Veränderungen und den isomorphen Reizeffekt („Hervorlocken" des Exanthems durch mechanische Reizung). MÖBUS (1954) erwähnt, daß grundsätzlich jede Körperpartie beim Erythema infectiosum einmal vom Exanthem befallen werden kann. Die Beteiligung der Handteller und Fußsohlen sollte vielleicht nicht überbewertet werden. Säuglinge und Kleinkinder wurden zwar nur selten infiziert, doch liegen einige Beobachtungen hierüber vor (PASCHKE 1959 u. a.). Die Eosinophilie gehört durchaus zum Bilde des Erythema infectiosum (wiederholte Hinweise in der einschlägigen Literatur; s. weiter oben!). Dasselbe gilt auch für den Pruritus. Bei einigen Epidemien wurde der Juckreiz zwar entweder nicht beobachtet oder in den Publikationen nicht erwähnt, doch gibt es zahlreiche andere Hinweise für die Zugehörigkeit dieses Symptoms zum Bild des Erythema infectiosum (MÖBUS 1954, KORNTNER 1959). Ohne Zweifel kann der Pruritus von Fall zu Fall unterschiedlich heftig sein (wohl auch Unterschiede von Epidemie zu Epidemie).

Die Frage, die zu entscheiden ist, lautet also: Ist das Exanthema infectiosum variabile eine Infektionskrankheit sui generis oder nur eine besondere Verlaufsform des Erythema infectiosum (Formvariante)? Es sollte nicht vergessen werden, daß das Erythema infectiosum auch als Exanthema variabile bezeichnet wurde und daß die Polymorphie der Krankheitsbilder immer im Vordergrund stand. Daß im Auftreten von Virusinfektionen durch Eigenschaftsänderungen des Erregers (aber auch der Wirte: Ernährungsfaktoren, allgemeine Hygiene, Cortisonmedikation, reichlicher Gebrauch von Antibiotica) — im Sinne des Genius epidemicus (z.B. durch mutative Vorgänge, die bei Viren durchaus möglich sind) Verlaufsunterschiede vorkommen können, ist lange bekannt. Das Exanthema infectiosum variabile als Formvariante des Erythema infectiosum anzusehen, die evtl. durch Mutation des Erregers bedingt wurde, ist keine abwegige Vorstellung. Doch sollten die Ansichten derjenigen Autoren nicht unbeachtet bleiben, die die Formenvarianz des Exanthema infectiosum variabile noch als Spielarten des ohnehin variablen Erythema infectiosum gedeutet wissen wollen.

Mit SPIER (1959) soll hier der Standpunkt vertreten werden, daß die Identitätsfrage nur über die Erforschung der Ätiologie entschieden werden kann. Eine andere Frage ist es, ob die Virusforschung nicht überfordert ist, wenn auf Anhieb von ihr die Lösung dieses Problems verlangt wird, d. h. die Isolierung und systematische Einordnung des Erregers ohne Ansehung der bisher noch spärlichen über das Erythema infectiosum-Virus bekanntgewordenen Daten.

Im Abschnitt (f) „Ätiologie des Erythema infectiosum" wurde dargelegt, daß die virologischen Kenntnisse über den Erreger des Erythema infectiosum noch sehr lückenhaft sind. Die Resultate des Wernerschen Arbeitskreises sind noch nicht bestätigt worden. Es ist demnach zwar wahrscheinlich, aber noch nicht absolut sicher, daß der Erreger des Erythema infectiosum eine dem Masernvirus nahestehende Virusart darstellt.

Die Vermutung, daß es sich bei dem Erreger des Exanthema infectiosum variabile auch um ein Virus handeln könne, lag nahe, da Erscheinungsbild und Verlauf denen anderer bekannter Virusexantheme ähnelten. Es war überraschend, daß von keinem Untersucher das Wernersche Virus nachgewiesen werden konnte.

Die Beobachtungen über die vermutliche Inkubationszeit des Exanthema infectiosum variabile stimmen mit denen des Erythema infectiosum in etwa überein (6 bis 10 Tage).

Erste mikrobiologische Untersuchungen mit Exanthema infectiosum variabile-Material führten SCHIRREN sen. und ROHDE (1958) durch (Züchtung des Herpes simplex-Virus aus Mundabstrichen), später isolierten KIMMIG, ROHDE und HAGENOW (1959) ein cytopathogenes Agens in Affennieren-Zellkulturen. ROHDE und LENNARTZ (1960) schlossen diese Versuchsserien (Isolierung eines Coxsackie B_2- und eines ECHO-11-Virusstammes) mit der Feststellung ab, daß die Ätiologie des Exanthema infectiosum variabile nicht geklärt werden konnte; die isolierten Agentien dürfen nicht als spezifische Erreger des Exanthema infectiosum variabile angesehen werden! HERZBERG u. Mitarb. (1960) schließen sich auf Grund eigener Gewebekulturversuche dieser Meinung an.

In anderen Laboratorien wurden mehrere ECHO-Virustypen (5, 10, 12 und Subtyp 9) in Exanthema infectiosum variabile-Material aufgefunden (ENDERS-RUCKLE, HEITE und SIEGERT 1959, ENDERS-RUCKLE 1959, MÜLLER und COLLI 1959). Über die ätiologischen Beziehungen des Exanthema infectiosum variabile zu den ECHO-Exanthemen s. den Abschnitt: „ECHO-Virus-Isolierungen beim Exanthema infectiosum variabile" (B, III, 4, c).

MUNK (s. bei MUNK und NASEMANN 1959) konnte in Affennieren-Zellkulturen mehrfach ein cytopathogenes Agens isolieren, das sich in fortlaufenden Passagen weiterzüchten ließ (den cytopathischen Effekt s. in Abb. 150, die MUNK uns freundlicherweise zur Verfügung stellte). Das isolierte Virus ließ sich nicht auf Babymäuse übertragen. Mit Seren verschiedener Exanthempatienten konnte das cytopathogene Agens in der Kultur einwandfrei neutralisiert werden, andererseits gelang es auch, von verschiedenen Patienten isolierte Viren mit dem Serum eines Kranken zu neutralisieren. Serologische Typenbestimmung ergab, daß die isolierten Viren alle dem ECHO-Virus vom Typ 4 entsprachen.

Weitere Untersuchungsergebnisse: Das infektiöse Material konnte nicht auf Kaninchen, weiße Mäuse und Bruteier übertragen werden und in HeLa-Zellkulturen keinen cytopathischen Effekt verursachen. Ausstrichpräparate von Bläs-
chenflüssigkeit (Färbung nach HERZBERG,
PASCHEN und nach MOROSOW) zeigten
keine Strukturen, die als Viruselementarkörper hätten angesprochen werden
können. Auch elektronenmikroskopisch
konnten im Bläscheninhalt keine Elementarkörper festgestellt werden (NASE-
MANN, STETTWIESER und RÖCKL 1959).

Bei der elektronenoptischen Durch-
sicht von Dünnschnitten (Einbettung
kleiner Exzisate aus Hauteffloreszenzen
in Methacrylat nach Fixation in 1%iger
gepufferter Osmiumsäure, Herstellung
der Schnitte mit dem Sjöstrandschen
Ultramikrotom) sah Verf. in den Zellen

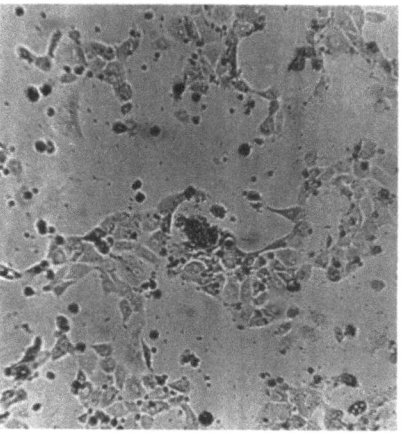

Abb. 150. Virusbeimpfte (infektiöses Agens aus Exanthema infectiosum variabile-Material: ECHO-Virustyp 4) Affennierenzellkultur mit nicht vollständigem cytopathogenem Effekt am 9. Tag, ungefärbte Zellen unter Medium in der Kulturflasche aufgenommen. Vergr. etwa 60mal. Aufnahme von K. MUNK, Munchen

des Stratum spinosum im Cytoplasma, meist in kleinsten Vacuolen gelegene, z. T. sehr zahlreiche feine Granula mit Durchmessern von etwa 30 mμ (s. Ab-
bildung 151). Die Zellkerne wiesen keine Einschlüsse auf. Cytoplasmatische Einschlußkörper wurden ebenfalls nicht beobachtet. Ob die im Plasma vorhandenen Granula Elementarkörper eines Virus sind, ist vorerst zweifelhaft. Auch in den Ultraschnitten war die Spongiose (weite Intercellularräume, siehe Abb. 151) deutlich zu sehen. In diesen Zwischenzellräumen konnten wir keine analogen kleinen Granula feststellen.

Seitens der Virologie geht es künftig um die Lösung folgender Fragen:

1. Ist das „Wernersche Virus" der spezifische Erreger des Erythema infectiosum?

2. Ist das Exanthema infectiosum variabile wirklich infektiös und ist es eine Viruskrankheit?

3. Sind Erythema infectiosum und Exanthema infectiosum variabile identisch?

4. Besitzen ECHO-Viren ätiologische Bedeutung für eine oder beide Krankheiten?

Keine dieser Fragen konnte bisher endgültig beantwortet werden. Neue Aspekte wurden jedoch durch eine zweite Epidemie beigebracht, die 1960 in Holland auftrat. Durch epidemiologische Untersuchungen ließ sich nachweisen, daß die Erkrankungen zeitlich mit dem Absatz einer neuen Margarinesorte zusammenfielen, die einen besonderen Emulgator erhalten hatte. Die Verbreitung der Krankheit entsprach völlig dem Absatzgebiet dieser Margarine. Weiter konnte durch Nachforschungen beim Hersteller der Margarine ermittelt werden, daß dieselbe Margarinesorte auch in Deutschland verkauft worden war, und zwar nur zur Zeit der „Exanthema variabile-Epidemie" und in den „Epidemiezonen" (Westdeutschland und West-Berlin). In Holland nennt man daher das variable Exanthem „*Margarinekrankheit*". Ungeklärt ist noch der Entstehungsmodus.

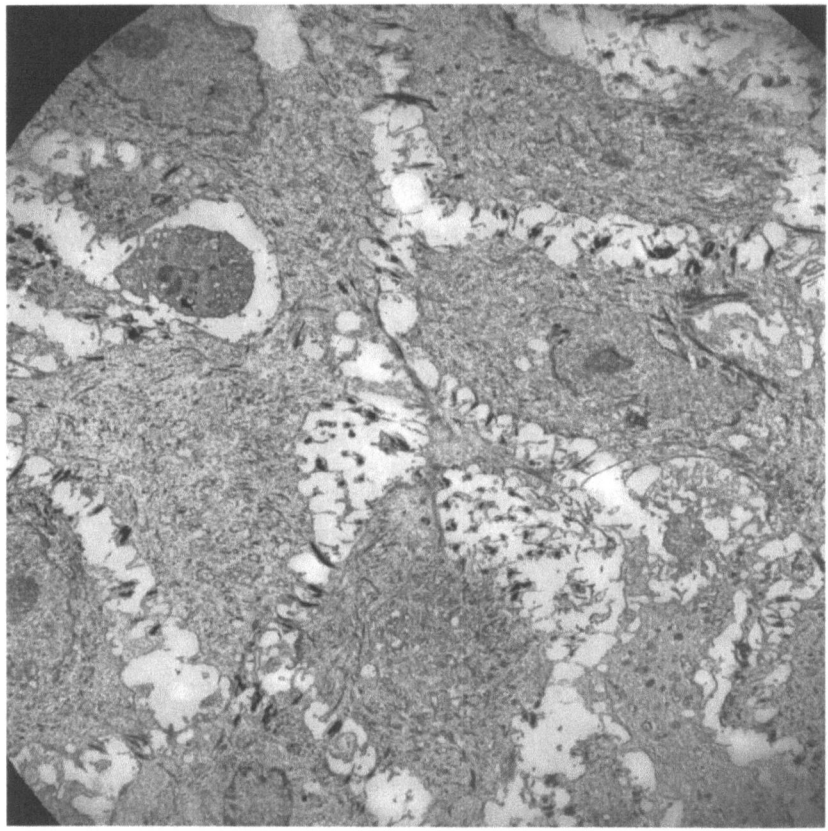

Abb. 151. Ultraschnitt aus Stratum spinosum (Exanthema infectiosum variabile). Weite Intercellularräume. Keine Einschlüsse in Zellkernen und im Cytoplasma. Feine Granula in kleinen Plasmavacuolen. El.opt. Aufnahme, Vergr. 4800mal (OsO$_4$-fixiert)

Hermans (1961) wies darauf hin, daß auch in Holland bevorzugt junge Mädchen und Frauen erkrankten und daß keineswegs alle Personen befallen wurden, die die neue Margarine gegessen hatten, s. auch bei Huisman u. Mitarb. (1960). Auch freiwillige Versuchspersonen, die diese Margarine zu sich nahmen, erkrankten oft nicht. Patienten, die das Exanthem überstanden hatten, bekamen nach erneutem Margarine-Genuß gewöhnlich keinen neuen Exanthemschub. Die bisher durchgeführten Allergietests lieferten keine positiven Resultate (Hermans 1961). Hahlweg (1961) meint — wohl etwas spekulativ —, daß die Virusätiologie des variablen Exanthems noch nicht widerlegt sei, da einerseits eine Verunreinigung der Margarine durch Viren möglich gewesen wäre, andererseits der der Margarine zugesetzte Emulgator die Voraussetzungen zur klinischen Manifestation einer Virusinfektion geschaffen haben könnte (Aktivierung latent vorhandener Viren).

7. Exanthema subitum

a) Synonyma

Sechste Krankheit, Kritisches Dreitagefieber oder kritisches Dreitagefieber-exanthem der kleinen Kinder, Roseola infantum sive subitum (auch R. infantilis), Exanthema criticum, Exanthema postfebrile, Pseudo-rubella, Three day fever, Rose rash of infants, Sixth disease, Zahorsky's disease, Duke's disease, La fièvre de trois jours des jeunes enfants, Sixième maladie, Esanthema subiania, Sesto malattia.

b) Definition

Ausführlich wurde diese Infektionskrankheit des Säuglings- und Kleinkindes-alters zuerst von ZAHORSKY im Jahre 1910 beschrieben und „Roseola infantilis" genannt. Von GLANZMANN wurde die Bezeichnung „Kritisches Dreitagefieber-exanthem der kleinen Kinder" vorgeschlagen, die bereits eine Definition des Krankheitsbildes darstellt (über die Geschichte des Exanthema subitum s. bei KORNTNER 1959, dort auch Literatursammlung, und bei MÖBUS 1956).

Vom Exanthema subitum werden fast nur Kinder im Alter von 4 Monaten bis zu $2^1/_2$ Jahren (Höhepunkt der Anfälligkeit im zweiten Lebenshalbjahr) befallen. Auf diese Besonderheit wird von allen Autoren hingewiesen (Details bei WINDORFER 1954). Über die Infektabwehr bei Neugeborenen und die Anpassungsvorgänge nach der Geburt s. bei LINNEWEH und STAVE (1960).

Die Krankheit kann in Epidemien und sporadisch auftreten. Zweiterkran-kungen kommen möglicherweise vor[1] (MÖBUS 1959). Die Inkubationszeit wird mit 3 bis 7 Tagen (Grenzen 2—15 Tage) angegeben. Meist erkranken die Kinder plötzlich aus vollem Wohlbefinden heraus, ohne Prodromalerscheinungen. Da das Exanthema subitum für die Dermatologie keine große Bedeutung besitzt, sollen nur die Hauptsymptome genannt sein, und zwar in Anlehnung an MÖBUS (1959).

1. Akut einsetzendes hohes Fieber, meist Continua, dann kritischer Abfall nach 3 bis 4 Tagen.

2. Beim Fieberabfall (gelegentlich auch 1 bis 3 Tage später) schießt ein wech-selnd stark ausgeprägtes, blaßrotes Exanthem auf (Rash-artig), das teils lediglich wenige Stunden, teils ein bis 2 Tage sichtbar bleibt und rubeoli-, morbilli- oder scarlatiniformen Charakter haben kann.

3. Meistens fehlen stärkere Allgemeinerscheinungen während der Fieber-periode (Rhinopharyngitis; Magen- und Darmerscheinungen kommen allerdings gelegentlich vor). Mit Auftreten des Exanthems fühlen sich die Kinder besser (kein neuer Temperaturanstieg!).

4. Zur Zeit des Fieberabfalles zeigt das Blutbild eine Leukopenie mit einer erheblichen relativen Lymphomonocytose.

5. Abheilung des Exanthems ohne Pigmentierung oder andere Residuen. Vorwiegend siedelt sich ersteres im Bereich des Stammes an. Schleimhautver-änderungen wurden häufig beobachtet: Kleinfleckige Enantheme am Gaumen, deutliche Hyperämie im Rachen (auch ausgesprochene Pharyngitis), Rötung und Schwellung der Tonsillen (GLANZMANN 1952).

Das Exanthema subitum kommt in allen Erdteilen vor, am häufigsten bisher in Nordamerika (dort werden etwa 30% aller Kinder befallen). Familiäre Kontakt-fälle sind selten. Die Krankheit ist weniger kontagiös als Masern oder Varicellen. Möglicherweise muß mit gesunden, auch erwachsenen Virusüberträgern gerechnet werden.

---

[1] Die Frage, ob wirklich Rezidive vorkommen, ist schwer zu klären. Das flüchtige Exan-them kann von anderen Krankheiten imitiert werden (ECHO- und Grippe-Exantheme).

Allgemein wird eine dauerhafte Immunität nach Exanthema subitum angenommen. Erst die Klärung der Ätiologie und die Ausarbeitung serologischer Nachweismethoden für die spezifischen Antikörper wird die Frage, ob es gelegentlich Zweiterkrankungen gibt, entscheiden. Verläufe ohne Exanthem sind mehrfach beschrieben worden.

Vogtherr (1957) meint, daß das Exanthema subitum in seiner Bedeutung oft unterschätzt würde. Es tritt sicher häufiger auf, als es diagnostiziert wird. Das liegt an den flüchtigen Hauterscheinungen und daran, daß letztere erst auftreten, wenn das Befinden des erkrankten Kindes wieder so gut ist, daß der Arzt nicht mehr benötigt wird.

Von manchen Autoren wird vermutet, daß das Exanthema subitum nicht so streng altersgebunden ist, wie bisher angenommen wurde. Bewiesen ist diese Vermutung allerdings noch nicht. Eine saisonale Häufung (Frühjahrs- und Herbstgipfel?) ist nicht regelmäßig ausgeprägt.

Suboccipitale, cervicale und retroauriculare Lymphknoten sind häufiger angeschwollen. Neurologische Erscheinungen (Krämpfe, Meningismus) werden bei einem Teil der Kinder beobachtet. Gelegentlich gibt es schwere Verläufe mit Encephalitiden (Bogdanowicz 1958, Joseph u. Mitarb. 1958 u. a.), doch ist die Prognose des Exanthema subitum überwiegend gut. Klinische Details s. u. a. bei Glanzmann (1952), Letchner (1956), Möbus (1956), Reis (1956), Kircher (1957) sowie bei Bogdanowicz und Szcepanska (1957). Eine besondere Therapie ist bei den meisten Fällen nicht notwendig.

c) Differentialdiagnose

Im Stadium febrile wird das Exanthema subitum am ehesten mit der *Influenza* verwechselt, im Stadium exanthematicum am häufigsten mit *Masern*. Bei dem voll-ausgeprägten Bild der Masern (Kopliks, typisches Exanthem, starke Prodromi, zweigipfeliger Temperaturverlauf, positive Diazoprobe) ist die Abgrenzung nicht schwierig. Bei Kleinkindern können die Masern jedoch atypisch verlaufen. Bei solchen Fällen vermögen oft epidemiologische Untersuchungen weiterzuhelfen.

Bei starker Konfluenz des kleinfleckigen Exanthems wird zuweilen *Scharlach* diagnostiziert. Hier entscheidet das Blutbild und die Tatsache, daß der Ausschlag beim Exanthema subitum erst am 4. Tag erscheint. Differentialdiagnostische Einzelheiten s. bei Windorfer (1954) und Möbus (1956).

Zur Abgrenzung von *Röteln* müssen Fieberverlauf, Blutbild, die viel stärkere Lymphknotenschwellung bei letzteren und die andere Altersdisposition (Rubeolen meist erst im Schulalter) herangezogen werden.

Rubeoliforme Exantheme werden auch bei der *infektiösen Mononucleose* gesehen. Sie lassen sich in der Regel leicht vom Exanthema subitum abtrennen (Lymphadenopathie, Milzvergrößerung, atypische lymphocytäre Zellen im Blutbild und positive Paul-Bunnel-Reaktion).

Differentialdiagnostische Schwierigkeiten können atypische Fälle von *Erythema infectiosum* und von *Erythema exsudativum multiforme* machen, (mitunter erst im weiteren Verlauf Klärung der Diagnose möglich). Auch *Arzneimittelexantheme* können vielfach nicht sicher ausgeschlossen werden. Möbus (1956) äußert hierzu: „Wir können nur hoffen, daß Virusnachweis oder serologische Methoden uns hier bald weiterhelfen werden!"

d) Neuere ätiologische Untersuchungen

Kempe u. Mitarb. (1950) konnten das Exanthema subitum experimentell von Mensch zu Mensch übertragen (intravenöse Injektion des Blutserums eines erkrankten Kindes, 9 Tage später typisches Exanthema subitum). HELLSTRÖM und VAHLQUIST (1951) vermochten die Resultate von KEMPE u. Mitarb. (1950) zu bestätigen.

Auf die üblichen kleinen Laboratoriumstiere kann das Exanthema subitum nicht übertragen werden. Das infektiöse Agens dieser Krankheit läßt sich nicht auf der Chorionallantoismembran von Bruteiern zur Vermehrung bringen. KEMPE u. Mitarb. (1950) gelang es aber, Rhesusaffen (Macaca mulatta) zu infizieren, (die Tiere bekamen Fieber und Lymphknotenschwellungen, aber kein Exanthem). Näheres s. in der Übersicht von KORNTNER (1959), vergl. auch die Affenversuche von REAGAN u. Mitarb. (1955). Die morphologische Darstellung des Erregers des Exanthema subitum durch die letztgenannten Autoren dürfte jedoch kaum beweisend sein; (im Elektronenmikroskop: Teilchen von sphärischer Form und mit Durchmessern von 100 bis 110 mμ [?]).

ENDERS-RUCKLE (1960) isolierte kürzlich aus Rachenspülwasser und aus Stuhlproben von drei Kindern mit Exanthema subitum mit Hilfe von Zellkulturen cytopathogene Agentien, die dem ECHO-Virustyp 10 entsprachen. Die Autorin leitet jedoch vorerst keine ätiologischen Folgerungen von diesem Ergebnis ab.

Fest steht, daß das Exanthema subitum eine infektiöse Erkrankung ist. Wahrscheinlich handelt es sich um eine Viruskrankheit, doch ist das Virus noch nicht sicher nachgewiesen. Es ist möglich, daß die Isolierung des Erregers in Zellkulturen schon bald einwandfrei gelingt. Dann wäre die mikromorphologische Darstellung seiner Elementarkörper (z. B. in Ultraschnitten befallener Zellen) ebenfalls ein lösbares Problem.

8. Mononucleosis infectiosa

a) Synonyma

Pfeiffersches Drüsenfieber, infektiöse Mononucleose, Monocyten-Angina, Glandular fever, angina with lymphatic reaction, acute benign lymphoblastosis, acute mononucleosis, benign lymphadenosis, mononucléose infectieuse.

b) Definition

Die akute Mononucleose ist eine Infektionskrankheit, von der vorwiegend Kinder und jugendliche Erwachsene befallen werden. Sie ist charakterisiert durch die Ausbildung einer Angina, durch Fieber, vergrößerte Lymphknoten, mitunter durch Milzschwellung und vor allem durch ein ausgeprägtes monocytäres Blutbild sowie durch das Auftreten heterophiler Antikörper im Blutserum (Paul-Bunnel-Reaktion). Die infektiöse Mononucleose wurde im Jahre 1889 zuerst von PFEIFFER beschrieben. Sie ist sehr wahrscheinlich eine Viruskrankheit. Es kommen sporadische Erkrankungen vor, aber auch kleinere Epidemien (meist Kinder unter 10 Jahren), besonders in Kindergärten, Internaten, bei Soldaten, die in Kasernen zusammenleben, in Waisenhäusern und Schulen. Das Pfeiffersche Drüsenfieber wird selten bei Kindern unter 6 Monaten gesehen. Die Eintrittspforte des Erregers und die Art seiner Ausbreitung im Organismus ist bisher nicht bekannt.

Über die Geschichte, Klinik und Epidemiologie der infektiösen Mononucleose s. die Literaturzusammenstellung bei ANETSBERGER (1960).

c) Haut- und Schleimhautbeteiligung bei der Mononucleosis infectiosa

Bei der Mononucleosis infectiosa treten Haut- und Schleimhautveränderungen häufig auf. ANETSBERGER (1960) ermittelte aus einem Literaturgut von insgesamt

1348 Fällen *Hautsymptome* bei 219 Patienten (= 16%), und zwar: Exantheme 125mal (= 9%), Ikterus 67mal (= 5%), Ödeme 57mal (= 4%) und Hämorrhagien bei 40 Fällen (= 3%). Ulcera im Genitalbereich fanden sich nur bei 5 Fällen (= 0,3%). *Schleimhautveränderungen* waren bei 227 Fällen angegeben (17%). Diese betrafen fast nur (204 Patienten) die Mundschleimhaut. Petechien wurden 108mal (= 8%), Stomatitiden 41mal (= 3%), Gingivitiden 38mal (= 2,9%) und kleinfleckige Enantheme 28mal (= 2%) beobachtet. Auch ödematöse Schwellungen im Bereich der Mund- und Rachenschleimhaut kommen vor (∼ 2% der Fälle). Abgesehen von den ulcerösen und ulceromembranösen Veränderungen der Tonsillen bilden sich geschwürige Prozesse im Cavum oris nur selten (0,1% der ausgewerteten Fälle) aus. Ein- oder doppelseitige Conjunctivitiden fanden sich bei insgesamt 24 Kranken (∼ 2%).

Die Exantheme bei der Mononucleosis infectiosa können morbilli-, rubeoli- oder scarlatiniformen Charakter annehmen, evtl. auch eine urticarielle Note aufweisen. Die Hautbeteiligung soll bei Epidemien häufiger sein (bis zu 70%) als bei sporadischen Erkrankungen (GLANZMANN 1952). Nicht immer ist das Exanthem flüchtig, Rash-artig und nur zu Beginn der Krankheit zu beobachten. Gelegentlich besitzt es eine lange Bestandsdauer.

Ikterus oder Subikterus sind Folgen der fast immer vorhandenen Leberbeteiligung (Hepatitis, die klinisch oft nicht zu erkennen ist; Leberpunktate zeigen Wucherung der Kupfferschen Sternzellen, lymphocytäre Infiltrate im periportalen Raum, Einzelzellnekrosen; die *Hepatitis mononucleosa* kann histologisch von der Hepatitis epidemica unterschieden werden; Leberschwellung bei etwa 20% der Mononucleosis infectiosa-Kranken). Mitunter sind Ikterus und Exanthem gleichzeitig vorhanden.

Ödeme finden sich fast nur im Gesicht (z. B. Lidödeme zu Beginn der Krankheit als „Frühsymptom"). Generalisierte Petechien der Haut sind nicht sehr häufig. Das gilt ebenfalls für die Ekchymosen. Recht oft bilden sich dagegen Petechien in der Mundschleimhaut aus, am häufigsten im Bereich des weichen, seltener des harten Gaumens oder in der Wangen- und Zungenschleimhaut. Diese Schleimhautpetechien sind scharf begrenzt, messen etwa 1—2 mm im Diameter und sitzen auf reizlosem Grund. Oft sind 25 bis 100 und mehr Petechien vorhanden. Sie erscheinen etwa 2 bis 6 Tage nach Auftreten der Angina.

Die Stomatitiden können der Stomatitis aphthosa sehr ähnlich sein (SCHUERMANN 1958). Eitrige Gingivitiden und Ulcerationen des Zahnfleisches sind selten. Die rötlichen bis bräunlichen fleckförmigen Enantheme werden z. T. polsterartig erhaben. Peritonsilläre Ödeme und ödematöse Schwellungen der Uvula werden bei etwa 2% der Patienten beobachtet (sehr selten: Glottisödem).

d) Differentialdiagnose

Die Mononucleosis infectiosa ist durch eine starke Variabilität der Symptome ausgezeichnet. ROMINGER (1955) unterscheidet 5 Verlaufsformen der Krankheit:

1. Das eigentliche Pfeiffersche Drüsenfieber (lymphämoides Drüsenfieber: GLANZMANN 1952) mit generalisierten Lymphknotenschwellungen.
2. Die Anginose, meist mit Pseudomembranen, also diphtherieähnlichen Bildern.
3. Die rein febrile Form mit einem typhusähnlichen Krankheitsbild.
4. Die cerebral-meningitische Verlaufsform.
5. Die hepatitische Form.

Aus dieser Aufstellung ergibt sich der Ansatz für die Differentialdiagnose. Bei Vorliegen eines Exanthems müssen Masern, Röteln (Lymphknotenschwellungen!) und Scharlach ausgeschlossen werden (bei letzterem: Auslöschphänomen). Typisch für die Mononucleosis infectiosa ist das Zusammentreffen der drei folgenden

Symptome: Klinisches Bild mit Fieber, Kopfschmerz und vergrößerten Lymph-
knoten, Blutbild mit über 50% Lymphocyten und monocytoiden Zellen sowie
die positive heterophile Antikörper-Reaktion nach PAUL und BUNNEL, die nach
Absorption mit Meerschweinchenniere einen Mindesttiter von 1:128 haben soll.
Keines der drei Symptome ist spezifisch. Charakteristisch aber ist ihr gemeinsames
Auftreten (HOAGLAND 1957).

Abgetrennt werden muß häufig eine Diphtherie (Erregernachweis) und eine
Plaut-Vincent-Angina (Flora mit Spirillen und fusiformen Stäbchen). Auch an
eine Lues II muß gedacht werden (bei der Mononucleosis infectiosa gibt es unspezifisch positive Wassermann-Reaktionn, daher Wiederholung der Seroreaktionen,
möglichst Nelsontest und Spirochäten-Eiweißreaktion!).

Bei sehr schweren Verläufen müssen Sepsis, Tularämie und lymphatische
Leukämie ausgeschlossen werden (serologische Differenzierung nach WÖLLNER,
Leberpunktion, Blutbildkontrollen). Über die monocytoiden Zellen (auch: Lym-
phoidzellen), die als Zwischenstufen zwischen den großen Lymphocyten und den
Plasmazellen anzusehen sind, s. bei SIEDE (1949): „Die Mononucleose bei
Viruskrankheiten" (Zellen dieser Art bei Hepatitis epidemica, Viruspneumonie und
Mononucleosis infectiosa).

Die Differentialdiagnose gegenüber der Hepatitis epidemica stützt sich auf die
Paul-Bunnel-Reaktion und evtl. auf die Leberpunktion. Die Abtrennung der
Mononucleosis infectiosa von der Hodgkinschen Lymphogranulomatose kann bei
älteren Patienten — (FITZ-HUGH 1957 beschrieb eine Mononucleosis infectiosa
bei einer 64jährigen Frau) — und bei längerem Verlauf schwierig sein. Beim
Morbus HODGKIN sind gelegentlich Heteroagglutinine gefunden worden, die meistens durch die Differential-Absorption DAVIDSOHNs als Forssmann-Antikörper
zu erkennen waren: Absorption durch Meerschweinchenniere, dagegen nicht durch
Rindererythrocyten. KENIS u. Mitarb. (1958) konnten das seltene Zusammentreffen eines Morbus HODGKIN mit einer Mononucleosis infectiosa bei einem
22jährigen Mädchen beobachten. Bei derartigen Fällen empfiehlt sich die histologische Untersuchung eines exstirpierten Lymphknotens.

Zur Serologie der Mononucleosis infectiosa sei nachgetragen, daß die in der
Regel (schon in den ersten 2 bis 3 Wochen) nachweisbaren Schafzell-Heteroagglu-
tinine sich von den in jedem Serum vorhandenen Forssmann-Antikörpern dadurch unterscheiden, daß die Mononucleosis infectiosa-Agglutinine nicht durch
Meerschweinchennierenzellen, wohl aber durch Rindererythrocyten absorbiert
werden. In den letzten Jahren wurden weitere serodiagnostische Verfahren entwickelt, z. B. der Differentialtest mit papainisierten Schaferythrocyten (WÖLLNER
1956) und der Nachweis von Rindererythrocyten-Hämolysinen sowie eine Komplementbindungsreaktion mit Rindererythrocyten-Lipoidextrakt (MÜLLER 1958).
Diese Tests sind alle nicht spezifisch, wohl aber charakteristisch. Auf Einzelheiten
kann hier nicht eingegangen werden. Verwiesen sei nur noch auf die interessanten
Untersuchungen von SPRINGER (1957) über die Freisetzung des heterogenetischen
„Mononucleosefaktors" von Schaferythrocyten durch Influenzavirus und Pflanzenproteasen.

e) Ätiologie, Pathogenese, Therapie

Endgültig geklärt ist die Ätiologie der Mononucleosis infectiosa noch nicht.
Viele Autoren nehmen an, daß ein Virus das ursächliche Agens darstellt. Gedacht
wurde z.B. an eine Virusart aus der Gruppe der Adenoviren. TRAUTMANN (1954)
sah andererseits grippevirusähnliche, unterschiedlich große, runde Körperchen
auf den Erythrocytenmembranen im Blut eines Mononucleosis infectiosa-Patien-
ten, die elektronenoptisch sehr deutlich analysierbar waren. Dieser morpholo-

gische Befund darf, so interessant er ist, nicht überbewertet werden (Verwechslung mit den Granula der Reticulocytenmembran evtl. möglich).

Das Agens der Mononucleosis infectiosa vermehrt sich nicht auf der Chorionallantoismembran von Bruteiern und kann nicht auf kleine Laboratoriumstiere übertragen werden. Beweisende Resultate z. B. mit der modernen Zellkultur-Technik stehen noch aus.

van den Berghe und Liessens (1939), Sohier u. Mitarb. (1940) sowie Wising (1942) gelang es, unter Benutzung verschiedener Übertragungsmethoden sowohl mit Blut als auch mit Suspensionen aus dem Gewebe geschwollener Lymphknoten bei Cynomolgus- und Cercopithecusaffen ein der Mononucleosis infectiosa ähnliches Krankheitsbild hervorzurufen (buntes Blutbild mit monocytoiden Zellen, z. T. auch heterophile Antikörper im Blutserum, Titer von 1:128). Bei einigen Versuchsreihen war es möglich, das infektiöse Agens bis zu 10 Affenpassagen fortzuführen. Die Übertragung vom Menschen auf den Affen ließ sich z. T. auch mit filtriertem Material vornehmen.

Wising (1942) übertrug Blut von Mononucleosis infectiosa-Kranken auf 5 freiwillige Versuchspersonen. Von letzteren erkrankte nur ein Patient einwandfrei an Mononucleosis infectiosa (aus diesen Versuchen, Laborinfektionen und Beobachtungen während Epidemien wird die Inkubationszeit der Mononucleosis infectiosa mit durchschnittlich 7 bis 8 Tagen, Grenzen: 3 bis 20 Tage, errechnet). Das Agens der Mononucleosis infectiosa befällt ganz überwiegend die Zellen des reticulohistiocytären Systems in den Lymphknoten, der Milz und der Leber. Bei der manifesten Krankheit handelt es sich zunächst um einen Reizzustand des lymphoreticulären Gewebes (Punktionen von Lymphknoten, Milz, Leber und Knochenmark), an den sich ein proliferativer Prozeß anschließt. Hierbei werden vermutlich überstürzt gebildete, nicht ausgereifte „lymphoide" und „monocytoide" Zellen in das periphere Blut ausgeschwemmt. Die Heilung der Mononucleosis infectiosa benötigt 2 bis 4 Wochen, gelegentlich mehrere Monate. Die Prognose ist im allgemeinen günstig, Todesfälle (z.B. durch Milzruptur oder Atemlähmung) sind selten.

Lyon (1957), der dem Fragenkomplex „Viruskrankheiten und Hyperergie" besondere Aufmerksamkeit schenkt, weist auf die Beobachtung von Pelner und Waldman (1950) hin, die bei ihren Fällen von Mononucleosis infectiosa eine allergische Familiengeschichte oder eine allergische Erkrankung bei den Patienten selbst eruierten. Diese Autoren faßten die Mononucleosis infectiosa als eine Viruskrankheit auf, bei der das lymphatische System als Schockorgan reagiert.

Ein Spezificum gegen die Mononucleosis infectiosa gibt es noch nicht. Symptomatische Therapie mit Butazolidin, Calcium, Vitamin C, Kreislaufmitteln und Mundpflege, z. B. mit Trypaflavinlösung. Antibiotica und Sulfonamide sind bei bakterieller Sekundärinfektion indiciert. Der Nutzen von Gammaglobulinen, Cortison und ACTH (einige Erfolgsmeldungen!) ist noch umstritten.

Auf klinische Details kann hier nicht eingegangen werden; s. die Arbeiten von Lüdin (1948), Tobiasch und Hörner (1952), Bender (1956), Dahl (1956), Shiver u. Mitarb. (1956), Smith (1956), Bredemann (1957), Krueger (1957), Clémençon und Kiebsch (1958), Häupler (1958), Rollwagen (1958), Amann (1959), Schindlbeck (1959) und Anetsberger (1960); weitere Literaturhinweise u.a. bei der zuletzt genannten Autorin.

9. Haut- und Schleimhautbeteiligung bei der Poliomyelitis und der Polio-Schutzimpfung

Die Poliomyelitis ist eine kontagiöse Viruskrankheit, die in der ganzen Welt verbreitet ist, en- oder epidemisch auftritt, überwiegend Kinder oder jugendliche Erwachsene befällt und für die Meldepflicht besteht. Das Poliomyelitisvirus hat drei Haupttypen (I: Typ Brunhilde, II: Typ Lansing und III: Typ Leon). Es ist sehr klein (10 bis 20 mμ) und kann nur in Speziallaboratorien gezüchtet werden. Klinisch verläuft die Poliomyelitis überwiegend unter dem Bilde eines banalen Infektes (inapparente bzw. Abortiv-Form), seltener mit den Symptomen einer aseptischen Meningitis (aparalytische Verlaufsform), und nur in Ausnahmefällen führt sie zur Ausbildung von schlaffen Lähmungen (paralytische Form) und evtl. zum Tode (GERMER 1954).

Im Frühstadium der Poliomyelitis können Enantheme beobachtet werden, die — worauf RATSCHOW (1954) besonders hinwies — große Bedeutung besitzen. Werden sie in Epidemiezeiten diagnostiziert, so sind sie ein „Signal zur Dispositionsprophylaxe" (Einhalten von Bettruhe). Es handelt sich hierbei um weißlichgraue Flecken („lymphocytäre Proliferationen"), die in der Übergangszone vom weichen zum harten Gaumen lokalisiert sind. SCHUERMANN (1958) erwähnt außerdem das in Dreiecksform am harten Gaumen auftretende Enanthem von THIELE. Oft finden sich als Prodrome bei der Poliomyelitis katarrhalische Erscheinungen (Rhinitis, Pharyngitis, Tonsillitis) und später die sog. „Facies poliomyelitica", die durch das kongestionierte Aussehen mit leichter Cyanose der Wangen und Lippen sowie durch das blasse Munddreieck zustande kommt.

Nach der *Poliomyelitis-Schutzimpfung* mit der Salkschen Vaccine ist nur in einem sehr geringen Prozentsatz mit dem Auftreten von Hauterscheinungen zu rechnen. Der Impfstoff enthält außer dem Virus noch Antibiotica, Proteine, Phenolphthaleïn, Formaldehyd und Konservierungsmittel. Trotz der Massenimpfungen von Kindern und Erwachsenen in den USA und anderen Teilen der Welt sind Hautreaktionen nur selten beobachtet worden. STROUD u. Mitarb. (1957) sahen z. B. unter Hunderten von Geimpften nur 12mal urticarielle, ekzemähnliche oder psoriasiforme Exantheme ohne ernstere Begleitsymptome, die sich nach kurzer Bestandsdauer spontan zurückbildeten. Auch gegen Penicillin empfindliche Individuen und Psoriatiker konnten unbedenklich geimpft werden.

CALLOMON (1959) hob den von CZERVINSKY (1957) beobachteten Fall hervor, der schwere Veränderungen zeigte. Bei einem neunjährigen Mädchen, das mit 1 cm³ Salkscher Vaccine geimpft worden war, entwickelte sich zwei Wochen post vaccinationem unter Pruritus ein erythematöses Exanthem, das von den Oberschenkeln auf die Brust- und Bauchhaut sowie auf die Hände übergriff. Langsame Rückbildung unter Antihistamingaben. Nach 5 Wochen erfolgte die zweite Impfung (0,1 cm³ Vaccine). Nach 5 Tagen: generalisierter, heftiger Juckreiz, Schmerzen in den Kniegelenken und ein Exanthem in der Schultergegend. Nach weiteren 24 Stunden: generalisiertes Exanthem („leicht erhabene Erythemflächen"), Schwellung der Augenlider, doch kein Fieber. Später: deutliche exsudative Komponente des Ausschlages. Heilung erst nach Prednisontherapie.

10. Haut- und Schleimhautveränderungen bei einigen tropischen bzw. subtropischen Viruskrankheiten[1]

In den Tropen und Subtropen, z. T. auch in den mediterranen Klimazonen, kommen Viruskrankheiten von besonderer Natur vor. Letztere besteht vor allem darin, daß diese Infektionskrankheiten nicht unmittelbar kontagiös sind. Die Virusarten, die sie hervorrufen, werden nicht ausgeschieden und finden sich weder auf der Hautoberfläche noch auf den Schleimhäuten vor. Ihre Übertragung wird nicht direkt, sondern nur durch blutsaugende Insekten vollzogen. Diesem Über-

---

[1] Vgl. mit diesem Kapitel auch den Beitrag von R. D. G. PH. SIMONS, Amsterdam, über die nichtvenerischen tropischen Infektionskrankheiten in diesem Ergänzungswerk: Band IV, Teil 1.

tragungsmodus ist ein besonderer Infektionsverlauf zugeordnet. Das Virus ist in
einer bestimmten Krankheitsphase in großen Mengen im Blut angereichert. Hier-
durch wird den Insekten die Aufnahme des Virus (durch den Stich) ermöglicht.
Dem kurzen Infektionsstadium, in dem es zur Ausbreitung der Viren auf dem
Blutwege kommt, folgt in der Regel nach einigen Tagen das Stadium der Reaktion.
Das Virus verschwindet nun aus dem peripheren Blut und die Symptome der
Infektion klingen dann entweder schnell ab, oder es schließt sich eine Phase der
Organmanifestation an (mit mehr oder weniger stark ausgeprägten degenerativen
Veränderungen der inneren Organe, die z. B. beim Gelbfieber rasch den Tod her-
beiführen können). Der akute, zeitlich normierte, kurzfristige Verlauf der fieber-
haften Erkrankungen beruht auf Immunitätsvorgängen, die bereits frühzeitig in
Erscheinung treten. Sie werden durch die Bildung spezifischer Antikörper bedingt
und führen zu einer meist langdauernden, beim Gelbfieber z. B. lebenslänglichen
Immunität (NAUCK 1952 und 1956).

Die tropischen bzw. subtropischen Viruskrankheiten, zu denen vor allem Gelbfieber, Dengue, Pappataci- und Rifttal-Fieber zählen, treten en- oder epidemisch
auf. Nach NAUCK (1956) hängt ihre Verbreitung von folgenden Faktoren ab:

1. Vorhandensein eines Virusreservoirs (Mensch oder Tier).

2. Vorkommen geeigneter, zu den Stechmücken gehörender Überträger in
einer für die Übertragung ausreichenden Dichte.

3. Temperaturhöhe und Luftfeuchtigkeit, die eine Vermehrung des Virus im
Überträger ermöglichen — und

4. Empfänglichkeit der Bevölkerung in Abhängigkeit von der Immunitätslage
Grad der Durchseuchung, Impfschutz).

a) Dengue

α) Synonyma und Definition

Das Denguefieber (break-bone fever, dandy fever, denguerro, joint fever,
bouquet fever, giraffe fever, polka fever, Knöchel-, Fünf- oder Siebentagefieber)
ist eine kurzfristige, durch Stechmücken (Aëdes) übertragene, akute, epidemisch
auftretende, gutartig verlaufende Viruskrankheit des Menschen, die durch Fieber
von 5- bis 7tägiger Dauer, Muskel- und Gelenkschmerzen, ein *morbilli- oder scar-
latiniformes Exanthem*, durch Lymphknotenschwellung und Leukopenie gekennzeichnet ist. Im Gegensatz zum Gelbfieber, das durch die gleiche Mückenart
(Aëdes aegypti) übertragen wird, tritt das Denguefieber in weitaus mehr Ländern auf, ist aber durch die Übertragungsart (genau wie das Gelbfieber) an die
wärmeren Zonen gebunden (NAUCK 1952, GERMER 1954).

β) Klinik und Differentialdiagnose

Nach 5- bis 8tägiger Inkubation (Grenzen: 3 bis 15 Tage) beginnt die Krankheit
mit Kopf-, Muskel- und Gelenkschmerzen sowie mit plötzlichem Temperaturanstieg (Bradykardie!). Mitunter tritt bereits am ersten Krankheitstage außer
der Fieberrötung des Gesichtes und einer Conjunctivitis ein initiales, roseoliformes,
Rash-artiges, sehr flüchtiges Exanthem auf (zuweilen auch Schüttelfrost). Nach
zwei bis dreitägigem Fieber (39—40°C) fallen die Temperaturen für 2 bis $2^1/_2$ Tage
ab (nicht ganz bis zur Norm) und am 5. Krankheitstag erfolgt ein neuer Anstieg
(meist bis 40°C). Am 6. oder 7. Tage tritt kritische Entfieberung ein.

Das für Dengue kennzeichnende *maculopapulöse Exanthem* entwickelt sich am
3. bis 5. Tage. Es ist von kurzer Bestandsdauer und klingt meist schon nach
2 bis 3 Tagen wieder ab. Es befällt Hände, Füße, Gesicht, Hals, Brust, Bauch und
Rücken. Juckreiz stellt sich besonders an den Händen und Fußsohlen ein. Das

Exanthem ist vielgestaltig und unterschiedlich stark ausgeprägt (es fehlt aber nur selten). Es kann morbilli- oder scarlatiniform, aber auch urticariell sein. Das Gesicht bleibt häufiger frei. Auf Druck blassen die Hauterscheinungen ab. Es kann (keineswegs immer!) kleieförmige Schuppung im Stadium der Abheilung eintreten. Im allgemeinen ist die Blutungsneigung nicht oder nicht stark vorhanden. Bei manchen Epidemien wurden jedoch — häufig erst am letzten Fiebertage — kleine Petechien im Bereich von Fuß- und Handrücken, Achseln, Genitale und Mundschleimhaut beobachtet. Selten entwickelt sich eine *Orchitis*. Typisch sind das schwere Krankheitsgefühl, die verzögerte Rekonvaleszenz und die Schmerzen in den Kniegelenken, die das Gehen behindern (Dengue = „Dandy", wegen des eigenartig gespreizten Ganges). Die Milz ist nicht geschwollen, hingegen sind die Lymphknoten häufiger vergrößert. Schon in den ersten 24 Std der Krankheit findet sich eine Leukopenie (relative Granulocytose). In der ersten Fieberperiode können profuse Schweißausbrüche entstehen (eigentümlich süßlich-fauliger Geruch). Die *Prognose* ist überwiegend gut, Todesfälle sind Ausnahmen. Zu den selteneren Komplikationen zählen: Magen- und Darmblutungen, Meningitis, Thrombophlebitis, Parotitis, Polyneuritiden, Keratitis und Iritis. Weitere Angaben über die Klinik s. bei Nauck (1952).

Differentialdiagnostisch müssen zu Beginn der Erkrankung Grippe, Pappataci-fieber, Malaria und Fleckfieber berücksichtigt werden. Das Dengue-Exanthem muß von den bei Masern, Röteln und Scharlach auftretenden Hauterscheinungen abgegrenzt werden, was nicht immer leicht ist (Bestandsdauer, Auslöschphänomen, Blutbild, Begleitsymptome, epidemiologische Gesichtspunkte). Im Beginn der Krankheit ist mitunter eine Abtrennung von Gelbfieber notwendig (Ikterus kann bei Gelbfieber fehlen, andererseits kann hin und wieder bei Dengue ein Ikterus vorkommen).

Das Überstehen von Dengue hinterläßt nicht so langdauernde *Immunität* wie das Gelbfieber (meist nur Immunität für ein Jahr).

Die *Therapie* besteht, da kein Specificum bekannt ist, in Bettruhe und der Verabfolgung von Kreislaufmitteln und Salicylaten (auch Phenacetin, Pyramidon oder Irgapyrin).

Anläßlich von seltenen Todesfällen erhaltene *Sektionsbefunde* wiesen degenerative Schäden des Capillarendothels, mehr oder weniger ausgedehnte Blutungen im Endo- und Perikard, in der Pleura und im Peritonaeum, in den Schleimhäuten des Magen- und Darmkanals, in der Haut, in den Muskeln und im ZNS auf (Nauck 1952). Beschrieben wurde außerdem eine granulomatöse Thrombophlebitis in der Subcutis (ähnlich wie bei der Thrombophlebitis migrans), die sich mehrere Wochen nach Krankheitsbeginn ausbildete.

Sabin (1948) untersuchte die *Histologie von Hautveränderungen*, die nach intracutaner Injektion von Denguevirus und nach petechialen Blutungen auftraten. Sabin sah weder allgemeine Alterationen der Epidermis noch Einschlußkörper in den Epithelzellen. Dagegen konnte regelmäßig eine deutliche Gefäßreaktion mit Endothelschwellung, perivasculärem Ödem und Infiltration mit mononucleären Zellen beobachtet werden. In der Umgebung der Petechien gibt es keine nennenswerten entzündlichen Veränderungen. Werden 0,1 bis 0,2 cm³ menschliches Serum, das Denguevirus enthält, bei empfänglichen Personen intracutan injiziert, so bilden sich nach 3 bis 5 Tagen eine lokale Rötung und ein Ödem mit einem Durchmesser von 1 bis 4 cm an der Injektionsstelle aus (Sabin 1952, Sorrell 1956).

Über Maßnahmen zur Seuchenbekämpfung und über die Dengue-Prophylaxe s. bei Nauck (1952, 1956). Der von Sabin und Schlesinger (1945) eingeführte

Impfstoff aus mäuseadaptierten Denguestämmen hat sich als wirksam erwiesen (Impfungen in Epidemiezeiten vor allem für Reisende und Einwanderer).

γ) Ätiologie und diagnostische Methoden

Die Virusätiologie des Denguefiebers wurde bereits 1907 von ASHBURN und CRAIG (Philippinen) erkannt. Die Elementarkörper-Größe des Denguevirus beträgt 17—25 mμ (Bestimmung durch Ultrafiltration mittels Gradokolmembranen). Es gibt mindestens zwei (möglicherweise drei oder mehr) immunologisch differente Typen des Virus. Serologisch ist der Erreger des Denguefiebers mit dem Gelbfiebervirus, dem West-Nil- und dem Virus der japanischen B-Encephalitis verwandt (Untersuchungen mit Hilfe der Komplementbindungsreaktion).

Das Denguevirus kann auf die üblichen kleinen Laboratoriumstiere nicht übertragen werden. Infizierte Affen erkranken nur inapparent. — Durch besondere Versuchsanordnung (intracerebrale Injektion, Fortführung in Hirnpassagen, Infektion möglichst junger Tiere) kann das Denguevirus auf Mäuse übertragen werden (SABIN und SCHLESINGER 1945, GORDON-SMITH 1956). Die Adaptation des Virus an Mäuse bedingt eine Änderung der pathogenen Eigenschaften. Schon nach 7 Passagen tritt nach Rückimpfung auf den Menschen keine typische Dengue-Erkrankung mehr auf, doch entwickelt sich trotzdem eine kräftige Immunität (Schutzimpfungen mit mausadaptiertem Virus). Die Züchtung des Denguevirus auf Mäusen hat auch diagnostische Bedeutung, da sie die Durchführung von Neutralisationstests ermöglicht (Mäuseschutzversuch mit Patientenserum ähnlich wie bei der Gelbfieberdiagnose). Details s. bei SABIN (1955).

Es wurde nachgewiesen, daß 24 Std nach Beginn des Fiebers das Serum von experimentell mit Dengue infizierten Personen 1 Million M.I.D. (Minimal-Infektions-Dosen für den Menschen) Denguevirus pro cm³ enthält (Einzelheiten s. bei NAUCK 1952).

HOTTA und EVANS (1956) gelang es, mäuseadaptierte Stämme des Denguevirus (Typ 1 und 2) in Zellkulturen von Affennierengewebe zu züchten (ausgesprochener cytopathogener Effekt).

Aus infizierten Säuglingsmäusen gewonnene Hirnextrakte vermögen unter definierten Versuchsbedingungen, die für Typ 1 und Typ 2 des Denguevirus verschieden sind, Hühnererythrocyten zu agglutinieren (SWEET und SABIN 1954). Hierbei spielen der pH-Wert, die Temperatur und die Zahl der Passagen eine wesentliche Rolle. Diese Methode ermöglicht auch (unter Verwendung von Patientenseren) die Durchführung eines Hämagglutinations-Hemmtests (Bestimmung des Hemmtiters im Rekonvaleszentenblut). Die Laboratoriumsdiagnose der Dengue ist nicht einfach und bleibt vorerst nur Speziallaboratorien vorbehalten.

b) Pappatacifieber

Das Pappatacifieber (Phlebotomus-Fieber, Sandfly-fever, Dreitagefieber, Hundskrankheit, Sommerfieber) ist eine stets gutartige, akute Viruskrankheit des Menschen, die durch Phlebotomus papatasii übertragen wird und die meist mit dreitägigem Fieber, Kopfschmerz, Augendruck, Conjunctivitis sowie mit starker Beeinträchtigung des Allgemeinbefindens und Leukopenie einhergeht. Trotz der an sich guten Prognose kann die Rekonvaleszenz lange andauern. Das Wort „Pappataci" ist italienisch und bedeutet „stiller Fresser". Das Pappatacifieber kommt nur in Gegenden vor, in denen Phlebotomus papatasii zu Hause ist, insbesondere in Ländern, die zwischen 20° und 45° nördlicher Breite in Europa, Asien und Afrika liegen (s. ausführlich bei NAUCK 1952).

Nach einer Inkubationszeit von 3—6 Tagen setzt plötzlich Fieber ein (39° bis 40°C). Es besteht ein sehr starkes Krankheitsgefühl mit Stirnkopfschmerz,

Brennen und Druckschmerz in den Augen (diagnostisches „Dreifingerzeichen": Mittelfinger im Bereich der Nasenwurzel aufstützen, mit Zeige- und Ringfinger vorsichtig beide Bulbi palpieren = Druckschmerz!), Lichtscheu, Steifheit im Nacken und im Rücken, mit ziehenden Schmerzen in den Extremitäten und stark gerötetem Gesicht (NAUCK 1952, PIERROU 1957). Die Conjunctiven sind stark injiziert, mitunter in Streifenform im Bereich der Lidspalte. Auch Augenhintergrundsveränderungen kommen vor (Plasmaaustritte aus den Retinagefäßen, Details s. bei KRAUSS 1955). Gelegentlich werden Halsschmerzen mit starker Rachenrötung, weiter Durchfälle (evtl. mit Blutbeimengung), Nasenbluten, Erbrechen und Schwindel beobachtet. Milz, Leber und Lymphknoten sind nicht angeschwollen. Das Blutbild zeigt eine ausgesprochene Leukopenie.

Der Fieberverlauf ist nicht ganz einheitlich. Meist steigt die Temperatur plötzlich an, geht am 2. und 3. Tage etwas zurück und sinkt am 4. Tage ganz bis zur Norm ab (Bradykardie; Verf. sah 1943/44 auf dem Balkan, vor allem in Albanien und Montenegro, gelegentlich kurze Fieberrückfälle im Verlauf der ersten beiden Krankheitswochen). — Die Haut ist insgesamt trocken, fühlt sich heiß an und ist gerötet (leichte Hyperämie, kein eigentliches Exanthem). Häufig lassen sich noch die etwas irritierten Stichstellen der Phlebotomen erkennen. Nur ausnahmsweise entwickeln sich diffuse Erytheme oder roseoliforme Exantheme. Mitunter treten urticarielle Veränderungen, Petechien und Erscheinungen im Sinne eines Erythema exsudativum multiforme auf. Niemals aber entsteht ein so charakteristisches Exanthem wie beim Denguefieber (NAUCK 1952). Die Rekonvaleszenz ist von sehr verschiedener Dauer (leichter Verlauf von wenigen Tagen bis zu schlechtem Allgemeinbefinden über mehrere Wochen). Die Letalität ist praktisch gleich Null. Kinder unter 5 Jahren erkranken weniger häufig und leichter (GUELMINO und JEVTIC 1955).

Differentialdiagnostisch kommt vor allem das Denguefieber in Betracht (nicht so stark ausgeprägte Bradykardie, längerer Fieberverlauf, meistens vorhandenes typisches Exanthem). Auch Grippe (meist mit mehr katarrhalischen Erscheinungen), Malaria, Rückfallfieber und Fleckfieber müssen bei der Differentialdiagnose berücksichtigt werden (Details bei NAUCK 1952).

Die Therapie ist rein symptomatisch (s. den Abschnitt Dengue). Die Prophylaxe des Pappatacifiebers richtet sich ausschließlich gegen den Überträger (Insektizide: DDT-haltige Mittel).

Filtrationsversuche mit Gradokolmembranen ergaben, daß das Pappataci-Virus Elementarkörper mit Durchmessern zwischen 40 und 60 mμ haben muß. Nach den bisherigen Untersuchungen scheint der Mensch der einzige Wirt für das Pappataci-Virus zu sein (Übertragungsversuche von Mensch zu Mensch mit Freiwilligen). Es gibt mehrere immunologisch differente Virusstämme (Zweitinfektionen mit anderen Virusstämmen sind möglich).

c) Gelbfieber

NAUCK (1952) definiert diese Viruskrankheit folgendermaßen: „Das Gelbfieber ist eine in bestimmten Gebieten der Tropenzone heimische akute Infektionskrankheit, die durch Stechmücken übertragen wird (Aëdes aegypti). Die durch ein Virus hervorgerufene Erkrankung geht bei schwerem Verlauf mit Fieber, Gelbsucht, Albuminurie und Blutungen einher und ist von einer bleibenden Immunität gefolgt. Häufig verläuft die Infektion in milder Form oder ohne klinische Manifestationen."

Auf das klinische Bild des Gelbfiebers (Yellow fever, Fièvre jaune, Dschungelfieber) kann hier nicht näher eingegangen werden (s. bei NAUCK 1952, 1953, 1956 und bei GERMER 1954). Hier können nur einige Veränderungen berücksichtigt werden, die den Dermatologen interessieren.

Die Inkubationszeit des Gelbfiebers beträgt 3 bis 6 Tage. Die Krankheit nimmt einen Verlauf, der in drei Phasen eingeteilt werden kann:

1. Initiales Fieber (Infektionsperiode),
2. Kurzes, nicht stets vorhandenes Stadium der Remission — und
3. Periode der Reaktion und der Organschädigungen.

α) Haut- und Schleimhauterscheinungen

Als Prodrome sieht man u. a. Trockenheit und Rötung der Haut, Conjunctivitis und Lichtscheu. Die Zunge kann anfangs etwas gerötet sein, später wird sie „trocken, belegt, klein und spitz" (im Gegensatz zu der geschwollenen, weichen Malaria-Zunge). Gaumen und Zahnfleisch röten sich, schwellen ödematös an und zeigen Blutungstendenz. In der dritten Periode der Organschädigung nehmen Skleren und Haut eine gelbliche Färbung an, die sich „zu einem intensiven Ikterus steigert" (hellgelber oder mehr schmutzig-gelber Farbton; die Intensität der Gelbsucht ist unterschiedlich stark). NAUCK (1952) betont, daß eine charakteristische Hauteruption fehlt, doch gelegentlich erythematöse oder petechiale Veränderungen beobachtet werden können.

Die Diagnose des Gelbfiebers beruht auf folgenden Laboratoriumsuntersuchungen:

1. Isolierung des Virus (Beimpfung von Affen, intracerebrale Infektion von Mäusen). Virusgröße: 17—28 mμ.
2. Nachweis spezifischer Antikörper *(Mäuseschutzversuch:* Beimpfung der Tiere mit einer Mischung von neurotropem Gelbfiebervirus und dem zu untersuchenden Serum. Bei Vorhandensein von Immunkörpern im Serum bleibt eine Infektion aus, fehlen diese, so haftet das Virus im ZNS und führt den Tod der Tiere herbei.)
3. Histopathologische Untersuchungen bei tödlich verlaufenen Fällen (charakteristische Leberveränderungen).

β) Allergische Reaktion nach Gelbfieberimpfung

Die Gelbfieberimpfung ist eine aktive Schutzimpfung, die in der Regel sehr gut vertragen wird. Geimpft wird mit einer Vaccine, die den 17 D-Stamm enthält. Bei diesem Stamm des Gelbfiebervirus handelt es sich um eine Virusart, die im Verlauf von Züchtungsversuchen in Gewebekulturen aus Hühnerembryonalgewebe gewonnen wurde. Der 17 D-Stamm erwies sich bei Erhaltung der immunisatorischen Eigenschaften als so stark abgeschwächt, daß er gefahrlos zu Impfzwecken verwendet werden konnte.

Allergische Reaktionen im Anschluß an die Gelbfieberimpfung treten nur sehr selten auf. SULZBERGER und ASHER (1942) berichteten über drei Fälle von Urticaria und über Hauterytheme vom Typ des Erythema exsudativum multiforme. Auch Asthmaanfälle, Dyspnoe, Gesichtsödem und gleichzeitig Urticaria generalisata kommen ausnahmsweise (möglicherweise Allergie gegen Hühnereiweiß!) vor. BECKER und LIESKE (1957) beobachteten 6 Std post vaccinationem eine sehr schwere Impfkomplikation. Es bildeten sich Fieber, Schüttelfrost und Myalgien und 14 Std später ein schwerer Kollaps mit nachfolgender Polyarthritis einschließlich Kniegelenkergüssen von mehr als 6wöchiger Dauer aus.

d) Weitere tropische Viruskrankheiten

Das Rifttalfieber (Rift Valley fever) wird durch ein Virus hervorgerufen, das der Gelbfieber-Dengue-Gruppe angehört. Beim Rifttalfieber kommt es nicht zur Ausbildung eines Exanthems (NAUCK 1952). Der Erreger dieser Erkrankung ruft in Zellkulturen (z. B. aus Mäuse- und Rattentumoren, auch aus menschlichem Embryonalgewebe) einen cytopathischen Effekt hervor, ähnlich wie z. B. das Gelbfiebervirus in HeLa-Zellkulturen.

In den letzten Jahren wurden mehrere neue tropische Virusinfektionen entdeckt, über die z. T. noch wenig bekannt geworden ist (Isolierungen aus Stechmücken, Affen- und Menschenblut). Diese Virusarten verhalten sich im Mäuseversuch neurotrop. Beim Menschen scheinen diese Infektionen überwiegend entweder inapparent oder subklinisch (leichte, uncharakteristische Krankheitsformen) zu verlaufen. Über begleitende Haut- und Schleimhautveränderungen liegen bisher keine Daten vor. Die gefundenen Virusarten wurden nach ihren Fundorten oder nach dem Gattungsnamen der als Zwischenträger dienenden Steckmücken benannt. Es handelt sich um folgende Viren:

Bezeichnung des Virus	Fundort
West-Nil	
Bwamba	
Semliki Forest	
Bunyamwera	
Ntaya	Uganda
Mengo	
Zika	
Uganda S	
Anopheles A	
Anopheles B	Kolumbien
Wyeomyia	
Ilhéus	
Leukocelaenus	
Haemagogus A	Brasilien
Haemagogus B	
Sabethes	

Es bedarf noch der Klärung, ob es sich bei diesen Virusarten um „vollwertige Erreger" oder um harmlose „saprophytische Virusformen" handelt (Details s. bei NAUCK 1956 und bei TAYLOR 1952).

V. Maul- und Klauenseuche beim Menschen und Maul- und Klauenseuche-ähnliche Krankheitsbilder

1. Einleitung

Die Maul- und Klauenseuche besitzt große volkswirtschaftliche Bedeutung, spielt aber in der Humanmedizin nur eine geringe Rolle. Durch manche Seuchenzüge kann der Rinderbestand beträchtlich gelichtet werden und der Schaden Millionenbeträge ausmachen. Menschliche Maul- und Klauenseuche-Infektionen kommen jedoch nur selten vor. Im Jadassohnschen Handbuch finden sich drei Abschnitte über die Maul- und Klauenseuche aus den Jahren 1930—1932, und zwar

1. von A. STÜHMER (1932) in Bd. II, S. 271—300 eine heute noch gültige Abhandlung über „Maul- und Klauenseuche beim Menschen",

2. von W. JADASSOHN (1932) in Bd. II, S. 399—401 ein Abschnitt über die immunbiologischen Vorgänge in der Haut bei der Maul- und Klauenseuche-Infektion und

3. von J. HELLER (1930) ein Kapitel über die Maul- und Klauenseuche im Beitrag „Die Klinik der wichtigsten Tierdermatosen", Bd. XIV, Teil 1 (Maul- und Klauenseuche: S. 828—830).

Die folgende Abhandlung stützt sich auf diese drei Darlegungen, ergänzt sie durch einige moderne Daten auf dem Gebiete der Laboratoriumsdiagnose und der ätiologischen Forschung. Der klinische Teil kann im Hinblick auf den Beitrag von Stühmer, dem nur wenig Neues hinzuzufügen ist, kurz gehalten werden. Außer der Maul- und Klauenseuche sollen die Krankheitsbilder berücksichtigt werden, die klinische Beziehungen zu dieser Virusinfektion besitzen und unter besonderen Umständen gelegentlich ebenfalls auf den Menschen übertragen werden können: die Stomatitis vesicularis und die Stomatitis „pseudoaphthosa" („false foot and mouth disease" bzw. Stomatite pseudoaphteuse épizootique des bovidés von Mollaret u. Mitarb.). Die Erreger der drei genannten Krankheiten sind verschieden und gehören aller Wahrscheinlichkeit nach verschiedenen „Virusgruppen" an. Die gemeinsame Besprechung erfolgt hier im Hinblick auf die klinischen Gemeinsamkeiten und auf die noch nicht abgeschlossene ätiologische Erforschung der drei Virusarten und deren Typen und Varianten.

Auf die virologischen Resultate der letzten Jahre kann hier nur in gebotener Kürze eingegangen werden. Die Auswahl des Stoffes geschieht dabei nach klinischen Gesichtspunkten. Der derzeitige Stand der Forschung über das Virus der Maul- und Klauenseuche geht aus der sehr ausführlichen Übersichtsarbeit von Möhlmann (1954) und aus dem mit 485 Literaturhinweisen versehenen, erst kürzlich abgeschlossenen Handbuchbeitrag von Röhrer und Pyl (1958) hervor (Bd. IV, S. 379—458, des Handb. d. Virusforschg. von C. Hallauer und K. F. Meyer).

2. Die Maul- und Klauenseuche beim Menschen

a) Synonyma

Stomatitis epidemica, Aphthae epizooticae, Stomatitis epidemica epizootica, Aphthenseuche, Foot- and -mouth disease, Aphthous fever, Hoof and mouth disease, Epizootic aphthae, Epizootic stomatitis, Fièvre aphteuse.

b) Definition

Die Maul- und Klauenseuche ist eine Zoonose der Zweihufer (vorwiegend der Wiederkäuer und der Schweine). Wie der Name dieser Viruskrankheit besagt, tritt sie mit einem im Maul und an den Klauen der infizierten Tiere sitzenden vesiculösen Exanthem in Erscheinung. Unter besonderen Bedingungen (z. B. Laborinfektion) und insgesamt recht selten kann die Maul- und Klauenseuche auf den Menschen übertragen werden. Bei den befallenen Zweihufern ruft das sehr kleine Maul- und Klauenseuche-Virus ein hochkontagiöses, fieberhaftes Krankheitsbild hervor. Die Efflorescenzen entwickeln sich an unbehaarten Stellen der Epidermis (Bläschen an der Krone, an den Ballen der Klauen, im Klauenspalt, am Euter, vor allem an den Strichen und der Strichmündung sowie an der Wandung der Milchzisterne, selten an der Haut des Bauches; Aphthen im Bereich der Maulschleimhaut, der Vagina, des Conjunctivalsackes und mitunter an der Auskleidung des Pansens) und auf den Schleimhäuten des Verdauungstraktes.

c) Geschichte

Das Maul- und Klauenseuche-Virus wurde 1897 von Löffler und Frosch im Verlauf von Ultrafiltrationsversuchen entdeckt. In elektronenoptischen Präparaten von frischem Blaseninhalt Maul- und Klauenseuche-infizierter Meerschweinchen fanden v. Ardenne und Pyl (1940) kontrastarme Körperchen mit einem Durchmesser von etwa 20 bis 30 mμ (evtl. durch flache Antrocknung der Teilchen auf der Trägerfolie ein etwas zu großer Wert). Von den Autoren wurden diese Partikel als Elementarkörper des Maul- und Klauenseuche-Virus angesehen.

d) Ätiologie

Das Virus der Maul- und Klauenseuche gehört zu den kleinsten der bisher bekannten Virusarten. Auf Grund von Bestimmungen mit der Ultrazentrifuge (JANSSEN 1941: Sedimentationskonstante $S_{28} = 17$ bis $18 \cdot 10^{-13}$) und mittels der Ultrafiltration wurden Werte für die Durchmesser der Maul- und Klauenseuche-Elementarkörper von 10—20 mμ errechnet (ELFORD und GALLOWAY 1937). Diese Größenangabe stimmt recht gut mit den elektronenmikroskopischen Meß-ergebnissen von v. ARDENNE und PYL (1940) überein[1]. Etwas höher fielen die Meßresultate von BONÉT-MAURY (1943) aus: 30 ± 10 mμ, die mit Hilfe der sta-tistischen Ultramikrometrie mit α-Strahlen gewonnen wurden.

Das Maul- und Klauenseuche-Virus ist gegen Erwärmung wenig widerstands-fähig (z. B. wird es durch die verschiedenen Erhitzungsverfahren der Milch ab-getötet). Bei tiefen Temperaturen (etwa in der Tiefkühltruhe bei —70°C) ist es gut haltbar. Das Maul- und Klauenseuche-Virus läßt sich im Speichel, im Bläscheninhalt, in Milch, Harn und Kot nachweisen. Für die Laboratoriums-diagnose (Meerschweinchenversuche) eignen sich am besten frisch-gewonnene Aphthendecken.

Die Maul- und Klauenseuche befällt vor allem Rinder, Schweine, Ziegen und Schafe, seltener Hirsche, Rehe, Gemsen, Rentiere, Wildschweine, Kamele, Büffel, Elefanten, Giraffen und andere Wiederkäuer. Einhufer sind nicht empfänglich. Hunde und Katzen erkranken nur ausnahmsweise, ebenso der Mensch. Eine Reihe von Maul- und Klauenseuche-Virusstämmen konnte an Meerschweinchen adaptiert werden. RÖHRER (1952) gelang die intracerebrale Beimpfung von Mäu-sen. Unter Benutzung von Wechselpassagen vermochten TRAUB und SCHNEIDER (1948) das Maul- und Klauenseuche-Virus auf der Chorionallantoismembran bebrüteter Hühnereier zu züchten. Sehr gut vermehrt sich das Maul- und Klauen-seuche-Virus in Gewebekulturen, z. B. solchen aus Zungenepithel von Rindern (FRENKEL 1950). Das Maul- und Klauenseuche-Virus ist vorwiegend dermotrop, besitzt aber auch myotrope Eigenschaften und bei bestimmter Versuchsanord-nung sogar eine neurotrope Komponente (z. B. intracerebrale Infektion von Mäusen bzw. Säuglingsmäusen).

WALDMANN und TRAUTWEIN (1926) wiesen auf die Pluralität des Maul- und Klauenseuche-Virus hin. Das Virus besitzt zahlreiche immunbiologisch differente Typen und Varianten. Auf Grund von mutativen Prozessen ist das Maul- und Klauenseuche-Virus zur Typenumwandlung fähig. Man unterscheidet z. Zt. vor allem drei Typen: Typ A (= französischer Typ 0), Typ B (= franz. Typ A) und Typ C, der von beiden abweicht. Nach HILLEMAN (1956) sind infolge der Isolierung von drei neuen Typen in Südafrika jetzt 6 immunologische Typen aufgefunden. Nach GEIGER (1958) soll der Typ C eine besondere Affinität zum Menschen aufweisen. Mit den uns gegenwärtig zur Verfügung stehenden Metho-den sind evtl. mögliche geringe Unterschiede in der Partikelgröße bei den ver-schiedenen Maul- und Klauenseuche-Virusstämmen nicht eindeutig feststellbar (GRALHEER 1952).

---

[1] Diese ersten orientierenden Untersuchungen wurden inzwischen durch gründlichere elektronenmikroskopische Arbeiten ergänzt, vor allem durch die Mitteilungen von H. L. BACHRACH und S. BREESE jr.: Proc. Soc. Exper. Biol. **97**, 659 (1958) und von C. J. BRADISH, W. M. HENDERSON und J. B. KIRKHAM: J. gen. Microbiol. **22**, 379 (1960).

e) Epidemiologie

Die Maul- und Klauenseuche ist eine kosmopolitische Zoonose. In Deutschland kam es z. B. von 1937 bis 1939 und von 1950 bis 1952 zu schweren Seuchenzügen. Das Virus kann von Tier zu Tier durch direkten Kontakt übertragen werden (z. B. können Rinder das Virus monatelang zwischen den Hufen beherbergen). Die Übertragung ist jedoch auch durch gemeinsame Benutzung von Futterraufen und Spreu (Viehmärkte) sowie durch belebte Zwischenträger möglich. Auch der Mensch (als Virusträger und Virusdauerausscheider) kommt für die Verbreitung des Virus in Betracht.

Der Mensch infiziert sich mit Maul- und Klauenseuche entweder durch unmittelbaren Kontakt mit infizierten Tieren (z. B. sind bei Melkern bevorzugt die Hände die Eintrittspforte), durch infizierte Gegenstände und durch rohe Milch, die Maul- und Klauenseuche-Virus enthält, ja möglicherweise auch durch den Genuß von Milchprodukten, die nicht erhitzt werden (Schlagsahne und Butter, Infektion durch Käsegenuß ist fraglich).

Eine mikrobiologisch gesicherte direkte Übertragung von Mensch zu Mensch wurde bisher nicht beobachtet. Die von Geiger (1958) kürzlich gemachten Feststellungen könnten jedoch für diese Übertragungsmöglichkeit sprechen (Laborinfektionen beim Stammpersonal der Stationen zur Maul- und Klauenseuche-Impfstoffgewinnung — in der Bundesrepublik z. B. in Lübeck und Hannover, in der DDR auf der Insel Riems — anschließend analoge Erkrankungsfälle bei den Familienangehörigen, bei Kindern und Ehefrauen). Leider wurde die Spezifität der Erkrankungen bei den Familienangehörigen von Geiger nicht tierexperimentell bewiesen. Eine Übertragung vom Tier auf den Menschen (Selbstversuche!) und umgekehrt sind sicher möglich.

Menschliche Maul- und Klauenseuche-Infektionen sind überaus selten. Röhrer und Pyl (1958) führen hierzu an, daß ,,obwohl in der Forschungsanstalt der Insel Riems seit fast 50 Jahren täglich zahlreiche Angestellte mit hochvirulenten Maul- und Klauenseuche-Virusstämmen engsten Kontakt haben, sind bisher nur zwei Erkrankungen vorgekommen" — (sie wurden dargestellt von Pape 1921 und Trautwein 1929). — ,,Im Schrifttum finden sich weitere 25 Fälle von Maul- und Klauenseuche beim Menschen, bei denen die Diagnose in gleicher Weise durch den Virusnachweis im Tierversuch gesichert wurde." Es sind dies Fälle von: Gerlach (1924), Magnusson (1930), Fessler (1934), v. Scheitz (1934), Kanyo und Olah (1938), Richter (1938), Rinjard, Gratiolet und Chabrot (1938), Flaum (1939), Stenström (1941), Arocha (1947), Pavlitzek (1951), Schneider (1951), Heidsieck (1952), Faaberg-Andersen (1952) und Wahl (1952). Alle übrigen Fälle halten nach dem Urteil von Röhrer und Pyl (1958) einer kritischen Prüfung nicht stand (Literaturhinweise bei Röhrer und Pyl).

Nach Schuermann (1958) gibt es bis jetzt etwa 30 gesicherte Maul- und Klauenseuche-Erkrankungen des Menschen. Möglicherweise sind menschliche Maul- und Klauenseuche-Infektionen in Wirklichkeit doch etwas häufiger. Da aber die klinische Diagnose unsicher ist (z. B. Verwechslung mit Erythema exsudativum multiforme, mit der pluriorifiziellen Ektodermose oder mit Arzneimittelexanthemen), muß der Tierversuch zur Klärung der Ätiologie durchgeführt werden. Es ist nicht ausgeschlossen, daß die Fälle von Maul- und Klauenseuche des Menschen künftig durch die verbesserte Technik der Laboratoriumsdiagnose etwas zahlreicher erkannt und bewiesen werden.

f) Pathogenese

Die Inkubationszeit der Maul- und Klauenseuche beim Rind beträgt durchschnittlich 2 bis 3 (maximal 6) Tage. Das Maul- und Klauenseuche-Virus vermehrt sich zunächst unmittelbar in der Umgebung der Eintrittspforte und verursacht dort die Bildung einer primären Blase. Von der Primärläsion aus kommt es zur Virämie mit ein- bis zweitägigem hohen Fieber und der Entwicklung von sekundären Efflorescenzen, vor allem von Aphthen am Gaumen, an der Schleimhautseite der Lippen und auf der Zunge sowie von Bläschen, die später erodieren, an der Haut der Klauenkrone, des Ballens und des Klauenspaltes sowie am Euter. Nach dem Aufplatzen der Blasendecke kann es zu bakterieller Sekundärinfektion und somit zur Bildung eitriger Geschwüre und Phlegmonen kommen. Bei schwerer bakterieller Superinfektion entwickelt sich evtl. eine Septicämie z. B. durch Strepto- oder Staphylokokken. Die Letalität der Maul- und Klauenseuche bei Rindern schwankt stark. Sie ist abhängig vom betreffenden Seuchenzug (stark virulentes Virus oder schwächer virulente Varianten) und von den hygienischen Allgemeinbedingungen. Sie kann bei günstigen hygienischen Verhältnissen und Infektion durch ein schwächer virulentes Virus nur 0,2 bis 0,5% betragen, bei hochvirulentem Erreger und schlechten hygienischen Bedingungen auf über 70% ansteigen. Gefürchtet wird die Myokarditis (z. B. bei Jungrindern).

Beim Menschen dauert die Maul- und Klauenseuche-Inkubation gewöhnlich 3 bis 8 Tage (Grenzen: 2—18 Tage). Beim Menschen sind inapparente Krankheitsverläufe (stille Feiung) sehr wahrscheinlich möglich (VETTERLEIN 1954). Die Krankheit hinterläßt eine typenspezifische Immunität von begrenzter Dauer. Rezidive sind durch Infektion mit einem anderen Virustyp möglich.

Beim Schwein ist die Inkubationszeit der Maul- und Klauenseuche etwas kürzer. Sie beträgt hier im allgemeinen nur ein bis zwei Tage.

g) Pathologie und pathologische Histologie

Beim Rind zeigen die Efflorescenzen auf den Schleimhäuten (z. B. auf der Zunge) eine intraepitheliale Blasenbildung. In den ballonierten Epithelien scheinen keine spezifischen Einschlußkörper gebildet zu werden. BECK und COHRS (1953) machten auf eine allergische seröse Glossitis aufmerksam, die bei der Maul- und Klauenseuche des Rindes vorkommt. Von großer, sowohl mikrobiologischer als auch pathologischer Bedeutung sind die nicht seltenen parenchymatösen Mastitiden.

Beim Menschen nimmt die Maul- und Klauenseuche insgesamt einen milderen Verlauf als beim Tier (z. T. subklinische Verläufe). Die Läsionen sitzen in erster Linie an Wangenschleimhaut und Lippen, am Zungenrand und Zahnfleisch sowie — wenn auch seltener — auf Rachen-, Gaumen-, Conjunctival- und Nasenschleimhaut. Mitunter wird auch die Gesichtshaut in der Mundumgebung befallen. Bläschen finden sich vor allem an Händen und Füßen sowie an den Mammae. Selten entwickelt sich eine schwere Keratoconjunctivitis mit phlyktaenenartigen Knötchen, die später exulcerieren. Besonders bei Kindern können Gastroenteritiden entstehen. Auch Myokardschädigungen wurden beschrieben. Gelegentlich kommen Orchitiden vor.

Die Bläschen und Aphthen neigen zur Konfluenz und erodieren schnell. Oft entstehen größere oberflächliche Ulcerationen, die jedoch gewöhnlich narbenlos abheilen. Erfolgt bakterielle Sekundärinfektion, so können Narben resultieren. Bei einem Teil der Fälle treten Hautblutungen auf. Todesfälle sind sehr selten und werden weniger durch das Maul- und Klauenseuche-Virus, als vielmehr durch die pathogene Wirkung der Sekundärkeime bedingt. Sekundärinfektion verzögert die Heilung.

Histologisch zeigt sich bei den Haut- und Schleimhautefflorescenzen zu Beginn eine intraepidermale Blase. Die Hornschicht ist intakt, oft findet sich eine deutliche Hyperkeratose. Im Stratum spinosum sind die Epithelien hyalinisiert, hydropisch geschwollen, balloniert. Mitunter kommt es zu einer Abhebung der Epidermis vom ödematös angeschwollenen, mäßig stark mit Leukocyten durchsetzten Papillarkörper (Gans und Steigleder 1957). Gins (1922) fand in den Spinalzellen am Blasenrand z. T. eosinophile Kerneinschlüsse, die jedoch wahrscheinlich nicht virusspezifisch sind.

h) Klinik

Die Inkubationszeit der Maul- und Klauenseuche beim Menschen beträgt meist 2 bis 6 Tage. Nach Vetterlein (1954) liegt das Alter der Maul- und Klauenseuche-Kranken, deren Diagnose virologisch gesichert wurde, zwischen 5 und 60 Jahren. Als *Prodromalerscheinungen* werden Fieber, Kopf- und Kreuzschmerzen, Mattigkeit, Trockenheit und Brennen im Mund sowie Übelkeit und Brechreiz beobachtet. Dem eigentlichen Krankheitsbild können eine Angina lacunaris, ein Schnupfen (Halsschmerzen, Rötung des Rachens), evtl. auch ein Herpes simplex, vorausgehen. Auch die Mundschleimhaut kann anfangs diffus gerötet sein. Bei einem Teil der Patienten kommt es zur Ausbildung eines *morbilliformen Rash*. Die erste Krankheitsphase besteht in der Entwicklung einer Primärblase an der Eintrittspforte des Erregers. In der zweiten, virämischen Phase kommt es zur Generalisation (Primär- und Sekundäraphthen).

Die Krankheit beginnt oft mit hohem Fieber, doch werden vielfach beim Menschen auch subfebrile Verläufe gesehen. Die Prädilektionsstellen für das Auftreten des vesiculösen Exanthems sind die Mundschleimhaut, Handflächen, Finger, Fußsohlen und Zehen. Die Hautveränderungen können stark jucken.

Die *Mundschleimhaut* zeigt zunächst diffuse entzündliche Rötung, dann entwickeln sich kleine, schmerzhafte, etwa erbsgroße Bläschen mit erst klarem, serösem, dann milchig getrübtem Inhalt und lebhaft rotem Saum auf der Zunge, im Rachen, an Lippen und Wangen. Die Bläschen wandeln sich bald in Aphthen um, können konfluieren und neigen besonders an den Lippenrändern und am Naseneingang zu geschwüriger Umwandlung. Bakterielle Sekundärinfektion kann eintreten. Die schmerzhaften Läsionen führen zu Speichelfluß und evtl. zu allgemeiner Schwellung der Zunge und Lippen. Die Krankheit befällt gelegentlich ausschließlich die Mundschleimhaut.

Im Bereich der *Haut* siedeln sich die Bläschen bevorzugt an Fingern, Handtellern, Zehen, Fußsohlen, am Genitale, (auch auf den Genitalschleimhäuten), an der Bauchhaut (selten!) und an den Mammae an. Gelegentlich werden auch auf den Conjunctiven Bläschen beobachtet sowie Schwellungen der Augenlider. Besonders bei Kindern treten gastrointestinale Symptome auf: Appetitlosigkeit, Brechreiz, Durchfall. Petechien und Nasenbluten kommen vor. Vor allem bei bakterieller Sekundärinfektion sind die regionalen Lymphknoten angeschwollen.

Die *Temperatur* fällt gewöhnlich nach 2 bis 3 Tagen ab (evtl. kurzer erneuter Fieberanstieg am 5. Krankheitstag). Die Krankheit dauert im allgemeinen 6 bis 10 (14) Tage (Grenzen: 3 bis 23 Tage). Ein protrahierter Verlauf spricht gegen das Vorliegen einer Maul- und Klauenseuche. Haut- und Schleimhautläsionen überhäuten sich nach 10 bis 14 Tagen (oder eher) und heilen, falls keine bakterielle Sekundärinfektion erfolgt, narbenlos ab. Milz und Leber sind nur selten vergrößert. Das *Blutbild* ist im großen und ganzen uncharakteristisch (neutrophile Leukocytose, evtl. Vermehrung der Monocyten und Eosinophilen; Vetterlein 1954).

Als besondere Verlaufsform wurde eine infiltrierend-hämorrhagisch-knotige Abart der Läsionen beschrieben, die mit eigentümlichen, blaurot-lividen, z. T.

violett verfärbten, kugeligen Gebilden mit zentraler, einem serösen Bläschen entsprechenden Aufhellung einhergeht (Differentialdiagnose: paravaccinale Melkerknoten).

Komplikationen bei der menschlichen Maul- und Klauenseuche sind nicht häufig (pneumonische Infiltrate, Orchitiden, Nephritis, Myokardschädigungen; beim Rind sind herdförmige Myokarditiden nicht selten: ,,Tigerherz"). Auch Paronychien (evtl. mit Ablösung der Nägel) sind beschrieben worden. Am häufigsten treten bakterielle Sekundärinfektionen (Abscesse, Phlegmonen; Sepsis heute nur noch selten) durch Strepto- und Staphylokokken auf. Die seltenen Todesfälle (vor allem Säuglinge und Kleinkinder sind gefährdet) gehen meist auf das Konto schwerer bakterieller Sekundärinfektionen. Im allgemeinen ist die *Prognose* der Maul- und Klauenseuche gut. Weitere Details zur Klinik der Maul- und Klauenseuche bei HÖRING (1952), VETTERLEIN (1954), GORET (1955, 1957), MOHR (1957) und PLATT (1958).

i) Differentialdiagnose

Am häufigsten werden mit der Maul- und Klauenseuche atypische Fälle von Erythema exsudativum multiforme verwechselt. Hier klärt der Tierversuch, der stets bei Verdacht auf Maul- und Klauenseuche durchgeführt werden sollte (s.: Laboratoriumsdiagnose S. 406). Manche Fälle von pluriorifizieller Ekto-dermose (FIESSINGER und RENDU) können klinisch nicht von Maul- und Klauen-seuche abgegrenzt werden (ebenfalls: Tierversuch!). Dasselbe gilt für manche Arzneimittelexantheme. Schwierig ist auch die Abtrennung von solchen Stoma-titis aphthosa-Fällen, die gleichzeitig Herpes-Paronychien aufweisen (Grüterscher Cornealversuch am Kaninchen: Keratitis dendritica nur bei herpetischen Infek-tionen; bei Maul- und Klauenseuche kein Angehen der Hornhautimpfung). Der Pemphigus vulgaris (mit erosiven Schleimhautveränderungen) unterscheidet sich von der Maul- und Klauenseuche sehr bald durch den Verlauf. Die Vaccinia inoculata (z. B. bei synchronem Befall von Zunge, Lippe und Fingern) wird durch Anamnese und virologische Untersuchungen differenziert. Weitere Einzel-heiten bei VETTERLEIN (1954) und NASEMANN (1960).

j) Therapie

Eine spezifische Therapie der Maul- und Klauenseuche gibt es nicht. Das früher vielfach applizierte Neosalvarsan hat sich nicht bewährt. Die rein sympto-matische Behandlung besteht in Mundspülungen, Ätzung der Aphthen mit 2%iger Chromsäure, Kaliumpermanganatbädern, Zinktropfen (bei Conjuncti-vitis), Gabe von Antipyretica, flüssiger Kost und hohen Dosen Vitamin C. Die Hautläsionen werden am besten mit Aureomycinsalbe oder mit ,,Vioform ($^1/_2$%)-Tumenol (1%)-Schüttelmixtur" behandelt. Bei schwererem Verlauf kann ein Versuch mit der Zufuhr von Immunserum oder von Gammaglobulinen gemacht werden. Sulfonamide und Antibiotica schützen vor bakterieller Sekundärin-fektion. MOHR (1952) rät zu Tetracyclinen (1 bis 2 g pro die): keine virucide Wirkung, nur Abschirmfunktion.

k) Laboratoriumsdiagnose

Die Diagnose der Maul- und Klauenseuche kann klinisch nur vermutet, nicht aber mit Sicherheit gestellt werden. Es müssen daher stets der Tierversuch und die Serologie hinzugezogen werden. Der Maul- und Klauenseuche-Virus-Nach-weis ist erbracht, wenn 1. Rückübertragungen auf spontan empfängliche Tiere (Rind, Schwein, Ferkel) gelungen und 2. im Rekonvaleszentenserum Antikörper gegenüber Maul- und Klauenseuche-Antigen im Meerschweinchenschutzversuch oder in der Komplementbindungsreaktion gefunden sind (WAHL 1952).

Im Tierversuch ist der intracutane Infektionsweg der sicherste. Bewährt hat sich vor allem die Inoculation der scarifizierten Meerschweinchenplanta (nach 2 bis 5 Tagen Bildung von Bläschen) und die intraepitheliale Beimpfung der Zunge von Ferkeln und Jungschweinen.

VETTERLEIN (1954) empfiehlt folgendes Verfahren: „Von einer oder mehreren unverletzten Blasen des Patienten werden spätestens am 3. Tage nach ihrem Entstehen die Blasendecken sowie der Blaseninhalt entnommen und in einem sterilen Röhrchen in einigen Kubikzentimetern 0,9 %iger Kochsalzlösung mit Glycerin aa zur Untersuchung an eine geeignete Untersuchungsanstalt (Forschungsanstalt für Tierseuchen Insel Riems bei Greifswald; weitere Institute z. B. in Lübeck und Hannover) eingeschickt. Der Inhalt des Röhrchens wird hier mit Sand zerrieben, zentrifugiert und filtriert und der so gereinigte Extrakt in die scarifizierten Metatarsen eines Meerschweinchens eingerieben. Zu jedem Versuch sollen mindestens 4 Meerschweinchen genommen werden, da die Empfänglichkeit dieser Tiere etwas schwankt. Die erste Reaktion auf eine positive Impfung ist in etwa 16 bis 20 Std mit weißlichen Rändern längs der Impfschnitte auf dem geröteten Metatarsus zu erwarten. Nach 24 Std beobachtet man weißliche Bläschen mit wasserklarem Inhalt, die meistens bald zu einer größeren Blase zusammenfließen. Bei schwach virulentem Material kann sich die Impfreaktion um 1 bis 2 Tage verzögern. Nach weiteren 1 bis 2 Tagen kommt es zur Generalisation: Es bilden sich hirsekorn- bis erbsengroße Sekundärbläschen an den Vorderpfoten und auf der Zunge. Letztere sind zuweilen sehr klein, oder sie nehmen als konfluierende Blase den größten Teil der Zunge ein. Nach etwa 10 Tagen ist die Infektion abgeheilt."

Werden Säuglingsmäuse intracerebral mit dem Maul- und Klauenseuche-Virus infiziert, so entwickelt sich nach 1 bis 2 Tagen eine spastische Paralyse der Muskulatur der hinteren Extremitäten (12 Std später Exitus). Über Mäuseversuche s. bei PLATT (1956), über die Infektion von Goldhamstern bei KORN (1952).

Das Maul- und Klauenseuche-Virus kann nach vorausgehenden Wechselpassagen (Ei—Meerschweinchen) auf der Chorionallantoismembran von Bruteiern in Serienpassagen gezüchtet werden, ohne daß makroskopisch sichtbare Veränderungen der Eimembranen entstehen (TRAUB und SCHNEIDER 1948). MICHELSEN u. Mitarb. (1950) sowie DEDIÉ (1952) gelang das Adaptieren des Maul- und Klauenseuche-Virus an die Allantoismembran von Bruteiern nicht.

Das Maul- und Klauenseuche-Virus vermehrt sich vorzüglich in Gewebekulturen. BACHRACH u. Mitarb. (1955) benutzten für die Züchtung Flaschen- und „Monolayer"-Kulturen von Zellen aus Schweine- und Rindernieren. In Zellkulturen aus Zungenepithel von Rindern ist die Massenzüchtung des Maul- und Klauenseuche-Virus möglich (MACKOWIAK u. Mitarb. 1955, HIRTZ und FAYET 1955, NARDELLI 1956 u. a.).

MUSSGAY (1958) führte Untersuchungen mit fluorescierenden Antikörpern über die Bildung von spezifischem Antigen des Maul- und Klauenseuche-Virus in Gewebekulturzellen durch (Verwendung des Virusstammes C_1 und Zellkulturen aus Kälbernieren). Schon 4 Std. nach der Beimpfung der Gewebekulturen ließ sich das Virusantigen nur (!) im Cytoplasma der befallenen Zellen nachweisen. Im weiteren Verlauf der Virusvermehrung schrumpften die Zellen und kugelten sich ab. In dieser Phase fluorescierte die ganze Zelle mit Ausnahme einer an der Stelle des Kernes sichtbaren Aussparung, die starke Basophilie zeigte (um den basophilen Kern ein ebenfalls basophiler Plasmasaum). Es

schien ein Zusammenhang zwischen der Intensität der Fluorescenz im Cytoplasma und der Basophilie des Zellplasmas und des Kernes zu bestehen.

Der Nachweis neutralisierender Antikörper im Blutserum von Rekonvaleszenten gelingt am besten mit dem *Meerschweinchenschutzversuch*. Die neutralisierenden Antikörper verhindern bei der Beimpfung von Meerschweinchen (Inoculation des Maul- und Klauenseuche-Virus und gleichzeitige Serumgabe von
0,4 bis 2 cm³) die Generalisation der Maul- und Klauenseuche-Infektion. Genügt
bereits eine Menge von 0,4 cm³ Serum zur Neutralisation, so gilt dies als ein
Zeichen für hohen Antikörpergehalt des Serums.

Im Rekonvaleszentenserum sind auch komplementbindende Antikörper
nachweisbar (Maul- und Klauenseuche-Komplementbindungsreaktion mit zwei
verschiedenen Serumproben, zu Beginn der Krankheit und 2—3 Wochen später;
Titeranstieg um das Vierfache ist beweisend). Der höchste Antikörpertiter wird
18 bis 23 Tage nach Auftreten der Krankheitserscheinungen beobachtet (WAHL
1952). BROOKSBY und ERICHSEN (1956) berichteten über ein unspezifisches
komplementbindendes System bei Maul- und Klauenseuche und über Versuche
zur Absorption des heterologen Antikörpers aus dem Serum. Im Agardiffusions-
test können dann, wenn ein Maul- und Klauenseuche-Antigen und ein Antiserum
miteinander reagieren, typenspezifische Präcipitationslinien nachgewiesen werden
(BROWN und CRICK 1957).

l) Immunität und Prophylaxe

Im Anschluß an eine Maul- und Klauenseuche-Infektion entsteht bei Mensch
und Tier eine typenspezifische Immunität. Über die Dauer dieser Immunität
gehen die Meinungen der Autoren noch auseinander. Die Infektion mit einem
anderen Typ des Maul- und Klauenseuche-Virus durchbricht den erworbenen
Immunitätsschutz.

Die Maul- und Klauenseuche ist meldepflichtig. Zur Eindämmung der Seuche
sind strenge Absonderungsmaßnahmen und Impfungen der noch nicht infizierten Tiere notwendig (auch prophylaktische Impfung aller Rinder mit Adsor-
batimpfstoff). Besonders wirksam sind Ringimpfungen um den Infektionsherd.
Die Riemser Vaccine hat sich gut bewährt: z.B. erkrankten von 45745 geimpften
Rindern nur 241 (= 0,52%). Der Impfschutz dauert 6 Monate. Als Desinfektionsmittel (für Gerätschaften im Stall usw.) hat sich 2%ige Natronlauge (Natroletten)
als geeignet erwiesen.

Die Prophylaxe menschlicher Erkrankungen an Maul- und Klauenseuche
besteht in der Bekämpfung der Seuche beim Vieh (allgemeine hygienische Maßnahmen, Schutzimpfungen) und im Meiden des Genusses von roher Milch (Milch
kranker Kühe darf nur in gekochtem Zustand oder pasteurisiert abgegeben
werden).

3. Die Stomatitis vesicularis

a) Synonyma

Bläschen-Stomatitis, Equine vesicular stomatitis, Sore mouth of cattle,
Mycotic stomatitis, Mal de Yerba.

b) Definition

Die Stomatitis vesicularis ist eine im allgemeinen gutartig verlaufende,
durch ein filtrierbares Virus hervorgerufene, ansteckende, fieberhafte Krankheit
meist von Pferden und Rindern, die durch das Auftreten eines akuten, vesi-
culären Exanthems vor allem im Bereich der Schleimhaut von Maul und

Schlund (besonders in der Umgebung der Zähne) sowie auf der Haut der Klauen und der Zitzen gekennzeichnet ist. Diese Zoonose ist der Maul- und Klauenseuche klinisch recht ähnlich. Am häufigsten tritt sie im Sommer und Herbst auf. Die Stomatitis vesicularis befällt Pferde, Maulesel, Rinder, seltener Schweine und nur ausnahmsweise den Menschen. Es gibt zwei Typen des Stomatitis vesicularis-Virus (Indiana- und New Jersey-Typ), die keine gekreuzte Immunität hervorrufen, obwohl sie bei Pferden, Rindern und Meerschweinchen durchaus analoge Läsionen erzeugen.

c) Geschichte

Die Virusnatur der Stomatitis vesicularis wurde experimentell von COLTAR (1927) bewiesen. Die ersten Mitteilungen über menschliche Stomatitis vesicularis-Infektionen stammten von BURTON (1917), der selbst zusammen mit zwei Assistenten nach Kontakt mit infizierten Pferden erkrankte. Der ätiologische Beweis durch Laboratoriumsuntersuchungen konnte damals noch nicht erbracht werden. Weitere historische Einzelheiten s. bei KLOPSTOCK (1959).

d) Ätiologie

Durch Filtrations- und Sedimentationsversuche wurden für die Durchmesser der Elementarkörper des Stomatitis vesicularis-Virus Werte von 70—100 mμ bestimmt (ELFORD und GALLOWAY 1937 u. a.). CHOW u. Mitarb. (1954) stellten das Stomatitis vesicularis-Virus elektronenoptisch in gereinigter Form dar. Hierbei wurden stäbchenförmige Teilchen mit einer durchschnittlichen Länge von 210 mμ und einem Durchmesser von im Mittel 60 mμ beobachtet. Diese Resultate konnten von BRADISH u. Mitarb. (1956) bestätigt werden (die Meßwerte dieser Autoren betrugen 175 bzw. 69 mμ). BRADISH u. Mitarb. fanden darüber hinaus kontrastreichere, sphärische Partikel mit einem Durchmesser von 65 mμ und an den Stäbchen oftmals terminale Granula und schräg verlaufende Streifen, die wie Windungen einer Spirale aussahen.

RECZKO (1957) führte *ultrahistologische* Untersuchungen an Excisaten von der Mundschleimhaut eines mit dem Indiana-Stamm des Stomatitis vesicularis-Virus infizierten Kalbes durch; (Epithelgewebe vom Rand einer kleinen, frischen Aphthe in 1%iger Osmiumsäure fixiert und in Methacrylat eingebettet). Bei der elektronenmikroskopischen Analyse der Dünnschnitte zeigte sich, daß die Elementarkörper des Stomatitis vesicularis-Virus in großer Zahl und unregelmäßiger Lagerung in den z. T. erweiterten Zwischenzellräumen anzutreffen sind[1] (Abb. 152).

Die stäbchenförmigen Partikel wiesen eine durchschnittliche Länge von 154 mμ sowie eine Breite von 42 mμ auf. An vielen Stäbchen vermochte auch RECZKO terminale Granula und schräg über das Teilchen verlaufende Streifen sowie fadenartige Fortsätze festzustellen.

Das Stomatitis vesicularis-Virus ist, wie die oben angeführten Untersuchungen bewiesen, beträchtlich größer als das Maul- und Klauenseuche-Virus. Durch ultraviolettes Licht, Sonnenstrahlen, Wärme und eine Reihe von Desinfektionsmitteln wird es inaktiviert, bei tiefen Temperaturen ist es monatelang haltbar. Weitere physikalische und chemische Daten s. Übersicht von KLOPSTOCK (1959).

Unter natürlichen Bedingungen ist das Stomatitis vesicularis-Virus für Pferde, Rinder, Maulesel und Schweine pathogen. Experimentell können Schafe, Ziegen, Hunde, Katzen, Kaninchen, Ratten, Mäuse, Hamster, Meerschweinchen

---

[1] Frau Dr. E. RECZKO aus der Bundesforschungsanstalt für Viruskrankheiten der Tiere in Tübingen möchte ich auch an dieser Stelle für die Überlassung der Abb. 125 herzlichst danken.

und Frettchen infiziert werden (über Stomatitis vesicularis bei kleinen Versuchstieren s. die Arbeiten von SKINNER 1957).

Das Stomatitis vesicularis-Virus vermehrt sich gut auf der Chorionallantoismembran von Hühnerbruteiern. Die Züchtung auf der Eihaut erwies sich zum

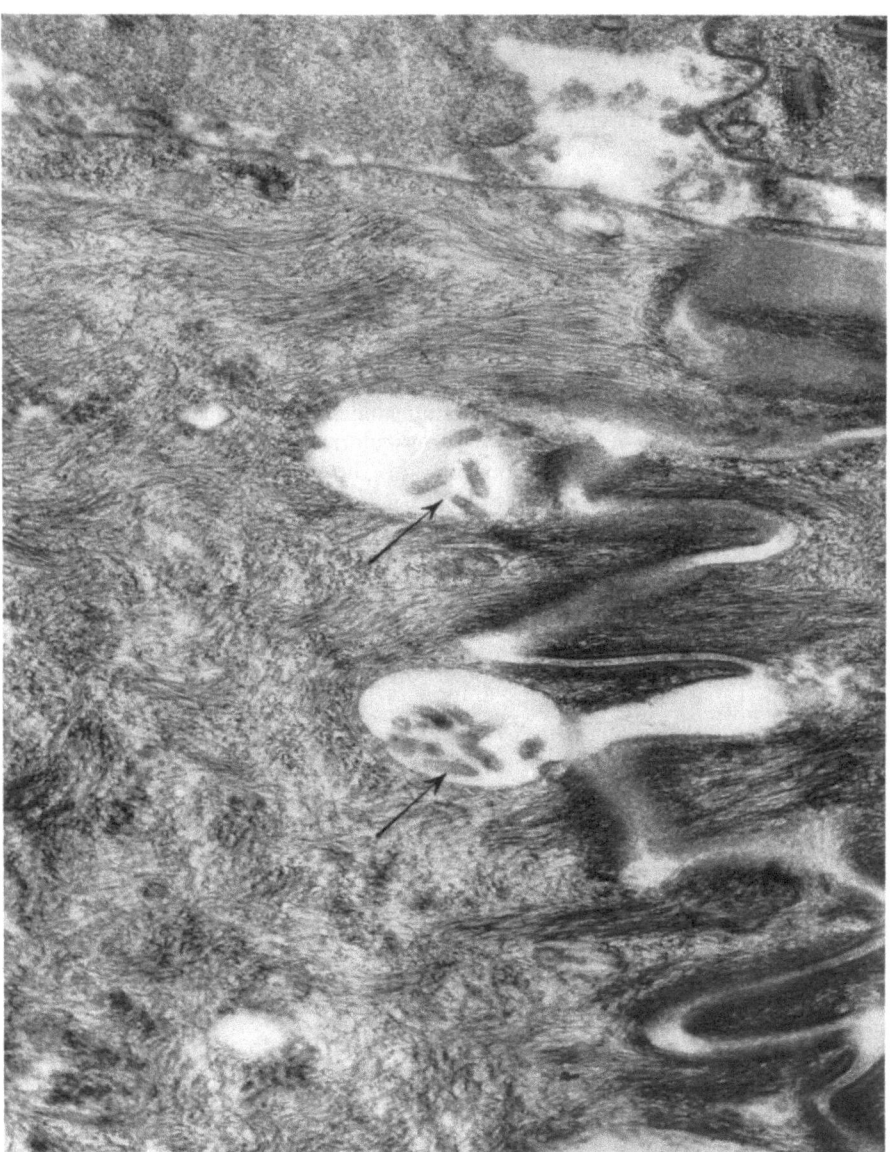

Abb. 152. Elementarkörper des Virus der Stomatitis vesicularis. Ultraschnitt: Grenze zwischen 2 Zellen des Maulschleimhautepithels von einem künstlich infizierten Kalb mit Virusteilchen (s. Pfeile) in den Intercellularspalten. Aufnahme von Dr. E. REUZKO, Bundesforschungsanstalt für Viruskrankheiten der Tiere, Tübingen. El.opt. Vergr. 20000mal; Gesamtvergr. 60000mal

Nachweis geringer Virusmengen als stärker empfindlich als der Meerschweinchenversuch (experimentelle Details bei McCLAIN und MADIN 1955 u. a., Literatur
bei KLOPSTOCK 1959).

Von McCLAIN und HACKETT (1958) wurde die Vermehrung des Stomatitis
vesicularis-Virus in Zellkulturen aus Affennieren, Schweinenieren und Hühner-

fibroblasten sowie in Kulturen aus HeLa-Zellen und den L-Zellen EARLES untersucht. Die höchsten Virustiter wurden in Gewebekulturen aus Hühnerfibroblasten, die niedrigsten in den L-Zellen-Kulturen gefunden. Im Plaquetest waren die L-Zellen jedoch genauso empfindlich wie Hühnerfibroblasten.

BRADISH u. Mitarb. (1956) wiesen nach, daß der Hauptteil der Infektiosität des Stomatitis vesicularis-Virus mit einer Komponente vergesellschaftet ist, der der Sedimentationskoeffizient 625 S entspricht. Eine weitere 33 S-Komponente stellt vermutlich das nicht-infektiöse Abbauprodukt der 625 S-Komponente dar. Diese beiden Komponenten bilden zusammen etwa 35% der gesamten komplementbindenden Aktivität des Virussystems. Die verbleibenden 65% der komplementbindenden Aktivität sind mit zwei weiteren Komponenten (Sedimentationskoeffizienten: etwa 6 und 20 S) verbunden. Das Stomatitis vesicularis-Virus vermag Hühnererythrocyten nicht zu agglutinieren (daher Hirst-Test nicht möglich).

e) Epidemiologie, Pathologie, Tierklinik

Es ist nicht bekannt, ob die Stomatitis vesicularis ein Virusreservoir bei wildlebenden Tieren besitzt. Möglicherweise breitet sich die Krankheit von einem infizierten Rinderbestand im subtropischen Amerika (Mexiko) immer wieder aufs neue aus. Insekten können als Überträger eine Rolle spielen (BLANK und RAKE 1955). Erkrankungen an Stomatitis vesicularis bei Pferden und Rindern kommen in Nord-, Mittel- und Südamerika, in Europa, China und Südafrika vor. Über die Seuchenzüge der Stomatitis vesicularis s. bei KLOPSTOCK (1959).

Die Inkubationszeit der Stomatitis vesicularis bei natürlicher Ansteckung beträgt bei Pferden und Rindern 36 Std. bis 9 Tage (meist 2—5 Tage). Das hohe Fieber dauert gewöhnlich nur ein bis zwei Tage. Die Maulschleimhaut rötet sich und dann schießen zahlreiche bis markstückgroße Blasen auf, die zunächst mit klarer, seröser Flüssigkeit gefüllt sind. Die Blasen platzen bald, es bilden sich z.T. konfluierende Erosionen, die schmerzhaft sind (daher Freß-unlust, Gewichtsverlust und Abnahme der Milchleistung). Auf der Zunge können größere, wenn auch oberflächliche Ulcerationen entstehen. Weiter findet sich Salivation und durch bakterielle Sekundärinfektion können sich tiefere Nekrosen der Zungenschleimhaut entwickeln.

Blasenbildung tritt auch an den Klauen und an den Strichen der Euter auf. Überhaupt ähnelt das Krankheitsbild sehr demjenigen der Maul- und Klauenseuche, nur, daß der Verlauf im allgemeinen milder ist. Die narbenlose Abheilung der Läsionen vollzieht sich meist innerhalb von ein bis zwei Wochen nach Aufplatzen der Blasen.

Die Übertragung kann direkt von Tier zu Tier, aber auch mittelbar durch infizierte Gegenstände oder belebte Zwischenträger erfolgen. Der Mensch infiziert sich nur sehr selten durch Kontakt mit den kranken Tieren, meistens handelt es sich bei den menschlichen Erkrankungen um Laborinfektionen, die beim Arbeiten mit dem Stomatitis vesicularis-Virus auftreten.

Das Überstehen der Stomatitis vesicularis hinterläßt eine Immunität von nur kurzer Dauer (mehrere Monate). Sie ist typenspezifisch. Gewöhnlich verschwinden die komplementbindenden Antikörper innerhalb von 6 Monaten aus dem Blutserum.

Das Stomatitis vesicularis-Virus ist dermotrop und kann bei bestimmter Versuchsanordnung auch neurotrope Eigenschaften entfalten (intracerebrale Inoculation von Mäusen). Die durch das Stomatitis vesicularis-Virus hervorgerufenen Läsionen auf der Haut und Schleimhaut unterscheiden sich nach Lokalisation und feingeweblichem Aufbau nicht von denen der Maul- und Klauenseuche.

Veränderungen an inneren Organen kommen in der Regel nicht vor (bei Meerschweinchen evtl. Beteiligung von Leber und Nieren).

OLITSKY und LONG (1928) haben die histopathologischen Veränderungen untersucht, die bei der Stomatitis vesicularis-Infektion der Meerschweinchen auftreten. Die frühesten Veränderungen machen die dicht unter dem Stratum corneum gelegenen Zellen des Rete Malpighii durch. Sie schwellen an und zeigen eine deutliche Granulierung des Cytoplasmas. Auch die Zellkerne hypertrophieren, die Nucleoli vacuolisieren und zerfallen dann (evtl. Ausstoßung in das Zellplasma). In den Nuclei bilden sich Einschlußkörper. OLITSKY und LONG unterschieden letztere in zwei Typen. Die einen stellen kleine, eosinophile Granula dar und sind sicher unspezifische Reaktionsprodukte im Verlauf der Zellinfektion. Die anderen Einschlüsse sind 1—2 μ große Gebilde, die etwa 48 Std. nach der Infektion entstehen. Sie sind ebenfalls eosinophil und ähneln den intranucleären Inklusionen der Herpesgruppe. Möglicherweise sind diese Einschlußkörper spezifisch. Im weiteren Verlauf der

Tabelle 38. *Differenzierung der Erreger von Bläschenkrankheiten durch Beimpfung verschiedener Haustiere*
(nach HILLEMAN 1956)

Tiergattung	Art der Beimpfung	Resultat nach Inoculation des Virus von		
		Maul- und Klauenseuche	Stomatitis vesicularis	Vesiculöses Exanthem der Schweine
Pferd	intradermal	Ø	+	±
Rind	intradermal	+	+	Ø
	intramuskulär	+	Ø	Ø
Schwein	intradermal	+	+	+

Infektion entwickelt sich im Stratum spinosum ein intraepidermales Bläschen, das zunächst durch dünne Septen gefächert ist. Später reißen die Septen ein und die Blase ist prall mit Serum gefüllt. Nach Platzen der Blasendecke beginnt die Abheilung. Vorher wandern Leukocyten in das Blasenlumen ein. Die Läsion ist (vor allem im oberen Corium) von einem entzündlichen Infiltrat aus Granulocyten, Lympho- und Monocyten umgeben.

Die Stomatitis vesicularis ähnelt in ihrem Erscheinungsbild sowohl der Maul- und Klauenseuche als auch dem vesiculösen Exanthem der Schweine. HILLEMAN (1956) gab ein Schema zur Differenzierung dieser „Bläschenkrankheiten" der Haustiere an (s. Tabelle 38!).

Die Trennung von Maul- u. Klauenseuche, Stomatitis vesicularis und dem Vesicularexanthem der Schweine gelingt auch auf serologischem Wege (Komplementbindungsreaktion mit homologen und heterologen Antigenen); s. hierzu die Arbeiten von BROOKSBY (1948) sowie von BANKOWSKI und KUMMER (1955).

f) Klinik der Stomatitis vesicularis des Menschen

Menschliche Stomatitis vesicularis-Infektionen sind selten. Bis 1950 sind in der Literatur keine experimentell bewiesenen Fälle mitgeteilt worden.

BURTON (1917) glaubte auf Grund des Kontaktes mit infizierten Tieren und der analogen klinischen Symptome wegen, daß er und seine beiden Assistenten an Stomatitis vesicularis erkrankt waren; (keine Virusisolierung).

1945 berichtete dann HEINY über drei Fälle von vermutlicher Stomatitis vesicularis bei Menschen, die mit infizierten Kühen (Euterläsionen) Kontakt gehabt hatten (ebenfalls keine Virusisolierung).

BRANDLY u. Mitarb. (1951) beobachteten in Wisconsin einige Fälle von Stomatitis vesicularis bei Menschen, ohne das Virus im Laboratorium isolieren zu können. Serologisch gesichert sind die drei Fälle, die von HANSON u. Mitarb.

(1950) beschrieben wurden. Es handelte sich um Infektionen im Viruslaboratorium. Ebenfalls bei Laborarbeiten mit dem Stomatitis vesicularis-Virus infizierte sich der von Hull (1955) untersuchte Fall. Es kam zu einer lokalen Infektion am Finger (Laborunfall). An der Eintrittspforte des Virus entstand eine große Blase mit einem Durchmesser von 3 cm, deren Inhalt mit positivem Resultat auf Meerschweinchen verimpft werden konnte.

Bei dem von Fellowes u. Mitarb. (1955) beobachteten Fall (ebenfalls Laborinfektion) konnte der Erreger isoliert und eindeutig als Stomatitis vesicularis (New Jersey-Typ) bestimmt werden. Die Infektionsquelle war eine mit Stomatitis vesicularis infizierte Kuh. Dem Patienten war etwas Schleim aus dem Maul des Tieres ins Gesicht gespritzt. Einen Tag später fühlte sich der Patient krank und bekam Schüttelfrost. Dann stellte sich ein mehrtägiges Fieber ein und es entstand eine Angina mit flachen erosiven Läsionen (außerdem: Pharyngitits). Genesung innerhalb von 11 Tagen.

Von Patterson u. Mitarb. (1958) wurden durch serologische Untersuchungen (Komplementbindungsreaktion, Neutralisationstest) von Personen, die im Laboratorium oder im Tierstall möglicherweise mit dem Stomatitis vesicularis-Virus Kontakt gehabt hatten, bisher 54 positive Fälle ermittelt. Insgesamt 31 Personen gaben an, Krankheitserscheinungen gehabt zu haben, die denen der Influenza ähnlich waren. Solche Personen, die absolut sicher mit dem Stomatitis vesicularis-Virus in Berührung gekommen waren, zeigten zu 96% positive Titer in den serologischen Reaktionen. Bereits nach zweiwöchiger Tätigkeit im Viruslabor ließen sich bei 70% von 37 Personen Antikörper gegen Stomatitis vesicularis-Antigen nachweisen. Eine direkte Übertragung des Virus von Mensch zu Mensch scheint nicht vorzukommen (Hanson 1952).

Beim Menschen dauert die Inkubationszeit der Stomatitis vesicularis 24 bis 48 Std. Die Krankheit setzt plötzlich mit Fieber (evtl. auch mit Schüttelfrost) ein und mit z. T. starken Muskelschmerzen. Es entwickeln sich eine leichte Stomatitis, Tonsillitis und Schwellungen der cervicalen Lymphknoten. Das Fieber kann eine Woche anhalten, die Mattigkeit oft noch einige Tage länger. Auch Blasenbildung an den Fingern kommt vor. Die Abheilung (meist ohne Schuppung) erfolgt innerhalb von 10 bis 12 Tagen. Komplikationen seitens innerer Organe fehlten bisher. Die Krankheit verläuft in etwa wie eine milde Maul- u. Klauenseuche-Infektion.

g) Differentialdiagnose

Bei der Stomatitis vesicularis muß immer an das Vorliegen einer Maul- und Klauenseuche-Infektion gedacht werden. Die Laboratoriumsdiagnose (Isolierung des Virus, Serologie) bleibt Speziallaboratorien vorbehalten. Vgl. auch Tabelle 38! — Sonst gilt für die Differentialdiagnose cum grano salis das, was im Kapitel „Maul- u. Klauenseuche" ausgeführt wurde.

h) Therapie

Eine spezifische Therapie gibt es nicht. Symptomatische Maßnahmen wie bei der Maul- u. Klauenseuche (s. dort!).

i) Laboratoriumsdiagnose

Die Diagnose „*Stomatitis vesicularis*" wird auf Grund der Isolierung im Tierversuch oder in der Gewebekultur sowie serologisch (Komplementbindungsreaktion, Neutralisationstest) gestellt. Das Stomatitis vesicularis-Virus läßt sich unschwer auf Meerschweinchen übertragen (Beimpfung der Metatarsen). Sehr gut für die Isolierung eignen sich auch die Inoculation von Bruteiern (Vermehrung des Virus in der Chorionallantoismembran) und die Beimpfung von Hühner-fibroblasten-Kulturen.

Zur Durchführung der Komplementbindungsreaktion (mit Antigen des New Jersey- und des Indiana-Stammes) müssen zwei Blutproben entnommen werden (zu Beginn der Infektion und 2—3 Wochen später: Titeranstieg der spezifischen Antikörper im Serum). Der Anstieg der Antikörpertiter kann auch mit Hilfe des Neutralisationstests (Meerschweinchenschutzversuch) ermittelt werden.

BROWN und CRICK (1957) sahen spezifische Präcipitationsstreifen im Agardiffusions-Versuch (Ouchterlony-Test). Diffusion des Antiserums gegen Stomatitis vesicularis-Antigen (beide Typen des Virusantigens getrennt) in der Agarplatte und im Agarröhrchen (Doppeldiffusionstest).

Der morphologische Nachweis des Stomatitis vesicularis-Virus gelingt am besten mit der Ultraschnittechnik (elektronenoptische Analyse von Dünnschnitten infizierter Gewebspartikel; s. bei RECZKO 1958). Mikromorphologisch kann das Stomatitis vesicularis-Virus nicht mit dem Erreger der Maul- u. Klauenseuche verwechselt werden, da es um ein Vielfaches größer ist. Weitere diagnostische Hinweise und Literatur bei KLOPSTOCK (1959).

4. Stomatitis pseudo-aphthosa

MOLLARET u. Mitarb. (1953) haben unter dem Terminus „Stomatite pseudo-aphteuse épizootique des bovidés" eine neue aphthöse Krankheit bei Rindern beschrieben, die ähnliche Symptome wie die Maul- u. Klauenseuche und die Stomatitis vesicularis verursacht, die sich aber von diesen beiden Krankheiten sicher serologisch, in mancher Hinsicht wohl auch klinisch unterscheidet. In ihrer Monographie führen BLANK und RAKE (1955) diese Zoonose unter der Bezeichnung „False foot and mouth disease" (falsche Maul- u. Klauenseuche) auf. Der Erreger dieser mit Aphthen einhergehenden Infektion, angeblich ein neues Virus, rief bei 4 Laboratoriumsarbeitern, die sich durch direkten Kontakt mit den kranken Tieren infiziert hatten, ein Krankheitsbild mit Fieber und meningitischen Erscheinungen hervor — (Meningitis kommt bei Maul- u. Klauenseuche und Stomatitis vesicularis nicht vor). Nach Abfall der Temperatur kam es zu einem zweiten Fieberanstieg (Sattelkurve). Während der ersten Fieberphase bildeten sich an der Wangen- und Pharynxschleimhaut kleine rote Ulcerationen aus. Der Meningismus entwickelte sich während der zweiten Fieberperiode. Bei drei der vier Patienten konnte in diesem Stadium ein Herpes febrilis beobachtet werden. Bei der Untersuchung des Liquors fand sich eine lymphocytäre Pleocytose. Restitutio ad integrum, doch langdauernde Rekonvaleszenz. Die Inkubationszeit betrug 7 Tage.

VI. Warzen und andere infektiöse Akanthome

1. Einleitung

Es ist schon sehr lange bekannt, daß gewisse „Warzen" ansteckend sind, und zwar sowohl für den Träger selbst (Autoinoculation) als auch für andere Personen in der Umgebung des Befallenen (Heteroinoculationen durch direkten Kontakt). Es steht fest, daß ein Teil der im weitesten Sinne als Verrucae (Warzen und diesen ähnliche Papillome) bezeichneten fibroepithelialen, tumorartigen Neubildungen durch Viren verursacht wird. Es gibt aber auch Formen unter diesen Wucherungen, die nicht virusbedingt sind (THOMSEN 1939). Im folgenden finden nur jene Warzen Berücksichtigung, die durch Virusarten hervorgerufen werden. Eine der häufigsten Warzenformen des Menschen, die *Verruca senilis* (seborrhoische

Warze) hat beispielsweise keine Virusätiologie, wie u. a. Untersuchungen von Balo und Korpassy (1936) eindeutig nachwiesen. Auch die Blasenpapillome, die chemisch induziert sein können, werden nicht durch eine Virusinfektion ausgelöst. Neubildungen dieser Art bleiben daher im folgenden Abschnitt unerwähnt.

Lever (1958) unterscheidet generell vier Warzentypen:

1. die gewöhnliche Warze (Verruca vulgaris),
2. die jugendliche, flache Warze (Verruca plana),
3. die Sohlen- oder Dornwarze (Verruca plantaris) und
4. die Feigwarze (Condyloma acuminatum).

Alle weiteren infektiösen Warzenformen lassen sich unschwer als klinische Besonderheiten (hinsichtlich Verlaufsart oder Gestalt) den vier Grundtypen zuordnen. Es soll daher der Leverschen Einteilung hier im großen und ganzen gefolgt werden.

Ganz allgemein definiert, handelt es sich bei allen Warzen um lokalisierte, solide Wucherungen (Gewebsvermehrung). Man könnte die virusbedingten Warzen als „*infektiöse Epitheliosen*" bezeichnen. Sie stellen erregerbedingte reaktive geschwulstähnliche Neubildungen dar. Als Begriffe wurden in den letzten Jahren u. a. vorgeschlagen: Gutartige Papillomgeschwülste, (die sich von den eigentlichen Neoplasmen bzw. malignen Blastomen durch ihre Infektiosität und permanente Gutartigkeit unterscheiden), infektiöse benigne Epitheliome, *infektiöse Akanthome* und papillomatöse Excrescenzen der Haut. Faßt man die wesentlichen Merkmale der verschiedenen Definitionen zusammen, so kann man die Warzen generell als gutartige, infektiöse und überimpfbare Neubildungen der Haut bezeichnen, die auf einer Hyperplasie der Papillen und der Epidermis (Akanthome) beruhen, häufig vorkommen und besonders bei Kindern, Jugendlichen und Handarbeitern anzutreffen sind.

Heute steht noch nicht fest, ob die vier infektiösen Warzenformen sämtlich nur durch eine Virusart hervorgerufen werden, oder ob jeder Typ durch einen Erreger bedingt wird (bzw. durch eine besondere Variante des Warzenvirus). Vieles spricht dafür, daß das Terrain die morphologischen Differenzen bestimmt, z. B. die Ansiedlung auf der Haut eines Kleinkindes oder auf der eines Erwachsenen, der Sitz auf der Planta oder auf der Zunge, auf dem Handrücken oder im Bereich der Schleimhäute des Genitales. Eine Stütze für diese Ansicht stellen jene Filtrationsversuche dar, bei denen die Inoculation ultrafiltrierter Extrakte aus spitzen Kondylomen z. B. im Bereich der Haut des Oberkörpers zur Ausbildung vulgärer Warzen führte. Namhafte Autoren sind daher der Meinung, daß die Unterschiede in der Morphologie nicht ätiologisch, sondern lokalisatorisch bedingt sind.

Ein noch wenig erforschtes Gebiet ist die Immunität nach Warzenbefall. Im Hinblick auf die Möglichkeit wiederholter Autoinoculationen, eine Beobachtung, die bei vielen Warzenträgern gemacht werden kann, ist das Vorhandensein neutralisierender Antikörper im Serum der Patienten nicht sehr wahrscheinlich. Von Thomsen (1939) wurde vermutet, daß möglicherweise bei Warzeninfektionen ähnliche Immunitätsverhältnisse wie beim Herpes simplex bestehen könnten.

Warzen sind, wie schon erwähnt wurde, benigne Bildungen. Maligne Entartungen von Warzen gehören zu den größten Seltenheiten. Es müssen sekundäre Faktoren hinzutreten (z. B. chronische Reizzustände bei sehr langem Bestand), um eine carcinomatöse Umwandlung herbeiführen zu können (z. B. ein Jahrzehnte lang vorhandenes spitzes Kondylom, das schließlich in ein verhornendes Plattenepithelcarcinom übergeht, z. B. im Falle des von Konjetzny (1914) beschriebenen Penistumors).

Für diesen Vorgang gibt es in der Tierpathologie Parallelen. Das Kaninchenpapillom von Shope kann nach Übertragung auf zahme Kaninchen (Genus Oryctolagus) unter bestimmten Versuchsbedingungen einen malignen Verlauf nehmen, und zwar mit Ausbildung von Metastasen. Histologisch zeigen sich dann Veränderungen analog denen beim verhornenden Plattenepithelcarcinom. ROUS und BEARD (1936) vermuten sogar, daß auch die experimentellen Teercarcinome bei Kaninchen letztlich virusbedingt sind und daß der Teer nur die für die Aktivierung des Virus erforderliche Störung der normalen Lebensvorgänge im Gewebe bewirkt (latentes Virus in der Epidermis ?).

Diese Vorbemerkungen mögen schlaglichtartig die gegenwärtige Problematik der Forschungsarbeiten auf dem Gebiete der infektiösen Akanthome kennzeichnen und den Umfang der folgenden Abschnitte in etwa abstecken. Im Jadassohnschen Handbuch ist die ältere Literatur in mehreren Kapiteln bearbeitet worden, vor allem in der 175 Seiten langen Abhandlung von FREUDENTHAL und SPITZER (1933). Letztere bringt ausführlich die Nomenklatur, Klinik, Differentialdiagnose und Therapie. Die Darstellung dieser Sektoren ist größtenteils heute noch gültig und so vollständig, daß im folgenden ihre Beschreibung recht kurz gehalten werden kann. Besonders gilt dies für die Behandlung der Warzen und spitzen Kondylome (Therapie bei FREUDENTHAL und SPITZER zusammen 47 Seiten). Außer dem Artikel der letzteren (Band XII, Teil 3, S. 33—207) finden sich im alten Handbuch über Warzen noch Abhandlungen von SPITZER (1928) im Band XIV, Teil 2, S. 289—291 über die geographische Verteilung der infektiösen Epitheliome, von HELLER (1930) im Band XIV, Teil 1, S. 867—869 über Warzen und Papillome bei Tieren, von LIPSCHÜTZ (1932) im Band II, S. 71—73 (Condylomata acuminata), S. 74—77 (Verruca vulgaris) und S. 78—79 (Larynxpapillom) sowie von W. JADASSOHN (1932) ein Abschnitt über die Immunbiologie der Warzen und spitzen Kondylome im Band II, S. 418.

Bevor das Gebiet der infektiösen Akanthome des Menschen dargestellt wird, sollen zunächst umrißartig einige wenige Hinweise auf analoge Bildungen bei Tieren gemacht werden, einmal der vergleichenden Pathologie und zum anderen der den Tierwarzen möglicherweise zukommenden epidemiologischen Bedeutung wegen. *Sichere* Übertragungen vom Tier auf den Menschen sind bisher allerdings nicht beobachtet worden und auch experimentell nicht gelungen (Ausgangsmaterial dabei primär vom Tier!). Das Umgekehrte hingegen ist mehrfach bei besonderer Versuchsanordnung mit positivem Ergebnis durchgeführt worden (z. B. Übertragung vom Menschen auf Affen und Hunde, s. weiter unten!).

2. Warzen beim Tier

Die Tatsache allein, daß es möglich ist, Warzen vom Menschen auf einige Versuchstiere zu übertragen (z.B. vulgäre Warzen auf die Vorhaut von Affen oder Material von menschlichen Larynxpapillomen auf die Scheidenschleimhaut von Hündinnen), macht das Studium der Tierwarzen notwendig. Die Lehrmeinung lautet zwar, daß natürliche Übertragungen von Warzen bei Haustieren auf den Menschen nicht vorkommen, doch bewiesen ist diese These noch keineswegs. Bei Veterinären und Bauern sieht man sehr oft an den Händen vulgäre Warzen. Wir selbst beobachteten kürzlich einen Tierarzt, der in Dachau bei einer großen Firma als Fleischbeschauer tätig ist und sehr oft mit Rinderwarzen in Berührung kommt. Bei letzterem bildeten sich wiederholt an beiden Händen zahlreiche vulgäre Warzen aus. Der rezidivierende Verlauf erstreckt sich jetzt bereits über mehrere Jahre. Es fand hier vor allem ein häufiger Kontakt mit Zungenwarzen des Rindes statt (s. Abb. 153[1]). Histologisch zeigen diese Neubildungen als hervor-

---

[1] Herrn Dr. med. vet. WIRSCHING, Dachau, sei auch an dieser Stelle für die freundliche Überlassung des Materials von Rinderwarzen herzlichst gedankt.

stechendstes Merkmal eine mächtige Akanthose (s. Abb. 154). Über die cytologischen Veränderungen kann zur Zeit noch nicht viel ausgesagt werden. Unsere
elektronenoptischen Analysen von Dünnschnitten sind noch nicht abgeschlossen. —

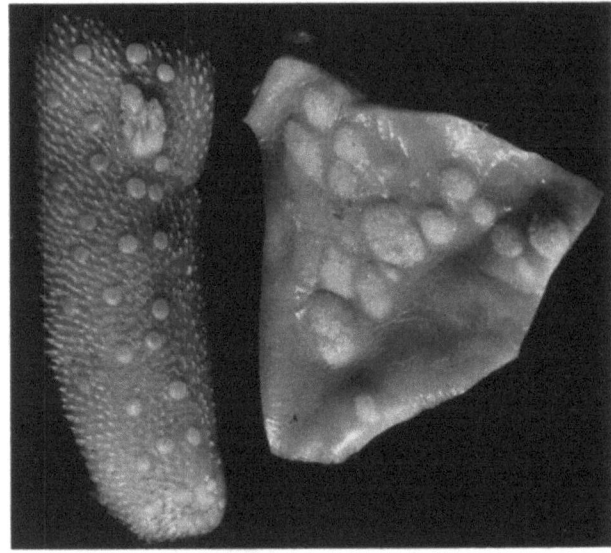

Abb. 153

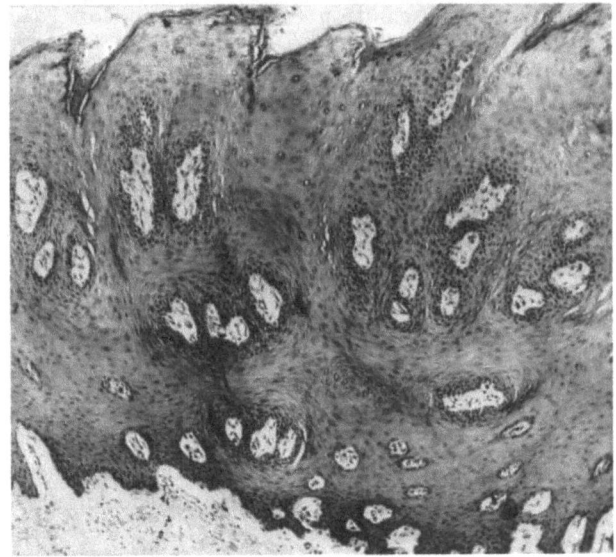

Abb. 154

Abb. 153. Rinderwarzen auf der Zungenschleimhaut (Schleimhautpapillome).   Material aus Rinderbeständen
bei Schlachtungen in Dachau

Abb. 154. Histologisches Präparat von einer Rinderwarze von der Zungenschleimhaut. Fixierung im Bouinschen
Gemisch, H.E.-Färbung. Mächtige Akanthose

Für diesen Fall gilt aber grundsätzlich dasselbe wie für alle analogen Beobachtungen: Wenn die Rückübertragung vom Menschen auf das Rind nicht regelmäßig
gelingt, ist nichts bewiesen.

Wie beim Menschen stellen die Warzen bei Tieren ausnahmslos benigne Neubildungen dar (hyperplastische Wucherungen der Haut mit überwiegend epi-

thelialem Anteil). Beim *Rind* sind Warzen verhältnismäßig häufig anzutreffen, ganz besonders bei Jungrindern. Bei der *Rinderpapillomatose* handelt es sich um eine infektiöse fungiforme Papillomatose der Haut, die alle Körpergegenden befallen kann und oft einen ausgedehnten Befall zeigt. Am häufigsten siedeln sich die Warzen am Euter und in der Unterbauchgegend an. Von dort aus breiten sie sich gern auf die Beine aus. Auch am Penis sitzen sie oft. Die Papillomatose tritt gern in den Wintermonaten auf. Bevorzugt erkranken Jungrinder im Alter bis zu 3 Jahren. Außer den harten (Verruca dura) kommen auch fleischige Warzen (Verruca carnosa) vor. Nach klinischen und morphologischen Kriterien unterscheidet man bei Tierwarzen ganz allgemein die Verruca perstans (die andauernd besteht) von der Verruca caduca (die spontan abheilt, abfällt) sowie die Verruca glabra (mit glatter Oberfläche), das Akrothymion (mit zerklüfteter Oberfläche), die Verruca sphaerica (mit halbkugeliger Vorwölbung), die Verruca filiformis (die aus einer Anzahl von feinen, langen, haarförmigen Papillen zusammengesetzt ist) und die Verruca pedunculata (die gestielt aufsitzt).

Daran, daß die Rinderpapillomatose Virusätiologie besitzt, zweifelt heute niemand mehr. Die Krankheit ist von Rind zu Rind experimentell übertragbar, und zwar mit Hilfe von Papillombrei, von Extrakten aus dem Gewebe der Neubildungen und von Ultrafiltraten. Inoculiert werden scarifizierte Hautstellen an den weißen Partien des Unterbauches und der Unterbrust von Kälbern und Jungrindern. Die durch die Scarifikation entstandene örtliche Reaktion verschwindet nach etwa 10 Tagen. Entlang den Scarifikationsstrichen treten nach 25 bis 30 Tagen stecknadelkopf- bis hanfkorngroße Knötchen oder grashalmdicke Leisten hervor. Etwa 8 Wochen nach der Infektion erreichen die Knötchen Haselnußgröße. Das Blütestadium (mit hühnerei- bis faustgroßen Gebilden) setzt 3 bis 4 Monate nach der Beimpfung ein. Anschließend erfolgt eine langsame Rückbildung mit zunehmender Verhornung der Tumoren. Die Spontanheilung wird in der Regel nach etwa sieben Monaten verzeichnet. Bei passagemäßiger Weiterübertragung von Impfpapillomen werden die Inkubationszeiten länger, die Größenentwicklung der Geschwülste nimmt ab, und nach einigen (oft nur 2 bis 4) Passagen tritt frühzeitige Spontanheilung ein (GRÜNDER 1959). Nach dem Überstehen einer natürlichen oder künstlichen Papillomatose-Infektion wird Immunität beobachtet. In Immunseren können virusneutralisierende Antikörper nachgewiesen werden. Durch zweimalige subcutane Injektion von Formolvaccine, die aus Papillomgewebe hergestellt wird, können Jungrinder für längere Zeit immunisiert werden. Es gibt also eine wirksame Impfprophylaxe (GRÜNDER 1959). BALO und KORPASSY (1936) halten eine Papillom-Übertragung vom Rind auf den Menschen und umgekehrt für möglich. Beobachtungen sprechen für diese Möglichkeit, Beweise jedoch fehlen bislang.

Bei Pferden, Maultieren und Eseln können Warzen in derselben Form und Ausdehnung wie bei Rindern vorkommen.

Bei Hunden sitzen die Warzen vorwiegend an den Lippen, an der Mundschleimhaut, an der Innenfläche der Ohrmuscheln, am Penis und in der Vagina. Die an den Genitalien der Hunde befindlichen Papillome können durch Belecken dieser Partien auf die Lippen übertragen werden. Die Übertragung von Hund zu Hund gelingt experimentell auch mit Ultrafiltraten. Die Inkubationszeit beträgt 4 bis 6 Wochen. Klinisch wird die Maulschleimhautpapillomatose bei Hunden von der Genitalpapillomatose unterschieden.

BALO und KORPASSY (1936) beschrieben noch eine Anzahl weiterer Warzenformen bzw. Papillomatosen bei Tieren, die jedoch — soweit verwertbare Angaben vorliegen — sämtlich für die menschliche Pathologie keine Bedeutung besitzen. Es sind dies die Papillomatose der Gemsen und Ziegen, die Papillome im Kehlkopf

Tabelle 39. *Eigenschaften der Virusarten der Tierpapillomatosen*
(nach COOK und OLSON 1951, ergänzt von GRÜNDER 1959)

	Hautpapillomatose der Rinder	Hautpapillomatose der Pferde	Hautpapillomatose der Kaninchen (SHOPE)	Schleimhautpapillomatose der Kaninchen	Schleimhautpapillomatose der Hunde
Meist erkrankte Körperteile	Kopf, Hals, Schulter, Unterbauch	Nase und Lippen	Genick, Schulter, Bauch	Mundschleimhaut	Mundschleimhaut
Empfänglichkeitsalter	bis 2 Jahre	1—3 Jahre	jedes Alter	keine Altersunterschiede	junge Hunde
Inkubationszeit bei experimenteller Infektion	30 Tage	2—3 Monate	6 Tage	6—38 Tage	30—33 Tage
Zeitdauer der Erkrankung	7—9 Monate	2 Monate	6 Monate und mehr	2—13 Monate	1^1/$_2$ bis 3 Monate
Immunität	nach der Infektion und künstlich durch Vaccinierung	nach der Infektion	starke Immunität nach Infektion	solide Immunität nach Infektion	solide Immunität nach Infektion
Konservierung des Virus	180 Tage bei —70°C 90 Tage bei +4°C in 50% Glycerin	185 Tage bei —35°C 73 Tage bei +4°C in 50% Glycerin	106 Tage bei +4°C in 50% Glycerin	40 Tage bei —22°C 703 Tage bei +4°C in 50% Glycerin-Lockelösung	64 Tage bei +10°C in 50% Glycerin 63 Tage bei +10°C Vakuumtrocknung
Temperaturbeständigkeit des Virus aktiv	unbekannt	45°C für 30 min	65°C für 30 min	65°C für 30 min	45°C für 60 min
inaktiv	unbekannt	55°C für 30 min	70°C für 30 min	75°C für 30 min	50°C für 60 min
Filtrierbarkeit des Virus	Berkefeld N Seitz EK	Mandler-Filter	Berkefeld V, N, W Seitz-Filter neg.	Berkefeld V, N	Berkefeld N

und Rachen von Katzen, die Hautpapillomatose des Kaninchens (SHOPE), die Schleimhautpapillome bei Kaninchen, Warzen bei Amphibien (Epitheliome der Molche, Froschwarzen) und die Karpfenpocken (Epitheliome der Barben). Die bisher bekannten Eigenschaften der Virusarten der wichtigsten Tierpapillomatosen sind von GRÜNDER (1959) in Anlehnung an eine Zusammenstellung von COOK und OLSON (1951) in Tabellenform aufgeführt worden (s. die Tabelle 39!).

Die Beziehungen zwischen den Virusarten der verschiedenen Papillomatosen des Menschen und der Tiere sind noch weitgehend ungeklärt. In der Regel scheint das Papillomatosevirus *tierartspezifisch* zu sein. Die bisherigen Resultate der Übertragungsversuche mit Material vom Wirt, das anderen Tierarten eingeimpft wurde, sprechen sämtlich für diese Ansicht (GRÜNDER 1959).

3. Verruca vulgaris

a) Synonyma

Verruca dura, gewöhnliche Warze, Common wart, Myrmecia, Skin-papilloma, Verrue, Verruga.

b) Definition

UNNA hat die Warze als ein „herdweise auftretendes, acquiriertes Akanthom infektiöser Natur mit sofort hinzutretender Hyperkeratose" bezeichnet. Man kann heute kaum besser definieren. Die Warzen sind gutartig, ansteckend und von Mensch zu Mensch überimpfbar. Die umschriebenen, derben, über das Hautniveau erhabenen Excrescenzen mit papillomatöser Oberfläche beruhen auf einer Hyperplasie der Papillen und der Epidermis. Vulgäre Warzen sind ungemein häufig und werden vor allem bei Kindern, Jugendlichen und Handarbeitern angetroffen.

c) Geschichtliches

Die Warzen sind schon seit dem Altertum bekannt (Beschreibung u. a. durch CELSUS, Einzelheiten s. bei SCHÖNFELD 1954). Die Übertragbarkeit der Warzen von Mensch zu Mensch wurde von JADASSOHN (1896) festgestellt und die Filtrierbarkeit der Erreger von CIUFFO (1907) erkannt.

d) Ätiologie und Pathogenese

Die Meinung der meisten Autoren ist es zur Zeit, daß alle vier Warzenarten durch identische oder eng miteinander verwandte Stämme einer Virusart hervorgerufen werden. Das Warzenvirus ist durch Berkefeld V-Filter filtrierbar und widersteht einer Erhitzung auf 50⁰ C für 30 min. Es ist bei Aufbewahrung in Glycerin und bei tiefen Temperaturen gut haltbar.

Der Erreger der vulgären Warzen ist von Mensch zu Mensch übertragbar, wie zahlreiche Versuche mit Ultrafiltraten ergaben. Dispositionelle Momente spielen für das Angehen der Infektion eine Rolle. Durch klinische Beobachtungen ist nicht nur die Heteroinoculation der Warzen lange bekannt, sondern auch die Autoinoculation (z. B. Übertragung von einem Hautareal auf ein anderes durch den kratzenden Fingernagel, evtl. Ansiedlung der neuen Warzen genau im Verlauf der Kratzspur). Übersichten über das Problem der Warzenübertragung lieferten in den letzten Jahren PULLAR und COCHRANE (1957), GOLDSCHMIDT und KLIGMAN (1958) sowie EPSTEIN (1958).

Die ältere Literatur über natürlich und experimentell vollzogene Warzenübertragungen von Mensch zu Mensch ist vollständig bei FREUDENTHAL und SPITZER (1933) abgehandelt (erste Experimente von VARIOT 1893 und DE FINE-LICHT 1894, sicherer Nachweis der Infektiosität durch JADASSOHN 1896, Bestätigung der Jadassohnschen Resultate durch weitere Übertragungen von Mensch zu Mensch durch LANZ 1899, TUCCIO 1912, KINGERY 1921 und ZIEGLER 1924 sowie der Beweis der Virusätiologie durch gelungene Übertragungen von Warzenfiltraten durch CIUFFO 1907, SERRA 1908 und durch WILE und KINGERY 1919). Direkte und indirekte Übertragungen unter natürlichen Bedingungen sind immer wieder beschrieben worden, z. B. durch gemeinsames Benutzen von Handtüchern, Pflege von Kindern durch ein Mädchen, das zahlreiche Warzen an den Händen aufwies — und andere Beispiele mehr (VIVES 1899, MORTON 1908, STERN 1912, CIUFFO und OSSOLA 1913 u. a.; weitere Literatur bei FREUDENTHAL und SPITZER 1933 und bei EPSTEIN 1958).

Aus klinischen Beobachtungen und den Ergebnissen der Übertragungsversuche geht hervor, daß die *Inkubationszeit* der Warzen nicht streng normiert ist, sie schwankt etwa zwischen 6 Wochen und 20 Monaten. Sehr lange Inkubationszeiten stellten beispielsweise ZIEGLER (1924) und TEMPLETON (1935) fest (12 bis 20 Monate).

α) Übertragungsversuche am Menschen

Übertragungsversuche, zum Teil mit neuer Technik, wurden auch in den letzten Jahren durchgeführt. LYELL und MILES (1951) unterscheiden zwei Typen bei vulgären Warzen: die einfachen, banalen Warzen (common warts) und die „Myrmecia" oder Einschlußkörper-Warzen (inclusion warts). Sie impften 5 Freiwillige mit einem Gewebsextrakt aus einer gewöhnlichen Warze und beobachteten nach 10 bis 12 Monaten bei 3 Personen die Ausbildung von Warzen an den Impfstellen. Die Übertragung von Warzenmaterial des Myrmecia-Typs auf die Haut von 6 freiwilligen Versuchspersonen führte nur in einem Falle nach $5^1/_2$ Monaten zur Entwicklung einer Warze vom Einschlußtyp.

PLEIN (1953) berichtete über die Inoculation von Warzenmaterial in Areale pathologisch veränderter Haut, und zwar bei je einem Fall von Dyshidrosis

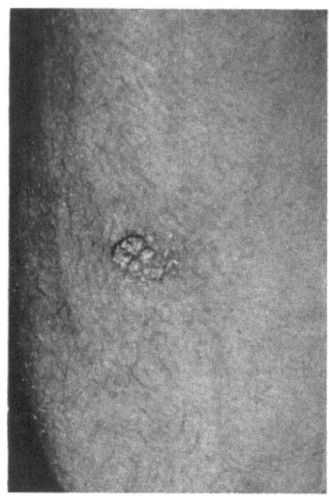

Abb. 155. Experimentell hervorgerufene Verruca vulgaris am Unterarm (Bedingungen s. Text, Aufnahme von Dr. H. GOLDSCHMIDT, Philadelphia)

manuum, Ekzem und Erosio interdigitalis. Bei allen drei Fällen ging die Infektion an. Die Epithelläsionen und die besondere Terrainbeschaffenheit sah PLEIN als begünstigende Faktoren für das Angehen der Warzen an.

GOLDSCHMIDT und KLIGMAN (1958) impften erwachsene, gesunde männliche Freiwillige mit Suspensionen aus frischen gewöhnlichen Warzen in scarifizierte Hautareale und in besonders vorbereitete Hautbezirke (Vorbehandlung durch Dermabrasion oder durch Setzen von Cantharidin-Blasen). Die Inoculationen wurden vorwiegend am Arm, aber auch an der Hand, im Gesicht, am Rücken, auf der Kopfhaut, in den Axillen und im Sulcus coronarius des Penis vorgenommen, um den Einfluß lokaler Faktoren auf den Impfverlauf zu testen. Das Impfmaterial bestand aus 6 verschiedenen Chargen. Insgesamt wurden 159 Impfungen — (davon 64 auf vorbehandelte Haut) — bei 36 Versuchspersonen durchgeführt. Hierbei konnte experimentell nur eine Warze hervorgerufen werden (Abb. 155), die sich nach einer Inkubationszeit von 3 Monaten entwickelte, (Nachbeobachtungszeit: 6—18 Monate). Bei der histologischen Untersuchung dieser Warze fanden GOLDSCHMIDT und KLIGMAN keine Einschlußkörper.

β) Tierversuche

HOFFMANN (1906, 1955) gelang es nicht, Warzen vom Menschen auf Affen zu übertragen. FINDLAY (1930) erhielt sowohl mit der Überimpfung menschlicher Warzen auf Hunde, Kaninchen, Mäuse und Meerschweinchen negative Ergebnisse, als auch mit der Inoculation von Rinderwarzen und Warzen von Hunden bei Menschen. Damit waren die früheren negativen Resultate bei verschiedenen Laboratoriumstieren, über die u. a. TUCCIO und COPPOLINO (1912) und SERRA (1924) berichteten, bestätigt worden (weitere Literatur bei FREUDENTHAL und SPITZER (1933), PULLAR und COCHRANE (1957) und bei RASMUSSEN (1958). BRUNSCHWIG u. Mitarb. (1940) war es trotz subtiler Technik nicht möglich, menschliches Warzenmaterial in Kaninchenohren zu implantieren. CALLOMON (1942) teilte gleichfalls das Mißlingen von Überimpfungen auf die Haut und Schleimhaut

von Kaninchen mit. In letzter Zeit kam FISCHER (1953) bei Versuchen mit Meerschweinchen und Kaninchen zu einem analogen Ergebnis.

Diesen zahlreichen negativen Resultaten stehen nur wenige positive gegenüber.
Bei letzteren fällt auf, daß erstens die beimpften Tierkollektive recht klein waren
und zweitens schon die zweite Passage negativ verlief (PULLAR und COCHRANE
1957).

GREEN u. Mitarb. (1940) glauben, daß ihnen die Übertragung menschlicher
Papillome auf die Augen von Affen gelungen sei. Etwas später berichtete ATANASIU
(1948) über das Angehen von Impfungen mit dem Material von gewöhnlichen
Warzen des Menschen im Bereich des Präputiums von Affen. Diese Versuche
sollten unbedingt fortgesetzt und nachgeprüft werden, da Übertragungen auf
Affen am ehesten zum Erfolg führen dürften.

γ) Züchtungsversuche in Ei- und Gewebekulturen

PINETTI (1940) versuchte, mit Condyloma acuminatum-Filtraten die Chorionallantoismembran bebrüteter Hühnereier zu beimpfen. Das Material wurde durch
Chamberland L_3-Filter passiert. Zwar beobachtete PINETTI proliferative Veränderungen der Chorionallantoismembran, doch dürfte eine Isolierung und Vermehrung des Warzenvirus im Brutei nicht gelungen sein.

FELSHER (1947) zerrieb drei Warzen in physiologischer Kochsalzlösung und
brachte diese Suspension auf die Allantoismembran von 10 Bruteiern, die 7 bis
14 Tage lang vorbebrütet waren. Die Infektionen gingen sämtlich nicht an. Im
Gegensatz zu FELSHER will BIVINS (1953) das Warzenvirus auf der Eimembran
zur Vermehrung gebracht haben. Wahrscheinlich hat BIVINS sich entweder von
unspezifischen Veränderungen der Chorionallantois täuschen lassen, wie FRISCH
(1950) sie beispielsweise beschrieb (proliferative Läsionen) oder er hat ein „pick-up-
virus" (Laboratoriums-Verunreinigung) isoliert; s. hierüber weiter unten!
Einem ähnlichen Irrtum verfielen wohl auch KLAPÖTKE und LANGHOF (1953).
Weitere Untersuchungen aus den letzten Jahren verliefen übereinstimmend mit
negativem Resultat. Sehr gründliche Versuche führte FISCHER (1953) durch (bis
zu 8 fortlaufende Passagen mit je 12 bis 20 Bruteiern, makroskopische und histologische Kontrolle der entnommenen Membranen), die sämtlich negativ verliefen.
Wir selbst haben die Experimente FISCHERS nachgeprüft und können die negativen
Ergebnisse bestätigen. Auch SIEGEL und NOVY (1955) sowie PULLAR und COCH-
RANE (1957) gelang es nicht, den Erreger der Warzen auf der Chorionallantoismembran von Hühnerbruteiern zu züchten.

Über Züchtungsversuche mit Hilfe von Gewebekulturen liegen bisher nur
spärliche Mitteilungen vor. SIEGEL und NOVY (1955) war es nicht möglich, in
Kulturen von HeLa-Zellen und Nierenzellen von Affen den Erreger der vulgären
Warzen zu züchten (kein cytopathischer Effekt). Es ist möglich, daß die lange
Inkubationszeit der Warzen eine Teilursache für das Nichtangehen von Infektionen
in Ei- und Gewebekulturen darstellt.

SIEGEL (1956 a, b) sowie SIEGEL und LEADER (1957) unternahmen Versuche,
um die Frage zu klären, um welche Virusart es sich bei dem von BIVINS isolierten
Agens handelt. Es wurden mit letzterem weitere Inoculations-, Agglutinations-
und Neutralisationsversuche mit verschiedenen Tierarten durchgeführt. Es gelang
bei Hühnchen, Truthähnen und Kanarienvögeln papulöse Hautläsionen zu erzeugen und in den Zellen des proliferierenden Epithels beim Kanarienvogel cytoplasmatische Einschlußkörper nachzuweisen. SIEGEL folgerte aus diesem Resultat,
daß das isolierte Virus eine tripathogene Variante des Kanarienpockenvirus darstellt. Es ist schwer zu sagen, ob dieses Vogelpockenvirus ursprünglich im Material

aus der vom Menschen stammenden Warze enthalten war oder durch einen Fehler bei der Laboratoriumsarbeit als Verunreinigung hinzutrat. Letzteres scheint wahrscheinlicher zu sein. Elektronenoptisch wurde die Größe der Viruselementarkörper mit 270 bis 300 mµ ermittelt. Auf der Allantoismembran rief das Virus makroskopisch sichtbare, runde Herde hervor. Serologisch ließ es sich eindeutig als Kanarienpockenvirus identifizieren.

δ) Elektronenoptische Untersuchungen

STRAUSS, SHAW, BUNTING und MELNICK (1949) untersuchten mit Hilfe des Elektronenmikroskops Präparate, die von 5 Einschlußkörper-Warzen und 9 gewöhnlichen Warzen stammten (Reinigung der Suspensionen durch Differentialzentrifugation). Nur in den Präparaten von Einschlußkörper-Warzen konnten kristallin angeordnete, regelmäßige, Virus-artige Partikel von sphärischer Form und einem mittleren Durchmesser von 52 mµ beobachtet werden. Waren die Teilchen nicht kristallähnlich zusammengelagert, so wiesen sie einen Durchmesser von im Mittel 68 mµ (Grenzen: 56 bis 80 mµ) auf. Die Autoren maßen der Tatsache, daß diese Elementarkörper-ähnlichen Gebilde nur in Material von Einschlußwarzen zu finden waren, besondere Bedeutung bei. In diesen Warzen traten die Einschlußkörper zuerst in den Retelagen unmittelbar über dem Stratum cylindricum basale auf, später auch in den oberflächlicheren Schichten. Die Einschlüsse befanden sich im Zellkern, waren eosinophil und Feulgen-negativ und zeigten bei Färbung mit Methylenblau geringe oder gar keine Basophilie. Außerdem wiesen die Spinalzellen im Cytoplasma Granula auf, die zunächst solide erschienen, in späteren Phasen aber, wenn sie an Größe zunahmen und mehr ovale Form erhielten, Vacuolen einlagerten. Die cytoplasmatischen Granula färbten sich mit Hämatoxylin an und waren Feulgen-negativ. In der Höhe des Stratum granulosum waren aus den Granula große, stark eosinophile Körper im Zellplasma geworden („grobschollige" Massen). In weiteren Arbeiten vermochten STRAUSS, BUNTING und MELNICK (1950) sowie MELNICK, BUNTING, BANFIELD, STRAUSS und GAYLORD (1950) die elektronenmikroskopischen Befunde zu reproduzieren und durch eine Reihe von Details (Art der Aggregation der Teilchen, zweidimensionale Anordnung, Kristallbildung mit mehreren Schichten, hexagonal, Art der Partikel-Oberfläche usw.) zu ergänzen.

BUNTING (1953) führte elektronenoptische Dünnschnittanalysen bei Einschlußwarzen durch. Er fand hierbei dieselben sphärischen Partikel von 52 mµ Durchmesser. Diese lagen im Zellkern der Stachelzellen, konnten aber weder im Kerneinschluß, noch im Cytoplasma oder in den cytoplasmatischen, schollenähnlichen Körpern nachgewiesen werden. In den Zellen des unteren Stratum corneum, die keine Kerne mehr erkennen ließen, fanden sich die Partikelchen in pichter, regelmäßiger Reihenanordnung (Gitterbildung) über das ganze Cytoplasma verteilt, mit Ausnahme einer schmalen Zone an der Zellperipherie. BUNTING hielt diese Teilchen für die Elementarkörper des Warzenvirus.

SIEGEL und NOVY (1955) fanden bei der elektronenmikroskopischen Untersuchung von Warzensuspensionen keine Elementarkörper-ähnlichen Gebilde. Sie schlossen sich daher der Meinung des Melnickschen Arbeitskreises an, daß die sphärischen Partikel mit einer Größe von 52 mµ nur in Material von Einschlußkörper-Warzen enthalten sind. In einer späteren Arbeit stellte SIEGEL (1960) aus Warzenmaterial elektronenoptisch Teilchen mit unterschiedlich großem Durchmesser dar (50 mµ, 16 mµ und 8 bis 20 mµ). Die sphärischen Partikel mit einem Diameter von 16 mµ waren in der Form distinkt und wiesen sehr einheitliche Größe auf. SIEGEL möchte nur sie als Erreger der Verrucae vulgares ansehen.

Zu einem noch anderen Resultat gelangte CHARLES (1960) bei Dünnschnitt-analysen von vulgären Warzen. Er beobachtete in den Zellkernen Partikel mit einem Durchmesser von 33 mμ. Anfangs sind sie regelmäßig, kristallin angeordnet, später im Inneren der Zellkerne disseminiert (besonders zahlreich in der Nähe der Kernmembranen).

ε) Pathogenetische Daten

Ausgenommen von einigen sehr langen Inkubationszeiten (12 bis 20 Monate), variiert die Inkubationsperiode, wie die Mehrzahl der Warzenübertragungen erkennen läßt, zwischen 4 Wochen und 8 Monaten (RASMUSSEN 1958). Es ist sehr schwierig, der langen Latenzzeit wegen, beweisende Versuche über die Resistenz des Warzenvirus durchzuführen. Die wenigen Daten, die hierüber vorliegen, sollen deswegen hier unberücksichtigt bleiben. Die Eintrittspforte für das Warzenvirus bilden bevorzugt die Hautareale der unbedeckten Körperpartien, die mit der Um-gebung in Kontakt geraten, vor allem die Hände, das Gesicht, bei Kindern die Knie und bei Menschen, die gern barfuß gehen, die Fußsohlen. Der Erreger der Warzen scheint direkt in die Haut einzudringen. Über das Virusreservoir ist fast nichts bekannt. Es liegen Beobachtungen darüber vor, daß Kinder, die in den Sommer-ferien viel in der Erde gegraben, „im Sand gespielt" haben, sehr oft später Warzen bekommen. Weiter will man gelegentlich im Knochenleim Warzenvirus nachge-wiesen haben. Auf die Möglichkeit direkter Übertragungen von Mensch zu Mensch wurde hingewiesen. Literatur zu diesen Fragen bei RASMUSSEN (1958).

Auch über die *Immunitätsverhältnisse* bei Warzen wissen wir noch sehr wenig. BEARD und KIDD (1936) wollen bei Warzenträgern neutralisierende Antikörper nachgewiesen haben. BRAIN (1937) und BIBERSTEIN (1944) fanden im Serum von Patienten mit Warzen hingegen keine spezifischen Antikörper. Auch BIVINS (1953), FISCHER (1953) sowie KLAPÖTKE und LANGHOF (1953) erhielten negative serologische Resultate.

MADERNA (1934) berichtete über positive Ausfälle der Komplementbindungs-reaktion mit wäßrigen Warzenextrakten. Er vermochte darüber hinaus auch einen der Freischen Reaktion analogen Intracutantest mit positivem Resultat bei Warzenträgern zu erzielen. Der Hauttest zeigte eine desto stärkere Reaktion, je intensiver der Warzenbefall war. Bestätigt sind die Ergebnisse von MADERNA bisher noch nicht.

Die Ursache der spontanen Rückbildung der Warzen ist unbekannt. MEMMES-HEIMER und EISENLOHR (1931) sahen bei einer Gruppe von 70 Patienten bei 20% eine spontane Rückbildung der Warzen. Warzenrezidive sind häufig zu beobachten. Es gibt Kinder und auch Erwachsene, die im Laufe von mehreren Jahren 3- bis 5mal oder mehr einen „Warzenschub" durchmachen. Wenn es überhaupt eine echte „Warzenimmunität" gibt, so kann sie nach der Meinung der meisten Autoren nur von kurzer Dauer sein. Es scheint außerdem, wie die Übertragungsexperimente zeigen, eine natürliche Resistenz gegen den Warzenbefall zu geben. Worauf diese beruht, ist gleichfalls unbekannt. Weitere Hinweise zu diesem Fragenkreis bei RASMUSSEN (1958).

e) Histopathologie der Verruca vulgaris

Die gewöhnliche Warze stellt histologisch eine meist recht scharf umschriebene Hautläsion dar, die das Niveau der Umgebung überragt und durch eine Gewebs-vermehrung gekennzeichnet ist (GREITHER und TRITSCH 1957). Im Stratum corneum findet sich eine vorwiegend kompakte Hyperkeratose mit parakeratoti-schen Bezirken. Bei Sitz der Warze an den Lippen oder der Mundschleimhaut (Abb. 156) kann die Hyperkeratose sehr gering ausgeprägt sein (Lippenrot)

— s. Abb. 157 — oder fehlen (,,*Schleimhautwarzen*"). Die weiteren hervorstechendsten histologischen Kriterien sind die Acanthose und die Papillomatose (Abb. 158).
Infolge der Papillarhypertrophie und der Ausbildung meist plumper Rete-

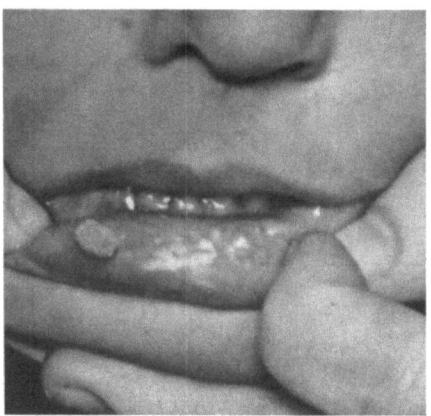

leisten entsteht ein papillärer Aufbau,
der mit Zerklüftung der Tumorober-
fläche einhergeht. Oft sind die Reteleisten am Rande der Warze nach in-
nen eingebogen, so daß sie radiär nach
dem Zentrum zu zeigen scheinen und
eine konische Anordnung gebildet wird.
Die breiten Reteleisten laufen nach
unten meist spitz zu. Über den Gip-
feln der papillomatösen Erhebungen
finden sich oft mächtige Schichten
parakeratotischer Zellen (Abb. 159).
Gerade in diesen parakeratotischen
Kegeln über den kuppelförmigen Vor-
sprüngen des Stratum spinosum und
im oberen Rete Malpighii fand LIP-
SCHÜTZ (1932) in den Zellkernen basophile Einschlußkörper.

Abb. 156. Verruca vulgaris im Bereich der Unterlippe
(Sitz am Übergang vom Lippenrot
zum Schleimhautepithel)

Sowohl im Stratum spinosum als auch im Stratum granulosum und corneum liegen große vacuolisierte Zellen mit pyknotischen Nuclei. Diese vacuolisierten Zell-

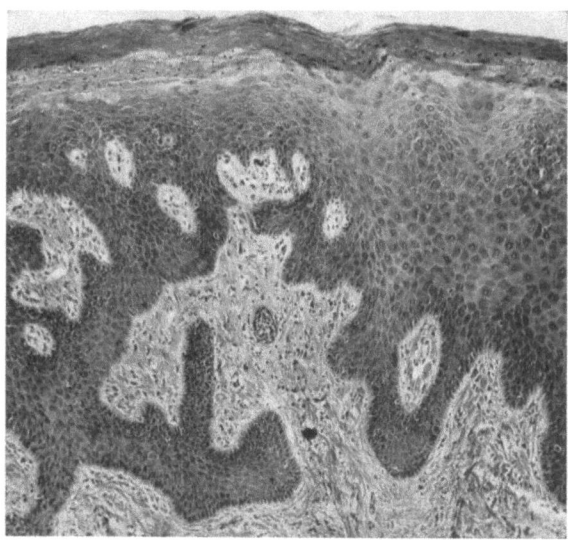

elemente enthalten auch
dann, wenn sie sich im Stratum granulosum befinden,
keine Keratohyalingranula
(LEVER 1958). Der Blähung
dieser Zellen scheint eine
Chromatinauflockerung der
Kerne vorauszugehen. Im
Spitzenbereich der finger-
förmigen epithelialen Hy-
perplasien ist dieser Vorgang besonders stark aus-
geprägt (LIPSCHÜTZ 1932,
GREITHER und TRITSCH
1957). Vor allem in noch
jungen Warzen enthalten
die aufgeblähten Zellkerne
basophile und eosinophile
Einschlußkörper (über die
Warzen-Einschlüsse siehe
S. 425ff.). Die vacuolisierten
Zellen im Stratum spino-

Abb. 157. Histologisches Präparat des Falles von Abb. 156. Erhebliche Acanthose und vacuolisierte Zellen im oberen Stratum spinosum

sum besitzen keine Intercellularbrücken. Im unteren Rete sieht man oft
reichlich Mitosen, jedoch nicht bei älteren Warzen.

Außer dem Stratum corneum ist auch das Stratum granulosum erheblich verbreitert (Abb. 160), nicht nur interpapillär, sondern auch suprapapillär. Zu Beginn
der Warzenbildung zeigt das Corium keine Veränderungen. Erst später entsteht
besonders in den neugeformten Papillen eine mäßige Erweiterung der Gefäße

(GANS und STEIGLEDER 1957). Häufig bildet sich dann auch im oberen Corium eine mäßig starke perivasculäre Rundzelleninfiltration aus (Abb. 158).

Bei histologischen Untersuchungen der vulgären Warzen wurde den *Einschluß-körpern* seit langem besondere Aufmerksamkeit geschenkt. Gegenwärtig besteht, wie PULLAR und COCHRANE (1957) betonen, keine Übereinstimmung darüber, ob Warzen überhaupt Einschlüsse enthalten und außerdem herrscht unter denjenigen Autoren, die Inklusionen fanden, keine Einigkeit über deren Natur und ihre Lokalisation. Nach den bisherigen Resultaten scheinen zwei verschiedene Einschlußtypen vorzukommen, jedoch keineswegs in allen Verrucae vulgares.

Als erster berichtete LIP-SCHÜTZ (1924, 1930 a, b, 1932) über Warzeninclusionen, und zwar über intranucleäre, basophile Einschlußkörper, die er für spezifisch hielt, d. h. durch das Warzenvirus direkt hervorgerufen. MEIROWSKY und FREE-MAN (1950) fanden dieselben basophilen Körperchen. BLANK u. Mitarb. (1951) untersuchten die im Stratum spinosum und granulosum vorhandenen Lip-schützschen intranucleären Einschlüsse genauer und beobachteten, daß letztere im typischen Falle den ganzen, stark vergrößerten Zellkern einzunehmen vermögen, während das Cytoplasma häufig eine ballonierende Degeneration zeigt. Die Einschlußkörper stellen sich

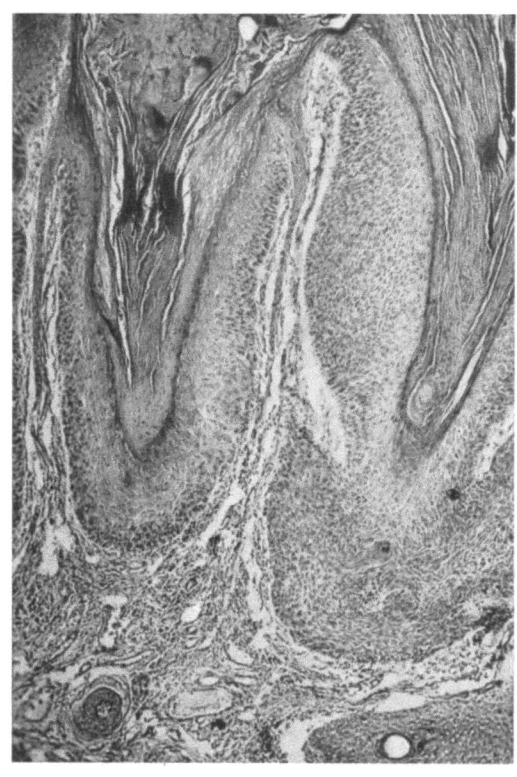

Abb. 158. Verruca vulgaris-Histologie. Fixierung in Bouinschem Gemisch, H.E.-Färbung. Papillomatose und Hyperkeratose

bei Hämatoxylin-Eosinfärbung basophil dar, färben sich auch mit Methylgrün-Pyronin und mit Toluidinblau an und reagieren bei der Feulgen-Reaktion positiv. Sie enthalten demnach Desoxyribonucleinsäure, die wahrscheinlich als Virussubstanz aufzufassen ist, die von der Zelle synthetisiert wird. Im Gegensatz zu BLANK u. Mitarb. wird von LUND und LEUCHTENBERGER (1951) angenommen, daß die Größenzunahme und die Hyperchromasie der Kerne lediglich von einer ungewöhnlich starken Anreicherung nucleären Chromatins herrühren. BLANK u. Mitarb., die vorwiegend gewöhnliche Warzen untersuchten, fanden bei etwa 50% der letzteren die basophilen Einschlußkörper, am häufigsten bei jungen Gebilden.

Eine andere Ansicht über Warzen-Einschlüsse als LIPSCHÜTZ und als die Schule von BLANK vertreten die Arbeitsgruppen von STRAUSS und MELNICK sowie von PULLAR und COCHRANE. Wie schon erwähnt, unterschieden u. a. LYELL und MILES (1951) die gewöhnlichen Warzen von den Einschlußkörper-Warzen vom Myrmecia-Typ. Neben den histologischen gibt es für sie auch klinische Unterscheidungsmerkmale. Nur in Einschlußwarzen konnten bisher elektronenoptisch

die oben besprochenen sphärischen, kristalloid aggregierten Elementarkörper-
ähnlichen Partikel nachgewiesen werden. STRAUSS u. Mitarb. (1950) beobachteten

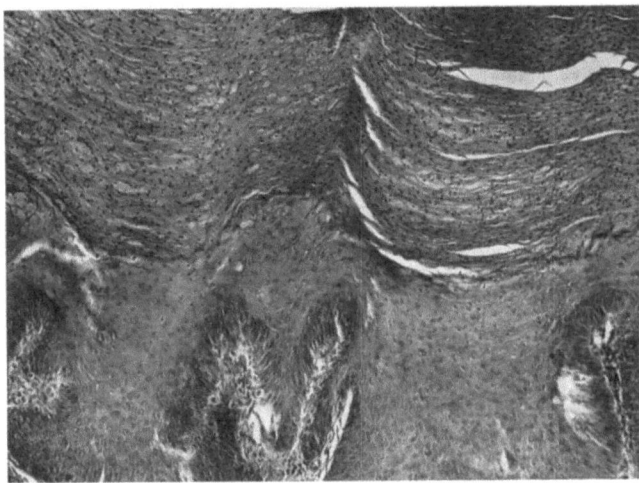

Abb. 159. Verruca vulgaris-Histologie. H.E.-Färbung. Bezirk mit mächtiger Parakeratose

bei diesem Warzentyp (und *nur* bei diesem!) in den großen, vacuolisierten Kernen
der Epidermiszellen runde eosinophile Körperchen. Sie treten zuerst in den unte-

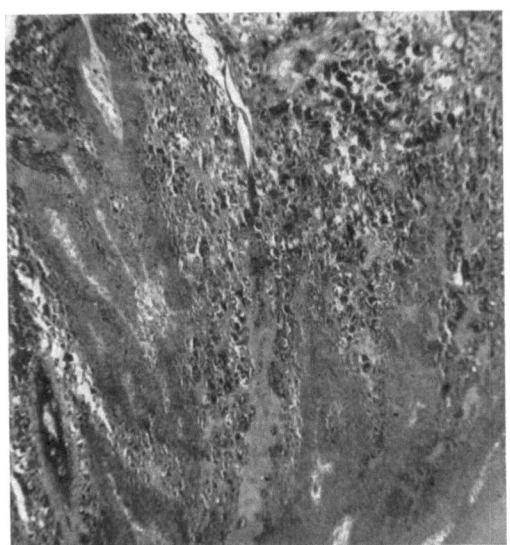

ren Zell-Lagen des Rete Malpighii relativ vereinzelt auf und
sind dort etwa 1—1,6 μ groß.
In den oberen Reteschichten
werden sie zahlreicher und liegen dann unter dem Stratum
corneum häufig dicht bei dicht.
Im unteren Stratum corneum
haben die Einschlüsse einen
mittleren Durchmesser von
3,2 μ. Die Körperchen sind
Feulgen-negativ und färben
sich bei der Gegenfärbung mit
Brillantgrün stets grün an. Sie
enthalten daher keine Desoxyribonucleinsäure und werden
von BLANK u. Mitarb. (1951)
sowie von BLANK und RAKE
(1955) nur als vergrößerte Nucleoli angesehen. Diese Körper
sind mit Methylgrün-Pyronin
nicht anzufärben, hingegen gut
mit Phloxin (BUNTING u. Mitarb.

Abb. 160. Verruca vulgaris-Histologie. H.E.-Färbung. Papillomatose. Verlängerte, zum Zentrum hin gebogene Reteleisten.
Verbreitertes Stratum granulosum mit z.T. bizarren,
grobscholligen Keratohyalingranula

1952, PULLAR und COCHRANE 1957). BUNTING u. Mitarb. (1952) rechnen diese
intranucleären Inclusionen, da sie eosinophil und scharf begrenzt sowie mit
einer Zusammenballung des Kernchromatins an der Kernmembran vergesellschaftet sind (Margination), nach der Cowdryschen Nomenklatur zum Einschluß-
typ B (COWDRY 1934).

STRAUSS u. Mitarb. (1950) fanden eosinophile Einschlußkörper nur bei 5 von 119 vulgären Warzen ($\sim 4\%$) und bei 16 von 37 Plantarwarzen ($\sim 43\%$). Niemals wurden Einschlußkörper bei Warzen gefunden, die länger als 9 Monate bestanden. PULLAR und COCHRANE (1957) untersuchten 400 Warzen von 164 Patienten. Unter diesen waren nur 33 ($\sim 8\%$) Einschlußwarzen. In letzteren kommen, wie schon ausgeführt wurde, außer den intranucleären Einschlußkörpern noch im Cytoplasma eosinophile, grobschollige Massen vor, die sich mit Osmiumsäure und Sudanschwarz B anfärben. Möglicherweise handelt es sich hierbei um besondere Formen der Keratohyalin-Granula (Abb. 160). BLANK und RAKE (1955) warnen ausdrücklich davor, große, bizarre Keratohyalin-Körner mit plasmatischen Einschlüssen zu verwechseln.

Den histologischen Resultaten seien noch einige histochemische und Stoffwechsel-physiologische Daten angefügt. CRABTREE (1928) fand bei Stoffwechseluntersuchungen an Warzen, daß deren aerobe und anaerobe Hexosen ganz denjenigen echter Tumoren und auch denjenigen von Geflügelpocken-Läsionen entsprachen.

In den Zellkernen der Epidermis im Bereich der Warzen kommt es zu einer mengenmäßigen Zunahme der Nucleinsäuren. Zunächst bildet sich ein Feulgen-positives Netzwerk um die Nucleoli in den Zellen der tieferen Lagen des Stratum spinosum. Später liegen in den Zellen der oberen Reteschichten und des Stratum granulosum große konfluierte Desoxyribonucleinsäuremassen innerhalb der Nuclei. Diese homogenen Massen erreichen beträchtlichen Umfang. Zu etwas anderen Ergebnissen kam YAMABE (1956). Er fand in den Zellen des Stratum basale histochemisch keine Veränderung des Nucleinsäuregehaltes gegenüber der Norm. In den unteren Schichten des Stratum spinosum waren die Nucleoli vergrößert, die Ribonucleinsäure im Cytoplasma vermehrt und die Desoxyribonucleinsäure in den Zellkernen vermindert. In den mittleren Reteschichten lagerte sich das Chromatin nahe der Kernmembran zusammen, die Kerne und Nucleoli schwollen an. In den oberen Lagen des Rete war in den Zellkernen die Desoxyribonucleinsäure vermehrt, das Cytoplasma zum Teil vacuolisiert. Noch stärker vacuolisiert erschien das Plasma in den Zellen des Stratum granulosum, die Kerne verlagerten sich exzentrisch, und in den Nuclei ließ sich neugebildete Desoxyribonucleinsäure nachweisen.

VAN SCOTT (1951) stellte im Warzengewebe eine recht beträchtliche Arginase-Aktivität fest, die möglicherweise in Beziehung zum stark verdickten Stratum granulosum steht, wie es sich bei vielen Warzen vorfindet.

Vielleicht bringen die Ergebnisse der Untersuchungen von BLOCH und GODMAN (1957) die divergierenden Meinungen der verschiedenen Autoren quasi unter einen Hut. Erstere konnten die acidophilen Feulgen-negativen Kerneinschlüsse nur in den frühen Phasen der Warzenentwicklung beobachten. Erst im späteren Stadium vergrößern sich die Kerne und die Kerneinschlüsse, die Kernstruktur verfällt zunehmender Desorganisation, und dann werden die Einschlüsse schließlich basophil und Feulgen-positiv. Im Endstadium verschwindet der Nucleus ganz und hinterläßt den stark vergrößerten Einschluß im Zellrest. Außer der Desoxyribonucleinsäure enthalten die Einschlußkörper ein basisches Protein, das sich histochemisch wie Histon verhält. Im Einschluß liegen vermutlich die traubenförmigen Aggregate der Elementarkörper des Warzenvirus.

f) Epidemiologie

Über die Inkubationszeit der Verrucae vulgares s. oben! Warzen werden durch direkten, möglicherweise auch durch indirekten Kontakt übertragen (in Schulen, Badeanstalten, durch Waschutensilien, durch Friseure, Masseure,

Kindermädchen sowie durch Autoinoculationen usw.). Bei Landarbeitern und Personen in Berufen, die vorwiegend Handarbeit erfordern, finden sich sehr häufig vulgäre Warzen an den Fingern, an Handrücken und Handflächen. Warzen werden am häufigsten bei Kindern und im Erwachsenenalter bei Frauen etwas häufiger als bei Männern beobachtet (Barr und Coles 1956). van der Werf (1959) ermittelte bei einer schulärztlichen Reihenuntersuchung unter 4200 Kindern und Jugendlichen 308 Warzenträger. Über die Hälfte der Erkrankten gab an, daß Familienangehörige ebenfalls von Warzen befallen seien. Beim Zusammenleben in Familie und Schule werden die Warzen verbreitet. Bei 136 Kranken, die zwei Jahre lang nachbeobachtet werden konnten, zeigte sich bei 63% innerhalb dieser Zeit eine spontane Abheilung der Warzen.

Warzen kommen häufiger multipel als solitär vor. Patienten, die eine große Anzahl von Warzen aufweisen, benötigen nach Barr und Coles (1956) längere Zeit bis zur Heilung als solche, die nur wenige Exemplare haben. Sofern tatsächlich eine Beziehung zwischen der Rückbildung von Warzen und Immunisierungsvorgängen bestehen sollte, so hat die Anzahl der Warzen, wie Barr und Coles zeigen konnten, keinen Einfluß auf die Antikörperbildung. — Über Warzenimmunität s. weiter oben! Bei Abheilung von Windpocken können Warzen mit verschwinden.

g) Klinik

Die Verrucae vulgares sind runde, ovale, auch unregelmäßig begrenzte, über das Hautniveau erhabene, derbe, stecknadelkopf- bis erbsgroße (auch noch

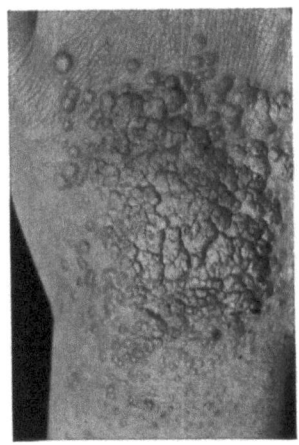

größere) Neubildungen von graugelblicher, z. T. mehr rötlicher Farbe, die bei stärkerer Verhornung eine mehr schwärzlich-schmutzige Färbung annehmen können. Sie besitzen eine hornige, hökkerige, evtl. stark zerklüftete Oberfläche, die mitunter einreißen kann. Dann bluten die Warzen und können sich auch bakteriell infizieren (pyodermisierte Warzen, auf Druck hin Eiterentleerung, Schmerzen). Junge Warzen haben meist eine kugelige, glatte Oberfläche.

Hauptsächlich sitzen die gewöhnlichen Warzen auf Hand- und Fingerrücken, im Bereich der Handgelenke, im Gesicht, am Nagelwall oder auch unter der Nagelplatte sowie an den Knien (Kinder!). Seltener findet man sie am Rumpf, auf der behaarten Kopfhaut und in der Hohlhand. Die Warzen können breitbasig aufsitzen, aber auch schmal, evtl. sogar gestielt. Meist sind sie multipel.

Abb. 161. Beetförmig konfluierte Verrucae vulgares am Handrücken

Rulison (1942) sah bei der Hälfte seiner Warzenpatienten mehr als ein Exemplar. Neben solitären, unregelmäßig verstreuten, disseminierten und konfluierten gibt es auch korymbiform gruppierte Warzen. Letztere Anordnung bildet sich gern um eine sogenannte Mutterwarze, zum Teil liegen die einzelnen Warzen dann so dicht, daß durch Konfluenz „Beete" entstehen (s. Abb. 161).

Siedeln sich mehrere und größere Warzen um und unter den Fingernägeln an, kann es zu Druckatrophie der Nagelplatten kommen. Entwickeln sich Warzen z. B. am Lidrand, so ist — vor allem bei längerem Bestand — die Ausbildung einer Conjunctivitis, evtl. sogar einer Keratitis möglich. Vulgäre und plane Warzen können gleichzeitig bei ein und demselben Patienten vorkommen. Maligne Entartung gewöhnlicher Warzen dürfte, wenn es sie überhaupt gibt, zu den größten Seltenheiten gehören. Häufig heilen die Warzen spontan ab.

An *klinischen Sonderformen* sind vor allem die folgenden Typen zu nennen: *Filiforme Warzen* (Cutaneous tag) finden sich als schmale, lange, auf eng umschriebener Basis aufsitzende Gebilde vor allem an den Augenlidern, auf den Schultern, der Brust, am Hals und um die Nasenlöcher herum. Die *Verruca digitata* (gezahnte Warze), die meist an den äußersten Enden stark verhornt ist, bevorzugt als Sitz den Kopf und die seitlichen Nackenpartien (GREITHER und TRITSCH 1957). Die *Einschlußwarze* kann von der gewöhnlichen, „hypertrophischen" Warze nach PULLAR und COCHRANE (1957) auch ohne Histologie abgetrennt werden; s. hierzu folgendes Schema:

Kriterien	Gewöhnliche „hypertrophische" Warze	Warze vom Einschlußtyp
Sitz	verschieden	palmar
Lage	oberflächlich	tief
Zahl	multipel	solitär
Schmerzen	selten	immer
Bestanddauer	lange	kurz
Rezidive	oft	nie
Ursprung (Infektionsquelle)	den Patienten selten bekannt	den Patienten oft bekannt

Weitere klinische Details s. bei FREUDENTHAL und SPITZER (1933).

h) Differentialdiagnose

Im allgemeinen ist die Erkennung der vulgären Warzen nicht schwierig. Die seborrhoische Warze unterscheidet sich von der Verruca vulgaris durch die meist etwas glattere Oberfläche und die dunkle Pigmentierung. Gelegentlich ist eine Abgrenzung von Basaliomen, Molluscum contagiosum (zentraler Porus, aus dem sich auf seitlichen Druck hin eine breiige, grau-weißliche Masse entleert), von einem Cornu cutaneum, vom Epithelioma adenoides cysticum, vom Morbus Pringle, Morbus Darier, aber auch von einer Tuberculosis cutis verrucosa, einer Verruca necrogenica (Fingersitz) oder bei älteren Menschen von senilen Hyperkeratosen notwendig. Bei Einschlußwarzen am Handteller muß an eine Lues II gedacht werden (Serologie!). Eine der Klinik nützliche Laboratoriumsdiagnostik gibt es noch nicht, virologische Routinemethoden für den Nachweis des Warzenerregers sind unbekannt. In Zweifelsfällen ist daher die Vornahme einer Probeexcision angezeigt. Das histologische Resultat entscheidet dann.

Nicht immer ist die histologische Diagnose extrem leicht zu stellen. So zeigen beispielsweise die Keratosis senilis, das Basalzellenpapillom (Verruca senilis), die Acanthosis nigricans und der Naevus verrucosus sämtlich genau wie die Verruca vulgaris sowohl eine Papillomatose als auch eine Hyperkeratose. Die Keratosis senilis läßt sich auf Grund der regellosen Anordnung der Epidermiszellen, vor allem auch durch die unregelmäßige, nach unten gerichtete Proliferation der Epidermis von der vulgären Warze abtrennen. Die Verruca senilis zeichnet sich hingegen durch eine deutliche Proliferation von Zellen aus, die den Basalzellen ähneln und keine Intercellularbrücken aufweisen. Außerdem kann man beim Basalzellenpapillom unregelmäßige, tiefe Einbuchtungen des Stratum corneum beobachten, die zur Ausbildung horniger Pseudocysten führen können (LEVER 1958). Die Acanthosis nigricans läßt meist eine weniger stark ausgeprägte Acanthose erkennen als der Naevus verrucosus und eher eine Atrophie als eine Verlängerung der Reteleisten. Das, was die Verruca vulgaris auszeichnet, die Gruppen großer vacuolisierter Zellen im oberen Stratum spinosum und im Stratum granulosum sowie die stellenweise Parakeratose, zeigen weder die Acanthosis nigricans noch die anderen oben genannten, mit Papillomatose und Hyperkeratose einhergehenden Prozesse. Beim Naevus verrucosus finden sich außer einer ausgeprägten Hyperkeratose, einer Akanthose mit Verlängerung der Reteleisten, Papillomatose und einer geringgradigen Proliferation der Basalzellen auch eine Hyperpigmentierung des Stratum cylindricum basale und ein leichtes inter- und intracelluläres Ödem im Bereich des Rete. Naevuszellen sind nur beim kombinierten Auftreten von Naevus verrucosus und Naevus pigmentosus vorhanden (Lever 1958).

Über die histologische Abgrenzung der Papulosis miliaris Miescher und der Papillomatose papuleuse confluente et réticulée (Papillomatosis papulosa confluens et reticularis) von Gougerot und Carteaud s. bei Gans und Steigleder (1957).

i) Therapie

Bereits die umfangreiche Übersicht über die Behandlungsmethoden der vulgären Warzen von Freudenthal und Spitzer (1933) zeigt die große Varianz der möglichen therapeutischen Wege. Inzwischen sind zahlreiche weitere Therapieverfahren angegeben worden. Es ist unmöglich, alle Formen der Behandlung hier zu besprechen — und es wäre auch wenig sinnvoll. Kein Gebiet ist so stark subjektiven Meinungen unterworfen wie das der Warzentherapie. Jeder Therapeut „schwört auf *seine* Methode". Oft wird dabei vergessen, daß ein nicht geringer Prozentsatz der Warzen spontan abzuheilen pflegt („was die Statistik ungemein verbessert") und daß fast jeder „neuen" Behandlungsform eine gewisse Suggestionskraft innewohnt. Darüber, daß auch Verrucae vulgares durch Suggestion, zumindest bei einem Teil der Patienten, beeinflußt werden können, besteht kein Zweifel. Die objektive Beurteilung des Therapieerfolges ist daher in der Tat häufig nicht leicht.

Im folgenden werden nur wenige Behandlungsmethoden in gebotener Kürze erörtert. Dabei wird den Verfahren der Vorzug gegeben, die leicht durchzuführen, für den Patienten gefahrlos und weitgehend schmerzlos sind und die durchweg eine gute Wirkung besitzen. Kurz erwähnt sollen außerdem solche Methoden werden, die ernste Nebenwirkungen verursachen können und daher besser ganz vermieden werden sollten. Die getroffene Auswahl ist naturgemäß subjektiv. Wer daher Auskunft über weitere therapeutische Möglichkeiten wünscht, sei auf die Übersichten von Rulison (1942), Burrows (1943), Fergusson (1952), Lacassagne (1954) und von Nasemann (1955) hingewiesen. Die Warzentherapie muß sich grundsätzlich nach Ausdehnung, Sitz und Anzahl der Tumoren richten. Insgesamt stehen etwa 8 verschiedene Behandlungsmöglichkeiten zur Verfügung (Blank und Rake 1955).

1. *Suggestionsbehandlung.* Hierüber s. bei Borelli im Band VII dieses Ergänzungswerkes.

2. *Vaccinationsbehandlung.* Biberstein (1944) berichtete über gute Erfolge durch Impfungen mit phenolhaltigen, hitzeinaktivierten Warzenextrakten. Blank und Rake (1955) messen der Vaccination keinen spezifischen Wert zu. Hilleman (1950) kritisierte die Warzenextrakt-Therapie von Biberstein mit folgender Sentenz: "There is some doubt whether any of these therapeutic measures are any more efficacious than the 'spunk water' and 'dead cats' so zealously recommended by Tom Sawyer and Huckleberry Finn"[1].

3. *Arzneibehandlung (interne Therapie).* Bei der medikamentösen Warzentherapie ist es stets schwer zu sagen, wie groß der Suggestions-Anteil am Erfolg ist. Besieht man sich die pharmakologischen Eigenschaften der zahlreichen, im Laufe der Jahre empfohlenen Mittel genau, so bleibt kaum ein Präparat, das

---

[1] M. Twain: „The Adventures of Tom Sawyer"; in Mark Twain's Works, New York, Harper and Brothers 12, p. 72 (1906).

einen therapeutischen Versuch lohnt. Außer Bemerkungen über die Antibiotica und über das Methionin sollen daher keine Hinweise auf „intern" applizierbare Präparate gemacht werden, (hierüber s. die Zusammenstellung von FREUDEN-THAL und SPITZER 1933). Alle bis heute bekannten *Antibiotica* wirken sicher *nicht virucid* auf den Erreger der Warzen. Erfolgsberichte, die das Gegenteil behaupten, beruhen auf Verkennung der Spontanheilungstendenz und der Suggestionswirkung. Dasselbe dürfte für die Methioninbehandlung (10 Tage lang 1 bis 3 g pro die) gelten. Erfolgsmeldungen (MEYER 1955, ALECHINSKY 1956 u. a.) stehen eindeutig negative Resultate, denen wohl größere Beweiskraft zukommt, gegenüber (HARTMANN 1956, NÖDL 1956 u. a.).

4. *Lokale Injektionsbehandlung mit Zellgiften und anderen Stoffen.* Sicher gibt es heute bessere Methoden, vor allem auch schmerzlosere, als die in dieser Rubrik zu besprechenden Verfahren. Am bekanntesten sind die Injektionen mit dem Mitosegift *Colchicin.* NELSON (1951) injizierte in das Warzengewebe eine Lösung, die 1,0 mg Colchicin in 1 cm³ physiologischer Kochsalzlösung enthielt. Von 18 in dieser Weise behandelten Warzen heilten 6 ab. NELSON selbst lehnte diese Art der Colchicintherapie ab, da die bei der Injektion auftretenden Schmerzen ziemlich stark sind und die Behandlung sich über lange Zeit erstreckt. Gewarnt werden muß vor der Unterspritzung von Warzen mit Varicocid bzw. Varsyl (besonders im Bereich der Finger!). Außer den erheblichen Schmerzen können tiefere Nekrosen entstehen. HEINKE (1956) lehnt z. B. die Varsylinjektionen auf Grund eines entsprechenden Zwischenfalles entschieden ab.

Harmloser sind *Novocain*einspritzungen in die Warzen. FRICK u. Mitarb. (1958) berichten über Erfolge mit intracutanen Injektionen von Novocain-hydrochlorid in wäßeriger Lösung oder in Form einer langsamer resorbierbaren Ölemulsion (Mesocain). Wir selbst hatten von diesem Verfahren bei einer Nach-prüfung keinen so günstigen Eindruck gewinnen können.

STEINBERG (1956) injizierte nach lokaler Anaesthesie in die Basis der Warzen 0,1 bis 0,3 cm³ einer Vitamin A-Lösung. Nach 2 bis 8 maliger Wiederholung dieser Behandlung sah er unter 300 Fällen nur 7 Mißerfolge.

SUGAI und SAKURANE (1959) wollen Heilungen durch intracutane Injektionen von Gammaglobulinen (je 0,5 cm³ intracutan in beide Arme, 2mal wöchentlich, insgesamt 12 Injektionen; evtl. Wiederholung der Kur nach 1 bis 3 Monaten) erzielt haben. Ph. KELLER machte bereits beim Referieren dieser Arbeit auf das Fehlen von Kontrollen mit Placebos aufmerksam.

HASSARD (1958) wandte eine Kombination von einer 3%igen Vioformcreme mit Ultraschallapplikation an. Die Creme, deren Jodbestandteil der Autor eine virucide Wirkung zuspricht, soll gleichzeitig als leitendes Medium für die Ultra-schallwellen dienen, während letztere nach Art der Iontophorese das Eindringungs-vermögen der Salbe in das Warzengewebe fördern sollen (0,2 bis 0,4 Watt/cm² 3 bis 5 min lang, mehrere Sitzungen, tägliche Applikation). HASSARD will mit diesem Verfahren fast 100% Erfolge gesehen haben.

5. *Chemische Ätzmethoden.* Die Ätzung gewöhnlicher Warzen z. B. mit Phenol, Trichloressigsäure, Salpetersäure, Formalin, Acidum salicylicum oder Argentum nitricum kann in vielen Fällen zum Ziele führen. Nicht immer sind die kosmeti-schen Resultate zufriedenstellend. Die eigentliche Domäne des Ätzverfahrens, vor allem mit Podophyllin, bilden die spitzen Kondylome.

SCHMIDEG (1950) erzielte beispielsweise durch mehrfaches Auftragen einer 20%-igen alkoholischen Podophyllinlösung in etwa 20% der Fälle ein Verschwinden der Verrucae vulgares. Mit dem folgenden Verfahren will HARTMANN (1951) gute Ergebnisse bei Warzen gesehen haben: 3 Tage in der Woche 2mal täglich Betupfung der Tumoren mit einer 1%₀igen Colchicinlösung in Chloroform, die

restlichen 4 Tage der Woche Auftragen einer Collodiumlösung, um das Aus-
waschen des Colchicins zu verhindern. Bei hartnäckigen Warzen Erhöhung der
Konzentration von $1\,^0/_{00}$ auf 1%.

LYNCH und KARON (1950) empfehlen die Ätzbehandlung mit Formaldehyd
(Dauer der Therapie: 2 bis 3 Monate!), besonders bei starkem Befall mit periun-
gualen Warzen, bei denen es durch elektrochirurgische oder röntgentherapeutische
Maßnahmen zu einer dauernden Deformierung der Nägel oder des periungualen
Gewebes kommen könnte.

EPSTEIN und KLIGMAN (1958) gaben eine Methode an, bei der eine Lösung
von 0,7% Cantharidin in Aceton und Kollodium zu gleichen Teilen auf die Warzen
gebracht wird. Bei vielen Patienten ließ sich hierdurch eine narbenlose Abheilung
erreichen. FINDLAY (1959) konnte allerdings 6 Wochen nach der Behandlung
von 10 kleinen Warzen mit diesem Cantharidinfirnis von EPSTEIN und KLIGMAN
an den Stellen der Blasenränder das Auftreten mehrerer Warzen in polycyclischer
und circinärer Anordnung beobachten. FINDLAY meint, daß es hier zu einer
intraepidermalen Autoinoculation des Warzenvirus gekommen sei.

6. *Kryotherapie.* Kryotherapeutische Behandlungsmethoden fußen auf der
Anwendung von Kohlensäureschnee, flüssigem Stickstoff und von Dichlordifluormethan mit anschließender Excision mittels einer gebogenen, sterilen Schere.
DELMOTTE u. Mitarb. (1958) erzielten mit Hilfe von CO_2-Schnee 79%, mit flüssigem Stickstoff 83% und mit Dichlordifluormethan 88% Heilungen.

Besonders gut eignet sich der flüssige Stickstoff zur Lokalbehandlung der
Warzen (ZIERZ und ENDRES 1954). Der Stickstoff wird mit Wattestäbchen
unter geringem Druck auf die Warze aufgebracht, und zwar bis eine weißliche
Verfärbung die Gefrierwirkung anzeigt (leichter Vereisungsschmerz). Die Ein-
wirkungsdauer richtet sich nach Sitz und Größe bzw. Dicke der Warzen. Sie variiert im allgemeinen zwischen 5 und 90 sec. (oberflächliche, kleine Warzen:
5 sec., dicke, tiefsitzende palmare oder plantare Warzen: 60 bis 90 sec.). Schon
kurze Zeit nach der Behandlung taut die eingefrorene Warze wieder auf. Anschließend entwickelt sich eine entzündliche Reaktion und nach ungefähr 24 Std.
ist eine Blase entstanden, in deren oberem Teil dann meist die Warze hängt. Nach
48 Std. wird letztere mit einer Schere herausgeschnitten (ohne Betäubung, da
die Blasendecke nicht schmerzempfindlich ist). Die Blase fällt dabei in sich
zusammen und heilt in der Regel glatt und ohne Narbenbildung ab.

MORGAN (1952) behandelte in dieser Weise 1059 Warzen. Schon mit einer
einzigen Stickstoff-Applikation konnten 82%, durch evtl. Anwendung einer
zweiten Vereisung 96% der Fälle geheilt werden. Auch HERMANS und BAKKER
(1958) berichteten über günstige Resultate mit dieser Methode.

7. *Einfache chirurgische Maßnahmen.* Bei besonderem Sitz der Warzen, z.B.
in der Nähe des Auges, ist es oft ratsam, sie mit dem Skalpell im Gesunden zu
excidieren (vor dem Nahtverschluß gründliches Jodieren des Wundbettes).

Kleinere, vereinzelte Verrucae vulgares lassen sich in der Regel gut mittels
Elektrodesiccation beseitigen. Multiple Verrucae filiformes können mit der
Schere „abgeknipst" und an der Basis leicht mit der Epilationsnadel verkocht
werden (PERLSTEIN 1958).

Uns bewährte sich bei vulgären Warzen folgendes Verfahren: Säuberung mit
Merfentinktur, dann Verkochung mit dem Elektrokauter (Kugelansatz in ver-
schiedenen Größen), anschließend Heraushebeln mit der Curette und nochmalige
Kauterisation des Wundbettes. Darnach: Glätten des Randes mit der Schere
und gründliches Jodieren. Verband mit Terracortril- oder Ledermycinsalbe.
Zur lokalen Anaesthesie eignet sich hier Hostacain vorzüglich.

8. *Röntgentherapie.* Die Behandlung der vulgären Warzen mit Röntgenstrahlen wurde bereits ausführlich von GOLDSCHMIDT (1959) im Band V, Teil 2 dieses Ergänzungswerkes abgehandelt. Dort finden sich alle wesentlichen Daten. Da letztere jedoch von großer Bedeutung sind, seien hier einige Kernpunkte nochmals hervorgehoben. GOLDSCHMIDT betont: „Zur Behandlung dieser harmlosen Hautveränderungen stehen zahlreiche einfache und gefahrlose Maßnahmen zur Verfügung, die unbedenklich oft angewendet werden können und in vielen Fällen zu besseren kosmetischen Ergebnissen führen als die Röntgentherapie, deren Erfolge keineswegs einheitlich sind." Eine analoge Meinung vertreten auch BLANK und RAKE (1955).

Die infektiösen Papillome sind keineswegs besonders strahlenempfindlich. Die für notwendig gehaltenen Dosen liegen oft nahe an der Schädigungsgrenze. Ein Teil der durch Röntgentherapie erzielten Erfolge dürfte außerdem auf rein psychische Einflüsse zurückgeführt werden können. HELLIER (1951) führte beispielsweise Halbseitenversuche bei insgesamt 74 Patienten durch, die an beiden Händen Warzen besaßen. Die eine Hand bestrahlte er mit relativ niedrigen Dosen (3mal 150 r, 70 kV, ohne Filter, in monatlichen Abständen), die andere Hand wurde scheinbestrahlt. Nach Abschluß der Behandlung konnte bei 45 Fällen keine Beeinflussung festgestellt werden. Bei 27 Patienten waren beide Hände gebessert, und nur bei 2 Kranken zeigte lediglich die röntgenbestrahlte Hand deutliche Besserung. Es ist eine allgemein bekannte Tatsache, daß *Pseudobestrahlungen* bei einem Teil der Warzenpatienten gute Wirkung erzielen. Sie sind anderen suggestiven Maßnahmen gleichzusetzen.

Immer wieder wurde über Röntgenspätveränderungen und Röntgenschäden nach Warzenbestrahlung berichtet (TOURAINE und DUCOURTIOUX 1949, weitere Literatur bei GOLDSCHMIDT 1959). Man glaubte Schäden durch die Anwendung von Nahbestrahlungsbedingungen (u. a. THOMSEN und RAUSCHKOLB 1952, NELSON 1954, PARK 1955) oder von Grenzstrahlenqualitäten vermeiden zu können. Schließlich wurden auch Röntgen-Weichstrahlen angewandt (technische Daten bei C. G. SCHIRREN jun. 1955), die eine weitgehende Anpassung an die Tiefenausdehnung der Warzen gestatten. Doch auch mit diesen modernen Bestrahlungsverfahren blieben die therapeutischen Resultate oftmals enttäuschend (GOLDSCHMIDT 1959). GOLDSCHMIDT folgerte daraus: „Wenn auch bei Einhaltung der angegebenen Behandlungsverfahren und genauer Beachtung der Höchstdosis das Auftreten von Spätveränderungen weitgehend vermieden werden kann, so gibt es doch bei der großen Zahl gleichwertiger Behandlungsmethoden keine einleuchtende Begründung für die Bestrahlung von vulgären Warzen."

Über die Auswahl der Strahlenqualität und Dosierung s. bei GOLDSCHMIDT (1959). Eine Röntgenbestrahlung vulgärer Warzen ist nur dann indiziert, wenn die üblichen Behandlungsmethoden (Ätzungen, Suggestion, Kryotherapie) nicht zum Ziele führten und für einfache chirurgische Maßnahmen eine Kontraindikation besteht (schlechter Allgemeinzustand, örtliche Faktoren, Unverträglichkeit von Lokalanalgeticae), Rezidive nach operativer Warzenentfernung aufgetreten sind oder der Patient eine nicht zu überwindende Angst auch vor kleinen chirurgischen Eingriffen besitzt.

4. Warzen und Papillome im Bereich der Schleimhäute

Bei den papillomatösen Prozessen im Schleimhautbereich handelt es sich in erster Linie um vulgäre Warzen mit atypischem Sitz (etwa an den Lippen oder auf der Zunge) oder um das sogenannte Kehlkopfpapillom.

a) Schleimhautwarzen

Die Schleimhautwarzen finden sich nicht nur an den Lippen (Abb. 156), als Folge der Unsitte des Abbeißens von Hautwarzen (JORDAN 1956), sondern auch auf der Wangenschleimhaut, an der Uvula, den Gaumenbögen, auf Zunge, Tonsillen und im Pharynx (SCHUERMANN 1958). Die Schleimhautwarzen sind meist weißlich und sitzen gewöhnlich schmal auf, seltener breit. Nach SCHUERMANN sind sie zuweilen auch gestielt. Dies gilt besonders für die filiformen Warzen am Lidrand, die z. T. mit schmaler Basis von der Conjunctivalschleimhaut ausgehen. Sie stellen gewöhnliche Warzen von lang-ausgezogener Form dar (JORDAN 1956). Bei starker Hyperkeratose können sie sehr weiß aussehen.

Bei den Schleimhautwarzen ist die Verhornung wechselnd stark ausgeprägt. Ihre Farbe richtet sich nicht nur nach der Mächtigkeit der Hornschicht, sondern auch nach der Dicke des Epithels und dem Blutreichtum (SCHUERMANN 1958). Differentialdiagnostisch müssen sie, evtl. unter Zuhilfenahme histologischer Untersuchung, vom Morbus Bowen, von papillären Carcinomen, von der Acanthosis nigricans, vom Pemphigus vegetans und von einer Lues II (Serologie!) abgegrenzt werden.

Bei den Schleimhautwarzen unterscheidet man zwischen den mehr fibrösen und den mehr angiomatösen (,,teleangiektatischen'') Formen. Histologisch können neben wechselnd starker Hyperkeratose mit stellenweiser Parakeratose regelmäßig beträchtliche Acanthose (Abb. 157) und evtl. Papillomatose beobachtet werden. Im oberen Stratum spinosum nehmen die Kerne an Volumen zu und zeigen eine schollige Hyperchromasie. Das Cytoplasma ist vacuolisiert. Unter dem Stratum corneum bilden sich stärkere regressive Veränderungen wie Kernpyknose und Karyolyse aus. Mitosen finden sich im Stratum spinosum oft reichlich. Im Corium entwickelt sich mitunter ein entzündliches Zellinfiltrat (evtl. reichlich Plasmazellen, auch Kalkeinlagerungen). Von carcinomatösen Prozessen werden Schleimhautwarzen leicht durch den geordneten Epithelaufbau unterschieden (SCHUERMANN 1958).

Beseitigt werden die Schleimhautwarzen am besten durch Elektrokoagulation in Lokalanalgesie mit Hostacain. SCHUERMANN warnt ausdrücklich vor jeglicher Röntgentherapie, denn ,,die Röntgenstrahlen sind (hier) in der Wirkung unzuverlässig, in den Nebenwirkungen zuverlässig!''

b) Das Larynxpapillom des Menschen

Das Larynxpapillom (Papilloma laryngis, Acanthoma laryngis infectiosum) interessiert den Dermatologen nur vergleichend-pathologisch und virologisch. Bei sehr langem Bestande kann es evtl. carcinomatös entarten (BALO und KORPASSY 1936).

Den Beweis, daß das Kehlkopfpapillom durch eine Virusart hervorgerufen wird, erbrachte ULLMANN (1921, 1923), dessen Resultate später durch ISHIKAWA (s. bei RASMUSSEN 1958) bestätigt wurden. ULLMANN vermochte eine Gewebssuspension eines Larynxpapilloms mit typischen Veränderungen im Bereich des Kehlkopfes und der Trachea bei einem 6jährigen Jungen sich selbst in die scarifizierte Oberarm- und Bauchhaut zu übertragen. Am Oberarm entwickelten sich nach 4 Monaten Papillome, die wiederum auf eine weitere Versuchsperson überimpft werden konnten. Von dieser zweiten Person gelang ULLMANN eine Rückimpfung auf sich selbst, und zwar jetzt mit einem Ultrafiltrat aus den Papillomen der zweiten Person. Außerdem war mit diesem Filtrat eine Übertragung auf eine dritte Person möglich. Die primäre Gewebssuspension des Larynxpapilloms konnte weiter auf eine Hündin überimpft werden. ULLMANN infizierte die Maul- und Scheidenschleimhaut von zwei Hündinnen. Nur bei dem einen Tier entstand ein Papillom der Vaginalschleimhaut. FINDLAY (1929) war es im Gegensatz zu ULLMANN nicht möglich, Material von menschlichen Larynxpapillomen auf Hündinnen zu übertragen.

Interessant ist, daß bei dem kleinen Patienten ULLMANNs sich an der Stelle des Mundwinkels, die bei der Exstirpation des Kehlkopfpapillomes verletzt wurde, flache Warzen entwickelten, die auf die Gesichthaut übergingen. Impfmetastasen von Kehlkopfpapillomen sahen auch BRUZZONE (1915) und KNICK (1920).

ULLMANN fand in den Stachelzellen des Papilloms basophile Kerneinschlüsse. LIPSCHÜTZ (1932), der mit dem Material ULLMANNs ergänzende Untersuchungen durchführte, wies diese intranucleären Einschlußkörper gleichfalls nach. Er beobachtete aber darüber hinaus in den Zellen des Stratum spinosum auch kleine, in Kernnähe liegende cytoplasmatische Einschlüsse. Die Übertragbarkeit der Larynxpapillome von Mensch zu Mensch wurde später auch von DAHMANN (1929) und JAKOBI (1955) mittels Gewebstransplantation festgestellt. Über Immunitätsverhältnisse dieser Papillome liegen bisher keine Angaben im Schrifttum vor.

Auf die Einschlußkörperbefunde von ULLMANN und von LIPSCHÜTZ fiel durch die elektronenoptischen Dünnschnittanalysen von MEESSEN und SCHULZ (1957) neues Licht. Letztere fanden in den Epithelschichten des Larynxpapilloms (Material von zwei Patientinnen im Alter von 2 und 29 Jahren) zahlreiche, unregelmäßig im Cytoplasma der Zellen verteilte ellipsoide Körper, die sie als „Viren" ansprachen.

Die von MEESSEN und SCHULZ beobachteten Partikel besitzen homogenen Inhalt und verfügen über eine 60 Å dicke „Außenmembran", die sie vom Cytoplasma abgrenzt (Querdurchmesser der Teilchen: 150—160 mμ, Längsdurchmesser: 240—275 mμ). Im paranucleären Bereich der Epithelien bilden sich größere, teils homogene, teils fein granulierte cytoplasmatische Einschlußkörper aus, die auch lichtoptisch erkannt werden können (s. LIPSCHÜTZ). Im Viroplasma dieser Einschlüsse liegen viele, dicht beieinander gelagerte kleine „Virus"-Partikel, die vereinzelt auch einen etwa 280 bis 380 Å dicken, kontrastreichen Innenkörper enthalten, (evtl. „Frühstadien der Virusentwicklung", wie MEESSEN und SCHULZ meinen). Andere im Zellplasma vorhandene Teilchen, die als ovale Bläschen imponieren, möchten die Autoren als „Degenerationsformen" des Erregers deuten.

Größenordnungsmäßig fallen die von MEESSEN und SCHULZ (1957) beobachteten Partikel in die Gruppe der quaderförmigen Pockenvirusarten. Sicher sind die beschriebenen Teilchen der Form und Größe nach nicht mit den Elementarkörpern identisch, die von STRAUSS u. Mitarb., MELNICK u. Mitarb. sowie von BUNTING in Einschlußwarzen (s. den Abschnitt „Ätiologie und Pathogenese" S. 422) nachgewiesen wurden. Es wäre sehr zu begrüßen, wenn die an einem kleinen Material durchgeführten interessanten Untersuchungen von MEESSEN und SCHULZ fortgesetzt würden, da sie neue Aspekte im Fragenkreis „Singularität oder Pluralität der Papillomviren" eröffnen. Möglicherweise nimmt das Larynxpapillom in der Gruppe der infektiösen Akanthome doch eine Sonderstellung ein[1].

5. Plantarwarzen

a) Definition und Synonyma

Plantarwarzen (Verrucae plantares, Dornwarzen, Sohlenwarzen, plantar warts, papilloma of the sole) stellen in die Hornschicht eingelassene, abgeschliffene Erhebungen dar (JORDAN 1956). Sie dürfen wohl als eine klinische Sonderform

---

[1] Inzwischen wurden die Untersuchungen von MEESSEN und SCHULZ durch TIMMEL (1961) bestätigt.

der vulgären Warzen aufgefaßt werden, die sich besonders an den Fußdruckpunkten auf der Planta und der plantaren Seite der Zehen entwickelt, (Fußdruckpunkte: Ferse, Vorsprünge der Fußballen, Unterfläche der distalen Phalangen der Zehen).

b) Klinik und Histologie

Die Mehrzahl der Plantarwarzen verfügt über morphologische und symptomatische Besonderheiten, die wahrscheinlich durch die Druckwirkungen, denen sie ausgesetzt sind, ausgelöst werden (s. Übersichten von RASMUSSEN 1958 und von WARIN 1958). Die Verrucae plantares haben eine kaum vorgewölbte Oberfläche, wachsen zum Teil erheblich in die Tiefe (dornartig!) und werden meist von einem dicken „Callus" bedeckt. Erst nach Entfernung dieser oberflächlichen Hornplatte werden ihre papilläre Struktur und das eigentliche weiche, weiße oder mehr bräunliche Warzengewebe sichtbar. Durch austretende Blutpünktchen kann eine ockerfarber.e „hämorrhagische Tüpfelung" entstehen. Die Dornwarzen sind zuweilen schmerzhaft, vor allem durch Druckausübung mit einem stumpfen Instrument wird ein streng auf die Warze lokalisierter Schmerz angegeben.

Eine besondere Art der Verrucae plantares ist die sogenannte *Mosaikwarze* (MONTGOMERY). Sie besteht aus zahlreichen polygonalen Einzelgebilden, die durch den Druck der Nachbarn geformt werden und nach Konfluenz Plaques von mehreren Zentimetern Ausdehnung bilden können. Sie sitzen oberflächlicher als die Dornwarzen, sind viel weniger schmerzhaft und haben eine grau-gelbliche Färbung.

RASMUSSEN unterscheidet bei den Plantarwarzen hinsichtlich der Anordnung 5 Typen: 1. den einfachen Warzentyp, bzw. solitäre und verstreute Warzen, 2. die Mutterwarze mit den sic umgebenden Tochterwarzen, 3. die gruppierten Warzen oder Gruppen von einzelnen Warzen, 4. die Mosaikwarzen oder Plaques von konfluierten Warzen und 5. die Mischformen. Bei den 5223 von RASMUSSEN (1958) beobachteten Fällen gehörten der ersten Gruppe 90,3% der Plantarwarzen und den vier anderen Gruppen jeweils zwischen 0,7% und 6,1% der Exemplare an.

Differentialdiagnostisch muß bei Plantarwarzen am ehesten an einen Clavus, aber auch an eine Tuberculosis cutis verrucosa (GARCIA-PÉREZ 1949) oder an ein Melanomalignom gedacht werden. Das als Folge von Blutaustritten abgelagerte Hämosiderinpigment (pigmentierte Plantarwarzen, KERDEL-VEGAS und REYES 1955) kann zu Täuschungen Anlaß geben (doch auch Abgrenzung gegenüber amelanotischen Melanomalignomen).

Histologisch ähnelt die Plantarwarze der Verruca vulgaris, sie liegt nur mehr im Niveau der Haut und besitzt ein viel dickeres Stratum corneum. Außer der noch stärker ausgebildeten, kompakten, flächenhaften Hornschicht sind eine ausgedehnte Parakeratose und deutliche Papillomatose vorhanden. Insgesamt sind die proliferativen und degenerativen Veränderungen noch mehr ausgeprägt als bei der Verruca vulgaris. Oft ist die Zahl der geschwollenen, vakuolisierten Zellen im oberen Stratum spinosum noch junger Plantarwarzen recht groß. Entzündliche Erscheinungen im Corium können evtl. völlig fehlen.

c) Epidemiologie

RASMUSSEN (1958) konnte feststellen, daß in Kopenhagen am Finsen-Institut die Frequenz der Plantarwarzen in den letzten Jahren deutlich zugenommen hat. Von 1925 bis 1927 wurden dort im Mittel bei 33 von 1000 Patienten Verrucae plantares beobachtet. Von 1948 bis 1950 waren durchschnittlich 425 von 1000

Patienten befallen. Unter den 5223 von RASMUSSEN untersuchten Fällen befanden sich 4,4% Kinder im Alter bis zu 6 Jahren, 66,3% Kinder im Schulalter und 29,3% Erwachsene. Das Maximum des Befalles zeigte sich bei den Kindern, die 9 bis 10 Jahre alt waren. Mädchen erkrankten häufiger als Jungen. Auch GJESSING (1951) fand eine Bevorzugung der Kinder im Alter zwischen 9 und 13 Jahren. Von diesen waren $^3/_4$ Mädchen und $^1/_4$ Knaben. Weiter zeigte sich, daß viele der erkrankten Kinder an Schweißfüßen litten. Von 300 Kindern trugen nur 3 keine Gummistiefel. Das Tragen von letzteren könnte ein prädisponierendes Moment sein.

PASTINSZKY (1958) ermittelte bei einer Reihenuntersuchung von 2620 Soldaten im Alter von 20 bis 21 Jahren 74 Fälle (= 2,82%) Plantarwarzen. Bei 1422 nicht in Kollektiven lebenden Zivilpersonen derselben Altersklasse sah er nur 8mal (= 0,56%) Verrucae plantares. Die Verbreitung der Plantarwarzen wird nach Ansicht des Autors durch gemeinsame Dusch- und Schlafräume gefördert. Geringe und stärkere Traumen der Fußsohlen, Hyperhidrosis und Maceration der Haut sollen den Erwerb der Infektion zusätzlich begünstigen. Daß gemeinsam benutzte Dusch- und Umkleideräume in Schulen sowie Schwimmbäder (Schulbaden) Ansteckungsquellen sind, wird allgemein angenommen (BORY 1950, GJESSING 1951, GASSE und MILLER 1958 sowie RASMUSSEN 1958). Als Prophylaxe wäre der Ausschluß von Plantarwarzen-Trägern bei der Benutzung öffentlicher Bäder empfehlenswert.

Spontanheilungen gibt es auch bei Sohlenwarzen. RASMUSSEN (1954) beobachtete am Finsen-Institut innerhalb eines Jahres bei 174 (= 3,1%) von 5223 Patienten mit Warzen im Bereich der Planta pedis spontane Rückbildungen der Verrucae.

d) Therapie

Grundsätzlich können bei plantaren Warzen alle sonst bei vulgären Warzen empfohlenen Maßnahmen erwogen werden (KLOSTERMANN 1960). Das Behandlungsresultat scheint weniger davon abzuhängen, welche Behandlungsart gewählt wird, sondern vielmehr davon, wie sie ausgeführt wird. Im folgenden sollen nur einige bewährte therapeutische Maßnahmen besprochen werden.

In der Münchner Klinik hat sich eine einfache chirurgische Methode gut bewährt (SCHUHMACHERS-BRENDLER 1960): „Die Warzen werden samt hyperkeratotischen umgebendem Hof mehrere Tage mit einem 60%igen Salicylguttaplast erweicht. Nach dieser Vorbereitung werden die Hornmassen mit einem scharfen Löffel abgetragen und ausgeräumt. Das Warzenbett wird elektrokaustisch verschorft und anschließend von den Schorfmassen gesäubert. Der Geübte kann die erweichte Warze verkochen, die verschorften Massen abtragen und den Wundgrund abermals verkochen. Der weniger Erfahrene orientiert sich zweckmäßigerweise vor der Verkochung über die Tiefenlage der Warze. Er vermeidet so einen tieferen Defekt zu setzten als notwendig. Eine Vorsicht, die bei elektrokaustischem Vorgehen an den Fußsohlen mit Rücksicht auf die mögliche Narbenbildung angezeigt ist. Harte und tiefe Narben können in dieser Lokalisation zu unangenehmen subjektiven Beschwerden führen. Die Nachbehandlung der sekundär heilenden Wunde besteht in Pinselungen mit Jod- oder Merfentinktur in zweitägigem Wechsel und Auflegen von Aureomycinsalbenverbänden. In achttägigen Abständen werden die sich vom Rand her nachschiebenden hyperkeratotischen Massen mit Schere und Pinzette unblutig abgezogen. Der Patient wird angewiesen, den Wundbezirk für die Dauer von einigen Wochen nicht mit dem Körpergewicht zu belasten, um eine stärkere Hornhautbildung vom Rande her zu vermeiden." Dieses Verfahren führt zu sichereren Ergebnissen als die unter Druck vorgenommene Injektion einer 1%igen Novocainlösung in die

Warzenbasis (BRANSON und RHEA 1953) oder die Kryotherapie mit flüssigem Stickstoff (ZIERZ 1955, 1960 und BESSIÈRE 1956). Chirurgische Maßnahmen, die der Methode von SCHUHMACHERS-BRENDLER (1960) weitgehend ähnlich sind, werden auch von RICHTER (1947), AUKEN (1949), BOCKHORST (1957) und LE-LIÈVRE (1957) empfohlen.

HALL (1956) gibt anhand eines von ihm beobachteten Falles einen Hinweis auf die Entstehungsmöglichkeit der Rezidive nach Entfernung von Plantar-warzen mittels Curettage. Es ist denkbar, daß sich das Virus im Verlauf des Stichkanals der Injektionsnadel, der bei der Lokalanalgesie gesetzt wird, aus-breitet. Besonders an der Ferse, wo die Nadel eine dicke Gewebsschicht zu durch-dringen hat, ist diese Gefahr gegeben. HALL empfiehlt daher, die Nadel möglichst dicht neben der Warze anzusetzen und die Einstichstelle bei der nachfolgenden Curettage oder Elektrokoagulation vollständig mit zu entfernen.

Aus den gleichen Erwägungen wie bei den vulgären Warzen anderer Lokali-sation empfiehlt GOLDSCHMIDT (1959), die Bestrahlung der Verrucae plantares durch andere Behandlungsverfahren zu ersetzen. Der besonderen topographi-schen Eigentümlichkeiten wegen kommen gerade nach unzweckmäßiger *Röntgen-bestrahlung von Plantarwarzen* häufig Spätschäden und Narbenbildungen vor (DEGOS u. Mitarb. 1955), die stärkere Beschwerden als die Warze selbst ver-ursachen und in manchen Fällen Hauttransplantationen zur Beseitigung chroni-scher Ulcerationen notwendig machen (ROBINSON 1953).

Bei genauer Beachtung der Höchstdosis, enger Feldausblendung und anderer Vorsichtsmaßregeln sind zum Teil gute Behandlungsresultate ohne Spätfolgen möglich (STÜHMER 1941, AUKEN 1951, KOCH 1953 u. a.), doch gilt auch hier über die Indikationen das, was im Therapie-Abschnitt weiter oben für die vulgären Warzen angegeben wurde. Über die technische Ausführung der Plantarwarzen-Bestrahlung (Dosierung und Strahlenqualität) s. bei GOLDSCHMIDT (1959) im Band V, Teil 2 des Ergänzungswerkes S. 558—559. Die *Mosaikwarzen* der Fuß-sohle gelten allgemein als strahlenresistent.

6. Verrucae planae juveniles

a) Definition

Die flachen Warzen der Jugendlichen sind kleine, kaum über die Oberfläche der Haut erhabene, meist weniger als 1 mm vorspringende, mäßig derbe, rundlich oder polygonal begrenzte, hautfarbene, mitunter leicht rötliche, auch gelbstichige Papeln, die stets multipel auftreten und sicher infektiös sind. Auf Grund der vielfach gemachten Beobachtung, daß plane in vulgäre Warzen übergehen können (zumindest aber gleichzeitig bei ein und demselben Patienten vor-kommen), wird angenommen, daß beide Neubildungen durch identische oder sehr eng verwandte Erreger hervorgerufen werden (Varianten einer Virusart?).

b) Klinik und Differentialdiagnose

Die meist nicht über reiskorngroßen, glatten, nur wenig prominenten, rund-lich-ovalen, planen Warzen befallen vorwiegend Kinder und Jugendliche, Mäd-chen etwas häufiger als Knaben. Sie werden aber gelegentlich auch bei Erwach-senen angetroffen. Bevorzugt befallen sie das Gesicht, vor allem die Stirn, Mund-umgebung und Wangen (s. Abb. 162), etwas seltener Hände und Arme. Die Schleimhäute werden kaum mitbefallen (GREITHER 1955). Es gibt Patienten, bei denen gleichzeitig plane und vulgäre Verrucae sowie Mosaikwarzen auf der Fußsohle vorkommen. Die planen Warzen sind nicht schmerzhaft und jucken gewöhnlich nicht. Ihre Zahl kann stark variieren (wenige Exemplare bis zu mehreren hundert). Sie stehen zuweilen gruppiert, können auch konfluieren und siedeln sich mitunter linienförmig entlang einer Kratzspur an. Gern erfolgt ihre Aussaat durch das Rasieren.

Von allen Warzenformen zeigen die Verrucae planae am häufigsten eine spontane Abheilung (ohne Hinterlassen von Narben). Der Grund für diesen Vorgang ist nicht bekannt. Einige experimentelle und histologische Feststellungen lassen evtl. an eine progressive Immunisation denken.

Eine pigmentierte Form der planen Warze wurde von BECKER (1936) beschrieben. Differentialdiagnostisch müssen die juvenilen Warzen am häufigsten vom Lichen ruber planus (Wickhamsche Zeichnung, Juckreiz, evtl. Schleimhautbefall) abgetrennt werden, bei Lokalisation an den Beugeseiten der Unterarme evtl. vom Lichen nitidus, im Gesicht auch von Milien, Syringomen und vom Adenoma sebaceum PRINGLE. Über die Beziehungen zwischen planen Warzen und der Epider-

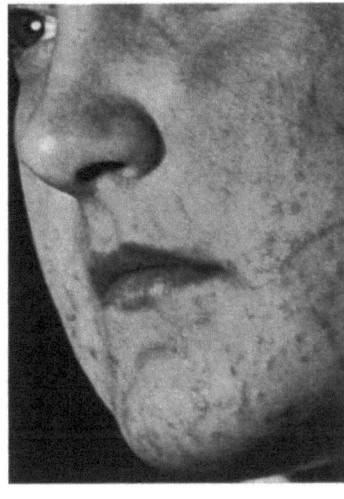

Abb. 162. Verrucae planae juveniles im Kinn-Wangenbereich (♀, 12 Jahre)

modysplasia verruciformis (z. B. Fall von WITTEN und KOPF 1957) s. weiter unten! Bei diagnostisch unklaren Fällen entscheidet die Histologie.

c) Histologie der Verruca plana

Histologisch zeigt die plane Warze eine an den Seiten unscharf begrenzte akanthotische Verdickung der Epidermis, die von einer unterschiedlich dicken, wabigen Hornschicht bedeckt wird. Es findet sich keine Papillomatose wie bei der Verruca vulgaris. Die Reteleisten sind zum Teil nur leicht verlängert, plump und stellenweise verbreitert. Im Bereich der verschmälerten Papillen ist das bindegewebige Corium ödematös aufgelockert. Entzündliche Infiltrate im oberen Corium fehlen meist. Einige Verrucae planae weisen beträchtliche Melaninmengen im Stratum basale auf (BECKER 1936).

Das Stratum granulosum ist häufig erheblich verbreitert, „nicht nur interpapillär, son-

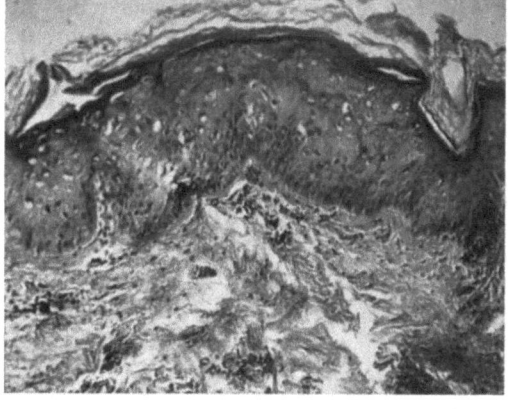

Abb. 163. Verruca plana-Histologie, H.E.-Färbung. Verbreiterte Epidermis, geflechtartige Ortho-Hyperkeratose, vacuolisierte Zellen im oberen und mittleren Stratum spinosum

dern auch suprapapillär, wenn auch hier nach Ausdehnung und Größe der einzelnen Keratohyalinkörner schwächer als dort" (GANS und STEIGLEDER 1957). Im oberen Stratum spinosum und im Stratum granulosum sind viele Zellen vakuolisiert und beträchtlich vergrößert (Abb. 163). Die Zellkerne liegen oft in der Mitte der vakuolisierten Zellen und werden pyknotisch. Daneben sind auch geblähte Kerne mit aufgelockerter Chromatinstruktur zu erkennen. Die Vacuolisierung ist durchweg stärker als bei der Verruca vulgaris ausgeprägt.

Eine Parakeratose fehlt in der Regel. Das Stratum corneum hat ein „locker verfilztes, Korbgeflecht-ähnliches Aussehen, das durch die Vacuolisierung der Hornzellen bewirkt wird" (LEVER 1958).

d) Therapie

Die Behandlungsarten der planen Warzen sind nicht weniger zahlreich als die der Verrucae vulgares et plantares. Es ist daher wieder eine Auswahl einer kleinen Zahl erprobter Methoden notwendig.

Auf *Suggestion* (Autosuggestion) sprechen die planen im allgemeinen besser als die vulgären Warzen (z. B. Röntgenpseudobestrahlungen) an. Das Vorgehen hierbei variiert zwangsläufig stark (OBERMAYER 1949). Einzelheiten zu diesen Fragen s. bei BORELLI im Band VII dieses Ergänzungswerkes!

Interne Therapie (z. B. Verabfolgung von Magnesiapräparaten, Thuja-Tinktur, Arsen, Vitamin A oder Aureomycin), Eigenblut-Injektionen und Vaccination mit Warzenextrakt erreichen gewöhnlich nur einen Prozentsatz an Heilungen, der unter dem der Psychotherapie liegt. Bei einem Teil der Fälle haben sich vorsichtige Ätzung der einzelnen Warzen mit Trichloressigsäure oder auch eine gründliche Schälbehandlung mit einer 5 bis 10%igen Resorcinzinkpaste gut bewährt. Einige Autoren (BEHL und SINGH 1955, GUILLOT und TELLO 1957) wollen bereits durch alleinige Anwendung von Hydrocortisonsalbe Erfolge beobachtet haben.

Auch bei planen Warzen eignet sich die *Kryotherapie* (Kohlensäureschnee, flüssiger Stickstoff). Zuverlässiger und sehr einfach zu handhaben ist die ganz *oberflächliche Elektrokoagulation* mit der Desikkationsnadel (evtl. bei zahlreichen Warzen in mehreren Sitzungen).

Gegenüber einer *Röntgenbestrahlung* der planen Warzen gelten dieselben Bedenken wie für die Radiatio der Verrucae vulgares et plantares (GOLDSCHMIDT 1959), zumal schon Pseudobestrahlungen oft eine Abheilung bewirken (HÄMEL 1949). Hinweise auf früher übliche Bestrahlungsmethoden (z. B. 500 bis 750 r Grenzstrahlen, bei einmaliger Anwendung) s. bei GOLDSCHMIDT 1959 im Band V, Teil 2 dieses Ergänzungswerkes, Seite 559.

7. Epidermodysplasia verruciformis oder Verrucosis generalisata?

Das Krankheitsbild der Epidermodysplasia verruciformis wurde erstmals im Jahre 1922 von LEWANDOWSKY und LUTZ beschrieben (bisher etwa 90 weitere Fälle in der Literatur mitgeteilt; s. bei FESSELER 1959). Die Bezeichnung „Epidermodysplasia verruciformis" sollte drei Charakteristika der neuen Krankheit zum Ausdruck bringen:

1. Die makroskopisch und mikroskopisch sichtbaren Veränderungen dieser Dermatose sind auf die „*Epidermis*" beschränkt.

2. Das Wort „*Dysplasie*" soll die auf kongenitaler Anlageanomalie beruhende Fehlbildung des allein dafür in Frage kommenden äußeren Keimblattes, also den Charakter einer *Genodermatose*, zum Ausdruck bringen.

3. Das Adjektiv „*verruciformis*" soll die unbestreitbar große Ähnlichkeit des klinischen Bildes und gewisser anderer Umstände mit planen juvenilen Warzen andeuten.

Das Krankheitsbild kommt bei Männern und Frauen etwa gleich häufig vor. Von 68 anamnestisch erfaßbaren Fällen manifestierten sich die ersten typischen Veränderungen schon vor dem 7. Lebensjahr. Von Geburt an bestanden sie, soweit dies aus der Übersicht von FESSELER (1959) hervorgeht, nur im Falle der Erstbeschreibung. Bei manchen Kranken hatten sich die Erscheinungen erst im 4. oder 5. Lebensjahrzehnt eingestellt. Ein großer Teil der Fälle entstammt konsanguinen Ehen. Familiäre Häufung wurde beobachtet. Es wurden jedoch nur drei Fälle bekannt, bei denen die Epidermodysplasia verruciformis in mehreren aufeinanderfolgenden Generationen auftrat. Mitunter stellte sich die Krankheit nach schweren Allgemeinerkrankungen oder während einer solchen ein.

Die Krankheit beginnt oft am Handrücken oder an den Hand- und Fußrücken sowie im Gesicht und kann nach und nach große Teile der Körperhaut befallen, evtl. fast die gesamte Hautoberfläche. Die Ausbreitung erfolgt vorwiegend symmetrisch.

SCHUERMANN (1958) hat bei eigenen Fällen im Gegensatz zu MIDANA (1949) und CASSANO (1951) keine Beteiligung der Mundschleimhaut gesehen. Bei zwei Fällen der Münchener Klinik, die wir kürzlich untersuchen konnten, war die Mundschleimhaut gleichfalls frei. Genitalschleimhautveränderungen kommen vor (LANDES 1952), zum Teil in Form spitzer Kondylome (TORNABUONI 1928). Die Vergesellschaftung von Cheilitis granulomatosa mit Epidermodysplasia verruciformis, über die KLÜKEN (1952) berichtete, erlaubt keine pathogenetischen Schlüsse, sondern ist als rein zufällig zu bewerten (GREITHER 1955).

Die typische Efflorescenz der Epidermodysplasie ist eine flache, leicht erhabene epidermale Papel mit scharfer Begrenzung. Die kleineren Elemente sind hirsekorn- bis linsengroß, rund, oval oder polygonal. Die größeren Läsionen messen 1—2 cm im Durchmesser. Neben den planen Warzen gleichenden Bildungen kommen

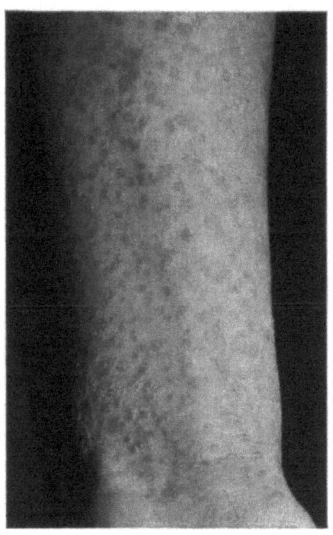

Abb. 164. Verrucosis generalisata. Aussaat planer und erhabener Warzen (Ausschnitt vom Unterarm)

auch Papeln mit zerklüfteter Oberfläche vor, die wie vulgäre Warzen aussehen können. Die Elemente stehen isoliert oder konfluiert (evtl. Entwicklung größerer Plaques). Die Haut um die Läsionen ist nicht verändert (s. Abb. 164). Weitere klinische Details bei FESSELER (1959).

Das histologische Bild der Epidermodysplasia verruciformis gleicht sehr weitgehend dem der planen Warze (korbgeflechtartige Hyperkeratose, verbreitertes Stratum granulosum, herdförmige Verdickung der Epidermis, Acanthose, verbreiterte, wenig verlängerte Retezapfen, intaktes Stratum basale, kaum Veränderungen im Corium, im Stratum spinosum und granulosum aufgeblähte, vergrößerte, vacuolisierte Zellen, um die geschrumpften Kerne ein optisch heller Raum). Bei der Epidermodysplasie ist jedoch die Zahl der größeren vacuolisierten Zellen besonders groß und die Zellkerne zeigen eine ausgesprochene Pyknose und Fragmentierung (SULLIVAN und ELLIS (1939), WAISMAN und MONTGOMERY 1942). Gelegentlich sollen sich außerdem die Veränderungen in Basalzellenepitheliome (SULLIVAN und ELLIS) oder Spinaliome (COSTA und JUNQUEIRA 1942, ORMEA 1949) umwandeln können.

Bisher sind weder das Verschwinden einzelner Efflorescenzen noch spontane Rückbildung des gesamten Krankheitsbildes beobachtet worden. Maligne Entartung der Läsionen tritt bevorzugt bei Patienten aus konsanguinen Ehen auf (Epidermodysplasie als Präcancerose?). Echte medikamentöse Heilungen der

Krankheit, das heißt: Verschwinden sämtlicher Efflorescenzen, wurden bis heute noch nirgendwo erzielt, nur vorübergehende Besserungen, z. B. durch Vitamin A-Gaben (LANDES 1952).

Hinsichtlich der Ätiologie des Leidens entwickelte sich ein Streit, ob es sich um eine *Genodermatose* oder eine generalisierte Form der Warzen (*Verrucosis generalisata* E. HOFFMANN), vielleicht um eine auffällig starke Ausbreitung echter planer und vulgärer Warzen auf einer dazu besonders disponierten Haut handelt. Manche Autoren möchten das Krankheitsbild in zwei Formen aufteilen, in eine Verrucosis disseminata und in eine „echte Epidermodysplasie", (GANS und STEIGLEDER 1957 machten u. a. einen in diese Richtung gehenden Hinweis).

HOFFMANN (1926) war der Ansicht, daß die morphologischen und histologischen Merkmale der Epidermodysplasia verruciformis sich nicht ausreichend charakteristisch von denen der planen Warzen unterscheiden, um die Herausstellung eines selbständigen Krankheitsbildes zu erlauben. Auch KOGOJ (1926) meinte, daß eine neue Krankheit nicht nur aus dem Vorhandensein einer erheblich stärkeren Vacuolisation der Retezellen abgeleitet werden dürfte. KOGOJ glaubte, daß nicht die Krankheit selbst vererbt wird, sondern eine besondere Disposition, die den massiven Warzenbefall begünstigt. TORNABUONI (1928), der das Krankheitsbild gleichfalls als Verrucosis generalisata auffaßte, schlug vor, den Namen „Epidermodysplasia verruciformis" dennoch der besonderen Symptome wegen beizubehalten. Schlüsse auf die mögliche infektiöse Natur der Epidermodysplasie läßt bereits die teilweise vorhandene Anordnung der Efflorescenzen in einer Kratzspur und in Rosettenform nach Art der „verrues mère — verrues filles" zu. Das völlige Fehlen von Veränderungen an den Anhangsorganen der Haut könnte gegen den Charakter einer Genodermatose sprechen. MIESCHER (1948) vermutet, daß im Falle der Epidermodysplasie der Organismus keine Resistenz dem Warzenvirus gegenüber aufzubringen vermag.

LUTZ (1946) selbst kam auf Grund seiner gelungenen Autoinoculationen zu dem Schluß, daß es sich bei der Epidermodysplasia verruciformis um disseminierte Warzen handelt, die auf einem besonderen Terrain entstehen. Auch die maligne Entartung einzelner Läsionen bei einem Teil der Patienten könnte Folge der Terrainbesonderheiten sein.

Eine wesentliche Stütze dafür, daß die Epidermodysplasie eine klinische Sonderform der Warzen darstellt, brachten die Arbeiten von JABLONSKA und MILEWSKI (1957, 1958 a, b). Letzteren gelangen nicht nur Auto-, sondern auch Heteroinoculationen mit dem Gewebsbrei der Läsionen. JABLONSKA und MILEWSKI sahen daher das Krankheitsbild ebenfalls als generalisierte Verrucosis (ungewöhnlich starke Aussaat planer Warzen) an, eine Meinung, der sich LUTZ (1957) anschloß. Wahrscheinlich kann also die Epidermodysplasia verruciformis in die Gruppe der infektiösen Akanthome eingereiht werden, wodurch letztere, ohnehin an morphologischen Spielarten reich, noch erweitert würde. (Monographische Darstellung dieses Gebietes und Literatursammlung über die Epidermodysplasia verruciformis Lewandowsky-Lutz bei FESSELER 1959).

8. Condylomata acuminata

a) Synonyma

Spitze Feigwarzen, Atrici, Fici, Formicae, Mori, Papillae (die älteren Synonyma s. ausführlich bei SCHÖNFELD 1954), Feuchtwarzen, venerische Warzen, moist warts, fig warts, venereal warts, Framboises (weitere Termini bei FREUDENTHAL und SPITZER 1933).

b) Definition

Die Condylomata acuminata sind durch Viren verursachte Fibroepitheliome und stellen möglicherweise nur eine terrainbedingte Abart der Verrucae vulgares dar. Es handelt sich um zugespitzte oder abgerundete, gezähnelte, hahnenkamm-förmige, auch himbeer-, maulbeer- oder sogar blumenkohlartige, papillomatöse Wucherungen mit reicher Verästelung (zum Teil dünner Stielung oder Lappen- und Furchenbildung), die vor allem dort auftreten, wo durch besondere Umstände (Maceration, Durchfeuchtung) ihre Haftung und Entwicklung gefördert wird. Sie sitzen bevorzugt in der Anogenitalregion und können durch den Geschlechtsver-kehr übertragen werden.

c) Geschichtliches

Feigwarzen sind sehr lange bekannt. Hinweise finden sich schon bei MARTIALIS (40 bis 102 n. Chr.). Einzelheiten zur Geschichte der Condylomata acuminata bringt SCHÖNFELD (1954). Zwei Arten von Condylomata unterschied man bereits im 16. Jahrhundert: Trennung in „gallica" und „non gallica" z. B. durch FAL-LOPPIA. Der etwa 100 Jahre später lebende Iatrochemiker FRANZ DE LA BOË-SYLVIUS (1614—1672) erwähnte ausdrücklich Kondylome, „die mit der Natur und dem Wesen der Lues venera nicht übereinstimmen" (SCHÖNFELD 1954).

Übertragungsversuche mit Material von spitzen Kondylomen, um deren Infek-tiosität zu beweisen, führte WAELSCH (1917) durch. Es gelangen ihm einwandfrei Passagen von Mensch zu Mensch.

d) Ätiologie und Pathogenese

In Untersuchungen, die die Resultate von WAELSCH (1917) voll bestätigten, wies SERRA (1924) außerdem die Virusnatur des Erregers der spitzen Kondylome nach, indem er Chamberlandfiltrate von Kondylomsuspensionen mit Erfolg meh-reren freiwilligen Versuchspersonen einimpfen konnte.

GOLDSCHMIDT und KLIGMAN (1958) übertrugen Suspensionen von Kondylom-gewebe auf 7 Freiwillige (hierbei 47 Inoculationen in verschiedenen Hautarealen: Unterarm, Handrücken, Palma, Rücken, Gesicht, Kopfhaut, Axillen und Sulcus coronarius des Penis). Bei allen Versuchspersonen entwickelte sich mindestens eine Läsion, bei einigen auch zwei Läsionen in verschiedenen Bezirken. Von den 47 Impfungen gingen insgesamt 10 an. Es bildeten sich warzenähnliche Efflores-cenzen (z. B. im Axillarbereich: Abb. 165). Die Inkubationszeit für die experimen-tellen Neubildungen variierte zwischen 3 und 6 Monaten. Es gelang nicht, im Sulcus coronarius des Penis Veränderungen im Sinne echter Kondylome hervor-zurufen.

Bei der histologischen Untersuchung der warzenförmigen Bildungen z. B. in der Axilla oder am Unterarm zeigten sich Veränderungen, die weitgehend denen von gewöhnlichen Warzen ähnelten. Dieses Ergebnis ließe sich als Stütze für die Ansicht werten, daß Condylomata acuminata und Warzen durch dasselbe Virus verursacht werden. Die Frage nach der Singularität oder Pluralität der Erreger der infektiösen Akanthome des Menschen ist noch nicht endgültig entschieden, doch weisen auch Resultate anderer Autoren in dieselbe Richtung wie die Befunde von GOLDSCHMIDT und KLIGMAN.

Schon WAELSCH (1917) hatte erfolgreich Kondylomextrakte auf scarifizierte Hautareale einiger Versuchspersonen übertragen (3 Inoculationen). Im einen Falle, bei dem die Impfung in die kleinen Labien vollzogen wurde, entstanden typische spitze Kondylome nach drei Monaten. Die beiden anderen Freiwilligen impfte WAELSCH in die Haut des Unterarmes und erzielte hier die Entwicklung flacher Warzen, und zwar einmal nach einer Inkubationszeit von gleichfalls

3 Monaten, im zweiten Falle nach 9 Monaten. SERRA (1924) sah nach Beimpfung der Haut mit Kondylomfiltraten ebenfalls warzenähnliche Gebilde aufschießen, (Inoculationen in die Genitalschleimhäute verliefen negativ). Auch FREY (1924) konnte die Entwicklung einer Warze nach Beimpfung des Unterarmes (11 Monate lange Latenz) beobachten. Er benutzte Kondylom-Material und impfte in die Armhaut desselben Patienten.

Die Übertragung menschlichen Kondylomgewebes (bzw. von Suspensionen oder Ultrafiltraten, die aus den Läsionen hergestellt wurden) auf Versuchstiere ist bis heute noch nicht gelungen. Beimpfungen von Ei- und Gewebekulturen verliefen bisher negativ (vergleiche hierzu den entsprechenden Abschnitt im Kapitel „Verrucae vulgares" S. 421).

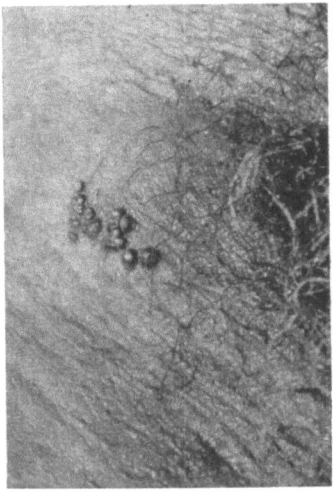

Abb. 165. Axillarbezirk: kleine, warzenförmige Tumoren nach Inoculation von einer Suspension aus spitzen Condylomen (Aufnahme von Dr. H. GOLDSCHMIDT, Philadelphia)

Das Virus der spitzen Kondylome scheint direkt in die Epidermis eindringen und sich dort vermehren zu können (Eintrittspforte vielleicht Mikroläsionen der Haut bzw. Schleimhaut). Zu Beginn stellen die Condylomata acuminata kleine warzenförmige Papeln dar, zunächst vereinzelt, die dann sehr schnell zu größeren Haufen heranwachsen und wuchern. Sie entwickeln sich gern auf feuchtem Untergrund (z. B. bei Fluor albus, Gonorrhoe, Phimose) und bleiben gewöhnlich so lange bestehen, wie der sie begünstigende Reiz anhält. Bei der Therapie müssen prädisponierende Grundleiden mit beseitigt werden, da sonst die Gefahr eines Rückfalles besteht. Spitze Kondylome neigen ohnehin zu Rezidiven (selbst bei gründlichem therapeutischen Vorgehen).

Unter den Haustieren scheint es — soweit sichere Berichte aus der Literatur vorliegen — nur bei Hunden und Pferden Condylomata acuminata zu geben.

e) Epidemiologie

Natürliche Übertragungen von Mensch zu Mensch durch direkten Kontakt wurden wiederholt beobachtet (Literatur hierüber s. bei EPSTEIN 1958). Früher bestand die Gefahr einer Verschleppung infektiösen Materials beim Bougieren. Spitze Kondylome stellen evtl. auch eine Gefahr für Kreißende dar (Infektionen im Wochenbett, evtl. auch Übertragung der Kondylome auf das Kind beim Durchtritt durch den Geburtskanal, besonders dann, wenn massive Veränderungen im Bereich von Vulva, Vagina und Damm vorliegen). Über Geburtskomplikationen durch spitze Kondylome berichtete BENSHINE (1951).

Condylomata acuminata können beim Geschlechtsverkehr übertragen werden (WILSON 1937). BARRETT u. Mitarb. (1954) beobachteten bei Soldaten im Staate Indiana (USA), die aus dem Koreafeldzug zurückgekehrt waren und mit eingeborenen Frauen Kontakt gehabt hatten, im Gegensatz zu einheimischen Soldaten ein auffallend häufiges Vorkommen von spitzen Kondylomen im Genitalbereich. Bei den Ehefrauen dieser Soldaten entwickelten sich in fast 100% der Fälle gleichfalls Kondylome. Die Mehrzahl der Frauen bemerkte das Auftreten der Läsionen im Durchschnitt 4 bis 6 Wochen nachdem ihre Männer heimgekehrt waren. Es ist daher anzunehmen, daß die Inkubationszeit in etwa diesem Zeitraum entsprechen muß.

Die *Inkubationszeit* der Condylomata acuminata ist genau wie die der anderen Warzen nicht streng normiert (s. Übertragungsversuche: Inkubationen zwischen 3 und 11 Monaten). Sie scheint in einem Bereich von 1 bis 11 Monaten zu variieren.

f) Histologie des Condyloma acuminatum

Das Condyloma acuminatum zeigt histologisch eine sehr stark ausgeprägte Epidermiswucherung (mächtige Akanthose und Hyperpapillomatose). Der Papillarkörper läßt eine weit verzweigte Sprossung erkennen, die als Stütze für die beträchtliche Hyperakanthose dient. Im Bereich der verzweigten Papillen findet sich ein entzündliches Zellinfiltrat, das zum Teil perivasculär angeordnet ist. Mitunter erfolgt eine Einwanderung von Leukocyten in die Epidermis. Im Bezirk der Papillen und des oberen Coriums sieht man zahlreiche neugebildete Gefäße mit breiten Lumina und dünnen Wänden. Nicht nur die Capillaren sind erweitert, sondern auch die Lymphspalten, in denen Fibrin in körniger oder fädiger Form in wechselnd starkem Ausmaß nachgewiesen werden kann (GANS und STEIGLEDER 1957). Das obere Corium ist oft etwas ödematös verändert.

Das verbreiterte Stratum spinosum mit seinen dicken, breiten, zapfenförmig in die Tiefe wachsenden Reteleisten, die netzförmig miteinander verzweigt sein können, weist häufig Mitosen in größerer Zahl, stets aber einen regelmäßigen Aufbau und eine scharfe Grenze dem Corium gegenüber auf (dadurch gute Abgrenzung von Plattenepithelcarcinomen möglich). Gelegentlich sieht man eine leichte Spongiose und regelmäßig, besonders im oberen Rete, Vergrößerung der Zellen und Vacuolisierung. Die vacuolisierten Zellen zeigen hyperchromatische runde oder ovale Kerne (LEVER 1958).

Das Stratum granulosum ist nur strichweise verbreitert. Die Hyperkeratose ist unterschiedlich stark ausgebildet, überwiegend finden sich parakeratotische Zellen. Isolierte Dyskeratosen kommen vor allem dort vor, wo die Epidermis leukocytär durchwandert wird. Die nicht sehr dicke, vorwiegend parakeratotische Hornschicht ist oft vacuolig aufgelockert. Das Stratum corneum wird dort, wo die Wucherungen in feuchten Bezirken sitzen, im allgemeinen verdünnt, in trockenen Hautarealen hingegen meist verdickt vorgefunden.

Nach GANS und STEIGLEDER (1957) können beim Condyloma acuminatum 4 verschiedene Kernveränderungen unterschieden werden: ,,1. Der Kern stellt eine homogene glasige Masse dar. 2. Die rundliche oder elliptische Kerneinschlußmasse ist deutlich von der sich anders färbenden Kernmembran zu unterscheiden. 3. Kondylomzellen, d. h. Zellen, bei denen die Kernoberfläche mehr oder minder regelmäßig gefältelt, der Kern selbst häufig eigenartig homogen erstarrt, das Protoplasma perinucleär vacuolisiert ist. 4. Zellen mit kompaktem Kern und Kerneinschlüssen, die viel kleiner als die hellen Zellen der Nachbarschaft sind.'' LIPSCHÜTZ (1932) fand im Rete Malpighii in den vacuolisierten Zellen ,,basophile Massen'', die den Kern fast ausfüllen und durch eine helle Zone von der Kernmembran getrennt werden. Auch BLOCH und GODMAN (1957) sahen Kerneinschlüsse bei spitzen Kondylomen. Oft sind die Nucleoli der Zellen im Stratum spinosum vergrößert (s. die elektronenoptischen Aufnahmen von Ultraschnitten: Abb. 166 und 167). Letztere dürfen nicht mit intranucleären Einschlußkörpern verwechselt werden.

g) Klinik und Differentialdiagnose

Die spitzen Kondylome treten zunächst in Form kleiner, stecknadelkopfgroßer, gezähnelter Papeln auf, die bald zu größeren Beeten konfluieren, die erst maulbeerartig aussehen (s. Abb. 168) und später immense Wucherungen bilden können

(Abb. 169). Die Kondylome besitzen anfangs die Farbe des Mutterbodens (Schleimhaut: rot; äußere Haut: gelblich-grau-weißlich). Ihre Färbung kann mitunter ins
Bläulichrote spielen (s. Abb. 170). Die Konsistenz der Tumoren, die auf sonst

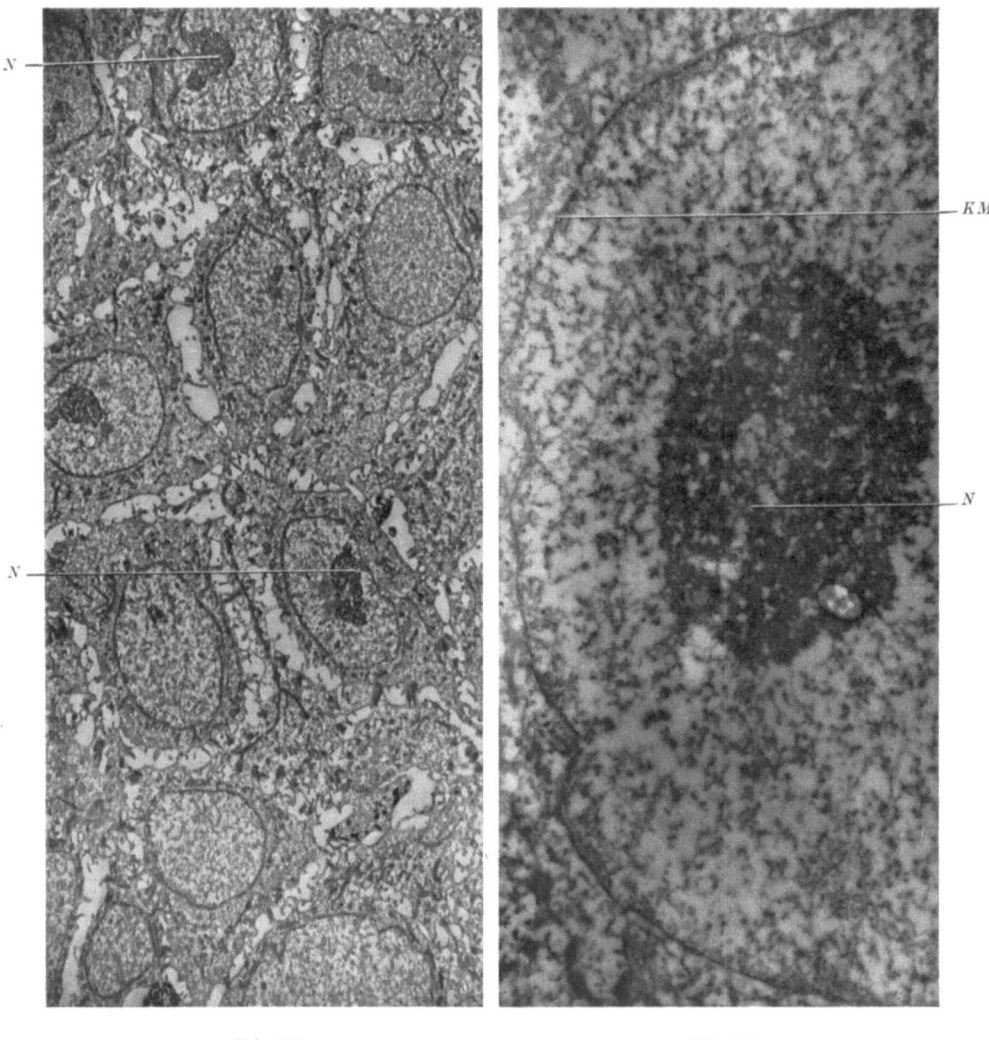

Abb. 166   Abb. 167

Abb. 166. Ultraschnitt von Condyloma acuminatum aus der Analgegend. Fixation: 1%ige, gepufferte
Osmiumsäure. Vergr. 3000mal. Vergrößerte Nucleoli in einigen Spinalzellen. Große Nucleolen = N

Abb. 167. Wie Abb. 166, stärker vergrößert. El.opt. Vergr. 14400mal. Großer Nucleolus = N,
Kernmembran = KM

unveränderter Haut oder Schleimhaut sitzen, ist meist weich. Sie sind sehr
gefäßreich, und nicht selten kann es durch mechanische Insulte zu Blutungen
kommen. Ältere Efflorescenzen werden zuweilen durch Entwicklung stärkerer
Hyperkeratose hart und trocken. Unter besonderen Umständen (A-Hypovitamino-
sis, Argyrose: oxydative Effekte der Schwermetalle) vermögen sich stark verhor-
nende Condylomata acuminata *(Condyloma acuminatum cornoides* CASAZZA) auszubilden. Solche hyperkeratotischen Feigwarzen wurden u. a. von VISETTI (1958)
sowie von LANGHOF und ELSTE (1958, 1959) beschrieben.

Gern entwickeln sich die Kondylome auf feuchtem Untergrund, z. B. in der Vagina und an der Vulva bei Graviden, bei Vorliegen einer Phimose, einer

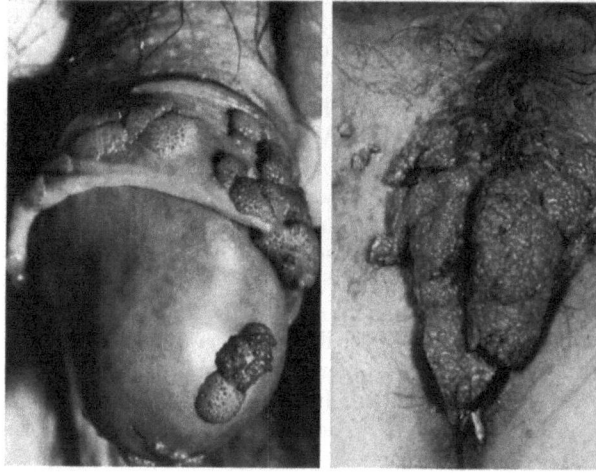

Abb. 168   Abb. 169

Abb. 168. Condylomata acuminata am Penis, maulbeerartige Läsionen (♂, 23 Jahre)

Abb. 169. Condylomata acuminata der Vulva, beetartige Wucherungen (♀, 29 Jahre)

Gonorrhoe oder eines Fluor albus und überhaupt unter den besonderen physiologischen Verhältnissen des Genitalbereiches (Smegma, Schweißbildung, mechanische Reibung). Bei Kindern kommen Feigwarzen nur selten vor.

Beim Manne sind die Kondylome am häufigsten im Bereich der Glans, des Sulcus coronarius, des Praeputiums und des Frenulums sowie am Penisschaft, in der Urethralöffnung (Fossa navicularis), am Anus, Scrotum und in der Pars anterior der Urethra lokalisiert. Bei der Frau werden besonders oft die Innenseiten der kleinen Labien, die Vagina, die Klitoris, der Damm, der Anus (s. Abb. 170), die Gesäßfurche, die Schenkelbeugen und die großen Labien befallen. Seltener finden sich bei beiden Geschlechtern Kondylome am Nabel, in den Axillen, auf der behaarten Kopfhaut, am Mund, im Bereich der Conjunctiven und zwischen den Zehen. Nicht so selten siedeln sich die Feigwarzen auch auf der Rectalschleimhaut und in den Genitocruralwinkeln an. Wahrscheinlich sind die meisten der auf den Lippen, in den Mundwinkeln, an der Mundschleimhaut, auf der Zunge, im Pharynx und an der Uvula vorkommenden Papillome, die schon

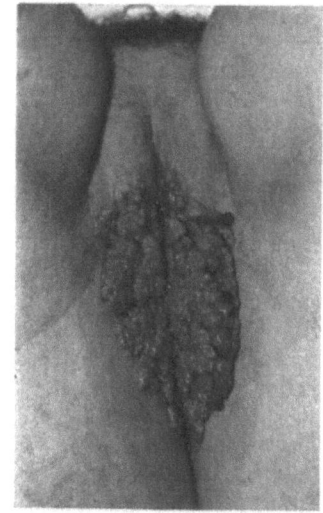

Abb. 170. Großes Beet von spitzen Kondylomen im Vulvabereich und am Damm

VIRCHOW beschrieb, mit den spitzen Kondylomen anderer Lokalisation identisch (KAMINSKY u. Mitarb. 1957). Eine Sonderstellung scheinen die nichtvenerischen, flüchtigen Condylomata am Anus (CHEVALIER) einzunehmen, die nach einigen Wochen spontan abheilen.

Die intraurethralen Condylomata acuminata rufen häufig eine unspezifische Urethritis mit eitrigem Fluor, Schmerzen und Störungen bei der Miktion hervor (HÖFER 1957). MORROW u. Mitarb.(1952) beobachteten 27 Fälle von Kondylomen in der Harnröhre. Bei allen Patienten waren die distalen Abschnitte der Urethra befallen (nur bei 11% der Fälle auch die Pars posterior). Alleinige Lokalisation in der Urethra posterior kommt nicht vor. Männer erkranken häufiger als Frauen an intraurethralen Feigwarzen (Durchschnittsalter: 40 Jahre). Als Beschwerden gaben 81% der Kranken Brennen beim Wasserlassen, Harndrang und Pollakisurie an, auch geteilten Harnstrahl, seltener eine Hämaturie.

CHESTER und SCHWIMMER (1955) wiesen auf Grund von 7 eigenen Beobachtungen darauf hin, daß Condylomata acuminata der Perianalregion gelegentlich mit solchen auf der Rectalschleimhaut vergesellschaftet sein können (daher bei analen Kondylomen grundsätzlich proktoskopische Untersuchungen notwendig!). Wir selbst sahen anale und rectale Feigwarzen wiederholt bei Homosexuellen.

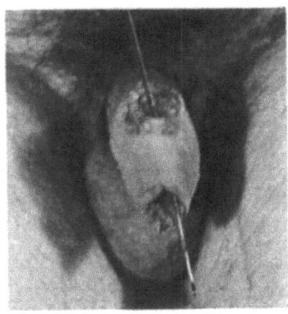

Abb. 171. Condylomata acuminata am Penis vom destruierenden Typ Buschke-Löwenstein. Perforation des Praeputiums

Besonders bei Riesenformen entstehen mitunter oberflächliche Nekrosen, und die Kondylome können sich dann leicht sekundär mit Bakterien besiedeln (Schmerzen, Juckreiz, Nässen, eitrige Sekretion aus Gewebstaschen, Furchen und evtl. aus größeren Ulcerationen).

Nicht so selten kann man bei Syphilitikern gleichzeitig breite und spitze Kondylome feststellen (DEXTER und ROCKWELL 1951), vor allem in der Analregion. Unter der Penicillintherapie verschwinden die Condylomata lata, die Feigwarzen aber bleiben unverändert bestehen. Dies haben auch wir mehrfach beobachten können[1]. Grundsätzlich ist die differentialdiagnostische Abgrenzung der spitzen von den breiten Kondylomen von großer Bedeutung (Serologie, Spirochätennachweis). Seltener muß ein Lymphogranuloma inguinale ausgeschlossen werden. Wichtig ist die *Differentialdiagnose* gegenüber Plattenepithelcarcinomen (HILDEBRANDT 1956), obwohl eine maligne Entartung von Feigwarzen selten vorkommt (s. weiter unten!). Hier entscheidet stets das histologische Resultat. Routinemäßig durchführbare, virologische Nachweismethoden, die den Erreger der Kondylome im Laboratorium zu isolieren erlauben, gibt es noch nicht.

Fälle mit *maligner Entartung* spitzer Kondylome werden heute noch seltener als früher beobachtet (vermutlich der besseren Hygiene und der erfolgreichen Behandlungsmethoden wegen). Es sind in erster Linie mechanische und chemische Reize, die bei chronischer Einwirkung eine allmähliche maligne Umwandlung primär benigner Wucherungen herbeizuführen vermögen. Die Mehrzahl der in der Literatur mitgeteilten Fälle von maligner Entartung litt jahrelang an einer meist angeborenen, seltener an einer erworbenen Phimose, die einen Dauerreiz für das unter dem Präputium wuchernde Kondylomgewebe bildet. Der Druck der zu engen Vorhaut zwingt die Wucherungen in die Tiefe zu dringen und das Gewebe zu infiltrieren. Der fortwährende entzündliche Reiz, der so entsteht, fördert die Proliferation der Feigwarzen, so daß nach entsprechend langer Latenzzeit schließlich aus dem ursprünglich gutartigen kondylomatösen Gebilde nach und nach Tumoren resultieren, die malignen Charakter annehmen. Noch vor einer carcinomatösen Umwandlung können stark wuchernde Kondylome bei Vorliegen einer Phimose die Vorhaut nach außen durchbrechen (s. Abb. 171), evtl. an

---

[1] Diese Beobachtungen zeigen am besten, daß die Erfolgsberichte über gute Beeinflussung der spitzen Kondylome durch Antibiotica nicht zutreffend sind.

mehreren Stellen und zum Teil so, daß in der Perforationsstelle die Glans sichtbar wird *(Destruierender Typus* der Condylomata acuminata von BUSCHKE und LÖWENSTEIN (1925, 1930, 1932).

Das destruierende Kondylom von BUSCHKE und LÖWENSTEIN ist, histopathologisch gesehen, noch kein Carcinom. Es kann sich aber bei langem Bestande (z. B. chirurgische Beseitigung, dann Rezidiv, erneute Entfernung und wieder Rezidiv usw.) allmählich in ein Plattenepithelcarcinom umwandeln (z. B. Fälle von SIMS und GARB 1951, MIESCHER und FISCHER 1955, NEXMAND 1956, RIGGIO 1954, 1956 u. a.).

BRACK (1960) konnte aus der Literatur 40 Fälle von Genitalcarcinomen zusammenstellen, die sämtlich auf dem Boden chronisch-wuchernder Condylomata acuminata entstanden waren, (nicht in jedem Falle war der Kausalnexus zwingend!). Unter diesen Patienten befanden sich 38 Männer und nur 2 Frauen (u. a. beschrieb TREITE (1941) die Entwicklung eines Vulvacarcinoms bei einer 44 Jahre alten Frau, die 12 Jahre lang an ständig rezidivierenden spitzen Kondylomen im Genitoanalbereich gelitten hatte). Bei den Patienten, die 10 bis 20 Jahre langen Feigwarzen-Befall aufweisen, ist die pathogenetische Reihe: ,,beetartige Kondylome — Riesenformen — ständige Rezidive — atypische Form der Condylomata acuminata mit ulcerierten Flächen, bakterieller Sekundärinfektion und derben, wallartigen, entzündlichen Geschwürsrändern — massive Destruktionen — Plattenepithelcarcinom" am wahrscheinlichsten. Literatur zum Fragenkreis der malignen Entartung spitzer Kondylome s. bei BRACK (1960).

h) Therapie

In der Behandlung der spitzen Kondylome haben sich vor allem zwei Verfahren gut bewährt: 1. die chirurgische Methode: Abtragung der Tumoren mit der Curette und Elektrokoagulation des Wundbettes, dann austrocknende Nachbehandlung mit Tyrocid X-, Aureomycin- oder Dermatolpuder — und 2. die Ätzbehandlung mit Podophyllin (gute Abdeckung der gesunden Umgebung mit Zinkpaste).

Das Podophyllin wurde von SULLIVAN und KING (1947) in die Therapie der Feigwarzen eingeführt. Im allgemeinen wirken wäßrige Lösungen und alkoholische Tinkturen mit Podophyllin besser als Salben oder ölige Präparate. Einige Vorsichtsmaßnahmen müssen beachtet werden: Nie Podophyllin in Augennähe verwenden (Schädigungen der Cornea!) und nie zur Beseitigung von Feigwarzen in der Urethra und im Rectum benutzen! Podophyllinapplikation und gleichzeitige Injektionen von Neosalvarsan sind zu vermeiden. GRABBE 1951 sah Nebenerscheinungen bei zwei Patienten, und zwar eine Polyneuritis, einen paralytischen Ileus und eine lokale Dermatitis. Bei Schwangeren ist die chirurgische Beseitigung der Podophyllinanwendung vorzuziehen. GIANGRECO und MORALES (1958) entfernten bei einer Graviden im 6. Monat die Kondylome mit einer 25%igen öligen Podophyllinlösung. Es kam daraufhin unter schweren toxischen Symptomen zum Abort. Grundsätzlich müssen Kondylome noch vor der Entbindung (Gefahr bakterieller Infektionen!) beseitigt werden. Curettagen mit nachfolgender Elektrokoagulation sind auch in der Gravidität durchführbar.

Meistens reicht einmaliges, vollständiges Betupfen der Kondylome mit Podophyllin (evtl. 1 bis 2 Wiederholungen) aus. DAUD und RUBIN (1947) lassen die Tinktur nur 6 bis 8 Std. einwirken (dann: Abwaschen mit Wasser und Seife, anschließend Einpudern z. B. mit einem austrocknenden Tanninzinkpuder). Zum Abdecken der gesunden Haut oder Schleimhaut eignet sich vorzüglich eine abwaschbare Zinkpaste (Rp.: Zinci oxydati, Talci $\overline{aa}$ 25,0, Rennex 690 [Atlas] 4,5, Vaselini flavi ad 100,0). Etwa 1 bis 2 Tage nach der Podophyllinapplikation werden die Kondylome nekrotisch und fallen dann ab. Am sichersten wirkt entweder eine 25%ige Lösung von Podophyllin in 96%igem Alkohol (NOBIS 1948) oder eine 20%ige Podophyllinlösung in 90%igem Alkohol mit Zusatz von 10% Collodium, um das Medikament besser am Ort zu fixieren (CANAVA 1950). Weitere Hinweise zur Podophyllintherapie u. a. bei WILLCOX (1948), WURM (1950) und bei TOURAINE (1951).

Auf einem ähnlichen Prinzip beruht die Behandlung mit Colchicinhaltigen Pudern bzw. Salben (WIEDEMANN 1957), die aber nicht ganz so zuverlässige Resultate wie die Podophyllintherapie zeigt.

Bei Papillomen am Lidrand und im Bereich der Conjunctiven eignet sich die Elektrokoagulation am besten. Diese Tumoren sind sehr wenig strahlenempfindlich. Kondylome in der Fossa navicularis der Urethra kann man nach „Auskrempeln" der vertikalen Schleimhautlippen vorsichtig mit dem scharfen Löffel abtragen und die Wunden mit dem Elektrokauter verschorfen. Tiefer sitzende intraurethrale Kondylome müssen mit Hilfe des Urethroskopes und der Koagulationssonde entfernt werden. Ähnlich empfiehlt es sich bei Feigwarzen auf der Rectalschleimhaut vorzugehen: Proktoskopie, Abtragen der Condylomata acuminata mit dem Elektrokauter, (vorsichtiges, schichtweises Abtragen mit der Schlinge).

Im Falle eines destruierenden Kondyloms vom Typ Buschke-Löwenstein (z. B. mit Perforation des Praeputiums) ist immer eine chirurgische Behandlung notwendig. Günstigenfalls kommt man mit einer Dorsalincision, Ausräumung der Wucherungen mit der Curette, dann mit Elektrokoagulation und einer austrocknenden Behandlung sowie nach abgeschlossener Wundheilung mit einer Circumcision oder plastischen Maßnahmen aus (Abtragen von Vorhautlappen, Herstellung eines kosmetisch befriedigenden Zustandes). Wird aber schon das Corpus cavernosum von Kondylommassen infiltriert, ist Radikaloperation (evtl. totale Amputation) notwendig.

Die Behandlung der spitzen Kondylome mit Röntgenstrahlen hat sich nicht bewährt (u. a. HILDEBRANDT 1956 und GOLDSCHMIDT 1959, neuere Literatur bei letzterem). Die für eine adäquate Therapie erforderlichen Dosen und Strahlenqualitäten würden zu einer nicht tragbaren, hohen Strahlenbelastung der Gonaden führen (SCHIRREN u. Mitarb. 1959). GOLDSCHMIDT (1959) folgert daher: „Da sich vor allem bei Frauen eine wirkungsvolle Abdeckung ohnehin nicht durchführen läßt und andere, zum Teil wesentlich bessere Behandlungsmethoden zur Verfügung stehen, ist die Behandlung der Kondylome mit Röntgenstrahlen entschieden abzulehnen." Einzelheiten s. im Band V, Teil 2, S 560 dieses Ergänzungswerkes.

VII. Haut- und Schleimhautveränderungen bei Infektionen durch Chlamydozoaceae (Cysticeten)

1. Allgemeines

Die Gruppe der Chlamydozoaceae (MOSHKOVSKY) wird von den großen Virusarten gebildet. In der Hierarchie der „echten" Viren (obligate Zellschmarotzer!) stellen sie diejenigen mit dem größten Elementarkörper-Durchmesser dar. Sie wurden von RUSKA und POPPE (1947) auch als „Cysticeten" bezeichnet, da ein Teil der Erreger (unter bestimmten Präparationsbedingungen) Partikel mit Bläschenform aufweist. An dem Terminus „Cysticeten" wurde in den letzten Jahren mehrfach (u. a. von GÖNNERT und PETERS) Kritik geübt. Da die meisten Virusarten dieser Gruppe in der Tat keine wirkliche Bläschenstruktur ihrer Elementarkörper erkennen lassen, sollte der Name „Chlamydozoaceae" beibehalten werden. Sicher ist es nicht falsch, wenn man von den Chlamydozoen als „den großen Viren" spricht.

Zur Gruppe der Chlamydozoen gehören die Erreger zahlreicher Krankheiten des Menschen und der Säugetiere. Im einzelnen werden in ihr zusammengefaßt die Virusarten des Lymphogranuloma inguinale, der Psittakose-Ornithose, der Primär-atypischen Pneumonie des Menschen, der Louisiana- und Illinois-Pneumonie, der Katzenpneumonitis[1], der Gönnertschen Mäusebronchopneumonie[2], des Trachoms, der Einschluß-Blenorrhoe (-Conjunctivitis, -Cervicitis und -Urethritis), der Meningopneumonitis, der Kälberconjunctivitis („Kälbervirus", Miyagawanella bovis) und das Abortvirus der Schafe[3]. Allen Virusarten dieser Gruppe eignen mehrere gemeinsame Eigenschaften: Ihre Elementarkörper sind groß und mit

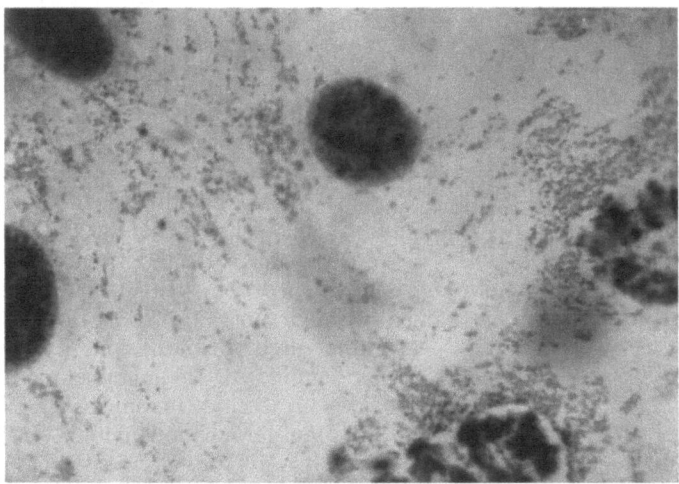

Abb. 172. Nach GIEMSA gefärbtes Klatschpräparat von einem Mäusehirn, das mit Lymphogranuloma inguinale-Virus beimpft worden war. Ölimmersion. Sehr zahlreiche granuläre Elementarkörper, zumeist aggregiert, um die Zellen herum gelagert

Hilfe der Ölimmersion lichtoptisch sichtbar, sie färben sich sämtlich gut mit der Giemsa-Methode an (Langzeitfärbung: s. Abb. 172), meist auch mit Hilfe der Castañeda- und der Macchiavello-Technik. Die Elementarkörper zeichnen sich außerdem durch beträchtliche Formenvarianz aus (Polymorphie). Die nach Giemsa-Färbung purpurvioletten Viruspartikel besitzen Durchmesser zwischen 300 und 500 mμ (elektronenoptische Messungen). Sie sind entweder rund, ovoid, auch polygonal, oder vielfach lymphocytenähnlich (mit kernartigem Innenkörper und schmalem Plasmasaum, s. Abb. 173), mitunter bläschenförmig und evtl. mit einer einseitigen Einstülpung versehen. Alle Chlamydozoen bilden basophile cytoplasmatische Einschlußkörper, deren Durchmesser mehrere μ betragen und evtl. fast das gesamte Zellplasma ausfüllen können (s. Abb. 174). Sämtliche Erre-ger dieser Gruppe verfügen weiter über einen Reststoffwechsel und sind daher durch einige Sulfonamide und Antibiotica zu beeinflussen, d. h. in der Vermehrung zu hemmen (HILLEMAN 1950, SIGEL u. Mitarb. 1951, NASEMANN 1952 u. a.). Die großen Viren sind in Glycerinlösung meist nicht so gut zu konservieren wie die Quadervirusarten. Generell sind sie auch schlechtere Antikörperbildner als die

---

[1] Über die antigene Struktur des Katzenpneumonitis-Virus s. bei ROSS und GOGOLAK (1957a, b).
[2] Siehe bei GÖNNERT (1941).
[3] Das Virus des enzootischen Aborts der Mutterschafe besitzt mit dem Psittakose- und dem Lymphogranuloma inguinale-Virus ein gemeinsames hitzestabiles, unspezifisches Gruppen-antigen (MONSUR und BARWELL 1951).

organismischen Viren. Die Chlamydozoen machen alle einen komplizierten Entwicklungscyclus durch (Einzelheiten über letzteren s. im Allgemeinen Teil dieses
Beitrages, im Abschnitt A, VI, 1, b!). Größenordnungsmäßig leiten die Chlamy-
dozoen von den echten, kleinen Viren zu den Rickettsien über. Von letzteren unterscheiden sie sich jedoch vor allem durch den komplizierten Entwicklungs-vorgang und durch die Tatsache, daß sie keine Arthropoden als Zwischenwirte benötigen. Serologisch besitzen die gro-ßen Virusarten enge verwandtschaftliche Beziehungen untereinander. Sie weisen sämtlich ein gemeinsames hitzestabiles Gruppenantigen auf. Mit Hilfe der Komplementbindungsreaktion sind die einzelnen Mitglieder dieser großen Grup-pe nicht zu differenzieren (HILLEMAN 1950). Ähnliches gilt für den Intra-cutantest. HILLEMAN u. Mitarb. (1958)

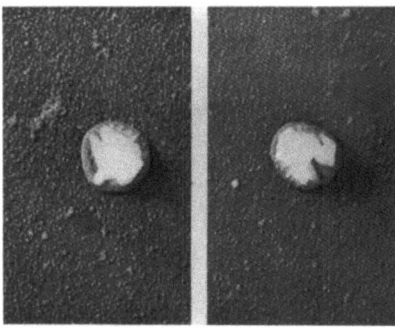

Abb. 173. Zwei Elementarkörper des Virus der Ein-
schluß-Blennorrhoe (Stamm LB₂), Aufnahmen von
COLLIER (1959), s. Text. El.opt. Vergr. 30000mal.
Lymphocytenähnliche Gestalt der Elementarkörper. (Schwermetall-Schrägbedampfung)

führten Hauttests mit mehreren Antigenen durch, die aus phenolbehandelten
Dottersack-Suspensionen gewonnen wurden, und zwar aus Dottersäcken von Hühnerembryonen, die mit Lymphogranulo-ma inguinale-, Meningopneumonitis-, Orni-those-, Katzenpneumonitis-, Psittakose- und mit Mäusebronchopneumonie-Virus infiziert wurden. Mit diesen sämtlichen Antigenen ließen sich bei Lymphogranuloma inguinale-Patienten positive Hautreaktionen hervor-rufen. Hierbei erwies sich die Hautaktivität einiger der heterologen Virusarten bei Titra-tionsversuchen als etwas geringer als die des homologen Lymphogranuloma inguinale-Antigens. Hierin deutete sich vielleicht eine geringe Artspezifität der untersuchten Viren an. Die Unterschiede in der Antigeni-tät der Viren waren jedoch weder groß noch regelmäßig genug, um praktisch eine

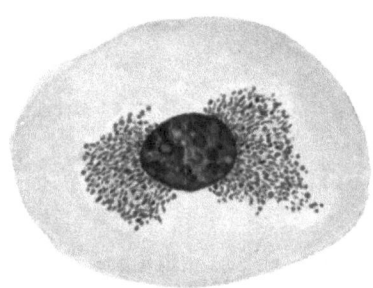

Abb. 174. Epithelzelle mit 2 basophilen cytoplasmatischen Einschlußkörpern, die granuliert
sind und dem Zellkern kappenartig aufsitzen.
Ausstrich von der Harnröhre (♂). Zeichnung
nach Giemsa-gefärbtem Präparat.
Einschluß-Urethritis

sichere Art-spezifische Diagnose zu erlauben. Über die serologischen Beziehungen
zwischen Lymphogranuloma inguinale und anderen Chlamydozoen-Infektionen
s. bei RAKE u. Mitarb. (1942).

Der Hauptvertreter der großen Viren, der Erreger des *Lymphogranuloma
inguinale*, wird nicht hier, sondern im Band VI, Teil 1a dieses Ergänzungswerkes
abgehandelt.

Die Familie der Chlamydozoaceae gliedert sich in drei Untergruppen auf:
s. Tabelle 40.

Es kann nicht die Aufgabe der folgenden Ausführungen sein, die in der Tabelle
40 genannten Krankheiten sämtlich abzuhandeln. Es erfolgt vielmehr eine
Beschränkung auf die Veränderungen der Haut und der Schleimhäute des Mundes
und des Urogenitaltraktes bei den durch große Viren verursachten Infektionskrankheiten. Besprochen werden daher das Psittakose-Exanthem, die Einschluß-
Blenorrhoe mit den dazu gehörenden Krankheitsbildern (Einschluß-Conjuncti-
vitis-, -Cervicitis und -Urethritis), und vom Trachom erfolgt nur die Beschreibung

Tabelle 40. *Die Familie der Chlamydozoaceae*
(nach BERGEYs Manual of Determinative Bacteriology, 6. Auflage 1948)

Chlamydozoaceae
(Viren mit einer Größenausdehnung von etwa 300 bis etwa 500 mµ)

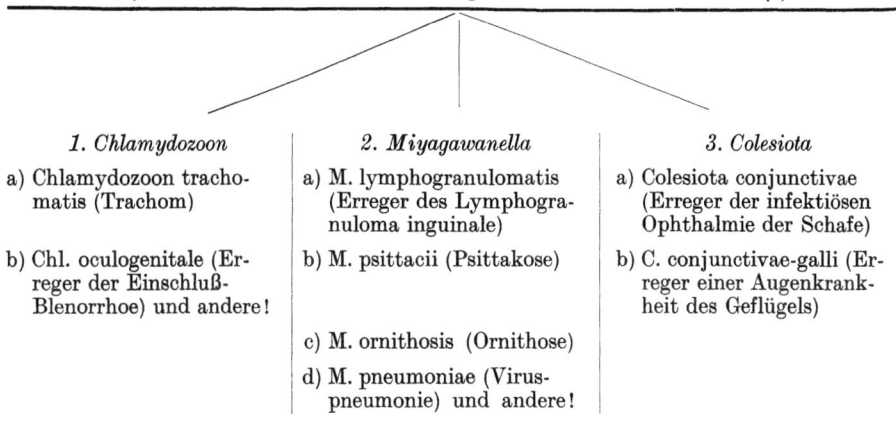

1. Chlamydozoon	*2. Miyagawanella*	*3. Colesiota*
a) Chlamydozoon tracho-matis (Trachom)	a) M. lymphogranulomatis (Erreger des Lymphogra-nuloma inguinale)	a) Colesiota conjunctivae (Erreger der infektiösen Ophthalmie der Schafe)
b) Chl. oculogenitale (Er-reger der Einschluß-Blenorrhoe) und andere!	b) M. psittacii (Psittakose)	b) C. conjunctivae-galli (Er-reger einer Augenkrank-heit des Geflügels)
	c) M. ornithosis (Ornithose)	
	d) M. pneumoniae (Virus-pneumonie) und andere!	

der Morphologie der Einschlußkörper, da sie mit derjenigen der Einschluß-Blenorrhoe übereinstimmt. Abgeschlossen wird das Kapitel durch die Erörterung eines neuen Krankheitsbildes, dem man die Namen „*Benigne Inoculations-Lymphoretikulose*" bzw. „*Katzenkratzkrankheit*" gab. Heute wird von mehreren Autoren angenommen, daß diese Virusinfektion zur Gruppe der Chlamydozoaceae gehört (zur Untergruppe der *Miyagawanellen*), eine Ansicht, die nicht ohne Widerspruch blieb.

2. Hauterscheinungen bei Psittakose

Der Entschluß zur Darstellung des folgenden Abschnittes an diesem Ort beruht auf drei Gründen: 1. Kommt es bei der Psittakose nicht nur zu flüchtigen Exanthemen (deswegen haben z. B. auch BLANK und RAKE (1955) diese Krankheit in ihre Monographie aufgenommen), sondern auch zu uncharakteristischen Schleimhautveränderungen. 2. Haut- und Schleimhautsymptome können differentialdiagnostische Bedeutung gewinnen, wobei darauf hingewiesen sei, daß die Psittakose nicht nur in Deutschland zahlenmäßig zunimmt. 3. Bei der Psittakose-Ornithose werden ungemein häufig unspezifisch-positive Wassermannsche Reaktionen beobachtet.

Mit dem Terminus „*Psittakose*" wurde ursprünglich die bei Papageien (Psittaciden) vorkommende und auf den Menschen übertragbare Krankheit (Synonyma: Papageienkrankheit, Faröerkrankheit, parrot fever) bezeichnet. Nachdem jedoch ein dem Psittakose-Erreger sehr ähnliches Virus bei bisher mehr als 60 Vogelarten aufgefunden werden konnte und die ersten durch Tauben übertragenen menschlichen Infektionen auftraten, wurden die Termini „*Ornithose*" und „*Ornithose-virus*" für die außer bei Psittaciden bei Wildvögeln, Tauben und beim Geflügel vorkommenden Erkrankungen und ihren Erreger eingeführt. Damit wurde die auch gegenwärtig noch aktuelle Frage nach der Identität der beiden Virusarten aufgeworfen, für die manche Daten zu sprechen scheinen, die aber noch nicht bewiesen ist. (Details hierzu s. bei SCHMIDTKE 1957.)

Die Virologie hat gerade auf dem Sektor der Psittakose-Ornithose in den letzten Jahren bedeutende Fortschritte gemacht (z. B. Nachweis des Psittakosevirus in den Zellen von Gewebekulturen aus der Leber von Mäuseembryonen mit Hilfe Fluorescein-markierter Antikörper (BUCKLEY u. Mitarb. 1955), serologische Nachweismethoden s. bei LIPPELT und BRAND (1955) sowie bei ROOTS und ROTT (1958). Über die Diagnostik, die Epidemiologie und die Therapie der Psittakose-Ornithose orientiert eine vollständige und gute Übersicht von WEYER (1959).

Während der Prodromi können bei der Ornithose außer einer uncharakteristischen Pharyngitis sowie einer mehr oder weniger stark ausgeprägten Angina, vor allem Nasenbluten und eine im ganzen trockene Zunge beobachtet werden (SCHUERMANN 1958). Gegen Ende der ersten Krankheitswoche wird die Zunge weißlich belegt, an den Rändern lebhaft rot und auf der Oberfläche rissig und sehr trocken. Bei 6 von 16 Fällen sahen MÜLLER und MANNWEILER (1958) eine Lippencyanose (Erkrankungen von Kindern und Säuglingen).

Überwiegend am 9. Krankheitstag können vereinzelt (keineswegs bei der Mehrzahl der Patienten) flüchtige, *Rash-artige Exantheme* auftreten, die meist nur 24 Std. andauern und dann spontan verschwinden (HORDER und GOW 1930, STURDEE und SCOTT 1930). Längstens nach 5 Tagen klingen die Ausschläge wieder ab, die meist Roseola-artig, klein-maculös sind. Die Maculae lassen oft einen weißen, anämischen Hof erkennen. Mitunter ist das Zentrum der Efflorescenzen urticariell verändert und leicht erhaben. Außer den fleckförmigen Exanthemen werden auch *Petechien* beobachtet. Bei den infizierten Vögeln kommen gleichfalls Rash-ähnliche Exantheme vor.

Im allgemeinen ist eine *Therapie mit Tetracyclinen* (Aureomycin, Ledermycin, Terramycin, Tetracyn) gut wirksam (1,5 bis 2,0 g pro die, insgesamt 6 bis 10 Tage lang). ASCHENBRENNER (1957) erzielte z.B. bei der Taubenornithose (Patient durch Kontakt mit Tauben infiziert) mit 12,0 g Chloromycetin einen sehr guten Behandlungserfolg.

Bei der Psittakose werden bis zu 28% positive Wassermannsche Reaktionen gefunden (BRAND 1955, BRAND und LIPPELT 1955). Dies gilt nicht nur für die serologischen Verhältnisse des Erwachsenen, sondern auch für die des Kindes. So berichteten MÜLLER und MANNWEILER (1958), daß von 84 Kindern, die in der Psittakose-Komplementbindungsreaktion positiv reagierten, 13% eine *unspezifisch-positive Wassermannsche Reaktion* aufwiesen. Aus diesen Resultaten wird gefolgert, daß bei jeder atypischen Pneumonie, die mit einem positiven Ausfall der Wassermannschen Reaktion einhergeht, unbedingt auch an eine Psittakose-Ornithose gedacht werden muß.

3. Beziehung zwischen „Primär-atypischer Viruspneumonie" und Erythema exsudativum multiforme majus (Stevens-Johnson-Syndrom)

Das Problem der Beziehung zwischen mehreren Viruskrankheiten und dem ihnen nachfolgenden Erythema exsudativum multiforme (evtl. vom „Majus-Typ" des Stevens-Johnson-Syndroms) wurde bereits weiter oben erörtert (s. den Abschnitt B, II, 5, i — postherpetisches Erythema multiforme). Hier sei nur auf die Feststellung von HÖLSCHER (1958) hingewiesen, der bei 14 Kindern, die an atypischen Viruspneumonien erkrankt waren, 2mal die anschließende Entwicklung eines Stevens-Johnson-Syndroms sah. HÖLSCHER hält eine gemeinsame Ursache von Pneumonie und den Veränderungen von Haut und Schleimhaut nicht für wahrscheinlich.

Auf dem Gebiet der Viruspneumonien wurden gleichfalls im Verlauf der letzten Jahre bedeutende Fortschritte erzielt (s. die Übersichten von MEYTHALER und BETZ 1952 sowie von MOHR 1957). So gelang es beispielsweise neuerdings mit Hilfe Fluorescein-markierter Antikörper, das Virus der primär-atypischen Pneumonie in Hühnerembryonen und im Bronchialepithel nachzuweisen (LIU und EATON 1955).

4. Die Einschlußkörper beim Trachom

Das Trachom (Granuläre Conjunctivitis, Ägyptische Ophthalmie, Körner-krankheit) wird hier nicht besprochen, da diese Viruskrankheit ausschließlich zur Domäne der Ophthalmologie gehört. Da die Untersuchungen auf dem Gebiet des Trachoms zur Entdeckung der Einschlußblenorrhoe führten, die für die Dermatologie Bedeutung besitzt (und für die Urologie!) und deren Einschluß-körper denen des Trachoms morphologisch gleichen, sollen hier nur Gestalt und färberische Eigenschaften der Trachom-Inclusionen erwähnt werden.

Die basophilen, von HALBERSTAEDTER und von v. PROWAZEK zuerst be-schriebenen *Einschlußkörper* des Trachoms liegen im Cytoplasma der Zellen des erkrankten Conjunctiva- und Cornea-Epithels. Es handelt sich um mehrere μ große Gebilde, die evtl. das Zellplasma fast vollständig auszufüllen vermögen. Sie finden sich meist zahlreich in den Epithelien, und zwar in verschiedenen Entwicklungsphasen und sind daher unterschiedlich groß. Sie sind deutlich granuliert, oval oder rund und werden vom Cytoplasma durch eine Membran-artige Schicht gut abgegrenzt. Bei Giemsa-Färbung tingiert sich die Grundsub-stanz der Halberstädter-v.Prowazekschen Einschlußkörper blau-violett. In diese Matrix sind die Elementarkörper des Trachomvirus eingebettet, eine Zusammenballung (kolonieartig) von runden oder ovoiden, etwa 0,3 μ großen Partikeln, die sich nach GIEMSA purpurrot anfärben und die dann jene auffällige Granulierung bedingen. Zwischen diesen purpurroten Körnchen liegen die blauen Initialkörperchen. Nach Behandlung der Einschlüsse mit verdünnter Jodlösung färbt sich die Grundsubstanz in toto und intensiv rotbraun an.

5. Die Einschluß-Blenorrhoe (Einschluß-Conjunctivitis, -Cervicitis und -Urethritis)

a) Synonyma

Einschluß-Blenorrhoe, inclusion blenorrhea, Ophthalmia neonatorum, Para-trachom, Blenorrhoea neonatorum non gonorrhoica, neonatal conjunctivitis.

Einschluß-Conjunctivitis der Erwachsenen, inclusion conjunctivitis, Schwimm-bad-Conjunctivitis, swimming pool conjunctivitis.

Einschluß-Cervicitis, inclusion cervicitis, Chlamydozoen-Cervicitis, Cervi-citis non gonorrhoica.

Einschluß-Urethritis, inclusion urethritis, Chlamydozoen-Urethritis, Urethritis protozoica (da man die Einschlüsse fälschlich für Protozoen hielt), Urethritis trachomatosa (da zunächst Beziehungen zum Trachom angenommen wurden), Urethritis à ultragerme.

b) Definition

Die *Einschluß-Blenorrhoe* ist eine Viruskrankheit, die sich in Form einer eitrig-sezernierenden Conjunctivitis bei Neugeborenen manifestiert. Sie heilt spontan und ohne Narbenbildungen ab. Diese Infektionskrankheit kommt auch bei Erwachsenen als „*Schwimmbad-Conjunctivitis*" vor oder bei Befall des Uro-genitaltraktes als *Einschluß-Cervicitis* bzw. beim Manne als *Einschluß-Urethritis*.

Die *Einschluß-Conjunctivitis* ist eine fast nur auf die Bindehaut des Auges beschränkte Virusinfektion mit meist mildem Verlauf, die wie die entsprechende Erkrankung des Neugeborenen spontan und ohne narbige Residuen abzuheilen

pflegt. Infektionsquellen sind in der Regel durch das Chlamydozoon oculogenitale hervorgerufene Erkrankungen der Cervix- und Urethralschleimhaut.
Letztere können durch den Geschlechtsverkehr übertragen werden.

Die *Einschluß-Cervicitis* kann völlig symptomlos verlaufen oder mit einem
unterschiedlich stark ausgeprägten Fluor vaginalis einhergehen.

Die *Einschluß-Urethritis* stellt eine ebenfalls meist milde Erkrankung der
männlichen Harnröhre dar, die fast nur die Pars anterior befällt, chronisch oder
intermittierend verläuft und nach einigen Monaten vollständig ausheilt.

Im Epithel der Conjunctival-, der Cervix- und der Urethralschleimhaut entwickeln sich Trachom-ähnliche Einschlußkörper innerhalb des Cytoplasmas,
die basophil sind und deren Bildung durch den Befall mit dem *Chlamydozoon
oculogenitale* ausgelöst wird (daher: Paratrachom). Die Beziehungen zwischen
Trachom und der Einschluß-Blenorrhoe dürften ähnlich eng sein wie die zwischen
der Variola vera und der Variolavaccine (HERRLICH 1955).

c) Geschichtliches

Die Krankheit wurde erstmalig im Jahre 1903 als gutartige Conjunctivitis
der Neugeborenen von MORAX beschrieben. Kurz nach der ersten Mitteilung
über cytoplasmatische Einschlußkörper-Befunde in Conjunctivalabstrichen von
Trachomkranken durch HALBERSTAEDTER und v. PROWAZEK (1907) berichteten
STARGARDT (1909) und SCHMEICHLER (1909) unabhängig voneinander über
morphologisch und färberisch identische Gebilde bei der Conjunctivitis neonatorum. HALBERSTAEDTER und v. PROWAZEK (1909) gelang es noch im selben Jahre
in Cervixabstrichen von Müttern, deren neugeborene Kinder an Blenorrhoe
erkrankten, die typischen, Trachom-ähnlichen Einschlußkörper nachzuweisen.

Diese Befunde konnten durch die Arbeiten von LINDNER (1909 bis 1913)
bestätigt werden, der dann auch den Namen „Einschluß-Blenorrhoe" prägte
und das Krankheitsbild klinisch definierte. LINDNER (1911) war es möglich,
die Infektion auf die Conjunctivalschleimhaut von Pavianen mit Erfolg zu übertragen. Die Filtrierbarkeit des Erregers wurde zuerst von BOTTERI (1912) und
von GEBB (1914) nachgewiesen. THYGESON (1934) fand dann, daß der Erreger
Kollodiumfilter mit einer Porengröße von 0,7 µ zu passieren vermag. ALLEN
(1944) führte mit dem Chlamydozoon oculogenitale 40 fortlaufende Passagen
von Mensch zu Mensch durch. Die gelegentlich bei Erwachsenen als Schwimmbad-
Conjunctivitis auftretende Form der Krankheit konnte von THYGESON (1934)
als Krankheitseinheit vom Trachom abgetrennt werden. THYGESON wies außerdem nach, daß sie mit der Einschluß-Blenorrhoe identisch ist.

Schon 1884 behauptete KRONER, daß die nicht-gonorrhoische Ophthalmia
neonatorum durch ein unbekanntes Agens in der Genitalpassage der Mutter
hervorgerufen werde. 1910 entdeckte LINDNER als erster basophile, Trachom-
ähnliche Einschlußkörper (s. Abb. 174) in Harnröhrenepithelien bei nichtgonorrhoischen Urethritiden. Er glaubte zunächst an ein „genitales Trachom".
Später kam LINDNER auf Grund seiner experimentellen Arbeiten zu der Ansicht,
daß die aus der Conjunctiva des Kindes, aus der Vagina-Cervix der Mutter und
aus der Harnröhre des Mannes auf Affen übertragenen Erreger miteinander
identisch sind.

Die ältere Literatur über das Krankheitsbild findet sich bei LIPSCHÜTZ (1932). Eine
neuere Literaturzusammenstellung über die Einschluß-Cervicitis und -Urethritis stammt von
THYGESON (1957).

d) Ätiologie

Die Diagnose der Einschluß-Blenorrhoe und der Schwimmbad-Conjunctivitis
beruht auf dem lichtoptischen Nachweis von cytoplasmatischen Einschluß-

körpern in Ausstrichpräparaten von Conjunctival-Geschabsel, diejenige der Einschluß-Cervicitis und -Urethritis auf der Erkennung der Einschlüsse in den Epithelien der Cervix- und Harnröhrenschleimhaut (Ausstriche mit Fluormaterial oder Abstriche von der Cervix bzw. von der Pars anterior der männlichen Harnröhre). Die Einschlußkörper gleichen ganz denen des Trachoms (s. Abb. 174). Sie sind groß, granuliert, basophil, sitzen dem Zellkern kappenförmig auf, stellen sich am besten nach Giemsafärbung dar und enthalten in einer Matrix dichte Aggregate von Elementarkörpern. Der Erreger, das Chlamydozoon oculogenitale (Paratrachomvirus), ist streng epitheliotrop. Der von ihm ausgelöste entzündliche Prozeß beschränkt sich fast nur auf das Epithel von Conjunctiven, Cervix und Urethra. Das subepitheliale Gewebe wird entweder gar nicht befallen oder zeigt eine mäßig starke „Begleitentzündung" (Ansammlungen von vorwiegend lymphocytären Zellelementen). Die Durchmesser der Elementarkörper des Chlamydozoon oculogenitale betragen durchschnittlich 300 bis 400 mμ.

Das *Paratrachomvirus* ist auf die Conjunctiva von Affen (anthropoide Affen, Paviane) übertragbar. Bei weiblichen Pavianen ist auch eine cervicale Infektion gelungen. Eine Übertragung auf die Urethra männlicher und weiblicher Paviane war nicht möglich (BRALEY 1939).

In letzter Zeit ist es anscheinend JONES, COLLIER und SMITH (1959) geglückt, besondere Stämme des Erregers der Einschluß-Blenorrhoe (LB$_{1, 2, 3}$) mit Hilfe einer minutiösen Technik im Dottersack bebrüteter Hühnereier zu isolieren und zur Vermehrung zu bringen. Ebenfalls konnte eine elektronenoptische Darstellung der Elementarkörper erfolgen (COLLIER 1959). Letztere zeigten die für Viren der Chlamydozoengruppe charakteristische Beschaffenheit (s. Abb. 173). Sie sind meist lymphocytenartig konfiguriert (kernartige Innenkörper mit schmalem Plasmasaum). Die Elementarkörper des Chlamydozoon oculogenitale ähneln bzw. gleichen damit denen des Trachom-, Lymphogranuloma inguinale- und Katzenpneumonitis-Virus (HAMRE, RAKE und RAKE 1947).

Gegenüber chemischen und physikalischen Einwirkungen verhält sich das Chlamydozoon oculogenitale genau so wie das Trachomvirus. Im Patientenserum von Einschluß-Blenorrhoe- und Einschluß-Urethritis-Fällen können komplementbindende Antikörper gegenüber Psittakose- und Lymphogranuloma inguinale-Antigen nachgewiesen werden. Auf die üblichen kleinen Laboratoriumstiere kann das Paratrachomvirus nicht übertragen werden. Bei infizierten Affen tritt nach überstandener Krankheit *keine Immunität* auf. Die Tiere konnten mit demselben Erfolg reinfiziert werden. Weitere Daten zur Ätiologie bei KIKUTH (1958) und MAURER (1960).

e) Epidemiologie

Die Einschluß-Blenorrhoe und die Einschluß-Urethritis kommen in fast allen Ländern vor, auch in Trachom-freien Zonen. Die nicht-gonorrhoische Blenorrhoe des Neugeborenen wird beim Durchtritt durch den Geburtskanal erworben, und zwar dann, wenn die Mütter eine Einschluß-Cervicitis aufweisen (THYGESON und MENGERT 1936). Die gegen die Gonoblenorrhoe gerichtete Credésche Prophylaxe ist — (vor allem wenn Penicillin-Augentropfen verwendet werden; das Paratrachomvirus ist gegen Penicillin resistent) — gegenüber der Einschlußblenorrhoe unwirksam. Etwa 8 bis 34% aller Fälle von Ophthalmia neonatorum sind Einschluß-Blenorrhoen. Eine Übertragung des Virus durch verschmutzte Gegenstände von kranken auf gesunde Augen (durch Waschutensilien, Handtücher, Bettwäsche) ist zwar möglich, kommt aber praktisch kaum vor.

Das Virusreservoir für die Einschluß-Blenorrhoe und -Conjunctivitis stellen die oft symptomlosen Infektionen im Urogenitaltrakt beider Geschlechter dar, von denen besonders die Einschluß-Cervicitis ohne Erscheinungen ablaufen kann. Thygeson und Mengert (1936) berichteten über die Erkrankung eines Gynäkologen, der eine Einschluß-Conjunctivitis erwarb, nachdem ihm bei einer Curettage Cervicalblut ins Auge gespritzt war.

Das Chlamydozoon oculogenitale kann durch den Geschlechtsverkehr übertragen werden. In der Mehrzahl der Fälle infizieren sich Männer bei den befallenen Frauen. Autoinoculationen (z. B. vom infizierten Genitaltrakt Übertragung auf die Conjunctiven) kommen gelegentlich vor. Beim Baden (z. B. in nicht gechlorten öffentlichen Schwimmbädern oder vielbesuchten Strandbädern) kann eine Schwimmbad-Conjunctivitis erworben werden. Von der Cervical- bzw. Urethralschleimhaut wird das Virus in das Wasser abgesondert und gelangt dann (z. B. beim Tauchen) in den Conjunctivalsack. Durch Chlorzusatz zum Wasser in öffentlichen Schwimmbädern können Ansteckungen vermieden werden.

Über die Häufigkeit der Einschluß-Urethritis liegen die bisher genauesten Angaben von Siboulet (1955) vor. Letzterer fand aus einem Gesamt von 2756 Fällen mit unspezifischer (d. h. nichtgonorrhoischer) Urethritis bei 3% der Patienten Paratrachom-Einschlüsse. Tabelle 41 gibt einen Überblick über eine Reihe von Daten zur Häufigkeitsfrage der Einschlußurethritis.

Tabelle 41. *Übersicht über Untersuchungen zur Diagnostik und zur Häufigkeit der Einschluß-Urethritis* (Abkürzungen: NGU = Nichtgonorrhoische Urethritis, EU = Einschlußurethritis)

Jahr	Autor	Untersuchte Fälle von NGU	Erwiesene Fälle von EU	EU in %	♂	♀	Bemerkungen
1910	Lindner	10	5	50			„Urethritis Waelsch"
1942	Thygeson u. Stone	100	8	8			
1951	Findlay	15	8	54	6	2	?
1951	Siboulet	162	2	1,2	2		Insgesamt: 116 ♂ und 46 ♀
1951	Siboulet	307	5	1,6	5		Nur Männer untersucht
1952	Siboulet	1042	21	2,01	20	1	Insgesamt: 893 ♂ und 149 ♀
1953	Trimigliozzi	48	15	31			Nicht geklärt, ob PPLO oder Chlamydozoen
1952 bis 1954	Willcox	62 50 ♂, 12 ♀	44	70	36	8	Alle Frauen waren Partner der Untersuchten
1955	Siboulet	2756	84	3			
1957	Siboulet	2847	113	4			
1957	Memmesheimer	112	5	4,4		5	Nur Frauen wurden untersucht

Die Tatsache, daß relativ selten Einschlüsse bei abakteriellen Urethritiden diagnostiziert werden, liegt darin begründet, daß die Morphologie der Einschlußkörper zu wenig bekannt ist und daß ausreichende Mengen von Epithelien aus der Urethra oft schwer zu gewinnen sind.

Bei Präparaten von der Cervix wird die Erkennung der Einschlüsse durch die Anwesenheit oft zahlreicher, verschiedener saprophytärer Mikroorganismen erschwert. Auf das Vorliegen einer Einschluß-Cervicitis wird fast stets erst nach Feststellung einer Einschluß-Blenorrhoe beim neugeborenen Kind geschlossen.

f) Cytologie

Wie schon erwähnt, finden sich bei der Einschluß-Blenorrhoe, -Conjunctivitis, -Cervicitis und -Urethritis die Veränderungen fast nur im Epithel. Außer den charakteristischen cytoplasmatischen Einschlußkörpern entstehen leukocytäre

Infiltrate. Subepithelial ist das Gewebe entweder völlig unverändert, oder nur die obere Bindegewebsschicht zeigt Ödem, Hyperämie und Ansammlungen von Rundzellen (vorwiegend Lymphocyten).

Pathognomonisch ist die Ausbildung der Trachom-ähnlichen Einschlüsse in den Epithelien. Ihre Entwicklung läßt verschiedene Phasen erkennen. Zunächst dringt ein Elementarkörper ins Innere der Epithelzelle ein. Dann formiert sich ein nach GIEMSA zunächst hellrot gefärbtes Netzwerk mit knotenartigen Verdickungen im Cytoplasma. Dieses feine, nur wenige μ große Gebilde schwillt an zum sogenannten Initialkörper, der später in homogene Grundsubstanzbrocken zerfällt. Diese werden in eine Matrix eingebettet und von einer Membranschicht gegen das Zellplasma scharf abgegrenzt. Die schollenförmigen Grundsubstanzbrocken im entstandenen Einschluß bekommen nun eine Granulierung. Es erscheinen in ihnen zunächst wenige nach GIEMSA purpur-violett tingierte Elementarkörper. Letztere reagieren Feulgen-positiv, enthalten also Desoxyribonucleinsäure. Der Einschluß nimmt nun an Größe zu und sitzt oft kappenartig dem Zellkern auf. Mitunter befinden sich zwei Inclusionen in einer Zelle (Abb. 174). Zwischen Einschluß und Kernmembran befindet sich ein schmaler, heller Zwischenraum. Nach weiterem Wachstum kann der Einschlußkörper nahezu das ganze Cytoplasma ausfüllen und den Kern exzentrisch an den Zellrand verdrängen. In seinem Inneren liegen jetzt dicht-an-dicht, „kolonieförmig" zahlreiche Elementarkörper. Die Matrix des Einschlusses färbt sich nach GIEMSA blau an, ist Gram-negativ und wird nach Färbung mit verdünnter Jodlösung intensiv rotbraun tingiert (Gehalt an Polysacchariden). Durch den Druck des schwellenden Einschlußkörpers platzt die Zelle schließlich. Hierdurch werden die Elementarkörper freigesetzt. Dieser Vorgang des Aufbrechens erklärt, warum in Ausstrichpräparaten auch außerhalb der Epithelzellen die Elementarkörper des Paratrachomvirus angetroffen werden.

g) Klinik

Die *Inkubationszeit* der *Einschluß-Blenorrhoe* beträgt (5) 7—11 (15) Tage. Die Neugeborenen erkranken nie vor dem 5. Lebenstag. Die Krankheitssymptome setzen akut ein. Sie sind milder als die der Gonoblenorrhoe. Vorwiegend wird die Conjunctiva des Unterlides befallen. Die Bindehaut rötet sich hochgradig, ihre Schleimhaut lockert sich auf und wird samtartig rauh. Zunächst besteht eine mehr wäßerig-schleimige, später eine ausgesprochen eitrige Sekretion. Die unteren Lider können infolge eines stärkeren Ödems nur schwer geöffnet werden. Meist werden beide Augen gleichzeitig befallen. Die akute Krankheitsphase dauert etwa 10—14 Tage (evtl. 3 Wochen) an. Sie klingt allmählich — auch ohne antibiotische Behandlung — ab, doch erfolgt die völlige Wiederherstellung kaum vor 3 Monaten. Bei sehr schwerem Verlauf kann es zur Pseudomembranbildung, zur Schwellung der präauriculären Lymphknoten und evtl. zu kleinen, oberflächlichen Erosionen der Cornea kommen. Nie entstehen ernste Ulcerationen wie beim Trachom. Gelegentlich sind Kombinationen von Einschluß- und Gonoblenorrhoe beobachtet worden. Andere bakterielle Sekundärinfektionen sind selten. Eine Pannusbildung wie beim Trachom gibt es nie, auch keine schrumpfenden Narbenzüge der Conjunctiva. Kleine Infiltrationen können bis zu einem Jahr nachweisbar bleiben (KIKUTH 1958).

Etwas anders verläuft die akute *Schwimmbad-Conjunctivitis* der Erwachsenen. Hier entwickelt sich ebenfalls vorwiegend im Unterlidbereich eine mehr *follikuläre* Conjunctivitis. Das Oberlid wird viel weniger stark befallen. Eine Konfluenz der durchweg kleinen Follikel wird im Gegensatz zu den Verhältnissen des Trachoms äußerst selten beobachtet. Die Sekretion ist weniger purulent als die der

Einschluß-Blenorrhoe. Die präauriculären Lymphknoten können anschwellen und ganz oberflächliche milde Keratitiden entstehen. Meist wird nur ein Auge befallen. Der Verlauf der Erkrankung ist chronischer als bei Neugeborenen. Die entzündlichen Veränderungen bleiben Monate lang ausgeprägt, evtl. bis zu einem Jahr bestehen. Spontanheilung ohne Narbenbildung tritt auch hier ein (KIKUTH 1958).

Die *Einschluß-Cervicitis* verläuft überwiegend subklinisch-inapparent. Ein chronischer, mäßig starker Fluor vaginalis kann sich ausbilden. Oft wird nur ein kleiner Bezirk im Bereich der Portio befallen. THYGESON und STONE (1942) wiesen bei zwei Kindern, die an akuter Vaginitis erkrankten, Chlamydozoen-Einschlüsse im Vaginalepithel nach.

Bei der *Einschluß-Urethritis* kann die *Inkubationszeit* nicht so leicht ermittelt werden wie bei der Einschluß-Blenorrhoe. Die Intervalle zwischen dem letzten suspekten Verkehr und dem Beginn der Urethritis variieren zwischen 4 und 30 Tagen. Im allgemeinen wird die Inkubationszeit auf 7 bis 14 Tage geschätzt, z. B. von THYGESON und MENGERT (1936) auf 7 Tage. Die Urethritis befällt in der Regel nur die Pars anterior der Harnröhre und nimmt einen chronischen oder intermittierenden Verlauf. Vergesellschaftung mit Gonorrhoe kommt vor (THYGESON und STONE 1942). Bei der Urethroskopie sieht man seltener auch eine Beteiligung der Pars posterior der Urethra. Die Schleimhaut ist diffus oder circumscript gerötet und weist stellenweise kleinere, relativ weiche Infiltrate auf, in denen zerstreut oder gruppiert, hirsekorn- bis stecknadelkopfgroße graue bis graugelbe, durchscheinende Knötchen sitzen. Mitunter sind die inguinalen Lymphknoten leicht geschwollen. Subjektive Beschwerden bestehen in leichtem Juckreiz am Meatus und Brennen beim Harnlassen. Seltener kommt es zu geringgradigen Tenesmen. Der Ausfluß ist entweder serös, weißlich-grau oder schleimig bis eitrig. Die Sekretion kann sehr gering sein. Im Harnsediment finden sich Leukocyten, Epithelien, Schleimbestandteile und auffallend wenig Bakterien. Die Urethritis kann mehrere Monate (evtl. über ein Jahr) andauern, heilt dann aber spontan und ohne Residuen aus. Die Beziehungen der Einschluß-Urethritis zum Morbus Reiter sind noch nicht ausreichend geklärt.

h) Diagnose und Differentialdiagnose

Die Diagnose der vier Formen der „*Einschluß-Krankheit*" — (als übergeordneter Begriff könnte die Bezeichnung: „*Genito-conjunctivale Einschluß-krankheit*" gewählt werden) — beruht auf dem lichtoptischen Nachweis der basophilen, cytoplasmatischen Einschlußkörper in den Epithelien. Eine spezifische serologische Nachweismethode gibt es noch nicht. Bei einem Teil der Patienten fällt die Komplementbindungsreaktion mit Lymphogranuloma inguinale und mit Psittakose-Antigen positiv aus (Gruppenreaktion). Diagnostisch verwertbar ist die Reaktion nicht (RAKE u. Mitarb. 1942). Intracutantests, die bei Patienten mit Einschluß-Urethritiden durchgeführt wurden, und zwar sowohl mit Mollaret-Antigen (aus Buboneneiter von Patienten mit Katzenkratzkrankheit hergestellt) als auch mit Psittakose- und Lymphogranuloma inguinale-Antigen (Lygranum) fielen nicht anders aus als bei Kontrollpersonen (WILLCOX 1955).

Die Einschluß-Blenorrhoe muß *differentialdiagnostisch* vor allem von einer *Gonoblenorrhoe* des Neugeborenen abgetrennt werden; (Cave: Mischinfektionen!). Die gonorrhoische Infektion des Auges hat nur eine Inkubationszeit von 1 bis 3 Tagen. Die Einschluß-Blenorrhoe stellt sich nie vor dem 5. Lebenstag ein. Außerdem: färberischer Nachweis der Gonokokken und Kultur! Das Trachom kommt in den ersten Lebenswochen nicht vor.

Die *Einschluß-Conjunctivitis* der Erwachsenen kann am ehesten mit einem *Trachom* verwechselt werden. Sie kann klinisch durch folgende Kriterien vom Trachom abgetrennt werden: 1. vorwiegender Befall der Unterlider, 2. milderer Verlauf, 3. niemals nennenswerte Beteiligung der Cornea, 4. keine Pannusbildung und 5. geringere oder keine Schwellung der präauriculären Lymphknoten bei der Einschluß-Conjunctivitis. Im Material, das aus den kleinen Follikelbildungen der Schleimhaut ausgepreßt wird, finden sich — im Gegensatz zum Trachom! — keine nekrotischen Zellelemente (am besten Giemsa-Langzeitfärbung).

Die *Einschluß-Urethritis* muß vor allem von einer *Gonorrhoe* unterschieden werden (Methylenblau- und Gram-Präparat, Kultur). Gelegentlich kommen Gonorrhoe und Einschluß-Urethritis gemeinsam vor. Weitere Differenzierung gegenüber anderen nichtgonorrhoischen Urethritiden (u. a. durch Soor, Herpes simplex-Virus oder Trichomonaden hervorgerufene Urethritiden; s. hierzu den Abschnitt B, II, 5, h, ε_2) kann notwendig sein.

i) Therapie

Das Chlamydozoon oculogenitale ist gegen Penicillin resistent, spricht aber gut auf einige Sulfonamide und auf Tetracycline an. Die Penicillin-Resistenz wies SORSBY (1945) nach. Über gute Erfolge mit Aureomycin berichteten BRALEY und SANDERS (1948).

Die Einschluß-Blenorrhoe und die Schwimmbad-Conjunctivitis können durch Lokalbehandlung mit Sulfonamid-haltigen Augensalben oder Tetracyclinhaltigen Lösungen (Augentropfen) geheilt werden. Die Präparate müssen 6mal täglich appliziert werden. Es erfolgt dann in den meisten Fällen innerhalb von 5 bis 7 Tagen völlige Abheilung (spätere Reizzustände klingen gut durch Anwendung von Cortison-Augensalben ab). Unterstützung durch interne Applikation von Sulfonamiden oder Tetracyclinen kann indiziert sein. Über die Lokalbehandlung mit Sulfonamiden teilten THYGESON und STONE (1942) Einzelheiten mit. THYGESON (1941) beschrieb außerdem den Heilungsverlauf bei interner Sulfonamidtherapie. Bei gründlicher Durchführung der lokalen oder internen Behandlung treten keine Rezidive auf. Sehr gut bewährt haben sich 5%ige Sulfathiazolsalben und Terracortril-Augensalbe.

Bei der Einschluß-Urethritis sind außer Sulfonamiden und Tetracyclinen auch Chloromycetin und Erythromycin wirksam.

6. Die benigne Inoculations-Lymphoretikulose (Katzenkratzkrankheit)

Diese Krankheit wird hier im Rahmen der Chlamydozoaceae besprochen, weil einige Autoren vor allem auf Grund cytologischer und serologischer Resultate die Ansicht vertreten, daß der Erreger der benignen Inoculations-Lymphoretikulose mit den Virusarten dieser Familie eng verwandt ist (z. B. MOLLARET 1958: *„Miyagawanellosis lymphoreticularis"*).

a) Synonyma

Benigne Viruslymphoreticulose, Katzenkratzkrankheit, Katzenkrallenkrankheit, benigne Viruslymphadenitis, Virus-Kratzlymphadenitis, Einheimische Lymphadenitis, Felinose, Lymphoreticulosis benigna, Maladie des griffes de chat, Maladie de Debré et Mollaret, Lymphoréticulose bénigne d'inoculation, Adénopathie régionale subaiguë, Morbus Petzetakis, cat scratch disease, cat scratch fever, benign lymphoreticulosis, nonbacterial regional lymphadenitis.

b) Definition

Die benigne Inoculations-Lymphoreticulose ist eine vermutlich virusbedingte Lymphdrüsenerkrankung mit akutem bis subakutem Verlauf, die mit oder ohne Einschmelzung der befallenen Lymphknoten spontan abzuheilen pflegt (GERMER 1954). In den typischen Fällen findet sich zunächst eine oft recht unscheinbare Primärläsion und anschließend entwickelt sich eine uni- oder polylokuläre Lymphadenitis des Einzugsgebietes. Von bakteriell bedingten Lymphadenitiden kann die Inoculations-Lymphoretikulose durch einen weitgehend spezifischen Hauttest mit dem sogenannten Mollaret-Antigen (hergestellt aus hitzeinaktiviertem Buboneneiter der Patienten) abgetrennt werden. Zwar ist es bisher noch nicht einwandfrei gelungen den Erreger elektronenoptisch darzustellen oder in Gewebekulturen zu isolieren, doch wird auf Grund erfolgreicher Übertragungsversuche auf Affen und wegen des Nachweises basophiler Einschlußkörper in den geblähten Reticulumzellen der erkrankten Lymphknoten an der Virusätiologie der Krankheit allgemein nicht mehr gezweifelt. Im Hinblick auf die Tatsache, daß im Rekonvaleszentenserum komplementbindende Antikörper nachgewiesen wurden, die mit Gruppenantigenen der Psittakose-Lymphogranuloma inguinale-Gruppe (Familie der Chlamydozoaceae) reagierten, wurde die benigne Inoculations-Lymphoretikulose letzterer zugeordnet.

Literaturübersichten dieser neuen Krankheitseinheit s. bei BIELING (1951), GSELL u. Mitarb. (1951), VIVELL (1952), DEBRÉ (1954), DEBRÉ und JOB (1954), RUGE (1954), NASEMANN (1955a, b, 1958, 1960), BRAND und FINKEL (1956), MARSHALL (1956), CORTELLA (1957), GSELL und GSELL-BUSSE (1957), HAY (1957), KINDLER (1958), RAUSCHKOLB (1959) und bei WERTH (1959).

c) Geschichtliches

Die ersten Beschreibungen des neuen Krankheitsbildes, dem zunächst die Namen „Maladie des griffes de chat" und etwas später „Lymphoréticulose bénigne d'inoculation" gegeben wurden, stammten von DEBRÉ u. Mitarb. (1950) sowie von MOLLARET u. Mitarb. (1950), wenn man von LEE FOSHAYs Arbeiten (1932) absieht, die nicht zur Erkennung des Erregers führten. Der erste in Deutschland beobachtete Fall wurde von SCHUERMANN und REICH (1952) mitgeteilt. Nach WERTH (1959) dürften in der Weltliteratur bis zum Jahre 1959 insgesamt etwas mehr als 830 Fälle von benigner Inoculations-Lymphoretikulose bekannt geworden sein. Kurz vor WERTH hatten COLLIPP und KOCH (1959) etwas über 600 Fälle aus der Literatur auswerten können.

Der Name „*Katzenkratzkrankheit*" trifft nur für solche Erkrankungen zu, die tatsächlich durch Katzen oder Bisse von Kratzen hervorgerufen worden sind. Dies ist nicht immer festzustellen, obwohl es sich bei der Mehrzahl der Fälle um eine *Zoonose* handeln dürfte. Der besser zutreffende Terminus, der auch hier beibehalten werden soll, lautet: *Benigne Inoculations-Lymphoreticulose*. Er hat allerdings den Nachteil der Länge.

d) Ätiologie

Es gelang MOLLARET u. Mitarb. (1951, 1956), den Erreger der neuen Krankheit vom Menschen auf Affen zu übertragen (Cercopithecus aethiops, M. mulatta, auch Durchführung von Serienpassagen). In diesen Versuchen betrug die Inkubationszeit bis zum Auftreten von Hautläsionen durchschnittlich 28 Tage (zuweilen länger, bis zu 54 Tage), und die sekundären Drüsenschwellungen bildeten sich nach 36 bis 63 Tagen aus. Die Übertragung des infektiösen Agens auf kleine Laboratoriumstiere, auf Katzen und auf mehrere Vogelarten war bisher nicht möglich. Ebenfalls mißlang die Züchtung des Erregers in Eikulturen.

MOLLARET u. Mitarb. (1951) beimpften mit dem Material aus der Läsion eines Patienten mit benigner Inoculations-Lymphoretikulose vier freiwillige Versuchspersonen. Nur in einem Falle entstand das typische Krankheitsbild. Mit Hilfe der Giemsa-Langzeitfärbung vermochten MOLLARET u. Mitarb. in Ausstrichpräparaten von infizierten Lymphknoten des Menschen und der beimpften Affen Elementarkörper-ähnliche Granula nachzuweisen, die von ihnen als Erreger der Krankheit angesprochen wurden. Nach BLANK und RAKE (1955) ist dieses morphologische Resultat nicht absolut beweiskräftig. Dies ist zwar im Prinzip richtig, doch ist das Bildmaterial MOLLARETs sehr eindrucksvoll.

Mit einem Antigen, das durch Aspiration des bakteriosterilen Eiters aus den entzündeten Lymphknoten gewonnen und dann hitzeinaktiviert wird, kann ein *Intracutantest* durchgeführt werden. Hierbei injiziert man 0,1 cm³ des Antigens intracutan. Es bilden sich dann bei den Patienten nach 48 Std. Reaktionen aus, die durch eine rote Papel von 5 bis 15 mm Durchmesser (evtl. mit oberflächlicher zentraler Nekrose) gekennzeichnet sind. Gewöhnlich entsteht um die papulöse Reaktion eine bis zu 6 cm breite, lebhaft rote Area (Erythem). Dieser Hauttest, der einen hohen Spezifitätsgrad besitzt, fällt mindestens über mehrere Monate lang positiv aus, meist noch längere Zeit (evtl. einige Jahre lang). Der Test ist bei den meisten Patienten schon in der frühen Rekonvaleszenzphase auslösbar. — Entsprechende Hauttests mit einem Lymphogranuloma inguinale-Antigen (Lygranum) fallen bei den Patienten mit einer benignen Inoculations-Lymphoreticulose sehr oft negativ aus[1] (BLANK und RAKE 1955).

MOLLARET u. Mitarb. (1951) nehmen auf Grund folgender Kriterien an, daß der Erreger der Krankheit zur Familie der Chlamydozoaceae gehört: 1. wegen des pathologischen Bildes (s. weiter unten), 2. der großen Elementarkörper wegen, die in den Läsionen der Patienten und in den bei Affen experimentell hervorgerufenen Veränderungen nachgewiesen werden können, 3. wegen der basophilen Einschlußkörper in den Reticulumzellen und 4. des Vorkommens positiver Komplementbindungsreaktionen wegen, die mit den Patientenseren und Psittakose- sowie Lymphogranuloma inguinale-Antigen erhalten werden können. WINSHIP (1953) sowie BLANK und RAKE (1955) geben zu bedenken, daß in vielen Fällen negative Resultate bei der Komplementbindungsreaktion mit Lymphogranuloma inguinale-Antigen (Lygranum) gefunden worden sind. Auch SORRELL (1956) schließt sich der kritischen Stellungnahme WINSHIPs an und hält die von MOLLARET aufgezeigten Parallelen zum Lymphogranuloma inguinale nicht für ausreichend begründet.

MOLLARET u. Mitarb. (1956, 1959) fanden bei bisher 7 Fällen, die hinsichtlich des klinischen Verlaufes weitgehende Übereinstimmung mit der benignen Inoculations-Lymphoretikulose zeigten (meist eine Verlaufsform mit Angina und subakuter Adenopathie) mit dem üblichen Antigen (als A-Antigen bezeichnet) immer negative Intracutantests, hingegen mit einem Antigen aus den Lymphknoten dieser Patienten selbst (B-Antigen) regelmäßig bei allen 7 Kranken positive Reaktionen. Histologisch boten die befallenen Lymphdrüsen einen von dem bisher bekannten Krankheitsbilde abweichenden Befund (Riesenzellig-lymphocytäre und an Plasmazellen reiche Form der regionären subakuten Adenopathie; kulturell nie Mycobacterium tuberculosis nachgewiesen). MOLLARET zweifelt daran, ob diese Verlaufsform als Typ B der benignen Inoculations-Lymphoretikulose aufgefaßt werden darf und glaubt auf Grund der völligen Antigenverschiedenheit (Intracutantests!) eher an eine Infektionskrankheit sui generis, die möglicherweise einer ganz anderen „Virusgruppe" angehört.

---

[1] Nach Angaben mancher Autoren „fast immer" negativer Reaktionsausfall.

e) Epidemiologie

Die benigne Inoculations-Lymphoretikulose kommt zur Zeit in Frankreich, in der Schweiz, in Deutschland (bisher vor allem südlich des Mains, noch keine Berichte aus Ostdeutschland), in den USA., in Canada, England, Holland, Portugal, Italien, Österreich, Indien und Vietnam vor. Die Krankheit scheint in Europa langsam von Westen nach Osten zu wandern (z. B.: Frankreich → Schweiz → Süddeutschland). Jahreszeitliche Häufungen scheinen nicht vorzukommen. Neben vielen Einzel- und Gruppenerkrankungen wurden auch kleinere Epidemien beobachtet (Höring und Zwissler 1954). Die meisten Fälle betreffen Kinder und Jugendliche. Nach Daniels und MacMurray (1954) sind ein Drittel der erkrankten Kinder unter 10 Jahre alt. Die *Inkubationszeit* variiert nach den Angaben dieser Autoren zwischen 3 und 14 Tagen (von anderer Seite wurden z. T. längere Inkubationszeiten, etwa bis zu einem Monat, beobachtet; s. auch weiter oben die Affenversuche). In manchen Familien können mehrere Personen gleichzeitig oder nacheinander erkranken.

Katzen sind vermutlich nur passive Überträger des Erregers und scheinen selbst nicht infiziert zu werden und nicht zu erkranken. In den Anamnesen der Patienten finden sich häufig (nach manchen Autoren bis zu 90%), aber nicht immer Kontakte mit Katzen sowie Verletzungen durch Krallenrisse oder Bisse. Zuweilen werden andere Traumen (Kratzwunden durch Rosendornen, Nadelstiche, Verletzungen durch Knochensplitter) angegeben. Man nimmt daher an, daß das „Virus" in der Natur (besonders im Pflanzenreich) weit verbreitet ist, vielleicht auch durch Insektenstiche übertragen werden kann. Außer Kindern werden bevorzugt Gärtner, Schlachthofarbeiter und Veterinäre befallen. Gifford (1955) stellte in Kalifornien bei 28 Veterinären insgesamt in 7 Fällen positive Intracutanreaktionen mit dem Mollaret-Antigen fest.

In Zukunft sollten alle als Infektionsquellen in Betracht kommenden Katzen genau untersucht werden. Zwissler (1956) berichtete z. B., daß er bei einem solchen Tier am Hals Schwellungen beobachten konnte.

f) Pathogenese, Pathologie, Histologie

Wie erwähnt, scheint die *Inkubationszeit* der benignen Inoculations-Lymphoretikulose nicht streng normiert zu sein. Sie beträgt etwa zwischen (3) 10—20 (60) Tage. Das „Virus" dringt durch Vermittlung von Katzenbissen, Kratzwunden, Dornstichverletzungen oder Traumen beim Schlachten von Tieren direkt in die Haut ein. Möglicherweise kann die Infektion auch auf enteralem oder bronchogenem Wege zustande kommen. Inapparente Krankheitsverläufe scheinen möglich zu sein (positive Intracutantests bei nicht erkrankten Personen, die aber intensiven Kontakt mit Katzen hatten). Positive Ausfälle werden gelegentlich (weniger als 1%) bei intracutanen Testungen mit dem Mollaret-Antigen bei gesunden Personen gefunden, die nie mit Katzen in Berührung gekommen waren. — Eine pseudovenerische Form der benignen Inoculations-Lymphoretikulose wurde von Duperrat (1951) beschrieben.

Nach dem Eindringen des Erregers in die Haut bildet sich an der Eintrittspforte eine Primärläsion aus. Sie stellt ein Granulom mit zentraler Nekrose dar. Die regionären Lymphknoten schwellen dann anschließend an und weisen später herdförmige Nekrosen und Abszeßbildung auf. Bei den 160 Fällen von Daniels und MacMurray (1954) waren 110mal die Lymphonodi der oberen Extremitäten, 34mal diejenigen im Gesichts-, Nacken- und Halsbereich und 26mal die der Beine befallen.

Die Inoculations-Lymphoretikulose kann ernste Krankheiten nachahmen. Selbst die Histologie kann sehr täuschen (SIEGMUND 1954). SCHUERMANN (1958) umriß diese Situation mit folgendem Hinweis: „Die histologischen Veränderungen im Bereich der Primärläsion und vor allem der Lymphknoten erinnern im Anfang an Tularämie oder Lymphogranulomatose PALTAUF-STERNBERG, dann vielleicht ein wenig an Tuberkulose und später an ein Lymphogranuloma inguinale".

Histologisch zeigt die Primärläsion eine unspezifische Entzündung der Haut, die in den tieferen Coriumschichten mit perivasculären Infiltraten aus Lymphocyten und Plasmazellen einhergeht (HEDINGER u. Mitarb. 1952, GANS und STEIGLEDER 1957). Später entstehen tuberkuloide Strukturen im Corium mit Riesenzellen und zentraler Einschmelzung.

Die ersten Veränderungen in den Lymphknoten lassen sich am besten als unspezifische reticuläre Reaktion auffassen (BLANK und RAKE 1955). Es kommt zu herdförmigen Wucherungen der Reticulumzellen und zu plasmacellulären Aggregationen. Später entwickeln sich Granulome von Epitheloidzellen (evtl. Riesenzellbildungen in den „tuberkuloiden Foci"), die lymphocytäre und plasmacelluläre Säume besitzen sowie evtl. zentrale Nekrosen mit Leukocytenansammlungen aufweisen. Es liegt somit das Bild einer herdförmig abszedierenden Lymphadenitis mit z. T. tuberkuloiden Strukturen und mit einer mehr oder weniger stark ausgeprägten Periadenitis vor.

In den geschwollenen, geblähten Reticulumzellen fanden MOLLARET u. Mitarb. (1951) außer intranucleären (spezifischen?) vor allem basophile cytoplasmatische Einschlußkörper sowie in Gruppen angeordnete, basophile Granula unterschiedlicher Größe (bis zu einem Durchmesser von 1μ: Grundsubstanzbrocken von GÖNNERT?, Gruppen von Elementarkörpern?), die denen ähnlich sind, die beim Lymphogranuloma inguinale beobachtet werden können. WINSHIP (1953) sah die von MOLLARET u. Mitarb. beschriebenen Partikel in einem Material von Lymphknoten ganz verschiedener Krankheiten und zweifelt daher an deren Spezifität.

MOLLARET (1959) beobachtete bei der riesenzellig-lymphocytären Form der subakuten regionären Adenopathie (bei der Intracutantests mit A-Antigen stets negativ, mit B-Antigen hingegen positiv ausfallen) folgenden histologischen Befund: In den Lymphknoten verschwindet das Drüsengewebe vollständig. Es wird ersetzt durch einige verstreute lymphocytäre Inseln in einem sklerosierten Gewebe. In diesen inselförmigen Herden läuft ein Prozeß ab, der in der ersten Phase noduläre Gebilde aus Lymphocyten, Histiocyten und zahlreichen Riesenzellen erkennen läßt. Einige Zellen werden nekrotisch. Am Rand der Herde finden sich Gefäßneubildungen. In der zweiten Phase werden die Knötchen voluminöser. Die sie umgebende fibröse Schale wird dichter und bildet nach außen hin Septen aus, die die umgebenden Muskelfasern auseinanderdrängen. Zwischen letzteren bilden sich lymphocytäre und riesenzellige Infiltrate. Die Knötchen selbst besitzen an der Peripherie Aggregate von Lymphocyten und Riesenzellen, darunter palisadenartig orientierte Epitheloidzellen. Das Zentrum geht in Nekrose über (lymphocytäre Inseln, Haufen von Erythrocytentrümmern, keine polymorphkernigen Leukocyten). Das dritte und letzte Stadium des Prozesses zeigt nekrotische, strukturlose Massen mit einzelnen Kernresten („gummöse" Einschmelzung).

g) Klinik

Die benigne Inoculations-Lymphoretikulose kommt zwar am häufigsten bei Kindern vor, doch können alle Altersstufen befallen werden. Die Geschlechter erkranken nicht unterschiedlich häufig. Nach Ablauf der Inkubationszeit bildet sich an der Eintrittspforte des Erregers eine kleine Papel (später Bläschen, dann Pustel) aus, die geschwürig zerfallen kann (Primärläsion). Die Primärläsion wird nicht immer erkannt, da sie unterschwellig ausgeprägt sein kann. Etwa 1 bis 3 Wochen später entwickelt sich eine regionäre, seltener partiell generalisierte Lymphknotenentzündung (Primärkomplex), die von Allgemeinerscheinungen wie Fieber, Kopf- und Gliederschmerzen, Müdigkeit und wechselnd starkem Krankheitsgefühl begleitet wird. Die Lymphdrüsen, die bis Golfballgröße annehmen, sind meist auf der Unterlage gut verschieblich, können aber auch zuweilen mit der Umgebung verbacken sein. Gelegentlich ist die Milz vergrößert. Die Krankheit dauert mehrere Wochen und heilt in der Regel von selbst aus (RUGE 1954).

Tritt Einschmelzung der Drüsen auf, so kann, wenn der fast stets bakteriosterile Eiter nicht durch Punktion entfernt wird, ein spontaner Durchbruch nach außen und evtl. Fistelbildung erfolgen. Gleichzeitig vorhandene Fieberschübe (38,5 bis 40° C) können evtl. über 8 bis 14 Tage andauern, doch gibt es auch fieberfreie Verläufe.

Die befallenen Lymphknoten sind druckempfindlich und schmerzhaft. Das Fieber kann ihre Abszedierung beschleunigen. Bei einem Teil der Fälle entwickeln sich klein-maculöse, „Rash"-artige, flüchtige *Exantheme* von scarlatiniformer oder rubeoliformer Beschaffenheit, die evtl. eine leichte papulöse oder urticarielle Note im Zentrum der fleckförmigen Efflorescenzen annehmen können. Auch Erythema nodosum-ähnliche Veränderungen sind beobachtet worden. Die Ausschläge finden sich meist am Stamm und an den Extremitäten. Weitere klinische Details s. bei KLARENBEEK (1953), NORDMANN (1955), LYON (1956), SCHMID (1956), SEBASTIANI (1956) und bei TRIEGER (1957).

GSELL und GSELL-BUSSE (1957) berichteten über 9 Fälle von Inoculations-Lymphoretikulose mit bucco-pharyngealer Lokalisation. PETIT und BASSET (1955) sahen eine Primärläsion an der Oberlippe mit Schwellung der submentalen Lymphknoten. Auch Befall des Zahnfleisches und der Wangenschleimhaut kommt vor (MÜHLEMANN 1951). Letzterer vollzieht sich in Form von ulcerierenden Infiltraten (SCHUERMANN 1958). MOLLARET u. Mitarb. berichteten über einen Fall von einseitiger febriler Angina, der mit seitlicher Rachenphlegmone einherging und außerdem durch Vergrößerung und Einschmelzung der Lymphknoten im Kieferwinkel kompliziert wurde. Über einen ähnlichen Fall berichteten USTERI, WEGMANN und HEDINGER (1952). BÖSL (1958) fand in der Literatur 10 Fälle mit Beteiligung der Submandibulardrüsen.

Außer der typischen cuto-lymphonodalen Verlaufsform gibt es atypische Bilder der benignen Inoculations-Lymphoretikulose (USTERI, WEGMANN und HEDINGER 1952), und zwar die *oculo-glanduläre* Form, die *meningo-encephale*, die *mesenteriale* und die *pulmonale* Form. Letztere wurde u. a. von SHELDON und SMELLIE (1957) beschrieben. Die oculo-glanduläre Verlaufsform (HINDEN 1957, MARGILETH 1957) geht mit einer primär-unilateralen Conjunctivitis und Schwellung der homolateralen präauriculären Lymphknoten einher. Ein Teil der Fälle des Parinaud-Syndroms dürfte daher dieser Form der Inoculations-Lymphoreticulose angehören. Über Erythema nodosum-artige Verläufe s. bei SANSOT (1957). DANIELS und MACMURRAY (1954) stellten bei 5 Fällen mit Inoculations-Lymphoreticulose eine Encephalitis fest. Die Erkrankungen waren z. T. schwer und verliefen mit Koma, Konvulsionen, Nystagmus und positivem Babinskischen Zeichen. An weiteren *Komplikationen* sind Retropharyngealabszesse, multiple Primärläsionen (mit nachfolgenden multiplen Primärkomplexen) und osteolytische Prozesse (z. B. von ADAMS und HINDMAN 1954 im Os ilium sowie von COLLIPP und KOCH 1959) beobachtet worden. HÖRING und ZWISSLER (1954) berichteten, daß gelegentlich eine Erkrankung in eine chronisch-progrediente Verlaufsform übergehen kann. GIOR-

DANO und NIGRO (1957) bestätigten die Mitteilungen MOLLARETs über die „Riesen-zellig-lymphocytäre Form der regionären subakuten Adenopathie" (Hauttest mit B-Antigen positiv!) und teilten einen entsprechenden Fall mit, der durch eine Myositis kompliziert wurde. GRÄFF (1954) beschrieb den ersten *Todesfall* bei Inoculations-Lymphoretikulose. Es handelte sich um einen zweijährigen Jungen, der nach Verabfolgung von Terramycin in einen schockähnlichen Zustand fiel und kurz darauf starb. Der Eintritt des Todes muß letzterem, nicht aber der Katzen-kratzkrankheit zugeschrieben werden.

Generell ist die *Prognose* der Inoculations-Lymphoretikulose günstig. Der Verlauf der akuten Symptome und der Allgemeinerscheinungen erstreckt sich durchschnittlich über 4 bis 20 Tage. Die Schwellungen der Lymphknoten können mehrere Monate anhalten. Auch ohne Antibiotica-Therapie stellt sich eine spon-tane Heilung ein.

Das rote *Blutbild* zeigt während des Krankheitsablaufes meist keine nennens-werten Veränderungen. Die Blutkörperchensenkungsgeschwindigkeit ist nicht oder nur mäßig beschleunigt. Im Differentialblutbild findet sich anfänglich eine leichte neutrophile Leukopenie, verbunden mit einer meist deutlichen Lympho-cytose. Später, in der Phase der Abszedierung, bildet sich eine neutrophile Leuko-cytose mit vereinzelten Myelocyten und Promyelocyten aus.

h) Diagnose und Differentialdiagnose

Die Diagnose der benignen Inoculations-Lymphoretikulose beruht auf der Besonderheit des klinischen Bildes (Primärkomplex), auf der Anamnese (Katzen-kontakt, Dornenstich-, Kratz- oder Bißverletzungen), auf dem histologischen Befund der entzündeten Lymphknoten und vor allem auf dem positiven Ausfall des Intracutantests mit dem Mollaret-Antigen (in der Ausführung analog der Freischen Reaktion). Der Test kann noch Jahre nach der Infektion positiv sein (HANGER und ROSE 1945). Ob das Antigen für die Intracutanprobe aus erweichten Lymphknoten oder aus dem aspirierten Buboneneiter hergestellt wird, beeinflußt die Spezifität der Reaktion nicht (gleiche Resultate! — s. bei REID 1959). In den Rekonvaleszentenseren können durch Komplementbindungsreaktionen mit Psittakose- oder Lymphogranuloma inguinale-Antigen (Lygranum) nicht immer beweisende Antikörpertiter nachgewiesen werden (ARMSTRONG u. Mitarb. 1956). HÖRING und ZWISSLER (1954) erhielten bei ihren serologischen Untersuchungen sowohl mit Psittakose- als auch mit Lymphogranuloma-Antigen nur etwa je 50% positive Resultate bei Patienten mit Katzenkratzkrankheit.

Differentialdiagnostisch muß an ein Scrofuloderma bzw. an tuberkulöse Lym-phome (Tuberkulintest, kulturelle Untersuchung des Abszeßeiters auf Mycobac-terium tuberculosis, nach ZIEHL-NEELSEN gefärbte Ausstrichpräparate), an ein Lymphogranuloma inguinale (Virusisolierung, Freischer Intracutantest), an eine Tularämie (Agglutinationen), an eine Lymphogranulomatose Paltauf-Sternberg (Morbus Hodgkin), an eine Leukämie, an ein Boecksches Sarkoid, an eine infektiöse Mononucleose (Nachweis der heterophilen Antikörper) und an ein Erythema nodosum gedacht werden.

i) Therapie

Meist erfolgt die Abheilung der benignen Inoculations-Lymphoretikulose innerhalb einiger Wochen spontan. Von den Antibioticis scheinen nur die Tetra-cycline und Chloromycetin wirksam zu sein. Sie vermögen bestenfalls eine Ver-kürzung der Krankheitsdauer herbeizuführen, vielleicht auch die Abszedierung zu verhindern. ZWISSLER (1956) wies auf die evtl. gute Wirkung der Röntgen-Entzündungsbestrahlung hin. Die Aspiration des Eiters kann die Perforation der entzündeten Lymphknoten unterbinden. SMALL und SNIFFEN (1956) ziehen die totale Exstirpation der befallenen Drüsen (mit primärem Verschluß) der Drainage vor.

VIII. Infektionen des Menschen und der Tiere durch Bartonellen (Bartonellosen)

1. Allgemeines

Die Besprechung der Bartonellosen kann hier aus mehreren Gründen kurz erfolgen. Erstens liegt im alten Jadassohnschen Handbuch eine ausführliche Abhandlung aus der Feder eines hervorragenden Kenners der Bartonellen-Infektionen vor: „Verruga peruviana oder Carrionsche Krankheit (Oroya-Fieber)" von H. DA ROCHA-LIMA im Band XII, Teil 1, S. 215—242 (1932). Aus diesem Beitrag sind die noch heute gültigen Daten über die Geschichte, Epidemiologie, Pathologie, Ätiologie, Diagnose, Klinik und Differentialdiagnose der Krankheit ersichtlich. Zweitens wird die Carrionsche Krankheit, die in den Hochtälern der Anden endemisch ist, immer seltener und stirbt möglicherweise ganz aus. Der dritte Grund aber ist der wichtigste! Aus den neueren experimentellen Untersuchungen (s. bei WIGAND 1958) geht zweifelsfrei hervor, daß der Erreger der menschlichen Bartonellosis nicht zu den großen Viren, Grahamellen und Rickettsien gehört, sondern ein Bacterium darstellt (Einzelheiten weiter unten!). Verruga peruviana und Oroyafieber sollten daher künftig bei den bakteriellen Infektionen erörtert werden. Wir entschlossen uns nur deshalb dazu, sie hier in Kürze abzuhandeln, weil die *Tierbartonellen* im Reich der Mikroorganismen eine Sonderstellung einnehmen und zwischen den Bakterien einerseits und den großen Viren andererseits eingereiht werden müssen. Menschliche und tierische Bartonellen sind Blutparasiten. Außer diesem gemeinsamen Merkmal besitzen sie jedoch kaum weitere übereinstimmende Eigenschaften.

Die ältere Literatur über die Bartonellosen findet sich außer in dem erwähnten Handbuchartikel DA ROCHA-LIMAS (1932) im Handbuch der pathogenen Mikroorganismen in den Beiträgen von LAUDA (1930) und von DA ROCHA-LIMA (1930), und zwar in Band VIII, Teil 2, S. 1049 und 1073.

Die Bartonellen stellen eine Gruppe von Mikroorganismen dar, die durch ihre Lokalisation an den Erythrocyten der befallenen Wirte (Blutparasiten!) und durch ihre Größe charakterisiert werden, welch letztere sie zwischen die kleinen Bakterien und die großen Virusarten einzuordnen gestattet (PETERS und WIGAND 1955). Siehe hierzu auch die Literaturübersicht von NASEMANN (1952). Der Erreger der menschlichen Bartonellen-Infektion ist die *Bartonella bacilliformis*. Die in erster Linie bei Ratten und Mäusen, aber auch bei höheren Säugetieren vorkommenden *Tierbartonellen* sind für den Menschen nicht pathogen. Tierbartonellosen finden sich auf der ganzen Welt in Form latenter Infektionen, die in kennzeichnender Weise durch Exstirpation der Milz aktiviert werden können. Nach WIGAND (1958) liegt die praktische Bedeutung dieser Blutparasiten in ihrer außerordentlich weiten Verbreitung. So muß bei allen experimentellen Untersuchungen an kleinen Nagetieren, vor allem bei solchen, die mit dem Blut, den blutbildenden Organen oder mit der Milzfunktion zu tun haben, in Betracht gezogen werden, daß das Vorhandensein (bzw. bei Vergleichsuntersuchungen auch das Fehlen) eines Bartonellenbefalles die Resultate mehr oder weniger stark beeinflussen kann.

Die Tabelle 42 liefert einen Überblick über die einzelnen Mitglieder der Bartonellen-Gruppe.

Tabelle 42. *Bartonellen* (Schema nach WIGAND)

I. *Bartonella bacilliformis*
(Carrionsche Krankheit: Oroyafieber und Verruga peruana beim Menschen)

II. *Hämobartonella*
(Tierbartonellosen)
a) H. muris (MAYER)
b) H. canis (KIKUTH)
c) H. muris musculi (SCHILLING)
d) H. microti (TYZZER und WEINMAN)
e) H. tyzzeri (PINKERTON und WEINMAN)
f) H. bovis (DONATIEN und LESTOQUARD)

III. *Eperythrozoon*
a) E. coccoides (SCHILLING, DINGER)
b) E. dispar (BRUYNOGHE und VASSILIADIS)
c) E. ovis (NEITZ, ALEXANDER und DU TOIT)
d) E. wenyoni (ADLER und ELLENBOGEN)

Verwandt sind *Anaplasmen* und wahrscheinlich *Grahamellen*.

2. Carrionsche Krankheit

Die Bartonellosis des Menschen, auch Carrionsche Krankheit genannt, ist eine in den Andentälern Perus, Kolumbiens und Ecuadors endemische Infektionskrankheit, die durch Phlebotomen übertragen wird (NAUCK 1952, FOX 1952). Sie tritt in zwei klinisch unterschiedlichen Erscheinungsbildern auf, und zwar 1. als anämisches und 2. als cutanes Syndrom (als Oroya-Fieber und als Verruga peruana), die entweder einzeln oder gemeinsam vorkommen können. Den Dermatologen interessiert vor allem das *exanthematische Stadium* der Krankheit, die *Verruga peruviana*.

Die Verruga peruviana stellt das sekundär lokalisierte Erscheinungsbild der Allgemeininfektion dar. Letztere, das Oroyafieber, geht mit Zerstörung der roten Blutkörperchen einher. Die Verruga peruviana befällt vorwiegend Gesicht und Extremitäten. Es handelt sich um eigenartige, entweder mehr oberflächliche, miliarpapulöse oder mehr tiefsitzende, größere knotige Veränderungen der Haut von kugeliger oder mehr ovaler Form, die eine glatte, oft feuchte Oberfläche und lebhaft rote Farbe aufweisen. Außer an der Haut siedeln sich diese Knötchen auch auf den Schleimhäuten der Körpereingangshöhlen (Mund, Oesophagus, Vagina, Uterus, Rectum) an (Details s. bei SCHUERMANN 1958).

Histologisch handelt es sich bei den Läsionen der *Verruga peruviana* um spezifische Granulome mit Gefäßneubildung und Endothelwucherungen, die an das Bild des Granuloma teleangiectaticum erinnern. Oft wird der obere Abschnitt der Hautknoten vorwiegend aus weiten, dünnwandigen, strotzend mit Blut gefüllten Gefäßen gebildet. Diese angiomatösen Cutisveränderungen zeigen eine gewisse Ähnlichkeit mit den Capillarsprossungen im Corium bei paravaccinalen Melkerknoten (s. hierzu den Abschnitt B, I, 6, h). Auf die Parallelen zur Paravaccine machte zuerst GANS aufmerksam (s. GANS und STEIGLEDER 1957). Neben dem Wucherungsprozeß der Capillaren imponieren eine lymphocytäre Infiltration und eine reiche Sproßbildung der Endothelien. Letztere führt zur Entwicklung eines dichten Netzes aus Spindelzellen („sarkomähnlich"). In den spindelförmigen Zellen lassen sich cytoplasmatische Einschlußkörper (Körnchenhaufen: Kolonien des Erregers) nachweisen.

Die Carrionsche Krankheit verliert gegenwärtig durch die immer wirksamere Bekämpfung der übertragenden Insekten und durch die Möglichkeit der Durchführung einer antibiotischen Behandlung zunehmend an Bedeutung. Kürzlich berichteten allerdings FELLINGER, BRAUNSTEINER und PAKESCH (1956) über einen in Europa diagnostizierten Fall von Oroyafieber (hierbei: elektronenoptische Dünn-

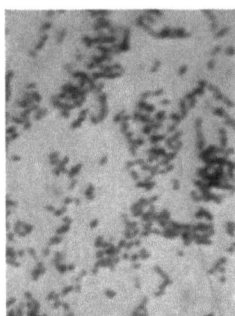

Abb. 175. Bartonella bacilli-formis. Aggregate, Einzelteil-chen und Ketten der Erreger. Ausstrich von einer 24 Tage alten Kultur, Giemsa-Fär-bung. Vergr. 1500mal. Auf-nahme von PETERS und WIGAND (1952)

schnittanalysen). Der Patient machte seine Reise von Südamerika nach Europa während der Inkubationszeit.

Aus der Reihe der Antibiotica erwiesen sich bei klinischer Überprüfung die Tetracycline, Erythromycin und ganz besonders Chloromycetin als wirksam (ARA-UJO 1955, URTEAGA und PAYNE 1955, NAUCK 1956 u. a.). — Die Bartonella bacilliformis verhält sich *in vitro* gegenüber den Sulfonamiden resistent, aber empfindlich gegenüber Penicillin, Dihydrostreptomycin, Aureomycin, Terramycin und Chloromycetin, was den klinischen Erfahrungen durchaus entspricht (WIGAND 1952, 1958).

Bei der Carrionschen Krankheit bildet sich außer der Infektionsimmunität wahrscheinlich auch eine echte Immunität von begrenzter Dauer aus (WIGAND 1958).

Der Erreger, die Bartonella bacilliformis, kann auf Affen übertragen werden, doch gelingt es nicht immer, ein typisches Krankheitsbild hervorzurufen. Die Organismen können schon lichtoptisch im Giemsa-gefärbten Blutausstrich oder in Ausstrichen von der Kultur nachgewiesen werden. Es handelt sich um purpur-violett tingierte Stäbchen von unterschiedlicher Länge und Dicke, die im ganzen etwas gröber aussehen als die entsprechenden Gebilde bei den Tierbartonellen (siehe Abb. 175)[1]. Häufig liegen die kurzen Stäbchen in Form einer Kette hintereinander, auch in V- oder Y-förmiger Anordnung (WIGAND 1958). Ihre Größe beträgt durchschnittlich 0,4—0,5 mal 1,3 bis 2,0 μ

Bei der elektronenoptischen Analyse zeigte sich, daß die Bartonella bacilliformis eine umhüllende Membran besitzt, von der sich das „Cytoplasma" durch den trocknenden Einfluß des Hochvakuums mehr oder weniger stark retrahiert. Die Organismen sind (zumindest in der Kultur) unipolar begeißelt, was lichtoptisch nur sehr schwer

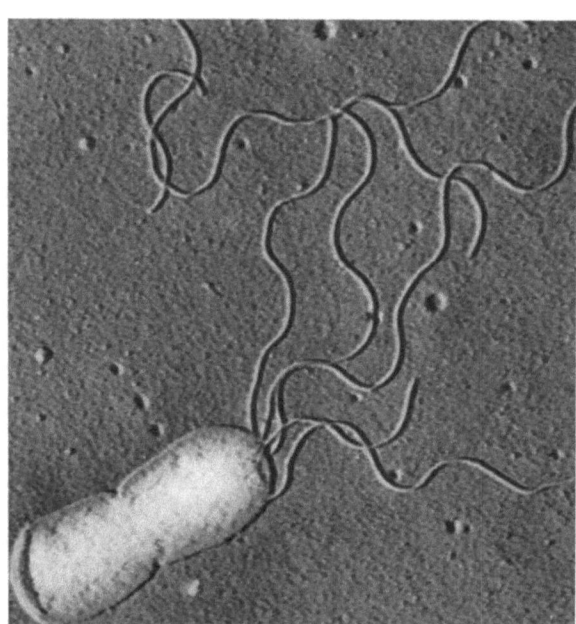

Abb. 176. Bartonella bacilliformis. Teilungsform (7 Tage alt). El.opt. Vergr. 19000mal, Präparat mit Palladium schräg-bedampft. Aufnahme von PETERS und WIGAND (1952)

nachweisbar ist. Die Geißeln sind etwa 20 mμ dick und regelmäßig mit einer Periode von etwa 1 μ gewellt (s. Abb. 176). Durch die Geißeln sind die Organis-

[1] Für die freundliche Überlassung der Abb. 175—181 sage ich auch an dieser Stelle Herrn Dr. D. PETERS, Hamburg, und Herrn Doz. Dr. R. WIGAND, Homburg, Saar, herzlichen Dank. Unter den Abbildungen finden sich Hinweise auf die entsprechenden Veröffentlichungen.

men beweglich und können sich durch Querteilung vermehren. Hierdurch und in morphologischer Hinsicht entsprechen sie völlig den Bakterien. Die Züchtbarkeit auf besonderen künstlichen Nährböden unterscheidet die Bartonella bacilliformis von den Tierbartonellen. Durch letztere Eigenschaft und durch die Begeißelung kann sie außerdem von Organismen aus der Gruppe der Rickettsien abgetrennt werden. Literatur über Bartonella bacilliformis bei PETERS und WIGAND (1952), WIGAND und WEYER (1953), GRIESEMER (1958) und WIGAND (1958).

3. Tierbartonellen

Wie erwähnt, kommt den Tierbartonellen für die menschliche Pathologie keine Bedeutung zu. Auch serologisch bestehen keine Beziehungen zwischen Bartonella bacilliformis und den Tierbartonellen. Tierbartonellosen sprechen auf Behandlung

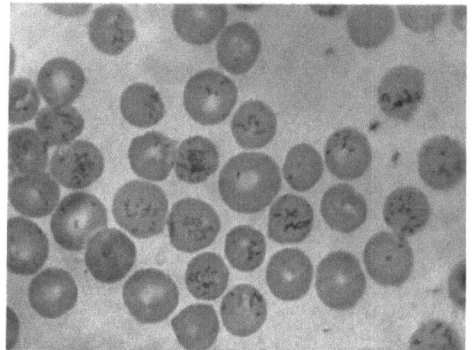
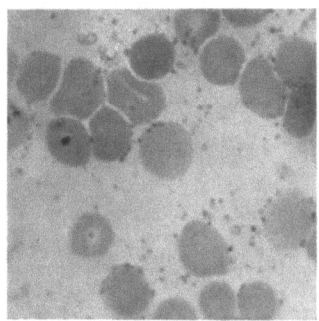

Abb. 177. Bartonella muris aus Goldhamsterblut, Giemsa-Färbung. Vergr. 1000mal, Blutausstrich. Aufnahme von WIGAND und PETERS (1952)

Abb. 178. Eperythrozoon coccoides. Ausstrich von Mäuseblut, Giemsa-Färbung. Vergr. 1000mal. Aufnahme von WIGAND

mit Neosalvarsan und mit Aureomycin an (WIGAND 1958). Genau wie die Bartonella bacilliformis können die Tierbartonellen lichtoptisch mit Hilfe der Giemsa-Färbung dargestellt werden (Abb. 717 und 178). Es handelt sich um schneeball-ähnliche Gebilde mit einem mittleren Durchmesser von 350 bis 500 mμ.

Bisher sind von den Tierbartonellen morphologisch am besten die Haemobartonella muris (Abb. 179), das Eperythrozoon coccoides (Abb. 180) und die Haemobartonella muris musculi (Abb. 181) untersucht worden. Die genannten Organismen ähneln sich morphologisch.

Elektronenoptisch zeigt sich, daß sie eine kokkoide Grundstruktur besitzen (Abb. 179 und 181). Dabei lassen sich weder eine umhüllende Membran noch besondere Innenstrukturen differenzieren. Die für das Eperythrozoon typischen Ring- oder Napfformen (Scutula-ähnlich) entstehen wahrscheinlich erst bei der Auftrocknung (Abb. 180). Die Tierbartonellen verfügen nicht über Geißeln und sind unbeweglich. Mit Hilfe des Pseudoabdruckverfahrens ließ sich eindeutig nachweisen, daß die Organismen auf der Oberfläche der Erythrocyten sitzen. Durch einen „enzymatischen und optisch kontrollierten Abbau" konnten PETERS und WIGAND zeigen, daß in den Organismen sowohl Ribo- als auch Desoxyribonucleoproteide enthalten sind.

Literatur über Haemobartonella muris: NAUCK, PETERS und WIGAND (1950), WIGAND und PETERS (1952, 1954), WIGAND (1956a, b, 1958); über Haemobartonella muris musculi: WIGAND und PETERS (1952), WIGAND (1958); sowie über Eperythrozoon coccoides: PETERS und WIGAND (1951), WIGAND und PETERS (1952), WIGAND (1958).

Bei den Tierbartonellosen liegt, von der *milzbedingten Resistenz* abgesehen, nur eine *Infektionsimmunität* vor.

Morphologisch stehen die Tierbartonellen den Organismen der *Pleuropneumonie-Gruppe* am nächsten (PETERS 1951). In letzterer werden eine Anzahl sehr kleiner parasitärer und saprophytärer Mikroorganismen nach morphologischen und

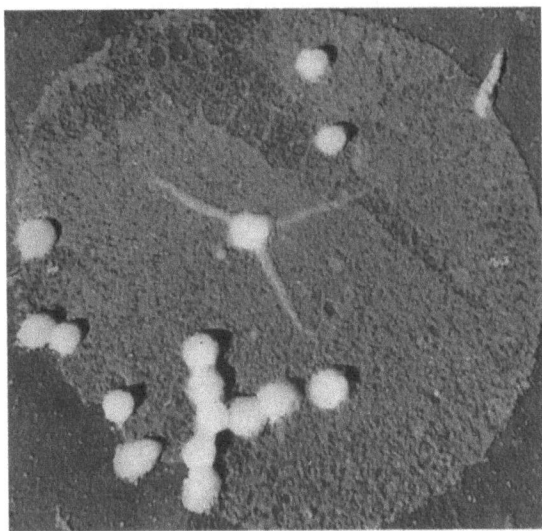

Abb. 179. Bartonella muris. Organismen in Y-förmiger Lagerung auf Erythrocytenmembran, Goldhamsterblut, osmotische Hämolyse, Formalinfixierung. Präparat mit Palladium schräg-bedampft. El.opt. Vergr. 11500mal. Aufnahme von WIGAND und PETERS (1952)

physiologischen Gesichtspunkten mit dem Erreger der Pleuropneumonie des Rindes zusammengefaßt. „Allen diesen Mikroorganismen ist ein gleichartiger, ungewöhnlich pleomorph verlaufender Entwicklungscyclus gemeinsam, der in einer

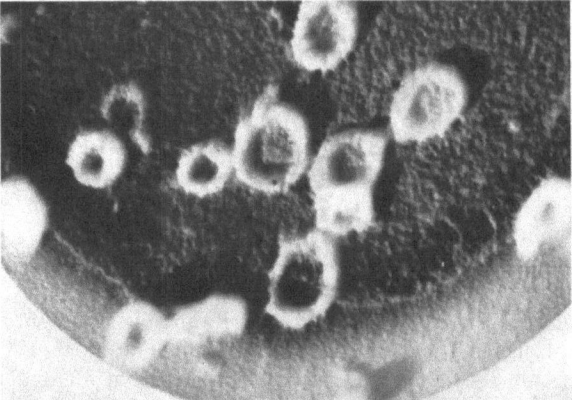

Abb. 180. Eperythrozoon coccoides. Verschieden ausgeprägte Ringe und Scheiben- bzw. Näpfchenformen am Erythrocytenabdruck. Präparat mit Palladium schräg-bedampft. El.opt. Vergr. 16000mal. Aufnahme von WIGAND und PETERS (1952)

bestimmten Phase übereinstimmende charakteristische Bläschenform aufweist" (SCHLOSSBERGER 1952). Über die morphologischen Beziehungen zwischen diesen filtrierbaren Mikroorganismen und den großen Virusarten (Chlamydozoaceae) s. bei RUSKA und POPPE (1947). Die Erreger der Pleuropneumonie-Gruppe sind sämtlich durch bakteriendichte Filter filtrierbar wie die Viren, vermehren sich jedoch im Gegensatz zu diesen und den Tierbartonellen ausnahmslos auf unbelebten Nährböden. Sie stellen demnach zwar keine obligaten Zellschmarotzer dar, doch vermehren sich die pathogenen Organismen dieser Gruppe in ihren Wirten bevorzugt intracellulär. Über die Biologie und Morphologie der Erreger der

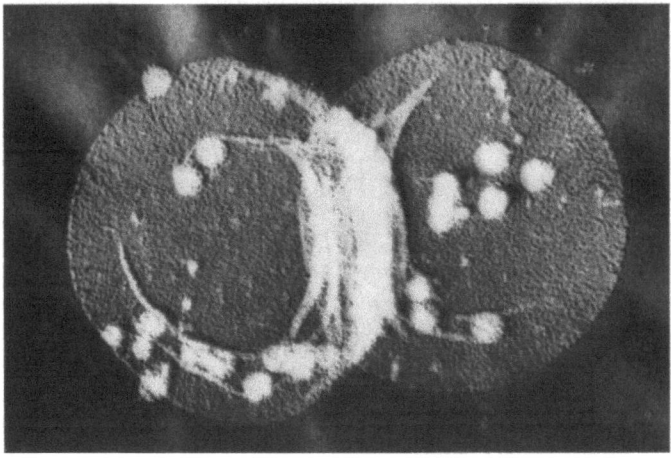

Abb. 181. Bartonella muris musculi. Organismen auf Erythrocytenmembranen, Formalinfixierung, Präparat mit Palladium schräg-bedampft. El.opt. Vergr. 11 000mal. Aufnahme von WIGAND und PETERS (1952)

Pleuropneumonie-Gruppe s. bei NASEMANN, RÖCKL und HUBER (1954) sowie bei RÖCKL und NASEMANN (1954, 1956).

Zur Pleuropneumonie-Gruppe werden folgende filtrierbare Mikroorganismen gerechnet (nach SCHLOSSBERGER 1952):

A. Parasitäre Formen

1. Erreger der Pleuropneumonie des Rindes.
2. Erreger der Agalaktie der Ziegen und Schafe.
3. Pleuropneumonie-artige Mikroorganismen der Hunde.
4. Pleuropneumonie-artige Mikroorganismen der Ratten (und anderer kleiner Nager).
5. Pleuropneumonie-artige Mikroorganismen der Mäuse.

6. *Pleuropneumonie-artige Mikroorganismen des Menschen.* Siehe hierzu die Abb. 182 und 183 (morphologische Details bei NASEMANN, RÖCKL und HUBER 1954).

B. Saprophytäre Formen

Abwasser- und Abfall-Organismen nach LAIDLAW und ELFORD sowie nach SEIFFERT; s. bei SEIFFERT (1937).

Die Untersuchungen, die in der Bartonellen-Monographie von WIGAND (1958) zusammengefaßt sind, belegen, daß die in BERGEYS Manual of Determinative Bacteriology (1948) enthaltene Klassifizierung der bei Mensch und Tieren vorkommenden Bartonellen den heutigen Kenntnissen nicht mehr gerecht wird. Die Bartonella bacilliformis muß auf Grund ihrer Eigenschaften als Bacterium gelten, das als Erreger der Carrionschen Krankheit des Menschen eine Sonderstellung behalten wird. Mit den *Rickettsien* hat die Bartonella bacilliformis außer der Größenordnung nichts gemeinsam. Eine Herausnahme aus der Ordnung „Rickettsiales" dürfte daher nach WIGAND (1958) angebracht sein. Eine Übertragung durch Insekten kommt bekanntlich bei Protozoen, Bakterien, Rickettsien und Virusarten vor und ist daher kein geeignetes Kriterium für die Klassifizierung.

Die morphologische Parallele zwischen den Tierbartonellen und den Organismen der Pleuropneumonie-Gruppe (s. Abb. 182 und 183) wurde oben erwähnt. Die Beziehungen zu den *Grahamellen* sind noch fraglich. Möglicherweise liegt aber eine engere morphologische, biologische, vielleicht auch serologische Verwandtschaft zwischen den Tierbartonellen und den *Anaplasmen* vor. Sollte letztere durch weitere Untersuchungen gesichert werden können, so würde — wie WIGAND (1958) betont hat —

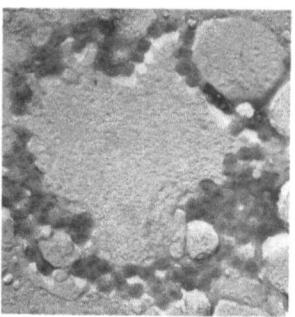

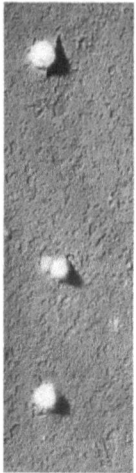

Abb. 182. Den Erregern der Pleuropneumonie ähnliche Organismen (sog. Pleuropneumonie-artige Organismen), in Ringform aggregiert. Präparat mit TiO₂ schräg-bedampft. El.opt. Vergr. 6600mal

Abb. 183. Einzelne Pleuropneumonie-artige Organismen, elektronenoptisch, mit TiO₂ schräg-bedampft. Schneeballähnliche Organismen. Vergr. 10000 mal

eine Zusammenordnung von Tierbartonellen und Anaplasmen berechtigt sein, allerdings *unter Ausschluß der Bartonella bacilliformis.*

IX. Hauterscheinungen bei Rickettsiosen

1. Allgemeines

Die Rickettsiosen gehören nur sehr bedingt zur Domäne der Dermatologie. Dermatologisches Grenzgebiet sind nur die Hauterscheinungen, die im Verlauf von Infektionen durch Rickettsien auftreten können, vor allem wegen ihrer differentialdiagnostischen Bedeutung. Nach einigen allgemeinen Bemerkungen über Ätiologie, Pathogenese, Pathologie und Therapie der Rickettsiosen beschränken sich daher die folgenden Ausführungen nur auf Art und Verlauf der Hautveränderungen und heben die für die Differentialdiagnose wichtigen Besonderheiten hervor. Die ältere Literatur findet sich im Jadassohnschen Handbuch bei M. MAYER (1932) im Band XII, Teil 1, S. 209 ff.

Rickettsien sind sehr kleine, wechselwirtige, bakterienartige Mikroorganismen (MOOSER 1958), und unter *Rickettsiosen* versteht man die durch diese Erreger verursachten, z. T. recht schwer verlaufenden Infektionskrankheiten, die durch Vermittlung von Arthropoden auf den Menschen übertragen werden. Die systematische Gliederung der Rickettsiosen ist problematisch. Auf taxonomische Fragen kann hier nicht eingegangen werden. Am zweckmäßigsten dürfte vielleicht eine Einteilung der Rickettsiosen in drei Gruppen sein: 1. in die durch *Zecken*, 2. die durch *Milben* und 3. die durch *Insekten* übertragenen Infektionen (NAUCK 1956). Bis auf das klassische Fleckfieber und das Wolhynische Fieber (Schützengrabenfieber, Trench fever) sind alle durch Rickettsien hervorgerufenen Infektionskrankheiten Zoonosen, für deren Erreger der Mensch nur einen entbehrlichen Zwischenwirt darstellt. Eine Sonderstellung nimmt unter den Rickettsiosen das Q-Fieber in vieler Hinsicht ein, vor allem aber in der Art der Übertragung (Ansteckungsmöglichkeit durch direkten Kontakt von Mensch zu Mensch, bzw. von Tier zu Mensch). Für ihre Arthropodenwirte sind die Rickettsien nur zum Teil pathogen, doch sind sie — wie WEYER (1955) hervorhob — keine Symbionten. Einen Überblick über die 10 wichtigsten Rickettsiosen des Menschen vermittelt die Tabelle 43 (nach NAUCK 1956).

Tabelle 43. *Die wichtigsten Rickettsiosen des Menschen* (nur wenig modifiziert nach NAUCK 1956)

Bezeichnung	Hauptverbreitung	Erreger	Übertragung auf den Menschen	Wichtige natürliche Reservoire
Felsengebirgsfieber, Rocky Mountain Spotted Fever	Canada, USA, Mexiko, Brasilien, Kolumbien	Rickettsia rickettsi	Schildzecken	Nagetiere, Schildzecken
Zeckenbißfieber, Fièvre boutonneuse, Kenia typhus	Mittelmeerländer, Afrika, Indien	Rickettsia conori	Schildzecken	Schildzecken Nagetiere
Zeckenbißfieber von Nord-Queensland	Australien (Queensland)	Rickettsia australis	Schildzecken	unbekannt
Sibirisches Zeckenbißfieber	Ost-, West- und Zentral-Sibirien	Rickettsia sibirica	Schildzecken	Nagetiere, Schildzecken
Q-Fieber (Q-fever)	USA, Panama, Vorderer Orient, Afrika, Australien	Coxiella burneti	durch direkten Kontakt (aerogen) und durch Zecken	Nagetiere, Rinder, Ziegen, Schafe, Zecken, Beuteltiere
Rickettsienpocken, Rickettsialpox	Ostküste der USA und Rußland	Rickettsia akari	Allodermanyssus sanguineus	Hausmaus
Tsutsugamushifieber, Scrub-typhus, Kedanikrankheit	Ost- und Südasien, Nordaustralien	Rickettsia tsutsugamushi	Larven von Trombicula akamushi	Nagetiere, Insektivoren
Klassisches (epidemisches) Fleckfieber, Brill's disease	kosmopolitisch	Rickettsia prowazeki	Läuse	Mensch
Murines (endemisches) Fleckfieber	kosmopolitisch	Rickettsia mooseri	Flöhe und Läuse	Nagetiere, besonders Ratten
Wolhynisches Fieber, Trench fever, Schützengrabenfieber	Ost- und Südeuropa	Rickettsia quintana	Läuse	Mensch

Die Rickettsien nehmen eine Sonderstellung zwischen den großen Virusarten und den kleinsten Bakterienarten ein. NAUCK (1956) möchte die Rickettsien als eine besonders geartete Gruppe von Bakterien mit sehr kleiner Dimension bezeichnen. Von den eigentlichen Bakterien unterscheiden sie sich durch ihr färberisches Verhalten und ihre zellparasitäre Lebensweise. Es handelt sich bei ihnen um unbewegliche, gramnegative, pleomorphe, gedrungene oder auch schlankere Stäbchen, seltener kokkoid geformte Mikroorganismen, die eine durchschnittliche Ausdehnung von 0,2—0,3 mal 0,5—1,0 μ besitzen und die meist in Doppel- oder Hantelform, aber auch in Aggregaten und kürzeren oder längeren Ketten zusammenliegen. Die Rickettsien verfügen über eine sie umhüllende „Zellmembran" und über ein „Cytoplasma", das von Zentren verschiedener

Dichte durchsetzt wird (morphologische Details bei WEYER und PETERS 1952). Siehe hierzu die Abbildung 184![1]

Rickettsien besitzen einen eigenen oxydativen Stoffwechsel und vermehren sich durch Querteilung. Sie färben sich im großen und ganzen nur mäßig gut mit

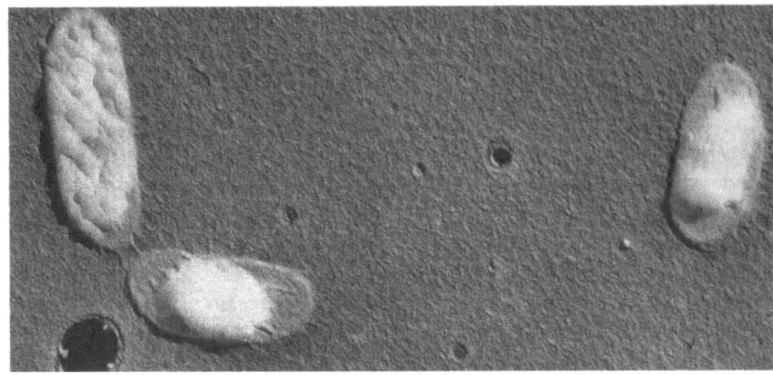

Abb. 184. Rickettsia mooseri, elektronenoptische Darstellung, Vergr. 22 750mal, Präparat mit Palladium schräg-bedampft. Aufnahme von Dr. D. PETERS, Hamburg. Siehe die Arbeit WEYER und PETERS (1952)

Anilinfarben an, lediglich an den Polenden etwas stärker. Von den Färbungsmethoden sind für die mikroskopische Darstellung das Giemsa-, das Macchiavello- und das Castañeda-Verfahren geeignet (Einzelheiten bei MOOSER 1958). Siehe hierzu die Abb. 185 (nach GIEMSA gefärbte Rickettsien). Die Rickettsien können, (abgesehen von wenigen Ausnahmen, z. B. Rickettsia melophagi[2], die sich auf speziellen Nährböden vermehren kann), nicht auf künstlichen Nährböden gezüchtet werden, sondern bleiben im Vermehrungsprozeß auf lebende Wirtszellen angewiesen.

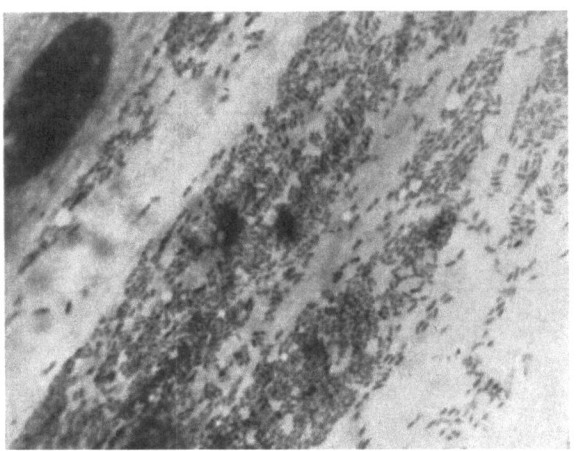

Abb. 185. Rickettsia prowazeki im Magenausstrich einer Laus am 6. Tag post infect., Giemsa-Färbung, Vergr. 1500mal. Aufnahme von Prof. Dr. F. WEYER, Hamburg

Alle Rickettsienarten, ausgenommen die Rikkettsia quintana, lassen sich in Gewebekulturen, im Dottersack vorbebrüteter Hühnereier und auf der Chorionallantoismembran der letzteren sowie in der Lunge von Säugetieren zur Vermehrung bringen. Alle Rickettsien mit Ausnahme der Rickettsia tsutsugamushi vermehren sich außerdem vorzüglich in den Magenzellen von Läusen (z. B. Kleiderlaus). Siehe hierzu die Abb. 186, nach dem Schema von DA ROCHA-LIMA (1930). Über die Rickettsienvermehrung im Organismus der Laus

[1] Für die freundliche Überlassung der Abb. 185 sei auch an dieser Stelle Herrn Prof. Dr. F. WEYER, für diejenige der Abb. 184 Herrn Dr. D. PETERS und für die der drei Abb. 188, 189 und 190 Herrn Prof. Dr. E. G. NAUCK, Hamburg, bestens gedankt.

[2] Die Rickettsia melophagi ist wahrscheinlich ein Symbiont und hat mit den pathogenen Rickettsien nichts zu tun. (Persönliche Mitteilung von Prof. WEYER).

s. die Arbeiten von WEYER (1952 a, b, 1953, 1954 a, b, c) und über die Explantation infizierter Läusemägen s. gleichfalls bei WEYER (1952).

Eine besonders hervorzuhebende Eigenart einiger Rickettsien (z. B. der Rickettsia rickettsi) ist die Entwicklung im Kern der Wirtszellen, (s. hierzu die Abb. 187
sowie die Arbeiten von PINKERTON
und HASS 1932 und von HASS und
PINKERTON 1936). Solche Befunde
(wie die der Abb. 187) erhält man
am besten mit Hilfe von Gewebekulturen aus Exsudaten perito-
neal infizierter Meerschweinchen
(SCHAECHTER, BOZEMAN und SMA-
DEL 1957).

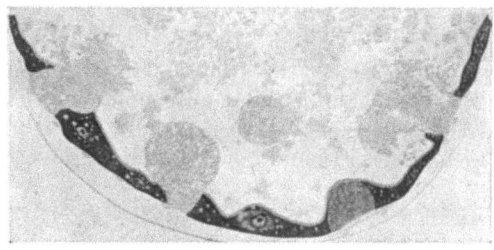

Abb. 186. Schema der Entwicklung der Rickettsia prowazeki
im Läusedarm. Kombinierte Zeichnung aus verschiedenen
Schnittpräparaten. Giemsa-Romanowsky-Färbung. Aus dem
Handbuch-Beitrag von H. DA ROCHALIMA (1930)

Die für die Isolierung von
Rickettsien klassischen Versuchstiere sind Meerschweinchen, Ratten und Mäuse. Auch Affen sind
für die meisten Rickettsienarten (einschließlich der R. quintana) empfänglich
(MOOSER und WEYER 1953 a, b). Im Organismus der Nagetiere befallen die
Rickettsien die Zellelemente des Reticulo-histiocytären Systems und die Endothelzellen der Gefäße, die Zellauskleidung des Peritonaeums und anderer seröser

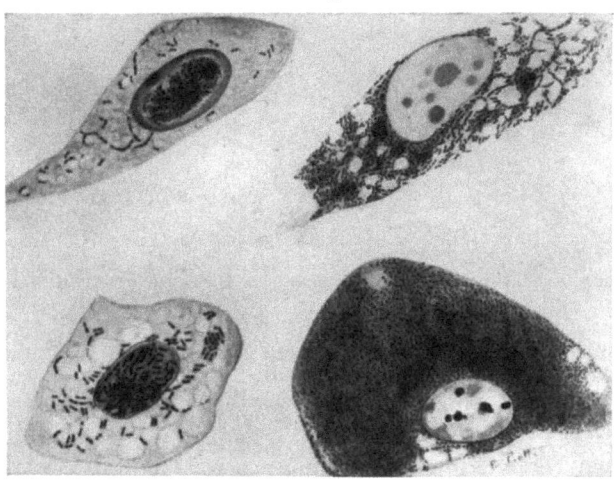

Abb. 187. Intranucleäre Rickettsien, schematische Zeichnung aus der Arbeit von HASS und PINKERTON (1936)

Häute sowie die Epithelien in den Bronchiolen der Lunge. Die Coxiella burneti,
die auch mikrobiologisch in der Rickettsiengruppe eine besondere Stellung ein-
nimmt, vermehrt sich u. a. gut in Fibroblastenkulturen (KAUSCHE 1952) und im
Meerschweinchen-Hoden (HERZBERG u. Mitarb. 1950).

Durch Tierversuche kann in den meisten Rickettsien ein *Endotoxin* nachgewiesen werden, das je nach Dosierung für Mäuse in kurzer Zeit tödlich wirkt und das
wohl in erster Linie für die Ausbildung der pathologischen Veränderungen in den
befallenen Organen und Geweben verantwortlich sein dürfte (Einzelheiten bei
NAUCK 1956, MOOSER 1958 a, b und SMADEL 1956).

Infektionen durch Rickettsien lösen sowohl beim Menschen als auch bei
beimpften Versuchstieren die Bildung spezifischer *Antikörper* aus. Letztere können

im Blutserum auf Grund der toxinneutralisierenden bzw. antiinfektiösen Eigenschaften nach Überstehen der Krankheit bzw. schon bald nach der Entfieberung durch Komplementbindungsreaktion, Agglutination, Präcipitation und durch den Neutralisationstest nachgewiesen werden.

Gute Übersichten über die *Mikrobiologie der Rickettsien* geben die Abhandlungen von DA ROCHA-LIMA (1930) und von MOOSER (1958).

Die bei einer Infektion in den Organismus eingedrungenen Rickettsien werden von den Endothelzellen aufgenommen. Dort vermehren sich die Erreger, bis die Wirtszellen zerstört worden sind. Durch das Platzen letzterer werden die Rickettsien freigesetzt und befallen nun wieder weitere Zellen im benachbarten Gewebe.

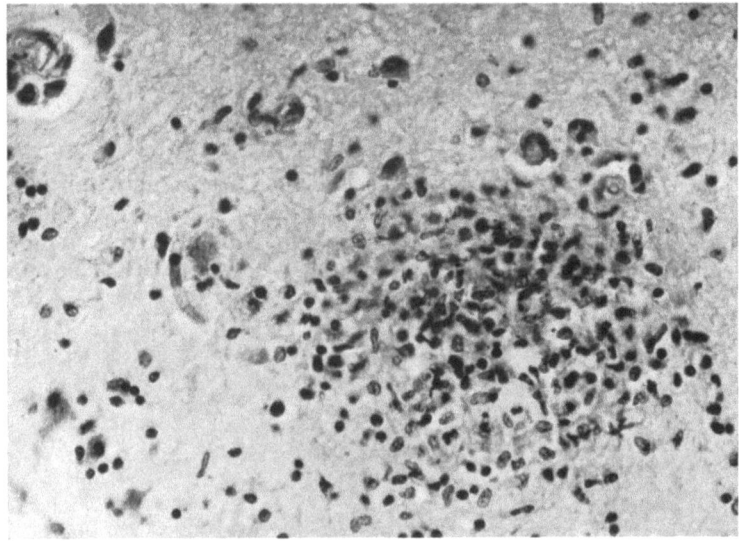

Abb. 188. Fleckfieberknötchen im Gehirn des Menschen. Aufnahme von Prof. Dr. E. G. NAUCK

Ein Teil von ihnen wird vom Blutstrom weggerissen und gelangt in neue Endothelzellen anderer Areale. Zum Auftreten klinisch erkennbarer Symptome kommt es erst dann, wenn eine massive Einschwemmung der Mikroorganismen in die Blutbahn einsetzt (NAUCK 1956).

Die klinischen Veränderungen werden durch den Befall der Gefäßendothelien erklärt. Es kommt zu einer Entzündung der Gefäßwände auf toxischer Basis evtl. mit Wandnekrosen und perivasculären Infiltraten aus Entzündungszellen (z. T. dichte Ansammlungen vorwiegend aus Monocyten und lymphocytoiden Elementen). Diese Reaktionen im perivasculären Gewebe treten in Form kleiner Knötchen (herdförmige Läsionen, Fränkelsche Knötchen) in Erscheinung, und zwar vorwiegend in der Haut und im Gehirn (Fleckfieberknötchen im Gehirn des Menschen: s. Abb. 188). Diese knötchenförmigen Herde sitzen gern der Gefäßwand seitlich auf. Sie können aber auch das Gefäß manschettenartig umkleiden.

Die Aussaat dieser pathologischen Veränderungen vollzieht sich im Organismus nicht gleichmäßig. Die Organe werden unterschiedlich stark befallen. Der Prozeß ergreift am intensivsten meist die Haut, die Nieren, das Gehirn, die Medulla oblongata und die Testes (Orchitiden, Epididymitiden). Das *Exanthem* ist eine unmittelbare Folge der Wandveränderungen in den Blutgefäßen der Haut.

Beim *Felsengebirgsfieber* siedeln sich die meisten Läsionen im Corium und in der Subcutis an. Die Entzündungsvorgänge beschränken sich hier nicht nur auf das Gefäßendothel, sondern es werden auffällig stark und im Gegensatz zu den meist beim Fleckfieber anzutreffenden Verhältnissen die Zellen der glatten Muskulatur in den Capillaren mitergriffen (unmittelbarer Befall durch die Rickettsien). Weiter tritt sehr häufig eine *Thrombosierung* der Capillaren, Arteriolen und kleinen Venen auf, die von Anhäufungen destruierter Endothelien, Fibrinausscheidungen und Makrophagen ausgeht. Diese *Thromboangiitis* führt zur Entwicklung von Hämorrhagien (Petechien) und Nekrosen, die beim Felsengebirgsfieber häufiger zu beobachten sind als bei manchen anderen Rickettsiosen.

Beim *klassischen Fleckfieber* sind die entzündlichen Veränderungen mehr perivasculär orientiert. Solange sich die Rickettsien im Innern der Endothelzellen multiplizieren, ist das Gewebe um die Gefäße herum noch unbeteiligt. Werden die Endothelien zerstört, so setzen sie dabei die Mikroorganismen frei, und dann entwickelt sich die Entzündung im benachbarten Gewebe. Polynucleäre Leukocyten umgeben die Endothelien und phagocytieren die Rickettsien. Schon in dieser Phase wird der miliare Leukocytenherd, in dessen Zentrum die Reste der zerstörten Endothelzellen liegen, von Makrophagen umringt, die ihrerseits die mit Rickettsien beladenen Leukocyten aufnehmen. Hieraus resultiert das *Fränkelsche Fleckfieberknötchen*, in dem mikroskopisch keine Rickettsien mehr nachweisbar sind (MOOSER 1958).

Die pathologischen Veränderungen beim *Q-Fieber* sind mit denen der übrigen Rickettsiosen nicht zu vergleichen. Die Gefäßprozesse in der Haut, die zur Ausbildung eines Exanthems führen, fehlen in der Regel völlig. Im Vordergrund des Krankheitsbildes stehen das Fieber und der Lungenbefall („*Pneumorikkettsiose*").

Die Rickettsiosen, die den schwersten Verlauf zeigen und die früher mit z.T. sehr hoher Letalität behaftet waren, sind außer dem klassischen Fleckfieber das Felsengebirgs- und das Tsutsugamushifieber (NAUCK 1956). Klinische Details bei KEDDIE (1952), BLANK und RAKE (1955) und bei MOOSER (1958).

Nach LYON (1959) entwickelt sich bei Rickettsiosen eine *Infektionsallergie*, die sich klinisch durch die Vermehrung der eosinophilen Leukocyten, durch das Exanthem, durch Gelenkschwellungen und durch die gelegentliche Ausbildung von „*parainfektiösen*" Encephalomyelitiden manifestiert.

Die Rickettsiosen hinterlassen für gewöhnlich eine solide, mehrjährige oder sogar lebenslängliche *Immunität* (W. JADASSOHN 1932). Bei den meisten Rickettsiosen und der Mehrzahl der Patienten lassen sich Zweiterkrankungen oder Rückfälle nicht ermitteln. Oft kann jedoch nicht sicher entschieden werden, ob das Ausbleiben von *Zweiterkrankungen* nicht durch mangelnde Gelegenheit zu einer Neuansteckung verursacht wird. Sichere Zweiterkrankungen wurden beim Felsengebirgsfieber und Tsutsugamushifieber sowie beim klassischen Fleckfieber und beim Wolhynischen Fieber beschrieben, stellen aber wohl nur Ausnahmen dar. Über *Rückfälle* s. bei WEYER (1954) und über die heute möglichen *Schutzimpfungen* bei NAUCK (1956).

Die *Laboratoriumsdiagnose* der Rickettsiosen erfordert subtile Technik und besondere Einrichtungen. Es kann hier weder auf die *serologischen Nachweismethoden*, noch auf andere diagnostische Verfahren dieses Spezialgebietes näher eingegangen werden, und es sei daher auf die einschlägigen Arbeiten und Handbuchbeiträge von EYER und DILLENBERG (1943), SCHLOSSBERGER (1952), ASCHENBRENNER und EYER (1952), KLÖNE (1953), SMADEL (1956) und von MOOSER (1958) verwiesen.

Für die *Therapie* der Rickettsiosen haben sich *Chloromycetin* und die *Tetra-cycline*, auch Spiramycin gut bewährt. Diese Antibiotica haben eine rickett-siostatische Wirkung (in vivo und in Ei- und Gewebekulturen). Die Sulfonamide erwiesen sich ebenso wie Penicillin und Streptomycin als unwirksam (ASCHEN-BRENNER und EYER 1952, KEDDIE 1952, BLANK und RAKE 1955 sowie MICHON und LARCAN 1959). Das Q-Fieber spricht viel zögernder auf die antibiotische Therapie als die anderen Rickettsiosen an — und das Wolhynische Fieber sogar noch schlechter als das Q-Fieber (MOOSER 1958).

2. Die Hauterscheinungen bei den einzelnen Rickettsiosen

Die bei Rickettsiosen auftretenden Hautveränderungen können ihrer Natur nach in drei Hauptformen eingeteilt werden: 1. in die *Primärläsionen* an den Einstichstellen, 2. in das *Exanthem* und 3. in die sekundären Erscheinungen, die als *Komplikationen* hinzutreten, wie etwa *Hautnekrosen* an den Acren, Deku-bitalgeschwüre oder Abszesse.

In der Regel entstehen im Verlauf des Q-Fiebers und des Wolhynischen Fiebers keine Exantheme. Alle übrigen Rickettsiosen sind durch mehr oder weniger variable Exantheme gekennzeichnet (KEDDIE 1952). Ein besonderes Merkmal der durch Zecken und Milben übertragenen Rickettsiosen ist die *Primär-läsion*, die sich an der Stichstelle entwickelt. Sie gibt oft einen wichtigen Hinweis für die Diagnose. Dort, wo die Milbe oder Zecke gestochen hat, bildet sich eine etwa 2 bis 10 mm große, deutlich über das Hautniveau erhabene, rote Papel aus, die später vesiculös-pustulös umgewandelt wird und schließlich ulcerieren kann. Oft folgt der Primärläsion eine regionäre Lymphadenitis. Die Primär-läsion stellt keine einfache Stichreaktion dar, sondern geht auf die direkte Ein-wirkung der Rickettsien zurück. *Histologisch* findet sich zunächst in der Epi-dermis eine Spongiose, dann entstehen kleine multilokuläre, intraepidermale Bläschen, wie man sie auch beim Ekzem findet. Etwas später erfolgt eine Um-wandlung in eine Pustel, dann in ein Ulcus. Die gebildete Nekrose reicht etwa bis ins mittlere Corium und wird nach unten von einem dichten entzündlichen Zellinfiltrat begrenzt. Die Geschwürsränder zeigen eine ausgesprochene Akan-those (bedeckt von einer parakeratotischen Schicht) und im Rete Malpighii ein intercelluläres Ödem. Im Corium entwickelt sich eine stärkere Hyperämie (z.T. sehr weit gestellte Gefäße), und es finden sich abschnittsweise Thrombophlebi-tiden und Arteriolitiden (KEDDIE 1952).

Besonders große Bedeutung für die *Differentialdiagnose der Rickettsiosen* besitzt das *Exanthem*. Siehe hierzu die Tabelle 44.

Bei Kindern, Geimpften und abortiv verlaufenden Fällen können die Exan-theme ihrer fehlenden, schwachen oder uncharakteristischen Ausprägung wegen als Erkennungsmerkmal versagen. Primärläsionen finden sich vor allem beim Zeckenbißfieber, bei Rickettsienpocken und beim Tsutsugamushifieber. Beim letzteren sind sie am häufigsten anzutreffen.

Das durch die entzündlichen Veränderungen der Gefäße hervorgerufene *Exanthem*, das bei manchen Rickettsiosen den gesamten Körper befallen kann, wird am häufigsten von polymorphen, stecknadelkopf- bis linsengroßen, unscharf begrenzten, blaß- oder hochroten, auch livide eingesäumten Maculae gebildet, die sich anfangs mit dem Glasspatel leicht wegdrücken lassen. Später werden sie dunkler, auch hämorrhagisch und sind dann nicht mehr wegdrückbar. Oft nehmen sie eine schmutzig-bräunliche Färbung an. Die Umwandlung in Petechien wird nicht selten beobachtet.

Tabelle 44. *Einige klinische Daten der wichtigsten Rickettsiosen bei typischem Verlauf* (nach NAUCK 1956)

Krankheit[1]	Klinische Besonderheiten	Mittlere Inkubationszeit	Primärläsion	Exanthem	Besonders geeignete Versuchstiere und Symptome
Felsengebirgsfieber	schwerer Verlauf, Encephalitis, Nekrosen	7—8 Tage	nicht ausgeprägt	erscheint am 3. bis 4. Tag, zuerst und am stärksten an den Extremitäten, einschließlich Handteller und Fußsohlen. Papulös und hämorrhagisch	Meerschweinchen: Fieber, starke Scrotalreaktion und Hautnekrosen, häufig tödlich
Zeckenbißfieber	meist leichter Verlauf, Lymphadenitis	5—7 Tage	vorhanden, stark ausgeprägt	ähnlich wie bei Felsengebirgsfieber, jedoch spärlicher	Meerschweinchen: kurzes Fieber und Scrotalreaktion
Q-Fieber	meist leichter Verlauf, Lungenaffektionen	14—26 Tage	fehlt	fehlt (selten ein Rash)	Meerschweinchen: Fieber; Mäuse: Rickettsiennachweis in der Milz
Rickettsienpocken	leichter Verlauf	?	vorhanden, deutlich ausgeprägt	erscheint am 3. bis 4. Tag, unregelmäßig verteilt, geht nach einem Tag in Bläschen über, die Windpocken ähneln	Mäuse: Peritonitis, Rickettsiennachweis in Exsudat, Milz und Leber
Tsutsugamushifieber	schwerer Verlauf, manchmal Encephalitis, Lymphadenitis	10—12 Tage	vorhanden, stark ausgeprägt	erscheint am 5. bis 8. Tag, zuerst am Rumpf, kann auf die Extremitäten übergehen und wird nicht hämorrhagisch	Mäuse: Peritonitis, Rickettsiennachweis in Exsudat, Milz und Leber
Klassisches Fleckfieber	schwerer Verlauf, Encephalitis	10—14 Tage	fehlt	erscheint am 4. bis 6. Tag, zuerst am Rumpf, selten an Handtellern und Fußsohlen, nicht papulös, doch häufig hämorrhagisch	Meerschweinchen: Fieber
Murines Fleckfieber	meist leichter Verlauf, selten Encephalitis	?	fehlt	wie bei klassischem Fleckfieber, jedoch spärlicher und schwächer, nicht hämorrhagisch	Meerschweinchen: Fieber und starke Scrotalreaktion. Mäuse: Peritonitis. Rickettsiennachweis besonders im Exsudat
Wolhynisches Fieber	leichter protrahierter Verlauf in einzelnen Fieberschüben	16—22 Tage	fehlt	fehlt (selten scarlatiniforme Initialexantheme)	Affen: unregelmäßiges Fieber und Rickettsiämie

[1] Sowohl in der Tabelle 43 als auch in der Tabelle 44 sind die 3 Gruppen durch betonte Trennungsstriche gekennzeichnet: 1. durch Zecken, 2. durch Milben und 3. durch Insekten übertragene Rickettsiosen.

Histologisch zeigen z. B. beim klassischen Fleckfieber die Maculae des Exanthems zu Beginn umschriebene Erweiterungen der Capillaren des subpapillaren Netzes. Diese Veränderung findet sich nicht generell, sondern betrifft immer nur einzelne Gefäßäste. Anschließend entwickeln sich herdförmige perivasculäre Zellansammlungen im Stratum papillare, aber auch im Stratum reticulare des Coriums bis zur Subcutis hin. Diese herdförmigen Läsionen sitzen vielfach der Gefäßwand knopfförmig an einer Seite auf. Diese Fränkelschen Knötchen setzen sich aus gewucherten adventitiellen Zellen und Rundzellen, vereinzelt auch aus Histiocyten und Mastzellen sowie seltener (nicht in jedem Falle) aus neutrophilen Leukocyten zusammen. Weiter entsteht die Fränkelsche Wandnekrose der kleineren Arterienästchen, die oft nur die Intima und den Endothelbelag ergreift, doch auch auf die Muscularis ausgedehnt sein kann. Außerdem kommt es zu Endothelproliferationen, die im Gefäßlumen fortschreiten und zu endothelialen Thromben führen können. Nach petechialer Umwandlung des Exanthems werden die perivasculären Infiltrate von kleineren oder größeren Anhäufungen aus Erythrocyten durchsetzt. Die Epidermis wird nur bei sehr schweren Verläufen geschädigt. Es bildet sich dann z. B. im Rete Malpighii eine *Miliaria cristallina* in Gestalt von typischen, rein serösen Bläschen aus. Nach GANS und STEIGLEDER (1957) können diese als Höhepunkte eines Ödems aufgefaßt werden, das allerdings in den meisten Fällen bedeutend schwächer ausgeprägt ist. Mitunter bilden sich in der Epidermis auch Koagulationsnekrosen aus. Einzelheiten über die *Fleckfieber-Histologie*, vor allem aber über die *histologische Differentialdiagnose* z. B. der Periarteriitis nodosa, der Toxoplasmose, dem Typhus abdominalis sowie den Masern- und Scharlachexanthemen gegenüber s. bei GANS und STEIGLEDER (1957).

a) Felsengebirgsfieber

Bei dieser Rickettsiose erscheint das Exanthem bereits am 3. oder 4., spätestens am 7. Krankheitstag. Es ist morbilliform, maculös, maculo-papulös oder papulös und tritt zuerst im Bereich der Haut über den Hand- und Fußgelenken auf. Dann breitet es sich in zentripetaler Richtung über die Extremitäten aus. Es schließt, vor allem bei schwerer verlaufenden Fällen, sowohl die Handteller und Fußsohlen als auch das Gesicht und die behaarte Kopfhaut mit ein. Zuletzt und am schwächsten wird der Rumpf befallen. Die Efflorescenzen gehen im späteren Verlauf in Petechien über und tendieren bei schweren Fällen zur Konfluenz und zu einer Umwandlung in oberflächliche Nekrosen. Als Folge der Rickettsien-bedingten Thromboarteriitis entstehen besonders an den Acren (am Penis, Scrotum, an Fingern oder Zehen) auch ausgedehntere Nekrosen. Charakteristische Primärläsionen entwickeln sich beim Felsengebirgsfieber nicht.

b) Zeckenbißfieber

Hier erscheint das Exanthem meist am 4. Krankheitstage. Es besitzt cum grano salis den gleichen Charakter wie der Ausschlag beim Felsengebirgsfieber, ist aber häufig im ganzen deutlich schwächer ausgeprägt. Die maculösen und papulösen Efflorescenzen wandeln sich nur gelegentlich in Petechien und Hämorrhagien um. Fast immer werden Innenhand und Fußsohlen stärker mitbefallen. Das Exanthem bleibt 3 bis 7 Tage bestehen und kann auch noch nach der Entfieberung wahrgenommen werden. Bei der indischen Verlaufsform des Zeckenbißfiebers können kleinmaculöse Exantheme beobachtet werden, die später eine petechiale Note erhalten. Die Abb. 189 zeigt ein Exanthem beim Keniafieber. Gelegentlich tritt im Anschluß an die Entfieberung eine Schuppung auf.

Beim Zeckenbißfieber werden die etwa erbsgroßen *Primärläsionen* ihres dunklen, schwarzbraunen, nekrotischen Zentrums wegen als „tâches noires" bezeichnet. Sie werden bei gut 50% der Erkrankten gesehen, und es kommt ihnen daher große diagnostische Bedeutung zu. Zentral bilden die Primärläsionen oberflächliche Geschwüre aus. Häufiger folgt ihnen außerdem eine regionäre Lymphadenitis.

Die Primärläsionen siedeln sich bei allen durch Zecken übertragenen Rickettsiosen in der Regel an den unbedeckten Körperpartien an.

Die Entwicklung von „tâches noires" läßt sich experimentell auch beim Kaninchen erzielen, wenn die Erreger in die Haut eingeimpft werden. Zur

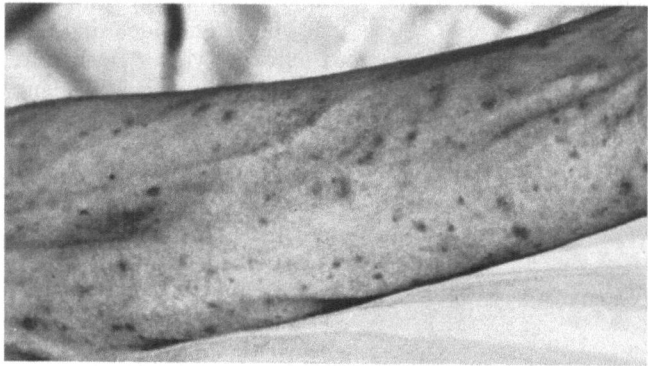

Abb. 189. Exanthem beim Keniafieber (Zeckenbißfieber), Aufnahme von Prof. Dr. E. G. NAUCK zur Verfügung gestellt

Ausbildung eines Exanthems kommt es bei den Tieren jedoch nur dann, wenn sie intraperitoneal infiziert werden. Das Exanthem ist ähnlich wie beim Menschen maculopapulös (ROGER und ROGER 1958).

c) Q-Fieber

Beim Q-Fieber (Balkangrippe, Q-fever) entstehen im allgemeinen keine Ausschläge, nur ausnahmsweise sind sehr flüchtige, Rash-artige Exantheme beobachtet worden.

KORTING (1951) beschrieb bei insgesamt 50 Fällen das Entstehen von *Orchitiden* und *Epididymitiden* meist im Anschluß an die Entfieberung. Gewöhnlich bilden sich schnell recht schmerzhafte Schwellungen von Hoden und Nebenhoden aus, im allgemeinen zunächst unilateral. Bisweilen entwickeln sich auch kurzfristige Reaktionen der anderen Seite. Mitunter ist außerdem die benachbarte Scrotalhaut entzündlich gerötet und ödematös angeschwollen. Häufiger tritt eine stärkere Exsudation in die Tunica vaginalis ein. Die Krankheit dauert durchschnittlich 15 bis 30 Tage. Das Allgemeinbefinden ist mitunter wenig gestört. Bei etwa einem Drittel der Patienten kann eine vergrößerte Milz festgestellt werden. Weitere Literatur über die *Q-Fieber-Orchitis* bei KORTING (1951).

d) Rickettsienpocken

Bei dieser Rickettsiose stellt sich das überwiegend papulöse *Exanthem* mit Fieberbeginn oder nur wenige Tage später ein (REISS 1949, KIRSCH 1949a, b und KEDDIE 1952). Es verteilt sich unregelmäßig über den Körper. Aus den Maculae entwickeln sich innerhalb eines Tages kleinere oder größere Bläschen mit einer etwa 8 mm im Durchmesser betragenden roten Area. Die über den

Körper disseminierten Efflorescenzen erinnern an das Bild der Varicellen. Die Bläschen wandeln sich in Pusteln um, trocknen später ein und werden dann von schwarzbraunen Krusten bedeckt, die über dem nekrotischen Zentrum liegen. Die Efflorescenzen des Exanthems können nun den Eindruck von Primärläsionen machen. Die Krusten fallen später ab, und es erfolgt eine meist narbenlose Abheilung. Fast immer bleiben die Handflächen und Fußsohlen verschont. Das Exanthem bleibt bei leichteren Fällen 2 bis 3 Tage, bei schwereren Fällen 7 bis 10 Tage lang bestehen.

Die *Primärläsionen*, die an be- und unbedeckten Körperstellen (vor allem aber im Nacken, im Gesicht, an den Armen und auf den Handrücken) auftreten können, haben im allgemeinen eine Bestandsdauer von 3 bis 4 Wochen. Wenn

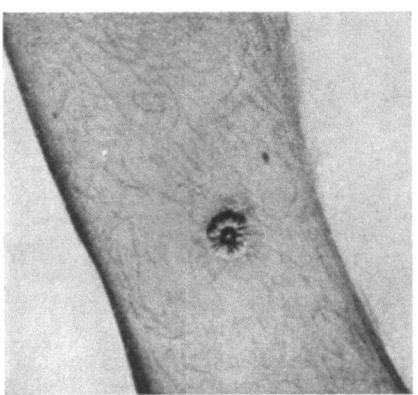

sie voll ausgebildet sind, können sie den Eindruck von Vaccinepusteln (Impfpocken) erwecken. Sie entwickeln sich in der Regel eine Woche vor Fieberausbruch und machen eine Umwandlung von der Papel über ein Bläschen mit induriertem Grund, dann über eine Pustel mit z. T. hämorrhagischem Inhalt bis zur krustenbedeckten Ulceration durch. Bei etwa 6% der Fälle fehlt die Primärläsion völlig, zuweilen ist sie nur unterschwellig ausgeprägt. Histologisch zeigt sich bei der Primärläsion zunächst ein intraepidermales Bläschen, dann entwickelt sich ein diffuses, teils jedoch um die Schweißdrüsen angeordnetes Infiltrat aus Lymphocyten, Histiocyten, Mastzellen und Segmentkernigen im Corium

Abb. 190. Primärläsion der Haut bei einem Fall des japanischen Kedanifiebers (Tsutsugamushifieber-Gruppe). Aufnahme von W. SCHUFFNER (1915)

und gelegentlich entsteht auch eine subepidermale Blase. Charakteristisch sind vor allem mehr oder weniger starke Schwellungen und Wucherungen der Capillarendothelien.

e) Tsutsugamushifieber

Zwischen dem 5. und 8. Krankheitstag erscheint bei etwa 60—70% aller Patienten mit Tsutsugamushifieber ein maculöses, weniger papulöses, rötliches, auch blaurot tingiertes *Exanthem*, zunächst am Rumpf, das sich dann auf Arme und Beine, gelegentlich auch auf das Gesicht ausdehnt. Meist bleiben die Handteller und Fußsohlen frei. Das Exanthem ist großfleckig (im Zentrum der Maculae evtl. eine urticarielle Prominenz) und bleibt mehrere Tage bestehen. Hämorrhagische Umwandlung der Efflorescenzen erfolgt gewöhnlich nicht. Nur mitunter werden geringgradige Petechien gesehen. Der Ausschlag kann evtl. sehr flüchtig sein. *Enantheme* am weichen Gaumen kommen vor.

Die *Primärläsionen* beim Tsutsugamushifieber, als „eschar" bekannt, sind besonders charakteristisch. Siehe hierzu die Abb. 190 (Primärläsion bei einem Fall des japanischen Kedanifiebers). Ihr bevorzugter Sitz ist die Axillar-, Inguinal-, Genital- und Gürtelgegend. Die Fälle, die eine Primärläsion aufweisen, sollen schwerer verlaufen als solche ohne Läsion. Im Zentrum der letzteren bildet sich ebenfalls ein schwärzlicher Schorf aus. Bei Europäern sind die Primärläsionen besser zu erkennen als bei Farbigen. Im Anschluß an die Primärläsion entwickeln sich regionäre Lymphadenitiden, häufiger auch *generalisierte Lymphdrüsenschwellungen*.

f) Klassisches Fleckfieber

Vor dem eigentlichen Fleckfieber-Exanthem tritt noch im Prodromalstadium bei einem Teil der Patienten ein flüchtiges *Initialexanthem* (Rash, Vorexanthem) auf. Außerdem lassen sich Gesichtsröte und injizierte geschwollene Conjunctiven beobachten. Über die vorhandenen Zungenbeläge und andere Schleimhautveränderungen s. Details bei SCHUERMANN (1958). Bei etwa 70% der Fälle stellt sich eine diffuse Rötung des ganzen Rachens ein.

Das eigentliche *Exanthem* erscheint erst am 4. bis 7. Krankheitstag. In der Mehrzahl der Fälle finden sich die ersten Efflorescenzen an den seitlichen Thoraxpartien. Sie greifen dann auf den ganzen Rumpf und zuletzt auf Arme und Beine über. Handteller und Fußsohlen werden gelegentlich mitbefallen, das Gesicht hingegen bleibt fast immer verschont. Die Dichte des Exanthems zeigt ein Decrescendo vom Rumpf in Richtung auf die Extremitäten zu. Bei etwa 10—15% der Fälle fehlt das Exanthem, mitunter zeigt es sich nur abortiv und flüchtig. Bei leichteren Fällen bleibt es nur für 2 bis 3 Tage bestehen, im allgemeinen aber bis zum Ende der Fieberperiode. Die Stärke des Exanthems ist jedoch kein sicherer Maßstab für die Schwere der Krankheit. Anfangs sind die Efflorescenzen rein maculös. Die Flecken, etwa stecknadelkopf- bis linsengroß, weisen unscharfe Begrenzung und hellrote Farbe auf. Sie sind mit dem Glasspatel leicht wegdrückbar. Später erhalten sie eine leicht papulöse Note oder ein urticariell erhabenes Zentrum sowie einen graubläulichen Hof, der auf tiefer im Corium lokalisierte Veränderungen zurückzuführen ist. Die Läsionen können nun nicht mehr weggedrückt werden. Weiter entstehen jetzt mehr flächenhafte, blaßbläuliche Flecken, die sogenannten „*Murchisonschen Flecken*", die aus der Tiefe hervorleuchten und die Haut marmorieren. Eine Umwandlung der Efflorescenzen in Petechien vollzieht sich bei etwa 7 bis 20% der Fälle. Die gelegentlich auftretenden subcutanen Blutungen werden bevorzugt an den Hautdruckstellen (Rücken, Gesäß) angetroffen. Von diagnostischer Bedeutung ist auch die letzte Phase der Hautveränderungen, das sogenannte „*Radiergummiphänomen*". Es besteht in einer kleieförmigen Abschuppung beim Reiben der Haut. Gewöhnlich bildet es sich nicht vor dem 12. bis 15. Krankheitstage aus.

Beim klassischen Fleckfieber gibt es keine Primärläsionen. *Komplikationen* im Ablauf des Exanthems werden hin und wieder beobachtet, treten jedoch gewöhnlich nicht vor Ende der zweiten bzw. erst in der dritten Krankheitswoche auf (BLANK und RAKE 1955). Am häufigsten sind unter ihnen Gangrän der Acren, bakterielle Sekundärinfektionen (Furunkulose, Abszesse), Parotitis und Dekubitalgeschwüre vertreten.

Die Spät-Rückfälle beim klassischen Fleckfieber (die sog. *Brill-Zinssersche Krankheit*; s. hierüber bei MURRAY und SNYDER sowie bei WEYER und HORNBOSTEL 1957) gehen häufig ohne Exanthem einher (über 50% der Fälle). Erwähnt sei, daß es z. B. auch WEYER und HORNBOSTEL bei der Brill-Zinsserschen Krankheit gelang, den Erregernachweis zu erbringen. Die Rickettsien konnten sowohl mit Hilfe der *Xenodiagnose* durch Füttern von Läusen am Patienten als auch durch Blutübertragung auf Meerschweinchen nachgewiesen werden.

g) Murines Fleckfieber

Im Prodromalstadium des murinen Fleckfiebers finden sich ähnliche Erscheinungen wie beim klassischen Fleckfieber (z. B. Conjunctivitis und Photophobie). Auch das eigentliche Exanthem nimmt einen ähnlichen Verlauf. Wie beim klassischen Fleckfieber bilden sich maculöse, evtl. auch papulöse Efflorescenzen aus, die am 4. bis 8. Krankheitstag erscheinen. Der Gesamteindruck ist aber ein milderer, die Hautveränderungen sind weniger ausgedehnt, blassen rascher ab und wandeln sich meist nicht hämorrhagisch um. Die Flecken besitzen gewöhnlich einen Durchmesser von 3 bis 10 mm. Seinen Ausgang nimmt der Ausschlag oft an den Extremitäten. Die Milz ist mitunter vergrößert, Lymphadenitiden kommen vor (BLANK und RAKE 1955).

h) Wolhynisches Fieber

In vieler Hinsicht nimmt das Wolhynische Fieber unter den Rickettsiosen eine Sonderstellung ein (z. B. vermehrt sich der Erreger, die Rickettsia quintana, nur extracellulär; Details bei WEYER 1955, NAUCK 1956, MOOSER 1958). — Die Rickettsia quintana kann sich in Kleider-, Kopf- und Filzläusen vermehren. In der Regel gibt es beim Wolhynischen Fieber keine Exantheme. Nur ausnahmsweise entstehen flüchtige Roseola-artige Hauterscheinungen, außerdem in seltenen Fällen scarlatiniforme Initialexantheme.

X. Die weitere Entwicklung dermatologischer Virusforschung

In den zahlreichen Abschnitten des Allgemeinen und Speziellen Teiles dieses Beitrages wurde eine Fülle von Ergebnissen aus klinischer Beobachtung und experimenteller Grundlagenforschung zusammengetragen[1]. Die Brücken zwischen diesen beiden Arbeitsrichtungen zu schlagen, war ein Hauptanliegen bei der Bearbeitung dieses Stoffes. Letztere erstreckt sich über einen Zeitraum von fünf Jahren. Die zuerst geschriebenen Kapitel bedurften daher zum Teil einer Überarbeitung, die in Form von mehreren Fußnoten und Einfügungen vollzogen wurde, und zwar nach Erfassung der einschlägigen Literatur bis Ende 1960. Die Darstellung des Gesamtgebietes der Viruskrankheiten des Hautorgans soll jedoch nicht abgeschlossen werden, ohne einige Blicke in Richtung auf künftige Resultate zu werfen, von denen manche Teile schon fertig vorliegen.

Einige Viruserkrankungen der Haut kommen sehr häufig vor und sind weit verbreitet (z. B. die Warzen, der Herpes simplex, Varicellen und Zoster — s. hierzu die jüngst erschienenen Ausführungen von BLANK 1959). Es ist daher nur natürlich, wenn seitens der Dermatologie den Entwicklungen der experimentellen Virusforschung in starkem Maße Beachtung geschenkt wird. Die Probleme sind zahlreich. Die Problemlösung beruht auf Idee und Methode. Für die Klinik ist das zentrale Problem die Therapie der Virusinfektionen. Für die experimentelle Virusforschung stellt die Virusvermehrung das Hauptproblem dar. Nur wenn unsere Kenntnisse über letztere vervollständigt werden können, darf die Klinik hoffen, wirksame Behandlungsmethoden zu gewinnen. Wie im Allgemeinen Teil dargelegt wurde, gibt es über die Virusmultiplikation eine Reihe von recht genauen Vorstellungen. Das ist die eine, die von der Idee getragene Seite! Die andere Seite ist die Methode. Auch über die modernen Arbeitsweisen in der Virologie wurde in diesem Beitrag wiederholt berichtet[2]. In der Ultraschnitt-Technik und der Elektronenmikroskopie, in den vielen subtilen Züchtungs-verfahren in Zellkulturen und in der Methode, Virusantigen in Zellen und Geweben mit Hilfe Fluorescein-markierter Antikörper nachzuweisen, steht ein experimentelles Rüstzeug zur Verfügung, das noch keineswegs für die Erforschung aller Virusarten ausgeschöpft wurde.

---

[1] Nicht überall war es möglich, die Originalarbeiten zu zitieren. Gelegentlich wurden als Quellen Literatursammlungen und Übersichten in Monographien angegeben. Über diese Unterschiede bei den zitierten Autoren siehe das Literaturverzeichnis!

[2] Hier sei noch auf das kürzlich erschienene Praktikum der Virusdiagnostik von HENNEBERG und KÖHLER (1961) hingewiesen.

Es gilt nicht nur neue Probleme aufzuwerfen, sondern im Sinne der Suppletik auch geduldige Detailarbeit zu leisten, Relikte aus alten Vorstellungen wegzuräumen und an bestimmten Viren gewonnene neue Erkenntnisse für die Bearbeitung anderer Virusarten auszuwerten. Es hat sich in den letzten Jahren ergeben, daß die *Mikromorphologie* einen bedeutenden Beitrag „zum Verständnis vom Wesen der Viren" zu leisten vermag (PETERS 1959). Die Kombination enzymatischer Analysen (z. B. stufenweiser Abbau der Viruselementarkörper) mit elektronenoptischen Darstellungsverfahren, die eine optische Kontrolle der

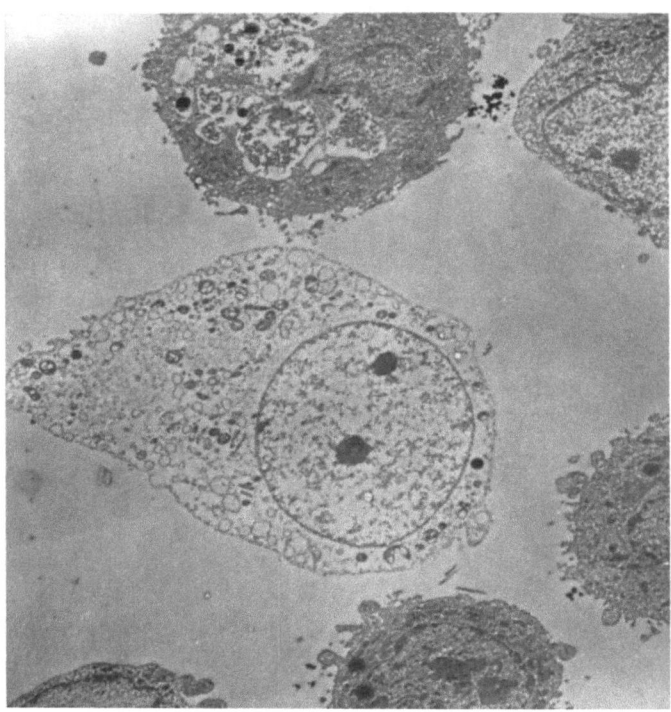

Abb. 191. Ultraschnitt von Zellen aus HeLa-Zellkultur. Elektronenmikroskopisches Präparat, Vergr. 3000mal

biochemischen Vorgänge zuläßt, hat beispielsweise auf dem Gebiet der Erforschung von Struktur und Entwicklung der Pockenviren erstaunliche Fortschritte gebracht (PETERS 1960). Die elektronenmikroskopischen Dünnschnittuntersuchungen setzen sich immer mehr auch in der dermatologischen Virusforschung durch[1]. Die Petersschen Resultate am Vaccinevirus haben hier z. B. eine interessante Parallele in Ultrastruktur-Analysen des Molluscum contagiosum-Virus im Gewebsverband gefunden (z. B. Arbeiten von WADA 1957, BANFIELD und BRINDLEY 1959, DOURMASHKIN und DUPERRAT 1958, DOURMASHKIN und BERNHARD 1959 sowie von CHARLES 1960). Es lassen sich heute bereits in den befallenen Zellen cytoplasmatische Veränderungen feststellen, noch bevor im Zellinneren Viruselementarkörper zu erkennen sind. Hier liegt der Ansatzpunkt für die Klärung des Infektionsvorganges. Die modernen Arbeitsmethoden haben zahlreiche wichtige Beobachtungen ermöglicht, doch werden hinsichtlich der Virusvermehrung „wesentliche neue Erkenntnisse auch in Zukunft nur durch methodische Fortschritte zu erlangen sein. Es besteht gute Aussicht, daß

---

[1] Hier wäre z. B. die jüngst veröffentlichte Arbeit von WILLIAMS u. Mitarb. (1961) über die Mikromorphologie des Warzenvirus als richtungweisend zu nennen.

elektronenoptisch-cytochemische Methoden weiter führen würden" — (PETERS 1960). Niemand vermag gegenwärtig zu sagen, bis zu welchem Grade es möglich

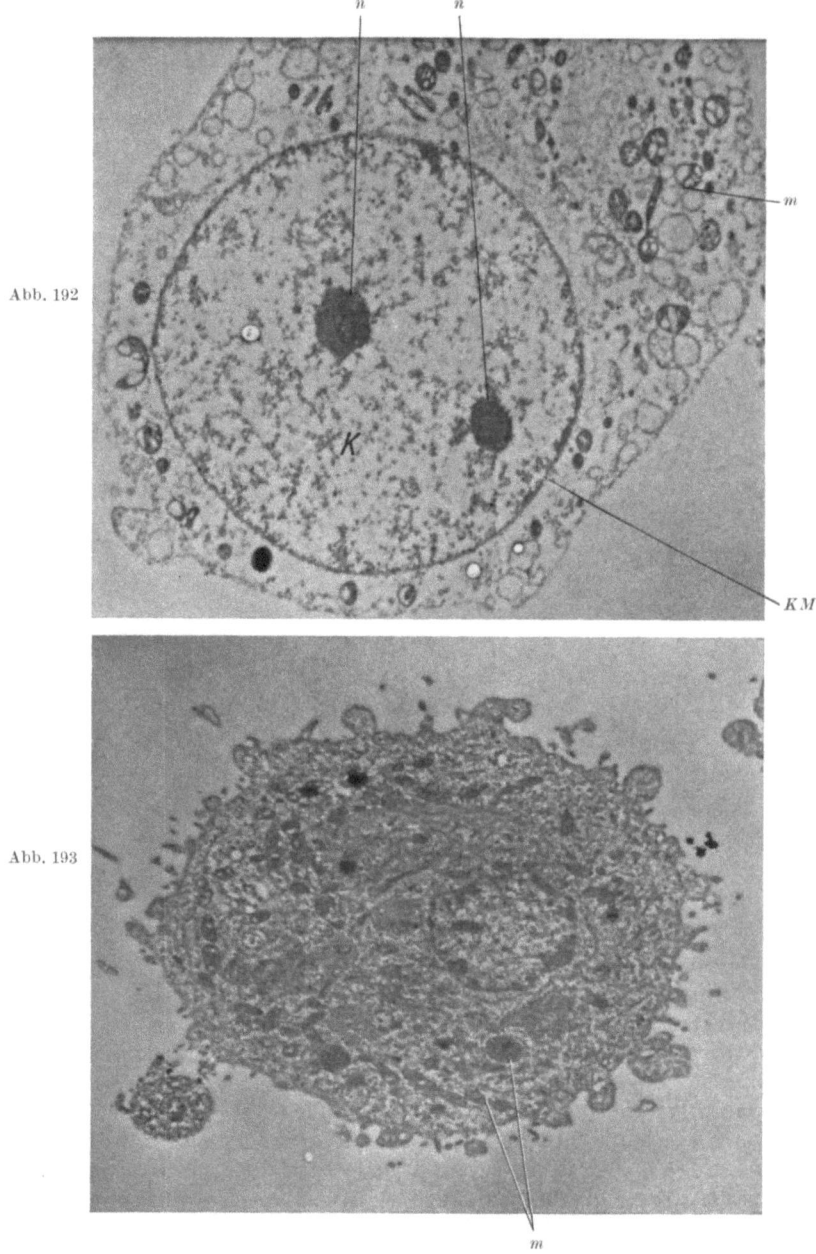

Abb. 192. Geschnittene Zelle aus demselben Präparat wie Abb. 191 bei stärkerer Vergr., *K* Zellkern, *KM* Kernmembran, *n* Nucleolen, *m* Mitochondrien. Vergr. 6000mal

Abb. 193. Wie Abb. 192, andere Zelle. *m* Mitochondrien. Vergr. 6000mal. Alle Präparate der Abb. 191—193 in OsO$_4$ fixiert, nicht infizierte Kontrollkulturen

sein wird, die Virusvermehrung aufzuklären, bis zu welchem Punkt uns die mit moderner Technik gewonnenen Parameter an den Hiatus irrationalis heranführen können. Vielleicht müssen wir im Sinne des (abgewandelten) Virchow-Wortes eines Tages bekennen: „Wie das ‚Virus‘ es fertigbringt zu leben, das können wir nicht wissen, wir müssen uns damit begnügen zu erforschen, was ‚es‘ dabei macht".

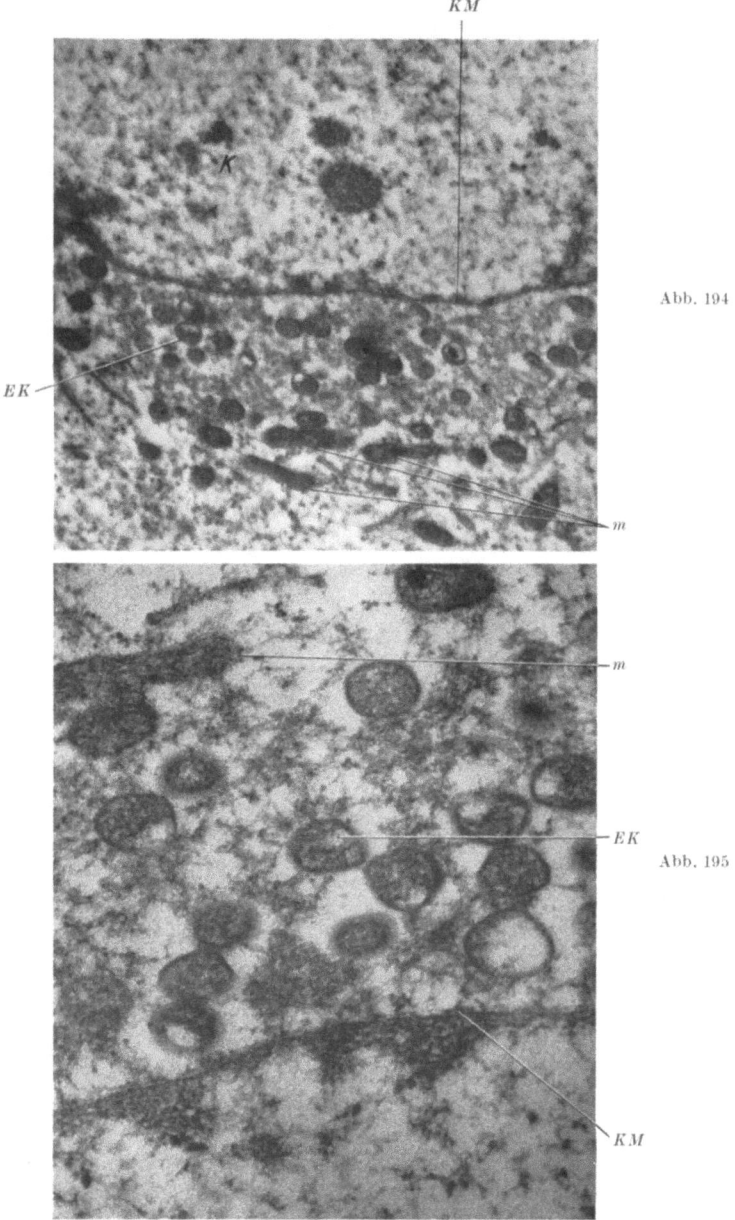

Abb. 194. Ausschnitt aus dünn-geschnittener HeLa-Zelle, mit Vaccinevirus infiziert. Vergr. 14400mal. Bildungs-zentrum der Elementarkörper zwischen Kernmembran (*KM*) und Ansammlung von Mitochondrien (*m*). (Kern = *K*, Elementarkörper = *EK*)

Abb. 195. Wie Abb. 194, stärker vergrößert. Elementarkörper (*EK*), Kernmembran (*KM*), Mitochondrium (*m*). Vergr. 36000mal

Für die Virologie in unserem Fache gibt es noch zahlreiche Aufgaben zu lösen. Bei vielen Hautkrankheiten ist die Ätiologie noch unbekannt. Sicher

befinden sich unter ihnen auch Infektionskrankheiten. Wie schwierig hier die
Ätiologie-Aufklärung sein kann, wurde weiter oben am Beispiel des Exanthema
infectiosum variabile gezeigt. Ohne Zweifel liegt hier ein wichtiges Arbeitsfeld
für die experimentelle Virologie. In viel stärkerem Ausmaß als bisher muß von
der Virusisolierung mit Hilfe von Zellkulturen Gebrauch gemacht werden.
Zellkulturen lassen sich hervorragend mit Ultramikrotomen schneiden (s. die
Abb. 191—193) und für morphologische Untersuchungen verwenden[1]. Die
Abb. 194 bis 200 zeigen Dünnschnitte von HeLa-Zellen, die mit dem Vaccine-
Virus infiziert wurden. Interessant ist z. B., daß die Bildungsstätten der
Elementarkörper in der Nähe der Kernmembran liegen und auf der vom
Nucleus abgelegenen Seite von Mitochondrien umgeben werden (Abb. 194 und

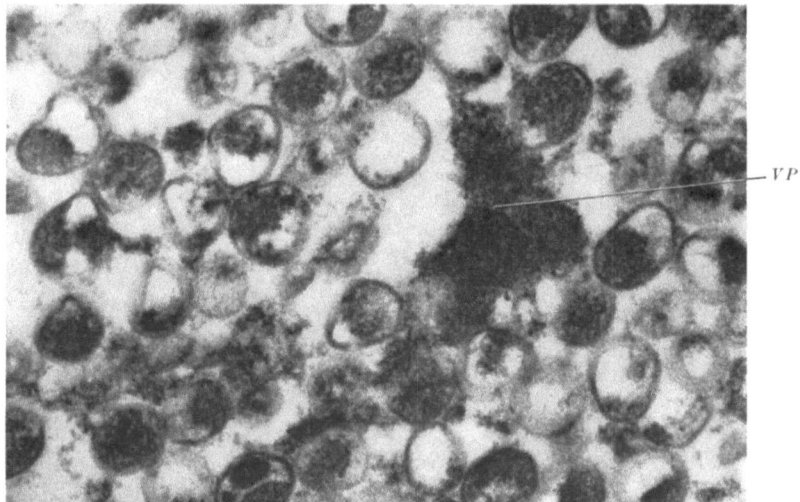

Abb. 196. Bildungszentrum der Elementarkörper des Vaccinevirus. In der Mitte cytoplasmatische Verdich-
tungszone (sog. „Viroplasma" = VP). Darum herum unreife, geschnittene Elementarkörper. Vergr. 36000mal

195). Im Cytoplasma finden sich „Verdichtungszonen" (VP = $Viroplasma$ in
Abb. 196), mit unreifen Viruselementarkörpern. In den Abb. 197 bis 200 sind
alle möglichen Typen unreifer Elementarkörper, z. B. mit kernartigen Innenstrukturen („Nucleoiden") zu sehen. Derartige Untersuchungen müssen auf
andere (tier- und menschenpathogene) Virusarten in stärkerem Ausmaß als
bisher übertragen werden, wie überhaupt die vergleichende Virologie als Teilgebiet
der vergleichenden Pathologie gerade auch für unser Fach wichtige neue Erkenntnisse erhoffen läßt. Als ein Beispiel für diese Arbeitsrichtung kann hier die
Analyse der Veränderungen der Kernmembran bei der Multiplikation von Herpes-
B-Virus in der Affenniere von MAULER und DOSTAL (1959) genannt werden.
    Sehr lebhaft sind zur Zeit die Diskussionen über die Virusätiologie der bös-
artigen Tumoren. Mit SCHWARTZ und SCHOOLMAN (1960) „darf gehofft werden,
daß die Aufstellung der Theorie der Virusätiologie (von Malignomen) die An-
strengungen der Forscher ausrichtet". PETERS (1959) äußerte zu diesem Problem:
„Zieht man weiter in Rechnung, daß die Elektronenmikroskopie bereits heute
auch zur Virusätiologie der Tumoren äußerst bedeutsame Beiträge geliefert
hat — (z. B. kürzlich die Arbeiten des jüngst verstorbenen bedeutenden französischen Krebsforschers OBERLING 1959 und seiner Schule, z. B.: HINGLAIS-GUIL-

---

[1] Siehe hierzu auch die Arbeit von DOSTAL (1957) über die Vermehrung des Vaccinevirus
in Gewebekulturen.

LAUD, RIVIÈRE und BERNHARD 1959 sowie BERNHARD 1960) —, so darf man dieser Arbeitsrichtung für die Zukunft eine günstige Entwicklung voraussagen.

Abb. 197   Abb. 198

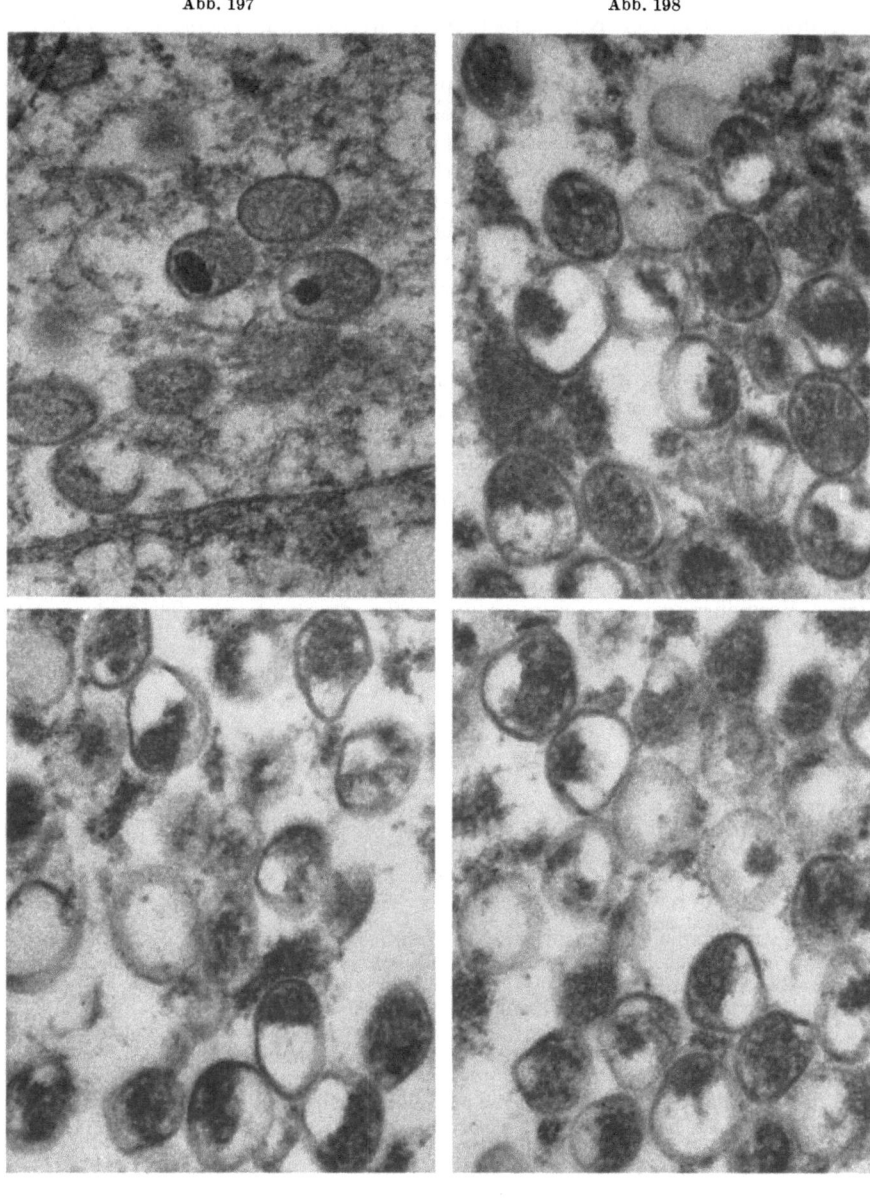

Abb. 199   Abb. 200

Abb. 197—200. Unreife Vaccinevirus-Elementarkörper im Cytoplasma von HeLa-Zellen, z.T. mit kernartigen Innenstrukturen (sog. „Nucleoide") in Abb. 197, z.T. um Viroplasma herum angeordnet (Abb. 198) oder um Reste dieser Verdichtungszonen (Abb. 199 und 200). Vergr. 36000mal

Einblicke in die grundlegenden Phänomene der Virusvermehrung, die in ihrer Sequenz noch bei keinem Virus vollständig erkannt sind, werden mit Hilfe des Elektronenmikroskops voraussichtlich aber nur dann zu gewinnen sein, wenn es gelingt, ultracytologische Methoden zu entwickeln, die es uns eines Tages erlauben, auch die wichtigen frühesten Reaktionsabläufe der Virussynthese intracellulär zu verfolgen.[1]"

Am Schluß dieses Beitrages darf noch einmal von der Virusvermehrung zum zentralen Problem der Klinik übergeleitet werden, zur *Therapie der Virusinfektionen!* In letzter Zeit hat man Hemmstoffe entdeckt, die vermutlich Proteincharakter besitzen, da sie durch Trypsinbehandlung inaktiviert werden können (Einzelheiten bei LINDEMANN 1960). Bei der Gewinnung dieser Inhibitoren machte man sich das Interferenzphänomen (s. im Abschnitt: A, VI, 1, d) zunutze. Wie oben schon ausgeführt wurde, kann die Interferenz auch dann eintreten, wenn das erste Virus durch Bestrahlung oder Hitze inaktiviert wird. Man fand nun (s. Literatur bei WIGAND 1960), daß nach Beimpfung der Chorionallantoismembran von Hühnerbruteiern mit inaktiviertem Influenzavirus die Zellen eine Substanz bilden, die *Interferon* genannt wurde[2]. Es ist schon jetzt möglich, dieses Interferon aus Allantoismembranen und Gewebekulturen ohne Beimengung von infektiösen Agentien zu gewinnen. Das Interferon scheint der Träger des Interferenzvorganges zu sein, da es unter geeigneten Versuchsbedingungen die Vermehrung einiger Virusarten hemmen kann. WIGAND (1960) meint, daß es durchaus denkbar sei, daß nach gelungener Herstellung und Anwendung konzentrierter Interferonpräparate eine Beeinflussung von Virusinfektionen auch dann möglich wird, wenn man das Interferon „therapeutisch", d. h. nach eingetretener Virusinfektion, appliziert. Dieser neue Inhibitor scheint keine virusspezifische Substanz zu sein, da er bei serologischer Prüfung keine antigenen Eigenschaften erkennen ließ. Es ist nicht ausgeschlossen, daß uns die Viren selbst die Möglichkeiten für ihre eigene Vermehrungshemmung und somit für eine wirksame Therapie zur Verfügung stellen, und zwar in ähnlicher Weise wie uns Pilzorganismen die Antibiotica für die Bekämpfung bakterieller Infektionen lieferten[3].

Literatur[4]

A. Allgemeiner Teil, IV. Definition des Virusbegriffes

FRIEDRICH-FREKSA, H.: Die stammesgeschichtliche Stellung der Virusarten und das Problem der Urzeugung. Aus: Die Evolution der Organismen, 2. Aufl., S. 278—301. Stuttgart: Gustav Fischer 1954.

PETERS, D.: Morphologie und Biochemie tierpathogener Virusarten. Verh. Dtsch. Ges. Path., 38. Tagg 1954, S. 14—37.

---

[1] Literatursammlung über „*die Zelle im Elektronenmikroskop*" s. bei BESSIS (1960); dort außerdem ein ausgezeichnetes Bildmaterial. — Zur Frage der „Virusgenese" von Neoplasmen s. weiter die Literaturübersicht von HARBERS (1960) und die Monographie über „Krebs, Virus und Induktor" von F. SCHMIDT (1960).

[2] Ausführliche Literaturübersicht über das *Interferon* s. bei SCHÖNENBERGER (1960). Vom gleichen Autor s. den Überblick über die molekulare Struktur der Virus-Nucleinsäuren (1959).

[3] Recht optimistische Berichte liegen aus letzter Zeit über die Behandlung von Masern, Influenza und Zoster mit N^1, N^1-anhydrobis-(β-oxyäthyl)-biguanid-HCl vor, z. B. von WEINSTEIN (1960).

[4] Der Verf. dankt an dieser Stelle all denen, die die Fertigstellung dieses Beitrages mit wichtigen Literaturhinweisen und durch die Überlassung von Abbildungen (s. auch Bildunterschriften!) unterstützt haben oder auch bei den Korrekturen mithalfen. In erster Linie gilt dieser Dank meinen virologischen Lehrern, Herrn Prof. Dr. E. G. NAUCK und Herrn Dr. D. PETERS, Hamburg, des weiteren Herrn Prof. Dr. W. ROHRSCHNEIDER, München, Herrn Prof. Dr. F. WEYER, Hamburg, Herrn Dr. W. BERNHARD, Villejuif (Seine), Frau Dr. E. RECZKO, Tübingen, Herrn Dr. H. GOLDSCHMIDT, Philadelphia, Herrn Priv.-Doz. Dr. R. WIGAND, Homburg (Saar) und Herrn Dr. K. MUNK, München. Herrn Prof. Dr. W. ROLLWAGEN, München, bin ich für die Überlassung eines Arbeitsplatzes in seinem Institut zu großem Dank verpflichtet. Für unermüdliche technische Assistenz danke ich herzlichst meiner Frau, den T.A. Frau OBERMÜLLER und Frau SCHLOTTER, den Herren FELLNER und HEIGL sowie Herrn Dr. Dr. K. BOSSE für die Hilfe bei den Korrekturen.

SCHRADER, A.: Virus und Viruskrankheiten. Münch. med. Wschr. **1955**, 1379.

ZIMMERMANN, W.: Sind die Viren Lebewesen oder nicht-lebendige Systeme? Dtsch. med. Wschr. **1948**, 192.

A. V. Klassifizierung der Virusarten und Einteilung der Viruskrankheiten der Haut

ANDERSON, TH. F.: Morphological and chemical relations in viruses and bacteriophages. Cold Spr. Harb. Symp. quant. Biol. **11**, 1 (1947). — ANDREWES, CH. H.: Adventures among viruses. New Engl. J. Med. **242**, 161 (1950). — Nomenklatur der Viren. Zbl. Bakt., I. Abt. Orig. **161**, 354 (1954). — ANDREWES, CH. H., and D. M. HORSTMANN: The susceptibility of viruses to ethyl ether. J. gen. Microbiol. **3**, 290 (1949).

BAWDEN, C. F.: Plant viruses and virus diseases. Waltham, Mass.: Chronica Botanica Company 1950.

FRIEDRICH-FREKSA, H.: Die stammesgeschichtliche Stellung der Virusarten und das Problem der Urzeugung. Aus: Die Evolution der Organismen, 2. Aufl., S. 278—301. Stuttgart: Gustav Fischer 1954.

HEINEMANN, F.: Philosophie und geistige Führerschaft. In: Wissen und Leben Heft 8, S. 4. 1957. — HENNEBERG, G.: Zur Nomenklatur der menschenpathogenen Viren. Zbl. Bakt., I. Abt. Orig. **158**, 308 (1952). — HERZBERG, K.: Virusarten und Ansteckungsstoffe. Klin. Wschr. **20**, 897 (1941). — HOLMES, F. O.: The filterable viruses (Suppl. No 2, edit. VI), Bergeys Manual of Determinative Bacteriology 1948.

LIPSCHÜTZ, B.: Die Einschlußkrankheiten der Haut. In Handbuch der Haut- und Geschlechtskrankheiten von J. JADASSOHN, Bd. II, S. 21—163. Berlin: Springer 1932.

RUSKA, H.: Versuch einer Ordnung der Virusarten. Arch. ges. Virusforsch. **2**, 480 (1943).— Die Elektronenmikroskopie in der Virusforschung. Handbuch der Virusforschung von DOERR-HALLAUER, 2. Erg.-Bd., S. 221—417. Wien: Springer 1950.

SCHRAMM, G.: Die Biochemie der Viren. Berlin-Göttingen-Heidelberg: Springer 1954. — SHDANOW, W. M.: Bestimmung der menschen- und zoopathogenen Virusarten. AMH, Moskau 1953 und die Übersetzung dieses Werkes in deutscher Sprache: „Viren". Jena: VEB Gustav Fischer 1957. — SINKOVICS, J.: Die Grundlagen der Virusforschung. Budapest: Verlag der Ungarischen Akademie der Wissenschaften 1956. — STEINHAUS, E. A.: Nomenclature and classifications of insect viruses. Bact. Rev. **13**, 203 (1949).

WOLMAN, M.: The nature of viral inclusion bodies and their differentiation from nonviral inclusions. Experientia (Basel) **11**, 22 (1955).

A. VI, 1. Allgemeine Pathologie und Pathogenese, Virusvermehrung

ALTMANN, H. W.: Zur Morphologie der Wechselwirkung von Kern und Cytoplasma. Klin. Wschr. **33**, 306 (1955). — ANDERER, F. A.: Probleme der Virusforschung. Studium gen. **12**, 142 (1959).

BARGMANN, W.: Über einige Probleme und Ergebnisse des elektronen-mikroskopischen Studiums der Zelle. Dtsch. med. Wschr. **1956**, 1109. — BEDSON, S. P.: Irish J. med. Sci. **6**, 385 (1952). Zit. nach D. PETERS 1954. — BEDSON, S. P., and J. V. T. GOSTLING: Brit. J. exp. Path. **35**, 299 (1954). Zit. nach D. PETERS 1954. — BERNHARD, W.: Die Anwendung des Elektronenmikroskopes zum Studium cellularpathologischer Vorgänge. Klin. Wschr. **35**, 251 (1957). — BIELING, R.: Die Viruskrankheiten des Menschen. Leipzig: Johann Ambrosius Barth 1944. — Systematische und ätiologische Untersuchungen auf dem Virusgebiet. Wien. klin. Wschr. **1952**, 481. — Die Biologie der Viruskrankheiten. Dtsch. Z. Nervenheilk. **167**, 516 (1952). — Die Pathogenese der Viruskrankheiten. Zbl. Bakt., I. Abt. Orig. **160**, 131 (1953). — BIJL, J. P.: Die für den Menschen in Betracht kommenden dermatologischen Viruserkrankungen. Zbl. Haut- u. Geschl.-Kr. **52**, 545 (1936). — BLANK, H., and G. RAKE: Viral and rickettsial diseases of the skin, eye and mucous membranes of man. Boston and Toronto: Little, Brown & Company 1955. — BODIAN, D.: Pathogenesis of poliomyelitis. Amer. J. publ. Hlth **42**, 1388 (1952). — BOVARNICK, M. R., and J. C. MILLER: J. biol. Chem. **184**, 661 (1950). Zit. nach J. SINKOVICS 1956. — BRAUNSTEINER, H., K. FELLINGER u. F. PAKESCH: Elektronenmikroskopische Untersuchungen über Zellstruktur und Zellfunktion. Klin. Wschr. **33**, 4 (1955). — BÜCHNER, F.: Thematik und Methoden der Allgemeinen Pathologie seit 100 Jahren. Münch. med. Wschr. **1958**, 1. — BURNET, F. M.: Ecology of virus diseases. Brit. med. Bull. **9**, 173 (1953). — BUTENANDT, A.: Biochemie der Gene und Genwirkungen. Verh. Ges. Dtsch. Naturforsch. Ärzte, 97. Verslg Essen 1952, S. 43.

CASPERSSON, T., u. K. G. THORSSON: Virus und Zellstoffwechsel. Verh. Ges. Dtsch. Naturforsch. Ärzte, 97. Verslg Essen 1952, S. 68. — Virus und Zellstoffwechsel. Klin. Wschr. **31**, 205 (1953). — COPISAROW, M.: Free chromosomes as viruses. Naturwissenschaften **42**, 101 (1955). — COWDRY, E. V.: The problem of intranuclear inclusions in virus diseases. Arch. Path. (Chicago) **18**, 527 (1934).

DOERR, R.: Filtrierbare Virusarten. Ergebn. Hyg. Bakt. **16**, 121 (1934). — DOSCH, F.: Unveröff. Vers., zit. nach R. BIELING 1953. — DULBECCO, R., and M. VOGT: Vortrag 6. Int. Mikrobiol. Kongr. Rom 1953. Siehe auch: Plaque formation and isolation of pure lines with poliomyelitis viruses. J. exp. Med. **99**, 167 (1954).

EMERSON, ST.: Handbuch der physiologischen und pathologisch-chemischen Analyse. Bd. 2: Allgemeine Untersuchungsmethoden, Teil 2, S. 443—537. Heidelberg: Springer 1955.— EYER, H.: Das Virusproblem in chemischer und physikalischer Sicht. Zbl. Bakt., I. Abt. Orig. **160**, 98 (1953).

FENNER, F. · The clinical features and pathogenesis of mousepox. J. Path. Bact. **60**, 529 (1948). — The pathogenesis of the acute exanthems. Lancet **1949**, 915. — Mousepox (infectious ectromelia of mice). J. Immunol. **63**, 341 (1950). — The significance of the incubation period in infectious disease. Med. J. Aust. **2**, 813 (1950). — FRIEDRICH-FREKSA, H.: Die stammesgeschichtliche Stellung der Virusarten und das Problem der Urzeugung. Aus: Die Evolution der Organismen, 2. Aufl., S. 278—301. Stuttgart: Gustav Fischer 1954.

GÄDEKE, R.: Die inapparente Virusinfektion und ihre Bedeutung für die Klinik. Berlin-Göttingen-Heidelberg: Springer 1957. — GAYLORD jr., W. H.: J. exp. Med. **100**, 575 (1954). Zit. nach D. PETERS 1954. — GERMER, W. D.: Viruserkrankungen des Menschen. Stuttgart: Georg Thieme 1954. — GÖNNERT, R.: Virusmorphologie und Virusvermehrung. Zbl. Bakt., I. Abt. Orig. **160**, 124 (1953). — GORDON, F. B.: Genetics of viruses. Ann. Rev. Microbiol. **4**, 151 (1950). — GOSTLING, J. V. T.: Intracellular site of developing herpes virus. Nature (Lond.) **178**, 1238 (1956). — GOSTLING, J. V. T., and S. P. BEDSON: Observations on the mode of multiplication of herpes virus. Brit. J. exp. Path. **37**, 434 (1956). — GSELL, O.: Virusbedingte Lungeninfiltrate (mit speziellem Hinweis auf die durch die Adenovirusgruppe hervorgerufenen Pneumonien). Dtsch. med. Wschr. **1957**, 401.

HAUDUROY, P.: Les virus latents. Rev. Immunol. **16**, 222 (1952). — HENNEBERG, G., u. A. ORTMANN: Beeinflußt die Hyaluronidase die Infektiosität des Grippevirus? Arch. Virusforsch. (Wien) **4**, 256 (1951). — HERSHEY, A. D.: Spontaneous mutations in bacterial viruses. Cold Spr. Harb. Symp. quant. Biol. **11**, 67 (1946). — HIRST, G. K., and T. GOTTLIEB: The experimental production of combination forms of viruses. J. exp. Med. **98**, 1 (1953). — HÖRING, F. O.: Über das Zusammentreffen zweier Infektionskrankheiten beim gleichen Kranken. Med. Klin. **1947**, 661. — Die Vielfalt der Erregertypen als nosologisches Problem. Dtsch. med. Wschr. **1953**, 655. — HORSTMANN, E.: Die elektronenmikroskopische Struktur der Haut. Arch. klin. exp. Derm. **211**, 18 (1960). — HOTZ, G., u. W. SCHÄFER: Ultrahistologische Studie über die Vermehrung des Virus der klassischen Geflügelpest. Z. Naturforsch. **10b**, 1 (1955). — HOYLE, L.: Symp. The nature of virus multiplication, p. 225. Cambridge 1953. — HUEBNER, R. J.: Implications of recent viral studies. Publ. Hlth Rep. (Wash.) **72**, 377 (1957). — HYDEN, H.: Nucleoproteins in virus reproduction. Cold Spr. Harb. Symp. quant. Biol. **12**, 104 (1947).

JOHNSON, K. M., and H. R. MORGAN: Latent viral infection of cells in tissue culture. II. Relationship of cell nutrition to initiation of growth of psittacosis virus. J. exp. Med. **103**, 765 (1956).

KNIGHT, C. A.: Chemical constitution of viruses. Advanc. Virus Res. **2**, 153 (1954). — KOCH, A. L., F. W. PUTNAM and E. A. EVANS jr.: Biochemical studies of virus reproduction. VII. Purine metabolism. J. biol. Chem. **197**, 113 (1952). — KÖHLER, H.: Die Rolle der Leukocyten als Virusträger. Zbl. Bakt., I. Abt. Orig. **180**, 140 (1960). — KOLLE, W., u. H. HETSCH: Experimentelle Bakteriologie und Infektionskrankheiten mit besonderer Berücksichtigung der Immunitätslehre, 11. Aufl., neubearb. von H. SCHLOSSBERGER. München u. Berlin: Urban & Schwarzenberg 1952. — KRADOLFER, F., u. R. WYLER: Unspezifische Resistenzfaktoren bei Virusinfektionen. Schweiz. Z. allg. Path. **21**, 83 (1958).

LADEN, E. L., J. O. ERICKSON and D. ARMEN: Electron microscopic study of epidermal prickle cells. J. invest. Derm. **19**, 211 (1952). — LADEN, E. L., J. H. LINDEN and J. O. ERICKSON: Study of normal skin with the electron microscope. Arch. Derm. Syph. (Chicago) **71**, 219 (1955). — LADEN, E. L., J. H. LINDEN, J. O. ERICKSON and D. ARMEN: Electron microscopic study of epidermal basal cells and epidermal-dermal junction. J. invest. Derm. **21**, 37 (1953). — LEHMANN, F. E.: Die submikroskopische Organisation der Zelle. Klin. Wschr. **33**, 294 (1955). — LÉPINE, P., et O. CROISSANT: Ann. Inst. Pasteur **81**, 1 (1951). Zit. nach R. BIELING 1953. — LINDEN, J. H., E. L. LADEN, J. O. ERICKSON and D. ARMEN: Electron microscopic study of normal skin collagen and elastic fibers. J. invest. Derm. **24**, 83 (1955). — LINDNER, W., u. U. FESTGE: Poliomyelitis und Mumps. Beitrag zum Problem der Virus-Doppelinfektion. Dtsch. med. Wschr. **1957**, 1001. — LIPSCHÜTZ, B.: Die Einschlußkrankheiten der Haut. In Handbuch der Haut- und Geschlechtskrankheiten von J. JADASSOHN, Bd. II, S. 21—163. Berlin: Springer 1932. — LOEWE, H.: Ergebnisse und Probleme der Virusforschung. Pharmazie **4**, 537 (1949). — LURIA, S. E.: Bacteriophage: An essay on virus reproduction. Science **111**, 507 (1950).

Mooser, H.: Two varieties of murine PPLO strains distinguishable from each other by their mode of in vivo growth, when associated with the virus of ectromelia. Arch. ges. Virusforsch. 4, 207 (1951). — Mooser, H., u. H. Joos: Die Infektion der Maus mit menschlichen PPLO-Stämmen. Schweiz. Z. allg. Path. 15, 735 (1952).

Nasemann, Th., H. Röckl u. O. Huber: Die Pleuropneumonie-ähnlichen Organismen. Verhalten in der Eikultur und im Resistenzversuch. Klin. Wschr. 32, 717 (1954). — Nauck, E. G.: Pathogenese und Pathologie der Viruskrankheiten. Verh. Dtsch. Ges. Inn. Med., 54. Kongr. in Karlsruhe 1948. Dtsch. Arch. klin. Med. 195, 222 (1949). — Die Pathologie der Viruskrankheiten. Zbl. Bakt., I. Abt. Orig. 160, 139 (1953). — Nikolitsch, M.: Viruskonzentration und Inkubationslänge. Arch. Hyg. (Berl.) 141, 361 (1957).

Palade, G. E.: A study of fixation for electron microscopy. J. exp. Med. 95, 285 (1952). — Pease, D. C.: Electron microscopy of human skin. Amer. J. Anat. 89, 469 (1951). — Peters, D.: Neuere Erkenntnisse zum Problem der Vermehrung tier- und menschenpathogener Viren. Klin. Wschr. 31, 533 (1953). — Morphologie und Biochemie tierpathogener Virusarten. Verh. Dtsch. Ges. Path., 38. Tagg in Hamburg, 1954, S. 14. — Morphology of resting vaccinia virus. Nature (Lond.) 178, 1453 (1956). — Peters, D., u. Th. Nasemann: Untersuchungen am Virus der Variola-Vaccine. I. Über den Wert der Tupfpräparation für die elektronenoptische Abbildung und Ausmessung von Elementarkörpern. Z. Tropenmed. Parasit. 4, 11 (1952). — Enzymatisch-morphologische Untersuchungen am Vaccinevirus. Naturwissenschaften 39, 306 (1952a). — Untersuchungen am Virus der Variola-Vaccine. II. Nachweis von Elementarkörperstadien mittels enzymatisch-elektronenoptischer Analyse. Z. Naturforsch. 8b, 547 (1953). — Peters, D., and W. Stoeckenius: Structural analogies of pox viruses and bacteria. Nature (Lond.) 174, 224 (1954). — Untersuchungen am Virus der Variola-Vaccine. III. Enzymatischer Abbau des Innenkörpers. Z. Naturforsch. 9b, 524 (1954). — Philibert, P.: Virus cytotropes (Virus filtrants — Virus filtrables). Ann. Méd. 16, 283 (1924). — Piekarski, G.: Lehrbuch der Parasitologie, S. 652, Tabelle 28. Berlin-Göttingen-Heidelberg: Springer 1954.

Raettig, H.: Pleomorphismus und Monomorphismus in ihrer Bedeutung für die medizinische Mikrobiologie. Ärztl. Forsch. 8, 333 (1954). — Rivers, T. M.: Viral and rickettsial infections of man. Philadelphia-London-Montreal: J. B. Lippincott Comp. 1948; 2. Aufl. 1952. — Röhrer, H.: Das Problem der Typen und Varianten beim Virus. Zbl. Bakt., I. Abt. Orig. 160, 146 (1953). — Ruska, H.: Über Grenzfragen aus dem Gebiet der Strukturforschung und Mikrobiologie. Dtsch. med. Wschr. 1941, 281. — Größe und Gestalt der Virusarten. Umschau 50, 598 (1950). — Die Elektronenmikroskopie in der Virusforschung. In Handbuch der Virusforschung von Doerr-Hallauer, 2. Erg.-Bd., S. 221—417. Wien: Springer 1950. — Die gegenwärtige Entwicklung der morphologischen Grundlagen in Zytologie und Zytopathologie. Zbl. Bakt., I. Abt. Orig. 166, 546 (1956).

Schäfer, W.: Neue Erkenntnisse über den Ablauf der Virusvermehrung und ihre Bedeutung für die Aufklärung des biologischen Autoreproduktionsmechanismus. Berl. u. Münch. tierärztl. Wschr. 1953, 165. — Schäfer, W., u. W. Zillig: Über den Aufbau des Virus-Elementarteilchens der klassischen Geflügelpest. I. Mitt. Z. Naturforsch. 9b, 779 (1954). Siehe auch: II. Mitt. 10b, 199 (1955) sowie: 9b, 329 (1954) u. 7b, 608 (1952). — Schinzel, A.: Das Virusproblem im Lichte neuerer Forschung. Wien. klin. Wschr. 1957, 401. — Schlesinger, R. W.: Developmental stages of viruses. Ann. Rev. Microbiol. 7, 83 (1953). — The relation of functionally deficient forms of influenza virus to viral development. Cold Spr. Harb. Symp. quant. Biol. 18, 55 (1953). Vgl. auch ders.: Production of „incomplete" influenza virus in mouse brain. Bact. Proc. 1950, 71. — Schrader, A.: Virus und Viruskrankheiten. Münch. med. Wschr. 1955, 1379. — Schramm, G.: Die Biochemie der Viren. Berlin-Göttingen-Heidelberg: Springer 1954. — Aufbau und Wirkung der Viren. Medizinischer Bild-Dienst Nr 20, S. 335, 1957. — Scott, T. F. McNair, C. F. Burgoon jr., L. L. Coriell und H. Blank: The growth curve of the virus of herpes simplex in rabbit corneal cells grown in tissue culture with parallel observations on the development of the intranuclear inclusion body. J. Immunol. 71, 385 (1953). — Seelich, F.: Chemische und biologische Probleme der Virusinfektion. Wien. klin. Wschr. 1956, 884. — Seiffert, G.: Virus und Viruskrankheiten, S. 13—17. Dresden u. Leipzig: Steinkopff 1938. — Siede, W.: Das Blutbild bei Viruserkrankungen. Dtsch. med. J. 1953, 218. — Sinkovics, J.: Die Grundlagen der Virusforschung. Budapest: Verlag der Ungarischen Akademie der Wissenschaften 1956. — Sjöstrand, F. S.: Die routinemäßige Herstellung von ultradünnen (ca. 200 Å) Gewebeschnitten für elektronenmikroskopische Untersuchungen der Gewebezellen bei hoher Auflösung. Z. wiss. Mikr. 62, 65 (1954). — Die funktionelle Bedeutung des Ultrafeinbaues von Gewebezellen. Klin. Wschr. 35, 237 (1957). — Smith, W.: The distribution of viruses and neutralizing antibodies in the blood and pathological exsudates of rabbits infected with vaccinia. Brit. J. exp. Path. 10, 93 (1929). — Smorodincev, A. A.: Mechanizmy podavlenija virusnych agentov vestestvennonevospriimcivom organizme. (Mechanismen der Hemmung der Virus-Agenten im natürlich-immunen Organismus.) Vop. Virusol. 4, 10 (1956). Ref. Zbl. Bakt., I. Abt. Ref. 164, 563

(1957). — SMORODINTSEW, A. A., u. A. S. KRIWISKI: 1953, zit. nach J. SINKOVICS 1956. — STOECKENIUS, W., u. D. PETERS: Untersuchungen am Virus der Variola-Vaccine. IV. Mitt. Die Morphologie des „Innenkörpers". Z. Naturforsch. **10**b, 77 (1955). — STOKES, J., and H. BEERMAN: Virus-pyogen sequence. Interrelationship in inflammatory dermatoses: The clinical features. Arch. Derm. Syph. (Chicago) **60**, 261 (1949). — SZASZ, G., u. M. MATEJOVITS: Die lymphatische Reaktion bei Viruskrankheiten. Orv. Hetil. **1950**, 1006. Ref. Zbl. Haut- u. Geschl.-Kr. **76**, 376 (1951). [Ungarisch.]

TÜNNERHOFF, F. K.: Klinische Untersuchungen über den Einfluß von sekundär auf-tretenden Virus- und Rickettsienerkrankungen auf primäre Grundkrankheiten. Med. Klin. **1955**, 651, 657.

WATSON, J. D., and F. H. C. CRICK: Molecular structure of nucleic acids. Nature (Lond.) **171**, 37 (1953). — Genetical implications of the structure of desoxyribonucleic acid. Nature (Lond.) **171**, 964 (1953). — WEIDEL, W.: Virus. Berlin-Göttingen-Heidelberg: Springer 1957. — WEYER, F., u. D. PETERS: Untersuchungen zur Rickettsienmorphologie. I. Eine einfache und schonende Präparationsmethode für die elektronenoptische Untersuchung von Rickettsien. Z. Naturforsch. **7**b, 357 (1952). — WILDY, P.: Recombination with Herpes simplex-Virus. J. gen. Microbiol. **13**, 346 (1955). — WOLF, J. Z.: Surface of human epidermis in electronic picture. Biol. Listy (Praha) Suppl. **2**, 191 (1951).

ZIMMERMANN, W.: Infektion, Infektionskrankheit und Infektionsresistenz als bioche-mische Probleme. Dtsch. med. Wschr. **1957**, 853. — ZOLLINGER, H. U.: Beitrag zur Patho-genese der Einschlußkörper. Schweiz. Z. Path. **14**, 446 (1951).

A. VI, 2. Allgemeine Therapie der Viruskrankheiten, Immunisation und Impfmaßnahmen

BÄR, F.: Chemotherapie der Viruskrankheiten. Ther. d. Gegenw. **1948**, 73. — BAMBERG, H.: Irgapyrinbehandlung bei Viruserkrankungen. Ther. d. Gegenw. **1957**, 374. — BARRETT, B., and W. VOLWILER: Agammaglobulinemia and hypoglobulinemia—the first five years. J. Amer. med. Ass. **164**, 866 (1957). — BAUER, D. J.: The antiviral and synergic actions of isatinthiosemicarbazone and certain phenoxypyrimidines in vaccinia infection in mice. Brit. J. exp. Path. **36**, 105 (1955). — BINGEL, K. F.: Ein Beitrag zur Methodik der Desinfektions-prüfung bei Viren. Z. Hyg. Infekt.-Kr. **137**, 126 (1953). — Die experimentelle Virusdesinfek-tion, Ergebnisse und Methoden. Leipzig: Johann Ambrosius Barth 1957. — BOCK, M.: Zur Thermoresistenz der Viren. Arzneimittel-Forsch. **6**, 527 (1956). — Thiosemicarbazon-Wirkung bei experimentellen Pocken-Infektionen der Maus. Z. Hyg. Infekt.-Kr. **143**, 480 (1957). — BRAHMS, O., H. LIPPELT u. F. MÜLLER: Experimentelle Beiträge zur Frage der Virusinakti-vierung. Zbl. Bakt., I. Abt. Orig. **163**, 425 (1955). — BRAUN, G., u. P. KÖRTGE: Vergleichende Untersuchungen zur Frage des Einflusses von 2,3-Dithiopropanol (BAL) auf den Ablauf der akuten Virushepatitis. Ärztl. Wschr. **1955**, 275. — BRÜCKEL, K. W., H. E. SCHULTZE u. G. SCHWICK: Das Properdin-Komplement-System bei verschiedenen Krankheiten mit Berück-sichtigung der Serumproteine und Schwermetalle. Dtsch. med. Wschr. **1957**, 1898. — BRUTON, O. C.: Pediatrics **9**, 722 (1952). Zit. nach B. BARRETT u. W. VOLWILER 1957.

DICKINSON, L., and M. THOMPSON: The antiviral action of threo-β-phenylserine. Brit. J. Pharmacol. **12**, 66 (1957). — DIECKMANN, B., H. GRUNZE, K. OEFF u. H. J. PETTENKOFER: Agammaglobulinämie beim Erwachsenen. Ärztl. Wschr. **1957**, 910. — DREES, O.: Die virus-inaktivierenden Eigenschaften von Formaldehyd-Laktose. Arzneimittel-Forsch. **6**, 465 (1956).

EATON, M. D.: Chemotherapy of virus and rickettsial infections. Ann. Rev. Microbiol. **4**, 223 (1950). — EATON, M. D., L. T. ADLER, P. BOND and A. R. SCALA: The effect of thyroxin on respiration and virus growth in chick embryo tissue cultures. J. infect. Dis. **98**, 239 (1956). EHRICH, W. E., D. L. DRABKIN and C. FORMAN: J. exp. Med. **90**, 157 (1949). Zit. nach H. SCHMIDT 1955.

FISCHER, G., S. GARDELL u. E. JORPES: Über die chemische Natur des Acerins und die viruciden und antivirotischen Effekte einiger pflanzlicher Tannine. Zbl. Bakt., I. Abt. Orig. **161**, 349 (1954). — FRAENKEL-CONRAT, H.: Kurzer Hinweis in Münch. med. Wschr. **99**, 1320 (1957).

GÖNNERT, R.: Die Chemotherapie der Virusinfektionen und ihre Problematik. Fortschr. Med. **70**, 241, 287, 311, 345 (1952). — GÖNNERT, R., u. M. BOCK: Zur Resistenz von Viren. Z. Hyg. Infekt.-Kr. **141**, 60 (1955). — Zur Chemoresistenz der Viren. Arzneimittel-Forsch. **6**, 522 (1956). — GRAFE, A., u. H. G. HAUSSMANN: Über eine für die Desinfektionsmittelprüfung optimal geeignete Methode zur Züchtung des Influenza-, Mumps- und Newcastle-Virus im Allantoissack des Hühnerembryos. Z. Hyg. Infekt.-Kr. **143**, 343 (1957).

HAMRE, D., J. BERNSTEIN and R. DONOVICK: Activity of p-amino-benzaldehyd, 3-thio-semicarbazone on vaccinia virus in the chick embryo and in the mouse. Proc. Soc. exp. Biol. (N.Y.) **73**, 275 (1950). — HAMRE, D., K. A. BROWNLEE and R. DONOVICK: Studies on chemo-therapy of vaccinia viruses. II. The activity of some thiosemicarbazones. J. Immunol. **67**,

305 (1951). — HANNOUN, C.: Les antigènes des virus. Biol. et Méd. **45**, 203 (1956). — HEN-
NESSEN, W.: Influenzakomplementbindungsreaktion für die Praxis. Z. Hyg. Infekt.-Kr. **141**,
557 (1955). — HINZ, C. F., W. S. JORDAN and L. PILLEMER: The properdin system and
immunity. IV. The hemolysis of erythrocytes from patients with paroxysmal nocturnal
hemoglobinuria. J. clin. Invest. **35**, 453 (1956). — HÖRING, F. O.: Immunität bei Viruskrankheiten. Münch. Med. Wschr. **101**, 4 (1959). — HUMMEL, K., u. G. REIMOLD: Über die
Wirkung polymerer Präparate bei der experimentellen murinen Poliomyelitis. Klin. Wschr.
1954, 1012. — HURST, E. W.: Chemotherapy of virus diseases. Brit. med. Bull. **9**, 180 (1953).

JADASSOHN, W.: Die Immunbiologie der Haut. In Handbuch der Haut- und Geschlechtskrankheiten, Bd. 2, S. 353. Berlin: Springer 1932.

KAISER, M.: Weitere Untersuchungen über die Trockenresistenz von virushaltigen Stoffen.
Arch. ges. Virusforsch. **3**, 291 (1947). — KAUSCHE, G. A., F. HAHN u. L. SCHLEITH: Über
virushemmende Stoffe der Triphenylmethanreihe. Z. Naturforsch. **5**b, 87 (1950). — KIKUTH,
W., M. BOCK u. R. GÖNNERT: Untersuchungen zur Kollidonwirkung bei Viren. Z. Natur-
forsch. **3**b, 342 (1948). — KILBOURNE, E. D., and F. L. HORSFALL jr.: Virusmultiplication in
eggs after injection of cortisone. Proc. Soc. exp. Biol. (N.Y.) **76**, 116 (1951). — KITTSTEINER,
W.: Der derzeitige Stand der Serumimmunität in der Dermatologie. Hautarzt **6**, 481 (1955). —
KLIMA, H., u. G. BEYREDER: Zum Problem der Antikörperbildung im lymphatischen Apparat.
Wien. klin. Wschr. **1955**, 714. — KNOTHE, H., u. D. THON: Antibiotische Studien am bebrüteten Hühnerei. Arzneimittel-Forsch. **6**, 16 u. 703 (1956) (1. u. 2. Mitt.) — KRADOLFER, F.,
u. R. WYLER: Photoaktivierbare Antiviruswirkung von Porphyrinen. Z. Hyg. Infekt.-Kr.
143, 416 (1957).

LANG, W.: Blutbakterizidie, Komplementfaktoren und Properdin-System. Münch. med.
Wschr. **101**, 8 (1959). — LINDER, E.: Das Properdinsystem und seine Beeinflussung durch
ionisierende Strahlen. Strahlentherapie **103**, 91 (1957). — LURIA, S. E.: General virology,
p. 118. New York: J. Wiley & Sons 1953. — LYON, E.: Viruskrankheiten und Hyperergie.
Allergie u. Asthma **3**, 229 (1957).

MINTON jr., S. A., J. E. OFFICER and R. L. THOMPSON: Effect of thiosemicarbazones and
dichlorphenoxy-thiouracil on multiplication of a recently isolated strain of variola-vaccinia
virus in the brain of the mouse. J. Immunol. **70**, 222 (1953).

NASEMANN, TH.: Die Therapie der Viruskrankheiten der Haut. Hautarzt **6**, 337, 385
(1955). — Die Bedeutung serologischer Methoden für die Diagnose und Differentialdiagnose
der Viruskrankheiten der Haut. Ärztl. Praxis **1956**, Nr 7. — NEHER, R., u. F. KRADOLFER:
Polysulfonsäure-Derivate mit Antivirus-Wirkung. Z. Naturforsch. **10**b, 191 (1955). —
NICOLLE, C.: Destin des maladies infectieuses. Paris: F. Alcan 1933.

PARISH, H. J.: The future of preventive inoculations. Lancet **1947**II, 413. — PAULING, L.:
Verh. Internat. Kongr. für reine und angewandte Chemie, London 1947. Brit. med. J. **1947**,
223. Zit. nach H. SCHMIDT 1955. — PILLEMER, L.: The properdin system. Trans. N.Y. Acad.
Sci. **17**, 526 (1955). — PILLEMER, L., L. BLUM, I. H. LEPOW, O. A. ROSS, E. W. TODD and
A. C. WARDLAW: The properdin system and immunity. Part I. Science **120**, 279 (1954). —
PILLEMER, L., L. BLUM, I. H. LEPOW, L. H. WURZ and E. W. TODD: The properdin system
and immunity. Part III. J. exp. Med. **103**, 1 (1956). — PILLEMER, L., M. D. SCHOENBERG,
L. BLUM and L. H. WURZ: The properdin system and immunity. Part II. Science **122**, 545
(1955).

REMKY, H.: Ätiologische Diagnostik umschriebener Entzündungsprozesse durch vergleichende serologische Untersuchungen. Münch. med. Wschr. **101**, 6 (1959). — RITIS, F.,
G. GIUSTI e V. VILLARI: Attivita della imide dell acido maleico (n-etyl-maleimide) sulla molti-
plicatione virale. Arch. ges. Virusforsch. **5**, 432 (1953). Ref. Zbl. Bakt., I. Abt. Ref. **162**, 267
(1957). — ROBERT, P.: Infektionskrankheiten der Haut. Dermatologica (Basel) **95**, 193
(1948). — ROBERT, P.: Le rôle de la peau en pathologie générale. Schweiz. med. Wschr. **79**,
309 (1949). — ROWLEY, D.: Stimulation of natural immunity to Escherichia coli infections.
Observation on mice. Lancet **1955**, 232. — RUHENSTROTH, G.: Properdin. Dtsch. med.
Wschr. **1955**, 1748.

SCHEIFFARTH, F., G. BERG u. W. FRENGER: Neuere Methoden zum Nachweis und zur
Lokalisation von Antikörpern. Klin. Wschr. **34**, 134 (1956). — SCHMIDT, F.: Reversible
Virusinaktivierung durch SH-Blocker und Immunisierung. Naturwissenschaften **43**, 522
(1956). — SCHMIDT, H.: Immunbiologische Grundlagen der aktiven Immunisierung. Zbl.
Bakt., I. Abt. Ref. **153**, 481 (1954). Siehe auch: Immunochemie und Serologie. Zbl. Bakt.,
I. Abt. Orig. **153**, 142 (1948/49). — Fortschritte der Serologie, 2. Aufl. Darmstadt: Dr. Diet-
rich Steinkopff 1955. — SCHRAMM, G.: Über den Stand der biochemischen und immunbio-
logischen Erforschung der Mikroorganismen und Viren. Zbl. Bakt., I. Abt. Orig. **158**, 130
(1952). — Die Biochemie der Viren. Berlin-Göttingen-Heidelberg: Springer 1954. — SCHULTZE-
JAHN, M.-L., u. H. BORCHERS: Agammaglobulinämie. Med. Klin. **1957**, 2132. — SINKOVICS'
J.: Die Grundlagen der Virusforschung. Budapest: Verlag der Ungarischen Akademie der
Wissenschaften 1956. — SORRELL, A. H.: Skin tests in certain virus diseases. Review of the

literature. N.Y. St. J. Med. **56**, 1778 (1956). — Ström, J.: Prophylaktische Anwendung von Gamma- und Immunglobulin. Nord. Med. **56**, 1478 (1956).

Tamm, I., and J. R. Overman: Relationship between structure of benzimidazole derivatives and inhibitory activity on vaccinia virus multiplication. Virology **3**, 185 (1957). — Thompson, R. L., J. Davis, P. B. Russel and G. H. Hitchings: Effect of aliphatic oxime and isatinthiosemicarbazones on vaccinia infection in the mouse and in the rabbit. Proc. Soc. exp. Biol. (N.Y.) **84**, 496 (1953). — Thompson, R. L., M. L. Price, S. A. Minton jr., G. B. Elion and G. H. Hitchings: Effect of purine derivatives and analogues on multiplication of the vaccinia virus. J. Immunol. **65**, 529 (1950). — Thompson, R. L., M. L. Price, S. A. Minton jr., E. A. Falco and G. H. Hitchings: Protection of mice against the vaccinia virus by the administration of phenoxythiouracils. J. Immunol. **67**, 483 (1951).

Umezawa, H., T. Tazaki and S. Fukuyama: An antiviral substance, abikoviromycin, produced by streptomyces species. Jap. med. J. **4**, 331 (1951).

Wagener, K.: Die Sonderstellung des Virus hinsichtlich Immunität und Allergie. Arch. exp. Vet.-Med. **6**, Beih., 114 (1952). — Wardlaw, A. C., and L. Pillemer: The properdin system and immunity. Part V. The bactericidal activity of the properdin system. J. exp. Med. **103**, 553 (1956).

A. VI, 3. Allgemeine Diagnostik der Viruskrankheiten

Anderson, S. G.: Rubella virus in tissue culture. Lancet **1954**, 1107. — Anderson, Th. F.: A method for eliminating gross artifacts in drying specimens. Extrait du congr. de microscopie électronique. Rev. Optique (Paris) **1952**a, 567. — The structures of certain biological specimens prepared by the critical point method. Extrait du congr. de microscopie électronique. Rev. Optique (Paris) **1952**, 577. — Angulo, J. J.: Demonstration of viral inclusion bodies in unstained tissue sections with the aid of the phase microscope. The inclusion bodies of rabies, vaccinia, wheat mosaic, yellow bean mosaic, ectromelia, meningopneumonitis, feline pneumonitis, mouse pneumonitis, feline panleukopenia, and trachoma. Arch. ges. Virusforsch. **4**, 118 (1949). — Armstrong, J. A.: Histochemical differentiation of nucleic acids by means of induced fluorescence. Exp. Cell Res. **11**, 640 (1956).

Bandmann, H. J.: Normale Blutausstriche als Dauerpräparate für die Phasenkontrastmikroskopie. Klin. Wschr. **33**, 952 (1955). — Bang, F. B., and G. O. Gey: Viruses and cells—a study in tissue culture applications. Trans. N.Y. Acad. Sci. **13**, 324 (1951). — Barer, R.: Phase contrast microscopy of viruses. Nature (Lond.) **162**, 251 (1948). — Barski, G.: Tubes à lamelle applicables à différentes techniques de cultures de tissus. Ann. Inst. Pasteur **90**, 512 (1956). — Barski, G., J. Maurin et D. Croissant: Méthode de montage d'éléments cellulaires en vue de l'examen au microscope électronique. Ann. Inst. Pasteur **76**, 1 (1949). — Barski, G., et R. Robineaux: Chambre à perfusion démontable et stérilisable pour cultures de tissus de longue durée. Ann. Inst. Pasteur **90**, 514 (1956). — Bauer, K. F.: Methodik der Gewebezüchtung. Stuttgart: S. Hirzel 1954. — Berg, G., W. Frenger u. F. Scheiffarth: Die Agglutinationselektrophorese. Eine Methode zum Nachweis von Antikörpern und deren Lokalisation in den Serumproteinfraktionen. Klin. Wschr. **33**, 767 (1955). — Bernhard, W., and H. Mangini: Comparative phase contrast and electron microscope studies on animal cells. Conférence microscope électr., Delft 1949. — Beveridge, W. J. B., and F. M. Burnet: The cultivation of viruses and rickettsiae in the chick embryo. Med. Research Council, Spec. Report Ser. No 256, His Maj. Stat. Office, London 1946. — Blank, H., C. F. Burgoon jr., G. D. Baldridge, P. L. McCarthy and F. Urbach: Cytologic smears in diagnosis of herpes simplex, herpes zoster and varicella. J. Amer. med. Ass. **146**, 1410 (1951). — Blank, H., B. Kaneda and O. Liu: Virus (Herpes simplex, Vaccinia). Studies in embryonated eggs with radioactive phosphorus. Proc. Soc. exp. Biol. (N.Y.) **79**, 404 (1952). — Blumberger, K. I.: Serumeiweißveränderungen beim Q-Fieber. Münch. med. Wschr. **1955**, 620. — Bommer, W.: Das Phasenkontrastmikroskop in medizinischer Forschung und Diagnostik. Klin. Wschr. **30**, 577 (1952). — Borries, B. v., E. Ruska u. H. Ruska: Bakterien und Virus in übermikroskopischer Aufnahme (mit einer Einführung in die Technik des Elektronenmikroskopes). Klin. Wschr. **17**, 921 (1938). — Boyer, G. S., C. Leuchtenberger and H. S. Ginsberg: Cytological and cytochemical studies of HeLa cells infected with adenoviruses. J. exp. Med. **105**, 195 (1957). — Brand, G.: Unspezifisch positive WaR bei Ornithose. Zur Differentialdiagnose des WaR-positiven Lungeninfiltrates. Dtsch. med. Wschr. **80**, 60 (1955). — Erfahrungen bei der Durchführung und Ablesung quantitativer Komplementbindungsreaktionen im Hinblick auf die Reproduzierbarkeit der Titer-Ergebnisse. Zbl. Bakt., I. Abt. Orig. **163**, 549 (1955). — Die kritische Auswertung mikrobiologischer Laboratoriumsbefunde bei der Diagnose von Infektionskrankheiten. Münch. med. Wschr. **1957**, 1770. — Brand, G., u. H. Lippelt: Zur Herstellung von Antigenen für die Ornithose (Psittakose)-Komplementbindungsreaktion. Z. Hyg. Infekt.-Kr. **140**, 173 (1954). — Untersuchungen über den unspezifischen Wassermann-Antikörper bei Ornithose. Arch. ges. Virusforsch. **6**, 65 (1955). — Über den Influenza-Virus-

Receptor formalinisierter Erythrocyten. Arch. ges. Virusforsch. **6**, 134 (1955). — BRAND, G., H. LIPPELT u. F. MÜLLER: Untersuchungen über den Einfluß der Blutkörperchen auf den Haemagglutinationstest mit Influenza- und Mumpsvirus. Z. Hyg. Infekt.-Kr. **139**, 293 (1954). — BROCKES, A., M. KNOCH u. H. KÖNIG: Veränderungen organischer Präparate im Elektronenmikroskop als Kriterium für die Objektbelastung. Z. wiss. Mikr. **62**, 450 (1955). — BUCKLEY, S. M., E. WHITNEY and F. RAPP: Identification by fluorescent antibody of developmental forms of psittacosis virus in tissue culture. Proc. Soc. exp. Biol. (N.Y.) **90**, 226 (1955).— BURNET, F. M.: The growth of viruses on the chorioallantois of the chick embryo. In Handbuch der Virusforschung, 1. Hälfte, S. 419. Wien: Springer 1938. — Zum Verständnis der Viruskrankheiten. Münch. med. Wschr. **97**, 995 (1955).

CLARK, G. L., M. B. BAYLOR, D. E. MARTIN and G. T. RAFFERTY: The electron microscope in dermatology. Arch. Derm. Syph. (Chicago) **51**, 81 (1945). — COONS, A. H., and M. H. KAPLAN: Localisation of antigen in tissue cells. II. Improvements in a method for the detection of antigen by means of fluorescent antibody. J. exp. Med. **91**, 1 (1950). — COSSLETT, V. E.: Bibliography of electron microscopy. London: Edward Arnold & Co. 1950. — COWDRY, E. V.: Identification of inclusion-bodies in virus-diseases. Amer. J. clin. Path. **10**, 133 (1940).

DEIBEL, R.: Virushämagglutination. Klin. Wschr. **35**, 265 (1957). — DOSCH, F.: Untersuchungen über intravasale Infektion von Hühnerembryonen. Ber. Tagg der Österr. Ges. Mikrobiol. u. Hyg. 1954. Ref. Zbl. Bakt., I. Abt. Ref. **156**, 209 (1955). — DOSTAL, V., u. M. AUST: Beobachtungen an Virus-infizierten Gewebekulturzellen. Vortr. 7. Tagg der Dtsch. Ges. für Elektronenmikroskopie 23.—25. IX. 1957. — DOWNIE, A. W.: A study of the lesions produced experimentally by cowpox virus. J. Path. Bact. **48**, 361 (1939). — DUHM, B., u. R. GÖNNERT: Über eine Methode zum Vergleich desselben Objektes im Licht- und Elektronenmikroskop. Z. wiss. Mikr. **61**, 259 (1953). — DULBECCO, R.: Production of plaques in monolayer tissue cultures by single particles of an animal virus. Proc. nat. Acad. Sci. (Wash.) **38**, 747 (1952).

ELFORD, W. J.: The principles of ultrafiltration as applied in biological studies. Proc. roy. Soc. B **112**, 384 (1933). — Principles governing the preparation of membranes having graded porosities. The properties of „gradocol" membranes as ultrafilters. Trans. Faraday Soc. **33**, 1094 (1937). — ELFORD, W. J., and J. D. FERRY: The calibration of graded collodion membranes. Brit. J. exp. Path. **16**, 1 (1935). — ENDERS, J. F., and T. C. PEEBLES: Propagation in tissue cultures of cytopathogenic agents from patients with measles. Proc. Soc. exp. Biol. (N.Y.) **86**, 277 (1954). — ENDERS, J. F., T. H. WELLER and F. C. ROBBINS: Cultivation of the lansing strain of poliomyelitis virus in cultures of various human embryonic tissues. Science **109**, 85 (1949).

FELLER, A. E.: Technic and application of roller tube cultures. In Handbuch der Virusforschung, 2. Erg.-Bd., S. 1. Wien: Springer 1950. — FISCHER, A.: Die Bedeutung der Aminosäuren für die Gewebezellen in vitro. Acta physiol. scand. **2**, 143 (1941). — FISCHER, A., u. T. ASTRUP: Untersuchungen über den Eiweißstoffwechsel der Gewebezellen in vitro. Pflügers Arch. ges. Physiol. **245**, 633 (1942). — FRUNDER, M. A.: Über die statistische Auswertung von serologischen Virusgrippenuntersuchungen nach Hirst. Z. ges. inn. Med. **10**, 209 (1955). — FULTON, F., and K. R. DUMBELL: The serologic comparison of strains of influenza virus. J. gen. Microbiol. **3**, 97 (1949). — FUSILLO, M. H., J. F. METZGER and D. M. KUHNS: Effect of chloromycetin and streptomycin on embryonic tissue growth in in vitro tissue culture. Proc. Soc. exp. Biol. (N.Y.) **79**, 376 (1952).

GROSS, W. O., u. J. BORNEFF: Ei-Fensterung ohne Perforation der Chorio-Allantois. Arch. Hyg. (Berl.) **138**, 12 (1954).

HAAGEN, E.: Die Bedeutung der Gewebezüchtung für die experimentelle Virusforschung. I. Mitt. Arch. exp. Zellforsch. **8**, 499 (1929). — II. Mitt. Arch. exp. Zellforsch. **12**, 465 (1932). III. Mitt. Arch. exp. Zellforsch. **18**, 360 (1936). — HAENSCH, R.: Elektrophoretische Vergleichsuntersuchungen zwischen Serum und Blasenflüssigkeit bei bullösen Dermatosen. Derm. Wschr. **132**, 1327 (1955). — HALLAUER, C.: Die Viruszüchtung im Gewebeexplantat. In Handbuch der Virusforschung, 1. Hälfte, S. 369. Wien: Springer 1938. — Über Hämagglutination durch Virusarten. Bull. schweiz. Akad. med. Wiss. **3**, 81 (1947). — Zur Haemagglutination durch Virusarten. In Handbuch der Virusforschung, II. Erg.-Bd., S. 141. Wien: Springer 1950. — HENNESSEN, W.: Die serologische Diagnostik der Viruserkrankungen des Menschen. Ergebn. Mikrobiol. **30**, 288 (1957). — HERZBERG, K.: Victoriablau zur Färbung von filtrierbarem Virus. Zbl. Bakt., I. Abt. Orig. **131**, 358 (1934). — Eine Ergänzung der Viktoriablau-Färbung. Zbl. Bakt., I. Abt. Orig. **160**, 481 (1954). — HÖFER, K.: Beobachtungen an Gewebskulturen menschlicher Hautcarcinome, kontrolliert durch kinematographische Zeitrafferaufnahmen. Arch. exp. Zellforsch. **16**, 139 (1934). — HOFFMANN, E.: Über die als Leuchtbildmethode bezeichnete Art der Dunkelfelduntersuchung. Med. Klin. **1921**, 864. Vgl. auch: Dtsch. med. Wschr. **1921**, 65. — Die Bedeutung der Leuchtbildmethode zur Darstellung von Mikroorganismen. Derm. Z. **33**, 1 (1921). — HORSFALL jr., F. L., and I. TAMM: Fractional dilution procedure for precise titration of hemagglutinating viruses and hemagglutination inhibiting antibodies. J. Immunol. **70**, 253 (1953). — HSU, T. C.: Tissue culture studies on human skin. III. Some cytological features of the outgrowth of epithelial cells. Tex. Rep. Biol. Med. **10**, 336 (1952).

JACOTOT, H.: Sur la perméabilité de la membrane coquillère de l'oeuf de poule à quelques agents microbiens. (Inoculation dans la chambre à air.) Ann. Inst. Pasteur **84**, 614 (1953).

KAISER, M.: Die Färbungsmethoden der Viruselemente. Handbuch der Virusforschung, I. Hälfte, S. 252. Wien: Springer 1938. — Viruskolonien in Hornhautzellen. Klin. Med. (Wien) **3**, 405 (1948). — Das tierische Auge als Hilfsmittel der Virusforschung. Wien. klin. Wschr. **61**, 696 (1949). — KEILOVÁ, H.: The effect of streptomycin on tissue cultures. Experientia (Basel) **4**, 483 (1948). — KEILOVÁ-RODOVA, H.: The effect of aureomycin on tissue cultures. Experientia (Basel) **6**, 428 (1950). — KERÉKJÁRTÓ, B. v., u. B. ROHDE: Über die Vermehrung des Aujeszky-Virus auf Affennieren-Epithelkulturen. Z. Naturforsch. **12**b, 292 (1957). — KLEINSCHMIDT, A.: Über Hämagglutination: Morphologische Untersuchungen zur Darstellung der Erythrocytenmembran. Ber. Tagg der Österr. Ges. Mikrobiol. u. Hyg. 1954. Ref. Zbl. Bakt., I. Abt. Ref. **156**, 174 (1955). — KLÖNE, W.: Die Gefriertrocknung biologischen Materials. Z. Hyg. **133**, 180 (1951). — Laboratoriumsdiagnose menschlicher Virus- und Rickettsieninfektionen. Berlin-Göttingen-Heidelberg: Springer 1953. — Morphologische Untersuchungen virusinfizierter Gewebekulturzellen. Ber. Tagg der Österr. Ges. Mikrobiol. u. Hyg. 1954. Ref. Zbl. Bakt., I. Abt. Ref. **156**, 174 (1955). — KOPROWSKI, H.: Immunological reactions in viral diseases. Ann. Rev. Microbiol. **4**, 261 (1950). — KRECH, U., u. H. WULFF: Die cytopathogenen Veränderungen in Gewebekulturen von Erstkulturen und Zellpassagen menschlicher Amnionzellen nach Beimpfung mit verschiedenen Virusstämmen. Z. Immun.-Forsch. **114**, 416 (1957). — KRONTOWSKI, A.: Explantation und deren Ergebnisse für die normale und pathologische Physiologie. Ergebn. Physiol. **26**, 1 (1928). — KRONTOWSKI, A., u. J. A. BRONSTEIN: Stoffwechselstudien an Gewebekulturen. Arch. exp. Zellforsch. **3**, 32 (1927). — KÜCHENHOFF, O., u. T. KÜCHENHOFF: Elektronenmikroskopische Untersuchungen an virusinfizierten Gewebekulturen. Z. ges. inn. Med. **10**, 403 (1955).

LAHELLE, O.: Preparation of monolayer tissue cultures from human amniotic membranes. Acta path. microbiol. scand. **39**, 338 (1956). — LANDSCHÜTZ, C.: Aktuelle Probleme der Gewebezüchtung. Dtsch. med. Wschr. **1956**, 1235. — LANNI, F., u. Y. T. LANNI: Reaktionsabläufe zwischen Kaolin, Schweine-Influenzavirus und dem Eiweißinhibitor der Virus-Hämagglutination. Mem. Inst. Osw. Cruz **50**, 571 (1952). Ref. Zbl. Bakt., I. Abt. Ref. **155**, 204 (1955). — LENNETTE, E. H.: General principles underlying laboratory diagnosis of virus and rickettsial infections. In: Diagnostic procedures for virus and rickettsial diseases, second edit., p. 1—51. Public. Office, Amer. Public Health Ass., New York City 1956. — LIPPELT, H.: Zur Frage der Kälte-Agglutination. Zbl. Bakt., I. Abt. Orig. **154**, 217 (1949). — Spezielle Fragen zur Rickettsien-Serologie. Zbl. Bakt., I. Abt. Orig. **157**, 29 (1951). — Über die Fortschritte der serologischen Virusdiagnostik. Zbl. Bakt., I. Abt. Orig. **170**, 57 (1957). — LIPPELT, H., u. W. HINZ: Epidemiologische Feststellungen zur Influenza-Epidemie 1952 (Isolierung eines Influenza-Virus). Dtsch. med. Wschr. **77**, 958 (1952). — LIPPELT, H., u. J. NOGALSKI: Technik und Grundlagen der Kälteagglutination. Klin. Wschr. **27**, 196 (1949). — LYNN jr., J. W., and H. R. MORGAN: Cytopathogenicity of animal viruses in vitro. Arch. Path. (Chicago) **57**, 301 (1954).

MACDONALD, A., and A. W. DOWNIE: Serological study of the soluble antigens of variola, vaccinia, cowpox and ectromelia viruses. Brit. J. exp. Path. **31**, 784 (1950). — MARCHIONINI, A., u. TH. NASEMANN: Über die Virusätiologie des Pemphigus und der Dermatitis herpetiformis Duhring. Dermatologica (Basel) **115**, 320 (1957). — MARKHAM, R., K. M. SMITH and D. LEA: The size of viruses and the methods employed in their estimation. Parasitology **54**, 315 (1942). — MARTIN, A., and S. B. TOMLIN: A technique for the cultivation and preparation of tissue cultures for electron microscope. Biochim. biophys. Acta **5**, 154 (1950). — MATHEKA, H. D., u. O. ARMBRUSTER: Die Anwendung von Ionenaustauschern zur Viruspräparation. I. Mitt. Der Einfluß der Austauschereigenschaften auf die Adsorption von Influenza-Virus. Z. Naturforsch. **11**b, 187 (1956). — II. Mitt. Fraktionierung von Influenza-Virus. Z. Naturforsch. **11**b, 193 (1956). — MATOLTSY, A. G.: In vitro wound repair of adult human skin. Anat. Rec. **122**, 581 (1955). — Human epidermal cells in tissue culture. Transplant. Bull. **3**, 99 (1956). — MAYR, A., C. EPP u. E. MUNZ: Zur Viruszüchtung im bebrüteten Hühnerei. Teil 1. Röntgen- u. Lab.-Prax. **7**, 245 (1954). — Teil 2. Röntgen- u. Lab.-Prax. **8**, 74 (1955). — MAYR, A., u. F. LINSENMAIER: Zur Viruszüchtung im bebrüteten Hühnerei. Teil 4. Kultur im exembryonierten Hühnerbrutei. Röntgen- u. Lab.-Prax. **8**, 259 (1955). — MELCZER, M.: Primulinpositive und primulinnegative Virusarten. Die Möglichkeit von Differenzierung der Virusarten im Fluoreszenzlicht. Acta med. (Budapest) **2**, 205 (1951). — II. Mitt. Beiträge zur Primulinfärbbarkeit der Virusarten. Acta med. (Budapest) **2**, 213 (1951). — MELNICK, J. L.: Tissue culture methods for the cultivation of poliomyelitis and other viruses. In: Diagnostic procedures for virus and rickettsial diseases, second edit., Public. Office, Amer.

Public. Health Assoc., p. 97—152. New York City 1956. — Melnick, J. L., M. Ramos-Alvarez, F. L. Black, J. A. Girardi and D. Nagaki: Poliomyelitis viruses in tissue culture. Yale J. Biol. Med. **26**, 465 (1954). — Merrill, M. H.: The massfactor in immunological studies upon viruses. J. Immunol. **30**, 169 (1936). — Milzer, A.: Routine laboratory diagnosis of virus and rickettsial diseases. Results of an eighteen month study. J. Amer. med. Ass. **143**, 219 (1950). — Mironova, L. L., u. A. F. Puchner: Die Gewinnung von Gewebekulturen aus bösartigen Geschwülsten des Menschen (Krebs, Sarkom) und ihre Verwendung zur Isolierung des Poliomyelitis-Virus. Vop. Virusol. **6**, 15 (1956). [Orig.: Russisch.] — Mitscherlich, E., u. E. Bratke: Unspezifische pathologisch-anatomische Veränderungen bei Viruskulturen im bebrüteten Hühnerei. Arch. ges. Virusforsch. **6**, 312 (1955). — Moran, P. A. P.: The dilution of viruses. J. Hyg. (Lond.) **52**, 189 (1954). — Morosow, M.: Die Färbung der Paschen'schen Körperchen durch Versilberung. Zbl. Bakt., I. Abt. Orig. **100**, 385 (1926). — Müller, F.: Möglichkeiten serologischer Diagnostik bei Virusinfektionen, deren praktische Bedeutung sowie die klinische Auswertung virusserologischer Befunde. Med. Klin. **1955**, 1372. — Müller, F., u. G. Brand: Beobachtungen bei der Herstellung, Auswertung und Anwendung komplementbindender Mumps-Antigene. Arch. ges. Virusforsch. **5**, 288 (1954).

Nasemann, Th.: Die Anwendung der Elektronenmikroskopie in der Dermatologie. Hautarzt **3**, 483 (1952). — Diagnostik, Klinik und Therapie der Viruserkrankungen der Haut. In: Fortschritte der praktischen Dermatologie, Bd. 2, S. 244—256. Berlin-Göttingen-Heidelberg: Springer 1955. — Die Bedeutung serologischer Methoden für die Diagnose und Differentialdiagnose der Viruskrankheiten der Haut. Ärztl. Praxis 8, H. 7 (1956). — Haemagglutination und Haemagglutinationshemmung bei vaccinalen Erkrankungen. Laboratoriums-Blätter **6**, 12 (1956). — Licht- und elektronenoptische Untersuchungen zur Morphologie des Molluscum contagiosum-Virus und dessen Einschlußbildungen sowie Beiträge zur Klinik, Serologie, Histopathologie und Pathogenese des Molluscum contagiosum. 2. Mitt. Hautarzt 8, 352 (1957). — Nasemann, Th., u. H. Pohlmeier: Eine einfache Flachschnittmethode der Chorionallantoismembran als diagnostisches Hilfsmittel in der Mikrobiologie. Klin. Wschr. **35**, 287 (1957). — Nasemann, Th., u. H. Röckl: Klinische und experimentelle Untersuchungen über das Eczema vaccinatum. Hautarzt **6**, 264 (1955). — Nauck, E. G., u. Th. Nasemann: Histologische Untersuchungen an normalen und mit Virus beimpften Chorionallantoismembranen bebrüteter Hühnereier. Z. Tropenmed. Parasit. **3**, 271 (1952). — Nauck, E. G., u. E. Paschen: Über Züchtung von Pockenvirus in Gewebskulturen bei Verwendung von humanisierter Lymphe. Zbl. Bakt., I. Abt. Orig. **121**, 312 (1931). — Der morphologische Nachweis des Pockenerregers in der Gewebekultur. Zbl. Bakt., I. Abt. Orig. **124**, 91 (1932a). — Über die Züchtung von Vaccinevirus in der Gewebekultur. Derm. Wschr. **94**, 238 (1932b). — Weitere Ergebnisse der Vaccineviruszüchtung in der Gewebekultur. Zbl. Bakt., I. Abt. Orig. **128**, 171 (1933). — Nilsson, O.: Eine Methode zur Elektronenmikroskopie von Zellen aus Gewebekulturen. Z. wiss. Mikr. **62**, 441 (1955). — Nogalski, J., K. Hümmeler u. G. Marienberg: Ergebnisse der Kälteagglutination. Klin. Wschr. **27**, 203 (1949).

Perry, V. P., V. J. Evans, W. R. Earle, G. W. Hyatt and W. C. Bedell: Long term tissue culture of human skin. Amer. J. Hyg. **63**, 52 (1956). — Peters, D., u. Th. Nasemann: Untersuchungen am Virus der Variolavaccine. I. Mitt. Über den Wert der Tupfpräparation für die elektronenoptische Abbildung und Ausmessung von Elementarkörpern. Z. Tropenmed. Parasit. **4**, 11 (1952). — Pfefferkorn, G., u. K. E. Wohlfarth-Boltermann: Das Artefaktproblem und die Deutung elektronenmikroskopischer Aufnahmen bei organischen Präparaten. Medizinische **1955**, 599. — Pinkerton, H.: The morphology of viral inclusions and their practical importance in the diagnosis of human disease. Amer. J. clin. Path. **20**, 201 (1950). — Pinkus, H.: Über Gewebekulturen menschlicher Epidermis. Arch. Derm. Syph. (Berl.) **165**, 53 (1932). — Poetschke, G.: Fluoreszenz-Immunologie. Zeiss-Werk-Z. Nr 35, S. 16; 15. 1. 1960. — Poetschke, G., H. Uehleke u. L. Killisch: Untersuchungen mit fluoresceinmarkierten Antikörpern. I. Allgemeines und Methodisches. Z. Immun.-Forsch. **114**, 393 (1957). — Porter, K. R., A. Claude and E. F. Fullam: A study of tissue culture cells by electron microscopy. Methods and preliminary observations. J. exp. Med. **81**, 233 (1945).

Reed, L. J., and H. Muench: A simple method of estimating fifty per cent endpoints. Amer. J. Hyg. **27**, 493 (1938). — Robbins, F. C., and J. F. Enders: Tissue culture techniques in the study of animal viruses. Amer. J. med. Sci. **220**, 316 (1950). — Rohde, W.: Die Züchtung von Küken-Kornea-Geweben in vitro und deren Verwendung als virusempfindliches Zellsystem. Derm. Wschr. **135**, 441 (1957). — Ruska, H.: Die Elektronenmikroskopie in der Virusforschung. In Handbuch der Virusforschung, 2. Erg.-Bd., S. 221. Wien: Springer 1950. — Ruska, H., D. C. Stuart jr. and J. Winsser: Electron microscopic visualization of intranuclear viruslike bodies in epithelial cells infected with poliomyelitis virus. Arch. ges. Virusforsch. **6**, 379 (1956).

Schäfer, W.: Vergleichende sero-immunologische Untersuchungen über die Viren der Influenza und klassischen Geflügelpest. Z. Naturforsch. 10b, 81 (1955). — Schäfer, W., u. K. Munk: Eigenschaften tierischer Virusarten, untersucht an den Geflügelpestviren als Modell, IV. Mitt. Z. Naturforsch. 7b, 608 (1952). — SCHEIFFARTH, F., G. BERG u. W. FRENGER: Neuere Methoden zum Nachweis und zur Lokalisation von Antikörpern. Unter besonderer Berücksichtigung der Kombination von Elektrophorese und serologischem Antikörpernachweis. Klin. Wschr. 34, 134 (1956). — SCHERER, W. F., and J. T. SYVERTON: The viral range in vitro of a malignant human epithelial cell (strain HeLa, GEY). I.: Multiplication of herpes simplex, pseudorabies and vaccinia viruses. Amer. J. Path. 30, 1057 (1954). — SCHIRREN, C.: Über unspezifisch positive Seroreaktionen bei Varicellen. Derm. Wschr. 132, 898 (1955). — SCHMIDT, H.: Fortschritte der Serologie, 2. Aufl. Darmstadt: Dr. Dietrich Steinkopff 1955. — SCHMIDT, N. J., and H. B. HARDING: Investigation of the specifity of substances in some human sera which are inhibitory in certain viral and rickettsial complement fixing antigen-antibody systems. J. Bact. 71, 223 (1956). — SCHMIDT, W.: Versuche zur Färbung von Virusarten mit Viktoriablau. Zbl. Bakt., I. Abt. Orig. 136, 260 (1936). — SCHRAMM, G.: Die Biochemie der Viren. Berlin-Göttingen-Heidelberg: Springer 1954. — SEIFRIED, O.: Vergleichende Histo- und Cytopathologie der Virusinfektionskrankheiten. Ergebn. allg. Path. path. Anat. 31, 201 (1936). — SIEGERT, R., E. MANNWEILER u. E. OLDENBURG: Erfahrungen mit der Viruszüchtung im exembryonierten Brutei. Arch. Hyg. (Berl.) 138, 1 (1954). — SINKOVICS, J.: Die Grundlagen der Virusforschung. Budapest: Verlag der ungarischen Akademie der Wissenschaften 1956. — SMITH, W.: Progress in viral immunology. Brit. med. Bull. 9, 176 (1953). — SORRELL, A. H.: Skin tests in certain virus diseases. Review of the literature. N.Y. St. J. Med. 56, 1778 (1956). — SOSA-MARTINEZ, J., and E. H. LENNETTE: Studies on a complement fixation test for herpes simplex. J. Bact. 70, 205 (1955). — STANKA, P.: Zur färberischen Darstellung virusbedingter, oxyphiler Zelleinschlüsse in der Chorionallantoismembran des bebrüteten Hühnereies. Diss. München 1959. — STOECKENIUS, W.: Zur Darstellung von Viren der Pockengruppe im Phasenkontrast-Mikroskop. Z. Tropenmed. Parasit. 5, 342 (1954). — SUZUKI, S., A. FUWA, R. FUJII and U. KURIMOTO: Individualities of domestic fowls in the hemagglutination of vaccinia virus. Zbl. Bakt., I. Abt. Orig. 162, 405 (1955).

TAKEMOTO, K. K., and A. M. LERNER: Human amnion cell cultures; Susceptibility to viruses and use in primary virus isolations. Proc. Soc. exp. Biol. (N.Y.) 94, 179 (1957). — TOPACIO, T., and R. HYDE: The behavior of rabbit virus III in tissue culture. Amer. J. Hyg. 15, 99 (1932).

UEHLEKE, H.: Neue Möglichkeiten zur Herstellung fluoreszenzmarkierter Proteine. Z. Naturforsch. 13b, 722 (1958).

VIVELL, O.: Die Züchtung von Erregern exanthematischer Erkrankungen in Gewebekulturen. Neuere Ergebnisse der Virusforschung in U.S.A. Dtsch. med. Wschr. 1955, 450. — Ein neues stabiles Antigen für die Serodiagnose der interstitiellen plasmazellulären Pneumonie junger Säuglinge und Frühgeburten. Dtsch. med. Wschr. 1955, 1357. — VOEGTLE, O.: Die serologischen Untersuchungsmethoden bei virusbedingten Hautkrankheiten. Diss. Würzburg 1952. — VOLKERT, M.: Die Diagnose der Viruskrankheiten im Laboratorium. Ugeskr. Laeg. 111, 521 (1949). — VOSS, H.: Die Chorionallantois-Membran als Reaktionsort bei der Viruszüchtung. Verh. Dtsch. Ges. Path. 38. Tagg, 1954, S. 100. — Ein einfaches Hilfsmittel zur exakten histologischen Bearbeitung der normalen und infizierten Chorionallantois des bebrüteten Hühnereies. Zbl. Bakt., I. Abt. Orig. 160, 643 (1954). — Mikroskopie und Mikrophotographie von Rollkulturen. Zbl. Bakt., I. Abt. Orig. 163, 224 (1955). — VOSS, H., u. B. VAUCK: Kritische Hinweise für die Beurteilung der Spezifität histologischer Reaktionen der Chorion-Allantois-Membran des Hühnchens im Rahmen der Virusdiagnostik. I. Mitt. Zur normalen Histologie und Histogenese der Chorio-Allantois des Hühnchens. Virchows Arch. path. Anat. 327, 127 (1955).

WARREN, J., and E. C. CUTCHINS: General characteristics and viral susceptibility of bovine embryonic tissue cultures. Virology 4, 297 (1957). — WEIDEL, W.: Entwicklung und Problematik der Virusforschung. Klin. Wschr. 31, 193 (1953). — WEINSTEIN, H. J., C. ALEXANDER, G. M. YOSHIHARA and W. M. M. KIRBY: Preparation of human amnion tissue cultures. Proc. Soc. exp. Biol. (N.Y.) 92, 535 (1956). — WELLER, T. H.: The application of tissue culture methods to the study of poliomyelitis. New Engl. J. Med. 249, 186 (1953). — Use of tissue cultures in etiologic studies on viral diseases. Medicine (Baltimore) 34, 1 (1955). — WELLER, T. H., and A. H. COONS: Fluorescent antibody studies with agents of varicella and herpes zoster propagated in vitro. Proc. Soc. exp. Biol. (N.Y.) 86, 789 (1954). — WESSLÉN, T.: Die Herstellung von Pockenvaccine mittels Hautgewebekultur vom Rinderembryo. Arch. ges. Virusforsch. 6, 430 (1956). — WIEDEMANN, E.: Methodik und Anwendung der Elektrophorese. Chimia 2, 25 (1948). — WILLIAMSON, A. P., L. SIMONSEN and R. J. BLATTNER: Dialyzable factor in normal allantoic fluid inhibiting hemagglutination patterns with Newcastle disease virus. Proc. Soc. exp. Biol. N.Y. 89, 206 (1955). — WOLMAN, M.: On the absence of desoxyribonucleic acid from some chemically-induced cytoplasmic and intranuclear inclusions, with reference to a special type of false positive staining by Feulgen's nuclear technique. J. Path. Bact. 68, 159 (1954). — WOLMAN, M.: The nature of viral inclusion bodies and their differentiation from non-viral inclusions. Experientia (Basel) **11**, 22 (1955). — WYCKOFF, R. W. G.: The electron microscope in biology. Nature (Lond.) **173**, 419 (1954).

YOUNGER, J. S.: Virus adsorbation and plaque formation in monolayer cultures of trypsin-dispersed monkey kidney. J. Immunol. **76**, 288 (1956).

A. VII. Gemeinsame klinische Merkmale der Viruskrankheiten der Haut und der Kriterien der Virusätiologie

APLAS, V.: Untersuchungen zur Histo- und Pathogenese des Lichen ruber planus. Arch. klin. exp. Derm. **204**, 297 (1957). — Experimentelle Untersuchungen zur Virusätiologie der Mycosis fungoides. Arch. klin. exp. Derm. **204**, 93 (1957 a). — II. Mitt. Arch. klin. exp. Derm. **204**, 345 (1957 b). —III. Mitt. Arch. klin. exp. Derm. **205**, 272 (1957 c).

BLANK, H.: Virus diseases affecting the skin. A summary of recent advances. Acta derm.-venereol. (Stockh.) **29**, 77 (1949). — BLANK, H., and G. RAKE: Viral and rickettsial diseases of the skin, eye and mucous membranes of man. Boston and Toronto: Little, Brown & Company 1955. — BLATTNER, R. J.: Virus-induced defects in embryos. VIII. Internat. Congr. Paediatr., Kopenhagen 1956, p. 93. — BRAIN, R. T.: Viruses in the aetiology of skin diseases. Brit. med. J. **1936**, 934. — BRUNAUER, ST. R.: Zum Problem der Mycosis fungoides. Wien. klin. Wschr. **1953**, 704.

CAHN, L.: Virus diseases of the mouth. Oral Surg. **3**, 1172 (1950).

EREAUX, L. P., P. SCHOPFLOCHER and C. J. FOURNIER: Keratoacanthomata. A.M.A. Arch. Derm. Syph. **71**, 73 (1955).

GREITHER, A.: Dermatologie der Mundhöhle und der Mundumgebung. Stuttgart: Georg Thieme 1955.

HACHEZ, E.: Der Morbus Boeck. Ärztl. Wschr. **10**, 182 (1955). — HELLER, J.: Die vergleichende Pathologie der Haut. Berlin: August Hirschwald 1910. — HERXHEIMER, K.: Über die Darstellung der „Sabouraud"-Zellen. Arch. Derm. Syph. (Berl.) **166**, 172 (1932). — HERZBERG, K.: Über Viruskrankheiten in der Dermatologie. Arch. Derm. Syph. (Berl.) **188**, 526 (1949). Siehe auch: Über Hauterkrankungen durch Virusarten. Z. Haut- u. Geschl.-Kr. **12**, 531 (1949). — HILLEMAN, M. R.: Viruses of special interest to the dermatologist. Arch. Derm. Syph. (Chicago) **61**, 210 (1950).

JORDAN, P., R. BURKHARDT u. TH. NASEMANN: Das Stevens-Johnson-Syndrom. Kasuistik, Versuche zur Klärung der Ätiologie, Beziehungen zu Viruskrankheiten. Arch. klin. exp. Derm. **204**, 604 (1957).

KIKUTH, W.: Viruserkrankungen der Haut. Z. Haut- u. Geschl.-Kr. **7**, 416 (1949). LÜTZENKIRCHEN, A.: Viruserkrankungen der Haut und Fruchtschädigungen. Med. Klin. **50**, 1877 (1955).

MARCHIONINI, A., and TH. NASEMANN: On the virus-etiology of pemphigus and dermatitis herpetiformis Duhring. J. invest. Derm. **24**, 267 (1955). — Über die Virusätiologie des Pemphigus und der Dermatitis herpetiformis Duhring. Dermatologica (Basel) **115**, 320 (1957). — MARSHALL, J., and G. H. FINDLAY: Multiple primary self-healing squamous epithelioma of the skin (Ferguson Smith) and its relationship to Molluscum sebaceum. S. Afr. med. J. **27**, 1000 (1953). — MEIROWSKY, E.: Vacuoles in Paget's disease. Exp. Med. Surg. **6**, 203 (1948). — MEIROWSKY, E., L. W. FREEMAN and J. S. WOODARD: The response of embryonic chick membrane to Bowens intraepithelial cancer. J. invest. Derm. **22**, 417 (1954).

POTTER, N. N.: Placental transmission of viruses with special reference to the intrauterine origin of cytomegalic inclusion body disease. Amer. J. Obstet. Gynec. **74**, 505 (1957).

REAGAN, R. L., E. D. PALMER, E. C. DELAHA and A. L. BRUECKNER: Study by electron microscopy of erythrocytes from a patient affected with sarcoidosis. Tex. Rep. Biol. Med. **13**, 350 (1955). — REAGAN, R. L., E. D. PALMER, E. C. DELAHA, M. T. STEWART and A. L. BRUECKNER: Electron microscopic studies of erythrocytes from a patient affected with Hodgkin's disease. Tex. Rep. Biol. Med. **12**, 178 (1954).

SCHIRREN, C.: Beitrag zur infektiösen Ätiologie des Lichen ruber planus. Z. Haut- u. Geschl.-Kr. **19**, 6 (1955). — SCHRAMM, G.: Die Biochemie der Viren. Berlin-Göttingen-Heidelberg: Springer 1954. — SCHUERMANN, H.: Krankheiten der Mundschleimhaut und der Lippen. München u. Berlin: Urban & Schwarzenberg 1955. (1. Aufl.); 1958 (2. Aufl.). — SEZER, F. N.: The isolation of a virus as the cause of Behçet's disease. Amer. J. Ophthal. **36**, 301 (1953). — STOKES jr., J.: Prenatal infections. VIII. Internat. Congr. Paediat., Kopenhagen 1956, p. 10.

THYRESSON, N., and G. MOBERGER: Cytologic studies in Lichen ruber planus. Acta derm.-venereol. (Stockh.) **37**, 191 (1957).

VEIDENHEIMER, M. C., and H. K. FIDLER: Kerato-Acanthoma. A lesion simulating carcinoma of skin. Canad. med. Ass. J. **75**, 909 (1956).

WILE, U. J.: Experimental transmission of pityriasis rosea. Arch. Derm. Syph. (Chicago) **16**, 185 (1927).

ZINK, A.: Fortschritte in der Virusforschung und ihre praktische Bedeutung für die Veterinärmedizin. Schweiz. Arch. Tierheilk. **6**, 312 (1954).

A. VIII. Die Bildung maligner Tumoren durch Virusarten

BEARD, J. W., A. R. TAYLOR, D. G. SHARP and D. BEARD: The nature of a virus associated with carcinoma in rabbits. Surg. Gynec. Obstet. **74**, 509 (1942). — BENEDETTI, E. L., W. BERNHARD et CH. OBERLING: Présence de corpuscules d'aspect virusal dans des cellules spléniques et médullaires de poussins leucémiques et normaux. C. R. Acad. Sci. (Paris) **242**, 2891 (1956). — BERNHARD, W.: Die Anwendung des Elektronenmikroskopes zum Studium cellularpathologischer Vorgänge. Klin. Wschr. **1957**, 251. — Electron microscopy of tumor cells and tumor viruses. Cancer Res. 18, 491 (1958). — BERNHARD, W., M. GUÉRIN et CH. OBERLING: Mise en evidence de corpuscules d'aspect virusal dans differentes souches de cancers mammaires de la souris. Acta Un. int. Cancr. **12**, 544 (1956). — BERNHARD, W., CH. OBERLING et PH. VIGIER: Ultrastructure de virus dans le sarcome de Rous leur rapport avec le cytoplasme des cellules tumorales. Bull. Cancer (Paris) **43**, 407 (1956). — BERNSTEIN, A., and M. M. SIGEL: Virus and Cancer. J. Immunol. **75**, 377, 386 (1955). — BIBERSTEIN, H., and M. JESSNER: Experimental studies on the Shope-papilloma. Dermatologica (Basel) **110**, 405 (1955). — BIELKA, H.: Über die onkogene Wirkung zellfreier Filtrate transplantabler Mäusetumoren und einige Versuche zur Charakterisierung des wirksamen Agens. Krebsforsch. u. Krebsbekämpfg **2**, 111 (1957). Sonderbd. zur Strahlentherapie Bd. 37. — BLACK, L. M.: Virus tumors. Survey biol. Progr. **1**, 155 (1949). — BRAUNSTEINER, H., u. F. PAKESCH: Über die elektronenmikroskopisch nachweisbare Feinstruktur menschlicher Chromosomen in normalen und maligne entarteten Zellen. Wien. Z. inn. Med. **37**, 426 (1956). — BRETSCHNEIDER, L. H.: Die elektronenoptische Untersuchung von Gewebeschnitten. Die Technik der Untersuchung erläutert am Beispiel des Mammacarcinoms der Maus. Proc. Soc. exp. Biol. Med. (N.Y.) **53**, 675 (1950).

DANNENBERG, H.: Experimentelle Tumorerzeugung. Med. Klin. **1954**, 1525, 1530. — DOMAGK, G.: Die experimentelle Geschwulstforschung. In Handbuch der allgemeinen Pathologie, Bd. VI, Teil 3, S. 242—367. Berlin-Göttingen-Heidelberg: Springer 1956. — DULCE, M., u. A. MENDELOVICI: Virusbedingte Retikulosen. Viata med. **3**, 71 (1956).

FEY, F.: Untersuchung zur immunbiologischen Charakterisierung des leukämogenen Agens zellfreier Filtrate aus malignen Mäusetumoren. Krebsforsch. u. Krebsbekämpfg **2**, 118 (1957). Sonderbd. zur Strahlentherapie Bd. 37. — FISCHER, W.: Die Ätiologie der Geschwülste. In Handbuch der allgemeinen Pathologie, Bd. VI, Teil 3, S. 368—442. Berlin-Göttingen-Heidelberg: Springer 1956.

GESSLER, A. W., C. E. GREY and K. McCARTY: Notes on the electron microscopy of thin sections. Submicroscopic spherical bodies in human carcinoma. Exp. Med. Surg. **6**, 329 (1948). — GÖNNERT, R.: Virus- und Krebsentstehung. Verh. Dtsch. Ges. Path., 38. Tagg 1954, S. 327. — GRAFFI, A.: Über Beziehungen zwischen Virus und Geschwulstbildung. Strahlentherapie **104**, 197 (1957). — GRAFFI, A., F. FEY u. H. BIELKA: Experimentelle Leukämieerzeugung durch zellfreie Geschwulstfiltrate. Klin. Wschr. **1956**, 15.

KEOGH, E. V.: Ectodermal lesions produced by the virus of Rous-sarcoma. Brit. J. exp. Path. **19**, 1 (1938). — KLAUDER, J. V.: Interrelations of human and veterinary medicine. Discussion of some aspects of comparative dermatology. New Engl. J. Med. **258**, 170 (1958). — KOCH, R.: Ist Krebs eine Viruskrankheit? Z. Geburtsh. Gynäk. **139**, 129 (1953). — KRISCHKE, W.: Die Bedeutung verschiedener biologischer Faktoren für die Wirksamkeit des filtrierbaren Agens an Mäusetumoren. Krebsforsch. u. Krebsbekämpfg **2**, 116 (1957). Sonderbd. zur Strahlentherapie Bd. 37.

MOORE, A. E., and L. C. DIAMOND: Factors influencing the effect of hemagglutinating viruses on tumor cell suspensions. J. Immunol. **71**, 441 (1953). — MÜHLBOCK, O.: Karzinogenese, Endogenese und Exogenese. Krebsforsch. u. Krebsbekämpfg **2**, 13 (1957). Sonderbd. zur Strahlentherapie Bd. 37.

OBERLING, CH.: Le Cancer. Paris: Gallinard 1954. — OBERLING, CH., W. BERNHARD, H. L. FEBVRE, J. HAREL et R. KLEIN: L'existence d'un ultra-chondriome dans les cellules normales et tumorales. C. R. Acad. Sci. (Paris) **231**, 1260 (1950). — OBERLING, CH., W. BERNHARD, M. GUERIN et J. HAREL: Images des cellules cancéreuses au microscope électronique. Bull. Cancer (Paris) **37**, 97 (1950).

PIORKOWSKI, G.: Chronische Virusinfekte und Lymphogranulomatose. Med. Klin. **51**, 130 (1956). — PONTÉN, J., and B. THORELL: The histogenesis of virus-induced chicken leukemia. J. nat. Cancer Inst. **18**, 443 (1957). — PORTER, K. R., and H. P. THOMPSON: Some morphological features of cultured rat sarcoma cells as revealed by the electron microscope. Cancer Res. **7**, 431 (1947). — PORTER, K. R., and H. P. THOMPSON: A particulate body associated with epithelial cells cultured from mammary carcinomas of mice of a milk-factor strain. J. exp. Med. 88, 15 (1948).

RUSKA, H., D. C. STUART jr. and J. WINSSER: Electron microscopic visualization of intranuclear virus-like bodies in epithelial cells infected with poliomyelitis virus. Arch. ges. Virusforsch. 6, 379 (1956).

SCHERP, H. W., and J. T. SYVERTON: A chemical investigation of keratin and carcinomas deriving from rabbit papillomas (Shope). Cancer Res. 9, 12 (1949). — SCHMIDT, F.: Leukämie und Virus. Versuch einer Deutung experimenteller Ergebnisse bei Tier und Mensch. Z. ges. inn. Med. 12, 337 (1957). — SCHRAMM, G.: Die Biochemie der Viren. Berlin-Göttingen-Heidelberg: Springer 1954. — SEELICH, F.: Chemische und biologische Probleme der Virusinfektion. Wien. klin. Wschr. 1956, 884. — SIEGERT, R.: Die onkolytischen Eigenschaften von Viren. Arch. ges. Virusforsch. (Wien) 6, 93 (1955). — SINKOVICS, J.: Die Grundlagen der Virusforschung. Budapest: Verlag der ungarischen Akademie der Wissenschaften 1956. — STANLEY, W. M.: Beziehungen zwischen Viren und Krebs. Naturwiss. Rdsch. 1957, 401.

THOMSEN, O.: Die Virusarten als tumorerzeugende Agenzien. In Handbuch der Virusforschung, Bd. I, 2. Hälfte, S. 994—1105. Wien: Springer 1939.

VIGIER, P.: Production de la maladie hémorragique par le virus de l'endothéliome de Murray-Begg. C. R. Soc. Biol. (Paris) 147, 2009 (1953).

WEISSENFELS, N.: Der Feinbau und das Verhalten der Mitochondrien in Tumorzellen. Krebsforsch. u. Krebsbekämpfg 2, 102 (1957). Sonderbd. zur Strahlentherapie Bd. 37. — WITT, J. DE FOX: Virus-like bodies in human cancer. Cancer (N.Y.) 4, 168 (1951).

Über die neuesten Resultate des Problemkreises „Tumor und Virus" orientieren die Übersichten im Cancer-Symposium, Abstracts of Research Progress Reports in den Texas Reports 15, 435—826 (1957). Den Dermatologen interessieren hier vor allem die Berichte von:

L. R. CLARK jr.: Introduction to viruses and tumor growth, p. 449—451.

E. W. GOODPASTURE: The pathology of virus neoplasia, p. 451—461.

A. E. MOORE: Oncolytic properties of viruses, p. 588—602.

W. BEARD: Isolation and identification of tumor viruses, p. 627—658.

R. W. BRYAN: Host virus relationships in tumor inducing viruses, p. 674—703.

L. L. DMOCHOWSKI and C. E. GREY: Electron microscopy of tumors of known and suspected viral etiology, p. 704—753.

F. R. DURAN: Studies on the combined effects of chemical carcinogens, hormones and virus infection, p. 754—761.

W. M. STANLEY: The potential significance of nucleic acids and nucleoproteins of specific composition in malignancy, p. 769—810.

B. Spezieller Teil. I. Die Gruppe der quaderförmigen Virusarten (Pockengruppe). 1. Prolegomena einer Virologie der Pockengruppe

ANDRES, K. H., H. LIESKE, H. LIPPELT, E. MANNWEILER, G. NIELSEN, D. PETERS u. K. SEELEMANN: Variola: Klinik, Epidemiologie und Laboratoriumsdiagnostik eines auf dem Luftwege eingeschleppten Falles von Variolois. Dtsch. med. Wschr. 1958, 12. — ANDREWES, C. H., and D. M. CHAPRONIERE: Propagation of rabbit myxoma and fibroma viruses in a guinea pig sarcoma. Virology 4, 346 (1957).

BAKOS, K., u. S. BRAG: Untersuchungen über Ziegenpocken in Schweden. Nord. Vet.-Med. 9, 431 (1957). — BANFIELD, W. G., H. BUNTING, M. J. STRAUSS and J. L. MELNICK: Electron micrographs of thin sections of molluscum contagiosum. Proc. Soc. exp. Biol. (N.Y.) 77, 843 (1951). — The morphology and development of molluscum contagiosum from electron micrographs of thin sections. Exp. Cell Res. 3, 373 (1952). — BANG, F. B.: Cellular changes in the chick chorio-allantoic membrane infected with herpes simplex and vaccinia. A study with thin sections for the electron microscope. Bull. Johns Hopk. Hosp. 87, 511 (1950). Siehe auch: F. B. BANG, E. LEVY and G. O. GEY, J. Immunol. 66, 329 (1953). — BAUER, A., et TH. CONSTANTIN: Multiplication du virus de Shope dans les cellules en culture. Étude au microscope électronique. C. R. Soc. Biol. (Paris) 150, 246 (1956). — BEAUDETTE, F. R., and C. B. HUDSON: Cultivation of pigeon-pox-virus on the chorio-allantoic membrane. J. Amer. vet. med. Ass. 93, 146 (1938). — BENDINGER, G. G.: Über Histopathologie eines pockenartigen Ausschlages der Ferkel mit spezifischen intrazellulären Einschlüssen. Arch. Tierheilk. 68, 345 (1934). — BENDINGER, G. G., M. C. SHILIN u. W. J. ZAITZEW: Forschungen über Ferkelpocken. Tierärztl. Rdsch. 1935, 269. — BERNHARD, W., A. BAUER, J. HAREL et CH. OBERLING: Les formes intracytoplasmiques du virus fibromateux de Shope. Études de coupes ultrafines au microscope électronique. Bull. Cancer (Paris) 41, 423 (1954). — BIELING, R.: Viruskrankheiten. I. Teil: Die Viruskrankheiten des Menschen, 2. Aufl. Leipzig: Johann Ambrosius Barth 1944. — II. Teil (K. BELLER und R. BIELING): Die Viruskrankheiten der Haus- und Laboratoriumstiere — ihre Erreger und ihre Bekämpfung. Leipzig: Johann Ambrosius Barth 1942. — BIERBAUM, K.: Über bipathogenes Taubenpockenvirus. Arch.

Tierheilk. **69**, 439 (1935). — BIERBAUM, K., u. H. GAEDE: Die Züchtung von Geflügelpocken-virus in der Gewebekultur. Arch. Tierheilk. **69**, 441 (1935). — BIERBAUM, K., u. R. WEITZEN-BERG: Weitere Untersuchungen über Hühner- und Taubenpockenvirus. Arch. Tierheilk. **76**, 360 (1941). — BIVINS, J. A.: The growth in the developing chicken embryo of a filterable agent from verruca vulgaris. J. invest. Derm. **20**, 471 (1953). — BLAKEMORE, F., and M. AB-DUSSALAM: Morphology of the elementary bodies and cell inclusions in swine pox. J. comp. Path. **66**, 373 (1956). — BLANE, G., C. MÉLANIDI et P. STYLIANOPOPULO: La variole caprine en Grèce. Bull. Soc. Path. exot. **20**, 583 (1927). — BLEYER, J. C.: Über Auftreten von Variola unter Affen der Genera Mycetes und Cebus bei Vordringen einer Pockenepidemie im Urwald-gebiete an den Nebenflüssen des Alto Uruguay in Südbrasilien. Münch. med. Wschr. **69**, 1009 (1922). — BOLLINGER, O.: Über Epithelioma contagiosum beim Haushuhn und die sogenannten Pocken des Geflügels. Virchows Arch. path. Anat. **58**, 340 (1873). — BONÉT-MAURY, P.: La mesure des dimensions du virus vaccinal d'aprés la micrographie électronique. Monographies de l'Institut Alfred Fournier, Paris, 5—6. 1943. — BORREL, A.: Epithélioses infectieuses et épithéliomas. Ann. Inst. Pasteur **17**, 81 (1903). — BOSWELL, F. M.: Electron microscope studies of virus elementary bodies. Brit. J. exp. Path. **28**, 253 (1947). — BOULEY, H.: De l'origine de la vaccine sur le cheval. Rec. Méd. vét. **39**, 735 (1862). — BUDDINGH, G. J.: Dermatropic viruses. Ann. Rev. Microbiol. **3**, 331 (1949). — BURNET, F. M.: A virus disease of the canary of the fowl-pox group. J. Path. Bact. **37**, 107 (1933). — BURNET, F. M., and D. LUSH: Propagation of the virus of infectious ectromelia of mice in the developing egg. J. Path. Bact. **43**, 105 (1936). — The immunological relationship between Kikuth's canary virus and fowl-pox. Brit. J. exp. Path. **17**, 302 (1936).

CHAPRONIERE, D. M.: The effect of myxoma virus on cultures of rabbit tissues. Virology **2**, 599 (1956). — The effect of age on the susceptibility of rat tissues to myxoma virus in culture. Virology **4**, 393 (1957). — CHAPRONIERE, D. M., and C. H. ANDREWES: Cultivation of rabbit myxoma and fibroma viruses in tissues of nonsusceptible hosts. Virology **4**, 351 (1957). — CILLI, V., e B. BALDELLI: Il virus del vaiolo ovino su cellule testiculari di ovis aries coltivate in vitro. Boll. Ist. sieroter. milan. **36**, 611 (1957). — Curva die sviluppo del virus del vaiolo ovino su cellule testicolari di ovis aries coltivate in vitro. Boll. Ist. sieroter. milan. **36**, 621 (1958). — CONSTANTIN, T., et H. L. FEBVRE: Les corps d'inclusion observés dans les cultures de tissus infectées par le virus du fibrome de Shope du lapin. C. R. Soc. Biol. (Paris) **150**, 114 (1956). — CONSTANTIN, T., H. L. FEBVRE et J. HAREL: Cycle de multiplication du virus du fibrome de Shope in vitro (souche OA). C. R. Soc. Biol. (Paris) **150**, 347 (1956).

DAWSON, J. M., and A. S. McFARLANE: Structure of an animal virus. Nature (Lond.) **161**, 464 (1948). — DAY, M. F., F. FENNER and G. WOODROOFE: Further studies on the mechanism of mosquito transmission of myxomatosis in the European rabbit. J. Hyg. (Lond.) **54**, 258 (1956). — DONATIEN, A., u. F. LESTOQUARD: Über Schafpockenvirus. Verh. 3. Internat. Kongr. vergl. Pathol. (Abt. Vet. Med.) **1**, 155 (1936). — Untersuchungen über Schafpockenvirus. Rev. Méd. vét. **89**, 262 (1937). — DOWNIE, A. W.: The immunological relationship of the virus of spontaneous cow-pox to vaccinia virus. Brit. J. exp. Path. **20**, 158 (1939). — DOWNIE, A. W., and K. R. DUMBELL: Pox viruses. Ann. Rev. Microbiol. **10**, 237 (1956). — DOWNIE, A. W., and K. McCARTHY: Variola-, Vaccine-, Kuhpocken- und Ektro-melievirus. Neutralisationstests mit absorbierten und nicht absorbierten Immunsera auf der Chorionallantois. Brit. J. exp. Path. **31**, 789 (1950). — DOWNIE, A. W., and A. MACDONALD: A study of the pox viruses by complement fixation and inhibition of complement—fixation methods. J. Path. Bact. **17**, 389 (1950). — DOWNIE, A. W., and C. A. McGAUGHEY: The cultivation of the virus of infectious ectromelia, with observations of inclusion bodies in vitro. J. Path. Bact. **40**, 147 (1935). — DUMBELL, K. R., A. W. DOWNIE and R. C. VALENTINE: The ratio of the number of virus particles to infective titer of cow-pox and vaccinia virus sus-pensions. Virology **4**, 467 (1957).

EAVES, G., and T. H. FLEWETT: The structure of fowl-pox inclusions (Bollinger bodies). J. Hyg. (Lond.) **53**, 102 (1955). — EBERBECK, E., u. W. KAYSER: Über das Vorkommen von Pockenerkrankungen bei Kanarienvögeln, Buchfinken und Sperlingen. Arch. Tierheilk. **65**, 307 (1932). — EISZNER, G.: Myxomatose der Kaninchen. Arzneimittel-Forsch. **5**, 51 (1955).

FAYET, M. T., C. MACKOWIAK, R. CAMAND et E. LEFTHERIOTIS: Étude comparative des virus de la fibromatose et de la myxomatose. I. Étude sérologique par la méthode d'Ouchter-lony. Ann. Inst. Pasteur **92**, 466 (1957). — FEBVRE, H. L., J. HAREL et ARNOULT: Obser-vation, pendant la phase muette du développement intracellulaire du virus du fibrome de Shope, de corps d'inclusion diffus, sans virus corpusculaires, correspondant avec la présence d'un antigène soluble. Bull. Cancer (Paris) **44**, 92 (1957). — FENNER, F.: The clinical features and pathogenesis of mousepox (infectious ectromelia of mice). J. Path. Bact. **60**, 529 (1948). — Mouse-pox (infectious ectromelia of mice). A review. J. Immunol. **63**, 341 (1949). — FEN-NER, F., and F. M. BURNET: A short description of the pox-virus group (vaccinia and related viruses). Virology **4**, 305 (1957). — FENNER, F., M. F. DAY and G. WOODROOFE: Epidemio-logical consequences of the mechanical transmission of myxomatosis by mosquitoes. J. Hyg.

(Lond.) **54**, 284 (1956). — FENNER, F., and G. A. MCINTYRE: Infectivity titrations of myxoma virus in the rabbit and the developing chick embryo. J. Hyg. (Lond.) **54**, 246 (1956). — FINDLAY, G. M.: Variation in viruses. In Handbuch der Virusforschung von DOERR-HAL-LAUER, 2. Hälfte, S. 863ff., die Abschnitte über Säugetierpocken. Wien: Springer 1939.

GAEDE, H.: Über die Natur des Kikuth'schen Kanarienvogelvirus. Zbl. Bakt., I. Abt. Orig. **135**, 342 (1935). — GINDER, D. R., and W. F. FRIEDEWALD: Effect of Semliki forest virus on rabbit fibroma. Proc. Soc. exp. Biol. (N.Y.) **77**, 272 (1951). — Effect of Semliki forest virus on rabbit myxoma. Proc. Soc. exp. Biol. (N.Y.) **79**, 615 (1952). — GINS, H. A.: Über Beziehungen zwischen Tier- und Menschenpocken. Z. Hyg. Infekt.-Kr. **89**, 231 (1919). — Versuche über die Vakzination der Schafe. Z. Hyg. Infekt.-Kr. **90**, 322 (1920). — GINS, H. A., u. H. KUNERT: Weitere Erfahrungen mit Kuhpockenschutzimpfung bei Schafen. Dtsch. tierärztl. Wschr. **45**, 257 (1937). — GIUNTINI, J., O. CROISSANT, P. ATHANASIU et L. REINIÉ: Morphologie comparée au microscope électronique des corps élémentaires du virus vaccinal et des corpuscules de même taille extraits des cellules normales. C. R. Soc. Biol. (Paris) **141**, 749 (1947). — GREEN, R. H., T. F. ANDERSON and J. E. SMADEL: Morphological structure of the virus of vaccinia. J. exp. Med. **75**, 651 (1942). — GROUPÉ, V., J. OSKAY and G. RAKE: Electron micrographs of the elementary bodies of fowl pox and canary pox. Proc. Soc. exp. Biol. (N.Y.) **63**, 477 (1946). — GROUPÉ, V., and G. RAKE: Morphology of the elementary bodies of fowl pox. J. Bact. **53**, 449 (1947).

HELLER, J.: Die vergleichende Pathologie der Haut. Berlin: August Hirschwald 1910. — HERZBERG, K.: Kultur und mikroskopische Darstellung des von Kikuth beschriebenen Vogelvirus. Zbl. Bakt., I. Abt. Orig. **130**, 183 (1933/34). — Mikrophotographische Darstellung einer intrazellulären Virusentwicklung. Zbl. Bakt., I. Abt. Orig. **130**, 326 (1933/34). — Viktoriablau zur Färbung von filtrierbarem Virus (Pocken-, Varizellen-, Ectromelia-, Kanarienvogelvirus). Zbl. Bakt., I. Abt. Orig. **131**, 358 (1934). — Über Viruskrankheiten in der Dermatologie. Arch. Derm. Syph. (Berl.) **188**, 526 (1949). — HERZBERG, K., u. W. BOMMER: Vaccinevirus und Kanarienpockenvirus im Phasenkontrastbild. Arch. Virusforsch. (Wien) **5**, 264 (1953). — HERZBERG, K., u. A. KLEINSCHMIDT: Elektronenmikroskopische Untersuchungen am Kanarienpockenvirus. Z. Hyg. Infekt.-Kr. **139**, 545 (1954). — Elektronenmikroskopische Untersuchungen am Kanarienpockenvirus. 3. Mitt. Dünnschnittbefunde. Zbl. Bakt., I. Abt. Orig. **174**, 1 (1959). — HERZBERG, K., A. KLEINSCHMIDT u. D. LANG: Weitere Dünnschnitt-Untersuchungen am Kanarienpockenvirus. IV. Mitt. Zbl. Bakt., I. Abt. Orig. **179**, 308 (1960). — HERZBERG, K., A. KLEINSCHMIDT, K. REQUARDT u. W. VOGELL: Elektronenmikroskopische Untersuchungen am Kanarienpockenvirus. 2. Mitt. Arch. Virusforsch. (Wien) **6**, 283 (1955).

JACOTOT, H., A. VALLÉE et B. VIRAT: Spontanauftreten einer abgeschwächten Mutante des Virus von Sanarelli in Frankreich. Ann. Inst. Pasteur **89**, 361 (1955). — Untersuchung eines abgeschwächten Myxomvirus-Stammes. Ann. Inst. Pasteur **89**, 8 (1955). — JACOTOT, H., J. C. LEVADITI et A. VALLÉE: Über cytoplasmatische Einschlüsse durch das Kikuth-Virus. Ann. Inst. Pasteur **90**, 348 (1956). — JACOTOT, H., A. VALLÉE et L. REINIÉ: Identification en France du virus de la variole du canari ou virus de Kikuth. Ann. Inst. Pasteur **90**, 28 (1956). — JACOTOT, H., A. VALLÉE et B. VIRAT: Étude de quelques souches françaises de virus atténué du myxome infectieux. Ann. Inst. Pasteur **90**, 779 (1956). — JENNER, E.: An inquiry into the causes and effects of the variolae vaccinae, a disease discovered in some of the western counties of England, particularly Gloucestershire, and known by the name of cow-pox. London 1798. — JONG, D. A. DE: Le rapport entre la stomatite pustuleuse contagieuse du cheval, la variola équine (horse-pox de Jenner) et la vaccine (cow-pox de Jenner). Folia microbiol. **4**, 239 (1916).

KASAI, H.: Studies on the etiological relationship between small-pox and sheep-pox, and prophylactic vaccination against sheep-pox. Jap. J. exp. Med. **9**, 281, 299 (1931). — KATO, S., M. TAKAHASHI, S. KAMEYAMA and J. KAMAHORA: A study on the morphological and cytoimmunological relationship between the inclusions of variola, cowpox, rabbitpox, vaccinia (variola origin) and vaccinia IHD and a consideration of the term „Guarnieri body". Bikens J. **2**, 353 (1959). — KIKUTH, W., u. H. GOLLUB: Versuche mit einem filtrierbaren Virus bei einer übertragbaren Kanarienvogelkrankheit. Zbl. Bakt., I. Abt. Orig. **125**, 313 (1932). — KILHAM, L.: Transformation of fibroma into myxoma virus in tissue culture. Proc. Soc. exp. Biol. (N.Y.) **95**, 59 (1957). — KLAUDER, J. V.: Interrelations of human and veterinary medicine. Discussion of some aspects of comparative dermatology. New Engl. J. Med. **258**, 170 (1958). — KÖHLER, H., u. W. SCHWÖBEL: Über die Vermehrung von Hühnerpockenvirus in der Gewebekultur. Zbl. Bakt., I. Abt. Orig. **166**, 454 (1956). — KÖTSCHE, W.: Beitrag zur pathologischen Anatomie und Histologie der Myxomatose des Kaninchens nach künstlicher Infektion. Arch. exp. Vet.-Med. **8**, 675 (1954).

LAWRENCE, J. J.: The invasion of the chick embryo by ectromelia virus after inoculation on the chorioallantoic membrane. Aust. J. exp. Biol. Med. Sci. **35**, 179 (1957). — LÉPINE, P., P. ATHANASIU et O. CROISSANT: Aspect au microscope électronique des inclusions de la variole aviaire (corps de Bollinger). Ann. Inst. Pasteur **75**, 279 (1948). — Sur la structure du virus de la variole aviaire. C. R. Acad. Sci. (Paris) **228**, 1049 (1949). — Levaditi, C.: Aspect et dimensions des corps élémentaires vaccinaux et des corpuscules normaux en lumière électronique. Monographies de l'Institut Alfred Fournier, Paris, 1—2 (1943). — Lipschütz, B.: Die „Einschlußkrankheiten" der Haut. (Das filtrierbare Virus in der Dermatologie.) In Handbuch der Haut- und Geschlechtskrankheiten von J. Jadassohn, Bd. 2, S. 21ff. Berlin: Springer 1932. — Lübke, A.: Zur histologischen Diagnose der originären Schweinepocken, der durch andere Erreger der Pockengruppe (Vaccine-, Kuhpockenvirus) hervorgerufenen Hautveränderungen und eines unspezifischen Kontakt-Ekzemes beim Schwein. Dtsch. tierärztl. Wschr. **67**, 113 (1960).

MacDonald, A., and A. W. Downie: Serologische Untersuchungen über die löslichen Antigene des Variola-, Vaccine-, Kuhpocken- und Ektromelie-Virus. Brit. J. exp. Path. **31**, 784 (1950). — Maral, R.: Étude du développement du virus de la myxomatose en culture de tissus. Ann. Inst. Pasteur **92**, 742 (1957). — Marchal, J.: Infectious ectromelia. A hitherto undescribed virus disease of mice. J. Path. Bact. **33**, 713 (1930). — Marchionini, A., u. Th. Nasemann: Zur Diagnostik der durch Viren der Pockengruppe hervorgerufenen Erkrankungen des Menschen. Arch. klin. exp. Derm. **202**, 69 (1955). — Mayr, A.: Experimentelle Untersuchungen über das Virus der originären Schweinepocken. Arch. ges. Virusforsch. **9**, 156 (1959). — Mayr, A., u. G. Wittmann: Zur Pathogenese der Hühnerpockeninfektion. I. Teil. Das klinische und histologische Bild der Geflügelpockeninfektion im bebrüteten Hühnerei bei verschiedenen Stämmen. Mh. Tierheilk. 8, 264 (1956). — II. Teil. Die Pathogenese der Hühnerpockeninfektion des bebrüteten Hühnereies und die ihr zugrunde liegenden Virusbewegungen in den embryonalen und außerembryonalen Organen bei verschiedenen Stämmen. Mh. Tierheilk. **9**, 6 (1957). — III. Teil. Die Pathogenese der Geflügelpockeninfektion des Kükens. Mh. Tierheilk. **9**, 44 (1957). — Observations on local spread of pox viruses in tissue. Science **125**, 1034 (1957). — Melnick, J. L., H. Bunting, W. G. Banfield, M. J. Strauss and W. H. Gaylord jr.: Electron microscopy of viruses of human papilloma, molluscum contagiosum, and vaccinia, including observations on the formation of virus within the cell. Ann. N.Y. Acad. Sci. **54**, 1214 (1952). — Morgan, C., and R. W. G. Wyckoff: The electron microscopy of fowl-pox-virus within the chorionallantoic membrane. J. Immunol. **65**, 285 (1950).

Nagler, F. P. O., and G. Rake: The use of the electron microscope in diagnosis of variola, vaccinia and varicella. J. Bact. **55**, 45 (1948). — Nasemann, Th.: Licht- und elektronenoptische Untersuchungen zur Morphologie des Molluscum contagiosum-Virus und dessen Einschlußbildungen sowie Beiträge zur Klinik, Serologie, Histopathologie und Pathogenese des Molluscum contagiosum; I. bis VI. Mitt. Hautarzt 8, 301, 352, 397, 443 (1957); 9, 29, 113 (1958). — Nasemann, Th., u. E. Bauer: Elektronenoptische Untersuchungen am Paravaccinevirus (v. Pirquet). Klin. Wschr. **35**, 62 (1957). — Nasemann, Th., B. Deubner u. O. Huber: Molluscum contagiosum-Effloreszenzen, licht- und elektronenoptische Abbildungen des Molluscum contagiosum-Virus. Hautarzt 4, 341 (1953). — Nasemann, Th., u. O. Huber: Elektronenoptische Untersuchungen über die Verteilung der Elementarkörpertypen nach peptischem Abbau von Molluscum contagiosum-Virus aus Effloreszenzen unterschiedlichen Alters. Z. Tropenmed. Parasit. **6**, 374 (1955). — Nauck, E. G.: Über Einschlußbildung in Epithelkulturen nach Beimpfung mit Ektromelievirus. Arch. exp. Zellforsch. **18**, 336 (1936). — Infektiöse Ektromelie. In: Handbuch der Viruskrankheiten, Bd. I, S. 640 bis 652. Jena: Gustav Fischer 1939. — Kanarienvogelpocken. In Handbuch der Viruskrankheiten, Bd. I, S. 342—350. Jena: Gustav Fischer 1939. — Nieberle, K.: Das Kapitel „Haut". In Nieberle u. Cohrs, Lehrbuch der speziellen pathologischen Anatomie der Haustiere, S. 702—732. Jena: Gustav Fischer 1952.

Otta, J.: Die aktive Immunisierung von Hühnern und Tauben gegen Geflügelpocken mit Neo-Avisan T. Mh. Vet.-Med. **1957**, 249. — Overman, J. R., and I. Tamm: Equivalence between vaccinia particles counted by electron microscopy and infectious units of the virus. Proc. Soc. exp. Biol. (N.Y.) **92**, 806 (1956).

Paschen, E.: Über Schafpocken. Münch. med. Wschr. **1909**, 208. — Paschen, E.: Züchtung des Ektromelievirus auf der Chorion-Allantois-Membran von Hühnerembryonen. Zbl. Bakt., I. Abt. Orig. **135**, 445 (1936). — Pearce, L., P. D. Rosahn and C. K. Hu: Experimental transmission of rabbit-pox by a filterable virus. Proc. Soc. exp. Biol. (N.Y.) **30**, 894 (1933). — Studies on species susceptibility to rabbit-pox virus. J. exp. Med. **63**, 491 (1936). — Peters, D.: Morphologie und Biochemie tierpathogener Virusarten. Verh. dtsch. Ges. Path. (38. Tagg in Hamburg) **38**, 14 (1954). — Morphology of resting vaccinia virus. Nature (Lond.) **178**, 1453 (1956). — Untersuchungen am Vaccinevirus. V. Mitt. Elektronenoptische Studie über den Pepsin-Abbau des Elementarkörpers bei Variation von Fixierung und pH-Wert. Z. Naturforsch. **12b**, 697 (1957). — VI. Mitt. Elektronenoptische Analyse der Elementarkörperstruktur durch Abbau mit Papain. Z. Naturforsch. **12b**, 704 (1957). — Peters, D., u. Th. Nasemann: Enzymatisch-morphologische Untersuchungen am Vaccinevirus. Naturwissenschaften **39**, 306 (1952). — Untersuchungen am Virus der Variolavaccine.

I. Mitt. Über den Wert der Tupfpräparation für die elektronenoptische Abbildung und Ausmessung von Elementarkörpern. Z. Tropenmed. Parasit. **4**, 11 (1952). — II. Mitt. Nachweis von Elementarkörperstadien mittels enzymatisch-elektronenoptischer Analyse. Z. Naturforsch. **8 b**, 547 (1953). — PETERS, D., u. W. STOECKENIUS: Structural analogies of pox viruses and bacteria. Nature (Lond.) **174**, 224 (1954). — Untersuchungen am Virus der Variola-Vaccine. III. Mitt. Enzymatischer Abbau des Innenkörpers. Z. Naturforsch. **9 b**, 524 (1954). — Elektronenoptische Untersuchungen über die Elementarkörperstruktur des Molluscum contagiosum-Virus. Z. Tropenmed. Parasit. **5**, 329 (1954). — POTEL, K.: Zur Histologie und Pathogenese der infektiösen Fibromatose (Shope) des Kaninchens. Arch. exp. Vet.-Med. **10**, 145 (1956). — PUNTIGAM, F., u. E. ORTH: Über die Verwendung des Elektronenmikroskops zur Diagnose vakzinaler Erkrankungen. Wien. klin. Wschr. **1951**, 817.

RAKE, G., and H. BLANK: The relationship of host and virus in molluscum contagiosum. J. invest. Derm. **15**, 81 (1950). — RECZKO, E.: Elektronenmikroskopische Untersuchung der mit originären Schweinepocken infizierten Bauchhaut des Ferkels. Arch. ges. Virusforsch. **9**, 193 (1959). — REID, D. B. W., J. F. CRAWLEY and A. J. RHODES: A study of fowl pox virus titration on the chorio-allantois by the pock counting technique. J. Immunol. **62**, 165 (1949). — REIS, J., y P. NOBREGA: Sobre un virus tripathogenico de bouba de canario. Arch. Inst. biol. S. Paulo **8**, 211 (1937). — RIVERS, T. M.: Changes observed in epidermis cells covering myxomatous masses induced by virus myxomatosum (Sanarelli). Proc. Soc. exp. Biol. (N.Y.) **24**, 435 (1927). — Infectious myxomatosis of rabbits. Observations on the pathological changes induced by virus myxomatosum (Sanarelli). J. exp. Med. **51**, 965 (1930). — RIVERS, T. M., and S. M. WARD: Infectious myxomatosis of rabbits. Preparation of elementary bodies and studies of serologically active materials associated with the disease. J. exp. Med. **66**, 1 (1937). — RÖHRER, H., W. KÖTSCHE, G. HOFFMANN u. K. FISCHER: Virusbedingte Krankheiten. In Bd. II, S. 83—148 der Pathologie der Laboratoriumstiere, herausgeg. von P. COHRS, R. JAFFÉ u. H. MEESSEN. Berlin-Göttingen-Heidelberg: Springer 1958. — RUSKA, H.: Über Grenzfragen aus dem Gebiet der Strukturforschung und Mikrobiologie. Dtsch. med. Wschr. **1941**, 281. — Die Elektronenmikroskopie in der Virusforschung. In Handbuch der Virusforschung von DOERR u. HALLAUER, II. Erg.-Bd., S. 221—417. Wien: Springer 1950. — RUSKA, H., u. G. A. KAUSCHE: Über Form, Größenverteilung und Struktur einiger Viruselementarkörper. Zbl. Bakt., I. Abt. Orig. **150**, 311 (1943).

SABBAN, M. S.: The cultivation of sheep pox viruses on the chorionallantoic membrane of the developing chicken embryo. Amer. J. vet. Res. **18**, 618 (1957). — SANARELLI, G.: Das myxomatogene Virus. Beitrag zum Studium der Krankheitserreger außerhalb des Sichtbaren. Zbl. Bakt., I. Abt. Orig. **23**, 865 (1898). — SANJWA-RAO, A.: Cultivation of sheep-pox virus on the chorioallantoic membrane of the chick embryo. Indian J. med. Res. **26**, 497 (1938). — SCHMIDT, M.: Zoologische Klinik. Handbuch der vergleichenden Pathologie und pathologischen Anatomie der Säugetiere und Vögel. I. Die Krankheiten der Affen, S. 96. Berlin: August Hirschwald 1870. — SCHULZ-EHLBECK, H. W.: Über Interferenz zwischen Ektromelie- und Columbia SK-Virus. Z. Tropenmed. Parasit. **5**, 228 (1954). — SEIFFERT, G.: Virus und Viruskrankheiten. Dresden u. Leipzig: Theodor Steinkopff 1938. — SHARP, D. G., A. G. TAYLOR, A. E. HOOK and J. W. BEARD: Rabbit papilloma and vaccinia viruses and T₂ bacteriophage of E. coli in „shadow" electron micrographs. Proc. Soc. exp. Biol. (N.Y.) **61**, 259 (1946). — SHOPE, R. E.: A transmissible tumour-like condition in rabbits. J. exp. Med. **56**, 793, 803 (1932). — Infectious fibroma of rabbits. Part III and IV. J. exp. Med. **63**, 33, 43 (1936). — A change in rabbit fibroma virus suggesting mutation. II. Behavior of the variant virus in cotton tail rabbits. J. exp. Med. **63**, 173 (1936). — Protection of rabbits against naturally acquired infectious myxomatosis by previous infection with fibroma virus. Proc. Soc. exp. Biol. (N.Y.) **38**, 86 (1938). — Swine-pox. Arch. ges. Virusforsch. **1**, 457 (1940). SIEGEL, B. V.: Biological and physical properties of a strain variant avian pox virus. Virology **2**, 356 (1956). — SIEGEL, B. V., and R. W. LEADER: Comparative histopathology of skin reactions in the chicken, turkey and canary infected with a strain variant canary pox virus. Amer. J. vet. Res. **18**, 183 (1957). — SIEGERT, R.: Myxomatose der Kaninchen. Arzneimittel-Forsch. **5**, 52 (1955). — STOECKENIUS, W., u. D. PETERS: Untersuchungen am Virus der Variola-Vaccine. IV. Mitt. Die Morphologie des Innenkörpers. Z. Naturforsch. **10 b**, 77 (1955). — STRAUSS, M. J., E. W. SHAW, H. BUNTING and J. L. MELNICK: „Crystalline" viruslike particles from skin papillomas characterized by intranuclear inclusion bodies. Proc. Soc. exp. Biol. (N.Y.) **72**, 46 (1949).

TIETZ, G.: Über die Empfänglichkeit verschiedener Vogelarten für eine Infektion mit originärem Hühner- und Taubenpockenvirus. Arch. wiss. prakt. Tierheilk. **65**, 244 (1932). — TODD, W. M., and CH. C. RANDALL: The Feulgen reaction of Fowl-pox inclusions after lipid extraction. A.M.A. Arch. Path. **66**, 150 (1958). — TORRES, C. M., u. J. DE CASTRO TEIXEIRA: Vergleichende Untersuchungen der Einschlüsse des Alastrim und der Variola vera. Mem. Inst. Osw. Cruz. **30**, 183 (1935).

VIEUCHANGE, J., et E. LAVAL: Hämagglutination et virus de la variole aviaire. Ann. Inst. Pasteur 82, 186 (1952).
WITTMANN, G., u. A. MAYR: Zur Ringzonenbildung in virusinfizierten tierischen Geweben. Zbl. Vet.-Med. 3, 641 (1956). Siehe auch 3, 219 (1956). — WOODRUFF, A. M., and E. W. GOOD-PASTURE: The susceptibility of the chorioallantoic membrane of chick embryos to infection with fowl pox virus. Amer. J. Path. 7, 209 (1931).
ZWICK, W.: Über die Beziehungen der Stomatitis pustulosa des Pferdes zu den Pocken der Haustiere und des Menschen. Berl. tierärztl. Wschr. 40, 757 (1924).

B. I, 2. Variola vera (major) humana

AARSVOLD, C. M.: Die Pockenepidemie in der Bretagne. T. norske Laegeforen. 75, 161 (1955). — ANDERSON, T., M. A. FOULIS, N. R. GRIST and J. B. LANDSMAN: Clinical and laboratory observations in a smallpox outbreak. Lancet 1951I, 1248. — ANDRES, K. H., H. LIESKE, H. LIPPELT, E. MANNWEILER, G. NIELSEN, D. PETERS u. K. SEELEMANN: Variola. Klinik, Epidemiologie und Laboratoriumsdiagnostik eines auf dem Luftwege eingeschleppten Falles von Variolois. Dtsch. med. Wschr. 83, 12 (1958).
BACCAREDDA, A.: Mitigierte Pocken und varioliforme Varicellen in bezug auf eine Gruppe von Fällen, die sich in Genua ereigneten und auf das Zusammentreffen von Syphilis und Pocken. Arch. ital. Derm. 20, 92 (1947). — BALDRIDGE, G. D., and A. M. KLIGMAN: The relationship between hypersensitivity and immunity to vaccinia. J. invest. Derm. 18, 205 (1952). — BINGEL, K. F., u. F. KRUSE: Methoden und Ergebnisse der virologischen und serologischen Untersuchungen bei den Pockenerkrankungen in Heidelberg (Dezember 1958/Januar 1959). Medizinische 1959, 961. — BLANK, H., and G. RAKE: Viral and rickettsial diseases of the skin, eye and mucous membranes of man. Boston and Toronto: Little, Brown & Comp. 1955. — BRAS, G.: The morbid anatomy of smallpox. Docum. Med. geogr. trop. (Amst.) 4, 303 (1952). — BREEN, G. E.: Antibiotics in smallpox. Lancet 1951II, 713. — BURNET, F. M.: Virus as organism: Evolutionary and ecological aspects of some human virus diseases. Cambridge: Harvard University Press 1945.
COLLIER, W. A.: Hämagglutination durch Pockenvirus. 10. Über Pockenimmunität bei Neugeborenen. Leeuwenhoek ned. T. 16, 85 (1950). — CRAIGIE, J., and F. O. WISHART: Skin sensitivity to the elementary bodies of vaccinia. Canad. publ. Hlth J. 24, 72 (1933). — CRAIGIE, J., and F. O. WISHART: Complement fixation in small-pox. Canad. publ. Hlth J. 27, 371 (1936). — CROSNIER, R.: La variole métropolitaine. Enseignements épidémiologiques récents. Sem. Hôp. Paris 1956, 2198.
DOWNIE, A. W.: The immunological relationship of the virus of spontaneous cow-pox to vaccinia virus. Brit. J. exp. Path. 20, 158 (1939). — DOWNIE, A. W., K. McCARTHY and A. MacDONALD: Viraemia in small-pox. Lancet 1950II, 513. — DOWNIE, A. W., and A. MacDONALD: Smallpox and related infections in man. Brit. med. Bull. 9, 191 (1953).
ESPOSITO, M. J., and R. C. ZISS: Smallpox. U.S. armed Forces Med. J. 3, 677 (1952).
FENNER, F., and F. M. BURNET: A short description of the pox-virus group (vaccinia and related viruses). Virology 4, 305 (1957).
GERMER, W. D.: Neuere Erkenntnisse auf dem Gebiete der Pocken. Dtsch. med. Wschr. 76, 1011 (1951). — Die Viruserkrankungen des Menschen. Stuttgart: Georg Thieme 1954. — GRAUL, E.: Über das Vorkommen von Blattern in schutzgeimpften Ländern. Öff. Gesundh.-Dienst 12, 204 (1950). — GRAY, J. R.: Fever without rash after contact with smallpox. Lancet 1949I, 749. — GREENBERG, M.: Combined staff clinics—Smallpox. Amer. J. Med. 3, 355 (1947).
HAHON, N.: Cytopathogenicity and propagation of variola virus in tissue culture. J. Immunol. 81, 426 (1958). — HAVILAND, J. W.: Purpura variolosa. Its manifestations in skin and blood. Yale J. Biol. Med. 24, 518 (1952). — HELBERT, D.: Smallpox and alastrim. Use of the chick embryo to distinguish between the viruses of variola major and variola minor. Lancet 1957, 1012. — HERRLICH, A.: Bericht über die Pockenepidemie in Frankreich. Münch. med. Wschr. 1955, 303. — Epidemiologie der Pocken. Münch. med. Wschr. 1956, 1165. — Variola. Eindrücke von einer Epidemie in Bombay im Jahre 1958. Dtsch. med. Wschr. 83, 1426 (1958). — Pocken. Klinisches Bild und Erreger. Schriftenreihe aus dem Gebiete des öffentlichen Gesundheitswesens, Heft 11. Stuttgart: Georg Thieme 1960. — HERRLICH, A., u. A. MAYR: Vergleichende experimentelle Arbeiten über die „Vaccine-Kuhpocken-Viren". Arch. Hyg. (Berl.) 138, 479 (1954). — HILLEMAN, M. R.: Viruses of special interest to the dermatologist. Arch. Derm. Syph. (Chicago) 61, 210 (1950). — HÖRING, F. O.: Pocken (Blattern, Variola). In Handbuch der inneren Medizin, 4. Aufl., Bd. I/1, S. 293—329. Berlin-Göttingen-Heidelberg: Springer 1952.
JADASSOHN, W.: Abschnitt „Variola und Vaccine" im Kapitel „Immunbiologie der Haut", S. 353—478. In Handbuch der Haut- und Geschlechtskrankheiten von J. JADASSOHN, Bd. 2, S. 386—390. Berlin: Springer 1932. — JELIFFE, D. B.: Congenital cataract and maternal smallpox. J. trop. Med. Hyg. 55, 99 (1952).

KÄMMERER, H.: Über die Lymphotropie der Viruskrankheit Variola. Dtsch. med. Wschr. 80, 655 (1955). — KAISER, M.: Die Pockenschnelldiagnose nach Tièche. Leeuwenhoek ned. T. 16, 97 (1950). — Eine Schnelldiagnose der Pocken. Z. Tropenmed. Parasit. 3, 230 (1951). — Bemerkungen zum vorstehenden Aufsatz von Prof. YAOI. Klin. Med. 11, 65 (1956). — KAMIMURA, T.: Pathologisch-anatomische und histologische Studien über Pocken. J. orient. Med. 27, 137 (1937). — KOMPANEJEZ, A., S. DMITRIEFF u. S. NIKOLSKAJA: Die Agglutinationsreaktion bei Pocken. Z. Mikrobiol. 14, 159 (1935). — KÜHN, O.: Erleichterungen beim Nachweis des Pockenvirus im mikroskopischen Präparat. Zbl. Bakt., I. Abt. Orig. 168, 480 (1957).

LÉPINE, P., et O. CROISSANT: Application de la microscopie électrique au diagnostic de la variole. Presse méd. 1952, 1427. — LEROUX, AMPHOUX, BILLAUD, BOUILLAUD, G. CADORET, DELORD, Y. DUHAMEL, LOBRICHON, BALDRICH et AUDOUY: Epidemie de variola à vannes de décembre 1954—mars 1955. Presse méd. 1955, 639. — LIPSCHÜTZ, B.: Abschnitt „Vaccine — Variola" im Kapitel „Die Einschlußkrankheiten der Haut", S. 21—163. In Handbuch der Haut- und Geschlechtskrankheiten von J. JADASSOHN, Bd. 2, S. 87—93. Berlin: Springer 1932.

MacCALLUM, F. O., and J. R. MacDONALD: Survival of variola virus in raw cotton. Bull. Org. mond. Santé 16, 247 (1957). — Effect of temperatures of up to 45°C on survival of variola virus in human material in relation to laboratory diagnosis. Bull. Org. mond. Santé 16, 441 (1957). — MAHNEL, H., u. E. MUNZ: Differenzierung von Variola- und Vakzinevirus in HeLa- und Fl-Zellkulturen. Zbl. Bakt., I. Abt. Orig. 178, 149 (1960). — MARSDEN, J. P., and W. J. COUGHLAN: Antibiotics in smallpox. Lancet 1951II, 711. — MEGAY, K.: Cutan-allergische Reaktionen mit Antigenen aus der Vaccine-Variola-Gruppe. Wien. klin. Wschr. 1950, 404. — MILLARD, C. K.: Smallpox in India. A suggestion. Indian med. Gaz. 86, 209 (1951). — MORAWETZ, G.: Akute Exantheme. In Handbuch der Haut- und Geschlechtskrankheiten von J. JADASSOHN, Bd. XIV, Teil 1, S. 419—458. Berlin: Springer 1930. — MURPHY, E. F.: Variola major: a clinical review of seventeen cases. Med. Offr 91, 139 (1954).— MURRAY, L. H.: A world review of smallpox incidence (Sept. 1951). Epidem. vital Statist. Rep. 4, 394 (1951).

NAGLER, F. P. O., and G. RAKE: The use of the electron microscope in diagnosis of variola, vaccinia and varicella. J. Bact. 55, 45 (1948). — NARAYANA, RAO, Y. S., N. R. RATNAKANNAN, K. S. BALASUBRAMANIAM and K. N. SCRI-GOPOLAN: Smallpox in a child aged 3 days. Brit. med. J. 1954, 1459. — NAUCK, E. G.: Die Pocken. In: Die Infektionskrankheiten des Menschen und ihre Erreger. Herausgeg. von A. GRUMBACH u. W. KIKUTH, Bd. II, S. 1263. Stuttgart: Georg Thieme 1958. — NAUCK, E. G.: Die Bedeutung der Pocken im internationalen Reiseverkehr. Bundesgesundheitsblatt 1958 (III), 37.

PETERS, D., K. H. ANDRES u. G. NIELSEN: Abschnitt: Virologische Untersuchungen. In K. H. ANDRES et al. Dtsch. med. Wschr. 83, 12 (1958), s. oben.

ROOYEN, C. E. VAN, and G. D. SCOTT: Smallpox diagnosis with special reference to electron microscopy. Canad. J. publ. Hlth 39, 467 (1948).

SALCHOW, U. A.: Über diagnostische Möglichkeiten bei Infektionen mit einem Virus aus der Variola-Vaccina-Gruppe. Arch. Hyg. (Berl.) 139, 608 (1955). — SANTOSH, K. DE: Serumtreatment of smallpox. J. Indian med. Ass. 5, 670 (1936). — SCHÖNFELD, W.: Kurze Geschichte der Dermatologie und Venerologie und ihre kulturgeschichtliche Spiegelung, S. 25/26 (Geschichte der Pocken). Hannover-Kirchrode: Th. Oppermann 1954. — SCHRAMM, G.: Chemie der Viren. Klin. Wschr. 31, 198 (1953). — SIEGERT, R., u. W. SCHULZ: Über den Beginn und die Dauer der Virämie nach Pockenschutzimpfung. Z. Hyg. Infekt.-Kr. 137, 81 (1953). — SIVERTSON, S. E., and J. B. HYMAN: Smallpox. Twenty-one cases in United Nations personnel in Korea. U.S. armed Forces med. J. 3, 1777 (1952). — STOLTE, J. B., and G. J. SAS: Chloramphenicol and ACTH in smallpox. Lancet 1951II, 715.

THANAWALA, J. K.: Smallpox in children. Indian J. Pediat. 23, 153 (1956). — TIÈCHE, M.: Über die mit der cutanen Allergiemethode gewonnenen diagnostischen Resultate während der Pockenepidemie 1921 bis 1923. Schweiz. med. Wschr. 1924, 361. — TÜRK, E.: Klinik und Praxis der subkutanen Pockenschutzimpfung. Wien. med. Wschr. 101, 774 (1951). — Pockenschutzimpfung — kutan oder subkutan? Österr. Z. Kinderheilk. 10, 322 (1954).

WOHLRAB, R.: Die Pockenschutzimpfung. In: Schutzimpfungen, herausgeg. von H. SPIESS, S. 172—204. Stuttgart: Georg Thieme 1958. — WOLMAN, M.: Pathologic findings in hemorrhagic smallpox (Purpura variolosa). Report of a case, with special reference to Feulgen's reaction in tissue. Amer. J. clin. Path. 21, 1127 (1951).

YAOI, H.: Über die subkutane Pockenschutzimpfung. Steht die subkutane Schutzimpfung in ihrem Erfolg der kutanen wesentlich nach? Klin. Med. 11, 49 (1956).

B. I, 3. Alastrim

BLOMHERT, G.: Klinische ervaringen van alastrim te's Gravenhage. Ned. T. Geneesk. 99, 681 (1955). — BREUSEGHEM, L. VAN: Transmission au lapin et à la souris blanche d'un virus isolé à Stanleyville au cours d'une épidémie d'alastrim. Ann. Soc. belge Méd. trop. **20**, 383 (1940).

COPEMAN, S. M.: The relationship of small-pox and alastrim. Ann. Rep. Minist. Hlth. London for 1919—1920, App. II, 1920.

DINGER, I. E.: The concept of „Alastrim". Docum. Med. geogr. trop. (Amst.) **7**, 108 (1955); **8**, 202 (1956). — DOWNIE, A. W., K. McCARTHY and A. MacDONALD: Laboratory methods in the diagnosis of alastrim. Monthly Bull. Minist. Hlth Lab. Serv. **1952** (II), 227. — DOWNIE, A. W., and A. MacDONALD: Smallpox and related virus infections in man. Brit. med. Bull. **9**, 191 (1953). — DUBOIS, A.: Variola et Alastrim. Rev. méd. Liège **2**, 281 (1947).

HAY, G. G.: Amaas. S. Afr. med. J. **12**, 639 (1938). — HELBERT, D.: Smallpox and alastrim. Use of the chick embryo to distinguish between the viruses of variola major and variola minor. Lancet **1957**, 1012.

INNES, J.: Variola minor in Rochdale and district, 1951—1952. Publ. Hlth (Lond.) **66**, 136 (1953).

JONG, M. DE: Alastrim, een ziekte sui generis. Acta leidensia **25**, 145 (1955).

KRÖBER, F.: Beobachtung einer Epidemie von Alastrim. Dtsch. med. Wschr. **1934**, 793.

MacCALLUM, W. G., and L. M. MOODY: Alastrim in Jamaica. Amer. J. Hyg. **1**, 388 (1921). — McCARTHY, K., and A. W. DOWNIE: The serum antibody response in alastrim. Lancet **1953**, 257. — MALAMOS, B.: Tropical diseases in Brazil. Trans. roy. Soc. trop. Med. Hyg. **43**, 11 (1949). — MARSDEN, J. P., and W. J. COUGHLAN: Variola minor. Monthly Bull. Minist. Hlth Lab. Serv. **11**, 74 (1952). — MOODY, L. M.: Some notes on alastrim. Proc. Int. Congr. on Health Problems in Tropical America, Kingston, B.W.I., p. 760, Boston, United Fruit Co. 1924.

POLANO, M. K.: Over de histologie van de alastrim blaar in vergelijking met andere bij Virusziekten voorkomende blaren. Arch. belges Derm. **13**, 321 (1957).

ROSSI, C. M., e H. C. TOSI: Cultivo del virus del alastrim. Arch. urug. Med. **30**, 91 (1947).

SEAFFIDI jr., V., e A. SILVANO: Sulla identificatione con l'alastrim di una malattia erutiva riscontrata tragli indigeni dell'Eritrea. Arch. ital. Sci. med. colon. **18**, 351 (1937).

TILLER, R.: Zur Ätiologie, Epidemiologie, Klinik und Diagnostik der Alastrim. Diss. München 1960. — TORRES, C. M., y J. DE C. TEIXEIRA: Altérations de l'épiderme dans la rougeole. Inclusions intranucléaires dans les cellules du „stratum granulosum" et des couches superficielles du corps muqueux de Malpighi. C. R. Soc. Biol. (Paris) **109**, 138 (1932). — Estudo comparativo das inclusoes do alastrim e da variola vera. Mem. Inst. Osw. Cruz **30**, 183 (1935).

B. I, 4. Die originären Kuhpocken

BERGER, K.: Kuhpockenvirus und Vaccinevirus. Z. Hyg. **143**, 151 (1956). — BERGER, K., u. F. PUNTIGAM: Experimentelle Kuhpockeninfektion beim Rind. Zbl. Bakt., I. Abt. Orig. **172**, 363 (1958). — BLANK, H., and G. RAKE: Viral and rickettsial diseases of the skin, eye and mucous membranes of man, p. 107—110. Boston and Toronto: Little, Brown & Comp. 1955.

DOSCH, F., u. H. MORITSCH: Virologische Untersuchungen im Zusammenhang mit einer Laboratoriumsinfektion durch Kuhpockenvirus. Zbl. Bakt., I. Abt. Orig. **166**, 517 (1956). — DOWNIE, A. W.: A study of the lesions produced experimentally by cow-pox virus. J. Path. Bact. **48**, 361 (1939). — DOWNIE, A. W.: The immunologic relationship of the virus of spontaneous cow-pox to vaccinia virus. Brit. J. exp. Path. **20**, 158 (1939). — DOWNIE, A. W., and D. W. HADDOCK: A variant of cow-pox virus. Lancet **1952**, 1049.

GISPEN, R.: Analysis of pox-virus-antigens by means of double diffusion. A method for direct serological differentiation of cow-pox. J. Immunol. **74**, 134 (1955).

HAGAN, W. A., and D. W. BRUNER: Infectious diseases of domestic animals, p. 726. London: Baillière, Tindall & Cox 1957. — HERRLICH, A. u. A. MAYR: Vergleichende experimentelle Arbeiten über die „Vaccine-Kuhpocken-Viren". Arch. Hyg. (Berl.) **138**, 479 (1954).— Die Differenzierung der Tierpockenviren im bebrüteten Hühnerei. Arch. Hyg. (Berl.) **139**, 444 (1955). — HÜCKEL, A.: Die Vaccinekörperchen. Jena: Gustav Fischer 1898. — HUTYRA, F., u. J. MAREK: Spezielle Pathologie und Therapie der Haustiere. Jena: Gustav Fischer 1954.

MAQSOOD, M.: Generalised Buffalo-pox. Vet. Rec. **70**, 321 (1958). — MAYR, A.: Experimentelle Arbeiten über das hämagglutinierende Prinzip bei den Tierpockenviren. Arch. ges. Virusforsch. **6**, 439 (1956). — MAYR, A., A. HERRLICH u. H. MAHNEL: Experimentelle Untersuchungen über das S-Antigen bei den Tierpockenviren. Arch. Hyg. (Berl.) **139**, 580 (1955). — MORITSCH, H.: Experimentelle Untersuchungen über die Vermehrung des Vaccinia- und des Kuhpockenvirus in der Maus. Zbl. Bakt., I. Abt. Orig. **166**, 427 (1956). — Virulenz und Pathogenität des Kuhpockenvirus. Z. Tropenmed. Parasit. **8**, 333 (1957). — Experimentelle Untersuchungen über Anreicherungsversuche des Kuhpockenvirus im Gehirn der Maus. Zbl. Bakt., I. Abt. Orig. **168**, 165 (1957).

PASCHEN, E.: Vaccine und Vaccineausschläge. In Handbuch der Haut- und Geschlechtskrankheiten von J. JADASSOHN, Bd. II, S. 251—258. Berlin: Springer 1932.

SMADEL, J. E.: Smallpox and vaccinia. In T. M. RIVERS, Viral and rickettsial infections of man, 2nd edit. Philadelphia: J. B. Lippincott Company 1952.

TONGEREN, H. A. E. VAN: Spontaneous mutation of cowpox virus by means of egg-passage. Arch. ges. Virusforsch. 5, 35 (1952).

VERLINDE, J. D.: Koepokken bij de meus. T. Diergeneesk. 76, 334 (1951).

WIRTH, D., u. K. DIERNHOFER: Lehrbuch der inneren Krankheiten der Haustiere. Stuttgart: Ferdinand Enke 1950. — WITTELS, S. W.: Kuhpockeninfektion. Falldemonstration: Österr. Derm. Ges. 7. III. 1957. Hautarzt 9, 277 (1958). — Derm. Wschr. 137, 265 (1958).

B. I, 5. Vaccinevirus, Impfpocken, Schäden durch Vaccination (Vaccinale Erkrankungen)

ABRAMOWITZ, L. J.: Vaccination and virus diseases during pregnancy. S. Afr. med. J. 31, 1 (1957). — ALTENBURG, L. S.: Growth of vaccinia virus on mouse ascitic tumor cells in vivo. Proc. Soc. exp. Biol. (N.Y.) 88, 313 (1955). — AMIES, C. R.: The influence of temperature on the survival of pure suspensions of the elementary bodies of vaccinia. Brit. J. exp. Path. 15, 180 (1934). — ANDERS, W.: Über die Häufigkeit von Impfpockennarben in West-Berlin. Zbl. Bakt. I. Abt. Orig. 171, 19 (1957). — ANDERSON, T.: Kaposis varicelliform dermatosis: a virus pyodermia. Brit. J. Derm. 61, 157 (1949). — APPELBOM, B., u. M. SCHNABEL: Aureomycinbehandlung von Komplikationen nach Pockenschutzimpfung. Nord. Med. 44, 1790 (1950). — ARAKAWA, S., and N. SUZUKI: Effect of aureomycin, terramycin and antivaccinal immune serum upon vaccinia virus. Yokohama med. Bull. 2, 195 (1951). — ARNOULT, H.: Purification du vaccin antivariolique sec et glyceriné par la streptomycine. Ann. Inst. Pasteur 88, 254 (1955). — ARZT, L.: Pustulosis varioliformis acuta (Kaposi, Juliusberg), Kaposis varicelliform eruption. Wien. klin. Wschr. 61, 939 (1949).

BARBERO, G. J., A. GRAY, T. F. McNAIR SCOTT and C. H. KEMPE: Vaccinia gangrenosa treated with hyperimmune vaccinal gamma globulin. Pediatrics 16, 609 (1955). — BARG, G. S., u. L. S. RUDENKO: Versuche zum Studium des nach Ledingham und McClean intracutan passierten Virus der Pockenvaccine. Z. Immun.-Forsch. 85, 370 (1935). — BARLASCABO, E.: Die Beeinflussung der Pockenimpfschädigung. Kinderärztl. Prax. 5, 405 (1934). — BARRETT, B., and W. VOLWILER: Agammaglobulinemia and hypogammaglobulinemia—the first five years. J. Amer. med. Ass. 164, 866 (1957). — BEARD, J. W., H. FINKELSTEIN and R. W. G. WYCKOFF: pH-Stability of elementary bodies of vaccinia. J. Immunol. 35, 415 (1938). — BÉNARD, H., F. P. MERKLEN et G. R. MELKI: Eléments vaccinaux du menton par contamination interhumaine d'aspect rapidement impétiginisé. Bull. Soc. franç. Derm. Syph. 62, 484 (1955). — BENDRE, V.: Über das Krankheitsbild der varioliformen Pyodermie (Pustulosis varioliformis acuta). Derm. Wschr. 100, 305 (1935). — BENEDICT, M., u. A. WIEDMANN: Pustulosis vacciniformis. Derm. Wschr. 101, 1248 (1935). — BENZONI, G., F. SELLA, V. LA ROCCA e F. PAPANDREA: Ricerche sperimentale sulla rispota immunitaria al vaccino antitifico TAB associato alla vaccinazione antivariolosa. Boll. Ist. sieroter. milan. 35, 326 (1956). — BERGER, K.: Über die subcutane Pockenschutzimpfung. Schweiz. med. Wschr. 84, 33 (1954). — Aktuelle Probleme der Pockenschutzimpfung. Wien. klin. Wschr. 1955, 956. — Über vermeidbare und unvermeidbare postvakzinale Enzephalitiden. Wien. med. Wschr. 1958, 105. — BERGER, K., u. F. PUNTIGAM: Über die Erkrankungshäufigkeit verschiedener Altersklassen von Erstimpflingen an postvaccinaler Encephalitis. Wien. med. Wschr. 1954, 487. — Fortschritte in der Herstellungstechnik der animalen Pockenschutzlymphe. Zbl. Bakt., I. Abt. Orig. 168, 359 (1957). — Über die Altersdisposition bei der postvakzinalen Enzephalitis. Münch. med. Wschr. 1958, 2042. — BERGGREEN, P.: Akzidentelle Vaccineerkrankung der Zunge. Derm. Wschr. 1936, 1221. — BIELING, R., u. L. OELRICHS: Züchtung von Vaccinevirus auf den Eiern vorbehandelter Hühner. Behringwerk-Mitteilungen, Heft 9, 64 (1938). — BJÖRNBERG, R., u. A. BJÖRNBERG: Sekundära exanthem vid kokoppor. Svenska Läk.-Tidn. 53, 655 (1956). Ref. Excerpta med. (Amst.), Sect. XIII 10, 456 (1956). — BLAND, J. O. W., and C. F. ROBINOW: The inclusion bodies of vaccinia and their relationship to the elementary bodies studied in cultures of the rabbits cornea. J. Path. Bact. 48, 381 (1939). — BLANK, H., and G. RAKE: Viral and rickettsial diseases of the skin, eye and mucous membranes of man. Boston and Toronto: Little, Brown & Comp. 1955. — BLIX, S.: Complication after vaccination against smallpox. T. norske Laegeforen. 76, 920 (1956). — BRAUSS, F. W.: Experimentelle Untersuchungen über die Beeinflussung des Schutzpocken-Virus durch antibiotische Stoffe. Ein Beitrag zum Problem der Schutzpockenimpfung. Arch. Hyg. (Berl.) 140, 276 (1956). — BRIODY, B. A., N. LEDINKO and CL. STANNARD: Studies on vaccinia virus. I. The development of hemagglutinating and infective particles in the chorioallantois of the chick embryo. J. Immunol 67, 403 (1951). — II. Neutralisation of vaccinia virus by normal guinea pig serum. J. Immunol. 67, 413 (1951). — BRUENS, E.: Vaccine-Erkrankungen des

Auges. Med. Klin. **1950**, 148. — Buckup, G.: Über das Verhalten verschiedener Variola-Vaccine-Stämme bei intracerebraler Impfung von weißen Mäusen. Zbl. Bakt., I. Abt. Orig. **134**, 56 (1935). — Buddingh, G. J.: A study of generalized vaccinia in the chick embryo. J. exp. Med. **63**, 227 (1936). — Comparison of the behaviour of a neurotesticular and a dermal strain of vaccine virus in the chorio-allantoic membrane of the chick embryo. Amer. J. Path. **12**, 511 (1936). — Buddingh, G. J., and Ch. C. Randall: Further studies on the preparation of smallpox vaccine by the chick embryo method. Amer. J. Hyg. **53**, 152 (1951). — Burnet, F. M.: Vaccinia haemagglutinin. Nature (Lond.) **158**, 119 (1946). — Busch, N.: Über Eczema vaccinatum. Arch. Derm. Syph. **167**, 471 (1933).

Canelli, A.: Ricerche etiologiche sulla vaccinosi di Riether e sul cosidetto esantema vaccinico. G. Batt. Immun. **8**, 29 (1932). — Cassel, W. A.: Multiplication of vaccinia virus in the Ehrlich ascites carcinoma. Virology **3**, 514 (1957). — Cassel, W. A., and B. Fater: Nonspecific inhibition of vaccinia hemagglutinin. Science **126**, 301 (1957). — Cavazzuti, A.: Un caso di eczema vaccinato. Boll. Soc. med.-chir. Modena **34**, 337 (1934). — Chalke, H. D., and F. L. Clark: The relation between smallpox vaccination and poliomyelitis. Lancet **1956**, 545. — Charpy, J., et E. Calas: Incidences de la vaccination jennérienne au cours de la vaccination systématique d'une grande ville. Bull. Soc. franç. Derm. Syph. **62**, 131 (1955). — Clarkson, P.: The use of skin tension and abrasion in the relief of facial pock marks. Med. Press **1949**, 17. — Collier, L. H.: The development of a stable smallpox vaccine. J. Hyg. (Lond.) **53**, 76 (1955). — Collier, L. H., D. McClean and L. Vallet: The antigenicity of ultra-violet irradiated vaccinia virus. J. Hyg. (Lond.) **53**, 513 (1955). — Collier, W. A., u. W. Kramer: Hämagglutination durch Pockenvirus. 9. Untersuchung über den Übergang von Pockenvirus-Antihämagglutininen in den Liquor cerebrospinalis. Leeuwenhoek ned. T. **16**, 79 (1950). — Collier, W. A., A. M. Smit u. A. F. v. Heerde: Der Nachweis von Anti-hämagglutininen bei Variolapatienten als diagnostisches Hilfsmittel. Z. Hyg. Infekt.-Kr. **131**, 555 (1950). — Craigie, J.: The nature of the vaccinia flocculation reaction and observations on the elementary bodies of vaccinia. Brit. J. exp. Path. **13**, 259 (1932). — Cramblett, H. G., C. F. Szwed, J. P. Utz, J. A. Kasel and N. B. McCullough: Accidental infection with vaccinia virus. A case report illustrating laboratory studies and problems of vaccination. Pediatrics **20**, 1020 (1957). — Crosnier, R.: L'encéphalite vaccinale. Sem. Hôp. Paris **29**, 385 (1953).

Delville, J. P.: Production sur génisses de vaccin antivariolique de grande pureté bacteriologique. Résistance du virus vaccinal au merthiolate et son application à la préparation de vaccin sec épuré. Ann. Soc. belge Méd. trop. **34**, 21 (1954). — Doorschodt, H. J.: Pockenimpfung bei sehr jungen Säuglingen. Mschr. Kindergeneesk. **25**, 1 (1957). — Dorn, H.: Keloidbildung nach Revaccination bei eineiigen Zwillingen. Z. Haut- u. Geschl.-Kr. **23**, 78 (1957). — Dosch, F.: Morphologie und Pathologie homologer Doppelinfekte des Hühnereies. Schweiz. Z. Path. **18**, 104 (1955). — Downie, A. W.: Infection and immunity in smallpox. Lancet **1951**, 419. — Jenner's cowpox inoculation. Brit. med. J. **1951**, 251. — Downie, A. W., and D. W. Haddock: A variant of cowpox virus. Lancet **1952**, 1049. — Downie, A. W., and K. McCarthy: The viruses of variola, vaccinia, cowpox and ectromelia. Neutralization tests on the chorio-allantois with unabsorbed and absorbed immune sera. Brit. J. exp. Path. **31**, 789 (1950). — The antibody response in man following infection with viruses of the pox group. III. Antibody response in smallpox. J. Hyg. (Lond.) **56**, 479 (1958). — A study of the pox viruses by complement fixation methods. J. Path. Bact. **17**, 389 (1950). — Drogendijk, A. C.: Ein neues Prophylaktikum gegen postvakzinale Enzephalitis. Münch. med. Wschr. **1957**, 772.

Ehrengut, W.: Kontraindikationen der Revakzination. Münch. med. Wschr. **1957** 1499. — Studien über die Reaktion von Zwillingen auf die Pockenschutzimpfung. Münch. med. Wschr. **1958**, 78. — Ehrengut, W., K. J. Scheppe u. E. Joas: Intralumbale Hydrocortisonanwendung bei postvakzinaler Enzephalitis. Dtsch. med. Wschr. **1959**, 2005. — Elford, W. J., J. Smiles, C. M. Chu and J. A. Dudgeon: Electron micrographs of staphylococcus bacteriophage „K" and the viruses of vaccinia and Newcastle disease. Biochem. J. **25**, 41 (1947). — Elisberg, B. L., J. M. McCown and J. E. Smadel: Vaccination against smallpox. II. Jet injection of chorio-allantoic membrane vaccine. J. Immunol. **77**, 340 (1956). — Ellis, F. A.: Eczema vaccinatum: Its relation to generalized vaccinia. Report of two cases. J. Amer. med. Ass. **104**, 1891 (1935). — Enders, J. E., and A. L. Florman: Persistance of vaccinia virus and chick embryonic cells in suspended cell tissue cultures. Proc. Soc. exp. Biol. (N.Y.) **49**, 153 (1942). — Esplin, B. M.: Eczema vaccinatum: report of a case treated with aureomycin. Ann. intern. Med. **35**, 1346 (1951). — Esser, M.: Über eine kleine Epidemie von Pustulosis varioliformis acuta. Ann. paediat. (Basel) **157**, 156 (1941).

Fasal, P.: Eczema vaccinatum successfully treated with chloramphenicol. J. Amer. med. Ass. **144**, 759 (1950). — Feller, A. E., J. F. Enders and T. H. Weller: The prolonged coexistence of vaccinia virus in high titre and living cells in roller tube cultures of chick embryonic tissues. J. exp. Med. **72**, 367 (1940). — Fenner, F.: The biological characters of several strains of variola-vaccinia, cowpox and rabbitpox viruses. Virology 5, 502 (1958). — FISCHER, H. R.: Eczema vaccinatum mit tödlichem Ausgang. Z. Haut- u. Geschl.-Kr. 14, 305 (1953). — FLAMM, H.: Die pränatalen Infektionen des Menschen, unter besonderer Berücksichtigung von Pathogenese und Immunologie. Stuttgart: Georg Thieme 1959. — FRAMPTON, G., and CH. SMITH: Primary vaccinia of the eyelid. Brit. J. Ophthal. 36, 214 (1952). — FREEDMAN, S. S., and J. T. BARRETT: Kaposis varicelliform eruption. Report of a case. New Engl. J. Med. 241, 644 (1949). — FRIES, J. H., and S. BORNE: Vaccinial infection in children with atopic dermatitis. J. Allergy 20, 222 (1949). — FROMER, J. L., J. B. GREENSPAN and E. V. PERRIN: A fatal case of eczema vaccinatum in a adult. Lahey Clin. Bull. 10, 200 (1958). — FUCHS, R.: Vaccina inoculata. Med. Welt 1951, 1626. — FUST, B., u. P. GRÜNIG: Über die Ausschaltung der Begleitbakterien in der Kuhpockenlymphe unter besonderer Berücksichtigung der kombinierten Anwendung von Penicillin und Cibazol. Arch. ges. Virusforsch. 4, 130 (1949).

GÄDEKE, R., u. G. STRUNK: Die gegenwärtigen Kenntnisse über Beziehungen zwischen isoallergischer, parainfektiöser und postvakzinaler Enzephalitis. Münch. med. Wschr. 1957, 642. — GALLAGHER, F. W., and O. C. WOOLPERT: Propagation of vaccinia virus in the rabbit fetus. J. exp. Med. 72, 99 (1940). — GALLOWAY, W. H., and L. M. McBEAN: Generalized vaccinia. Brit. med. J. 1956, 1102. — Generalized vaccinia in infancy. Brit. med. J. 1958, 490. — GASTINEL, P., et R. FASQUELLE: Virus vaccinal de culture allantoidenne et vaccine généralisée. C. R. Soc. Biol. (Paris) 130, 1554 (1939). — GATÉ, J., J. PELLERAT et H. CHAVANIS: Vaccine étendue du visage et des mains chez un nourrisson eczémateux contaminé par son frère vacciné. Bull. Soc. franç. Derm. 57, 362 (1950). — GAYLORD jr., W. H., and J. L. MELNICK: Developmental forms of vaccinia virus. Science 117, 10 (1953). — GAYLORD jr., W. H., J. L. MELNICK and H. BUNTING: Intracellular development of vaccinia virus. Proc. Soc. exp. Biol. (N.Y.) 80, 24 (1952). — GIANOTTI, F.: Rilievi clinici su 22 casi di eruzioni varicelliforme di Kaposi. Suoi rapporti con la varicella e con la vaccinosi. G. ital. Derm. Sif. 96, 255 (1955). — GIEDION, A.: Die hämorrhagische Encephalomyelitis postvaccinalis. Schweiz. Z. allg. Path. 15, 234 (1952). — GILLEN, A. L., M. M. BURR and F. P. O. NAGLER: Recovery of two distinct haemagglutinins of vaccinia virus. J. Immunol. 65, 701 (1950). — GISPEN, R.: Analysis of pox-virus antigens by means of double diffusion. A method for direct serological differentiation of cowpox. J. Immunol. 74, 134 (1955). — GODINHO, R., et D. v. KLOBUSITZKY: Influence du pH sur l'activité du virus vaccinal. C. R. Soc. Biol. (Paris) 115, 1352 (1934). — GOOD, R. A., and I. M. McLACHLAN: Vaccinia simulating variola in an eczematous child. Lancet 1950, 1039. — GOODPASTURE, E. W., u. G. J. BUDDINGH: Immunisierung des Menschen mittels einer auf der Eihaut des Hühnerembryos gezüchteten Dermovaccine. Reichsgesdh.-Bl. 1934, 653. — GORDON, M.: Virus bodies — John Buist and the elementary bodies of vaccinia. Edinb. med. J. 44, 65 (1937). — GOSCHANSKAJA, N. M., u. E. W. SKROTZKY: Unsere Beobachtungen über die Paschen'schen Körperchen und ihre Beziehungen zur Virulenz der Pockenvakzine. Zbl. Bakt., I. Abt. Orig. 124, 482 (1932). — GOTTRON, H.: Akzidentelle knotige Vakzineerkrankung der Zunge nebst einigen Bemerkungen zur Glossitis papulosa acuta (Michelson). Derm. Wschr. 89, 1967 (1929). — Postvaccinales Erythema exsudativum multiforme-artiges Exanthem mit Schleimhautbeteiligung (diphtheroide Beläge). Fallbericht. Zbl. Haut- u. Geschl.-Kr. 69, 161 (1943). — GOYANES, J. u. F. A. BURON: Blutveränderungen durch das vaccinale Neuro- und Dermovirus. Die pathologische Granulation. Archivos Cardiol. 17, 148 (1936). Ref. Zbl. Haut- u. Geschl.-Kr. 54, 399 (1937). — GREENBERG, M., A. YANKAUER, S. KRUGMAN, J. J. OSBORN, R. S. WARD and J. DANCIS: The effect of smallpox vaccination during pregnancy on the incidence of congenital malformations. Pediatrics 3, 456 (1949). — GREITHER, A.: Dermatologie der Mundhöhle und der Mundumgebung. Stuttgart: Georg Thieme 1955. — GRINSPAN, D., A. M. VILCHES e I. M. POMPOSIELLO: Erupcion varicelliforme de Kaposi. Arch. argent. Derm. 1952, 11. — GROTH, A.: Die Schwankungen im Ablauf der vaccinalen Infektion, ihre Anomalien und Komplikationen. Ergebn. inn. Med. Kinderheilk. 49, 580 (1935).

HAAGEN, E.: Über das Verhalten des Variola-Vakzinevirus in der Gewebekultur. Zbl. Bakt., I. Abt. Orig. 109, 31 (1928). — Die Züchtung des Variola-Vakzinevirus. Ergebn. Hyg. Bakt. 18, 193 (1936). — HAAGEN, E., E. GILDEMEISTER u. B. CRODEL: Über das Verhalten des Variola-Vakzinevirus in der Gewebekultur. Zbl. Bakt., I. Abt. Orig. 124, 478 (1932). — HAIDVOGEL, I.: Klinische Beiträge zum Eczema vaccinatum. Med. Klin. 1952, 343. — HALL, G. F. M., A. C. CUNLIFFE and J. A. DUDGEON: Prolonged generalized vaccinia. J. Path. Bact. 66, 25 (1953). — HARLEM, O. K.: Eczema vaccinatum. Report of a case treated with specific immunoglobulin. T. norske Laegeforen 77, 204 (1957). Ref. Excerpta med. (Amst.), Sect. XIII 12, 109 (1958). — HARTLEIB, R.: Vaccine-Erkrankungen des Auges. Med. Klin. 1949, 994. — HEATH, H. D., H. H. SHEAR, D. T. IMAGAWA, M. H. JONES and J. M. ADAMS: Teratogenic effects of herpes simplex, vaccinia, influenza-A (NWS) and distemper virus infections on early chick embryos. Proc. Soc. exp. Biol. (N.Y.) 92, 675 (1956). — HEINHOLD, L.: Das weiße Blutbild bei Eczema vaccinatum (an Hand von drei Fällen). Diss. Freiburg

1931. — HEINKE, E.: Ein Beitrag zum Krankheitsbild des Eczema vaccinatum bzw. der Vaccina generalisata. Z. Haut- u. Geschl.-Kr. 5, 9 (1948). — HERRLICH, A.: Pocken und postvakzinale Encephalitis. Münch. med. Wschr. 1952, 2371, 2433. — Über die virulicide Wirkung antibiotischer Präparate. Dtsch. med. Wschr. 78, 431 (1953). — Probleme der Pocken und Pockenschutzimpfung. Münch. med. Wschr. 1954, 529. — Tierexperimentelle Arbeiten zur Genese der postvaccinalen Encephalitis. Z. ges. exp. Med. 124, 146 (1954). — Schutz und Gefährdung durch Pockenimpfung. Regensburger Jb. ärztl. Fortbild. 4, 300 (1955). — Staatliche Haftung bei Eintritt von Komplikationen nach Pockenimpfung. Münch. med. Wschr. 1957, 161. — Pockenimpfstoff aus Gewebekulturen. Münch. med. Wschr. 1958, 205. — Über die Altersdisposition bei der postvaccinalen Enzephalitis. Münch. med. Wschr. 1958, 1567. — Über Vaccine-Antigen. Versuch einer Prophylaxe neuraler Impfschäden. Münch. med. Wschr. 1959, 12. — HERRLICH, A., u. M. BEDNARA: Die Beeinflussung der Kälberlymphe durch Supronal, Penicillin und Streptomycin. Z. Hyg. Infekt.-Kr. 131, 460 (1950). — Bactericide und virulicide Wirkung des Aureomycins, Terramycins und Chloromycetins auf die Kälberlymphe. Z. Hyg. Infekt.-Kr. 134, 110 (1952). — Weitere Prüfungen über Sterilität und Haltbarkeit der Streptomycinlymphen. Z. Hyg. Infekt.-Kr. 134, 123 (1952). — HERRLICH, A., u. W. EHRENGUT: Zur Anwendung von Gammaglobulin bei überalterten Erstimpflingen. Kinderärztl. Prax. 25, 395 (1957). — HERRLICH, A., W. EHRENGUT u. J. WEBER: Untersuchungen über Disposition und Prognose der Encephalitis postvaccinalis. Münch. med. Wschr. 1956, 156. — HERRLICH, A., u. A. MAYR: Vergleichende experimentelle Arbeiten über die „Vaccine-Kuhpocken-Viren". Arch. Hyg. (Berl.) 138, 479 (1954). — Die Differenzierung der Tierpockenviren im bebrüteten Hühnerei. Arch. Hyg. (Berl.) 139, 444 (1955). — Neue Wege für die Herstellung von Pockenschutzimpfstoff aus Gewebekulturen. Zbl. Bakt., I. Abt. Ref. 163, 315 (1957). — HERRLICH, A., A. MAYR u. E. MUNZ: Das Antikörperbild der Variola-Vaccineinfektion. I. Unterschiedliche Antikörperentwicklung bei der Vaccineinfektion des Kaninchens, Affen und Menschen. Zbl. Bakt., I. Abt. Orig. 166, 73 (1956). — HERRMANN jr., E. C., O. F. ANDERSEN and A. HARKINS: Tonic convulsions induced in mice by vaccinia virus and their prevention by heated influenza virus. Proc. Soc. exp. Biol. (N.Y.) 89, 536 (1955). — HERZBERG, K.: Massengewebekultur des Variola-Vakzinevirus zur Schutzpockenimpfung. Klin. Wschr. 1932, 2064. — Der Vorgang der Vaccinevirusvermehrung in der Zelle. Zbl. Bakt., I. Abt. Orig. 136, 257 (1936). — 15 Jahre Pocken-Eihaut-Kultur. Zbl. Bakt., I. Abt. Orig. 154, 1 (1949). — Über Viruskrankheiten in der Dermatologie, Arch. Derm. Syph. (Berl.) 188, 526 (1949). — Vergleichende Vaccinevirusuntersuchungen. Zbl. Bakt., I. Abt. Orig. 162, 408 (1955). — Erleichterungen beim Nachweis des Pockenvirus im mikroskopischen Präparat. Zbl. Bakt., I. Abt. Orig. 173, 177 (1958). — HERZBERG, K., u. W. BOMMER: Vaccinevirus und Kanarienpockenvirus im Phasenkontrastbild. Arch. ges. Virusforsch. 5, 264 (1953). — HIGH, R. H., and CH. B. REINER: Inefficiency of aureomycin to prevent primary vaccinia reaction (smallpox vaccination). J. Pediat. 38, 60 (1951). — HOAGLAND, CH. L., G. I. LAVIN, J. E. SMADEL and T. M. RIVERS: Constituents of elementary bodies of vaccinia. II. Properties of nucleic acid obtained from vaccinia virus. J. exp. Med. 72, 139 (1940). — HOAGLAND, CH. L., S. M. WARD, J. E. SMADEL and T. M. RIVERS: Constituents of elementary bodies of vaccinia. III. The effect of purified enzymes on elementary bodies of vaccinia. J. exp. Med. 72, 685 (1940). — V. A flavin associated with the purified virus. J. exp. Med. 74, 133 (1941). — HÖFFKEN, K.-H.: Ein Beitrag zur Pustulosis vacciniformis acuta. Kinderärztl. Prax. 9, 3 (1938). — HOFBAUER, A.: Zur Frage der Encephalitis post vaccinationem. Öst. Z. Kinderheilk. 10, 255 (1954). — HURIEZ, CL., F. DESMONS et P. AGACHE: Vaccine grave chez un enfant eczémateux. Décès par hémorragie intestinale diffuse. Bull. Soc. franç. Derm. Syph. 65, 292 (1958).

JABLONSKA, ST.: Vaccinia accidentalis. Difficulties of a differential diagnosis with herpes progenitalis. Przegl. Derm. Wener. 2, 1 (1952). Ref. Zbl. Haut- u. Geschl.-Kr. 84, 312 (1953). — JACKSON, E. B., A. C. LEY, L. N. BINN and J. E. SMADEL: Vaccination against smallpox. I. Lyophilized vaccinia virus from infected chorio-allantoic membranes. J. Immunol. 77, 332 (1956). — JEUNE, M., R. SOHIER, R. CARRON et F. CHALLUT: Vaccine tardivement généralisée et développée sur un eczéma apparu postérieurement à la vaccination (Études cliniques, biologiques et pathogéniques). Presse méd. 1955, 962. — JUNK, F.: Gesundheitliche Gründe für die Rückstellung von der Pockenschutzimpfung. Münch. med. Wschr. 1955, 1055.

KAISER, M.: Impfschäden. Wien. klin. Wschr. 1948, 137. — Pocken und Pockenschutzimpfung. Ein Leitfaden für Amtsärzte, Impfärzte und Studierende der Medizin. Wien: Springer 1949. — Über einen kochfesten Vaccinestamm. Arch. ges. Virusforsch. 4, 187 (1951). — Über die vom Obersten Sanitätsrat beantragte subcutane Pockenschutzimpfung. Wien. klin. Wschr. 1952, 180. — Bemerkungen zum vorstehenden Aufsatz von Prof. YAOI. Klin. Med. 11, 65 (1956). — KAISER, M., u. A. REUSS: Was dürfen wir von der subcutanen Impfung nicht erwarten? Wien. klin. Wschr. 65, 746 (1953). — KAISER, M., u. G. RUNES: Über vaccinale Reaktionen bei alten Leuten. Z. Immun.-Forsch. 87, 455 (1936). — KAMA-

HORA, J., Y. SATO, S. KATO and K. HAGIWARA: Inclusion bodies of the vaccinia virus. Proc. Soc. exp. Biol. (N.Y.) **97**, 43 (1958). — KAPLAN, C., and G. BELYAVIN: The titration of vaccinia virus by the pock counting technique. J. Hyg. (Lond.) **55**, 494 (1957). — KEIDAN, S. E., K. McCARTHY and J. C. HAWORTH: Fatal generalized vaccinia with failure of antibody production and absence of serum gamma globulin. Arch. Dis. Childh. **28**, 110 (1953). — KIBRICK, S., and L. J. KUNZ: Vaccinia of the lip. A report of two cases, including one with superinfection of a labial herpetic lesion. New Engl. J. Med. **258**, 421 (1958). — KING, J. H., and R. L. FORREST: Vaccinia of the eyelids. Treatment by aureomycin in a second case. J. Amer. med. Ass. **153**, 31 (1953). — KOBER, G.: Das Ekzema vaccinatum. Dtsch. Gesundh.-Wes. **1958**, 933. — KOBER, G., u. W. ROHDE: Vaccina generalisata heteroinoculata bei Erwachsenen. Derm. Wschr. **140**, 1361 (1959). — KOSENOW, W., u. H. G. HAUSSMANN: Zur Entstehung der postvakzinalen Enzephalitis. Klinisch-serologischer Beitrag. Dtsch. med. Wschr. **1954**, 1930. — KOZINN, P. J., M. M. SIGEL and R. GORRIE: Progressive vaccinia associated with agammaglobulinemia and defects in immune mechanism. Pediatrics **16**, 600 (1955). — KRECH, U., u. H. WULFF: Die cytopathogenen Veränderungen in Gewebekulturen von Erstkulturen und Zellpassagen menschlicher Amnionzellen nach Beimpfung mit verschiedenen Virusstämmen. Z. Immun.-Forsch. **114**, 416 (1957). — KRÜCKE, W.: Pathologische Anatomie der Vaccinevirus-Enzephalitis. Mschr. Kinderheilk. **100**, 182 (1952). — KÜHN, O.: Erleichterungen beim Nachweis des Pockenvirus im mikroskopischen Präparat. Zbl. Bakt., I. Abt. Orig. **168**, 480 (1957). — KUNERT, H.: Zur biologischen Virulenzabschwächung des Variola-Vaccine-Virus. Zbl. Bakt., I. Abt. Orig. **160**, 384 (1953). — Die Aufgaben der Impfanstalten beim Auftreten von Pockenerkrankungen. Bundesgesundheitsblatt **1958**, 227. — KUNERT, H., u. G. K. WENCKEBACH: Die Bedeutung des Vaccine-Allantois-Antigens für den Nachweis der Komplementbindung bei der Vaccine-Infektion. Klin. Wschr. **1936**, 1098.

LAIGRET, J., P. LEBLANC, J. LAVILLAUREIX et E. NONCLERCQ: Trois cas de pustulose varioliforme aiguë. Bull. Soc. franç. Derm. Syph. **64**, 73 (1957). — LANGANKE, E.: Klinischer Beitrag zum Eczema vaccinatum. Münch. med. Wschr. **1955**, 1467. — LAUGIER, P.: Vaccine généralisée chez un enfant de 6 mois. Bull. Soc. franç. Derm. Syph. **62**, 95 (1955). — LAURANCE, B., A. C. CUNLIFFE and J. A. DUDGEON: Vaccinia gangrenosa. The report of a case of prolonged generalized vaccinia. Arch. Dis. Childh. **27**, 482 (1952). — LAVILLAUREIX, J.: Étude du virus vaccinal sur des cellules cancéreuses. Ann. Inst. Pasteur **92**, 735 (1957). — LEA, D. E., and M. H. SALAMAN: The inactivation of vaccinia virus by radiations. Brit. J. exp. Path. **23**, 27 (1942). — LEHMANN, W.: Über die Züchtung des Vaccinevirus auf der Chorionallantois des Hühnerembryos. Zbl. Bakt., I. Abt. Orig. **132**, 447 (1934). — Über Gewinnung und Verimpfung von Pockenschutzlymphen aus Gewebekulturen. Z. Hyg. Infekt.-Kr. **118**, 594 (1936). — Kälberlymphe oder Kulturlymphe. Med. Klin. **1941**, 1. — Konservierung von Vaccinevirus-Kulturen. Arch. ges. Virusforsch. **4**, 175 (1949). — Revakzinationsergebnisse bei Schulkindern nach Erstimpfung mit Kulturlymphe. Zbl. Bakt., I. Abt. Orig. **154**, 245 (1949). — LÉPINE, P., G. WIELGOSZ et L. REINIÉ: Courbe de croissance du virus vaccinal dans la membrane chorioallantoidienne de l'oeuf. Ann. Inst. Pasteur **81**, 77 (1951). — Sur la nonfixation du cuivre minéral par le virus vaccinal. Ann. Inst. Pasteur **82**, 367 (1952). — LEVADITI, C., et R. PÉRAULT: Action du rayonnement du radon sur la virulence et le potential antigénique du virus vaccinal. Ann. Inst. Pasteur **69**, 139 (1943). — LEVADITI, C., L. REINIÉ, STAMATIN, LE-VAN-SEN et R. BEQUIGNON: Ultravirus et fluorescence. Le virus vaccinal. Ann. Inst. Pasteur **64**, 359 (1940). — LEVADITI, C., et A. VAISMAN: Le vaccin jennérien appartient-il au groupe des virus réellement neurotropes? Rev. Immunol. (Paris) **15**, 158 (1951). — LEVERTON, J. C. S., and F. A. WHITLOCK: A fatal case of Kaposis varicelliform eruption. Brit. J. Derm. **61**, 170 (1949). — LEWIS, H. M., and F. C. JOHNSON: Fatal agammaglobulinemic progressive vaccinia. A.M.A. Arch. Derm. **75**, 837 (1957). — LIAO, S. J.: Responses to smallpox vaccination in military recruits. Publ. Hlth Rep. (Wash.) **70**, 723 (1955). — LI CHE-MIN: Der Mechanismus der Hämagglutinationsreaktion mit dem Virus der Pockenvaccine. Vop. Virusol. **5**, 20 (1956). Ref. Zbl. Bakt., I. Abt. Ref. **164**, 356 (1957). — LIGTERINK, J. A. TH.: Postvaccinale Encephalitis, behandelt mit Nebennierenrindenhormon (ACTH). Ned. T. Geneesk. **1951**, 3490. — LINNEN, H. J.: Zur Pathogenese und Klinik der Vakzina des Auges und seiner Adnexe. Ein Beitrag zum Impfschädengesetz. Medizinische **1957**, 407. — LINNEWEH, F., u. J. OEHME: Poliomyelitis und Pockenschutzimpfung. Dtsch. med. Wschr. **82**, 1599 (1957). — LUCA, M. L. DE: Contributo allo studio della cutireattivita allergica postvaccinia. G. ital. Derm. Sif. **88**, 64 (1947). — LUKÁCS, F. V., J. ROSTA u. J. SZATHMÁRY: Über die ernsthafteren Komplikationen der Vaccination. Vaccina gangraenosa und generalisata. Ann. paediat. (Basel) **191**, 307 (1958). — LUTZ, W.: Über Pustulosis vacciniformis sive varioliformis acuta. Dermatologica (Basel) **86**, 138 (1942). — LYNCH, F. W.: Dermatologic conditions of the fetus, with particular reference to variola and vaccinia. Arch. Derm. Syph. (Chicago) **26**, 997 (1932). — LYON, E.: Probleme der cardiovasculären Komplikationen nach Pockenschutzimpfung. Med. Klin. **1957**, 1947.

MacArthur, P.: Congenital vaccinia and vaccinia gravidarum. Lancet **1952**, 1104. — MacCallum, F. O., C. A. McPherson and D. F. Johnstone: Laboratory investigation of smallpox patients with particular reference to infectivity in the early stages. Lancet **1950**, 514. — MacDonald, A., and A. W. Downie: Serological study of the soluble antigens of variola, vaccinia, cowpox and ectromelia viruses. Brit. J. exp. Path. **31**, 784 (1950). — MacDonald, A., and P. MacArthur: Foetal vaccinia. Arch. Dis. Childh. **28**, 311 (1953). — MacFarlane, M. G., and M. H. Salaman: The enzymatic activity of vaccinal elementary bodies. Brit. J. exp. Path. **19**, 184 (1938). — Mai, H.: Schwerer Impfschaden. Vorwiegend ein Beitrag zur Frage nach dem zeitlichen Eintritt der Vaccinations-Immunität und der parergischen Wirkung einer Verbrühung. Kinderärztl. Prax. **19**, 269 (1951). — Maitland, H. B., and B. M. Tobin: The growth of vaccinia virus in the chorioallantois of the developing chick embryo and the production of complement-fixing antigen and haemagglutinin. J. Hyg. (Lond.) **54**, 102 (1956). — Mali, J. W. H., W. Ch. M. van Hinsbergh and A. Hamers: Hautveränderungen nach Impfung. Ned. T. Geneesk. **1955**, 252. — Marchionini, A., u. Th. Nasemann: Zur Diagnostik der durch Viren der Pockengruppe hervorgerufenen Erkrankungen des Menschen. Arch. klin. exp. Derm. **202**, 69 (1955). — Marennikova, S. S.: Über die Kultivierung der Pocken- und der Vakzine-Viren in wachsenden Hühnerembryonen. Vop. Virusol. **6**, 36 (1956). Ref. Zbl. Bakt., I. Abt. Ref. **164**, 520 (1957). — Marick, S. W.: Generalized vaccinia. Report of cases of true vaccinia. Arch. Pediat. **49**, 552 (1932). — May, G.: Die Konservierung Viktoriablau-gefärbter Viruspräparate mit Phosphormolybdänsäure. Zbl. Bakt., I. Abt. Orig. **173**, 175 (1958). — Mayr, A.: Experimentelle Arbeiten über das hämagglutinierende Prinzip bei den Tierpockenviren. Arch. ges. Virusforsch. **6**, 439 (1956). — Ein Beitrag zum Problem der qualitativen Differenzierung einzelner Vaccinevirusstämme. Zbl. Bakt., I. Abt. Orig. **171**, 7 (1957). — Mayr, A., A. Herrlich u. H. Mahnel: Experimentelle Untersuchungen über das S-Antigen bei den Tierpockenviren. Arch. Hyg. (Berl.) **139**, 580 (1955). — Mayr, A., u. G. Wittmann: Zur Ringzonenbildung in virus-infizierten tierischen Geweben. I. Ringzonenbildung bei Pockenviren auf der Chorioallantoismembran des Hühnerembryos und auf der Kaninchenhaut. Zbl. Vet.-Med. **3**, 219 (1956). — McCarthy, K., A. W. Downie and W. H. Bradley: The antibody response in man following infection with viruses of the pox group. II. Antibody response following vaccination. J. Hyg. (Lond.) **56**, 466 (1958). — McConachie, J. A., and T. E. Anderson: Aureomycin in the treatment of Kaposi's varicelliform eruption. Brit. J. Derm. **63**, 307 (1951). — McLachlan, A. D. and M. Gillespie: Kaposi's varicelliform eruption an epidemic with sixteen cases. Brit. J. Derm. **48**, 337 (1936). — Megay, K., u. K. Rotter: Über das Verhalten des Vaccinevirus in mit Tyrothricin gereinigten Dermolymphen. Arch. ges. Virusforsch. **4**, 159 (1949). — Meier, E., u. W. Anders: Ein neuer Weg in der Statistik der Schutzpockenimpfung. Bundesgesundheitsblatt **1959**, 87. — Merzweiler, K.: Vaccina secundaria generalisata. Derm. Wschr. **133**, 22 (1956). — Meyer-Rohn, J.: Wiederholtes Auftreten eines Eczema vaccinatum am Boden einer Neurodermitis. Derm. Wschr. **135**, 653 (1957). — Meyer-Rohn, J., u. B. Rohde: Zur Klinik und Virologie des Eczema vaccinatum. Hautarzt **10**, 344 (1959). — Miller, H. G.: Acute disseminated encephalomyelitis treated with ACTH. Brit. med. J. **1953**, 177. — Morgan, C., S. A. Ellison, H. M. Rose and D. H. Moore: Structure and development of viruses observed in the electron microscope. II. Vaccinia and fowl pox viruses. J. exp. Med. **100**, 301 (1954). — Moritsch, H.: Experimentelle Diagnostik bei Kaposischer Eruption. Hautarzt **5**, 220 (1954). — Experimentelle Untersuchungen über die Vermehrung des Vaccina- und Kuhpockenvirus in der Maus. Zbl. Bakt., I. Abt. Orig. **166**, 427 (1956). — Mühlberger, F.: Das histologische Bild des subepidermalen Kuhpocken-Impfinfiltrates beim Menschen. Z. Hyg. Infekt.-Kr. **140**, 219 (1954). — Müller, E.: Zur Beurteilung neuraler Störungen nach Vakzination. Münch. med. Wschr. **1955**, 788. — Müller, H.: Über die Disposition zur Impfencephalitis. Öff. Gesundh.-Dienst **19**, 526 (1958). — Münsterer, H. O.: Erfahrungen mit der Kultur des Vaccinevirus in vitro und im Hühnerei. Zbl. Bakt., I. Abt. Orig. **136**, 177 (1936). — Murthy, V. N. K.: Toxic factors in vaccinia virus and its neutralization by penicillin. A preliminary communication. Indian med. Gaz. **85**, 487 (1950).

Nagler, F. P. O., and G. Rake: The use of the electron microscope in diagnosis of variola, vaccinia and varicella. J. Bact. **55**, 45 (1948). — Nakajima, G.: Studies on the reaction of complement fixation with vaccine virus and its antiserum. Jap. J. exp. Med. **10**, 559 (1932). — Nasemann, Th.: Diagnostik, Klinik und Therapie der Viruserkrankungen der Haut. Fortschr. prakt. Derm. **2**, 244 (1955). — Die Therapie der Viruskrankheiten der Haut. I. Allgemeiner Teil. Hautarzt **6**, 337 (1955). — II. Spezieller Teil (Klinische Behandlungsmethoden). Hautarzt **6**, 385 (1955). — Die Bedeutung serologischer Methoden für die Diagnose und Differentialdiagnose der Viruskrankheiten der Haut. Ärztl. Praxis 8, H. 7 (1956). — Haemagglutination und Haemagglutinationshemmung bei vaccinalen Erkrankungen. Laboratoriumsblätter **6**, 12 (1956). — Nasemann, Th., u. H. Röckl: Klinische und experimentelle Untersuchungen über das Eczema vaccinatum. Hautarzt **6**, 264 (1955). — Nauck, E. G.: Über Untersuchungen an Virus-infizierten Gewebekulturen und die Verwendung der Giemsa-

Färbung für die Virusforschung. Arch. Schiffs- u. Tropenhyg. **41**, 748 (1937). — NAUCK, E. G., u. TH. NASEMANN: Histologische Untersuchungen an normalen und mit Virus beimpften Chorion-Allantois-Membranen bebrüteter Hühnereier. Z. Tropenmed. Parasit. **3**, 271 (1952).— NAUCK, E. G., u. E. PASCHEN: Über Züchtung von Pockenvirus in Gewebskulturen bei Verwendung von humanisierter Lymphe. Zbl. Bakt., I. Abt. Orig. **121**, 312 (1931). — Über die Züchtung von Vakzinevirus in der Gewebekultur. Derm. Wschr. **1932**, 238. — Der morphologische Nachweis des Pockenerregers in der Gewebekultur. Zbl. Bakt., I. Abt. Orig. **124**, 91 (1932). — Weitere Ergebnisse der Vakzineviruszüchtung in der Gewebekultur. Zbl. Bakt., I. Abt. Orig. **128**, 171 (1933).—NAUCK, E. G., u. C. F. ROBINOW: Untersuchungen über Guarniersche Körperchen in der Gewebekultur. Zbl. Bakt., I. Abt. Orig. **135**, 437 (1935). — NELSON, J. B.: Development of vaccinia and variola viruses in embryonated eggs at 28°C. Proc. Soc. exp. Biol. (N.Y.) **43**, 110 (1940). — NIEDERWIESER, V.: Subcutane Pockenimpfung. Wien. klin. Wschr. **1952**, 979. — NOYES, W. F., and B. K. WATSON: Studies on the increase of vaccine virus in cultured human cells by means of the fluorescent antibody technique. J. exp. Med. **102**, 237 (1955).

ÖBERG, A. G., G. NATHORST u. T. WESSLEN: Vaccinia gangraenosa. Nord. Med. **60**, 1045 (1958). — ÖREN, G.: Akzidentelle Vaccinestomatitis und -angina. Acta derm.-venereol. (Stockh.) **23**, 35 (1942). — OLANSKY, S., J. G. SMITH jr. and O. C. E. HANSEN-PRUSS: Fatal vaccinia associated with cortisone therapy. J. Amer. med. Ass. **162**, 887 (1956). — OVERMAN, J. R., and I. TAMM: Quantitative titration of vaccinia virus on the chorioallantoic membrane. J. Immunol. **76**, 228 (1956). — Multiplication of vaccinia virus in the chorioallantoic membrane in vitro. Virology **3**, 173 (1957).

PARKER, R. F., L. H. BRONSON and R. H. GREEN: Further studies of the infectious unit of vaccinia. J. exp. Med. **74**, 263 (1941). — PARKER, R. F., and S. MUCKENFUSS: Complement fixation in vaccinia and in variola. J. infect. Dis. **53**, 44 (1933). — PASCHEN, E.: Was wissen wir über den Vakzineerreger? Münch. med. Wschr. **1906**, 2391. — Über die Ewing'sche Klatschmethode zur Darstellung der Vaccinekörperchen. Münch. med. Wschr. **1909**, 2004. — Technik zur Darstellung der Elementarkörperchen (Paschen'sche Körperchen) in der Variolapustel. Dtsch. med. Wschr. **1917**, 746. — Vaccine und Vaccineausschläge. In Handbuch der Haut- und Geschlechtskrankheiten von J. JADASSOHN, Bd. II, S. 164—270. Berlin: Springer 1932. — PEARCE, L., P. D. ROSAHN and C. K. HU: Reaction of the rabbit to vaccine virus. Proc. Soc. exp. Biol. (N.Y.) **31**, 657 (1934). — PELBOIS, F., R. ROLLIER et B. MOKTAR: Eruptions biotropiques au cours des vaccinations antivariolioues. Maroc. Med. **1955**, 592. — PERRY, F. G., and P. C. MARTINEAU: Eczema vaccinatum. Rapid recovery following treatment with aureomycin. J. Amer. med. Ass. **141**, 657 (1949). — PETERS, D.: Morphology of resting vaccinia virus. Nature (Lond.) **178**, 1453 (1956). — Untersuchungen am Vaccine-Virus. V. Elektronenoptische Studie über den Pepsin-Abbau des Elementarkörpers bei Variation von Fixierung und p_H-Wert. Z. Naturforsch. **12**b, 697 (1957). — VI. Elektronenoptische Analyse der Elementarkörperstruktur durch Abbau mit Papain. Z. Naturforsch. **12**b, 704 (1957). — Virusmorphologie. Ther. Ber. (Bayer) **30**, 159 (1958). — Morphologie menschen- und tierpathogener Viren. Zbl. Bakt., I. Abt. Orig. **176**, 259 (1959). — PETERS, D., u. TH. NASEMANN: Untersuchungen am Virus der Variola-Vaccine. I. Über den Wert der Tupfpräparation für die elektronenoptische Abbildung und Ausmessung von Elementarkörpern. Z. Tropenmed. Parasit. **4**, 11 (1952). — PETERS, D., and W. STOECKENIUS: Structural analogies of pox viruses and bacteria. Nature (Lond.) **174**, 224 (1954). — Untersuchungen am Virus der Variola-Vaccine. III. Enzymatischer Abbau des Innenkörpers. Z. Naturforsch. **9**b, 524 (1954). — PETTE, E., u. H. PETTE: Zur Ätiopathogenese der Entmarkungsencephalomyelitis (einschließlich der akuten multiplen Sklerose) und der Poliomyelitis. Klin. Wschr. **1956**, 713. — PHIPPS, F.: Deux cas d'éruption varioliforme de Kaposi chez des nourissons, au cours de la récente campagne antivariolique en Bretagne. Bull. Soc. franç. Derm. Syph. **62**, 273 (1955). — PICKELS, E. G., and J. E. SMADEL: Ultracentrifugation studies on the elementary bodies of vaccine virus. I. General methods and determination of particle size. J. exp. Med. **68**, 583 (1938). — PIEPERHOFF, H.: Zur Kenntnis des Eczema vaccinatum. Diss. Münster 1932. Ref. Zbl. Haut- u. Geschl.-Kr. **46**, 84 (1933). — PIERRET, P., CL. HURIEZ, A. BRETON, F. DESMONS, G. FONTAINE, GERNEZ-RIEUX, C. VOISIN et J. LEBLOIS: Epidémie grave de vaccine chez des nourissons eczémateux. Bull. Soc. franç. Derm. Syph. **63**, 409 (1956). — PIERRET, P., CL. HURIEZ, F. DESMONS, G. FONTAINE, GERNEZ-RIEUX, A. BRETON, C. VOISIN et J. LEBLOIS: Vaccine grave chez des nourissons eczémateux. Lille méd. **1956**, 237. — PLATOU, E. S.: Eczema vaccinatum. Amer. J. Dis. Child. **48**, 333 (1934). — PLOTZ, H.: Pouvoir virulicide du sérum de lapin après vaccination avec la culture de la vaccine in vitro. C. R. Soc. Biol. (Paris) **128**, 33 (1938). — POETSCHKE, G.: Zur Theorie provozierender und disponierender Faktoren bei der Poliomyelitis. Klin. Wschr. **1956**, 284. — Zum Wirkungsmechanismus fördernder oder hemmender Faktoren bei Virusinfekten, insbesondere der Poliomyelitis. Acta neuroveg. (Wien) **15**, 486 (1957). — POLEMANN, G.: Vaccina inoculata mit Aureomycin behandelt. Med. Welt **1951**, 747. — PUNTIGAM, F.: Zur Statistik der

Pockenschutzimpfung in Österreich. Mitt. der öst. Sanit.-Verwalt. **1956**, 143. — Über einige Ergebnisse der Pockenschutzimpfung im Jahre 1956 in Österreich. Mitt. öst. Sanit.-Verwalt. **1957**, 151. — Zur Pockenschutzimpfung in Österreich. Zbl. Bakt., I. Abt. Ref. **163**, 284 (1957). — PUNTIGAM, F., u. K. BERGER: Über Elektrophorese-Untersuchungen von vaccinalen Hautveränderungen. Arch. Derm. Syph. (Berl.) **198**, 549 (1954). — Über das Verhalten des weißen Blutbildes bei Encephalitis post vaccinationem. Schweiz. med. Wschr. **1955**, 604. — Über das Verhalten der Gehirn-Rückenmarksflüssigkeit bei Encephalitis post vaccinationem. Z. Kinderheilk. **77**, 180 (1955). — PUNTIGAM, F., u. J. DAIMER: Beobachtungen bei Pockenschutz-Wiederimpfungen von Personen, die eine Erkrankung an Encephalitis post vaccinationem durchgemacht haben. Öst. Z. Kinderheilk. **4**, 6 (1950). — PUNTIGAM, F., u. E. ORTH: Über die Verwendung des Elektronenmikroskops zur Diagnose vakzinaler Erkrankungen. Wien. klin. Wschr. **1951**, 817. — PUNTIGAM, F., E. ORTH u. G. KUBIN: Über den Nachweis von Vaccinevirus in der Rückenmarksflüssigkeit von Jungrindern. Z. Hyg. Infekt.-Kr. **135**, 225 (1952).

RATH, G.: Moderne Diagnosen historischer Seuchen. Dtsch. med. Wschr. **1956**, 2065. — REINHART, W.: Wann läßt sich das Vaccinevirus bei intravenöser Einverleibung im Blut nachweisen. Wien. klin. Wschr. **1951**, 925. — REYNOLDS, A. H., and H. A. JOOS: Eczema vaccinatum. Pediatrics **22**, 259 (1958). — REYNOLDS, E. O. R.: A fatal case of eczema vaccinatum. Lancet **1960**II, 684—686. — RHODES, A. J., and C. E. VAN ROOYEN: Some cytological features of vaccinal keratitis in the rabbit. J. Path. Bact. **44**, 357 (1937). — RIVERS, T. M., and S. M. WARD: Further observation of vaccine virus for Jennerian prophylaxis in man. J. exp. Med. **58**, 635 (1933). — ROBINOW, C. F.: A note on stalked forms of viruses. J. gen. Microbiol. **4**, 242 (1950). — RODECK, H.: Postvakzinaler Diabetes insipidus. Allgemein wichtige Erörterung solcher Fälle bei einer gutachtlichen Stellungnahme. Arch. Kinderheilk. **154**, 265 (1957). — ROHDE, W., u. O. KÜHN: Unterschiedliches Verhalten von Variola-Vaccinia-Antisera bei der Präcipitation im Doppel-Diffusionstest. Arch. klin. exp. Derm. **208**, 160 (1959). — RUFF, O.: Zur Frage der versäumten Pockenschutz-Erstimpfung. Öff. Gesundh.-Dienst **18**, 140 (1956). — RUCKES, J.: Über eine ungewöhnliche Vaccine-Infektion bei einem Neugeborenen. Virchows Arch. path. Anat. **327**, 229 (1955).

SAKURANE, Y., u. D. SAITO: Die vergleichende Betrachtung histologischer Befunde der mit Pocken-, Wasserpocken- und Herpes-Virus geimpften Haut beim Kaninchen. 36. ann. conference of the Japan. Dermatol. Assoc. Tokyo 1.—3. IV. 1936. Jap. J. Derm. **39**, 93 (1936). Ref. Zbl. Haut- u. Geschl.-Kr. **55**, 349 (1937). — SALCHOW, U. A.: Über diagnostische Möglichkeiten bei Infektionen mit einem Virus aus der Variola-Vaccina-Gruppe. Arch. Hyg. (Berl.) **139**, 608 (1955). — SALLES-GOMES, L. F. DE, O. N. BASSOI and L. D. PATRICIO: Eczema vaccinatum with vaccinal lesion strictly confined to the eczematous patches. Lancet **1955**, 1275. — SALMON, M. J.: Accidents de vaccine à type de vaccin récidivant. Bull. Soc. franç. Derm. Syph. **62**, 545 (1955). — SCHERER, W. F., and J. T. SYVERTON: The viral range in vitro of a malignant human epithelial cell (strain HeLa, Gey). I. Multiplication of herpes simplex, pseudorabies and vaccinia viruses. Amer. J. Path. **30**, 1057 (1954). — SCHERR, G. H., J. M. SEVERENS, P. JURTSHUK and C. L. WITTENBERGER: The effect of cortisone and somatotrophic hormone on vaccinia virus lesions and benzyl alcohol toxicity in the embryonated egg. J. infect. Dis. **95**, 160 (1954). — SCHIRREN jr., C. G.: Röntgentherapie entzündlicher Dermatosen. Strahlentherapie **107**, 260 (1958). — SCHOEDEL, J.: Ein lehrreicher Fall von Vaccinose. Jb. Kinderheilk. **143**, 190 (1934). — SCHÖNFELD, W.: Kurze Geschichte der Dermatologie und Venerologie und ihre kulturgeschichtliche Spiegelung. Hannover-Kirchrode: Th. Oppermann 1954. — SCHRAMM, G.: Die Biochemie der Viren. Berlin-Göttingen-Heidelberg: Springer 1954. — SCHROEBLER, G.: Eczema vaccinatum einer Mutter durch Übertragung von ihrem geimpften Kind. Med. Klin. **1955**, 1138. — SCHUERMANN, H.: Krankheiten der Mundschleimhaut und der Lippen. München u. Berlin: Urban & Schwarzenberg 1955 (1. Aufl.); 1958 (2. Aufl.). — SCHWÖBEL, W., u. A. MAYR: Die Züchtung des Vaccinevirus in Zungengewebekulturen vom Rind. Zbl. Bakt., I. Abt. Orig. **167**, 187 (1956). — SEPULVEDA, D. R.: Vacunación antivariolosa sus complicaciones observadas en el primo mes de una paciente (Campaña de Vacunación Masiva). Pediat. Amér. **9**, 49 (1951). — SHEDLOVSKY, TH., and J. E. SMADEL: Electrophoretic studies on elementary bodies of vaccinia. J. exp. Med. **72**, 511 (1940). — SHORTT, C. J. DE VERE: A case of generalised vaccinia. Lancet **1933**, 580. — SIEGERT, R.: Experimentelle Vaccine-Encephalitis. Mschr. Kinderheilk. **100**, 181 (1952). — Experimentelle Beiträge zur Frage der postvakzinalen Encephalitis. Zbl. Bakt., I. Abt. Orig. **158**, 314 (1952). — SIEGERT, R.: Das Verhalten des Vakzinevirus im Organismus bei zentralnervösen Impfschäden. I. Virusbefunde an der Impfstelle, in den regionären Lymphknoten und im Blut. Dtsch. med. Wschr. **1957**, 2021. — II. Virusbefunde im Zentralnervensystem. Dtsch. med. Wschr. **1957**, 2061. — SIEGERT, R., u. W. SCHULZ: Über den Beginn und die Dauer der Virämie nach Pockenschutzimpfung. Z. Hyg. Infekt.-Kr. **137**, 81 (1953). — SIMONEL, A., G. DE GANS et A. WELFRINGER: A prospos d'un cas de pustulose de Kaposi. Bull. Soc. franç. Derm. Syph. **64**, 472 (1957). — SLONIM, M. H.: Kaposi's varicelliform eruption due to vaccinia virus. Med. J. Aust. **1952**, 434. — SMEETS, G. H., u. J. M. SOETERS: Komplikationen nach Impfung gegen Pocken. Mschr. Kindergeneesk. **19**, 325 (1951). Ref. Zbl. Haut- u. Geschl.-Kr. **80**, 349 (1952). — SMITH, M. H. D., and E. KUN: Morphological and biochemical studies on the chorio-allantois of the chick embryo following infection with certain viruses. Brit. J. exp. Path. **35**, 1 (1954). — SNYDER, W.: Terramycin therapy of eczema vaccinatum. Report of a case. Arch. Derm. Syph. (Chicago) **64**, 789 (1951). — SOMERS, K.: Vaccinia gangrenosa and agammaglobulinaemia. Arch. Dis. Childh. **32**, 220 (1957). — SOMMERVILLE, J., W. NAPIER and A. DICK: Kaposi's varicelliform eruption: record of an outbreak. Brit. J. Derm. **63**, 203 (1951). — SPIES, K., u. E. EDLINGER: Vermehrung und Weiterzüchtung eines dermotropen bovinen Vaccine-Stammes in mesodermalen Zellen (L-Stamm, Earle) in vitro. Zbl. Bakt., I. Abt. Orig. **174**, 29 (1959). — SPRUNT, D. H.: The effect of the virus: Host cell relationship of infection with vaccina. J. exp. Med. **74**, 81 (1941). — STANKA, P.: Zur färberischen Darstellung virusbedingter oxyphiler Zelleinschlüsse in der Chorionallantoismembran des bebrüteten Hühnereies. Diss. München 1959. — STOECKENIUS, W.: Zur Darstellung von Viren der Pockengruppe im Phasenkontrast-Mikroskop. Z. Tropenmed. Parasit. **5**, 342 (1954). — STOLTE, J. B., and G. J. SAS: Chloramphenicol and ACTH in smallpox. Lancet **1951**, 715. — STREITMANN, B.: Über varioliforme Pyodermien. Arch. Derm. Syph. (Berl.) **178**, 99 (1939). — STÜMPKE, G.: Über einige bemerkenswerte Beobachtungen, betreffend das Eczema vaccinatum, resp. die Vaccina generalisata. Derm. Z. **65**, 95 (1932). — SUZUKI, S., A. FUWA, R. FUJII and U. KURIMOTO: Individualities of domestic fowls in the hemagglutination of vaccinia virus. Zbl. Bakt., I. Abt. Orig. **162**, 405 (1955). — SZATHMÁRY, J., u. P. BARANYAI: Der vakzinehämagglutinationshemmende Antikörpertiter des Blutserums in verschiedenen Altersstufen. Zbl. Bakt. I. Abt. Orig. **169**, 307 (1957). — SZATHMARY, J., u. S. HOLIK: Übertragung der hämagglutinationshemmenden Antikörper pockengeimpfter Mütter auf die Neugeborenen. Z. Immun.-Forsch. **113**, 411 (1956).

TANG, F. T., and H. WEI: Morphological studies on vaccinia virus cultivated in the developing egg. J. Path. Bact. **45**, 317 (1937). — THALHAMMER, O.: Die Vakzine-Virus-embryopathie der weißen Maus. Wien. Z. inn. Med. **38**, 41 (1957). — THOMPSON, R., E. L. HAZEN and L. BUCHBINDER: Antibodies against vaccinia virus demonstrable in vitro. II. Alexin-fixation by vaccinia virus tissue suspensions and their specific antisera. J. Immunol. **22**, 189 (1932). — TOBIN, B. M.: The distribution of vaccinia virus, complement-fixing antigen and haemagglutinin throughout the egg after inoculation of the chorioallantoic membrane. J. Hyg. (Lond.) **54**, 114 (1956). — TÖRNQUIST, R.: Vaccinia-Immunglobulin-Terapi vid Postvaccinal Keratit. Nord. Med. **62**, 1012 (1959). — TRAISSAC, M., LE COULANT, CANTORNE, MARTIN et GEINDRE: Erythème polymorphe postvaccinal. Bull. Soc. franç. Derm. Syph. **62**, 435 (1955). — TRÜB, C. L. P., u. W. SAUER: Beobachtungen und Erfahrungen bei der Durchführung der Pockenimpfung im Lande Nordrhein-Westfalen. Arch. Hyg. (Berl.) **139**, 432 (1955). — TUREWITSCH, E. J.: Beobachtungen über die Paschenkörperchen im Hornhautepithel. Zbl. Bakt., I. Abt. Orig. **129**, 381 (1933). — TURPIN, R., P. LÉPINE et R. GORIN: Dermatose pustuleuse varioliforme d'origine virale. Discussion de ses rapports avec le syndrome de Kaposi-Juliusberg. Sem. Hôp. Paris **1958**, 203. — TYRRELL, D. A. J.: New tissue culture systems for influenza, Newcastle disease and vaccinia viruses. J. Immunol. **74**, 293 (1955).

VALLEJO-FREIRE, A., A. BRUNNER jr. and W. BEÇAK: Vaccinia virus multiplication in rabbit-kidney cell cultures. Aspects of the evolution cycle. Mem. Inst. Butantan **28**, 275 (1958). — VERLINDE, J. D.: Die KBR bei Vaccinevirus mit Antigen von Gehirn, Hoden und Haut. Leeuwenhoek ned. T. **7**, 111 (1941). Ref. Zbl. Haut- u. Geschl.-Kr. **68**, 569 (1942). — An experimental study on problems of immunity and allergy in postvaccinal encephalitis. Arch. ges. Virusforsch. **4**, 460 (1951). — Enzephalitis postvaccinalis. Ned. T. Geneesk. **99**, 1020 (1955). — VERLINDE, J. D., u. W. NANNING: Die Problematik der Pockenschutzimpfung und Impf-Encephalitis. Zbl. Bakt., I. Abt. Ref. **163**, 279 (1957). — VERLINDE, J. D., E. DE VRIES and A. KRET: Destruction of myelin in the central nervous system of experimental animals by enzymatic activity of vaccinia virus. Arch. ges. Virusforsch. **5**, 73 (1953).— VIEUCHANGE, J., G. DE BRION et J. GRUEST: De l'action cytopathogène du virus vaccinal en culture de tissus et de l'hypothèse d'un effet cytotoxique. Ann. Inst. Pasteur **93**, 218 (1957). — VIEUCHANGE, J., et J. GIUNTINI: Hémagglutination et virus de la variole aviaire. Ann. Inst. Pasteur **83**, 487 (1952). — VILANOVA, X., e C. CARDENAL: Eczema vaccinatum. Act. dermosifiliogr. (Madr.) **43**, 235 (1951). — VOSS, H., u. U. TOLKI: Über ein circa ein Jahr altes Impfstoffgranulom beim Menschen. Zbl. Bakt., I. Abt. Orig. **178**, 291 (1960).

WALTHARD, B., u. K. M. WALTHARD: Encephalitis nach Vaccination, Variola, Morbilli und Varicellen. In W. SCHOLZ, Pathologische Anatomie und Histologie des Nervensystems. II. Teil. Erkrankungen des zentralen Nervensystems II. Berlin-Göttingen-Heidelberg: Springer 1958. — WARREN, J., and E. C. CUTCHINS: General characteristics and viral susceptibility of bovine embryonic tissue cultures. Virology **4**, 297 (1957). — WASIELEWSKI, E. v.,

B. KNICK u. W. BÜNNAGEL: Zur Beeinflussung des Virusinfektes durch Cortison. Zbl. Bakt., I. Abt. Orig. **179**, 437 (1960). — WEICHSEL, M., and E. G. HERRERA: Vaccination with avianized smallpox vaccine. J. Pediatrics **50**, 1 (1957). — WESSLÉN, T.: The production of smallpox vaccine in tissue culture of bovine embryonic skin. Arch. ges. Virusforsch. **6**, 430 (1956). — WHEELER, C. E., C. M. CANBY and E. P. CAWLEY: Long-term tissue culture of epithelial-like cells from human skin. J. invest. Derm. **29**, 383 (1957). — WIGAND, R.: Hämagglutination durch Vaccinevirus. I. Methode. Arch. ges. Virusforsch. **7**, 47 (1956). — II. Erfahrungen mit der Hämagglutinationshemmung. Arch. ges. Virusforsch. **7**, 66 (1956). — Erfahrungen mit der Mikromethode der Komplementbindungs-reaktion. Z. Hyg. Infekt.-Kr. **143**, 188 (1956). — Über die antikomplementäre Aktivität von Antigenen aus normalen und mit Vaccinevirus infizierten HeLa-Zellkulturen. Arch. ges. Virusforsch. **10**, 139 (1960). — WINKLE, ST., u. U. A. SALCHOW: Über die Krisen der Pocken-schutzimpfung mit besonderer Berücksichtigung der zerebralen Impfkomplikationen. Dtsch. med. Wschr. **1956**, 221. — WIRTH, J., and P. ATHANASIU: Electron microscopy of cells from tissue cultures infected with vaccine virus. Proc. Soc. exp. Biol. (N.Y.) **70**, 59 (1949). — WIRTH, J., P. ATHANASIU, G. BARSKI et O. CROISSANT: Étude au microscope électronique d'inclusions protoplasmiques dans des cellules rénales en cultures pures infectées avec du virus vaccinal. C. R. Soc. Biol. (Paris) **225**, 827 (1947). — WITHERSPOON, F. G., and D. J. THIBODAUX: Pityriasis rosea-like eruption following smallpox vaccination. Arch. Derm. Syph. (Chicago) **76**, 109 (1957). — WOHLRAB, R.: Die Pockenschutzimpfung. In: Schutz-impfungen, S. 172—204, herausgeg. von H. SPIESS. Stuttgart: Georg Thieme 1958. — WOLMAN, M.: Application of the Feulgen-reaction to the laboratory diagnosis of smallpox. Proc. Soc. exp. Biol. (N.Y.) **74**, 85 (1950). — WYCKOFF, R. W. G.: The virus of vaccinia in chick embryo membrane. Proc. nat. Acad. Sci. (Wash.) **37**, 565 (1951). — The electron micro-scopy of vaccinia diseased tissues. Z. Zellforsch. **38**, 409 (1953).

YAOI, H.: Über die subkutane Pockenschutzimpfung. Steht die subcutane Schutzimpfung in ihrem Erfolg der kutanen wesentlich nach? Klin. Med. **11**, 49 (1956). — YOUNG, R. H., and C. MOORE: Postvaccinal neuronitis. Report of a case. J. Pediat. **18**, 248 (1941).

ZIERZ, P.: Beitrag zur Vaccina inoculata mit anschließender vaccinaler Encephalitis. Derm. Wschr. **1951**, 269.

B. I, 6. Melkerknoten (sensu strictiori im Sinne von KAISER *und* BERGER*), Paravaccine-Knoten*

BECK, J. R.: Milker's nodules: A clinical note. Delaware St. med. J. **12**, 180 (1940). — BECKER, F. T.: Milker's nodules. J. Amer. med. Ass. **115**, 2140 (1940). — BERGER, K.: Infektionsversuche mit dem Virus des Melkerknotens. Zbl. Bakt., I. Abt. Orig. **162**, 363 (1955). — BONNEVIE, P.: Melkerknoten. Ugeskr. Laeg. **1935**, 143. Ref. Zbl. Haut- u. Geschl.-Kr. **50**, 689 (1935). — Milker's warts: infection from „false cowpox" with a paravaccinia virus. Brit. J. Derm. **49**, 164 (1937). — BOSSE, K.: Untersuchungen über Paravaccine bei Mensch und Haustieren. Diss. München 1957. — BRANTS, J.: Über einen Fall von Melkerknoten. Arch. Derm. Syph. (Berl.) **178**, 87 (1938).

CAMPANELLA, P.: Su un caso di noduli dei mungitori. Minerva derm. (Torino) **32**, 61 (1957). — CARTEAUD, A.: Dermatoses professionelles des campagnes. Rev. Prat. (Paris) **5**, 455 (1955). — CAWLEY, E. P., C. W. WHITMORE and C. E. WHEELER: Milker's nodules. Sth. med. J. (Bgham, Ala.) **46**, 21 (1953). — CHRISTEN, P.: Vaccinationsversuche gegen die Euterpocken des Rindes und ein Beitrag zu deren Diagnostik. Schweiz. Arch. Tierheilk. **81**, 53 (1939).

DANBOLT, N.: „Melkerknoten" eine paravaccinale Übertragung von „Kuhpocken" auf Menschen. T. norske Laegeforen. **69**, 177 (1949). Ref. Zbl. Haut- u. Geschl.-Kr. **73**, 326 (1949). — DOLGOV, A., u. M. MOROSOW: Zur Frage der Ätiologie der Melkerknoten. Sovet. Vestn. Derm. **9**, 338 (1931). — Ätiologie des Melkerknotens. Gig. i. Epidem. **10**, 71 (1931). Ref. Zbl. ges. Hyg. **27**, 443 (1931). — DUNCAN, A. G.: Milkers' nodules. Canad. med. Ass. J. **77**, 339 (1957).

EPSTEIN, ST.: Milker's nodules of the nose resembling granuloma pyogenicum. Arch. Derm. Syph. (Chicago) **78**, 391 (1958).

FALCHI, G.: Rilievi clinici e ricerche sperimentali sui noduli vaccinali. G. ital. Derm. Sif. **77**, 181 (1936). — FASQUELLE, R., P. DE GRACIANSKY, S. BOULLE, J. DALION et P. AGASSE: Tubercule (ou nodule) des trayeurs. Bull. Soc. franç. Derm. Syph. **58**, 481 (1951). — FINDLAY, G. H., and D. A. HAIG: Milkers nodules. Growth of the virus in developing hen eggs. Brit. J. Derm. **64**, 451 (1952). — FRIEBOES, V.: Über Melkerknoten. Verh. 9. intern. Kongr. Der-matol. **2**, 435 (1936).

GANS, O.: Histologie der Hautkrankheiten, Bd. 2, S. 35. Berlin: Springer 1928. — GARRISON jr., S. C., and C. E. ADAMS: Milkers' nodules. J. Tenn. med. Ass. **46**, 420 (1953). — GAY-PRIETO, J., J. CAZORLA u. M. RODRIGUEZ: Über Melkerknoten bei Ziegenmelkern.

Act. dermo-sifiliogr. (Madr.) **27**, 631 (1935). Ref. Zbl. Haut- u. Geschl.-Kr. **50**, 575 (1935). — GOTTRON, H.: Beitrag zur Ätiologie der Melkerknoten. Derm. Z. **58**, 207 (1930). — GREEN, M. T.: Milkers' nodules. New Orleans med. surg. J. **97**, 13 (1944). — GREITHER, A., u. H. TRITSCH: Die Geschwülste der Haut. Stuttgart: Georg Thieme 1957. — GROTH, A.: Zur Ätiologie der Melkerknoten. Münch. med. Wschr. **1929**, 2128. — GRÜNEBERG, TH., u. A. HEINIG: „Melkerknoten" nach Infektion mit dem Virus der Stomatitis papulosa der Rinder. Arch. klin. exp. Derm. **205**, 144 (1957).

HAGAN, W. A., and D. W. BRUNER: Infectious diseases of domestic animals, p. 726—728. London: Baillière, Tindall & Cox 1957. — HELLER, J.: Die vergleichende Pathologie der Haut, S. 253. Berlin: August Hirschwald 1910. — HENRY, A., et L. BORY: Les vaccinoides ou nodosités dites des trayeurs (à propos un cas observé chez un vétérinaire). Bull. Soc. franç. Derm. Syph. **41**, 1884 (1934). — HESTER, H. R., L. E. BOLEY and R. GRAHAM: Studies on cowpox. I. An outbreak of natural cowpox and its relation to vaccinia. Cornell Vet. **31**, 360 (1941). — HERZBERG, K.: Über Viruskrankheiten in der Dermatologie. Arch. Derm. Syph. (Berl.) **188**, 526 (1949). — HUDELO, L., et R. RABUT: Les tubercules des trayeurs. Paris méd. **1931**, 55.

JOPPE, I.: „Melkerknoten"? Ned. T. Geneesk. **78**, 2767 (1934).

KAISER, M.: Vaccina und Paravaccina. Wien. klin. Wschr. **1949**, 783. — Der Ablauf der Pockenschutzimpfung, seine Abweichungen und Komplikationen. In: Theorie und Praxis der Pockenschutzimpfung, Sonderbd. 5 der Sammlung „Immunität, Allergie und Infektionskrankheiten", S. 109—113. München: Verlag der Ärztl. Rundschau, Otto Gmelin 1949. — Die Melkerknoten als Problem. Wien. klin. Wschr. **1952**, 669. — KAISER, M., u. M. GHERARDINI: Studien über Melkerknoten. Arch. Derm. Syph. (Berl.) **169**, 77 (1933). — KAISER, M., u. F. WEINFURTHER: Kuhpocken und vaccinale Melkererkrankung. Z. Hyg. Infekt.-Kr. **113**, 192 (1931). — KATZENELLENBOGEN, I.: Beitrag zur Ätiologie der Melkerknoten. Acta derm.-venereol. (Stockh.) **16**, 316 (1935). — Studies on milkers nodules. Dermatologica **105**, 69 (1952). — KUSKE, H., u. W. SOLTERMANN: Melkerknoten auf Versuchspersonen mit positivem Resultat überimpft. Dermatologica (Basel) **116**, 385 (1958).

LAURANCE, B.: Cowpox in man and its relationship with milkers nodules. Lancet **1955**, 764. — LEHMANN, E.: Zum Krankheitsbild der Melkerknoten. Zbl. Chir. **57**, 1529 (1930). — LEROY, D., J. BIZAIS, M. E. RICHIER-CHEVREL et J. L. RICHIER: Une épidémie humain de cowpox en Bretagne. Sem. Hôp. Paris **1953**, 1182. — LIEDBERG, N.: Spezifische Fingerinfektion des Menschen: Melkerknoten. Nord. Med. **1942**, 549. Ref. Zbl. Haut- u. Geschl.-Kr. **70**, 182 (1943). — LIPSCHÜTZ, B.: Untersuchungen über die Ätiologie der Paravakzine. Zbl. Bakt., I. Abt. Orig. **81**, 105 (1918). — Untersuchungen über Paravaccine. Arch. Derm. Syph. (Berl.) **127**, 193 (1919). — Über sekundäre Paravaccine. Derm. Wschr. **1921**, 879. — Paravaccine. In Handbuch der Haut- und Geschlechtskrankheiten von J. JADASSOHN, Bd. 2, S. 80—84. Berlin: Springer 1932. — LUDWIG, A.: Über Melkerknoten am Oberlid. Arch. Augenheilk. **109**, 346 (1935). — LUTZ, W.: Melkerpocken. Dermatologica (Basel) **110**, 370 (1955).

MAHNKE, P. F.: Zur Pathologie und Ätiologie der Melkerknoten. Zbl. allg. Path. path. Anat. **100**, 128 (1959). — MAIRE, G., FR. WORINGER et J. HOUOT: Éruption vaccinale professionelle des mains consécutive a une inoculation de cow-pox (tubercule vaccinal du trayeur). Bull. Soc. franç. Derm. Syph. **39**, 892 (1932). — MARCHIONINI, A., u. TH. NASEMANN: Zur Diagnostik der durch Viren der Pockengruppe hervorgerufenen Erkrankungen des Menschen. Arch. klin. exp. Derm. **202**, 69 (1955). — MARTINOTTI, L.: Considerazioni sui noduli dei mungitori. Dermosifilografo **25**, Suppl., 145 (1951). — MAY, J.: Zum Studium der durch Melken erworbenen Krankheiten. Rev. argent. Dermatosif. **21**, 329 (1937). — MÜNSTERER, H. O.: Virusforschung und Dermatologie. Zbl. Haut- u. Geschl.-Kr. **68**, 193 (1942).

NAGELL, H.: Über das Vorkommen von Melkerknoten und ihre günstige Beeinflussung durch Sulfonamidverbindungen. Dtsch. Mil.-Arzt **6**, 428 (1941). Ref. Zbl. Haut- u. Geschl.-Kr. **68**, 72 (1942). — NASEMANN, TH.: Biologie, Morphologie und andere Eigenschaften des Paravaccinevirus. Vortrag: 6. Tagg der Österr. Ges. für Mikrobiol. u. Hyg. 24. bis 27. II. 1958. Ref. Zbl. Bakt., I. Abt. Ref. **169**, 352 (1958). — Bemerkungen zu der Arbeit von K. zum WINKEL: Beobachtungen an Melkerknoten. Derm. Wschr. **1959**, 188. — NASEMANN, TH., u. E. BAUER: Elektronenoptische Untersuchungen am Paravaccinevirus (v. Pirquet). Klin. Wschr. **35**, 62 (1957). — NASEMANN, TH., u. B. DEUBNER: Beitrag zur Virusätiologie des Melkerknotens. Hautarzt **4**, 210 (1953). — NOMLAND, R., and A. P. McKEE: Milker's nodules. Report of ten cases. Arch. Derm. Syph. (Chicago) **65**, 663 (1952). — NUSSHAG, W.: Vaccine-Infektion bei einem Melker. Tierärztl. Rdsch. **1936**, 187.

OTTE, H. J., u. H. MOCHMANN: Vaccina inoculata. Zbl. Bakt., I. Abt. Orig. **164**, 529 (1955).

PETRACEK, E.: Beitrag zur Ätiologie der Melkerknoten. Derm. Z. **71**, 71 (1935). — PETRIN, S.: Über Melkerknoten. Med. Klin. **1941**, 351. — PIERINI, L. E., D. GRINSPAN y

D. UGAZIO: Nodulos de los ordeñadores. Arch. argent. Derm. 2, 111 (1952). Ref. Zbl. Haut-u. Geschl.-Kr. 84, 48 (1953). — PIRQUET, CL. V.: Die Paravaccine. Z. Kinderheilk. 13, 309 (1915). — PLATT, H.: The significance for man of some dermotropic virus infections of animals. Med. Press 1958, 1195. — POMUSS, B. J.: Über Melkerknoten. Derm. Wschr. 1934, 134. — PUNTIGAM, F., u. E. ORTH: Ein Beitrag zur Ätiologie der Melkerknoten. Wien. klin. Wschr. 1951, 540. — RECZKO, E.: Elektronenmikroskopische Untersuchungen am Virus der Stomatitis papulosa. Zbl. Bakt., I. Abt. Orig. 169, 425 (1957). — RICHTER, R., u. M. KRESSMANN: Beobachtungen über das Vorkommen und die Symptomatologie der Melkerknoten. Arch. Derm. Syph. (Berl.) 192, 245 (1950). — RICHTER, R., u. L. TAT: „Melkerknoten" als Schaf-pockenerkrankung in der Türkei. Derm. Wschr. 1954, 370. — RIEHL, G.: Melkerknoten. Zbl. Haut- u. Geschl.-Kr. 81, 116 (1952).

SALKAN, P. M.: Zur Klinik, der Epidemiologie und Ätiologie der Melkerknoten. Acta derm.-venereol. (Stockh.) 14, 342 (1933). — SCHULTZE, W., u. FR. V. GRUNDHERR: Über Melkerknoten mit toxischem Exanthem. Arch. Derm. Syph. (Berl.) 158, 1 (1929). — SCHULTZE, W., O. SEIFRIED u. J. SCHAAF: Die Melkerknoten und ihre Ätiologie. Z. Infekt.-Kr. Haustiere 31, 295 (1927). — SEDLACEK, V., u. J. KUNZ: Melkerknoten. Prakt. Lék. (Praha) 35, 303 (1955). Ref. Excerpta med. (Amst.), Sect. XIII 10, 287 (1956). — SENIN, A.: Beitrag zur Kenntnis der sogenannten Melkerknoten. Derm. Wschr. 1932, 605. — SHDANOW, W. M.: Viren bei Mensch und Tier. Evolution, Systematik und Bestimmung, S. 56, 160 u. 164. Jena: Gustav Fischer 1957. — SONCK, C. E.: Milker's nodules with allergic secondary eruptions. Acta allerg. (Kph.) 4, 241 (1951). — SONCK, C. E., and K. PENTTINEN: Milker's nodules transmission from man to man. Acta derm.-venereol. (Stockh.) 34, 420 (1954). — STARK, A. M., M. M. TIESENHAUSEN, N. M. GOSCHANSKAJA, E. W. SKROTZKY, D. S. SCHTSCHASTNY u. W. A. ZUK: Über die Pockenätiologie der sogenannten Melkerknoten. Arch. Derm. Syph. (Berl.) 170, 38 (1934).

TAPPEINER, J.: Zur Frage der vaccinalen Ätiologie der Melkerknoten. Wien. klin. Wschr. 1938, 1061. — TRUFFI, G.: Melkerknoten. Arch. 9. internat. Kongr. Derm. 1, 361 (1935). — VARCA, C.: Über die Melkerknoten. Dermosifilografo 11, 192 (1936). Ref. Zbl. Haut- u. Geschl.-Kr. 54, 528 (1937).

WAGNER, V., A. TOMSIKOVA, V. VILIM u. J. ZDARIL: Anteil der Torulastämme an der Ätiologie der Melkerknoten. Zbl. Bakt., I. Abt. Orig. 173, 260 (1958). — WALLACE, H. J.: A note on milker's nodes. Brit. J. Derm. 59, 379 (1947). — WENDLBERGER, J.: Über zwei Fälle von Melkerknoten. Derm. Wschr. 1933, 1199. — WHEELER, C. E., and E. P. CAWLEY: Milker's nodules. Sth. med. J. (Bgham, Ala.) 49, 973 (1956). — The etiology of milker's nodules. A.M.A. Arch. Derm. 75, 249 (1957). — WINKEL, K. ZUM: Beobachtungen an Melker-knoten. Derm. Wschr. 1958, 293. — WINTERNITZ, R.: Knotenbildungen bei Melkerinnen. Arch. Derm. Syph. (Berl.) 49, 195 (1899). — WORINGER, FR.: Deux nouveaux cas de tubercules du trayeur. Bull. Soc. franç. Derm. Syph. 41, 197 (1934).

ZEITLIN, I.: Über die Ätiologie der Melkerinnenknötchen. Sovet. Vestn. Vener. i Derm. 3, 602 (1934). Ref. Zbl. Haut- u. Geschl.-Kr. 49, 693 (1935). — ZUMBUSCH, L. V.: Über Melker-knoten. Arch. Derm. Syph. (Berl.) 150, 311 (1926). — ZURUKZOGLU, ST., u. E. KUSKE: Beitrag zum Problem der Ätiologie der Melkerknoten. Acta derm.-venereol. (Stockh.) 19, 569 (1938).

B. I, 7. Ecthyma contagiosum (Orf)

ABDUSSALAM, M.: Contagious pustular dermatitis (by sheeps). III. Experimental infec-tion. J. comp. Path. 67, 305 (1957). — ABDUSSALAM, M., and V. E. COSSLETT: Contagious pustular dermatitis virus. I. Studies on morphology. J. comp. Path. 67, 145 (1957). — ABRAHAM, S., P. HORVÁTH, E. KISS u. V. VENDÉG: Erkrankungen des Menschen, verursacht durch Ecthyma contagiosum ovium. Börgyógy. vener. Szle 12, 24 (1958). — ASAKAWA, Y., K. IMAIZUMI, Y. TAJIMA and M. ENDO: Studies on a contagious ecthyma-like disease observed among sheep. Jap. J. med. Sci. Biol. 5, 475 (1952). — AYNAUD, M.: La stomatite pustuleuse contagieuse des ovins (Chancre du mouton). Ann. Inst. Pasteur 37, 498 (1923).

BARRACK, B. B.: Transmission to man of infectious labial dermatitis of sheep. Aust. J. Derm. 1, 135 (1951). — BARRAT, E.: Ecthyma contagieuse des lèvres et vaccination. Rev. méd. Vét. 91, 278 (1939). — BLAKEMORE, F., M. ABDUSSALAM and W. N. GOLDSMITH: A case of Orf (contagious pustular dermatitis): Identification of the virus. Brit. J. Derm. 60, 404 (1948). — BLANC, G., et L. A. MARTIN: Sensibilité du lapin et de l'homme au virus de la stomatite des ovins. C. R. Acad. Sci. (Paris) 197, 586 (1933). — Présence du virus de la stomatite des ovins dans le cerveau du mouton. Encéphalite expérimentale du lapin. C. R. Soc. Biol. (Paris) 115, 1057 (1934). — BOSSE, K.: Untersuchungen über Paravaccine bei Mensch und Haustieren. Diss. München 1957. — BOUGHTON, J. B., and W. T. HARDY: Contagious ecthyma (sore mouth) of sheep and goats. J. Amer. vet. med. Ass. 85, 150 (1934). CARNE, H. R., N. WICKHAM, W. K. WHITTEN and R. P. LOCKLEY: Infection of man by the virus of contagious pustular dermatitis of sheep. Aust. J. Med. Sci. 9, 73 (1946).

FASTIER, L. B.: Human infections with the virus of bovine contagious pustular dermatitis (scabby mouth). N.Z. med. J. **56**, 312 (1957).
GLOVER, R. E.: Contagious pustular dermatitis of sheep. J. comp. Path. **41**, 318 (1928). — Variola in domestic animals. Contagious pustular dermatitis of the sheep and the goat. Verh. 11. tierärztl. internat. Kongr. **3**, 29 (1931). — GRAY, E. H.: Contagious ecthyma in man. Calif. Med. **70**, 417 (1949). — GREITHER, A.: Dermatologie der Mundhöhle und der Mundumgebung. Stuttgart: Georg Thieme 1955.
HODGSON, I.: Orf in London. Brit. med. J. **1951**, 795. — HORGAN, E. S., and M. A. HASEEB: The immunologic relationships of strains of contagious pustular dermatitis virus. J. comp. Path. **57**, 1 (1947). — II. The relationship between the virus of contagious pustular dermatitis and a virus isolated from sheep papillomatosis by Selbie. J. comp. Path. **57**, 8 (1947). — HØVDING, G.: Ecthyma contagiosum. A virus disease transmitted from sheep to man. Nord. Med. **58**, 1089 (1957). — HOWARTH, J. A.: Infectious pustular dermatitis of sheep and goats. J. Amer. vet. med. Ass. **75**, 741 (1929).
KINGERY, L. B., and J. DAHL: Ecthyma contagiosum in man. Data concerning its incidence in several western states. Report of a case. Arch. Derm. Syph. (Chicago) **51**, 359 (1945). — KOZLOWSKI, J., et J. DZIEKONSKI: Un cas de transmission à l'homme d'une affection cutanée de la brebis (ecthyma contagiosum). Przegl. Derm. Wener. **7**, 419 (1957). Ref. Ann. Derm. Syph. (Paris) **85**, 715 (1958).
LLOYD, G. M., A. MACDONALD and R. E. GLOVER: Human infection with the virus of contagious pustular dermatitis. Lancet **1951**, 720. — LYELL, A., and J. A. R. MILES: Orf in man. Brit. med. J. **1950**, 1119.
MACDONALD, A.: Complement-fixation tests in the diagnosis of contagious pustular dermatitis infection in man. J. Path. Bact. **6**, 758 (1951). — MARSH, H., and E. A. TUNNICLIFF: Stomatitis in young lambs involving actinomyces necrophorus and the virus of contagious ecthyma. J. Amer. vet. med. Ass. **91**, 600 (1937). — McCREARY, J. H., J. H. HELWIG, C. R. COLE and K. FEISTKORN: Ecthyma contagiosum (Orf). A.M.A. Arch. Derm. **73**, 286 (1956). — MUIR, A. D.: Orf. Report of a case in New Zealand. N.Z. med. J. **50**, 509 (1951).
NEWSOM, I. E., and F. CROSS: Sore mouth in feeder lambs due to a filterable virus. J. Amer. vet. med. Ass. **84**, 233 (1934). — Sore mouth in sheep transmissible to man. J. Amer. vet. med. Ass. **84**, 799 (1934). — NOMLAND, R.: Human infection with ecthyma contagiosum. A virus disorder of sheep. Report of two cases. Arch. Derm. Syph. (Chicago) **42**, 878 (1940).
OPPERMANN, TH., u. G. STÜMPKE: Der Lippengrind der Schafe und seine Übertragbarkeit auf den Menschen. Arch. Derm. Syph. (Berl.) **176**, 337 (1937).
PASK, V. M., I. M. MACKERRAS, A. K. SUTHERLAND and G. C. SIMMONS: Transmission of contagious ecthyma from sheep to man. Med. J. Aust. **1951**, 628. — PETERKIN, G. A. G.: The occurrence in humans of contagious pustular dermatitis of sheep („Orf"). Brit. J. Derm. **49**, 492 (1937). — PRICE, D. A.: Human infection with contagious ecthyma of sheep. Southwestern Vet. **5**, 344 (1952). — Contagious ecthyma in man. Tex. Rep. Biol. Med. **11**, 530 (1953).
ROBERT, P., et G. ORBANEJA: Trois cas de granulomes angiopapillomateux éruptifs infectieux. Ann. Derm. Syph. (Paris) **8**, 45 (1937). — ROTTGARDT, A. A., H. G. AMBURU and A. J. GARCIA PIRAZZI: Complement fixation test in contagious ecthyma. Nature (Lond.) **163**, 219 (1949).
SABATINI, C.: Cutane Läsionen beim Menschen, hervorgerufen durch das Virus der Stomatitis pustulosa contagiosa der Schafe. Minerva derm. (Torino) **27**, 72 (1952). Ref. Zbl. Haut- u. Geschl.-Kr. **83**, 188 (1953). — SCHMID, G.: Field observations on ecthyma contagiosum of goats in South West Africa. J. S. Afr. med. Ass. **5**, 16 (1934). — SCHOCH, A.: Sheep pox infection in man. Arch. Derm. Syph. (Chicago) **39**, 1040 (1939). — SCHUERMANN, H.: Krankheiten der Mundschleimhaut und der Lippen, 2. Aufl. München u. Berlin: Urban & Schwarzenberg 1958. — SELBIE, F. R.: Properties and pathogenicity of a virus derived from sheep dermatitis. Brit. J. exp. Path. **26**, 89 (1945). — STÜMPKE, G.: Das Ecthyma contagiosum beim Schaf (Lippengrind). Zbl. Haut- u. Geschl.-Kr. **62**, 81 (1939).
TAYLOR, W. B., and W. A. LEA jr.: Ecthyma contagiosum (Orf) in sheep and man (A summary of the literature and report of three cases). J. Mich. med. Soc. **56**, 871 (1957).
WHEELER, C. E., and E. P. CAWLEY: The microscopic appearance of ecthyma contagiosum (Orf) in sheep, rabbits, and man. Amer. J. Path. **32**, 535 (1956). — WHEELER, C. E., E. P. CAWLEY and J. H. JOHNSON: Ecthyma contagiosum (Orf). A.M.A. Arch. Derm. **71**, 481 (1955). — WHEELER, C. E., M. POTTER and E. P. CAWLEY: Experimental ecthyma contagiosum (Orf). J. invest. Derm. **26**, 275 (1956).

B. I, 8. Molluscum contagiosum

BANFIELD, W. G.: Dense granule in the elementary body of molluscum contagiosum. J. biophys. biochem. Cytol. **5**, 513 (1959). — BANFIELD, W. G., H. BUNTING, M. J. STRAUSS and J. L. MELNICK: Electronmicrographs of thin sections of molluscum contagiosum. Proc. Soc. exp. Biol. (N.Y.) **77**, 843 (1951). — BANFIELD, W. G., H. BUNTING, M. J. STRAUSS and J. L. MELNICK: The morphology and development of molluscum contagiosum from electron micrographs of thin sections. Exp. Cell Res. **3**, 373 (1952). — BARAN, L. R.: Évolution paradoxale d'une éruption profuse de Molluscum contagiosum traitée par érythromycine, puis par terramycine. Bull. Soc. franç. Derm. Syph. **65**, 343 (1958). — BARRACK, B. B.: Aust. J. Derm. **1**, 60 (1951). Zit. nach W. LUTZ, Referat über Infektionskrankheiten in der Dermatologie. Dermatologica (Basel) **105**, 64 (1952). — BLANK, H.: Virus induced tumors of human skin (warts, molluscum contagiosum). Ann. N.Y. Acad. Sci. **54**, 1226 (1952). — BLANK, H., and G. RAKE: Viral and rickettsial diseases of the skin, eye and mucous membranes of man. Boston and Toronto: Little, Brown & Comp. 1955. — BRAIN, R. T.: Viruses in the aetiology of skin diseases. Brit. med. J. **1936**, 934. — The treatment of virus diseases of the skin. Brit. med. J. **1937**, 1064.

CARTEAUD, A. J. P.: L'inoculabilité à l'homme du „Molluscum contagiosum" et des verrues. Auto-observations. Bull. Soc. franç. Derm. Syph. **65**, 260 (1958). — CASAZZA, R.: Eine noch nicht beschriebene Abart des Molluscum contagiosum (Molluscum contagiosum cornoides). Derm. Wschr. **1934**, 260. — CRAPS, M.: Eruption profuse de molluscum contagiosum traitée par sulfanilamidothiazol et podophylline. Arch. belges Derm. **7**, 162 (1951). — CURTIN, B. J., and F. H. THEODORE: Ocular molluscum contagiosum. Amer. J. Ophthal. **39**, 302 (1955).

DOUGHERTY, J.: Aureomycin therapy in dermatoses of viral etiology. N.Y. St. J. Med. **51**, 1932 (1951). — DOURMASHKIN, R., and W. BERNHARD: A study with the electron microscope of the skin tumour of molluscum contagiosum. J. Ultrastruct. Res. **3**, 11 (1959). — DOURMASHKIN, R., et B. DUPERRAT: Observation au microscope électronique du virus du „Molluscum contagiosum". C. R. Acad. Sci. (Paris) **246**, 3133 (1958). — DOURMASHKIN, R., et H. L. FEBVRE: Culture in vitro sur des cellules de la souche HeLa et identification au microscope électronique du virus du Molluscum contagiosum. C. R. Acad. Sci. (Paris) **246**, 2308 (1958).

EBERL-ROTHE, G., u. M. KAISER: Über die histologischen und mikrobiellen Komponenten des Molluscum contagiosum. Arch. klin. exp. Derm. **204**, 309 (1957). — EBERT, M. H., and M. OTSUKA: Virus diseases of the skin, with special reference to elementary and inclusion bodies. Variola-vaccinia and molluscum contagiosum. Arch. Derm. Syph. (Chicago) **48**, 635 (1943).

FELSHER, Z.: Virus studies on cutaneous material. J. invest. Derm. **8**, 123 (1947). — FERREIRA-MARQUES, J., and A. TANISSA: Epidemic of molluscum contagiosum in an orphanage. Gaz. méd. port. **7**, 731 (1954). Ref. Excerpta med. (Amst.), Sect. XIII **10**, 23 (1956). — FINNEY, R.: The treatment of the mollusca contagiosa. Lancet **1954**, 862. — FRÜHWALD, R.: Mollusca contagiosa. Demonstrationsabend Chemnitzer Hautärzte, 1. XII. 1937. Zbl. Haut- u. Geschl.-Kr. **58**, 511 (1938).

GANS, O.: Histologie der Hautkrankheiten, Band 2. Berlin: Springer 1928. — GAY-PRIETO, J., A. P. RODRIGUEZ and G. JAQUETI: Contribution to the morphogenetic and histochemical knowledge on the „molluscum contagiosum". Acta derm.-venereol. (Stockh.) **37**, 231 (1957). — GOODPASTURE, E. W., and H. KING: A cytologic study of molluscum contagiosum. Amer. J. Path. **3**, 385 (1927). — GOODPASTURE, E. W., and C. E. WOODRUFF: A comparison of the inclusion bodies of fowl pox and molluscum contagiosum. Amer. J. Path. **7**, 1 (1931). — GUDGEL, E. F.: Can molluscum contagiosum be a venereal disease? U.S. armed Forces med. J. **5**, 1207 (1954). — GUY, W. H., F. M. JACOB and W. B. GUY: Aureomycin in molluscum contagiosum. Arch. Derm. Syph. (Chicago) **60**, 629 (1949).

HÄMEL, J.: Zur Behandlung der Verrucae, des Molluscum contagiosum und des Granuloma annulare. Derm. Wschr. **1949**, 678. — HELLER, J.: Die vergleichende Pathologie der Haut, S. 429. Berlin: August Hirschwald 1910. — HILL, W. R., and J. G. DOWNING: Molluscum contagiosum cured with Sulfapyridine. Arch. Derm. Syph. **46**, 139 (1942). — HILL, W. R., and S. J. MESSINA: Molluscum contagiosum of the capillitium. Report of two cases. Arch. Derm. Syph. (Chicago) **60**, 633 (1949). — HÖVELBORN, K.: Mollusca contagiosa, geheilt mit Grenzstrahlen. Zbl. Haut- u. Geschl.-Kr. **52**, 199 (1936). — HOFMANN, H.: Die Viruserkrankungen der Bindehaut und Hornhaut und ihre Behandlung. Wien. klin. Wschr. **1958**, 1020. — HYDÉN, H.: Cold Spr. Harb. Symp. quant. Biol. **12**, 104 (1947). Zit. nach G. SCHRAMM, Die Biochemie der Viren. Berlin-Göttingen-Heidelberg: Springer 1954.

IMAI, R.: Molluscum contagiosum and conjunctivitis. Chuo-Ganka-Iho **26**, 1 (1934). Ref. Zbl. Haut- u. Geschl.-Kr. **49**, 353 (1935).

JULIANELLE, L. A., and W. M. JAMES: Molluscum contagiosum of the eye, its clinical course and transmissibility and the cultivability of the virus. Amer. J. Ophthal. **26**, 565 (1943). — JULIUSBERG, M.: Zur Kenntnis des Virus des Molluscum contagiosum des Menschen. Dtsch. med. Wschr. **1905**, 1598.

KRANTZ, W.: Sind Mollusca contagiosa der suggestiven Behandlung zugänglich? Derm. Wschr. **1949**, 311. — KREIBICH, K.: Zur Ätiologie des Molluscum contagiosum. Arch. Derm. Syph. (Berl.) **115**, 385 (1913).

LAYMON, C. W.: Molluscum contagiosum treated with sulfadiazine (sulfonamide). Arch. Derm. Syph. (Chicago) **53**, 643 (1946). — LEHMANN, F.: Endemisches Auftreten von Mollusca contagiosa. Z. Haut- u. Geschl.-Kr. **15**, 224 (1953). — LIPSCHÜTZ, B.: Weitere Beiträge zur Kenntnis des Molluscum contagiosum. Arch. Derm. Syph. (Berl.) **107**, 387 (1911). — Molluscum contagiosum. In Handbuch der Haut- und Geschlechtskrankheiten von J. JADASSOHN, Bd. XII, Teil 3, S. 1—32. Berlin: Springer 1933.

MARCHIONINI, A., u. TH. NASEMANN: Zur Diagnostik der durch Viren der Pockengruppe hervorgerufenen Erkrankungen des Menschen. Arch. klin. exp. Derm. **202**, 69 (1955). — MARUOKA, T.: Statistische Beobachtungen am Molluscum contagiosum. Jap. J. Derm. **39**, 91 (1936). Ref. Zbl. Haut- u. Geschl.-Kr. **55**, 465 (1937). — MELNICK, J. L., H. BUNTING, W. G. BANFIELD, M. J. STRAUSS and W. H. GAYLORD jr.: Electron microscopy of viruses of human papilloma, molluscum contagiosum, and vaccinia, including observations on the formation of virus within the cell. Ann. N.Y. Acad. Sci. **54**, 1214 (1952). — MESCON, H., M. GRAY and G. MORETTI: Molluscum contagiosum: A histochemical study. J. invest. Derm. **23**, 293 (1954). — MITCHELL, J. C.: Observations on the virus of molluscum contagiosum. Brit. J. exp. Path. **34**, 44 (1953). — MÜNSTERER, H. O.: Virusforschung und Dermatologie. Zbl. Haut- u. Geschl.-Kr. **68**, 193 (1942).

NASEMANN, TH.: Licht- und elektronenoptische Untersuchungen zur Morphologie des Molluscum contagiosum-Virus und dessen Einschlußbildungen sowie Beiträge zur Klinik, Serologie, Histopathologie und Pathogenese des Molluscum contagiosum. I. Geschichte und Klinik. Hautarzt 8, 301 (1957a). — II. Virusätiologie, Übertragungsversuche und Epidemiologie. Hautarzt 8, 352 (1957b). — III. Serologie, Immunitätsverhältnisse und Histologie. Hautarzt 8, 397 (1957c). — IV. Histochemie, Ultrahistologie, pathogenetische Untersuchungen und Morphologie des Molluscum contagiosum-Virus. Hautarzt 8, 443 (1957d). — V. Mikromorphologie der Elementarkörper und der Corps ronds des Molluscum contagiosum. Hautarzt **9**, 29 (1958a). — VI. Enzymatisch-morphologische Analyse des Molluscum contagiosum-Virus sowie dessen Stellung im System der Mikroorganismen. Hautarzt **9**, 113 (1958b). — NASEMANN, TH., B. DEUBNER u. O. HUBER: Molluscum contagiosum, Effloreszenzen, licht- und elektronenoptische Abbildungen des Molluscum contagiosum-Virus. Hautarzt 4, 341 (1953). — NASEMANN, TH., u. O. HUBER: Elektronenoptische Untersuchungen über die Verteilung der Elementarkörpertypen nach peptischem Abbau von Molluscum contagiosum-Virus aus Effloreszenzen unterschiedlichen Alters. Z. Tropenmed. Parasit. **6**, 374 (1955). — NASEMANN, TH., u. P. STANKA: Darstellung der Einschlußkörper des Molluscum contagiosum durch Pepsin-Hydrolyse und anschließende Feulgen-Reaktion. Derm. Wschr. **1959**, 747. — NEISSER, A.: Über das Epithelioma (sive Molluscum) contagiosum. Arch. Derm. Syph. (Berl.) **20**, 553 (1888). — NIEDELMAN, M. L.: Molluscum contagiosum treated with oxytetracycline ("terramycin"). Arch. Derm. Syph. (Chicago) **67**, 84 (1953). — NOBL, G.: Experimenteller Beitrag zur Inokulationsfähigkeit des Molluscum contagiosum. Arch. Derm. Syph. (Berl.) **31**, 231 (1895).

OREO, G. A. DE, H. H. JOHNSON jr. and G. W. BINKLEY: An eczematous reaction associated with molluscum contagiosum. A.M.A. Arch. Derm. Syph. (Chicago) **76**, 344 (1956).

PAPOLECZY, F. v.: Über Molluscum-Conjunctivitis. Klin. Mbl. Augenheilk. **91**, 519 (1933). — PAYENNEVILLE, H., et A. J. P. CARTEAUD: A prospos de l'évolution d'une éruption profuse de „Molluscum contagiosum" après traitement par la terramycine. Bull. Soc. franç. Derm. Syph. **64**, 289 (1957). — PETERS, D., u. W. STOECKENIUS: Elektronenoptische Untersuchungen über die Elementarkörperstruktur des Molluscum contagiosum-Virus. Z. Tropenmed. Parasit. **5**, 329 (1954). — PINETTI, P.: Tentativi di cultura del virus del mollusco contagioso sulla membrana corio-allantoidea dell'embrione di pollo. Boll. Ist. sieroter. milan. **21**, 305 (1942). — PINKUS, H., and D. FRISCH: Inflammatory reactions to molluscum contagiosum, possibly of immunologic nature. J. invest. Derm. **13**, 289 (1949).

QUILL, T. H.: Molluscum contagiosum of eyelid and cornea. Proc. Mayo Clin. **15**, 139 (1940).

RABITO, C.: Über signifikante Erfolge mit der antibiotischen Behandlung, insbesondere mit Aureomycin, beim Molluscum contagiosum. Minerva derm. (Torino) **29**, 94 (1954). Ref. Zbl. Haut- u. Geschl.-Kr. **88**, 254 (1954). — RAKE, G., and H. BLANK: The relationship of host and virus in molluscum contagiosum. J. invest. Derm. **15**, 81 (1950). — RANDAZZO, S. D.: Aspetti clinici non comuni del mollusco contagioso. (Osservazioni su due casi personali.) Arch. ital. Derm. **27**, 555 (1955). — RIGGIO, T.: Über die klinischen Anomalien des Molluscum contagiosum gelegentlich eines am Nabel lokalisierten „neoplastiformen" Falles. Arch. ital. Derm. **25**, 423 (1953). Ref. Zbl. Haut- u. Geschl.-Kr. **88**, 254 (1954). — ROOYEN, C. E. VAN: The micromanipulation and microdissection of the molluscum contagiosum inclusion body. J. Path. Bact. **46**, 425 (1938). — The chemical composition of the molluscum contagiosum inclusion body. J. Path. Bact. **49**, 345 (1939). — ROSSI, A.: Fréquence du molluscum contagiosum en A.O.F. Bull. Soc. Path. exot. **28**, 539 (1935).

SCHIFF, B. L.: Molluscum contagiosum of the buccal mucosa. A.M.A. Arch. Derm. **78**, 90 (1958). — SCHINDELKA, H.: Hautkrankheiten bei Haustieren, 2. Aufl., S. 284—289. Wien u. Leipzig: W. Braumüller 1908. — SCHÖNFELD, W.: Dermatologie für Augenärzte. Stuttgart: Georg Thieme 1947. — SKLAWUNOS, TH. G.: Ein Beitrag zur Histologie des Molluscum contagiosum. (Über ein solitäres exulceriertes Molluscum contagiosum der Oberlippe, ein Lippencarcinom vortäuschend.) Virchows Arch. path. Anat. **270**, 70 (1928). — SYSI, R.: Molluscum contagiosum corneae. Acta ophthal. (Kbh.) **19**, 25 (1941).

TAKAKI, F., T. SUZUKI, H. YASUDA, S. TAGUCHI, J. DOHI and M. SASAO: An electron microscopic study on molluscum contagiosum. Jikeikai med. J. **4**, 60 (1957). — TANISSA, A.: Molluscum contagiosum der behaarten Kopfhaut. Gaz. méd. port. **3**, 394 (1950). Ref. Zbl. Haut- u. Geschl.-Kr. **78**, 55 (1952). — 62 Fälle von Molluscum contagiosum in einem Internat. Therapieversuch mit Sulfonamiden, Podophyllin und Aureomycin. Gaz. méd. port. **4**, 77 (1951). Ref. Zbl. Haut- u. Geschl.-Kr. **79**, 246 (1952). — TZANCK, A., E. SIDI et G. R. MELKI: Trois cas de molluscum contagiosum unique, avec réaction ganglionnaire importante. Bull. Soc. franç. Derm. Syph. **56**, 342 (1949).

UNNA, P. G.: Kapitel „Epithelioma contagiosum". In: Histologie. 1894.

VIRCHOW, R.: Über Molluscum contagiosum. Virchows Arch. path. Anat. **33**, 144 (1865).— VOLLMER, H.: Molluscum contagiosum treated with aureomycin. J. Pediat. **36**, 797 (1950).

WADA, S.: Electron microscopic studies on the molluscum contagiosum virus. J. Virol. (Kyoto) **7**, 169 (1957). — WILE, U. J., and L. B. KINGERY: The etiology of molluscum contagiosum. Preliminary report of experimental study. J. cutan. Dis. **37**, 431 (1919). — WLASSICS, T.: Histologische Untersuchungen am Molluscum contagiosum. Arch. Derm. Syph. (Berl.) **170**, 314 (1934).

ZELGER, J.: In memoriam Professor Dr. Benjamin von Lipschütz (1878—1931). Wien. klin. Wschr. **1958**, 1024.

B. II. Die Herpesgruppe (Herpetische Erkrankungen des Menschen). 1. Allgemeines, 2. Die Beziehungen zwischen Zoster und Varicellen, 3. Zoster

ABBOT, K. H., u. B. C. MARTIN: Chirurgische Behandlung der Zosterneuralgien durch subdermale Denervierung. Neurology (Minneap.) **1**, 275 (1951). — AHL, B. N., and R. P. NADBATH: Herpes zoster ophthalmicus, in which keratitis preceded the cutaneous eruption. Amer. J. Ophthal. **34**, 1035 (1951). — AMIES, C. R.: The elementary bodies of zoster and their serological relationship to those of varicella. Brit. J. exp. Path. **15**, 314 (1934). — ANHALT, A. W., and R. R. FORSEY: Herpes zoster, leukaemia cutis and leukaemic infiltration of the lesions of herpes zoster. Canad. med. Ass. J. **75**, 750 (1956). — ARNDT, J., u. H. BUTTENBERG: Hinweise zur segmentalen Manifestation eines latenten Herpes zoster. Münch. med. Wschr. **101**, 1736 (1959).

BALDRIDGE, G. D.: Immunologic aspects of herpes simplex, herpes zoster and vaccinia. A.M.A. Arch. Derm. **79**, 299 (1959). — BALLARINI, M.: Klinische Untersuchungen über die Topographie des Herpes zoster. Arch. ital. Derm. **12**, 3 (1936). Ref. Zbl. Haut- u. Geschl.-Kr. **55**, 464 (1937). — BANDMANN, H. J., u. TH. NASEMANN: Kasuistik in Bildern. Derm. Wschr. **139**, 21 (1959). — BARONTINI, F.: Sulle alterazioni istopatologiche del sistema nervoso nell'herpes zoster. Riv. Pat. nerv. ment. **78**, 304 (1957). — BARTLETT, R. E., C. S. MUMMA and A. R. IRVINE: Herpes zoster ophthalmicus with bilateral hemorrhagic retinopathy. Amer. J. Ophthal. **34**, 45 (1951). — BATEMAN, G. H., and S. R. MAWSON: A case of herpes zoster confined to the tenth cranial nerve. J. Laryng. **64**, 17 (1950). — BECKER, F. T.: Herpes zoster ophthalmicus. Results of treatment with transfusions of convalescent blood. Arch. Derm. Syph. (Chicago) **58**, 265 (1948). — BEIL, W. C., F. KEITH and J. L. MIMS jr.: Herpes zoster ophthalmicus treated with chloromycetin. Amer. J. Ophthal. **34**, 623 (1951). — BERNA, P.: Über den Nachweis des Zostervirus im Liquor cerebrospinalis. G. ital. Derm. Sif. **82**, 530 (1941). Ref. Zbl. Haut- u. Geschl.-Kr. **68**, 166 (1942). — BIEBER, PH., et P. WEYLAND: Déclenchement d'un zona ophthalmique après intervention de chirurgie dentaire sur le maxillaire inférieur sous anesthésie tronculaire. Bull. Soc. franç. Derm. Syph. **63**, 276 (1956). — BIELING, R.: Die zwei Typen des Herpes zoster. Dtsch. med. Wschr. **77**, 1611 (1952). — BIELING, R., u. G. POETSCHKE: Allgemeine Pathogenese der Viruskrankheiten des Zentralnervensystems. In Handbuch der speziellen pathologischen Anatomie und Histologie Bd. XIII/2. Berlin-Göttingen-Heidelberg: Springer 1958. — BILJON, P. J. VAN: Cutaneous nerves in herpes zoster. S. Afr. med. J. **32**, 166 (1958). — BINDER, M. L., and L. E. STUBBS: Treatment of herpes zoster with aureomycin. J. Amer. med. Ass. **141**, 1050 (1949). — BITTRICH, K., u. J. WILKE: Katamnestische Untersuchungen beim Herpes zoster oticus. Z. Laryng. Rhinol. **37**, 436 (1958). — BJÖRK, A.: Le zona ophthalmique chez l'enfant. Acta paediat. (Stockh.) **37**, 363 (1949). — The incidence of zoster, particulary zoster ophthalmicus. Acta derm.-venereol. (Stockh.) **30**, 34 (1950). — BLANK, H., C. F. BURGOON jr., G. D. BALDRIDGE, P. L. McCARTHY and F. URBACH: Cytologic smears in diagnosis of herpes simplex, herpes zoster and varicella. J. Amer. med. Ass. **146**, 1410 (1951). — BLANK, H., L. L. CORIELL and T. F. M. SCOTT: Human skin grafted upon the chorioallantois of the chick embryo for virus cultivation. Proc. Soc. exp. Biol. (N.Y.) **69**, 341 (1948). — BLANK, H., and G. RAKE: Viral and rickettsial diseases of the skin, eye and mucous membranes of man. Boston and Toronto: Little, Brown & Comp. 1955. — BLATTNER, R. J.: Varicella and zoster. J. Pediat. **44**, 116 (1954). — BLUEFARB, S. M.: Herpes zoster associated with monocytic leukemia. Arch. Derm. Syph. (Chicago) **57**, 319 (1948). — BLUEFARB, S. M., S. WALLK and M. GECHT: Carcinoma of the prostate with zosteriform cutaneous lesions. A.M.A. Arch. Derm. **76**, 402 (1957). — BÖRNER, R.: Über Komplikationen bei Herpes zoster ophthalmicus. Dtsch. Gesundh.-Wes. **1949**, 598. — BOGNER, H.: Über den Herpes zoster oticus. HNO (Berl.) **5**, 283 (1956). — BOHNSTEDT, R. M.: Isomorpher Reizeffekt bei Psoriasis bedingt durch Herpes zoster. Z. Haut- u. Geschl.-Kr. **22**, 202 (1957). — BOKAY, I. v.: Das Auftreten von Varicellen unter eigentümlichen Verhältnissen. Orvósi Arch. 3. XI. 1892. Zit. nach I. v. BOKAY, Über den ätiologischen Zusammenhang der Varicellen mit gewissen Fällen von Herpes zoster. Wien. klin. Wschr. **1909**, 1323. — BONNE, W. M.: Herpes zoster, Varicellen. Geneesk. T. Ned.-Ind. **74**, 874 (1934). Ref. Zbl. Haut- u. Geschl.-Kr. **49**, 693 (1935). — BONNET, J., H. FOUQUET et A. FLORENS: Zona ophthalmique traité par dihydroergotamine et courants modulés. Bull. Soc. franç. Derm. Syph. **63**, 285 (1956). — BOSHER jr., L. H., and C. WILLIAMS jr.: Herpes zoster and the surgical abdomen. Surgery **23**, 773 (1948). — BOUR, D. J. H., et J. A. PRAKKEN: Zosterförmige Hautveränderungen bei Leukämie. Ned. T. Geneesk. **1941**, 1965. Ref. Zbl. Haut- u. Geschl.-Kr. **68**, 174 (1942). — BRAIN, R. T.: The relationship between the viruses of zoster and varicella as demonstrated by the complement fixation test. Brit. J. exp. Path. **14**, 67 (1933). — BROWDER, J., and J. A. DE VEER: Herpes zoster: a surgical procedure for the treatment of postherpetic neuralgia. Ann. Surg. **130**, 622 (1949). — BRÜCKEL, K.: Zosteraffektion und Rheumatismus. Beobachtungen an Hand einer Zoster-Meningo-Encephalitis bei Morbus Bechterew. Dtsch. med. Wschr. **1948**, 198. — BRUUSGAARD, E.: The mutual relation between zoster and varicella. Brit. J. Derm. **44**, 1 (1932). — BURCKHARDT, W., u. H. v. SCÉCHY: Beobachtungen über den Verlauf und Bemerkungen über die Therapie des Herpes zoster. Dermatologica (Basel) **108**, 295 (1954). — BUREAU, Y., JARRY et BARRIÈRE: Utilité de radiothérapie précoce dans le traitement du zona. Bull. Soc. franç. Derm. Syph. **63**, 215 (1956). — BURGOON jr., C. F., J. S. BURGOON and G. D. BALDRIDGE: The natural history of herpes zoster. J. Amer. med. Ass. **164**, 265 (1957). — BURNET, F. M., D. LUSH and A. V. JACKSON: The relationship of herpes and B-Virus: immunological and epidemiological considerations. Aust. J. exp. Biol. med. Sci. **17**, 41 (1939).

CAMPBELL, R.: Irgapyrin zur Behandlung von Herpes zoster. Praxis **1957**, 581. — CARTER, A. B.: Investigations into the effects of aureomycin and chloramphenicol in herpes zoster. Brit. med. J. **1951**, 987. — CHEATHAM, W. J.: The relation of heretofore unreported lesions to pathogenesis of herpes zoster. Amer. J. Path. **29**, 401 (1953). — CHIALE, G. F.: Herpes zoster und Varicellen. Boll. Sez. region. Soc. ital. Derm. **1934**, 137. Ref. Zbl. Haut- u. Geschl.-Kr. **49**, 692 (1935). — CLEISZ, L., M. BOLGERT, M. LE SOURD, G. HABIB et P. DEVENY: Zona cervical chez un nouveau-né évolutif dès la naissance. Bull. Soc. franç. Derm. Syph. **58**, 54 (1951). — COMBY, J.: Herpes zoster in children. Bull. Soc. méd. Hôp. Paris **46**, 992 (1922). — COUNTER, C. E., and B. I. KORN: Herpes zoster in the newborn associated with congenital blindness. Report of a case. Arch. Pediat. **67**, 397 (1950).

DAHL, S.: Herpes zoster, speziell im Hinblick auf mögliche Ansteckungswege. Schweiz. med. Wschr. **1949**, 436. — DESJARDINS, A. U.: Radiotherapy for inflammatory conditions. J. Amer. med. Ass. **96**, 401 (1931). — DOBY, T., u. J. TÓTH: Herpes zoster im Magen-Darm-Trakt. Wien. Z. inn. Med. **39**, 293 (1958). — DOGLIOTTI, M.: Generalisierter Zoster. Minerva derm. (Torino) **30**, 128 (1955). Ref. Zbl. Haut- u. Geschl.-Kr. **93**, 186 (1955). — DOMINICIS, G. DE: Herpes zoster e paralisi dei muscoli della parete addominale. Minerva med. (Torino) **1951**, 157. — DOWNIE, A. W.: Chickenpox and zoster. Brit. med. Bull. **15**, 197 (1959). — DUEHR, P. A.: Herpes zoster as a cause of congenital cataract. Amer. J. Ophthal. **39**, 157 (1955). — DUPERRAT, B., et R. PRINGUET: Zona thoracique suivi d'une quadriplégie ascendante d'évolution mortelle. Bull. Soc. franç. Derm. Syph. **65**, 257 (1958). — DUVERNE, J., B. MULLER, R. MOUNIER et P. BLANCHET: Zonas nécrotiques sévères, avec généralisation dans un cas, au cours d'hémopathies traitées par corticothérapie. Bull. Soc. franç. Derm. Syph. **64**, 433 (1957).

EBERT, M. H.: Histologic changes in sensory nerves of the skin in herpes zoster. Arch. Derm. Syph. (Chicago) **60**, 641 (1949). — EHLERS, P.: Zoster ophthalmicus. Ugeskr. Laeg. **1942**, 187. — EIMIND, K.: Herpes zoster oticus. Nord. Med. **57**, 858 (1957). — ELLIS, F., and B. A. STOLL: Herpes zoster after irradiation. Brit. med. J. **1949**, 1323. — EPSTEIN, E., and H. V. ALLINGTON: The treatment of herpes zoster. Arch. Derm. Syph. (Chicago) **76**, 408

(1957). — EVANS, A. S., and J. L. MELNICK: Electron microscope studies of the vesicle and spinal fluids from a case of herpes zoster. Proc. Soc. exp. Biol. (N.Y.) **71**, 283 (1949).

FABRIZI, G.: Meningo-Encephalitis als Komplikation bei einer Zostererkrankung. G. Mal. infett. **7**, 49 (1955). — FARRANT, J. L., and J. L. O'CONNOR: Elementary bodies of varicella and herpes zoster. Nature (Lond.) **163**, 260 (1949). — FELDMAN, G. V.: Herpes zoster in a newborn. Arch. Dis. Childh. **27**, 126 (1952). — FELLNER, M.: Zur Frage der Beziehung Varicellen — Herpes zoster. Dermatologica (Basel) **96**, 373 (1948). — FERNANDEZ, J. M.: Zoster und Varicellen. Rev. argent. Dermatosif. **20**, 122 (1936). — FEYRTER, F.: Zur Pathogenese des Zoster, der Varicellen und der herpetischen Erkrankungen. Öst. Z. Kinderheilk. **10**, 43 (1954). — Über das Problem des Zoster. Zbl. allg. Path. path. Anat. **91**, 279 (1954). — Über das Wesen des Zosters. Virchows Arch. path. Anat. **325**, 70 (1954). — Über den Zoster. Hautarzt **5**, 391 (1954). — Über die Periarteriitis nodosa zosterica. Verh. dtsch. Ges. inn. Med. 1954, 694. — FIÉVEZ, C.: Dia-Dynamische Ströme beim Zoster. Arch. belges Derm. **9**, 345 (1953). Ref. Zbl. Haut- u. Geschl.-Kr. **88**, 254 (1954). — FINDLAY, J. P.: Facialisparese: ein klinischer Überblick mit einem Autopsiebericht über die Histopathologie bei Befall des Ganglion geniculatum durch ein encephalitogenes Herpes zoster-Virus. Med. J. Aust. **2**, 23 (1952). — FISHER, R. L., M. ZUCKERMANN and D. H. SWEENY jr.: Tetraethylammonium chloride in treatment of herpes zoster and intercostal neuralgia. Arch. Neurol. Psychiat. (Chicago) **61**, 194 (1949). — FRANÇOIS, J., et A. NEETENS: Hypertension oculaire et zona ophthalmique. Bull. Soc. belge Ophthal. 1955, 114. — FRANK, A.: Zoster bei chronischer myeloischer Leukämie. Dtsch. med. Wschr. 1948, 119. — FRANK, L.: Generalized herpes zoster, encephalitis and lymphatic leukemia. A case report. Arch. Derm. Syph. (Chicago) **64**, 192 (1951). — FRIART, J., et C. JEANTY: Zona associé à un syndrome de Guillain-Barré avec hypotension orthostatique. Acta clin. belg. 1956, 365.

GALANTE, E., J. SCHWARTZMAN y B. ZVETELMAN: Ramsay-Hunt-Syndrom. Rev. otonero-oftal. (B. Aires) **24**, 46 (1949). — GANS, O., u. G. K. STEIGLEDER: Histologie der Hautkrankheiten, 2. Aufl., Bd. 2. Berlin-Göttingen-Heidelberg: Springer 1957. — GASKELL, H. S.: Treatment of herpes zoster with liver extract. Brit. med. J. **1949**, 1037. — GATÉ, J., et D. COLOMB: Zona ophthalmique secondairement généralisé. Congation avec la varicelle chez les arrière-petits-enfant. Bull. Soc. franç. Derm. Syph. **64**, 59 (1957). — GAY, F. P., and M. HOLDEN: The herpes encephalitis problem. J. infect. Dis. **53**, 287 (1933). — GELFAND, M. L.: Herpes zoster with a varicelliform eruption and parotitis in chronic leukemia. J. Amer. med. Ass. **145**, 560 (1951). — GELFAND, M. L.: The treatment of herpes zoster with cortison. J. Amer. med. Ass. **154**, 911 (1954). — GIACOMETTI, C.: Su di un caso di Herpes zoster ad esclusiva localizzazione brachiale. Arch. ital. Derm. **28**, 299 (1956). — GIBBON, N.: A case of herpes zoster with involvement of the urinary bladder. Brit. J. Urol. **28**, 417 (1956). — GLANINGER, J.: Über den Herpes zoster oticus und ein Beitrag zur Lokalisationsbestimmung des Krankheitsherdes im Gehörgang mittels Audiometrie. Mschr. Ohrenheilk. **89**, 81 (1955). — GOODBODY, R. A.: The pathology of acute herpes zoster ophthalmicus. J. Path. Bact. **65**, 221 (1953). — GOODPASTURE, E. W., and K. ANDERSON: Infection of human skin, grafted onto the chorioallantois of chick embryos, with the virus of herpes zoster. Amer. J. Path. **20**, 447 (1944). — GOLD, E., and F. C. ROBBINS: Isolation of herpes zoster-virus from spinal fluid of a patient. Virology **6**, 293 (1958). — GOLDBERG, L. C.: A clinical note on herpes zoster. A.M.A. Arch. Derm. **78**, 392 (1958). — GOLDSCHMIDT, H., M. BETETTO u. G. BONSE: Die Röntgentherapie von Dermatosen (ausschließlich Tumoren). Im Erg.-Bd. V, Teil 2 zum Handbuch der Haut- und Geschlechtskrankheiten von J. JADASSOHN. Berlin-Göttingen-Heidelberg: Springer 1959. — GORDON, L. R. S., and J. F. TUCKER: Lesions of the central nervous system in herpes zoster. J. Neurosurg. **8**, 40 (1945). — GRANROTH, T.: A contribution to the zoster-varicella question. Two cases of generalized herpes zoster. Acta derm.-venereol. (Stockh.) **27**, 198 (1947). — GROS, C. M., et A. VEILLON: Zona et cancer du sein. Bull. Soc. franç. Derm. Syph. **58**, 334 (1951). — GROS, H.: Die Behandlung des Herpes zoster mit Humanglobulin. Dtsch. med. Wschr. **1952**, 1074. — GRÜTER, W.: Zur Ätiologie des Zoster ophthalmicus. Ber. dtsch. ophthal. Ges. **1952**, 29. — GRUNER, K.: Besteht eine Abhängigkeit der Zosterschmerzen von den bei Zoster auftretenden Liquorveränderungen? Diss. Frankfurt a. Main 1954. — GUIMARAES DE MACEDO, A., u. M. B. DA SILVA-MOREIRA: Zoster mit langer Entwicklung, kompliziert durch Hautgangrän während einer Cortisonbehandlung. Varicellen bei zwei Kindern des Patienten. Rev. bras. Med. **11**, 97 (1953). Ref. Zbl. Haut- u. Geschl.-Kr. **89**, 275 (1954). — GULDBERG-MÖLLER, J., ST. OLSEN and K. KETTEL: Histopathology of the facial nerve in herpes zoster oticus. A.M.A. Arch. Otolaryng. **69**, 266 (1959).

HALLGREN, B. E.: Zoster (Herpes zoster) och leukämi. Nord. Med. **44**, 1475 (1950). — HASSIN, G. B., and I. A. RABENS: Herpetic meningo-encephalitis. Clinical-pathological report of a case. Trans. Amer. neurol. Ass. **70**, 181 (1944). — HAUSNER, W.: Primär generalisierter Herpes zoster als Todesursache bei chronischer Lymphogranulomatose. Med. Klin. **47**, 1053 (1952). — HEAD, H., and A. W. CAMPBELL: The pathology of herpes zoster and its bearing on sensory localisation. Brain **23**, 353 (1900). — HEGGØ, O., u. G. BOROVSKI: Perifer facialisparese og zoster. Nord. Med. **57**, 854 (1957). — HEGLER, C.: Praktikum der wichtigsten Infektionskrankheiten. Wiesbaden: Georg Thieme 1946. — HEILBORN, F.: Morphologische Studien zur Pathogenese des Zoster. Acta anat. (Basel) **10**, 363 (1950). — HELLER, J.: Die vergleichende Pathologie der Haut. Berlin: August Hirschwald 1910. — HELLE, J., and K. OHELA: Treatment of herpes zoster neuralgia with massive doses of vitamin B$_{12}$. Ann. Med. exp. Fenn. **33**, 116 (1955). — HERZBERG, K.: Über Viruskrankheiten in der Dermatologie. Arch. Derm. Syph. (Berl.) **188**, 526 (1949). — HOEDE, K.: Grenzstrahlen bei der Behandlung von Hautkrankheiten. Strahlentherapie **74**, 553 (1944). — HOFFMANN, K.: Zoster bei Leukämien, Lymphogranulomatose, Lymphosarkom und Plasmocytom. Münch. med. Wschr. **1956**, 1693. — HOFFMEISTER, W.: Herpes zoster-Behandlung, zugleich eine Beobachtung der Aureomycin-Wirkung. Ärztl. Wschr. **1950**, 657. — HOFMANN, H.: Die Viruserkrankungen der Bindehaut und Hornhaut und ihre Behandlung. Wien. klin. Wschr. **1958**, 1020. — HULTSCH, E. G.: Die cerebralen Komplikationen des Zoster. Dtsch. Z. Nervenheilk. **177**, 180 (1957). — HUMMELER, K., W. L. DAVIDSON, W. HENLE, A. C. LA BOCCETTA and H. G. RUCH: Encephalomyelitis due to infection with Herpesvirus simiae (herpes B virus). A report of two fatal, laboratory-acquired cases. New Engl. J. Med. **261**, 64 (1959).

JADASSOHN, W.: Die Immunbiologie der Haut. In Handbuch der Haut- und Geschlechtskrankheiten von J. JADASSOHN, Bd. II. Berlin: Springer 1932. — JADASSOHN, W., u. R. PAILLARD: Zona duplex unilateralis. Dermatologica (Basel) **104**, 330 (1952). — JANSON, PH.: Seltene Zosterverlaufsformen. Z. Haut- u. Geschl.-Kr. **26**, 292 (1959). — JOHNE, H. O.: Über die Behandlung des Herpes zoster mit hohen Dosen von Vitamin B$_{12}$. Z. Haut- u. Geschl.-Kr. **17**, 378 (1955). — JOHNSON, L., and B. ZONDERMAN: Herpes zoster oticus („Ramsay Hunt syndrome"). Report of a case. Arch. Otolaryng. (Chicago) **48**, 1 (1948). — JONES, A. TH.: Herpes zoster. Brit. J. clin. Pract. **1957**, 41. — JONES, B. C.: Herpes zoster and varicella occuring simultaneously in the same case. Med. Ann. D. C. **21**, 606 (1952). — JORDA, V., J. LENFELD u. L. ROTHSCHILD: Zur Frage des Emetins bei Herpes zoster. Z. ges. inn. Med. **13**, 71 (1958).

KAPLAN, L., and J. B. TULLY: Visceral „viral" dissemination in a patient with bronchogenic carcinoma. Arch. Path. (Chicago) **56**, 312 (1953). — KASS, E. H., R. R. AYCOCK and M. FINLAND: Clinical evaluation of aureomycin and chloramphenicol in herpes zoster. New Engl. J. Med. **246**, 167 (1952). — KEEBLE, S. A., G. J. CHRISTOFINIS and W. WOOD: J. Path. Bact. **76**, 189 (1958). Zit. nach H. PLATT (siehe dort!). — KEINING, u. G. DORNER: Penicillin bei schwerem Zoster. Hautarzt **1**, 84 (1950). — KENDALL, D.: Motor complications of herpes zoster. Brit. med. J. **1957**, 616. — KEYENBURG, G. W.: Zoster und Leukämie (Leucaemia cutis in Zostere). Z. Haut- u. Geschl.-Kr. **14**, 190 (1953). — KILE, R. L.: An interesting case of zoster. A.M.A. Arch. Derm. **73**, 69 (1956). — KLAUDER, J. V.: Herpes zoster appearing after trauma. Arch. Derm. Syph. (Chicago) **64**, 407 (1951). — KÖHLER, J.: Herpes zoster nach Röntgenbestrahlung. Strahlentherapie **112**, 587 (1960). — KONRAD, J.: Über gehäuftes Auftreten von Herpes zoster plus Herpes zoster generalisatus. Hautarzt **1**, 559 (1950). — KOZOUSEK, V., u. J. KOZOUSCOVÁ: Untersuchung über die Morphologie des Herpes zoster-Virus mit dem Elektronenmikroskop und Wirkung einiger Antibiotica. Rev. bras. Med. **12**, 519 (1955). Ref. Zbl. Haut- u. Geschl.-Kr. **96**, 201 (1956). — KREIBIG, W.: Die Zostererkrankung des Auges. Klin. Mbl. Augenheilk. **135**, 1 (1959). — KRIEGK, H. J.: Herpes zoster nach Nucleus pulposus-Verkalkung im gleichen Segmentbereich. Z. Haut- u. Geschl.-Kr. **10**, 186 (1951). — KRÖGER, U.: Zur Frage „Herpes zoster und Varicellen". Kinderärztl. Prax. **23**, 107 (1955). — KRUCHEN, C., u. TH. SCHMITT: Röntgenbestrahlung und Herpes zoster. Derm. Wschr. **133**, 161 (1956). — KVORNING, S. A.: Herpes zoster involving nerves. Acta derm.-venereol. (Stockh.) **36**, 211 (1956). — KUNDRATITZ, K.: Experimentelle Übertragung von Herpes zoster auf den Menschen und die Beziehung von Herpes zoster zu Varicellen. Mschr. Kinderheilk. **29**, 516 (1925).

LAMBERS, K.: Herpes zoster generalisatus bei cytostatisch behandelter chronischer Lymphadenose. Ärztl. Wschr. **1957**, 998. — LAUSECKER, H.: Über seltene Zosterformen. Med. Klin. **1952**, 149. — LAYANI, F., L. DURUPT et J. PAQUET: L'ostéoporose zostérienne. Sem. Hôp. Paris **35**, 1273 (1959). — LEA jr., W. A., and W. B. TAYLOR: Gamma globulin in the treatment of herpes zoster. Tex. St. J. Med. **54**, 594 (1958). — LECZINSKY, C. G.: Case of herpes zoster generalisatus. Acta derm.-venereol. (Stockh.) **31**, 486 (1951). — LEHMANN, F., u. K. FELKI: Zoster mit Beteiligung der Blasenschleimhaut. Z. Haut- u. Geschl.-Kr. **24**, 9 (1958). — LEIDER, M., and M. A. CONTRERAS: Herpes zoster. A.M.A. Arch. Derm. **75**, 397 (1957). — LERMAN, PH. H., and G. MILLSTEIN: Herpes zoster: a cause of acute urinary retention. J. Urol. (Baltimore) **73**, 836 (1955). — LEURER, J.: A case of recurrent herpes zoster. Brit. J. Derm. **69**, 282 (1957). — LEVER, W. F.: Histopathologie der Haut. Stuttgart: Gustav Fischer 1958. — LEWIS, G. W.: Zoster sine herpete. Brit. med. J. **1958**, 418. — LINSER, K.: Keloidbildung auf Herpes zoster. Kasuistik in Bildern. Derm. Wschr. **1959**, 309. — LIPSCHÜTZ, B.: Die Einschlußkrankheiten der Haut. In Handbuch der Haut- und Geschlechtskrankheiten von J. JADASSOHN, Bd. II. Berlin: Springer 1932. — LIPSCHÜTZ, B., u. K. KUN-

Dratitz: Über die Ätiologie des Zoster und über seine Beziehungen zu Varicellen. Wien. klin. Wschr. 38, 499 (1925). — Lüüs, A.: Herpes zoster und Varicellen. Eesti Arst 12, 481 (1933). Ref. Zbl. Haut- u. Geschl.-Kr. 49, 247 (1935). — Lundmark, F.: Über Herpes zoster. Svenska Läk.-Tidn. 1958, 2766. Ref. Zbl. Haut- u. Geschl.-Kr. 102, 275 (1959). — Lyon, E.: Herpes zoster. Acta med. orient. (Tel-Aviv) 14, 181 (1955). — Herpes zoster und Cortisonbehandlung. Med. Klin. 54, 216 (1959).

Maggi, A. L. C., M. Meeroff, J. N. Cosen y B. Hirschman: Trastornos motores en el herpe zoster. Un caso con cuadriplejia. Pren. méd. argent. 1956, 1970. — Magnusson, J. H.: Studien über Zoster. Impfversuche an Affen und Material von Zosterfällen. Acta paediat. (Stockh.) 28, 323 (1941). — Marton, K., u. L. Szego: Beiträge zur Klinik und Pathologie des Zoster. Orv. Hetil. 1954, 154. — Matanić, V. I.: Ganglienblockierende Substanzen und B$_{12}$-Vitamin bei der Behandlung der bullösen Erscheinungen des Herpes zoster. Z. Haut- u. Geschl.-Kr. 24, 192 (1958). — Die Beeinflussung des Herpes zoster durch Dihydroergotamin-Sandoz. Hautarzt 11, 32 (1960). — Matras, A.: Zoster generalisatus bei chronischer lymphatischer Leukämie. Wien. klin. Wschr. 1954, 733. — Mauro, G., e V. Prato: L'herpes zoster nelle leucemie e nel linfogranuloma. Minerva med. (Torino) 1957, 2954. — McCallum, D. I.: Herpes zoster varicellosus. Brit. med. J. 1952, 520. — McGovern, F. H., and G. S. Fitz-Hugh: Herpes zoster of the cranial nerves. Virginia med. Monthly 79, 250 (1952). — McGregor, R. M.: Herpes zoster, chicken-pox, and cancer in general practice. Brit. med. J. 1957, 84. — McIntyre, J. H.: Herpes zoster with involvement of anterior horn cells. N.Z. med. J. 49, 569 (1950). — Meiren, L. van der: Knotige Panvascularitis im Verlauf eines Zoster. Arch. belges Derm. 10, 272 (1954). Ref. Zbl. Haut- u. Geschl.-Kr. 91, 296 (1955). — Meyer, R.: Encephalitis bei Zoster. Z. Haut- u. Geschl.-Kr. 22, 230 (1957). — Michel, P. J., J. Saint-Paul et A. Martin: A prospos d'un cas de zona dit „généralisé". Bull. Soc. franç. Derm. Syph. 60, 319 (1953). — Lyon. méd. 189, 270 (1953). — Moragas, J. M. de, and R. R. Kierland: The outcome of patients with herpes zoster. Arch. Derm. Syph. (Chicago) 75, 193 (1957). — Morawetz, G.: Akute Exantheme. In Handbuch der Haut- und Geschlechtskrankheiten von J. Jadassohn, Bd. XIV, Teil 1. Berlin: Springer 1930. — Mormone, V.: On a case of herpes zoster observed in a newborn. (Su di un caso di herpes zoster in un neonato.) Pediatria (Napoli) 66, 250 (1958). Ref. Excerpta med. (Amst.), Sect. XIII 13, 163 (1959). — Murthy, V. N. K.: Zoster. Indian J. Derm. 24, 103 (1958).

Nasemann, Th.: Die Therapie der Viruskrankheiten der Haut. Hautarzt 6, 385 (1955). — Diagnostik, Klinik und Therapie der Viruserkrankungen der Haut. In: Fortschritte der praktischen Dermatologie, Bd. 2, S. 244—256. Berlin-Göttingen-Heidelberg: Springer 1955. — Nauck, E. G.: Die Varicellen. Der Herpes zoster. In: Die Infektionskrankheiten des Menschen und ihre Erreger, Bd. 2, S. 1273—1278, herausgeg. von A. Grumbach u. W. Kikuth. Stuttgart: Georg Thieme 1958. — Netter, A., et A. Urbain: Zona varicelleux. Anticorps varicelleux dans le sérum de sujets atteints de zona. Anticorps zostériens et anticorps varicelleux dans le sérum. C. R. Soc. Biol. (Paris) 90, 189 (1924). — Le virus varicello-zonateux. Ann. Inst. Pasteur 46, 17 (1931). — Neuss, O.: Konkordanter Zoster oticus bei eineiigen Zwillingen. Münch. med. Wschr. 1960, 479. — Newcomer, V. D., E. G. McNall, C. Halde, E. T. Wright and Th. H. Sternberg: Evaluation of the level of properdin in normal adult humans and in certain disease states. J. invest. Derm. 30, 233 (1958). — Nickel, W. R.: Herpes zoster treated with ACTH. Arch. Derm. Syph. (Chicago) 64, 372 (1951). — Norpoth, L., u. Th. Drügemöller u. Th. Flossdorf: Behandlung des Herpes zoster mit dem Ganglienblockierenden Präparat Pendiomid. Dtsch. med. Wschr. 1951, 1066.

Oksala, A.: Herpes zoster ophthalmicus. Och dess behandling i synnerhet med leverextrakt. Nord. Med. 57, 855 (1957).

Pahlen, H.: Über Herpes zoster faciei. Neue med. Welt 1950, 1699. — Pannarale, M. R.: Su un caso di neurite ottica retrobulbare con herpes zoster cervicale. Boll. Oculist. 36, 293 (1957). — Paschen, E.: Elementarkörperchen im Bläscheninhalt bei Herpes zoster und Varicellen. Zbl. Bakt., I. Abt. Orig. 130, 190 (1933). — Pendergrass, E. P., and D. Kirsh: Role of irradiation in management of carcinoma of breast. Radiology 51, 767 (1948). — Pette, H.: Die akuten entzündlichen Erkrankungen des Nervensystems. Leipzig: Georg Thieme 1942. — Platt, H.: The significance for man of some dermotropic virus-infections of animals. Med. Press 240, 1195 (1958). — Poth, D. O.: Autohemotherapy of herpes zoster. Results in one hundred and fifty-four cases. Arch. Derm. Syph. (Chicago) 60, 636 (1949). — Poulsen, P. A.: Zoster ophthalmicus. Report of a case in a child of 15 month. Acta med. scand. 151, 131 (1955). — Priggert, W.: Augenmuskellähmungen bei Herpes zoster ophthalmicus. Klin. Mbl. Augenheilk. 131, 72 (1957). — Pritikin, R. I., and M. L. Duchon: Herpes zoster ophthalmicus. Report of a case successfully treated with aureomycin. Amer. J. Ophthal. 34, 893 (1951).

Rake, G., H. Blank, L. L. Coriell, F. P. O. Nagler and T. F. McNair-Scott: The relationship of varicella and herpes zoster: electron microscope studies. J. Bact. 56, 293 (1948). — Renard, G., u. P. Halbron: Zum Zusammenhang zwischen Windpocken und

Zoster. Arch. Ophthal. (Paris) 51, 151 (1934). Ref. Zbl. Haut- u. Geschl.-Kr. 49, 56 (1935). —
RICHARD, A., A. LAMBERT, M. BENOIST et J. VIZIOZ: Un cas de zona du trijumeneau. Rev.
Stomat. (Paris) 59, 770 (1958). — RIMBAUD, P., J. RAVOIRE et F. DUNTZE: Zona généralisé.
Bull. Soc. franç. Derm. Syph. 64, 768 (1957). — RIVERS, T. M., and L. A. ELDRIDGE: Relation
of varicella to herpes zoster. II. Clinical and experimental observations. J. exp. Med. 49,
907 (1929). — RODARTE, J. G., and B. H. WILLIAMS: Treatment of herpes zoster and chicken-
pox with immune globulin. A.M.A. Arch. Derm. 73, 553 (1956). — RODNAN, G. P., and
G. RAKE: Disseminated herpes zoster complicating chronic lymphatic leukemia. Report
of a case with electron microscope study of vesicle fluid. New Engl. J. Med. 254, 472 (1956). —
RÖSSLER, H.: Zur Behandlung des Herpes zoster ophthalmicus. Klin. Mbl. Augenheilk. 128,
727 (1956). — ROSENKRÄNZER, R.: Erfahrungen mit einem Sympathikolytikum bei der
Therapie des Herpes zoster. Derm. Wschr. 1958, 100. — ROSS, J. V. M.: Herpes zoster
ophthalmicus sine eruptione. Arch. Ophthal. (Chicago) 42, 808 (1949). — RÜBE, W.: Herpes
zoster nach Röntgenbestrahlung. Strahlentherapie 97, 297 (1955). — RUSKA, H.: Über das
Virus der Varicellen und des Zoster. Klin. Wschr. 1943, 703.
SABIN, A. B., and A. M. WRIGHT: Acute ascending myelitis following a monkey bite,
with the isolation of a virus capable of reproducing the disease. J. exp. Med. 59, 115 (1934). —
SAINT-MARTIN, R. DE: Un nouveau cas de zona traumatique. Bull. Soc. Ophthal. France
1957, 169. — SARKAS, S. K.: Herpes zoster and its subsequent effect on central nervous
system (Review of 5 cases). Patna J. Med. 31, 445 (1957). — SAYER, A.: Recurrent herpes
zoster (femoralis). Arch. Derm. Syph. (Chicago) 33, 348 (1936). — SCHÄFFER, G., and B.
SVENDSEN: Aureomycin and chloromycetin in the treatment of herpes zoster. Acta derm.-
venereol. (Stockh.) 32, 184 (1952). — SCHILF, E.: Zwei Studien über Herpes zoster. Dtsch.
Z. Nervenheilk. 160, 43 (1949). — SCHIRDUAN, M., u. H. H. DIETZE: Über einen klinisch und
pathologisch-anatomisch ungewöhnlichen Herpes zoster multiplex mit eigenartiger Ileitis.
Arch. Derm. Syph. (Berl.) 194, 366 (1952). — SCHIRMER, R.: Herpes zoster gangraenosus
trigemini I mit Sehnervenbeteiligung. Klin. Mbl. Augenheilk. 130, 262 (1957). — SCHIRREN,
C. G.: Totalbestrahlung, Röntgen-Fernbestrahlung der Haut und indirekte Bestrahlungs-
methoden zur Beeinflussung von Dermatosen. Im Erg.-Bd. V, Teil 2 zum Handbuch der
Haut- und Geschlechtskrankheiten von J. JADASSOHN. Berlin-Göttingen-Heidelberg:
Springer 1959. — SCHLEICHER, E. M.: Reticuloepitheloid cell granulomas in bone marrow in
herpes zoster. Report of case. Amer. J. clin. Path. 19, 981 (1949). — SCHMITT, H. G., u.
F. THIERFELDER: Herpes zoster nach Röntgenbestrahlung. Strahlentherapie 93, 417 (1954). —
SCHMITT, W.: Zur Behandlung der Schmerzzustände nach Herpes zoster. Dtsch. med. Wschr.
1950, 1033. — SCHÖNFELD, W.: Zoster und Herpes simplex. In Handbuch der Haut- und
Geschlechtskrankheiten von J. JADASSOHN, Bd. VII, Teil 1. Berlin: Springer 1928. —
SCHRAMM, G.: Die Biochemie der Viren. Organische Chemie in Einzeldarstellungen, Bd. 5.
Berlin-Göttingen-Heidelberg: Springer 1954. — SCHUERMANN, H.: Differentialtherapie des
Herpes zoster? Med. Klin. 1956, 2029. — Krankheiten der Mundschleimhaut und der Lippen,
2. Aufl. München u. Berlin: Urban & Schwarzenberg 1958. — SCHWETZ, F.: Herpes zoster
des X. Hirnnerven. Mschr. Ohrenheilk. 89, 88 (1955). — SCOLARI, E. G.: Osservazioni sul
trattamento delle virosi cutanee col lisozima e sul compartamento del lisozima negli individui
sottoposti a radiazioni ionizzanti. Rass. Derm. Sif. 11, 107 (1958). — SCOPPA, A., e A. BA-
RONE: Osservazioni su due casi di complicanze neurologiche da herpes zoster. Acta neurol.
(Napoli) 12, 619 (1957). — SEELENTAG, W.: Herpes zoster und Röntgenbestrahlung. Ein
Beitrag zur Zoster-Ätiologie. Strahlentherapie 98, 582 (1955). — SEILER, H. E.: Study of
herpes zoster particularly in its relationship to chickenpox. J. Hyg. (Lond.) 27, 253 (1949). —
SEPP, W.: Zoster der Mundschleimhaut. Diss. München 1960. — SFORZOLINI, G. S.: Il tratta-
mento dell'herpes zoster oftalmico con neuramide. G. ital. Oftal. 10, 490 (1957). — SHEDROW,
A.: Herpes zoster of the lower extremity. S. Afr. med. J. 1951, 271. — SIDI, E., et G. R.
MELKI: Lichen scrofulosorum développé sur cicatrices de zona. Bull. Soc. franç. Derm. Syph.
63, 441 (1956). — SIEDE, W.: Herpes zoster und Leberschädigung. Dtsch. med. Wschr. 1956,
1401. — SIEGL, J.: Zum ätiologischen Zusammenhang von Herpes zoster und Varizellen.
Münch. med. Wschr. 1927, 189. — SILVA, M. S.: Generalisierter Zoster und Lymphom. Rev.
bras. Med. 9, 455 (1953). Ref. Zbl. Haut- u. Geschl.-Kr. 84, 311 (1953). — SIMONS, R. D.
G. PH.: Some climatological and other particulars on herpes zoster from the Northern and
Southern hemisphere. (Contribution to dermatology in the tropics.) Dermatologica (Basel)
103, 109 (1951). — SIVORI, A. J.: Zur ätiologischen Identität der Varicellen und des Zoster.
J. Med. (B. Aires) 1951, 626. Ref. Zbl. Haut- u. Geschl.-Kr. 83, 362 (1953). — SKOMEDAL,
G. N.: Motor paralysis complicating herpes zoster. T. norske Laegeforen 77, 734 (1957). —
SPICCA, G.: Sulla reazioni di fissazioni del complemento nello zoster e nella varicella. Rif. med.
1933, 1157. — SPITZER, R.: Geographische Verteilung der Hautkrankheiten. In Handbuch
der Haut- und Geschlechtskrankheiten von J. JADASSOHN, Bd. XIV, Teil 2. Berlin: Springer
1928. — SRIVASTAVA, J. R.: Treatment of herpes zoster with Vitamin B_{12}. J. Indian med.
Ass. 1956, 256. — STEPAN, H.: Zoster der Zunge und des Gaumens und dessen neurologische

Komplikationen. Wien. med. Wschr. **1953**, 258. — STERN, L. S.: The mechanism of herpes zoster. Brit. J. Derm. **49**, 263 (1937). — STÖHR, H., u. V. HÖLSCHER-IMMISCH: Herpes zoster gangraenosus mit Generalisation bei aleukämischer Lymphadenose. Z. Haut- u. Geschl.-Kr. **20**, 389 (1956). — SVENDSEN, I. B.: Herpes zoster following bilateral supranuclear sympathicotomy. Acta derm.-venereol. (Stockh.) **32**, 20 (1952).

TANIGUCHI, T., M. HOSOKAWA, S. KUGA and Z. MASUDA: The virus of herpes zoster. Jap. J. exp. Med. **12**, 101 (1934). — TAYLOR-ROBINSON, D.: Chickenpox and herpes zoster. III. Tissue culture studies. Brit. J. exp. Path. **40**, 521 (1959). — TAYLOR-ROBINSON, D., and A. W. DOWNIE: Chickenpox and herpes zoster. I. Complement fixation studies. Brit. J. exp. Path. **40**, 398 (1959). — TAYLOR-ROBINSON, D., and C. J. M. RONDLE: Chickenpox and herpes zoster. II. Ouchterlony precipitation studies. Brit. J. exp. Path. **40**, 517 (1959). — TELLO-ORTIZ, A.: Die Cytologie der Flüssigkeit der Bläschen des Zoster. Act. dermo-sifiliogr. (Madr.) **40**, 799 (1949). Ref. Zbl. Haut- u. Geschl.-Kr. **78**, 138 (1952). — TERECHKOVITCH, W.: Varicellen und Herpes zoster. Sov. Pediat. **6**, 87 (1936). Ref. Zbl. Haut- u. Geschl.-Kr. **54**, 692 (1937). — THOMSEN, O.: Komplementbindungsuntersuchungen bei Zoster und Varicellen. Z. Immun.-Forsch. **82**, 88 (1934). — TIESSEN, H. J.: Über einen Fall von Zoster generalisatus bei chronisch-lymphatischer Leukämie. Medizinische **1954**, 1721. — TORCHI, M.: Zoster e varicella. Arch. ital. Derm. **24**, 27 (1951). — TOTTIE, M.: Trauma and herpes zoster. Acta derm.-venereol. (Stockh.) **31**, 275 (1951). — TOURAINE, A., et L. GOLÉ: Zona redux. Bull. Soc. franç. Derm. Syph. **42**, 498 (1935). — TSCHIASSNY, K.: Herpes zoster oticus (Ramsay Hunt's syndrome). Comments on an article by JOHNSON and ZONDERMAN. Arch. Otolaryng. (Chicago) **51**, 73 (1950). — TUCKER, S. M.: Herpes zoster ophthalmicus in children. Arch. Dis. Childh. **33**, 437 (1958).

VAHERI, E.: Herpes zoster oticus. Nord. Med. **56**, 1093 (1956). — VALENTINE, J. W., and J. A. H. WYLIE: Herpes zoster varicellosus: report of a case, including brief review of the literature. Med. Press **1956**, 423. — VÁMOS, L., and W. THOROCZKAY: Komplementbindung bei Herpes zoster und Varicellen. Zbl. Haut- u. Geschl.-Kr. **50**, 633 (1935). — VELLOSO-VIANNA, E.: Herpes zoster ophthalmicus. Beobachtung eines interessanten, mit Bestrahlung behandelten Falles. Arqu. bras. oftal. **16**, 177 (1953). Ref. Zbl. Haut- u. Geschl.-Kr. **90**, 332 (1955). — VERNIER, L., et G. FOUCHÉ: Coecistence d'un zona ophthalmique et d'une varicelle chez une même malade. Traitement par l'auréomycine. Bull. Soc. franç. Derm. Syph. **58**, 62 (1951). — VERZNER, V. N.: Über den Zusammenhang der Gürtelrose mit den Windpocken. Pediatrics **1**, 27 (1949). Ref. Zbl. Haut- u. Geschl.-Kr. **74**, 247 (1950). — VIEGAS, L. B., et L. C. VIEGAS: Zona et chlorhydrate d'émétine. Ann. Derm. Syph. (Paris) **84**, 400 (1957). — VILANOVA, X., C. CARDENAL y J. M. CAPDEVILA: Zoster generalizado. Act. dermo-sifiliogr. (Madr.) **47**, 629 (1956). — VOEGT, H., u. U. ROESTER: Herpes zoster nach Bluttransfusion. Ärztl. Wschr. **1950**, 512. — VOISIN, J., G. BISMUT, R. REBOUL et G. BOURAU: Zona associé et auréomycine. Bull. Soc. Ophtal. France **1951**, 29. — VOISIN, J., et R. REBOUL: Zwei therapeutische Erfolge mit Cortison bei schweren Komplikationen bei Zoster ophthalmicus. Bull. Soc. Ophtal. France **1951**, 550. Ref. Zbl. Haut- u. Geschl.-Kr. **82**, 49 (1952).

WEINTRAUB, I. I.: Treatment of herpes zoster with gamma globulin. J. Amer. med. Ass. **157**, 1611 (1955). — WELLER, T. H.: Serial propagation in vitro of agents producing inclusion bodies derived from varicella and herpes zoster. Proc. Soc. exp. Biol. (N.Y.) **83**, 340 (1953). — WELLER, T. H., and A. H. COONS: Fluorescent antibody studies with agents of varicella and herpes zoster propagated in vitro. Proc. Soc. exp. Biol. (N.Y.) **86**, 789 (1954). — WELLER, T. H., and M. B. STODDARD: Intranuclear inclusion bodies in cultures of human tissue inoculated with varicella vesicle fluid. J. Immunol. **68**, 311 (1952). — WELLER, T. H., and H. M. WITTON: The etiologic agents of varicella and herpes zoster. Serologic studies with the viruses as propagated in vitro. J. exp. Med. **108**, 869 (1958). — WELLER, T. H., H. M. WITTON and E. J. BELL: The etiologic agents of varicella and herpes zoster. Isolation, propagation, and cultural characteristics in vitro. J. exp. Med. **108**, 843 (1958). — WERNER, F.: Über einen Fall von Varicellen nach mehrfachem Auftreten von Herpes zoster. Derm. Z. **73**, 204 (1936). — WILE, U. J., and H. H. HOLMAN: Generalized herpes zoster associated with leukemia. Arch. Derm. Syph. (Chicago) **42**, 587 (1940). — WILL, E.: Differentialdiagnose des Herpes zoster. Medizinische **1957**, 1537. — WINKELMANN, R. K., and H. O. PERRY: Herpes zoster in children. J. Amer. med. Ass. **171**, 876 (1959). — WOHLWILL, F.: Zur pathologischen Anatomie des Nervensystems beim Herpes zoster. Z. ges. Neurol. Psychiat. **89**, 171 (1924). — Herpes zoster. In Handbuch der Neurologie, Bd. XIII, S. 1 ff. Berlin: Springer 1936. — WYBURN-MASON, R.: Malignant change arising in tissues affected by herpes. Brit. med. J. **1955**, 1106. — Visceral lesions in herpes zoster. Brit. med. J. **1957**, 678.

B. II, 4. Varicellen

ANGULO, J. J., L. F. DE SALLES-GOMES and J. T. A. TARTARI: Atypical form of chicken pox with varioloid-like rash. Arch. Derm. Syph. (Chicago) **74**, 338 (1956). — APPELBAUM, E.,

M. H. RACHELSON and V. B. DOLGOPOL: Varicella-encephalitis. Amer. J. Med. 15, 223 (1953). — ARAKAWA, S., J. KONDO, T. SEKI u. T. KANEKO: Studien über das Varicellenvirus. Wien. klin. Wschr. 1953, 574.

BATCH, J. W., and S. SEPKOWITZ: Varicella complicated by gangrene of the lower extremities. U.S. armed Forces med. J. 3, 759 (1952). — BERNHEIM, M., F. LARBRE et CL. MOURIQUAND: Varicelle hémorragique a évolution mortelle chez deux enfants traites à la cortisone pour maladie de Bouillaud. Concours méd. 79, 2287 (1957). — BLANK, H., C. F. BURGOON jr., G. D. BALDRIDGE, P. L. MCCARTHY and F. URBACH: Cytologic smears in diagnosis of herpes simplex, herpes zoster, and varicella. J. Amer. med. Ass. 146, 1410 (1951). — BLANK, H., and G. RAKE: Viral and rickettsial diseases of the skin, eye and mucous membranes of man. Boston and Toronto: Little, Brown & Comp. 1955. — BRANDER, T.: Zwei Fälle bösartiger Windpocken. Nord. Med. 1940, 2548. Ref. Zbl. Haut- u. Geschl.-Kr. 68, 389 (1942). — BREEN, G. E., and R. T. D. EMOND: Chickenpox associated with fulminating hepatitis. Med. Press 1954, 251.

CHEATHAM, W. J., T. H. WELLER, T. F. DOLAN jr. and J. C. DOWER: Varicella: report of two fatal cases with necropsy, virus isolation, and serologic studies. Amer. J. Path. 32, 1015 (1956). — CLAUDY, W. D.: Pneumonia associated with varicella. Arch. intern. Med. 80, 185 (1947). — COMBES, F. C., and M. J. SCOTT: Unusual distribution of chickenpox lesions. Arch. Derm. Syph. (Chicago) 66, 403 (1952). — CROCKER, A. M., and J. N. MIDDELKAMP: Varicella gangrenosa. J. Pediat. 54, 104 (1959). — CRONEMEYER, U.: Symptomlose Pleocytosen im Liquor cerebrospinalis nach Masern und Windpocken. Ärztl. Wschr. 1957, 382.

DIETEL, V., u. J. K. DITTRICH: Vorübergehende Calcinosis interstitialis nach Varizellen bei einem 14 Monate alten Mädchen. Kinderärztl. Prax. 26, 552 (1958). — DRAČKOVÁ, E., u. V. KLUSKA: Bemerkungen zur Krankenhausbehandlung von Windpockenpatienten. Lék. Listy 8, 227 (1953). Ref. Zbl. Haut- u. Geschl.-Kr. 87, 36 (1954). — DRANSFELD, B.: Zweiterkrankung an Varicellen unter Cortison und Prednisolon. Arch. Kinderheilk. 158, 170 (1958).

EHRLICH, R. M., J. A. P. TURNER and M. CLARKE: Neonatal Varicella. A case report with isolation of the virus. J. Pediat. 53, 139 (1958). — EISENBUD, M.: Chickenpox with visceral involvement. Amer. J. Med. 12, 740 (1952). — ELLENBERGER, C.: A case of phthisis bulbi due to chickenpox. Arch. Ophthal. 47, 352 (1952).

FARRANT, J. L., and J. L. O'CONNOR: Elementary bodies of varicella and herpes zoster. Nature (Lond.) 163, 260 (1949). — FITZ, R. H., and G. MEIKLEJOHN: Varicella pneumonia in adults. Amer. J. med. Sci. 232, 489 (1956). — FLAMM, H.: Die pränatalen Infektionen des Menschen. Stuttgart: Georg Thieme 1959. — FRANDSEN, E.: Chickenpox in the cornea. Acta ophthal. (Kbh.) 28, 113 (1950). — FRANK, L.: Varicella pneumonitis. Report of a case with autopsy observations. Arch. Path. (Chicago) 50, 450 (1950). — FREUD, P.: Congenital varicella. A.M.A. J. Dis. Childh. 96, 730 (1958).

GÉRARD-MARCHANT, R.: Akute Leukämie und Varicellen. Sem. Hôp. Paris 1955, 574. Ref. Zbl. Haut- u. Geschl.-Kr. 92, 234 (1955). — GERMER, W. D.: Viruserkrankungen des Menschen. Stuttgart: Georg Thieme 1954. — GRIFFIN, W. P., and C. W. A. SEARLE: Ocular manifestations of varicella. Lancet 1953, 168. — GRIMSVEDT, M.: Varicella in newborn premature twins. T. norske Laegeforen. 79, 256 (1959).

HACKEL, D. B.: Myocarditis in association with varicella. Amer. J. Path. 29, 369 (1953). — HAMPTON jr., A. G.: Primary varicella pneumonia. Arch. intern. Med. 95, 137 (1955). — HEGLER, C.: Praktikum der wichtigsten Infektionskrankheiten. Wiesbaden: Georg Thieme 1946. — HILL, L. W.: Three fatal cases of varicella treated with cortisone. Vortrag vor der „Postgraduate Institute of Philadelphia County Medical Society", Philadelphia April 1956. — HOLBROOK, A. A.: The blood picture in chickenpox. Arch. intern. Med. 68, 294 (1941). — HURMUZACHE, E., et D. COROI: Considérations sur une épidémie de varicelle. Bull. Soc. Pédiat. Paris 11, 38 (1940).

ILLINGWORTH, R. S., and R. B. ZACHARY: Superficial gangrene of the skin in chickenpox. Arch. Dis. Childh. 30, 177 (1955). — IZAR, G.: Die Paraaminobenzoesäure in der Therapie der Varizellen. Med. Welt 1951, 1408.

JADASSOHN, W.: Die Immunbiologie der Haut. In Handbuch der Haut- und Geschlechtskrankheiten von J. JADASSOHN, Bd. II. Berlin: Springer 1932. — JOHNSON, H. V.: Visceral lesions associated with varicella. Arch. Path. (Chicago) 30, 292 (1940). — JOSSERAND, P., DE L'HERMUZIÈRE et MLLE. VACHER: Varicelle hémorragique dans le décours d'un traitement par Cortisone-ACTH. Pédiatrie 1953, 947. — JURÁNY, E.: Die Komplikationen der Varicellen im Säuglingsalter. Sonderbeil. d. Orv. Hetil. 11, 391 (1941). Ref. Zbl. Haut- u. Geschl.-Kr. 69, 324 (1943). — Windpockenkomplikationen im Säuglingsalter. Kinderärztl. Praxis 13, 68 (1942).

KREDBA, V.: Windpocken bei an epidemischer Hepatitis erkrankten Kindern. Med. Klin. 1958, 1365. — KREDBA, V., u. M. BRADÁČOVÁ: Atypischer Verlauf von Windpocken bei

Kindern, die mit steroiden Hormonen behandelt wurden. Med. Klin. **1959**, 2295. — KREIL-MAYER, H.: Über seltene abdominelle Komplikationen bei Varicellen. Z. Kinderheilk. **62**, 525 (1941). — KRUGMAN, S., CH. H. GOODRICH and R. WARD: Primary varicella pneumonia. New Engl. J. Med. **257**, 843 (1957).

LANDER, H.: A case of acute haemorrhagic leucoencephalitis (Hurst) complicating varicella. J. Path. Bact. **70**, 157 (1955). — LEINER, C.: Hautkrankheiten im Säuglingsalter. Abschnitt: Varicella gangraenosa Hutchinson. In Handbuch der Haut- und Geschlechtskrankheiten von J. JADASSOHN, Bd. XIV, Teil 1, S. 481. Berlin: Springer 1930. — LE-TAN-VINH, P. CANLORBE, C. GENTIL et M. LELONG: La varicelle maligne pluriviscérale. Un cas avec mise en évidence des foyers de nécrose et des inclusions acidophiles intranucléaires. Sem. Hôp. Paris **33**, 1 (1957). — LIPSCHÜTZ, B.: Die Einschlußkrankheiten der Haut. In Handbuch der Haut- und Geschlechtskrankheiten von J. JADASSOHN, Bd. II. Berlin: Springer 1932. — LUCCHESI, P. F., A. C. LA BOCCETTA and A. R. PEALE: Varicella neonatorum. Amer. J. Dis. Childh. **73**, 44 (1947). — LUTHER, A.: Varicellen, kompliziert durch Scarlatina. Mschr. Kinderheilk. **90**, 171 (1942).

MARCHIONINI, A., u. TH. NASEMANN: Über die Virusätiologie des Pemphigus und der Dermatitis herpetiformis Duhring. Dermatologica (Basel) **115**, 320 (1957). — MARSDEN, J. P., and W. J. COUGHLAN: A case of confluent chickenpox with haemorrhagic symptoms. Brit. med. J. **1952**, 1066. — MEI, J. VAN DER: Varicella bullosa. Maandschr. Kindergeneesk. **26**, 311 (1958). — MILLER, H. G.: Acute disseminated encephalomyelitis treated with ACTH. Brit. med. J. **1953**, 177. — MÖSSMER, E.: Varizellen bei einem Neugeborenen. Kinderärztl. Prax. **19**, 169 (1951). — MORAWETZ, G.: Akute Exantheme. Abschnitt: Varicellen. In Handbuch der Haut- und Geschlechtskrankheiten von J. JADASSOHN, Bd. XIV, Teil 1. Berlin: Springer 1930.

NAGLER, F. P. O., and G. RAKE: Use of electron microscope in diagnosis of variola, vaccinia and varicella. J. Bact. **55**, 45 (1948). — NASEMANN, TH.: Zur Diagnostik der durch das Herpes simplex-Virus hervorgerufenen Hautkrankheiten des Menschen. Z. Tropenmed. Parasit. **8**, 319 (1957). — NICOLAU, S., E. HURMUZACHE et A. MATOC: Varicelle. Colorabilité du virus sur frottis, présence d'inclusions dans les leucocytes du contenu vésiculaire. Arch. roum. Path. exp. Microbiol. **12**, 287 (1942). — NICOLAU, S., A. MATOC et M. RADASANO: Détection et morphologie du virus varicelleux dans les coupes de lésions tégumentaires. Génèse des inclusions qu'il y engendre. Arch. roum. Path. exp. Microbiol. **12**, 309 (1942).

OLESEN, K. H.: Über hämolytische Varicellen. Sterblichkeit und Todesursache bei Varicellen in Dänemark. Ugeskr. Laeg. **112**, 1557 (1950). — OPPENHEIMER, E. H.: Congenital chickenpox with disseminated visceral lesions. Bull. Johns Hopk. Hosp. **74**, 240 (1944).

PASCHEN, E.: Vergleichende Untersuchungen von Variola, Varicellen, Scharlach, Masern und Röteln. Dtsch. med. Wschr. **1917**, 746. — Elementarkörperchen im Bläscheninhalt bei Herpes zoster und Varicellen. Zbl. Bakt., I. Abt. Orig. **130**, 190 (1933). — PATHY, M. S.: Varicella with neurological complications in an adult. Brit. med. J. **1955**, 1324. — PICKARD, R.: Varicella of the cornea. Brit. J. Ophthal. **20**, 15 (1936).

RADL, H., u. K. HEKELE: Purpura fulminans im Anschluß an Varicellen. Arch. Kinderheilk. **155**, 43 (1957). — RAKE, G., and F. P. O. NAGLER: The use of the electron microscope in direct diagnosis of diseases of the skin of infectious origin. J. appl. Physics **19**, 126 (1948). — ROCCHI, F.: L'enantema vesicale varicelloso. Policlinico, Sez. prat. **1943**, 273. — RUSKA, H.: Über das Virus der Varicellen und des Zoster. Klin. Wschr. **22**, 703 (1943).

SASLAW, S., J. A. PRIOR and B. K. WISEMAN: Varicella pneumonia. Arch. intern. Med. **91**, 35 (1953). — SCHIRREN, C.: Über unspezifisch positive Seroreaktionen bei Varicellen. Derm. Wschr. **1955**, 898. — SCHUERMANN, H.: Krankheiten der Mundschleimhaut und der Lippen, 2. Aufl. München u. Berlin: Urban & Schwarzenberg 1958. — SHEE, J. CH., and P. FEHRSEN: Reactivation of varicella virus by cortisone therapy. Brit. med. J. **1953**, 82. — SIEGMUND, H.: Tödliche Varicelleninfektion bei Interrenalismus. Virchows Arch. path. Anat. **307**, 626 (1941). — SIMPSON, R. E. H.: Studies on shingles. Is the virus ordinary chickenpox virus? Lancet **1954**, 1299. — SPIESS, H.: Immunisierung gegen Masern, Röteln, Windpocken, Mumps und Hepatitis. In: Schutzimpfungen, S. 277ff., herausgeg. von H. SPIESS. Stuttgart: Georg Thieme 1958. — STRACHMAN, J.: Uveitis associated with chicken pox. J. Pediat. **46**, 327 (1955). — SUMMER, K.: Über einen Fall von postvarizellöser Encephalitis. Wien. klin. Wschr. **1956**, 327.

TELLO-ORTIZ, A.: Citologia del liquido de la vesicula de varicella. Act. dermo-sifiliogr. (Madr.) **42**, 644 (1951). — TOMLINSON, T. H.: Giant cell formation in the tonsils in the prodromal stage of chicken pox. Amer. J. Path. **15**, 523 (1939). — TOURNIER, P., F. CATHALA et W. BERNHARD: Ultrastructure et développement intracellulaire du virus de la varicelle. Presse méd. **65**, 1229 (1957). — TRIMBLE, G. X.: Effect of gamma globulin in chickenpox. Amer. Practit. **10**, 436 (1959). — TYZZER, E. E.: The histology of the skin lesions in varicella. Philipp. J. Sci. **1906**, 349.

VECCHI, E.: Comportamento emoleucocitario nella varicella e nei vaccinati con speciale riguardo agli elementi reticolo-istiocitari. Haematologica **23**, 729 (1941). — VORTEL, V.: Tödlich verlaufende generalisierte Varizellen bei Kindern. Verh. dtsch. Ges. Path. **1958**, 216.

WELLER, T. H., and M. B. STODDARD: Intranuclear inclusion bodies in cultures of human tissues inoculated with varicella vesicle fluid. J. Immunol. **68**, 311 (1952). — WICKSTRÖM, J.: Behandlung von Windpocken mit Aureomycin. Svenska Läk.-Tidn. **48**, 2099 (1951). Ref. Zbl. Haut- u. Geschl.-Kr. **80**, 57 (1952). — WINKLER, A.: Über Varicella pemphigoides. Öst. Z. Kinderheilk. **5**, 294 (1950).

B. II, 5. Die durch das Herpes simplex-Virus hervorgerufenen Krankheiten des Menschen

ACKERMANN, W. W., and H. KURTZ: The relation of herpes virus to host cell mitochondria. J. exp. Med. **96**, 151 (1952). — ALBRECHT, J.: Untersuchungen über die chemische Inaktivierung von Encephalomyocarditis- und Herpesviren. Zbl. Bakt., I. Abt. Orig. **175**, 333 (1959). — ALM, I.: Kaposi's varicelliform eruptions. Acta paediat. (Uppsala) **38**, 23 (1949). — AMANN, R.: Eczema herpetiforme (Kaposi). Diss. Würzburg 1953. — AMOS, H.: The inactivation of herpes simplex virus by phosphatase enzymes. J. exp. Med. **98**, 365 (1953). — ANDERSEN, N. A.: Herpes menstrualis. Acta derm.-venereol. (Stockh.) **27**, 339 (1947). — ANDERSON, J. A., V. BOLIN, W. W. SUTOW and W. KITTO: Virus as possible etiologic agent of erythema multiforme exudativum, bullous type. Arch. Derm. Syph. (Chicago) **59**, 251 (1949). — ANDERSON, N. P.: Erythema multiforme: its relationship to herpes simplex. Arch. Derm. Syph. (Chicago) **51**, 10 (1945). — ANDERSON, S. G., J. HAMILTON and S. WILLIAMS: An attempt to vaccinate against herpes simplex. Aust. J. exp. Biol. med. Sci. **28**, 579 (1950). — ANTOCI, B., E. U. MIAN e L. POLI: Reperti anatomopatologici in un caso mortale di eruzione varicelliforme di Kaposi. Arch. De Vecchi Anat. pat. **26**, 669 (1957). — ARZT, L.: Pustulosis varioliformis acuta (Kaposi, Juliusberg), Kaposis varicelliform eruption. (Angloamerikanische Literatur.) Wien. klin. Wschr. **1949**, 939.

BAER, R. L., and O. B. MILLER: Preliminary and short reports. Aureomycin therapy of disseminated cutaneous herpes simplex. (Kaposi's varicelliform eruption.) J. invest. Derm. **13**, 5 (1949). — BAKER, W. H. J., A. M. LAWTON and K. MCCARTHY: Primary generalized infection due to herpes simplex virus. Brit. med. J. **1952**, 1334. — BALDRIDGE, G. D.: Immunologic aspects of herpes simplex, herpes zoster, and vaccinia. A.M.A. Arch. Derm. **79**, 299 (1959). — BALDUCCI, D., D. A. J. TYRRELL and C. H. STUART-HARRIS: Complement fixing antigens of herpes simplex virus. Arch. ges. Virusforsch. **7**, 28 (1956). — BANG, F. B., and F. ISE: Cellular changes in the chick chorioallantoic membrane infected with herpes simplex and vaccinia. A study with thin sections for the electron microscope. Bull. Johns Hopk. Hosp. **87**, 511 (1950). — BARSKI, G., M. LAMY et P. LÉPINE: Culture de cellules trypsinées de rein de lapin et leur application à l'étude des virus du groupe herpétique. Ann. Inst. Pasteur **89**, 415 (1955). — BÁRSONY, J.: Mit Desensibilisation geheilter Fall von Herpes menstrualis. Mag. gyógysz. társas. **5**, 118 (1936). Ref. Zbl. Haut- u. Geschl.-Kr. **55**, 464 (1937). — BATTESTI, P.: Herpes. Presse méd. **64**, 813 (1956). — BAUMGARTNER, G.: Infektionsversuche mit isolierten oxychromatischen Einschlüssen des Herpes. Schweiz. med. Wschr. **1935**, 759. — BAUR, H., u. R. MASSINI: Herpes simplex (Febris herpetica). Im Handbuch der inneren Medizin, begr. von L. MOHR u. R. STAEHELIN, 4. Aufl., herausgeg. von G. V. BERGMANN u.a. Bd. I: Infektionskrankheiten, Teil 1, S. 450—473. Berlin-Göttingen-Heidelberg: Springer 1952. — BEALE, A. J., and H. C. HAIR: Rapid diagnosis of the herpetic variety of Kaposi's varicelliform eruption by tissue culture methods. Canad. med. Ass. J. **74**, 443 (1956). — BEDSON, S. P., and J. O. W. BLAND: On the supposed relationship between the virus of herpes febrilis and vaccinia. Brit. J. exp. Path. **9**, 174 (1928). — BEHRMAN, S., and G. KNIGHT: Zoster-like Herpes simplex. (Herpes simplex, mit Trigeminusneuralgie verbunden.) Neurology (Minneap.) **4**, 525 (1954). Ref. Zbl. Haut- u. Geschl.-Kr. **91**, 172 (1955). — BELGODÈRE, G.: Métrite herpétique (Metritis herpetica). Ann. Mal. vénér. **1924**, 813. — BERESTON, E. S., and P. E. CARLINER: A case of Kaposi's varicelliform eruption treated with aureomycin. J. invest. Derm. **13**, 13 (1949). — BERGMANN, A.: Über Eczema herpetiforme Kaposi. Derm. Wschr. **131**, 178 (1955). — BESWICK, T. S. L.: Experimental herpes simplex infection in the babymouse. J. Path. Bact. **76**, 133 (1958). — BIBERSTEIN, H., and M. JESSNER: Experiences with Herpin in recurrent herpes simplex together with a review and analysis of the literature on the use of CNS-substance as a virusantigen-carrier. Dermatologica (Basel) **117**, 267 (1958). — BICKERSTAFF, E. R.: The cytopathogenic effect on tissue cultures of herpes simplex-virus. J. Path. Bact. **66**, 391 (1953). — BIEGELEISEN, J. Z., and L. V. SCOTT: Transplacental infection of fetuses of rabbits with herpes simplex virus. Proc. Soc. exp. Biol. (N.Y.) **97**, 411 (1958). — BIJL, J. P., u. A. T. VAN DER SCHAAF: Herpes-Encephalitis-Virus als Erreger von Stomatitis. Med. Inst. praevent. Geneesk. **1934**, 51. Ref. Zbl. Haut- u. Geschl.-Kr. **53**, 270 (1936). — BIRD, T., and P. S. GARDNER: Disseminated herpes simplex in the newborn. Brit. med. J. **1959**, 993. — BIRKHÄUSER, R.: Behandlung der Herpes simplex-Erkrankung der Hornhaut mit Gynergen und Dihydroergotamin (DHE 45). Schweiz. med.

Wschr. **1947**, 102. — BLANK, H., and M. W. BRODY: Recurrent herpes simplex. A psychiatric and laboratory study. Psychosom. Med. **12**, 254 (1950). — BLANK, H., C. F. BURGOON jr., G. D. BALDRIDGE, PH. L. McCARTHY and F. URBACH: Cytologic smears in diagnosis of herpes simplex, herpes zoster and varicella. J. Amer. med. Ass. **146**, 1410 (1951). — BLANK, H., B. KANEDA and O. LIU: Virus (Herpes simplex, Vaccinia) studies in embryonated eggs with radioactive phosphorus. Proc. Soc. exp. Biol. (N.Y.) **79**, 404 (1952). — BLANK, H., and G. RAKE: Viral and rickettsial diseases of the skin, eye and mucous membranes of man. Boston and Toronto: Little, Brown & Comp. 1955. — BOAKE, W. C., J. A. DUDGEON and Sir MACFARLANE BURNET: Recurrent Kaposi's varicelliform eruption in an adult. Lancet **1951**, 383. — BÖHM, C., u. H. O. JOHNE: Zur Kasuistik des Eczema herpeticatum (herpetiforme) Kaposi. Hautarzt **7**, 213 (1956). — BOLGERT, M., R. DELUZENNE, J. P. FESQUET, R. POIGET, R. TURPIN, P. DE GRACIANSKY, B. CAILLE, P. GINSBOURG et B. VIRAT: Épidémie de pustulose varicelliforme de Kaposi-Juliusberg au pavillon Lugol. Bull. Soc. franç. Derm. Syph. **63**, 369 (1956). — BORRIE, F.: Kaposi's varicelliform eruption treated with aureomycin. Lancet **1950**, 1038. — BOYSE, E. A., R. S. MORGAN, J. D. PEARSON and G. P. WRIGHT: The spread of a neurotropic strain of herpes virus in the cerebrospinal axis of rabbits. Brit. J. exp. Path. **37**, 333 (1956). — BRAIN, R. T.: An unusual epidemic of Kaposi's varicelliform eruption (eczema herpeticum). Aust. J. Derm. **2**, 109 (1954). — The clinical vagaries of the herpes virus. Brit. med. J. **1956**, 1061. — BRAIN, R. T., J. A. DUDGEON and M. G. PHILPOTT: Kaposi's varicelliform eruption. Brit. J. Derm. **62**, 203 (1950). — BRAIN, R. T., R. C. B. PUGH and J. A. DUDGEON: Adrenal necrosis in generalized herpes simplex. Arch. Dis. Childh. **32**, 120 (1957). — BRECHMAN, H., and F. PASCHER: Primary herpes simplex virus infection in an adult. Oral Surg. **12**, 185 (1959). — BRIHAYE, J.: Étude des encéphalites herpétiques et des encéphalites nécrosantes aiguës. Acta neurol. belg. **59**, 1 (1959). — BROWN, J. A. H.: Studies on the antigenic structure of herpes simplex virus. Brit. J. exp. Path. **34**, 290 (1953). — BUDDINGH, G. J., D. I. SCHRUM, J. C. LANIER and D. J. GUIDRY: Studies of the natural history of herpes simplex infections. Pediatrics **11**, 595 (1953). — BUDGEON, J. A.: A complement fixation test for herpes simplex infections. J. clin. Path. **3**, 239 (1950). — BUERK, M. S., and H. BLANK: Disseminated herpes simplex (Kaposi's varicelliform eruption) and the failure of penicillin and aureomycin to influence its course. New Engl. J. Med. **244**, 670 (1951). — BUGGS, C. W., and R. G. GREEN: Properties of homogenized Herpes virus. J. infect. Dis. **58**, 98 (1936). — BURNET, F. M.: Virus as organism. Cambridge: Harvard University Press 1945. — BURNET, F. M., and D. LUSH: Herpes simplex. Studies on the antibody content of human sera. Lancet **1939**, 629. — The inactivation of herpes virus by immune sera. J. Path. **48**, 257 (1939). — Studies on experimental herpes infection in mice, using the chorioallantoic technique. J. Path. **49**, 241 (1939).

CAMBIER, J.: Herpes-Meningitis und Encephalitis beim Menschen. Presse méd. **63**, 286 (1955). Ref. Zbl. Bakt., I. Abt. Ref. **157**, 425 (1955). — CAMPO, A. DEL: Contributo sperimentale alla diagnostica immunologica delle infezioni da virus erpetico. Igiene mod. **50**, 678 (1957). — CHEEVER, F. S., and G. DAIKOS: Studies on the protective effect of gamma globulin against herpes simplex infection in mice. J. Immunol. **65**, 134 (1950). — CHEVALLIER, P.: Résumé de l'histoire des aphtes. Rev. Path. comp. **40**, 73 (1940). — COLEBATCH, J. H.: Clinical picture of severe generalized viral infection in the newborn. Med. J. Aust. **42**, 377 (1955). — CORIELL, L. L., H. BLANK and T. F. McNAIR SCOTT: Isolation of herpes simplex virus on the chorioallantoic membrane. J. Lab. clin. Med. **34**, 402 (1949). — CORIELL, L. L., G. RAKE, H. BLANK and T. F. McNAIR SCOTT: Electron microscopy of herpes simplex. J. Bact. **59**, 61 (1950). — CORSON, E. F., and J. B. LUDY: Kaposi's varicelliform eruption. Amer. J. Dis. Child. **50**, 1476 (1935). — CROUSE, H. V., L. L. CORIELL, H. BLANK and T. F. McNAIR SCOTT: Cytochemical studies on the intranuclear inclusion of herpes simplex. J. Immunol. **65**, 119 (1950).

DAHL, S.: Herpes simplex, Zoster und Varicellen. Bibl. Laeger **144**, 213 (1952). Ref. Zbl. Haut- u. Geschl.-Kr. **68**, 285 (1953). — DASCOMB, H. E., C. V. ADAIR and N. ROGERS: Serologic investigations of herpes simplex virus infections. J. Lab. clin. Med. **46**, 1 (1955). — DAWSON jr., J. R.: Herpetic infection of chorioallantoic membrane of chick embryo. Amer. J. Path. **9**, 1 (1933). — DEBRÉ, R.: L'herpès grave du nouveau-né, du nourisson et de l'enfant. Hôpital (Paris) **1957**, 201. — DEBRÉ, R., P. MOZZICONACCI, R. HABIB, M. GAUTIER et E. RIVRON: Herpès généralisé mortel du nouveau-né. Arch. franç. Pédiat. **12**, 441 (1955). — DOANE, F., A. J. RHODES and H. L. ORMSBY: Rapid diagnosis of herpetic infections by isolation of virus in tissue cultures. Canad. med. Ass. J. **73**, 260 (1955). — DODD, K., L. M. JOHNSON and G. J. BUDDINGH: Herpetic stomatitis. J. Pediat. **12**, 95 (1938). — DOERR, R.: Die Schienenimmunisierung. Klin. Wschr. **1936**, 1062. Siehe auch R. DOERR, Ergebnisse der neueren experimentellen Forschungen über die Ätiologie des Herpes simplex und des Zoster. Zbl. Haut- u. Geschl.-Kr. **13**, 15, 16, 1, 129, 289, 417, 481 (1924/25); dort auch DOERR u. VÖCHTING. — DUDGEON, J. A.: Herpes simplex. Med. Press **1954**, 546. — DUPERRAT, B.: L'éruption varicelliforme de Kaposi. Sem. Hôp. Paris **1952**, 3073.

ELFORD, W. J., J. R. PERDRAU and W. SMITH: The filtration of herpes virus through graded collodion membranes. J. Path. **36**, 49 (1933). — EL-NASAS, H. S., and H. EL-HEF-NAWI: Herpes simplex linearis. J. Egypt. med. Ass. **37**, 468 (1954). — ERICSSON, H., B. I. IVEMARK, T. JOHNSSON and R. ZETTERSTRÖM: Generalized herpes simplex infection associated with staphylococcal septicemia in a newborn infant. Acta paediat. (Uppsala) **47**, 666 (1958). — ESSER, M.: Über eine kleine Epidemie von Pustulosis varioliformis acuta. Ann. paediat. (Basel) **157**, 156 (1941). — ESTEVES, J., and M. R. PINTO: Herpetic urethritis. Brit. J. vener. Dis. **28**, 205 (1952).

FARMER, E. D.: Diseases of the mouth caused by the herpes simplex virus. Proc. roy. Soc. Med. **49**, 640 (1956). — FARNHAM, A. E.: The formation of microscopic plaques by herpes simplex-virus in HeLa-cells. Virology **6**, 317 (1958). — FARNHAM, A. E., and A. NEWTON: The effect of some environmental factors on herpes virus grown in HeLa cells. Virology **7**, 449 (1959). — FASTIER, L. B., and W. S. ALEXANDER: The isolation of herpes virus from a fatal case of encephalitis. N.Z. med. J. **49**, 566 (1950). — FELDMAN, F. F., and B. A. NEWMAN: Eczema herpeticum (Kaposi's varicelliform eruption). Report of three recurrent cases. Arch. Derm. Syph. (Chicago) **71**, 399 (1955). — FINKELSTEIN, R. A., R. ALLEN and S. E. SULKIN: Properdin sensitivity of herpes simplex virus. Virology **5**, 567 (1958). — FLAMM, H.: Die pränatalen Infektionen des Menschen. Stuttgart: Georg Thieme 1959. — FLECK, M.: Ungewöhnliche Abheilung eines Herpes simplex mit Leukodermbildung. Derm. Wschr. **1951**, 737. — FOERSTER, D. W., and L. V. SCOTT: Isolation of herpes simplex virus from a case with erythema multiforme exudativum (Stevens-Johnson syndrome). New Engl. J. Med. **259**, 473 (1958). — FOWLER, M.: The demonstration of complement-fixing antibodies to herpes febrilis virus. Aust. J. exp. Biol. med. Sci. **28**, 339 (1951). — FRANCE, N. E., and M. E. WILMERS: Herpes simplex-hepatitis and encephalitis in newborn twins. Lancet **1953**, 1181. — FRANK, S. B.: Formolized herpes virus therapy and the neutralizing substance in herpes simplex. J. invest. Derm. **1**, 261 (1938). — FRANKL, I.: Nouvelles données sur la radiothérapie de l'herpès récidivant. Ann. Derm. Syph. (Paris) **9**, 168 (1949). — FRESEN, O.: Das retotheliale System in seiner Bedeutung für Orthologie und Pathologie. Dtsch. med. Wschr. **1960**, 2009. — FRÜHWALD, R.: Pustulosis vacciniformis acuta beim Erwachsenen. Derm. Wschr. **1934**, 922.

GAJDUSEK, D., M. ROBBINS and F. ROBBINS: Diagnosis of herpes simplex infections by the complement fixation test. J. Amer. med. Ass. **149**, 235 (1952). — GALLARDO, E.: Primary herpes simplex keratitis. Arch. Ophthal. (Chicago) **30**, 217 (1943). — GANS, O., u. G. K. STEIGLEDER: Histologie der Hautkrankheiten, 2. Aufl., Bd. 2. Berlin-Göttingen-Heidelberg: Springer 1957. — GARABEDIAN, G. A., and J. T. SYVERTON: Studies on herpes simplex virus. I. An antigenic analysis of four strains of virus isolated from a human subject. J. infect. Dis. **96**, 1 (1955). — GARABEDIAN, G. A., and J. T. SYVERTON: II. An affinity in vitro of herpes virus for rabbit microphages and macrophages. J. infect. Dis. **96**, 5 (1955). — GATÉ, J., D. COLOMB et J. FAYOLLE: Pustulose varioliforme de Kaposi, chez un adulte eczémateux. Bull. Soc. franç. Derm. Syph. **63**, 183 (1956). — GELLER, P., V. R. COLEMAN and E. JAWETZ: Studies on herpes simplex virus. V. The fate of viable herpes simplex virus administered intravenously to man. J. Immunol. **71**, 410 (1953). — GERMER, W. D.: Viruserkrankungen des Menschen. Stuttgart: Georg Thieme 1954. — Schwangerschaftsunterbrechung bei Virus-krankheiten. Münch. med. Wschr. **1960**, 138. — GIANOTTI, F.: Klinische Beobachtungen an 22 Fällen von varicelliformer Eruption Kaposi's. Ihre Beziehungen zu Varicellen und zur Vaccinosis. G. ital. Derm. Sif. **96**, 255 (1955). Ref. Zbl. Haut- u. Geschl.-Kr. **94**, 59 (1956). — GILDEMEISTER, E., E. HAAGEN u. L. SCHEELE: Über das Verhalten des Herpesvirus in der Gewebekultur. Zbl. Bakt., I. Abt. Orig. **114**, 309 (1929). — GILJE, O.: Virusinfektion als Sekundärinfektion bei Ekzemen. T. norske Laegeforen **19**, 611 (1951). Ref. Zbl. Haut- u. Geschl.-Kr. **80**, 255 (1952). — GILLOT, F., J. C. SCHAEFER, J. J. DALAUT et A. SCHOUSBOE: La maladie herpétique du nourisson et ses limites. A propos d'un cas. Presse méd. **1958**, 307. — GOBBO, A.: Die Pockenimpfung bei rezidivierendem Herpes. Minerva derm. (Torino) **30**, H. 4; Suppl. 2, 153 (1955). Ref. Zbl. Haut- u. Geschl.-Kr. **94**, 179 (1956). — GOETZEE, J. N.: The epidemiology of herpes simplex in the Pretoria Bantu population. S. Afr. J. Lab. clin. Med. **1**, 52 (1955). — GOLDSCHMIDT, H.: Spezieller Teil im Beitrag von H. GOLDSCHMIDT, M. BETETTO u. G. BONSE: Die Röntgentherapie von Dermatosen (ausschließlich Tumoren). Im Erg.-Bd. V, Teil 2 zum Handbuch der Haut- und Geschlechtskrankheiten von J. JADAS-SOHN, herausgeg. von A. MARCHIONINI u. C. G. SCHIRREN. Berlin-Göttingen-Heidelberg: Springer 1959. — GOLDSCHMIDT, H., and A. M. KLIGMAN: Experimental inoculation of humans with ectodermotropic viruses. J. invest. Derm. **31**, 175 (1958). — GOODPASTURE, E. W., A. M. WOODRUFF and G. J. BUDDINGH: The cultivation of vaccine and other virus in the chorio-allantoic membrane of chick embryos. Science **74**, 371 (1931). — GOSTLING, J. V. T.: Intracellular site of developing herpes virus. Nature (Lond.) **178**, 1238 (1956). — GOSTLING, J. V. T., and S. P. BEDSON: Observations on the mode of multiplication of herpes virus. Brit. J. exp. Path. **37**, 434 (1956). — GOTTRON, H.: Aphthoid Pospischill-Feyrter, ein Beitrag zu den durch Herpesvirus bedingten Haut-Schleimhautveränderungen. Mschr.

Kinderheilk. **74**, 82 (1938). — Aphthoid Pospischill-Feyrter bei einer Erwachsenen, Fall-bericht. Zbl. Haut- u. Geschl.-Kr. **69**, 161 (1943). — GOUDSMIT, W.: Das Zusammentreffen von cerebralen Erscheinungen und Stomatitis aphthosa bei einer Reihe endemisch auftretender Krankheitsfälle. Ned. T. Geneesk. **1949**, 255. — GRAY, A., and T. F. McNAIR SCOTT: Some observations of the intracellular localisation of herpes simplex in the chick embryo liver. J. exp. Med. **100**, 473 (1954). — GREITHER, A.: Dermatologie der Mundhöhle und der Mund-umgebung. Stuttgart: Georg Thieme 1955. — GRINSPAN, D., A. M. VILCHES e I. M. POMPO-SIELLO: Erupcion varicelliforme de Kaposi. Arch. argent. Derm. **2**, 11 (1952). — GROSS, W. O., A. ORTMANN u. CHR. REISSMANN: Virusstämme zweier getrennter Herpesausbrüche eines Patienten im serologischen Vergleich. Z. Immun.-Forsch. **113**, 453 (1957). — GRÜTER, W.: Experimentelle und klinische Untersuchungen über den sogenannten Herpes corneae. Ber. dtsch. ophthal. Ges. **42**, 162 (1921). — GUNDERSEN, T.: Herpes corneae (mit besonderem Hinweis auf die Behandlung mit starker Jodlösung). Arch. Ophthal. (Chicago) **15**, 225 (1936). Ref. Zbl. Haut- u. Geschl.-Kr. **54**, 193 (1937).

HADIDA, E., J. BÉRANGER et E. TIMSIT: Pustulose de Kaposi-Juliusberg d'origine herpé-tique. Bull. Soc. franç. Derm. Syph. **64**, 396 (1957). — HALLETT, J. W., I. H. LEOPOLD and C. G. STEINMETZ: Effect of systemic cortisone and corticotrophin (ACTH) on experimental herpes simplex keratitis. Arch. Ophthal. (Chicago) **46**, 268 (1951). — HARDING, W. F. B.: Extensive herpes simplex. Response to aureomycin therapy. Arch. Derm. Syph. (Chicago) **63**, 266 (1951). — HASS, G. M.: Hepato-adrenal necrosis with intranuclear inclusion bodies. Amer. J. Path. **11**, 127 (1935). — HAYMAKER, W.: Herpes simplex encephalitis in man. With a report of three cases. J. Neuropath. exp. Neurol. **8**, 132 (1949). — HAYWARD, M. E.: Serological studies with herpes simplex virus. Brit. J. exp. Path. **30**, 520 (1949). — Serological diagnosis of herpes simplex infections. Lancet **1950**, 856. — HERZBERG, J. J., u. G. PLIESS: Eczema herpeticatum mit tödlichem Verlauf. Frankfurt. Z. Path. **66**, 330 (1955). — HERZ-BERG, K.: Über Viruskrankheiten in der Dermatologie. Arch. Derm. Syph. (Berl.) **188**, 526 (1949). — Herpesvirusnachweis im Gyrus cinguli einer Einschlußkörperchen-Encephalitis. Zbl. Bakt., I. Abt. Orig. **174**, 38 (1959). — HILLEMAN, M. R.: Viruses of special interest to the dermatologist. Arch. Derm. Syph. (Chicago) **61**, 210 (1950). — HJELT, L., P. HALONEN, E. KASSILA and K. PENTTINEN: Herpes simplex meningo-encephalomyelitis with prolonged course. Isolation of the virus, demonstration of intranuclear inclusions and development of antibodies. Ann. Paediat. Fenn. **2**, 142 (1956). — HOFMANN, H.: Die Viruserkrankungen der Bindehaut und Hornhaut und ihre Behandlung. Wien. klin. Wschr. **1958**, 1020. — HOFFMAN, L.: Atypical eczema vaccinatum. U.S. armed Forces med. J. **3**, 885 (1952). — HOGGAN, M. D., and B. ROIZMAN: The effect of the temperature of incubation on the formation and release of herpes simplex virus in infected FL-cells. Virology **8**, 508 (1959). — HRUSZEK, H.: Über die Virulenz- bzw. Infektiositätsunterschiede verschiedener Herpesstämme. Derm. Wschr. **1934**, 672. — Der Impfherpes. Die Technik und Klinik des Impfherpes nebst Beitrag zum Problem des Gewebsinfektionsmechanismus bei der natürlichen Herpesinfektion des Menschen. Z. ges. exp. Med. **93**, 195 (1934). — Über eine experimentelle Folliculitis herpetica s. Herpes folli-cularis. (Percutane Herpesimpfung und Beitrag zur Frage der natürlichen Gewebsinfektion durch Herpesvirus.) Derm. Z. **68**, 258 (1934). — Zur Frage der Herpesimmunität beim Menschen. Über allgemeine, regionäre und lokale Immunitätserscheinungen. Z. Immun.-Forsch. **82**, 311 (1934). — HUNT, D. P., and E. O. B. COMER: Herpetic meningo-encephalitis accompanying cutaneous herpes simplex. Amer. J. Med. **1955**, 814. — HYMAN, CH.: Kaposi's varicelliform eruption treated with aureomycin. Ann. Allergy **8**, 774 (1950).

JADASSOHN, W.: Die Immunbiologie der Haut. In Handbuch der Haut- und Geschlechts-krankheiten von J. JADASSOHN, Bd. II. Berlin: Springer 1932. — JAEGER, H., et J. DELA-CRÉTAZ: Eruption varioliforme de Kaposi (Eczema herpetiforme Kaposi, Pustulosis vaccini-formis acuta Juliusberg), forme grave, mortelle. Dermatologica (Basel) **106**, 303 (1953). — JANBON, M., J. CHAPTAL et M. LABRAQUE-BORDENAVE: Le problème de la méningite herpé-tique. Contribution à son étude clinique et experimentale. Presse méd. **1942**, 145. — JAWETZ, E., M. F. ALLENDE and V. R. COLEMAN: Studies on herpes simplex virus. The level of neutra-lizing antibodies in human sera. J. Immunol. **68**, 655 (1952). — Studies on herpes simplex virus. VI. Observations on patients with recurrent herpetic lesions infected with herpes viruses or their antigens. Amer. J. med. Sci. **229**, 477 (1955). — JAWETZ, E., and V. R. CO-LEMAN: Studies on herpes simplex virus. III. The neutralization of egg-adapted herpes virus by human sera in ovo. J. Immunol. **68**, 645 (1952). — JAWETZ, E., V. R. COLEMAN and M. F. ALLENDE: Studies on herpes simplex virus. II. A soluble antigen of herpes virus possessing skinreactive properties. J. Immunol. **67**, 197 (1951). — JAWETZ, E., V. R. COLEMAN and E. R. MERRILL: Studies on herpes simplex virus. VII. Immunological comparison of strains of herpes simplex. J. Immunol. **75**, 28 (1955). — JOCHHEIM, K. A., u. M. KOCH: Das Virus des Herpes simplex und das Nervensystem. Fortschr. Neurol. **24**, 579 (1956). — JORDAN, P., R. BURKHARDT u. TH. NASEMANN: Das Stevens-Johnson-Syndrom. Kasuistik, Versuche zur Klärung der Ätiologie, Beziehungen zu Viruskrankheiten. Arch. klin. exp. Derm. **204**, 604 (1957).

KAISER, M.: Mikroskopisch-biologische Befunde bei Pustulosis varioliformis acuta. Wien. med. Wschr. 1951, 935. — KAPLAN, A. S.: A study of the herpes simplex virus-rabbit kidney cell system by the plaque technique. Virology 4, 435 (1957). — KAPOSI, M.: Pathologie und Therapie der Hautkrankheiten. Wien u. Leipzig, Aufl. von 1880—1899. Zit. nach LAUSECKER 1953. — KILBOURNE, E. D., and F. L. HORSFALL jr.: Studies of herpes simplex in newborn mice. J. Immunol. 67, 321 (1951). — Primary herpes simplex virus infection of the adult with a note on the relation of herpes simplex virus to recurrent aphthous stomatitis. Arch. intern. Med. 88, 495 (1951). — KIMMIG, J.: Beitrag zur Ursache und Behandlung des Eczema herpeticatum. (Pustulosis herpetica infantum [Kaposi], Kaposi's varicelliform eruption.) Hautarzt 1, 518 (1950). — KITCHEVATZ, M.: Eruption cutanée a virus filtrant au cours de l'herpès simple. Herpétides éruptifs. Bull. Soc. franç. Derm. Syph. 41, 481 (1934). — KJELLÉN, L., and A. SVEDMYR: Studies on herpes simplex virus in tissue culture. Arch. ges. Virusforsch. 5, 373 (1954). — KLÖNE, W.: Anhang: Virusbedingte Einschlußkörperchen. In Handbuch der speziellen pathologischen Anatomie und Histologie, herausgeg. von O. LU-BARSCH usw. Bd. XIII: Nervensystem, Teil 2, herausgeg. von W. SCHOLZ, S. 512. Berlin-Göttingen-Heidelberg: Springer 1958. — KOEPPE, H. W.: Über Erkrankungen durch Herpes-viren. Med. Mschr. 1960, 80. — KÖRFGEN, G.: Gleichzeitiges Vorkommen eines Herpes simplex und Erythema exsudativum multiforme. Derm. Wschr. 128, 860 (1953). — KRADOL-FER, F., u. R. WYLER: Unspezifische Resistenzfaktoren bei Virusinfektionen. Schweiz. Z. allg. Path. 21, 83 (1958). — KRIEGK, H. J.: Eczema herpeticum — eine Herpes simplex-Infektion. (Pustulosis varioliformis acuta Kaposi-Juliusberg.) Derm. Wschr. 1950, 461. — Eczema herpeticatum beim Erwachsenen. Derm. Wschr. 1952, 25. — KRUGMAN, S.: Primary herpetic vulvovaginitis: report of case; isolation and identification of herpes simplex virus. Pediatrics 9, 585 (1952). — KUMER, L.: Ein weiterer Beitrag zur Ätiologie der Stoma-titis aphthosa. Wien. klin. Wschr. 1933, 711. — Über Aphthenkrankheiten. Med. Klin. 1943, 342. — Beitrag zur Pustulosis varioliformis acuta. Wien. med. Wschr. 1951, 932. — Pustulosis varioliformis acuta Kaposi (Demonstration). Wien. klin. Wschr. 1952, 810.

LAUSECKER, H.: Kaposi's varicelliforme Eruption — Ekzema herpetiforme Kaposi. Arch. Derm. Syph. (Berl.) 196, 182 (1953). — Das Eccema herpetiforme Kaposi. Münch. med. Wschr. 1955, 1574. — Zur Klinik des Herpes simplex. Hautarzt 6, 258 (1955). — LAZAR, M. P.: Primary herpetic vulvovaginitis. A.M.A. Arch. Derm. 72, 272 (1955). — Vaccination for recurrent herpes simplex infection. A.M.A. Arch. Derm. 73, 70 (1956). — LEBRUN, J.: Cellular localization of herpes simplex virus by means of fluorescent antibody. Virology 2, 496 (1956). — LEIDER, M.: Successive occurrence of Kaposi's varicelliform eruption in siblings with atopic dermatitis. Arch. Derm. Syph. (Chicago) 63, 456 (1951). — LENNARTZ, H., u. G. KERSTING: Die Gewebezüchtung menschlichen Amnionepithels und seine Verwendung in virologischen Untersuchungen. Zbl. Bakt., I. Abt. Orig. 171, 45 (1957). — LE TAN VINH, F. ALISON et M. LELONG: La maladie herpétiques du nouveau-né. Arch. franç. Pediat. 12, 233 (1955). — LEVADITI, C., et P. HABER: La neuroprobasie du virus herpétique administré au lapin par voie nasale. C. R. Soc. Biol. (Paris) 119, 21 (1935). — LEVADITI, C., et J. VI-EUCHANGE: Inoculabilité de certains virus neurotropes (herpès, poliomyélite) par la voie du conduit auditif externe. C. R. Acad. Sci. (Paris) 200, 1800 (1935). — LEVER, W. F.: Histo-pathologie der Haut. Stuttgart: Gustav Fischer 1958. — LEVERTON, J. C. S., and F. A. WHITLOCK: A fatal case of Kaposi's varicelliform eruption. Brit. J. Derm. 61, 170 (1949). — LINDEMAYR, W., u. CHR. EBERHARTINGER: Eczema herpetiforme Kaposi. Wien. klin. Wschr. 1956, 968. — LIPSCHÜTZ, B.: Untersuchungen über die Ätiologie der Krankheiten der Herpes-gruppe (Herpes zoster, Herpes genitalis, Herpes febrilis). Arch. Derm. Syph. (Berl.) 136, 428 (1921). — Die Einschlußkrankheiten der Haut. In Handbuch der Haut- und Geschlechts-krankheiten von J. JADASSOHN, Bd. 2. Berlin: Springer 1932. — LÖWENSTEIN, A.: Kritisches Sammelreferat über das Herpesvirus. Dtsch. med. Wschr. 1923, 563. — LÖWENTHAL, W.: Zur Frage der Herpesätiologie. Zbl. Bakt., I. Abt. Orig. 101, 396 (1927). — LUDWIG, E., H. W. SPIER u. E. WOLFF: Klinische Erfahrungen mit Aureomycin bei Hautkrankheiten. Hautarzt 1, 78 (1950). — LÜTZENKIRCHEN, A.: Viruserkrankungen der Haut und Frucht-schädigung. Med. Klin. 1955, 1877. — LYNCH, F. W., and R. J. STEVES: Kaposi's Herpes varicelliformis. Arch. Derm. Syph. (Chicago) 55, 237 (1947).

MACHER, E.: Zur Behandlung des chronisch-rezidivierenden Herpes simplex. Z. Haut-u. Geschl.-Kr. 23, 18 (1957). — MACLATCHY, R. S.: Herpes ophthalmicus. Brit. J. Ophthal. 40, 762 (1956). — MAGRASSI, F.: Studien über das Verhalten von Infektion und Immunität gegenüber Herpesvirus. Z. Hyg. Infekt.-Kr. 117, 573 (1935). — Über die Züchtung des Herpesvirus in vitro. G. Batt. Immun. 16, 769 (1936). Ref. Zbl. Haut- u. Geschl.-Kr. 55, 44 (1937). — MANEKE, M.: Über das Eczema herpeticatum im Kindesalter. Mschr. Kinder-heilk. 102, 258 (1954). — MARCHIONINI, A.: Rezidivierender Herpes progenitalis. Med. Klin. 47, 946 (1952). — MAS-Y-MAGRO: Herpes experimental. (Citologia del liquido de la vesicula en el hombre y en el cobaya, y otros comentarios.) Act. dermo-sifiliogr. (Madr.) 42, 25 (1950).—MATTEIS, F. DE: Isolation of herpes simplex virus from the liver (by in vivo needle biopsy) from a 14 month-old child with generalized herpes and Kaposi's varicelliform eruptions. Aggiorn. Ter. oftal. 2, 59 (1956). Ref. Excerpta med. (Amst.), Sect. XIII 11, 61 (1957). — McConachie, J. A., and T. E. Anderson: Aureomycin-treatment of Kaposi's varicelliform eruption. Brit. J. Derm. 63, 307 (1951). — McDougal, R. A., P. R. Beamer and S. Hellerstein: Fatal herpes simplex hepatitis in a newborn infant. Amer. J. clin. Path. 24, 1250 (1955). — McGraw, J. L.: Infection of the cornea due to herpes simplex. Arch. Ophthal. (Chicago) 40, 531 (1948). — McLachlan, A. D., and M. Gillespie: Kaposi's varicelliform eruption. An epidemic of 16 cases. Brit. J. Derm. 48, 337 (1936). — Meurer, H.: Zur Frage der Kuhpockenvaccination als Behandlung des Herpes simplex labialis. Med. Klin. 1959, 2229. — Meyer, E.: Die Methoden der Gewebezüchtung in ihrer Anwendung auf die Züchtung von bakteriellen und ultravisiblen Erregern. Arch. exp. Zellforsch. 3, 201 (1927). — Milder, E.: Post herpetic erythema multiforme. Dermatologica (Basel) 111, 21 (1955). — Miller, O. B., C. Arbesman and R. L. Baer: Disseminated cutaneous herpes simplex (Kaposi's varicelliform eruption). Report of a case complicated by pregnancy and herpetic keratitis and review of the literature of congenital malformations due to dermatropic virus infections in the pregnant mother. Arch. Derm. Syph. (Chicago) 62, 477 (1950). — Modi, N. L., and J. O'H. Tobin: The complement-fixation test in the diagnosis of herpes simplex infections. J. clin. Path. 8, 292 (1955). — Morgan, C., S. A. Ellison, H. M. Rose and D. H. Moore: Electron microscopic examination of inclusion bodies of herpes simplex virus. Proc. Soc. exp. Biol. (N.Y.) 82, 454 (1953). — Herpes simplex virus observed in the electron microscope in sectioned cells. Trans. N.Y. Acad. Sci. 16, 251 (1954). — Internal structure in virus particles. Nature (Lond.) 173, 208 (1954). — Morgan, C., E. P. Jones, M. Holden and H. M. Rose: Intranuclear crystals of herpes simplex virus observed with the electron microscope. Virology 5, 568 (1958). — Morgan, H. R., and M. F. Finland: Isolation of herpes virus from a case of atypical pneumonia and erythema multiforme exudativum. With studies of four additional cases. Amer. J. med. Sci. 217, 92 (1949). — Morgan, C., H. M. Rose, M. Holden and E. P. Jones: Electron microscopie observations on the development of herpes simplex-virus. J. exp. Med. 110, 643 (1956). — Much, V.: Die Bienengift-Therapie bei Herpes corneae, Keratitis superficialis punctata simplex und epidemica. Ophthalmologica (Basel) 115, 89 (1948). — Münsterer, H. O.: Virusforschung und Dermatologie. II. Teil. MKS, Dermatostomatitis, Herpes simplex. Literaturübersicht. Zbl. Haut- u. Geschl.-Kr. 68, 249 (1942). — Munk, K., and W. Ackermann: Some properties of herpes simplex virus. J. Immunol. 71, 426 (1953). — Munro, D. D.: Eczema herpeticum (Kaposi's varicelliform eruption) in an adult. Lancet 1959, 763.

Naegeli, O.: Zur Biologie des Herpes simplex. Münch. med. Wschr. 1936, 339. — Nagler, F. P. O.: A herpes skin test reagent from amniotic fluid. Aust. J. exp. Biol. med. Sci. 24, 103 (1946). — Nasemann, Th.: Die Therapie der Viruskrankheiten der Haut. Hautarzt 6, 385 (1955). — Diagnostik, Klinik und Therapie der Viruserkrankungen der Haut. In: Fortschritte der praktischen Dermatologie, Bd. 2, S. 244, 1955. — Zur Diagnostik der durch das Herpes simplex-Virus hervorgerufenen Hautkrankheiten des Menschen. Z. Tropenmed. Parasit. 8, 319 (1957). — Herpes simplex und Erythema exsudativum multiforme. Vortrag auf der 1. Zusammenkunft der Vereinigung für Dermatohistopathologie in Verbindung mit dem Colloquium der Univ.-Hautklinik Münster, 30. IV. 1958. — Chronisch-rezidivierende Aphthen und Stomatitis aphthosa. Zur Ätiologie, Diagnose, Klinik und Therapie. Praxis 40, 933 (1958). — Die Viruskrankheiten der Haut. In: Dermatologie und Venerologie, herausgeg. von H. A. Gottron u. W. Schönfeld, Bd. II, Teil 2, S. 1299—1349. Stuttgart: Georg Thieme 1958. — Differentialdiagnose und Therapie aphthöser Krankheiten der Mundschleimhaut. In: Fortschritte der praktischen Dermatologie, Bd. 3, 179, 1960. — Nasemann, Th., u. H. J. Bandmann: Zur Differentialdiagnose der varioliformen Pyodermie. Hautarzt 7, 137 (1956). — Nasemann, Th., u. R. Nagai: Die Urethritis herpetica (Herpes simplex urethralis). Münch. med. Wschr. 1960, 431, 475. — Nasemann, Th., u. U. W. Schnyder: Die virologische Diagnostik des Eczema herpeticatum (herpetiforme) Kaposi. Hautarzt 8, 549 (1957). — Neimann, N., M. Pierson, E. de Lavergne et G. Lascombes: Pustulose de Kaposi. Rôle du virus de l'herpès. Bull. Soc. franç. Derm. Syph. 64, 482 (1957). — Newton, A., and M. G. P. Stoker: Changes in nucleic acid content of HeLa cells infected with herpes virus. Virology 5, 549 (1958). — Nikolitsch, M.: Experimentelle sympathische Herpeskeratitis. Arch. Hyg. (Berl.) 142, 343 (1958). — Histologische Veränderungen im sterilen Gehirngewebe nach experimenteller Keratitis. Arch. Hyg. (Berl.) 142, 441 (1958). — Noguer, M.: Zur Urethritis herpetica und dem Urethralherpes. Rev. esp. Urol. y Derm. 26, 5 (1924).

Odenheimer-Geller, H., and P. Thygeson: Aureomycin, chloromycetin, and terramycin in experimental herpes simplex-virus infections. Amer. J. Ophthal. 134, 165 (1951). — Okumoto, M., E. Jawetz and M. Sonne: Studies on herpes simplex virus. IX. Corneal responses to repeated inoculation with herpes simplex virus in rabbits. Amer. J. Ophthal. 47, 61 (1959). — Omens, D. V., S. I. Zakon, H. Omens and N. L. Baker: Kaposi's varicelliform eruption in an infant. Arch. Derm. Syph. (Chicago) 60, 869 (1949).

PAILLARD, R., E. WILDI et J. WIRTH: Herpès simplex du nouveau-né. (Complications encéphalitiques; mise en évidence experimentale de l'agent causal.) Dermatologica (Basel) 100, 285 (1950). — PATTYN, S. R., et P. BOVY: Un cas d'encéphalite à virus herpétique. Ann. Soc. belge. Méd. trop. 37, 919 (1957). — PELMONT, J., et H. R. MORGAN: Facteurs nutritifs influencant la croissance du virus de l'herpès dans la souche de cellules L de Earle. Ann. Inst. Pasteur 96, 448 (1959). — PETER, H.: Zur Differentialdiagnose und Therapie des Eczema herpeticatum. Klin. Med. (Wien) 13, 60 (1958). — PETERS, D.: Morphologie menschen- und tierpathogener Viren. Zbl. Bakt., I. Abt. Orig. 176, 259 (1959). — PETTE, H.: Herpes-encephalomyelitis. In Handbuch der speziellen pathologischen Anatomie und Histologie, S. 494—518, herausgeg. von O. LUBARSCH. Bd. 13: Nervensystem. Herausgeg. von W. SCHOLZ. Teil 2: Erkrankungen des zentralen Nervensystems. Berlin-Göttingen-Heidelberg: Springer 1958. — PILLSBURY, D. M., W. B. SHELLEY and A. M. KLIGMAN: Dermatology. Philadelphia and London: W. B. Saunders Company 1956. — PILLSBURY, D. M., and J. A. WITKOWSKI: Herpes simplex simulating pyogenic paronychia. Arch. Derm. Syph. (Chicago) 76, 676 (1957). — PIRINGER, W.: Epidemisches Auftreten von Herpes simplex. Klin. Med. (Wien) 13, 533 (1958). — POWELL, W. F.: Radiosensitivity as an index of herpes simplex virus development. Virology 9, 1 (1959). — PUGH, R. C. B., J. A. DUDGEON and M. BODIAN: Kaposi's varicelliform eruption (eczema herpeticum) with typical and atypical visceral necrosis. J. Path. Bact. 69, 67 (1955). — PUGH, R. C. B., G. H. NEWNS and J. A. DUDGEON: Hepatic necrosis in disseminated herpes simplex. Arch. Dis. Childh. 29, 60 (1954).

QUILLIGAN jr., I. J., and J. L. WILSON: Fatal herpes simplex infection in newborn infant. J. Lab. clin. Med. 38, 742 (1951).

RAJAM, R. V., P. N. RANGIAH, C. W. CHACKO and A. S. THAMBIAH: Is herpes progenitalis a venereal contagion? (A preliminary study with a review of herpes simplex infection.) J. Indian med. Prof. 4, 1789 (1957). — RATHJENS, B.: Herpes simplex recidivans mit konsekutiver Elephantiasis. Derm. Wschr. 1953, 758. — RAVAUT, P., et G. DARRÉ: Les réactions nerveuses au cours des hèrpès génitaux. Ann. Derm. Syph. (Paris) 5, 481 (1904). — RAVAUT, P., u. J. RABEAU: Über die Virulenz des Liquor cerebrospinalis bei an Herpes genitalis Erkrankten. C. R. Soc. Biol. (Paris) 85, 1132 (1921). Ref. Zbl. Haut- u. Geschl.-Kr. 5, 367 (1922). — REAGAN, R. L., F. M. SANSONE, S. MOORE and A. L. BRUECKNER: Electron microscopic studies of herpes simplex virus after propagation in the Swiss albino mouse. Tex. Rep. Biol. Med. 11, 79 (1953). — ROBERT, P.: A propos du traitement de l'herpès récidivant par la radiothérapie. Dermatologica (Basel) 82, 108 (1940). — ROSE, H. M.: Differences in the capacity of human serums to neutralize herpes simplex virus. J. Immunol. 68, 687 (1952). — ROSE, H. M., and E. MALLOY: Cutaneous reactions with the virus of herpes simplex. J. Immunol. 56, 287 (1947). — ROSS, R. W., and E. ORLANS: The redistribution of nucleic acid and the appearance of specific antigen in HeLa cells infected with herpes virus. J. Path. Bact. 76, 393 (1958). — RUCHMAN, I., A. L. WELSH and K. DODD: Kaposi's varicelliform eruption. Arch. Derm. Syph. (Chicago) 56, 846 (1947). — RUITER, M.: Aphthous stomatitis and herpetic paronychia in an adult. Acta derm.-venereol. (Stockh.) 30, 497 (1950). — RUITER, M., u. TH. G. NELEMANS: Die Ätiologie der varicelliformen Eruption (Kaposi). Acta derm.-venereol. (Stockh.) 29, 460 (1949). — RUPPE jr., J. P., E. F. WILSON jr. and W. WOLINS: Treatment of eczema herpeticum with gamma globulin. Arch. Derm. Syph. (Chicago) 76, 572 (1957).

SANTLER, R.: Retikulose und Eczema herpetiforme. Derm. Wschr. 1954, 888. — SAVITT, L. E., and S. AYRES jr.: Persistent multiple herpes-like eruption. Response to repeated intradermal injections of small poxvaccine. Arch. Derm. Syph. (Chicago) 59, 653 (1949). — SCASSELLATI SFORZOLINI, G., e M. MALOSSI: Le manifestazioni oculari dell'eruzione varicelliforme di Kaposi. Erpete semplice cutaneo disseminato. Riv. oto-neuro-oftal. 30, 519 (1955). — SCHENK, R.: Eine einfache Methode zur Behandlung des Herpes simplex. Z. Haut- u. Geschl.-Kr. 15, 26 (1953). — SCHENK, H., u. F. HUMMER: Statistische Untersuchungen herpetischer Hornhauterkrankungen aus 3 Dekaden der Jahre 1926—1955. Albrecht v. Graefes Arch. Ophthal. 160, 368 (1958). — SCHERER, W. F.: The utilization of a pure strain of mammalian cells (Earle) for the cultivation of viruses in vitro. I. Multiplication of pseudorabies and herpes simplex viruses. Amer. J. Path. 29, 113 (1953). — SCHIRREN, C. G.: Röntgentherapie von Hautkrankheiten bei Anwendung von Weichstrahlgeräten. In: Fortschritte der praktischen Dermatologie, Bd. 2. Berlin-Göttingen-Heidelberg: Springer 1955. — SCHÖNFELD, W.: Zoster und Herpes simplex. In Handbuch der Haut- und Geschlechtskrankheiten von J. JADASSOHN, Bd. VII, Teil 1. Berlin: Springer 1928. — Dermatologie für Augenärzte. Stuttgart: Georg Thieme 1947. — Die Pockenimpfung als Anregung zur Verhütung und Behandlung anderer Krankheiten. Derm. Wschr. 1956, 313. — SCHOLLA, R.: Eczema herpeticatum und Varicellen als Doppelinfektion. Kinderärztl. Prax. 23, 250 (1955). — SCHUERMANN, H.: Krankheiten der Mundschleimhaut und der Lippen, 2. Aufl. München u. Berlin: Urban & Schwarzenberg 1958. — SCOTT, L. V., F. G. FELTON and J. A. BARNEY: Hemagglutination with herpes simplex virus. J. Immunol. 87, 211 (1957). — SCOTT, T. F. McNAIR: Herpes simplex. In: Diagnostic procedures for virus and rickettsial diseases, second edit. Publ. Office Amer. Publ. Health Ass. New York 1956. — SCOTT, T. F. McNAIR, C. F. BURGOON, L. L. CORIELL, H. BLANK, L. SCHERMERHORN, V. JORDAN and S. RAWSON: The growth curve of the virus of herpes simplex in rabbit corneal cells grown in tissue culture with parallel observations on the development of the intranuclear inclusion body. J. Immunol. 71, 385 (1953). — SCOTT, T. F. McNAIR, L. L. CORIELL, H. BLANK and C. F. BURGOON: Some comments on herpetic infection in children with special emphasis on unusual clinical manifestations. J. Pediat. 41, 835 (1952). — SCOTT, T. F. McNAIR, L. L. CORIELL, H. BLANK and A. GRAY: The growth curve of the virus of herpes simplex on the chorioallantoic membrane of the embryonated hen's egg. J. Immunol. 71, 134 (1953). — SEIDENBERG, S.: Zur Ätiologie der Pustulosis vacciniformis acuta. Schweiz. Z. Path. 4, 398 (1941). — SEXTON, G. B., N. A. LABZOFFSKY and W. G. ROSS: Kaposi's varicelliform eruption. Arch. Derm. Syph. (Chicago) 75, 361 (1957). — SIMONE, F. DE: Indirect X-ray treatment for herpetic keratitis. Radiologia (Roma) 1953, 223. Ref. Excerpta med. (Amst.), Sect. XIII 9, 58 (1955). — SIMPSON, J. R.: Kaposi's varicelliform eruption: direct transmission to a nurse. Brit. J. Derm. 65, 139 (1953). — SLAVIN, H. B., and J. J. FERGUSON jr.: Zoster-like eruptions caused by the virus of herpes simplex. Amer. J. Med. 8, 456 (1950). — SLAVIN, H. B., and E. GAVETT: Primary herpetic vulvovaginitis. Proc. Soc. exp. Biol. (N.Y.) 63, 343 (1946). — SÖLTZ-SZÖTS, J.: Zur Serologie des Herpes simplex. Arch. klin. exp. Derm. 209, 121 (1959). — Zbl. Bakt., I. Abt. Orig. 176, 406 (1959). — Zur Immunitätslage [bei Herpes simplex. Derm. Wschr. 1959, 798. — Neue Methode einer spezifischen Vaccination bei rezidivierendem Herpes simplex. Hautarzt 11, 465 (1960). — SOHIER,R., M. M. PEILLARD, F. CHALLUT et Y. CHARDONNET: La réaction de fixation du complément pour le diagnostic de l'infection herpétique. I. Antigènes préparés à partir liquides amniotiques et allantoiques infectés. Ann. Inst. Pasteur 89, 489 (1955). — SORRELL, A. H.: Skin tests in certain virus diseases. Review of the literature. N.Y. St. J. Med. 56, 1778 (1956). — SOSA-MARTINEZ, J., L. GUTIERREZ-VILLEGAS and R. M. SOSA: Propagation of herpes simplex virus in tissue cultures of rabbit kidney. J. Bact. 70, 391 (1955). — SOSA-MARTINEZ, J., and E. H. LENNETTE: Studies on a complement fixation test for herpes simplex. J. Bact. 70, 205 (1955). — SPECK, R. S., E. JAWETZ and V. R. COLEMAN: Studies on herpes simplex virus. I. The stability and preservation of egg-adapted herpes simplex-virus. J. Bact. 61, 253 (1951). — STARCK, V.: Report of a case of herpes vaccineformis. Kaposi's varicelliform eruption. Acta derm.-venereol. (Stockh.) 31, 310 (1951). — STARK, M. M., S. KIBRICH and D. WEISBERGER: Studies on recurrent aphthae, evidence that herpes simplex is not the etiological agent with further observations on the immune responses in herpetic infections. J. Lab. clin. Med. 44, 261 (1954). — STEPPERT, A.: Zur Behandlung des rezidivierenden Herpes simplex. Wien. klin. Wschr. 1956, 452. — STOKER, M. G. P.: Mode of intercellular transfer of herpes virus. Nature (Lond.) 182, 1525 (1958). — STOKER, M. G. P., and A. NEWTON: The effect of herpes virus on HeLa cells dividing parasynchronously. Virology 7, 438 (1959). — STOKER, M. G. P., and R. W. ROSS: Quantitative studies on the growth of herpes virus in HeLa cells. J. gen. Microbiol. 19, 250 (1958). — STULBERG, C. S., and R. SCHAPIRA: Virus growth in tissue culture fibroblasts. I. Influenza A and herpes simplex viruses. J. Immunol. 70, 51 (1953). — SYVERTON, J. T., G. A. GARABEDIAN and J. FRIEDMAN: Studies on herpes simplex virus. III. The effects of Roentgen radiation, cortisone and gastric mucin upon the infectivity of herpes simplex virus for laboratory mice. J. infect. Dis. 96, 9 (1955).

TAPPEINER, J.: Eczema herpeticatum und vaccinatum. Wien. klin. Wschr. 67, 234 (1955). — TEISSIER, P., P. GASTINEL et J. REILLY: L'inoculabilité de l'herpès chez les encéphaliques. C. R. Soc. Biol. (Paris) 88, 255 (1923). — TELLER, H.: Rezidivierendes Eczema herpeticatum. Derm. Wschr. 1955, 1130. — TELLO-ORTIZ, A.: Citologia del liquido de la vesicula del herpes. Act. dermo-sifiliogr. (Madr.) 41, 213 (1949). — Herpes rezidivante. (Citologia del liquido de su vesicula.) Act. dermo-sifiliogr. (Madr.) 41, 834 (1950). — Die Virulenz des im Glycerin konservierten Herpesvirus. Act. dermo-sifiliogr. (Madr.) 43, 424 (1952). Ref. Zbl. Haut- u. Geschl.-Kr. 85, 56 (1953). — THIERS, H., D. COLOMB, J. FAYOLLE, D. GERMAIN, G. MOULIN et A. CHASSARD: Deux cas de pustulose verioliforme de Kaposi-Juliusberg dus à un virus de type herpetique. Bull. Soc. franç. Derm. Syph. 65, 186 (1958). — THYGESON, P.: Herpes corneae. Amer. J. Ophthal. 36, 269 (1953). — TINOZZI, C. C.: Der varicelliforme Ausschlag von Kaposi in Klinik und Therapie. Dermatologia (Napoli) 4, 172 (1953). Ref. Zbl. Haut- u. Geschl.-Kr. 89, 275 (1954). — TODD, R. McLAREN, and N. V. O'DONOHOE: Acute acquired hemolytic anaemia associated with herpes simplex infection. Arch. Dis. Childh. 33, 524 (1958). — TONGEREN, H. A. E. VAN, u. J. G. Y. DE JONG: Die Isolierung des Herpes simplex-Virus aus dem Gehirn eines Patienten mit akuter Encephalitis. Ned. T. Geneesk. 1952, 871. — TRICE, R. E., and J. C. SHAFER: Recurrent herpes simplex infections of upper extremities with lymphangitis. Arch. Derm. Syph. (Chicago) 67, 37 (1953). — TVETERAS, E.: Eczema herpeticum (Kaposi's varicelliform eruption). Nord. Med. 59, 217 (1958).

UNGER, L.: Kaposi's varicelliform eruption. Relation to atopic dermatitis. Ann. Allergy 5, 426 (1947).

VARLEY, R., and T. KLETZ: A case of Kaposi's varicelliform eruption (systemic herpes simplex) with dendritic ulceration of the cornea. Brit. J. Derm. 61, 166 (1949). — VAYRE, J., D. COLOMB et H. CAJGFINGER: Pustulose varioliforme de Kaposi peut-être due au virus herpétique. Bull. Soc. franç. Derm. Syph. 63, 186 (1956). — VELTMAN, G.: Zur Frage der Kuhpockenvaccination als Behandlung des Herpes simplex labialis. Med. Klin. 1959, 1580. — VENKATESAN, T. V.: A case of disseminated cutaneous herpes simplex (Kaposi's varicelliform eruption). Indian med. Rec. 71, 333 (1951). — VIVELL, O., W. H. HITZIG u. H. J. CREMER: Zur Klinik, Diagnose und Epidemiologie der Herpes simplex-Infektionen. Helv. paediat. Acta 12, 127 (1957). — VORTEL, V., u. V. HEROUT: Generalisierte Infektion mit dem Virus des Herpes simplex bei Kindern. Zbl. allg. Path. path. Anat. 96, 51 (1957).

WARIN, R. P.: Herpes simplex generalisatus with keloid formation. Brit. J. Derm. 67, 112 (1955). — WEISSE, K.: Die Herpes simplex-Virus-Infektionen. Ergebn. inn. Med. Kinderheilk. 14, 390—481 (1960). — WEISSE, K., u. W. KRÜCKE: Die Einschlußkörper-Enzephalitiden (Neue Enzephalitisformen). Dtsch. med. Wschr. 1959, 777. — WERNER, I.: Die Herpessepsis des Neugeborenen. Diss. München 1961. — WHEELER, C. E.: The effect of temperature upon the production of herpes simplex virus in tissue culture. J. Immunol. 81, 98 (1958). — Herpes simplex virus. A.M.A. Arch. Derm. 82, 391 (1960). — WHEELER, C. E., and C. M. CANBY: Effect of temperature on the growth curves of herpes simplex virus in tissue culture. J. Immunol. 83, 392 (1959). — Influence of specific antibody on herpes simplex infections in tissue culture. A.M.A. Arch. Derm. 79, 86 (1959). — WHEELER, C. E., C. M. CANBY and E. P. CAWLEY: Long-term tissue culture of epithelial-like cells from human skin. J. invest. Derm. 29, 383 (1957). — WHITTLE, C. H., A. LYELL, J. LYELL, J. A. R. MILES and M. G. P. STOKER: Kaposi's varicelliform eruption, with virus studies. Brit. J. Derm. 62, 195 (1950). — WILDI, E.: Encéphalite herpétique du nouveau-né. Rev. neurol. 84, 3 (1951). — WILDY, P.: Recombination with herpes simplex virus. J. gen. Microbiol. 13, 346 (1955). — WILLIAMS, A.: Hepatic necrosis in neonatal herpes simplex infection. Med. J. Aust. 42, 392 (1955). — WOLMAN, M., and A. BEHAR: Cytochemical evidence for the nature of herpes simplex inclusion bodies. J. infect. Dis. 91, 63 (1952). — WOMACK, C. R.: Acquisitions récentes dans le domaine de l'herpès. Med. et Hyg. (Genève) 16, 117 (1958). — WOODBURNE, A. R.: Stomatitis herpetica (Stomatitis aphthosa). Arch. Derm. Syph. (Chicago) 43, 543 (1941). — WYBURN-MASON, R.: Malignant change following herpes simplex. Brit. med. J. 1957, 615. — WYCKOFF, R. W. G., O. CROISSANT et P. LÉPINE: Étude au microscope électronique des lésions névraxiques intracellulaires causées par le virus herpétique. Ann. Inst. Pasteur 90, 18 (1956).

ZAORSKA, B.: Eruptio varicelliformis Kaposi. Report on intrahospital epidemics. Pediat. pol. 33, 455 (1958). — ZARAFONETIS, C. J. D., J. E. SMADEL, J. W. ADAMS and W. HAYMAKER: Fatal herpes simplex encephalitis in man. Amer. J. Path. 20, 429 (1944). — ZARBIN, G.: Die varicelliforme Eruption von Kaposi. 8 Fälle persönlicher Beobachtung. Minerva pediat. (Torino) 4, 781 (1952). — ZEGARELLI, E. V., J. BUDOWSKY, H. F. SILVERS and A. H. KUTSCHER: Chloramphenicol in treatment of primary herpetic stomatitis and herpes labialis. Arch. Derm. Syph. (Chicago) 67, 635 (1953). — ZUELZER, W. W., and C. S. STULBERG: Herpes simplex virus as the cause of fulminating visceral disease and hepatitis in infancy. Report of eight cases and isolation of the virus in one case. Amer. J. Dis. Child. 83, 421 (1952). — ZURUKZOGLU, ST., u. H. HRUSZEK: Die Übertragbarkeit des Herpesvirus von Mensch zu Mensch. I. Mitt. Zbl. Bakt., I. Abt. Orig. 128, 1 (1933). — Weitere Versuche über die Übertragbarkeit des Herpesvirus von Mensch zu Mensch. IV. Mitt. Zbl. Bakt., I. Abt. Orig. 131, 324 (1934).

B. II, 6. Anhang zur Herpesgruppe

BLACK, F. L., and J. L. MELNICK: Micro-epidemiology of poliomyelitis and Herpes B-infections. Spread of the viruses within tissue cultures. J. Immunol. 74, 236 (1955). — BLANC, W. A.: Cytologic diagnosis of cytomegalic inclusion disease in gastric washings. Amer. J. clin. Path. 28, 46 (1957). — BRALEY, A. E.: Virus diseases of the cornea. Med. Rec. (Houston) 44, 102 (1950). — BRALEY, A. E., and R. C. ALEXANDER: Superficial punctate keratitis. Isolation of a virus. Arch. Ophthal. (Chicago) 50, 147 (1953). — BRALEY, A. E., and M. SANDERS: Treatment of epidemic keratoconjunctivitis: preliminary report of ten cases. J. Amer. med. Ass. 121, 999 (1943). — BREEN, G. E., S. G. LAMB and A. T. OTAKI: Monkey-bite encephalomyelitis. Report of a case. Brit. med. J. 1958, 22. — BURNET, F. M., D. LUSH and A. V. JACKSON: The propagation of herpes, B and pseudo-rabies viruses on the chorioallantois. Aust. J. exp. Biol. med. Sci. 17, 35 (1939). — The relationship of herpes and B-viruses: Immunological and epidemiological considerations. Aust. J. exp. Biol. med. Sci. 17, 41 (1939).

CALKINS, H. E., and G. C. BOND: Adaptation of virus of epidemic keratoconjunctivitis to development in extra-embryonic fluids of chick embryo. Proc. Soc. exp. Biol. (N.Y.) 56, 46 (1944). — CHIARI, H.: Zur Kenntnis der Zytomegalie beim Erwachsenen. Wien. klin. Wschr. 1960, 382. — COLE, R., and A. G. KUTTNER: J. exp. Med. 44, 855 (1926). Zit. nach SEIFERT u. OEHME 1957. — CORONINI, C., u. F. DOSCH: Über histologische Befunde bei Keratoconjunctivitis epidemica. Zbl. Bakt., I. Abt. Orig. 160, 171 (1953).

FISHER, E. R., and E. DAVIS: Cytomegalic-inclusion disease in the adult. New Engl. J. Med. 258, 1036 (1958). — FLAMM, H.: Die pränatalen Infektionen des Menschen. Stuttgart: Georg Thieme 1959. — FUCHS, E.: Keratitis punctata superficialis. Wien. klin. Wschr. 1889, 837.

GAY, F. P., and M. HOLDEN: The herpes encephalitis problem. J. infect. Dis. 53, 287 (1933). — GLAHN, W. C. v., and A. M. PAPPENHEIMER: Intranuclear inclusions in visceral disease. Amer. J. Path. 1, 445 (1925). — GOODPASTURE, E. W., and F. B. TALBOT: Concerning nature of „protozoon-like" cells in certain lesions of infancy. Amer. J. Dis. Child. 21, 415 (1921).

HABER, P.: Über ein encephaloherpetisches Virus, das unter der Bezeichnung „Virus B" beschrieben wurde. C. R. Soc. Biol. (Paris) 119, 136 (1935). Ref. Zbl. Haut- u. Geschl.-Kr. 53, 76 (1936). — HESS, R.: Histochemische Befunde bei Inklusionscytomegalie. Schweiz. Z. Path. 20, 703 (1957). — HOBSON, L. C.: Acute epidemic superficial punctate keratitis. Amer. J. Ophthal. 21, 1153 (1938). — HOFMANN, H.: Die Viruserkrankungen der Bindehaut und Hornhaut und ihre Behandlung. Wien. klin. Wschr. 1958, 1020. — HOFMANN, H., u. M. PRESINGER: Experimentelle Studien über das Virus der Keratoconjunctivitis epidemica. Z. Hyg. Infekt.-Kr. 141, 180 (1955). — HUMMELER, K., W. L. DAVIDSON, W. HENLE, A. C. LA BOCCETTA and H. G. RUCH: Encephalomyelitis due to infection with herpesvirus simiae (herpes B-virus). A report of two fatal, laboratory-acquired cases. New Engl. J. Med. 261, 64 (1959).

JACKSON, L.: An intracellular protozoon parasit of the ducts of the salivary gland of the guinea pig. J. infect. Dis. 26, 347 (1920). — JAWETZ, E., S. KIMURA, P. THYGESON, V. R. COLEMAN and L. HANNA: Viruses isolated from patients with epidemic keratoconjunctivitis. Bact. Proc. 1955, 75. — JESIONEK u. KIOLEMENOGLOU: Über einen Befund von protozoenartigen Gebilden in den Organen eines Feten. Münch. med. Wschr. 1904, 1905 bis 1907.

KASPER, H.: Hauterscheinungen bei Cytomegalie. Diss. München 1959. — KRECH, U., and I. J. LEWIS: Propagation of B-Virus in tissue culture. Proc. Soc. exp. Biol. (N.Y.) 87, 174 (1954).

MAUMENEE, A. E., G. S. HAYES and T. L. HARTMAN: Isolation and identification of the causative agent in epidemic keratoconjunctivitis (superficial punctate keratitis) and herpetic keratoconjunctivitis. Amer. J. Ophthal. 28, 823 (1945). — McELFRESH, A. E., and J. B. AREY: Generalized cytomegalic inclusion disease. J. Pediat. 51, 146 (1957). — MEDEARIS, D.: Cytomegalic inclusion disease. An analysis of the clinical features based on the literature and six additional cases. Pediatrics 19, 467 (1957). — MELNICK, J. L., and D. D. BANKER: Isolation of B-Virus (Herpes group) from the central nervous system of a rhesus monkey. J. exp. Med. 100, 181 (1954). — MINDER, W. H.: Die Ätiologie der Cytomegalia infantum. Schweiz. med. Wschr. 83, 1180 (1953). — MORITSCH, H.: Übertragungsversuche mit dem Virus der Keratokonjunctivitis. Zbl. Bakt., I. Abt. Orig. 160, 168 (1953). — MYERS, R. M., and M. J. CHAPMAN: Complement fixation in vaccinia, virus III of rabbits and herpes. Amer. J. Hyg. 25, 16 (1937).

PLATT, H.: The significance for man of some dermatropic virus infections of animals. Med. Press 240, 1195 (1958).

REISSIG, M., and J. L. MELNICK: The cellular changes produced in tissue cultures by herpes B-virus correlated with the concurrent multiplication of the virus. J. exp. Med. 101, 341 (1955). — RIBBERT, H.: Über protozoenartige Zellen in der Niere eines syphilitischen Neugeborenen und in der Parotis von Kindern. Zbl. allg. Path. path. Anat. 15, 945 (1904). — ROHDE, W., u. H. v. WOLFFERSDORFF: Studien zur Isolierung und Identifizierung infektiöser Virusagentien bei einer Epidemie von Keratoconjunctivitis epidemica in Glauchau (Sachsen). Z. Hyg. Infekt.-Kr. 143, 93 (1956). — ROWE, W. P., J. W. HARTLEY, H. G. CRAMBLETT and F. M. MASTROTA: Detection of human salivary gland virus in the mouth and urine of children. Amer. J. Hyg. 67, 57 (1958). — ROWE, W. P., J. W. HARTLEY, S. WATERMAN, H. C. TURNER and R. J. HUEBNER: Cytopathogenic agent resembling human salivary gland virus recovered from tissue cultures of human adenoids. Proc. Soc. exp. Biol. (N.Y.) 92, 418 (1956). — ROWE, W. P., R. J. HUEBNER, J. W. HARTLEY, T. G. WARD and R. H. PARROTT: Studies of the adenoidal-pharyngeal-conjunctival (APC)-group of viruses. Amer. J. Hyg. 61, 197 (1955). — RUCHMAN, I.: Relationship between epidemic keratoconjunctivitis and St. Louis encephalitis viruses. Proc. Soc. exp. Biol. (N.Y.) 77, 120 (1951).

SABIN, A. B.: Studies on the B-virus. I. The immunological identity of a virus isolated from a human case of ascending myelitis associated with visceral necrosis. Brit. J. exp. Path. 15, 248 (1934). — II. Properties of the virus and pathogenesis of the experimental disease in rabbits. Brit. J. exp. Path. **15**, 268 (1934). — III. The experimental disease in macacus rhesus monkeys. Brit. J. exp. Path. **15**, 321 (1934). — SABIN, A. B., and A. M. WRIGHT: Acute ascending myelitis following a monkey bite, with the isolation of a virus capable of reproducing the disease. J. exp. Med. **59**, 115 (1934). — The immunological relationships of pseudorabies (infectious bulbar paralysis, mad itch). Brit. J. exp. Path. **15**, 372 (1934). — SANDERS, M.: Epidemic keratoconjunctivitis (shipyard conjunctivitis). Arch. Ophthal. (Chicago) **28**, 581 (1942). — SANDERS, M., and R. C. ALEXANDER: Epidemic keratoconjunctivitis. I. Isolation and identification of a filterable virus. J. exp. Med. **77**, 71 (1943). — SCHERER, W. F.: The utilization of a pure strain of mammalian cells (Earle) for the cultivation of viruses in vitro. I. Multiplication of pseudo-rabies and herpes simplex viruses. Amer. J. Path. **29**, 113 (1953). — SEIFERT, G.: Die Speicheldrüsenviruskrankheit Cytomegalie. Med. Klin. **1959**, 1734. — SEIFERT, G., u. J. OEHME: Die Bedeutung der Zytomegalie für Pathologie und Klinik. Dtsch. med. Wschr. **1957**, 1759. — Pathologie und Klinik der Cytomegalie. Leipzig: Georg Thieme 1957. — SMITH, M. G.: Propagation of salivary gland virus of the mouse in tissue cultures. Proc. Soc. exp. Biol. (N.Y.) **86**, 435 (1954). — Propagation in tissue cultures of a cytopathogenic virus from human salivary gland virus disease. Proc. Soc. exp. Biol. (N.Y.) **92**, 424 (1956).

VIVELL, O.: Zur Ätiologie der epidemischen Keratoconjunctivitis. Dtsch. med. Wschr. **1957**, 114.

WELLER, T. H., I. C. MACAULEY, J. M. CRAIG and P. WIRTH: Isolation of intranuclear inclusion producing agents from infants with illnesses resembling cytomegalic inclusion disease. Proc. Soc. exp. Biol. (N.Y.) **94**, 4 (1957). — WOOD, W., and F. T. SHIMADA: Isolation of strains of virus B from tissue cultures of cynomolgus and rhesus kidney. Canad. J. publ. Hlth **45**, 509 (1954). — WRIGHT, R. E.: Superficial punctate keratitis. Brit. J. Ophthal. **14**, 257, 595 (1930).

B. III. Die Bedeutung der Myxo-, Adeno-, Coxsackie- und ECHO-Viren für die Dermatologie.
1. Gruppe der Myxoviren

ANDERSSEN, N.: Letale Parotitis. Nord. Med. **60**, 1717 (1958). — ANDREWES, C. H., F. B. BANG and F. M. BURNET: A short description of the myxovirus group (influenza and related viruses). Virology **1**, 176 (1955).

BELFRAGE, S., u. K. GYDELL: Komplikationer under en påssjuke epidemi. Nord. Med. **47**, 864 (1952). — BIELING, R., u. H. SIEGMANN: Pseudogeflügelpest als Ursache menschlicher Conjunctivitis. Dtsch. med. Wschr. **78**, 1073 (1953). — BREHM, G.: Einfluß von Grippe und banalen Infekten auf Auslösung und Verlauf von Hauterkrankungen. Medizinische **1958**, 745. — BURNET, F. M.: Human infection with the virus of Newcastle disease of fowls. Med. J. Austr. **2**, 313 (1943).

CANDEL, S.: Epididymitis in mumps, including orchitis: further clinical studies and comments. Ann. intern. Med. **34**, 20 (1951).

DINTER, Z., u. K. BAKOS: Reinfektion mit Newcastle-Virus beim Menschen. Nord. Med. **51**, 853 (1954).

EAGLE, A. Y.: Analysis of a four year epidemic of mumps. Arch. intern. Med. **80**, 374 (1947). — EDDY, B. E., and R. W. G. WYCKOFF: Influenza virus in sectioned tissues. Proc. Soc. exp. Biol. (N.Y.) **75**, 290 (1950). — EHM, O. F.: Beobachtungen über Schleimhautveränderungen bei Grippe. Münch. med. Wschr. **1957**, 1904. — ENDERS, J. F.: Observations on immunity in mumps. Ann. intern. Med. **18**, 1015 (1943).

FIELDS, J.: Ocular manifestations of mumps. A case of mumps keratitis. Amer. J. Ophthal. **30**, 591 (1947).

GELLIS, S. S., A. C. McGUINESS and M. PETERS: A study on the prevention of mumps orchitis by gamma globulin. Amer. J. med. Sci. **210**, 661 (1945). — GERMER, W. D.: Viruserkrankungen des Menschen. Stuttgart: Georg Thieme 1954. — Das Schnupfen-Virus. Dtsch. med. Wschr. **1960**, 1985. — GHOSH RAY, B., and R. H. A. SWAIN: An investigation of the mumps virus by electron microscopy. J. Path. Bact. **67**, 247 (1954).

HAINISS, E.: Zur Frage der Grippeexantheme. Kinderärztl. Prax. **6**, 253 (1935). — HECKER, F.: Zur Frage der Grippeexantheme. Kinderärztl. Prax. **6**, 255 (1935). — HEINKE, E., u. W. KNOTH: Fertilitätsstörung durch Mumpsorchitis. Arch. klin. exp. Derm. **201**, 298 (1955). — HENLE, G., J. S. BURGOON, W. J. BASHE and J. STOKES: Studies on the prevention of mumps. I. The determination of susceptibility. J. Immun. **66**, 535 (1951). — HOFMANN, H.: Die Viruserkrankungen der Bindehaut und Hornhaut und ihre Behandlung. Wien. klin. Wschr. **1958**, 1020. — HOOK, E. W., S. O. POOLE and W. F. FRIEDEWALD: Virus isolation and serologic studies on patients with clinical mumps. J. infect. Dis. **84**, 230 (1949). — HOYNE, A. L., J. H. DIAMOND and J. R. CHRISTIAN: Diethylstilbestrol in mumps orchitis. Prophylactic and therapeutic use. J. Amer. med. Ass. **140**, 662 (1949).

Jacotot, H., A. Vallée et A. le Priol: Rezidiv einer menschlichen Conjunctivitis mit Newcastle-Virus nach 4¹/₂ Jahren. Ann. Inst. Pasteur 88, 111 (1955). — Jungherr, E., R. E. Luginbuhl and L. Kilham: Serologic relationships of mumps and Newcastle disease. Science 110, 333 (1949).

Kilham, L., J. Levens and J. F. Enders: Nonparalytic poliomyelitis and mumps meningoencephalitis. Differential diagnosis. J. Amer. med. Ass. 140, 934 (1949). — Kresbach, H.: Postgrippöse Vasculitis „allergica" unter dem Bild der Purpura necroticans mit Nierenbeteiligung. Ein Beitrag zur Frage der sog. vasculären Allergide. Arch. klin. exp. Derm. 209, 30 (1959). — Krivoviaz, M. L.: Beitrag zu den grippösen Exanthemen. Vestn. Vener. Derm. 12, 1122 (1937).

Lambert, B.: The frequency of mumps and of mumps orchitis and the consequences for sexuality and fertility. Acta genet. (Basel) 2, Suppl. 1, 166 (1951). — Leymaster, G. R., and T. G. Ward: Direct isolation of mumps virus in chick embryos. Proc. Soc. exp. Biol. (N.Y.) 65, 346 (1947). — Lippelt, H., u. G. Brand: Zur Isolierung von Influenza-Virusstämmen. Zusammenarbeit zwischen Klinik und Laboratorium. Dtsch. med. Wschr. 1954, 165. — Lippelt, H., u. F. Müller: Zum gegenwärtigen Stand der Mumpsforschung. Ergebn. Hyg. Bakt. 29, 1—38 (1955). — Lundbäck, H.: Serologic diagnosis in mumps. Brit. J. exp. Path. 30, 221 (1949).

Magida, M. G.: Epidemic parotitis complicated by pericarditis and serositis. Ann. intern. Med. 35, 218 (1951). — Manca, C.: Über die Mumpsorchitis. Virchows Arch. path. Anat. 285, 426 (1932). — McGuiness, A. C., and E. A. Gall: Mumps in army camps in 1943. War. Med. 5, 95 (1943). — Mongan, E. S.: The treatment of mumps orchitis with prednisone. Amer. J. med. Sci. 237, 749 (1959). — Morgan, C., H. M. Rose and D. H. Moore: Structure and development of viruses observed in the electron microscope. III. Influenza virus. J. exp. Med 104, 171 (1956). — Murphy, J. S., and F. B. Bang: Observations with the electron microscope on cells of the chick chorio-allantoic membrane infected with influenza virus. J. exp. Med. 95, 259 (1952). — Murphy, J. S., D. T. Karzon and F. B. Bang: Studies of influenza A (PR8) infected tissue cultures by electron microscopy. Proc. Soc. exp. Biol. (N.Y.) 73, 596 (1950).

Nelson, C. B., B. S. Pomeroy, K. Schrall, W. E. Park and R. J. Lindemann: Outbreak of conjunctivitis due to Newcastle disease virus occurring in poultry workers. Amer. J. publ. Hlth 42, 672 (1952). — Nickerson, G., and E. M. Worden: Chloromycetin in the treatment of mumps. Canad. med. Ass. J. 66, 17 (1952). — Nitzschke, E.: Zur Diagnostik der atypischen Geflügelpest mittels der Hämagglutinationshemmungsprobe und der Eikultur. Berl. Münch. tierärztl. Wschr. 1953, 301, 321, 338. — Nordlander, E.: Studier över parotit. Orchitens influens på Spermiogenesen. Lund: C. W. K. Gleerup 1948. — Norton, R. J.: Use of diethylstilbestrol in orchitis due to mumps. J. Amer. med. Ass. 143, 172 (1950).

Oldfelt, V.: Complement fixation tests for diagnosis of mumps applied to typical and suspect cases of mumps meningo-encephalitis. Acta med. scand. 133, 98 (1949).

Risman, G. C.: Effect of cortisone in orchitis of epidemic parotitis (mumps). J. Amer. med. Ass. 162, 875 (1956). — Rudeck, K.: Über Haut- und Schleimhauterscheinungen bei Virusgrippe. Diss. München 1960.

Schäfer, W.: Vergleichende sero-immunologische Untersuchungen über die Viren der Influenza und klassischen Geflügelpest. Z. Naturforsch. 10b, 81 (1955). — Schramm, G.: Die Biochemie der Viren. Organische Chemie in Einzeldarstellungen, Bd. 5. Berlin-Göttingen-Heidelberg: Springer 1954. — Schuermann, H.: Krankheiten der Mundschleimhaut und der Lippen, 2. Aufl. München u. Berlin: Urban & Schwarzenberg 1958. — Siegert, R., H. G. Haussmann u. E. Mannweiler: Beiträge zur Newcastle-Infektion des Menschen. Klin. Wschr. 1954, 8. — Siegert, R., H. G. Haussmann u. H. Schweinsberg: Erfahrungen über die Gewinnung, Auswertung und serodiagnostische Anwendung von Komplementbindungsantigenen bei Mumps. Z. Hyg. Infekt.-Kr. 137, 92 (1953). — Sinkovics, J.: The human pathogenicity of the Newcastle disease virus and its relation to the mumps, fowl plaque and influenza viruses. Arch. ges. Virusforsch. 7, 242 (1957).

Tucker, D. N., and J. R. Overman: Size of mumps skin test reactions. J. Lab. clin. Med. 52, 446 (1958).

Walther, J.: Die Bedeutung des Bläschenenanthems bei der Virusgrippe. Dtsch. med. Wschr. 1956, 1265. — Werner, C. A.: Mumps orchitis and testicular atrophy. I. Occurence. Ann. intern. Med. 32, 1066 (1950). — Wyckoff, R. W. G.: Electron microscopy of chick embryo membrane infected with PR8-influenza. Nature (Lond.) 168, 651 (1951).

Yung Tsü, T.: Weitere Erfahrungen über die sogenannten Grippepünktchen bei 1070 beobachteten Grippefällen. Münch. med. Wschr. 1957, 1140; 1959, 1904.

B. III, 2. Adenovirusgruppe

ANDRES, K. H., u. G. NIELSEN: Beobachtungen an Adenovirus (Typ 3)-infizierten HeLa-Zellkulturen nach Fixierung mit Kaliumpermanganat. Verh. 4. Internat. Kongr. für Elektronenmikroskopie, Berlin 10.—17. 9. 1958, S. 602—605. Berlin-Göttingen-Heidelberg: Springer 1960.

BARSKI, G.: Caractère spécifique de la lésion cellulaire causée in vitro par les virus du groupe APC et sa valeur diagnostique. Ann. Inst. Pasteur 91, 614 (1956).

ENDERS, J. F., A. J. BELL, J. H. DINGLE, TH. FRANCIS jr., M. R. HILLEMAN, R. J. HUEBNER and A. M. PAYNE: „Adenoviruses". Group name proposed for new respiratory tract viruses. Science 124, 119 (1956).

GSELL, O.: Febris pharyngo-conjunctivalis epidemica. Schweiz. med. Wschr. 86, 1050 (1956).

HARTLEY, J. W., R. J. HUEBNER and W. P. ROWE: Serial propagation of adenoviruses (APC) in monkey kidney tissue cultures. Proc. Soc. exp. Biol. (N.Y.) 92, 667 (1956). — HILLEMAN, M. R., and J. H. WERNER: Recovery of new agent from patients with acute respiratory illness. Proc. Soc. exp. Biol. (N.Y.) 85, 183 (1954). — HUEBNER, R. J.: Illnesses due to adenoviruses. Modern Med. (Minneap.) 26, 103 (1958).

KOEPPE, H. W.: Virusbedingte Erkrankungen des Respirationstraktes. Med. Klin. 1959, 1251.

LENNARTZ, H., u. G. KERSTING: Die Gewebezüchtung menschlichen Amnionepithels und seine Verwendung in virologischen Untersuchungen. Zbl. Bakt., I. Abt. Orig. 171, 45 (1957). — LIPPELT, H.: Viruserkrankungen des Respirationstraktes (außer Grippe). Mschr. Kinderheilk. 104, 84 (1956).

MORGAN, C., C. HOWE, H. M. ROSE and D. H. MOORE: Structure and development of viruses observed in the electron microscope. IV. Viruses of the RI-APC-group. J. biophys. biochem. Cytol. 2, 351 (1956). — MÜLLER, F.: Akute virusbedingte Erkältungskrankheiten. Dtsch. med. Wschr. 1958, 1058, 1096. — Die virusbedingten Erkältungskrankheiten. Ergebnisse und Probleme der Forschung. Dtsch. med. Wschr. 1960, 463.

NEVA, F. A., and J. F. ENDERS: Isolation of a cytopathogenic agent from an infant with a disease in certain respects resembling roseola infantum. J. Immunol. 72, 315 (1954).

PETERS, D.: Morphologie menschen- und tierpathogener Viren. Zbl. Bakt., I. Abt. Orig. 176, 259 (1959).

RIVA, G.: Moderne Virologie, moderne Viruskrankheiten. Praxis 48, 181 (1959). — ROHDE, W., u. H. VON WOLFFERSDORFF: Ätiologie und klinische Erwägungen zur Abgrenzung der Keratoconjunctivitis epidemica gegenüber den APC-Virusinfektionen. Z. Hyg. Inf.-Kr. 144, 106 (1957). — ROWE, W. P., J. W. HARTLEY, S. WATERMAN, H. C. TURNER and R. J. HUEBNER: Cytopathogenic agent resembling human salivary gland virus recovered from tissue cultures of human adenoids. Proc. Soc. exp. Biol. (N.Y.) 92, 418 (1956). — ROWE, W. P., R. J. HUEBNER, L. K. GILMORE, R. H. PARROTT and T. G. WARD: Isolation of a cytopathogenic agent from human adenoids undergoing spontaneous degeneration in tissue culture. Proc. Soc. exp. Biol. (N.Y.) 84, 570 (1953). — ROWE, W. P., R. J. HUEBNER, J. W. HARTLEY, T. G. WARD and R. H. PARROTT: Studies of the adenoidal-pharyngeal-conjunctival (APC)-group of viruses. Amer. J. Hyg. 61, 197 (1955).

SCHUERMANN, H.: Krankheiten der Mundschleimhaut und der Lippen, 2. Aufl. München u. Berlin: Urban & Schwarzenberg 1958.

VIVELL, O.: Neuentdeckte Viruskrankheiten und ihre Bedeutung für den praktischen Arzt. Landarzt 34, 468 (1958).

B. III, 3 Coxsackie-Virusgruppe

AIGNER, H.: Zur Ätiologie und Pathogenese der Herpangina (ZAHORSKY). Diss. München 1959.

BEICKERT, A.: Zur Ätiologie, Pathogenese und Therapie der Dermatomyositis. Med. Klin. 1958, 1257.

DALLDORF, G.: Die Viren der Coxsackiegruppe. Münch. med. Wschr. 94, 2113 (1952). — Coxsackie viruses. Mod. Med. 26, 89 (1958). — DALLDORF, G., and G. M. SICKLES: Unidentified, filterable agent isolated from feces of children with paralysis. Science 108, 61 (1948). — The Coxsackie viruses. In: Diagnostic procedures for virus and rickettsial diseases, second edit., 1956, p. 153. Publ. Office Amer. Publ. Health Assoc., New York City 1956.

FREUDENBERG, E., F. ROULET u. R. NICOLE: Kongenitale Infektion mit Coxsackievirus. Ann. Pédiat. 173, 150 (1952).

HOWLETT, J. G., F. SOMLO and F. KALZ: A new syndrome of parotitis with herpangina caused by the coxsackie virus. Canad. med. Ass. J. 77, 5 (1957). — HUEBNER, R. J., C. ARMSTRONG, E. A. BEEMAN and R. M. COLE: Studies of coxsackie virus. Preliminary report on occurrence of coxsackie virus in a southern Maryland community. J. Amer. med. Ass. 144,

609 (1950). — HUEBNER, R. J., R. M. COLE, E. A. BEEMAN and J. H. PEERS: Herpangina. Etiologic studies of a specific infectious disease. J. Amer. med. Ass. **145**, 628 (1951).

JACK, I., and R. A. CHENOWETH: Herpangina: Ulcerative pharyngitis with the isolation of coxsackie virus. Med. J. Aust. **1958**, 741. — JOHNSSON, T., and J. LINDAHL: Herpangina. A clinical and virological study. Arch. ges. Virusforsch. **5**, 96 (1953).

KLÖNE, W.: Der Nachweis menschenpathogener Virusarten mittels der Gewebekultur. In Handbuch der Virusforschung, Bd. 4, S. 203—299. Coxsackie-Virusgruppe, S. 247—250. Wien: Springer 1958.

LÉPINE, P., G. DESSE et V. SAUTTER: Biopsies musculaires avec examen histologique et isolement du virus Coxsackie chez l'homme atteint de myalgie épidémique (Maladie de Bornholm). Bull. Acad. nat. Méd. (Paris) 66 (1952). — LÖFFLER, H.: Die Coxsackievirus-Gruppe. In Handbuch der Virusforschung, Bd. 4, S. 631—665. Wien: Springer 1958. — LUSTIG, E. DE, A. TEYSSIÉ et D. UFAZIO: Action du virus de Coxsackie B in vitro et in vivo sur le lipome humain. C. R. Soc. Biol. (Paris) **151**, 1756 (1957).

MILLS, E. S., and W. H. MATHEWS: Interstitielle Viruspneumonie bei Dermatomyositis. J. Amer. med. Ass. **160**, 1467 (1956). Ref. Derm. Wschr. **137**, 189 (1958). — MITCHELL, S. C., and G. DEMPSTER: The finding of genital lesions in a case of coxsackie virus infection. Canad. med. Ass. J. **72**, 117 (1955). — MÜLLER, F.: Akute virusbedingte Erkältungskrankheiten. Dtsch. med. Wschr. **1958**, 1058, 1096. — MÜLLER, H.: Die Ursache der Dermatomyositis ein Virus? Klin. Wschr. **1942**, 841.

NITSCH, K.: Hautblutungen und bedrohlicher Verlauf bei Coxsackie-Virus-Erkrankungen. Med. Klin. **1957**, 206.

PARROTT, R. H., S. ROSS, F. G. BURKE and C. E. RICE: Herpangina. New Engl. J. Med. **245**, 275 (1951).

RIVA, G.: Moderne Virologie, moderne Viruskrankheiten. Praxis **48**, 181 (1959). — ROHDE, W., H. W. KOEPPE u. H. HOFFMANN: Virologisch-serologische Untersuchungen bei Krankheitsfällen von Dermatomyositis. Z. ges. inn. Med. **12**, 359 (1957).

SCHLACK, H.: Herpesangina und Stomatitis herpetica. Epidemiologische Beobachtungen in Stuttgart. Dtsch. med. Wschr. **1953**, 213. — SCHUERMANN, H.: Krankheiten der Mundschleimhaut und der Lippen, 2. Aufl. München u. Berlin: Urban & Schwarzenberg 1958. — SCHULZ, R.: Die Meningitis myalgica und die Herpangina im Gefolge der Bornholmer Krankheit. Med. Klin. **1957**, 338.

TEUSCH, W.: Herpangina — Symptom oder Krankheit. Med. Mschr. **7**, 180 (1953). — TOBIN, J.: Coxsackie-Viruses. Brit. med. Bull. **9**, 201 (1953).

VIVELL, O.: Neuentdeckte Viruskrankheiten und ihre Bedeutung für den praktischen Arzt. Landarzt **34**, 468 (1958). — VIVELL, O., u. R. GÄDEKE: Die Viren der Coxsackie-Gruppe. Ergebn. Hyg. Bakt. **27**, 512 (1952).

WINDORFER, A., u. H. SCHRICKER: Das klinische Bild der Herpangina. Dtsch. med. Wschr. **1955**, 369.

ZAHORSKY, J.: Herpetic sore throat. Sth. med. J. (Bgham, Ala.) **13**, 871 (1920). — Herpangina (a specific disease). Arch. Pediat. **41**, 181 (1924). — ZISCHINSKY, H. u. H. MORITSCH: Über Herpangina. Wien. klin. Wschr. **1956**, 779. — ZWEYMÜLLER, E.: Schwere Haut-Muskelerkrankung unter dem klinischen Erscheinungsbild einer Dermatomyositis mit Coxsackie-Virusbefund. Dtsch. med. Wschr. **1953**, 190.

B. III, 4 Gruppe der ECHO-Virusarten

BAUMANN, TH., M. BARBEN, R. MARTI, A. HASSLER u. U. KRECH: Erkrankungen durch ECHO-Virus-Typ 9. Eine epidemiologische, klinische und virologisch-serologische Studie. Schweiz. med. Wschr. **87**, 307 (1957).

ČULIK, J.: Die Meningoencephalitis exanthematica. Čas. lék. česk. **1957**, 1146. Ref. Zbl. Haut- u. Geschl.-Kr. **100**, 113 (1958).

DALLDORF, G., J. F. ENDERS, A. B. SABIN, J. T. SYVERTON and J. L. MELNICK: Enteric cytopathogenic human orphan (ECHO) viruses. Science **122**, 1187 (1955). — DU PAN, R. M., A. GAMPERT, J. GUINAND-DONIOL, R. RYCHNER, M. PACCAUD et J. J. DREIFUSS: Considérations à propos d'une nouvelle fièvre éruptive "l'exanthème ECHO". Praxis **48**, 198 (1959).

EBEL, D., u. H. HAGER: Über eine „exanthematische Meningitis". Dtsch. med. Wschr. **1957**, 473. — ENDERS-RUCKLE, G.: Enteroviren als mutmaßliche Ursache der sog. Bläschenkrankheit. Zbl. Bakt., I. Abt. Orig. **176**, 389 (1959). — ENDERS-RUCKLE, G., R. SIEGERT u. H. J. HEITE: Klinische und virologische Studie über das akute epidemische Exanthem (sog. Bläschenkrankheit). Münch. med. Wschr. **1959**, 1213.

FRANCIS, TH.: ECHO-Viruses. (Editorial addition.) In: Diagnostic procedures for virus and rickettsial diseases, second edit. Publ. Office Amer. Publ. Health Assoc., New York City 1956.

GÄDEKE, R., H. K. MITTELSTRASS u. R. SAUTHOFF: Untersuchungen über die Pathogenität des ECHO-9-Virus. Klin. Wschr. **37**, 365 (1959). — GALPINE, J. F.: Outbreak of aseptic meningitis with exanthema. Brit. med. J. **1958**, 319. — GANS, O.: Zur Klinik der sog „Bläschenkrankheit". Klin. Wschr. **37**, 46 (1959).

KLÖNE, W.: Der Nachweis menschenpathogener Virusarten mittels der Gewebekultur. In: Handbuch der Virusforschung, Bd. 4, S. 203—299. ECHO-Viren: S. 273—275. Wien: Springer 1958.

MACRAE, A. D.: Enteroviruses. Brit. med. Bull. **15**, 210 (1959). — MÜLLER, F., u. A. COLLI: Das ECHO-Virus-Exanthem. Beitrag zur virologischen Diagnostik des Erythema infectiosum bzw. der sog. Bläschenkrankheit. Dtsch. med. Wschr. **1959**, 1053. — MUNK, K.: Die Enteroviruskrankheiten. Poliomyelitis-, Coxsackie- und ECHO-Virus-Infektionen. Med. Klin. **1959**, 682. — MUNK, K., u. TH. NASEMANN: Untersuchungen über die Ätiologie der in Süddeutschland beobachteten Fälle des variablen infektiösen Exanthems. Isolierung eines ECHO-Virus. Klin. Wschr. **1959**, 371.

NASEMANN, TH., u. I. WOLF: Zur Ätiologie und Klinik der ECHO-Virus-Exantheme. Hautarzt **10**, 289 (1959). — NEVA, F. A., and J. F. ENDERS: Cytopathogenic agents isolated from patients during an unusual epidemic exanthem. J. Immunol. **72**, 307 (1954). — Isolation of an cytopathogenic agent from an infant with a disease in certain respects resembling roseola infantum. J. Immunol. **72**, 315 (1954).

PRINCE, J. T., J. W. ST. GEME jr. and W. F. SCHERER: ECHO-9 virus exanthema. J. Amer. med. Ass. **167**, 691 (1958).

RIVA, G.: Moderne Virologie, moderne Viruskrankheiten. Praxis **48**, 181 (1959). — ROHDE, B., u. H. LENNARTZ: Untersuchungen über die Ätiologie des Erythema infectiosum variabile. Dtsch. med. Wschr. **1960**, 388.

SABIN, A. B.: ECHO-Viruses. Mod. Med. (Minneap.) **26**, 94 (1958). — SCHLANGE, H.: Beitrag zur Klinik der Erkrankungen des Zentralnervensystems mit wahrscheinlicher Virusätiologie. Dtsch. Arch. klin. Med. **204**, 556 (1958). — SCHIRREN jr., C. G.: Bläschenkrankheit — Gestaltwandel oder neue Krankheit. Med. Klin. **1959**, 999. — SCHIRREN sen., C. G.: Gehäuftes (epidemisches?) Auftreten einer exanthematischen Infektionskrankheit in Kiel und Umgebung. Schlesw. Holst. Ärztebl. **1958**, H. 8.

TYRRELL, D. A. J., and B. SNELL: Recovery of a virus from cases of an epidemic exanthem associated with meningitis. Lancet **1956**, 1028.

VIVELL, O.: Neuentdeckte Viruskrankheiten und ihre Bedeutung für den praktischen Arzt. Landarzt **34**, 468 (1958).

WELLER, T. H.: Developments in our knowledge of the acute viral exanthemas. Mod. Med. (Minneap.) **26**, 109 (1958). — WENNER, H. A.: ECHO-Viren. Ein Überblick über ihre Natur und derzeitige Bedeutung in der klinischen Medizin. Klin. Wschr. **1959**, 313. — WISSLER, H., u. U. KRECH: Eine exanthematische Form der ECHO-Virus-Typ-9-Infektion. Praxis **46**, 1128 (1957).

B. IV. Exanthematische Viruskrankheiten aus dem Grenzgebiet der Dermatologie

ABRAMOW, S.: Zur pathologischen Histologie des Masernexanthems. Virchows Arch. path. Anat. **232**, 1 (1921). — ADAMS, J. M., and D. T. IMAGAWA: Immunological relationship between measles and distemper viruses. Proc. Soc. exp. Biol. (N.Y.) **96**, 240 (1957). — ALEXANDER, M.: Beobachtungen bei der diesjährigen Epidemie eines infektiösen polymorphen Erythems. Ärztl. Wschr. **1959**, 28. — Erythema infectiosum oder ECHO-Exanthem? Nachtrag zur Epidemie im Herbst 1958. Ärztl. Wschr. **1959**, 655. — ALLEN, J. E., and D. J. FRANK: The use of gamma globulin in the treatment of measles encephalitis. Pediatrics **17**, 78 (1956). — AMANN, L.: Einseitige periphere Facialisparese bei infektiöser Mononukleose. Münch. med. Wschr. **1959**, 270. — ANDERSON, J. F., and J. GOLDBERGER: Experimental measles in the monkey: a preliminary note. Publ. Hlth Rep. (Wash.) **26**, 847 (1911). — ANDERSON, S. G.: Experimental rubella in human volunteers. J. Immunol. **62**, 29 (1949). — Rubella virus in tissue culture. Lancet **1954**, 1107. — ANETZBERGER, H.: Über Haut- und Schleimhautbeteiligung beim Pfeifferschen Drüsenfieber. Diss. München 1960. — ASHBURN and CRAIG (1907): Zit. nach E. G. NAUCK 1952.

BLACK, F. L., M. REISSIG and J. L. MELNICK: Propagation of measles virus in a strain of human epidermoid cancer cells (Hep-2). Proc. Soc. exp. Biol. (N.Y.) **93**, 107 (1956). — BLANK, H., and G. RAKE: Viral and rickettsial diseases of the skin, eye and mucous membranes of man. Boston and Toronto: Little, Brown and Comp. 1955. — BECH, V.: Studies on the rate of multiplication of measles virus in rhesus monkey kidney cell cultures. Acta path. microbiol. scand. **44**, 299 (1958). — BECKER, H., u. H. LIESKE: Allergische Reaktion nach Gelbfieberimpfung. Z. Tropenmed. Parasit. **8**, 4 (1957). — BENDER, C. E.: Infectious mononucleosis masking concurrent streptococcic pharyngitis. J. Amer. med. Ass. **161**, 13 (1956). — BERGHE, L. VAN DEN, et P. LIESSENS: Transmissions de la mononucléose infectieuse humaine (fièvre ganglionnaire de Pfeiffer) au Macaca rhesus et passages successifs d'un virus filtrant. C. R. Soc. Biol. (Paris) **130**, 279 (1939). — BINGEL, K. F.: Experimentelle Beiträge zur Scharlachätiologie. Z. Hyg. Infekt.-Kr. **127**, 216 (1947). — Vergleichende Untersuchungen über die

Wärmeempfindlichkeit des Streptokokken-Begleitvirus und der unmittelbar erythrogenen Noxe beim Scharlach. Z. Hyg. Infekt.-Kr. **127**, 280 (1947). — Über die Entstehung scharlachspezifischer und unspezifischer Noxen bei hämolysierenden Streptokokken. Z. Hyg. Infekt.-Kr. **127**, 434 (1947). — Neue Untersuchungen zur Scharlachätiologie. Dtsch. med. Wschr. **1949**, 703. — BOGDANOWICZ, J.: Un cas d'encéphalite développée après exanthème subit. Ann. Pédiatr. **34**, 465 (1958). — BOGDANOWICZ, J., et H. SZCEPANSKA: Exanthema subitum. Pédiatrie **12**, 381 (1957). — BOULARD, P., et R. PIERRE: Le mégalerythème épidémique. Sem. Hôp. Paris **29**, 4059 (1953). — BREDEMANN, W.: Infektiöse Mononucleose und Nervensystem. Ärztl. Wschr. **1957**, 519. — BUDOLFSEN, S. E.: Mißbildungen nach Rubeola während der Gravidität. Ugeskr. Laeg. **1956**, 859.

CALLOMON, F. T.: Neuere Arbeiten des amerikanischen Schrifttums. IV. Mitt. Hautarzt **10**, 49 (1959). — CANTWELL, R. J.: Rubella encephalitis. Brit. med. J. **1957**, 1471. — CLÉMENÇON, G., u. I. KIEBSCH: Beitrag zur Klinik der Mononucleosis infectiosa. Dtsch. med. Wschr. **1958**, 257, 260. — COERPER, C.: Beitrag zur Klinik des Erythema infectiosum. Münch. med. Wschr. **1920**, 456. — CONDON, F. J.: Erythema infectiosum — report of an area-wide outbreak. Amer. J. publ. Hlth. **49**, 528(1959). — CUENDET, O.: Über gleichzeitiges Auftreten von Morbilli während einer Rubeola-Epidemie. Praxis **1948**, 787. — CZERVINSKY, P.: Ann. Allergy **15**, 30 (1957). Zit. nach F. T. CALLOMON 1959.

DAHL, E.: Tyfös form av mononucleosis infectiosa. Nord. Med. **56**, 1493 (1956). — Rubella epidemic with complications. T. norske Laegeforen. **77**, 18 (1957). — DEGEN, S.: Über einen Fall eines „hämorrhagischen Exanthems" bei abortiv verlaufenden Masern. Ärztl. Wschr. **1951**, 764. — DEKKING, F., and K. McCARTHY: Propagation of measles virus in human carcinoma cells. Proc. Soc. exp. Biol. (N.Y.) **93**, 1 (1956). — DOERR, W.: Kyematopathien und perinatale Krankheiten. Ärztl. Wschr. **1957**, 721. — DOST, F. H.: Penicillin und Scharlach. Z. ärztl. Fortbild. **51**, 353 (1957).

ENDERS, J. F.: Observation on certain viruses causing exanthematous diseases in man. Amer. J. med. Sci. **231**, 622 (1956). — ENDERS, J. F., K. McCARTHY, A. MITUS and W. J. CHEATHAM: Isolation of measles virus at autopsy in cases of giant-cell pneumonia without rash. New Engl. J. Med. **261**, 875 (1959). — ENDERS, J. F., and T. C. PEEBLES: Propagation in tissue cultures of cytopathogenic agents from patients with measles. Proc. Soc. exp. Biol. (N.Y.) **86**, 277 (1954). — ENDERS, J. F., TH. C. PEEBLES, K. McCARTHY, M. V. MILOVANOVIĆ, A. MITUS and A. HOLLOWAY: Measles virus: a summary of experiments concerned with isolation, properties, and behavior. Amer. J. publ. Hlth **47**, 275 (1957). — ENDERS-RUCKLE, G.: Enteroviren als mutmaßliche Ursache der sog. Bläschenkrankheit. Zbl. Bakt., I. Abt. Orig. **176**, 389 (1959). — Virusbedingte Exanthemkrankheiten des Menschen. Öff. Gesundh.-Dienst **21**, 536 (1960). — ENDERS-RUCKLE, G., H. J. HEITE u. R. SIEGERT: Klinische und virologische Studie über das akute epidemische Exanthem (sog. „Bläschenkrankheit"). 1. Mitt. Besprechung der Krankheitsfälle und der zugehörigen Isolierungsversuche. Münch. med. Wschr. **1959**. 490. — ENDERS-RUCKLE, G., R. SIEGERT u. H. J. HEITE: 2. Mitt.: Identifizierung der zytopathogenen Agentien und serologisches Verhalten der Patienten. Münch. med. Wschr. **1959**, 1213. — EXPOSITO, L.: Sobre un nuevo brote epidémico de eritema infeccioso o quinta enfermedad. Rev. cubana Pediat. **28**, 453 (1956).

FITZ-HUGH jr., TH.: Acute infectious mononucleosis in a 64 year old woman. Blood **12**, 398 (1957). — FLAMM, H.: Die pränatalen Infektionen des Menschen. Stuttgart: Georg Thieme 1959. — FRANKEL, J. W., and M. KING WEST: Cultivation of measles virus in stable line of human amnion cells. Proc. Soc. exp. Biol. (N.Y.) **97**, 741 (1958). — FROEWIS, J., u. W. PLATTNER: Viruserkrankungen in der Schwangerschaft und Embryopathien. Wien. klin. Wschr. **1956**, 645.

GANS, O.: Zur Klinik der sog. „Bläschen-Krankheit". Klin. Wschr. **1959**, 46. — GANS, O., u. G. K. STEIGLEDER: Histologie der Hautkrankheiten, 2. Aufl., Bd. 2. Berlin-Göttingen-Heidelberg: Springer 1957. — GERMER, W. D.: Virusinfektionen als Ursache von Fruchttod und Frühsterblichkeit. Dtsch. med. Wschr. **1955**, 1261. — Wie häufig kommt eine Embryopathie nach Röteln bei Schwangeren vor? Dtsch. med. Wschr. **1958**, 1860. — Schwangerschaftsunterbrechung bei Viruskrankheiten. Münch. med. Wschr. **1960**, 138. — GERMER, W. D.: Viruserkrankungen des Menschen. Stuttgart: Georg Thieme 1954. — GIRARDI, A. J., J. WARREN, C. GOLDMAN and B. JEFFRIES: Growth and CF antigenicity of measles virus in cells deriving from human heart. Proc. Soc. exp. Biol. (N.Y.) **98**, 18 (1958). — GLANZMANN, E.: Infektiöse Mononukleose (Morbus Pfeiffer). In Handbuch der inneren Medizin, 4. Aufl., Bd. I, Teil 1. Berlin-Göttingen-Heidelberg: Springer 1952. — Erythema infectiosum. In Handbuch der inneren Medizin, 4. Aufl., Bd. I, Teil 1, S. 252. Berlin-Göttingen-Heidelberg: Springer 1952. — Das kritische Dreitagefieberexanthem der kleinen Kinder (Exanthema subitum). In Handbuch der inneren Medizin, 4. Aufl., Bd. I, Teil 1, S. 260. Berlin-Göttingen-Heidelberg: Springer 1952. — GORDON-SMITH, C. E.: Isolation of three strains of type 1 Dengue virus from a local outbreak of the disease in Malaya. J. Hyg. (Lond.) **54**, 569 (1956). — GREENBERG, M., O. PELLITTERI and J. BARTON: Frequency of defects in infants whose mothers had rubella during pregnancy. J. Amer. med. Ass. **165**, 675 (1957). — GREGG, N. M.: Congenital cataract following german measles in mother. Trans. ophthal. Soc. Aust. **3**, 35 (1942). — GREITHER, A.: Das Megalerythema epidemicum (Erythema infectiosum). In: Dermatologie und Venerologie, herausgeg. von GOTTRON u. SCHÖNFELD, Bd. II, Teil 1, S. 463 bis 465. Stuttgart: Georg Thieme 1958. — GRIMMER, H.: Erythema infectiosum. Z. Haut- u. Geschl.-Kr. **26**, 1 (1958). — GRIMMER, H., and A. JOSEPH: An epidemic of infectious erythema in Germany. A.M.A. Arch. Derm. **80**, 283 (1959). — GUELMINO, D. J., u. M. JEVTIC: Eine epidemiologische und hämatologische Studie von Pappatacifieber in Serbien. Acta trop. (Basel) **12**, 179 (1955). — GÜNTHER, F.: Beitrag zur Pathogenese der Röteln-Embryopathie. Arch. Kinderheilk. **144**, 152 (1952).

HÄCKEL, A.: Erfahrungen mit Human-Globulin zur Masern-Prophylaxe. Kinderärztl. Praxis **20**, 298 (1952). — HAENSCH, R., u. W. BLAICH: Klinische Merkmale des Erythema infectiosum. Z. Haut- u. Geschl.-Kr. **27**, 65 (1959). — HÄUPLER, W.: Zur Diagnose und Therapie der infektiösen Mononukleose (Pfeiffersches Drüsenfieber). Landarzt **34**, 461 (1958). — HAHLWEG, G.: Über einen tödlich verlaufenen Fall von akutem epidemischem Exanthem sive variablem infektiösem Exanthem (sog. Bläschenkrankheit). Münch. med. Wschr. **1961**, 151. — HANEKE, K.: Über Riesenzellen im Nasensekret während der Masern-Prodromi. Arch. Kinderheilk. **154**, 253 (1957). — HECHT, E.: Rubeolae während der Gravidität. Ugeskr. Laeg. **1956**, 863. — HEGLER, C.: Praktikum der wichtigsten Infektionskrankheiten. Wiesbaden: Georg Thieme 1946. — HELLSTRÖM, B., and B. VAHLQUIST: Experimental inoculation of roseola infantum. Acta paediat. (Uppsala) **40**, 189 (1951). — HERMANS, E. H.: Die Margarinekrankheit. Hautarzt **12**, 59 (1961). — HERZBERG, K., G. MAY u. K. LAPPE: Gewebekulturversuche mit Material von Exanthema infectiosum variabile. Klin. Wschr. **38**, 376 (1960). — HILL, A. B., R. DOLL, T. McL. GALLOWAY and J. P. W. HUGHES: Virus diseases in pregnancy and congenital defects. Brit. J. prev. soc. Med. **12**, 1 (1958). — HOAGLAND, R. J.: Diagnostische Kriterien der infektiösen Mononukleose. Dtsch. med. Wschr. **1957**, 1167. — HOTTA, S., and C. A. EVANS: Cultivation of mouse-adapted Dengue virus (type 1) in rhesus monkey tissue culture. J. infect. Dis. **98**, 88 (1956). — HSIUNG, G. D., A. MANNINI and J. L. MELNICK: Plaque assay of measles virus on Erythrocebus patas monkey kidney monolayers. Proc. Soc. exp. Biol. (N.Y.) **98**, 68 (1958). — HUISMAN, J., H. M. G. DOEGLAS, L. BUREMA en E. H. HERMANS: Epidemiologische opsporing en klinisch beeld vom de ziekte, outstaan na het gebruik van Plantamargarine. Ned. T. Geneesk. **104**, 1828 (1960).

IMAGAWA, D. T., and J. M. ADAMS: Propagation of measles virus in suckling mice. Proc. Soc. exp. Biol. (N.Y.) **98**, 567 (1958).

JADASSOHN, W.: Die Immunbiologie der Haut. In: Handbuch der Haut- und Geschlechtskrankheiten von J. JADASSOHN, Bd. 2. Berlin: Springer 1932. — JOSEPH, R., M. RIBIERRE, J. C. JOB et J. GABILAN: Les complications nerveuses de l'exanthème subit. Sem. Hôp. Paris **34**, 546 (1958).

KARTE, H.: Ursachen und Verhütung von Fehlbildungen. Medizinische **1958**, 583. — KATZ, S. L., M. V. MILOVANOVIĆ and J. F. ENDERS: Propagation of measles virus in cultures of chick embryo cells. Proc. Soc. exp. Biol. (N.Y.) **97**, 23 (1958). — KAYE, B. M., D. C. ROSNER and I. F. STEIN: Viruserkrankungen in der Schwangerschaft und ihre Wirkung auf Embryo und Foet. Amer. J. Obstet. Gynec. **65**, 109 (1953). — KEMPE, C. H., E. B. SHAW, J. R. JACKSON and H. K. SILVER: Studies on the etiology of exanthema subitum (Roseola infantum). J. Pediat. **37**, 561 (1950). — KENIS, Y., P. DUSTIN jr. et T. PELTZER: Un cas de maladie de HODGKIN avec syndrome hématologique et sérologique de mononucléose infectieuse. Acta haemat. (Basel) **20**, 329 (1958). — KIMMIG, J., B. ROHDE u. J. HAGENOW: Zur Ätiologie eines epidemisch aufgetretenen, infektiösen Exanthems, sog. Kieler-, Osnabrücker- oder Bläschen-Krankheit. (Isolierung eines vermehrungsfähigen Agens mit cytopathogenem Effekt in der Gewebekultur). Klin. Wschr. **1959**, 12. — KIRCHER, W.: Zur Klinik des Exanthema subitum. Wien. med. Wschr. **1957**, 526. — KLÖNE, W.: Der Nachweis menschenpathogener Virusarten mittels der Gewebekultur. In Handbuch der Virusforschung, Bd. 4, S. 203—299; Masern: S. 264—265. Wien: Springer 1958. — KOEPPE, H. W.: Infektionskrankheiten und Schwangerschaft. Ärztl. Wschr. **11**, 949 (1956). — KORNTNER, I.: Zur Virusätiologie des Erythema infectiosum acutum und des Exanthema subitum. Diss. München 1959. — KORTING, G. W.: Megalerythema epidemicum. Derm. Wschr. **124**, 785 (1951). — Das bisher bekannte Bild des Erythema infectiosum und die jetzige exanthematische Pandemie. Medizinische **1958**, 2064. — KRAUSS, H.: Veränderungen des Augenhintergrundes beim Pappatacifieber. Z. ges. inn. Med. **10**, 983 (1955). — KRUEGER, W.: Das tägliche Blutbild. VII. Atypischer Fall von infektiöser Mononukleose. Medizinische **1957**, 322. — KRUGMAN, S., and R. WARD: Rubella. Demonstration of neutralizing antibody in gamma globulin and re-evaluation of the rubella problem. New Engl. J. Med. **259**, 16 (1958). — KUNZFELD, M.: Beitrag zum Erythema infectiosum. Z. Haut- u. Geschl.-Kr. **26**, 137 (1959).

LEINER, C.: Hautkrankheiten im Säuglingsalter. In Handbuch der Haut- und Geschlechts-krankheiten von J. JADASSOHN, Bd. XIV, Teil 1. Roseola infantum, S. 473—475. Berlin: Springer 1930. — LETCHNER, A.: Roseola infantum. A review of fifty cases. Lancet 1955, 1163. — LINNEWEH, F., u. U. STAVE: Über Anpassungsvorgänge nach der Geburt. Klin. Wschr. 1960, 1. — LIPSCHÜTZ, B.: Die Einschlußkrankheiten der Haut. In Handbuch der Haut- und Geschlechtskrankheiten von J. JADASSOHN, Bd. II. Berlin: Springer 1932. — LORANT, P.: Zehn Fälle von Röteln in der Schwangerschaft. Wien. klin. Wschr. 1957, 171. — LÜDIN, H.: Die Diagnose der Mononucleosis infectiosa im Lymphknotenpunktat. Schweiz. med. Wschr. 1948, 982. — LÜTZENKIRCHEN, A.: Viruserkrankungen der Haut und Frucht-schädigung. Med. Klin. 1955, 1877. — LYON, E.: Viruskrankheiten und Hyperergie. Allergie u. Asthma 3, 229 (1957).

MARCHIONINI, A., und TH. NASEMANN: Epidemisches Auftreten einer exanthematischen Infektionskrankheit. Ärztl. Fortbild. Nr 11 (1958). — MARETIĆ, Z., u. I. MATAJAŠIĆ: Eine weniger bekannte Lokalisation des Enanthems bei Rubeola. Med. Klin. 1958, 145. — MAYER, M.: Hauterscheinungen bei Dengue. Im Abschnitt: Exantheme und andere Hauterscheinungen bei exotischen Krankheiten. In Handbuch der Haut- und Geschlechtskrankheiten von J. JADASSOHN, Bd. XII, Teil 1, S. 208. Berlin: Springer 1932. — Hauterscheinungen bei Pappatacifieber. In Handbuch der Haut- und Geschlechtskrankheiten von J. JADASSOHN, Bd. XII, Teil 1, S. 209. Berlin: Springer 1932. — McCARTHY, K.: Measles. Brit. med. Bull. 15, 201 (1959). — MEULI, CH.: Charakteristische Riesenzellen im Nasensekret bei Masern. Amer. J. clin. Path. 15, 334 (1945). — MILOVANOVIĆ, M. V., J. F. ENDERS and A. MITUS: Cultivation of measles virus in human amnion cells and in developing chick embryo. Proc. Soc. exp. Biol. (N.Y.) 95, 120 (1957). — MIROVSKY, J., u. L. SEIDLER: Masernvorbeugung mit Gammaglobulin und Trockenplasma in Säuglingsheimen, Kindergärten und Krankenhäusern. Kinderärztl. Prax. 23, 537 (1955). — MÖBUS, L.: Über Erythema infectiosum. Dtsch. Gesundh.-Wes. 9, 780 (1954). — Das Exanthema subitum und seine Differentialdiagnose. Dtsch. Gesundh.-Wes. 11, 392 (1956). — Beitrag zur Frage der Rezidive und Zweiterkrankungen beim Exanthema subitum. Z. ges. inn. Med. 14, 445 (1959). — MORARI, M.: Zur Frage der diaplazentaren Virusinfektion. Wien. klin. Wschr. 1956, 835. — MORAWETZ, G.: Akute Exantheme. In Handbuch der Haut- und Geschlechtskrankheiten von J. JADASSOHN, Bd. XIV, Teil 1, S. 419—458. Berlin: Springer 1930. — MÜLLER, F.: Komplementbindende Antikörper bei der infektiösen Mononukleose (Pfeifferschen Drüsenfieber). Klin. Wschr. 1958, 685. — MÜLLER, F., u. A. COLLI: Das ECHO-Virus-Exanthem. Beitrag zur virologi-schen Diagnostik des Erythema infectiosum bzw. der sog. Bläschenkrankheit. Dtsch. med. Wschr. 1959, 1053. — MÜLLER, H. K., u. H. SCHÄFFER: Über Embryopathia rubeolosa. Ber. dtsch. ophthal. Ges. 1950, 364,. — MUNK, K., u. TH. NASEMANN: Untersuchungen über die Ätiologie der in Süddeutschland beobachteten Fälle des variablen infektiösen Exanthems. Isolierung eines ECHO-Virus. Klin. Wschr. 1959, 371.

NASEMANN, TH., E. STETTWIESER u. H. RÖCKL: Zur Klinik des variablen infektiösen Exanthems. Beobachtungen anläßlich der Epidemie im Herbst 1958. Münch. med. Wschr. 1959, 485. — NAUCK, E. G.: Tropische Viruskrankheiten. In Handbuch der inneren Medizin, 4. Aufl., Bd. I, Teil 1, S. 593. Berlin-Göttingen-Heidelberg: Springer 1952. — Die Pathologie der Viruskrankheiten. Zbl. Bakt., I. Abt. Orig. 160, 139 (1953). — Lehrbuch der Tropen-krankheiten. Stuttgart: Georg Thieme 1956. — Abschnitte „Masern" (S. 1278) und „Röteln" (S. 1283). In: Die Infektionskrankheiten des Menschen und ihre Erreger, herausgeg. von A. GRUMBACH u. W. KIKUTH. Stuttgart: Georg Thieme 1958. — NEVA, F. A., and J. F. ENDERS: Isolation of a cytopathogenic agent from an infant with a disease in certain respects resembling roseola infantum. J. Immunol. 72, 315 (1954).

OCKLITZ, H. W., u. R. NEUENDORFF: Riesenzellen im Nasenabstrich eine Hilfe für die Masernfrühdiagnose? Med. Klin. 1958, 1130. — OXENIUS, K.: Die Masernlippe. Kinderärztl. Prax. 12, 353 (1941).

PASCHKE, R.: Beobachtungen bei der „Bläschenkrankheit" (Erythema infectiosum) in einer Landpraxis. Med. Klin. 1959, 135. — PELNER, L., and S. WALDMAN: Ann. Allergy 8, 583 (1950). Zit. nach E. LYON 1957. — PETTENKOFER, H. J., u. R. NIEBUHR: Kältehämaggluti-nation bei Erythema infectiosum. Klin. Wschr. 1959, 259. — PFEIFFER, E.: Drüsenfieber. Jb. Kinderheilk. 29, 257 (1889). — PIERROU, M.: Le signe des trois doigts dans la fièvre de trois jours (fièvre á phlébotomes). Bull. Soc. Path. exot. 50, 408 (1957). — POSPISCHILL, D.: Ein neues, als selbständig erkanntes akutes Exanthem. Wien. klin. Wschr. 1904, 181, 701.

RADL, H., u. K. HEKELE: Scarlatina und Psoriasis pustulosa. Arch. Kinderheilk. 160, 259 (1959). — RAKE, G., and M. F. SHAFFER: Propagation of the agent of measles in the fertile hen's egg. Nature (Lond.) 144, 672 (1939). — RAPP, F.: Observations of measles virus infection of human cells. III. Correlation of properties of clones of H. Ep.-2 cells with their susceptibility to infection. Virology 10, 86 (1960). — RATSCHOW, W.: Die Mundschleimhaut als Spiegel innerer Krankheiten. Dtsch. zahnärztl. Z. 9, K 73 (1954). — REAGAN, R. L., N. STRAND and A. L. BRUECKNER: Electron microscopic studies of the virus of german measles (rubella). Tex. Rep. Biol. Med. **11**, 502 (1953). — REAGAN, R. L., SING CHEN CHANG, S. E. MOOLTEN, E. CLARK and A. L. BRUECKNER: Electron microscopic studies of the roseola infantum (exanthem subitum) virus. Tex. Rep. Biol. Med. **13**, 929 (1955). — REIS, N. D.: Roseola infantum. An isolated outbreak. Lancet **1956**, 830. — RILEY jr., H. D.: Encephalitis complicating attenuated rubeola. A.M.A. J. Dis. Childh. **95**, 270 (1958). — ROHDE, B., u. H. LENNARTZ: Untersuchungen über die Ätiologie des Erythema infectiosum variabile. Dtsch. med. Wschr. **1960**, 388. — ROLLWAGEN, H. O.: Die Klinik der infektiösen Mononukleose beim Erwachsenen. Münch. med. Wschr. **1958**, 1773. — ROMINGER, E.: Viruskrankheiten in der täglichen Kinderpraxis. Wien. klin. Wschr. **1955**, 553. — RUCKLE, G.: Studies with measles virus. I. Propagation in different tissue culture systems. J. Immunol. **78**, 330 (1957). — Studies with measles virus. III. Attempts at isolation from post-mortem human tissue. J. Immunol. **79**, 361 (1957). — RUCKLE, G., and K. D. ROGERS: Studies with measles virus. II. Isolation of virus and immunologic studies in persons who have had the natural disease. J. Immunol. **78**, 341 (1957).

SABIN, A. B.: Recent advances in phlebotome and dengue fevers. IV. Internat. Congr. Trop. Med., Washington 1948, S. 520. — Research on dengue during World War II. Amer. J. trop. Med. Hyg. **1**, 30 (1952). — Recent advances in our knowledge of dengue and sandfly fever. Amer. J. trop. Med. Hyg. **4**, 198 (1955). — SABIN, A. B., and R. W. SCHLESINGER: Production of immunity to dengue with virus modified by propagation in mice. Science **101**, 640 (1945). — SCHINDLBECK, R.: Klinik und Problematik der sporadischen und epidemischen infektiösen Mononucleose. Med. Klin. **1959**, 801. — SCHIRREN sen., C. G.: Gehäuftes (epidemisches?) Auftreten einer exanthematischen Infektionskrankheit in Kiel und Umgebung. Schleswig-Holsteinisches Ärzteblatt **1958**, H. 8. — SCHIRREN sen., C. G., u. B. ROHDE: Über eine exanthematische Infektionskrankheit in Kiel und Umgebung. Med. Klin. **1958**, 2053. — SCHREUS, H. TH.: Erythema infectiosum (Megalerythema epidemicum) Epidemie in Westdeutschland. Dtsch. med. Wschr. **1958**, 2165. — SCHREUS, H. TH., u. E. HEINISCH: Megalerythema epidemicum. Schweiz. med. Wschr. **89**, 584 (1959). — SCHUERMANN, H.: Krankheiten der Mundschleimhaut und der Lippen, 2. Aufl. München u. Berlin: Urban & Schwarzenberg 1958. — SEEBERG, G.: Skin sensitivity in scarlatina, rubella and morbilli. A study on intradermal reactions of the delayed type. Acta derm.-venereol. (Stockh.) **31**, 435 (1951). — SELANDER, P.: Mißbildungen infolge von Virusinfektionen während der Schwangerschaft. Berl. med. Z. **1950**, 249. — SHAUGHNESSY, H. J.: Present status of viral vaccines. Amer. Geriat. Soc. **5**, 175 (1957). — SHERMAN, F. E., and G. RUCKLE: In vivo and in vitro cellular changes specific for measles. A.M.A. Arch. Path. **65**, 587 (1958). — SHIVER, C. B., P. BERG and E. P. FRENKEL: Palatine petechiae, an early sign in infectious mononucleosis. J. Amer. med. Ass. **161**, 592 (1956). — SIEDE, W.: Die Mononukleose bei Viruskrankheiten. Klin. Wschr. **1949**, 649. — SMITH, J. N.: Complications of infectious mononucleosis. Ann. intern. Med. **44**, 861 (1956). — SOHIER, R., J. P. LÉPINE et V. SAUTTER: Recherches sur la transmission expérimentale de la mononucléose infectieuse au singe et à l'homme. Ann. Inst. Pasteur **65**, 50 (1940). — SORRELL, A. H.: Skin tests in certain virus diseases. Review of the literature. N.Y. St. J. Med. **56**, 1778 (1956). — SPIER, H. W.: Das polymorphe infektiöse Exanthem. Z. Haut- u. Geschl.-Kr. **27**, 246 (1959). — SPIESS, H.: Immunisierung gegen Masern, Röteln, Windpocken, Mumps und Hepatitis. In: Schutzimpfungen, herausgeg. von H. SPIESS, S. 277ff. Stuttgart: Georg Thieme 1958. — SPRINGER, G. F.: Freisetzung des heterogenetischen „Mononucleosefaktors" von Schaferythrocyten durch Influenzavirus und Pflanzenproteasen. Klin. Wschr. **1957**, 1048. — STRÖDER, J.: Der Scharlach. In: Klinik der Gegenwart, Bd. II, S. 313—333. München u. Berlin: Urban & Schwarzenberg 1956. — STROUD, G. M., H. L. BRODELL, W. P. LASCHEID and L. W. POTTS: Cutaneous eruptions after use of salk poliomyelitis vaccine. J. Amer. med. Ass. **166**, 251 (1958). — SULZBERGER, M. B., and C. ASHER: Urticaria and erythema multiforme-like eruptions following injection of yellow fever vaccine. U.S. nav. med. Bull. **40**, 411 (1942). — SWAN, CH.: Rubella in pregnancy as an aetiological factor in congenital malformation, stillbirth, miscarriage and abortion. J. Obstet. (Altrincham) **56**, 591 (1949). — SWEET, B. H., and A. B. SABIN: Properties and antigenic relationships of hemagglutinins associated with the dengue viruses. J. Immunol. **73**, 363 (1954).

TAYLOR, R. M.: Studies on certain viruses isolated in the tropics of africa and south america: their growth and behavior in the embryonated hen egg. J. Immunol. **68**, 473 (1952). — TELLER, H., u. H. KRÜGER: Über die Erythema infectiosum-Epidemie 1958 in West-Berlin. Berl. Med. **1959**, 14. — TOBIASCH, V., u. H. HÖRNER: Über ein diagnostisch wichtiges Symptom beim Pfeifferschen Drüsenfieber. Med. Klin. **47**, 1048 (1952). — TÖNDURY, G.: Zur Wirkung des Erregers der Rubeolen auf den menschlichen Keimling. Helv. paediat. Acta, Ser. D **7**, 105, (1952). — TRAUTMANN, F.: Hinweise zur Beurteilung und Erfassung der infektiösen Mononukleose. Ärztl. Wschr. **1954**, 184. — TRÜB, C. L. P., u. J. POSCH: Die Pandemie von Erythema infectiosum im Land Nordrhein-Westfalen und die Ergebnisse epidemiologisch-statistischer Sondererhebungen im Regierungsbezirk Düsseldorf. Im Jahrbuch 1959 der Akad. für Staatsmed. Düsseldorf, S. 9—31. — Die Erythema infectiosum (Exanthema infectiosum variabile)-Pandemie 1958. Med. Mschr. **14**, 149 (1960). — TRÜB, C. L. P., J. POSCH u. W. LAFORET: Ergebnisse epidemiestatistischer Erhebungen über die Erythema infectiosum-Pandemie 1958 im Land Nordrhein-Westfalen. Z. Haut- u. Geschl.-Kr. **27**, 77 (1959).

VOGTHERR, H.: Das Exanthema subitum (Dreitagefieber). Landarzt **33**, 67 (1957). WALTHER, K.: Über Erythema infectiosum. Derm. Wschr. **1949**, 178. — WARD, H., and G. PARKER: Passive protection against Rubella. Med. J. Aust. **1956**, 81. — WARTHIN, A. S.: Occurence of numerous giant cells in the prodromal stage of measles. Arch. Path. (Chicago) **11**, 864 (1931). — WENCKEBACH, G. K.: Histologische Veränderungen der Chorionallantois-membran von Hühnerembryonen bei der Züchtung von Masernvirus. Behringwerk-Mittei-lungen, Heft 9, S. 56, 1938. — WERNER, G. H.: Erythema infectiosum. Klin. Wschr. **1958**, 49. — WERNER, G. H., PH. S. BRACHMAN, A. KETLER, J. SCULLY and G. RAKE: A new viral agent associated with erythema infectiosum. Ann. N.Y. Acad. Sci. **67**, 338 (1957). — WERTHE-MANN, A.: Auswirkungen mütterlicher Infektionen auf die Frucht unter besonderer Berück-sichtigung von Rubeolen und Toxoplasmose. Pathologisch-anatomisches Referat. Ann. paediat. (Basel) **171**, 187 (1948). — WIESENER, H.: Die Scharlachschutzimpfung. In: Schutz-impfungen, herausgeg. von H. SPIESS, S. 96—106. Stuttgart: Georg Thieme 1958. — WIN-DORFER, A.: Das Dreitagefieber-Exanthem der kleinen Kinder. Med. Wschr. **1954**, 1201. — WINTER, H.: Mumps, infektiöse Mononukleose und Röteln bei Erwachsenen. Klinischer Beitrag zum potentiellen Erregerpantropismus. Münch. med. Wschr. **1954**, 342. — WISING, P. J.: A study of infectious mononucleosis (PFEIFFERS disease) from the etiological point of view. Acta med. scand. Suppl. **133**, 1 (1942). — WÖLLNER, D.: Differenzierungsmethoden zur serologischen Diagnose der infektiösen Mononukleose. I. Die Differentialabsorption mit Meerschweinchennierenzellen und Rindererythrocyten. III. Die Differentialagglutination mit nativen und papainisierten Hammelerythrocyten nach Absorption mit Meerschweinchen-nierenzellen und papainisiertem Hammelblut. Z. Immun.-Forsch. **113**, 208, 301 (1956). — WOLFF, J.: Embryopathia rubeolosa. Über angeborene Fehlbildungen nach Röteln in der Schwangerschaft. Mschr. Kinderheilk. **98**, 227 (1950).

YOSHIOKA, H.: Das Masernvirus. Dtsch. med. Wschr. **1958**, 2100.

ZAHORSKY, J.: Roseola infantum. Pediatrics **22**, 60 (1910). — ZISCHINSKY, H.: Aktuelle Scharlachfragen. Wien. klin. Wschr. **1957**, 93.

B. V. Maul- und Klauenseuche beim Menschen und dieser ähnliche Krankheitsbilder

ARDENNE, M. v., u. G. PYL: Versuche zur Abbildung des Maul- und Klauenseuche-Virus mit dem Universal-Elektronenmikroskop. Naturwissenschaften **28**, 531 (1940).

BACHRACH, H. L., W. R. HESS and J. J. CALLIS: Foot and mouth disease-virus. Its growth and cytopathogenicity in tissue culture. Science **122**, 1269 (1955). — BANKOWSKI, R. A., and M. B. KUMMER: Vesicular stomatitis and vesicular exanthema differentiation by complement fixation. Amer. J. vet. Res. **16**, 374 (1955). — BECK, W., u. P. COHRS: Allergi-sche seröse Glossitis des Rindes bei Maul- und Klauenseuche. Dtsch. tierärztl. Wschr. **60**, 65 (1953). — BLANK, H., and G. RAKE: Viral and rickettsial diseases of the skin, eye and mucous membranes of man. Boston and Toronto: Little, Brown & Comp. 1955. — BONÉT-MAURY, P.: Evaluation, par irridiation alpha, de la taille du virus de la fièvre aphteuse. Ann. Inst. Pasteur **69**, 22 (1943). — BRADISH, C. J., J. B. BROOKSBY and J. F. DILLON jr.: Biophysical studies of the virus system of vesicular stomatitis. J. gen. Microbiol. **14**, 290 (1956). — BRANDLY, C. A., R. P. HANSON and T. L. CHOW: Vesicular stomatitis with particular reference to the 1949 Wisconsin epizootic. Proc. Amer. vet. med. Ass. **1951**, 61. — BROOKSBY, J. B.: Vesicular stomatitis and foot-and-mouth disease differentiation by complement fixation. Proc. Soc. exp. Biol. (N.Y.) **67**, 254 (1948). — BROOKSBY, J. B., and S. ERICHSEN: A non-specific com-plement-fixing system in foot- and mouth disease and experiments on the absorption of heterologous antibody from serum. J. Hyg. (Lond.) **54**, 328 (1956). — BROWN, F., and J. CRICK: Specific precipitin reactions with the viruses of foot- and mouth disease and vesicular stomatitis. Nature (Lond.) **179**, 316 (1957). — BURTON, A. C.: Stomatitis contagiosa in horses. Vet. J. **73**, 234 (1917).

CALLIS, J. J.: Foot and mouth disease-virus. Its growth and cytopathogenicity in tissue culture. Science **122**, 1269 (1955). — CHOW, T. L., F. H. CHOW and R. P. HANSON: Mor-phology of foot-and-mouth disease virus. J. Bact. **68**, 724 (1954). — COLTAR, W. E.: Vesicular stomatitis. Vet. Med. **22**, 169 (1927).

DEDIÉ, K.: Das Verhalten des MKS-Virus im bebrüteten Hühnerei. Arch. exp. Vet.-Med. **6**, 22 (1952).

ELFORD, W. J., and I. A. GALLOWAY: Centrifugation studies. III. The viruses of foot-and mouth disease and vesicular stomatitis. Brit. J. exp. Path. **18**, 155 (1937).

FELLOWES, O. N., G. T. DIMOPOULLOS and J. J. COLLIS: Isolation of vesicular stomatitis virus of an infected laborer. Amer. J. vet. Res. **16**, 623 (1955). — FRENKEL, H. S.: Research on foot and mouth disease. II. The cultivation of the virus in explantations of tongue epi-thelium of bovine animals. Amer. J. vet. Res. **11**, 371 (1950).

GANS, O., u. G. K. STEIGLEDER: Histologie der Hautkrankheiten, 2. Aufl., Bd. II. MKS-Kapitel: S. 13—15. Berlin-Göttingen-Heidelberg: Springer 1957. — GEIGER, W.: Menschliche Erkrankungen im Maul- und Klauenseuchengang 1951/52. Ther. Ber. 1958, 194. — GINS, H. A.: Mikroskopische Befunde bei experimenteller Maul- und Klauenseuche. Zbl. Bakt., I. Abt. Orig. 88, 265 (1922). — GORET, P.: Aperçu sur les maladies animales à ultravirus transmissibles à l'homme. Maroc méd. 1955, Nr 362, 34. — Les maladies animales à ultravirus transmissibles à l'homme. Concours méd. 1957, 477. — GRALHEER, H.: Die Ultrafiltration des MKS-Virus. Arch. exp. Vet.-Med. 6, 50 (1952).

HANSON, R. P.: The natural history of vesicular stomatitis. Bact. Rev. 16, 179 (1952). — HANSON, R. P., A. F. RASMUSSEN, C. A. BRANDLY and J. W. BROWN: Human infection with the virus of vesicular stomatitis. J. Lab. clin. Med. 36, 754 (1950). — HEIDSIECK, C.: Zur Problematik der Maul- und Klauenseuche des Menschen. Dtsch. Gesundh.-Wes. 1952, 1136. — HEINY, E.: Vesicular stomatitis in cattle and horses in Colorado. N. Amer. Vet. 26, 726 (1945). — HELLER, J.: Maul- und Klauenseuche. Im Abschnitt: Die Klinik der wichtigsten Tierdermatosen. Handbuch der Haut- und Geschlechtskrankheiten von J. JADASSOHN, Bd. XIV, Teil 1, S. 828. Berlin: Springer 1930. — HILLEMAN, M. R.: Miscellaneous virus diseases. In: Diagnostic procedures for virus and rickettsial diseases. Publ. Office, Amer. Publ. Health Assoc., New York City, 2nd edit. 1956, Foot- and mouth disease, p. 480 bis 482. — HIRTZ, J., u. M. T. FAYET: Untersuchungen über die Vermehrung des MKS-Virus in Gewebekulturen. II. Biochemische Untersuchungen von Kulturen langer Dauer. Rev. Immunol. (Paris) 19, 436 (1955). — HÖRING, F. O.: Maul- und Klauenseuche beim Menschen. Med. Klin. 47, 266 (1952). — HULL, T. G.: Diseases transmitted from animals to man, 4th edit. p. 312. Springfield, Ill.: Thomas 1955.

JADASSOHN, W.: Die Immunbiologie der Haut. In Handbuch der Haut- und Geschlechtskrankheiten von J. JADASSOHN, Bd. II. MKS-Kapitel: S. 399—401. Berlin: Springer 1932. — JANSSEN, L. W.: Die Zentrifugierung und die Sedimentationskonstante des Maul- und Klauenseuche-Virusproteins. Naturwissenschaften 29, 102 (1941).

KLOPSTOCK, H.: Klinik und Ätiologie der Stomatitis vesicularis. Diss. München 1959. — KORN, G.: Die Erkrankung des Goldhamsters, Mesocricetus auretus, an Maul- und Klauenseuche. Arch. exp. Vet.-Med. 6, 36 (1952).

MACKOWIAK, C., H. GIRARD, R. CAMAND u. J. HIRTZ: Untersuchungen über die Vermehrung des Maul- und Klauenseuche-Virus in Gewebekulturen. I. Biologische Untersuchung von Kulturen langer Dauer. Rev. Immunol. (Paris) 19, 426 (1955). — McCLAIN, M. E., and A. J. HACKETT: A comparative study of the growth of vesicular stomatitis virus in five tissue culture systems. J. Immunol. 80, 356 (1958). — McCLAIN, M. E., and ST. H. MADIN: Experimental studies on vesicular stomatitis virus. I. Factors influencing infectivity titrations in the chick embryo. J. infect. Dis. 97, 280 (1955). — MICHELSEN, E., and K. SCHJERNING-THIESEN: Experiments on adaption of the virus of foot-and-mouth disease to chick embryos. Nord. Vet.-Med. 2, 1060 (1950). — MÖHLMANN, H.: Der derzeitige Stand der Forschung über das Virus der Maul- und Klauenseuche. Arch. exp. Vet.-Med. 8, 316—393 (1954). — MOHR, W.: Maul- und Klauenseuche beim Menschen. Med. Klin. 47, 858 (1952). — Die Maul- und Klauenseuche. Klinik der Gegenwart, Bd. VI, S. 75—83. München u. Berlin: Urban & Schwarzenberg 1957. — MOLLARET, P., L. SALOMON et L. SALOMON: La découverte d'une nouvelle méningite à virus d'origine vétérinaire (Stomatite pseudo-aphteuse épizootique des bovidés). Presse med. 61, 1615, 1715 (1953). — MUSSGAY, M.: Untersuchungen mit fluoreszierenden Antikörpern über die Bildung von spezifischem Antigen des Virus der Maul- und Klauenseuche in Gewebekulturzellen. Zbl. Bakt., I. Abt. Orig. 171, 413 (1958).

NARDELLI, L.: Ergebnisse und Probleme bei der Züchtung des Maul- und Klauenseuche-Virus in der Gewebekultur. Berl. u. Münch. tierärztl. Wschr. 1956, 309. — NASEMANN, TH.: Differentialdiagnose und Therapie aphthöser Krankheiten der Mundschleimhaut. Fortschritte der praktischen Dermatologie und Venerologie, Bd. III, S. 179—191. Berlin-Göttingen-Heidelberg: Springer 1960.

OLITSKY, P. K., and P. H. LONG: Histopathology of experimental vesicular stomatitis of the guinea pig. Proc. Soc. exp. Biol. (N.Y.) 25, 287 (1928).

PATTERSON, W. C., L. O. MOTT and E. W. JENNEY: A study of vesicular stomatitis in man. J. Amer. vet. med. Ass. 133, 57 (1958). — PAVLITZEK, R.: Zwei Fälle von Maul- und Klauenseuche beim Menschen durch Tierversuch nachgewiesen. Münch. med. Wschr. 1951, 1269. — PLATT, H.: A study of the pathological changes produced in young mice by the virus of foot-and-mouth disease. J. Path. Bact. 72, 299 (1956). — The significance for man of some dermotropic virus infections of animals. Med. Press 240, 1195 (1958).

RECZKO, E.: Elektronenmikroskopische Darstellung des Virus der Stomatitis vesicularis in der Mundschleimhaut des Rindes. Zbl. Bakt., I. Abt. Orig. 170, 545 (1957). — RÖHRER, H.: Die allmähliche Adaption des Rindervirus der Maul- und Klauenseuche vom B-Typ an das Mäusegehirn durch Wechselpassagen. Zbl. Bakt., I. Abt. Orig. 158, 312 (1952). — RÖHRER,

H., u. G. Pyl: Das Maul- und Klauenseuche-Virus. In Handbuch der Virusforschung von C. Hallauer u. K. F. Meyer, Bd. IV, S. 379—458. Wien: Springer 1958.

Schuermann, H.: Krankheiten der Mundschleimhaut und der Lippen, 2. Aufl., MKS-Kapitel S. 111—113. München u. Berlin: Urban & Schwarzenberg 1958. — Skinner, H. H.: The virus of vesicular stomatitis in small experimental hosts. J. comp. Path. **67**, 69, 87 (1957).

Traub, E., u. B. Schneider: Züchtung des Virus der Maul- und Klauenseuche im bebrüteten Hühnerei. Z. Naturforsch. **3**b, 178 (1948).

Vetterlein, W.: Das klinische Bild der Maul- und Klauenseuche beim Menschen, aufgestellt aus den bisher experimentell gesicherten Erkrankungen. Arch. exp. Vet.-Med. **8**, 541 (1954).

Wahl, H.: Der Nachweis der Maul- und Klauenseuche beim Menschen. Z. Tropenmed. Parasit. **4**, 26 (1952). — Waldmann, O., u. K. Trautwein: Experimentelle Untersuchungen über die Pluralität des Maul- und Klauenseuche-Virus. Berl. tierärztl. Wschr. **42**, 569 (1926).

B. VI. Warzen und andere infektiöse Akanthome

Alechinsky, A.: A propos d'un nouveau traitement des verrues. Arch. belges Derm. **11**, 258 (1956). — Atanasiu, P.: The transmission of the common wart to monkeys. Ann. Inst. Pasteur **74**, 246 (1948). — Auken, G.: On the technique of surgical treatment of verrucae plantae. Acta derm.-venereol. (Stockh.) **29**, 154 (1949). — Treatment of plantar warts. Acta derm.-venereol. (Stockh.) **31**, 79 (1951).

Baló, J., u. B. Korpássy: Warzen, Papillome und Krebs. Leipzig: Johann Ambrosius Barth 1936. — Barr, A., and R. B. Coles: Warts — a preliminary survey. Trans. St. John's Hosp. derm. Soc. (Lond.) **1956**, 14—23. — Barrett, Th. J., J. D. Silbar and J. P. McGinley: Genital warts — a venereal disease. J. Amer. med. Ass. **154**, 333 (1954). — Beard, J. W., and J. G. Kidd: Antigenic individuality of certain papilloma viruses. Proc. Soc. exp. Biol. (N.Y.) **34**, 451 (1936). — Becker, S. W.: The pigmentary form of verruca plana. Arch. Derm. Syph. (Chicago) **34**, 265 (1936). — Behl, P. N., and H. Singh: Hydrocortisone ointment in the treatment of verruca plana. Indian J. Derm. Venereol. **21**, 78 (1955). — Benshine jr., F. W.: Massive Condylomata acuminata der Vulva als Geburtskomplikation. Amer. J. Obstet. **42**, 338 (1941). Ref. Zbl. Haut- u. Geschl.-Kr. **69**, 566 (1943). — Bessiére, A.: Traitement des verrues plantaires par la cryothérapie associée à une pommade salicylée. Bull. Soc. franç. Derm. Syph. **63**, 85 (1956). — Biberstein, H.: Immunization therapy of warts. Arch. Derm. Syph. (Chicago) **50**, 12 (1944). — Bivins, J. A.: The growth in the developing chicken embryo of a filterable agent from verruca vulgaris. J. invest. Derm. **20**, 471 (1953). — Blank, H., M. S. Buerk and F. Weidman: The nature of the inclusion body of verruca vulgaris: a histochemical study of nucleotids. J. invest. Derm. **16**, 19 (1951). — Blank, H., and G. Rake: Viral and rickettsial diseases of the skin, eye and mucous membranes of man. Boston and Toronto: Little, Brown & Comp. 1955. — Bloch, D. P., and G. C. Godman: A cytological and cytochemical investigation of the development of the viral papilloma of human skin. J. exp. Med. **105**, 161 (1957). — Bockhorst, H.: Zur Behandlung plantarer Warzen. Münch. med. Wschr. **1957**, 1332. — Bory, L.: Une épidémie de verrues plantaires. Bull. Soc. franç. Derm. Syph. **57**, 319 (1950). — Brack, H.: Die maligne Entartung spitzer Condylome. Diss. München 1960. — Brain, R. T.: Treatment of virus diseases of the skin. Brit. med. J. **1937**, 1064. — Branson, E. C., and R. L. Rhea: Plantar warts. Cure by injection. New Engl. J. Med. **248**, 631 (1953). — Brunschwig, A., D. Tschetter and A. Hamann: Observations on the injection of human wart (verruca vulgaris) extracts into rabbits with benzpyrene papillomas on the ear. Amer. J. Cancer. **38**, 50 (1940). — Bruzzone, C.: Arch. ital. Laringologia **1915**. Zit. nach Meessen u. Schulz 1957. — Bunting, H.: Close-packed array of virus-like particles within cells of a human skin papilloma. Proc. Soc. exp. Biol. (N.Y.) **84**, 327 (1953). — Bunting, H., M. J. Strauss and W. G. Banfield: The cytology of skin papillomas that yield virus-like particles. Amer. J. Path. **28**, 985 (1952). — Buschke, A., u. G. Löwenstein: Über carcinomähnliche Condylomata acuminata des Penis. Klin. Wschr. **14**, 1726 (1925). — Spitze Condylome des Penis und ihre Beziehung zum Peniscarcinom. Arch. Derm. Syph. (Berl.) **163**, 31 (1930). — Über die Beziehungen von spitzen Condylomen zu Carcinomen des Penis. Dtsch. med. Wschr. **1932**, 809.

Callomon, F.: Attempts to transmit human infectious (,,benign") epitheliomatoses to rabbits. Proc. Soc. exp. Biol. (N.Y.) **51**, 183 (1942). — Canava, J. D.: Zum Problem der Therapie der Feigwarzen. Vestn. Vener. H. 3, 52 (1950). [Russisch.] Ref. Zbl. Haut- u. Geschl.-Kr. **76**, 380 (1951). — Cassano, N. A.: A proposito di uno caso di epidermodisplasia verruciforme di Lewandowsky e Lutz con localiccacioni orali e faringee. Boll. Orecchio **69**, 572 (1951). — Charles, A.: Electron microscope observations on the human wart. Dermatologica (Basel) **121**, 193 (1960). — Chester, B. J., and B. Schwimmer: Perianal verruca acuminata with mucosal lesions. Arch. Derm. Syph. (Chicago) **71**, 149 (1955). — Cook, R. H., and C. Olson jr.: Experimental transmission of cutaneous papilloma of the horse.

Amer. J. Path. **27**, 1087 (1951). — Costa, O. G., and M. A. Junqueira: Epidermodysplasia verruciformis (Lewandowsky-Lutz). Arch. Derm. Syph. (Chicago) **46**, 469 (1942). — Cowdry, E. V.: The problem of intranuclear inclusions in virus diseases. Arch. Path. (Chicago) **18**, 527 (1934). — Crabtree, H. G.: The carbohydrate metabolism of certain pathological overgrowth. Biochem. J. **22**, 1289 (1928).

Dahmann, H.: Z. Laryng. Rhinol. **18**, 383 (1929). Zit. nach Meessen u. Schulz 1957. — Daud, J., e A. Rubin: Podophyllin in der Behandlung der Condylome der weiblichen Genitalien. An. Clin. Ginec. Fac. Med. Univ. S. Paulo **1947**, 110. Ref. Zbl. Haut- u. Geschl.-Kr. **74**, 151 (1950). — Degos, R., J. Meyer et de Lestrade: Accidents de la radiothérapie des verrues plantaires. A propos de trois observations de nécrose tardive subite. Bull. Soc. franç. Derm. Syph. **62**, 534 (1955). — Delmotte, A., G. Achten, C. Mestdagh, G. Moriame et L. van der Meiren: Evaluation de quelques traitements des verrues vulgaires et plantaires. Thérapie **13**, 422 (1958). — Dexter, H. T., and E. M. Rockwell: Simultaneous condylomata acuminata and condylomata lata. Report of a case. Arch. Derm. Syph. (Chicago) **64**, 205 (1951).

Epstein, L.: Über die Virusätiologie der Warzen und spitzen Condylome. Diss. München 1958. — Epstein, W. L., and A. M. Kligman: Treatment of warts with cantharidin. Arch. Derm. Syph. (Chicago) **77**, 508 (1958).

Felsher, Z.: Virus studies on cutaneous material. J. invest. Derm. **8**, 123 (1947). — Fergusson, A. G.: Warts of the skin and their treatment. Med. Press **227**, 521 (1952). — Fesseler, A.: Zur Ätiologie der Epidermodysplasia verruciformis Lewandowsky-Lutz. Diss. München 1959. — Findlay, G. H.: Wart relapses at the edges of therapeutic cantharidin blisters. A.M.A. Arch. Derm. **80**, 589 (1959). — Notes on infectious myxomatosis in rabbits. Brit. J. exp. Path. **10**, 214 (1929). — Warts. In C. H. Andrewes and others, A system of bacteriology in relation to medicine. Medical Research Council, London, His Majesty's Stationary Office, 1930, p. 252. — Fischer, E.: Versuche zur Kultivierung des „Warzenvirus" auf der Chorionallantois des Hühnereies. Arch. Derm. Syph. (Berl.) **196**, 256 (1953). — Freudenthal, W., u. R. Spitzer: Warzen und Kondylome. In Handbuch der Haut- und Geschlechtskrankheiten von J. Jadassohn, Bd. XII, Teil 3, S. 33—207. Berlin: Springer 1933. — Frey, E.: Zur Frage der ätiologischen Beziehungen der Warzen und spitzen Kondylome. Schweiz. med. Wschr. **1924**, 215. — Frick, M. H., L. Kantele and T. Putkonen: Treatment of warts by procaine injections. Acta derm.-venereol. (Stockh.) **38**, 394 (1958). — Frisch, D. C.: An attempt to culture the viruses of human warts and molluscum contagiosum in the developing chick embryo. J. invest. Derm. **15**, 5 (1950).

Gans, O., u. G. K. Steigleder: Histologie der Hautkrankheiten, 2. Aufl., Bd. 2. Warzen, Condylomata acuminata: S. 114—124. Berlin-Göttingen-Heidelberg: Springer 1957. — Garcia-Pérez, J.: Verruga plantar, simulando tuberculosis verrugosa. Act. dermo-sifiliogr. (Madr.) **41**, 65 (1949). — Gasse, J. J. van, and R. F. Miller: Incidence of verruca plantaris (plantar warts) in a school population. Arch. Pediat. **75**, 279 (1958). — Germer, W. D.: Viruserkrankungen des Menschen. Stuttgart: Georg Thieme 1954. — Gjessing, H. Chr.: Fußwarzen bei Schulkindern. Vorkommen und Behandlung. T. norske Laegeforen. **71**, 307 (1951). — Goldschmidt, H.: Spezieller Teil (S. 486—598) in H. Goldschmidt, M. Betetto u. G. Bonse, Die Röntgentherapie von Dermatosen (ausschließlich Tumoren). Erg.-Werk zum Handbuch der Haut- und Geschlechtskrankheiten von J. Jadassohn, Bd. V, Teil 2, herausgeg. von A. Marchionini u. C. G. Schirren. Berlin-Göttingen-Heidelberg: Springer 1959. — Goldschmidt, H., and A. M. Kligman: Experimental inoculation of humans with ectodermotropic viruses. J. invest. Derm. **31**, 185 (1958). — Grabbe, W.: Gefahren bei der Behandlung spitzer Condylome mit Podophyllin bei gleichzeitiger Neosalvarsantherapie. Hautarzt **2**, 325 (1951). — Green, R. G., R. J. Goodlaw and C. A. Evans: Transmission of human papilloma to monkeys. Amer. J. Cancer **39**, 161 (1940). — Greither, A.: Dermatologie der Mundhöhle und der Mundumgebung. Stuttgart: Georg Thieme 1955. — Greither, A., u. H. Tritsch: Die Geschwülste der Haut. Warzen und Condylomata acuminata: S. 1—6. Stuttgart: Georg Thieme 1957. — Gründer, H. D.: Die Tierpapillomatosen. Dtsch. tierärztl. Wschr. **66**, 159, 219 (1959). — Guillot, P. E., y E. E. Tello: El ungüento di hidrocortisona en el tratamiento de las verrugas planas juveniles. Arch. argent. Derm. **7**, 89 (1957).

Hämel, J.: Zur Behandlung der Verrucae, des Molluscum contagiosum und des Granuloma annulare. Derm. Wschr. **120**, 678 (1949). — Hall, R.: Plantar wart. Recurrence after curettage under local anaesthesia. Brit. J. Derm. **69**, 95 (1956). — Hartmann, E.: Über die Behandlung von Warzen und Feigwarzen mit Colchizin. Hautarzt **2**, 422 (1951). — Methionin in der Warzentherapie. J. med. Kosmet. **1956**, 107. — Hassard, G. H.: Old and new concepts in treatment of warts. Illinois med. J. **114**, 212 (1958). — Heinke, E.: Warzenbehandlung mit Varsyl! Derm. Wschr. **1956**, 361. — Hellier, F.: The treatment of warts with x-rays. Is their action physical or psychological? Brit. J. Derm. **63**, 193 (1951). — Hermans jr., E. H., and P. G. Bakker: Über die Behandlung von Warzen und einigen anderen Hautkrankheiten mit flüssigem Stickstoff. Ned. T. Geneesk. **1958**, 1903. — Hildebrandt, H.:

Condylomata acuminata. Med. Mschr. 10, 294 (1956). — HILLEMAN, M. R.: Viruses of special interest to the dermatologist. Arch. Derm. Syph. (Chicago) 61, 210 (1950). — HÖFER, W.: Über intraurethrale spitze Kondylome bei Männern. Derm. Wschr. 1957, 804. — HOFF-MANN, E.: Über verallgemeinerte Warzenerkrankung (Verrucosis generalisata) und ihre Beziehung zur Epidermodysplasia verruciformis (Lewandowsky). Derm. Z. 48, 241 (1926). — Versuch der Überimpfung einer Warze (Verruca vulgaris) auf Affenhaut. Derm. Wschr. 1955, 1033.

JABLONSKA, S., and B. MILEWSKI: Generalized common and hypertrophic warts. Brit. J. Derm. 69, 273 (1957). — JABLONSKA, S., u. B. MILEWSKI: Zur Kenntnis der Epidermodysplasia verruciformis Lewandowsky-Lutz (positive Ergebnisse der Auto- und Heteroinokulation). Dermatologica (Basel) 115, 1 (1957). — Verrucosis generalisata. I. Generalized verrucae planae and their connection with epidermodysplasia verruciformis Lewandowsky-Lutz. Polska Derm. Wener. 5, 159 (1958). — II. Generalized common and hypertrophic warts, their connection with epidermodysplasia verruciformis and acrokeratosis verruciformis Hopf. Polska Derm. Wener. 5, 172 (1958). — JAKOBI, H.: Arch. Ohr.-, Nas.- u. Kehlk.-Heilk. 167, 342 (1955). Zit. nach MEESSEN u. SCHULZ 1957. — JORDAN, P.: Warzenabschnitt in: Kurzes Lehrbuch der Kinderheilkunde, Augen-, Hals-, Nasen-, Ohren- und Hautkrankheiten von H. MAI, W. MEISNER, H. LOEBELL u. P. JORDAN, S. 657—658. München: J. F. Lehmann 1956.

KAMINSKY, A., B. GOLDSTEIN, P. BUMASCHNY y J. ABUFALIA: Condiloma acuminado bucal y peneano. Rev. argent. Dermatosif. 41, 111 (1957). — KERDEL-VEGAS, F., y O. REYES: Verrugas plantares pigmentadas multiples. Rev. Policlin. Caracas 1955, 109. — KLAPÖTKE, E., u. H. LANGHOF: Über außergewöhnliche, extragenitale Condylomata und deren auf der Chorionallantois züchtbaren Erreger. Derm. Wschr. 1953, 781. — KLOSTERMANN, G. F.: Die Behandlung der Plantarwarzen. Aesthetische Med. 9, 153 (1960). — KLÜKEN, N.: Epidermodysplasia verruciformis mit Cheilitis granulomatosa. Hautarzt 3, 405 (1952). — KNICK, J.: Internat. Zbl. Laryng. 36, 350 (1920). Zit. nach MEESSEN u. SCHULZ 1957. — KOCH, R.: Zur Behandlung der Fußsohlenwarzen. Strahlentherapie 91, 416 (1953). — KOGOJ, F.: Die Epidermodysplasia verruciformis. Acta derm.-venereol. (Stockh.) 7, 170 (1926). — KONJETZNY, G. E.: Über einen ungewöhnlichen Penistumor. Münch. med. Wschr. 16, 904 (1914).

LACASSAGNE, J.: Traitements des verrues vulgaires. Presse méd. 62, 53, 1115 (1954). — LANDES, E.: Epidermodysplasia verruciformis Lewandowsky und Lutz und Vitamin A. Derm. Wschr. 1952, 1130. — LANGHOF, H., u. G. ELSTE: Über hyperkeratotische Condylomata acuminata. Derm. Wschr. 1958, 1362. — Über einen weiteren Fall von hyperkeratotischen Condylomata. Derm. Wschr. 1959, 1217. — LELIÈVRE, J.: Le traitement des verrues plantaires. Concours méd. 79, 4985 (1957). — LEVER, W. F.: Histopathologie der Haut. Warzen und Condylomata acuminata: S. 246—252. Stuttgart: Gustav Fischer 1958. — LEWANDOWSKY, F., u. W. LUTZ: Ein Fall einer bisher nicht beschriebenen Hauterkrankung (Epidermodysplasia verruciformis). Arch. Derm. Syph. (Berl.) 141, 193 (1922). — LIPSCHÜTZ, B.: Über Chlamydozoa-Strongyloplasmen. Beitrag zur Kenntnis der Ätiologie der Warze (Verruca vulgaris). Wien. klin. Wschr. 1924, 286. — LIPSCHÜTZ, B.: Chlamydozoen-Strongyloplasmen-Befunde bei Infektionen mit filtrierbaren Erregern. In Handbuch der pathogenen Mikroorganismen von W. KOLLE u. A. v. WASSERMANN, 3. Aufl., Bd. VIII, Teil 1, S. 311—418. Jena, Berlin u. Wien: Gustav Fischer u. Urban & Schwarzenberg 1930. — In Handbuch der pathogenen Mikroorganismen, Bd. VIII, Teil 2, S. 1041—1047: Verrucae vulgares. 1930. — LIPSCHÜTZ, B.: Die Einschlußkrankheiten der Haut. In Handbuch der Haut- und Geschlechtskrankheiten von J. JADASSOHN, Bd. II. Condylomata acuminata: S. 71—73. Verruca vulgaris: S. 74—77. Larynxpapillom: S. 78—79. Berlin: Springer 1932. — LUND, H. Z., and C. LEUCHTENBERGER: The peculiar changes of nuclear chromatin in verruca vulgaris. Amer. J. Path. 27, 750 (1951). — LUTZ, W.: A propos de l'epidermodysplasie verruciforme. Dermatologica (Basel) 92, 30 (1946). — Zur Epidermodysplasia verruciformis. Dermatologica (Basel) 115, 309 (1957). — LYELL, A., and J. A. R. MILES: Myrmecia: A study of inclusion bodies in warts. Brit. med. J. 1951, 912. — LYNCH, F. W., and I. M. KARON: Formaldehyde in the treatment of warts. Arch. Derm. Syph. (Chicago) 62, 803 (1950). —

MADERNA, C.: La intradermoreazione con antigene specifico in infermi affetti da condilomi acuminati. Rif. med. 50, 1604 (1934). — La deviazione del complemento in infermi affetti da condilomi acuminati. Rif. med. 51, 93 (1935). — MEESSEN, H., u. H. SCHULZ: Elektronenmikroskopischer Nachweis des Virus im Kehlkopfpapillom des Menschen. Klin. Wschr. 1957, 771. — MEIROWSKY, E., and L. W. FREEMAN: Basophilic intranuclear inclusions in warts, psoriasis and certain malignancies. J. invest. Derm. 15, 49 (1950). — MELNICK, J. L., H. BUNTING, W. G. BANFIELD, M. J. STRAUSS and W. H. GAYLORD jr.: Electron microscopy of viruses of human papilloma, molluscum contagiosum, and vaccinia, including observations on the formation of virus within the cell. Ann. N.Y. Acad. Sci. 54, 1214 (1952). — MEMMESHEIMER, A. M., u. E. EISENLOHR: Untersuchungen über die Suggestivbehandlung der Warzen. Derm. Z. 1931, 63. — MEYER, G.: Zur Methionin-Behandlung von Warzen. J. med. Kosmet. 7,

250 (1955). — MIDANA, A.: Sulla questione dei rapporti tra epidermodysplasia verruciformis e verrucosi generalizzata. Osservatione su 4 casi di epidermodysplasia verruciformis a carattere famigliare. Dermatologica (Basel) 99, 1 (1949). — MIESCHER, G.: Diskussionsbemerkung zu einem Fall von Epidermodysplasia verruciformis von W. BURCKHARDT. Dermatologica (Basel) 96, 276 (1948). — MIESCHER, G., u. E. FISCHER: Condylomatosis. Dermatologica (Basel) 110, 366 (1955). — MORGAN, J. K.: Liquid nitrogen in the treatment of warts. Brit. J. Derm. 64, 55 (1952). — MORROW jr., R. P., J. R. MACDONALD and J. L. EMMETT: Condylomata acuminata of the urethra. J. Urol. (Baltimore) 68, 909 (1952).

NASEMANN, TH.: Die Therapie der Viruskrankheiten der Haut. Hautarzt 6, 385 (1955). — NELSON, A.: Treatment of the common wart by x-ray-therapy. Med. J. Aust. 1954, 669. — NELSON, L. M.: Experimental treatment of verruca vulgaris with locally injected colchicine. J. invest. Derm. 16, 123 (1951). — NEXMAND, P. H.: Carcinoma of penis, testis, epididymis, and perineum. Malignant degeneration of condylomas. Acta derm.-venereol. (Stockh.) 36, 186 (1956). — NOBIS, W.: Über die Behandlung spitzer Condylome mit Podophyllin. Z. Haut- u. Geschl.-Kr. 5, 525 (1948). — NÖDL, F.: Bemerkung zur Methioninbehandlung therapieresistenter Warzen. J. med. Kosmet. 1956, 106.

OBERMAYER, M. E.: Verruca plana of the face treated by posthypnotic suggestion. Arch. Derm. (Chicago) 60, 1222 (1949). — ORMEA, F.: Epidermodysplasia verruciformis und Hautcarcinome. Arch. Derm. Syph. (Chicago) 188, 278 (1949).

PARK, R. G.: The area factor in the irradiation therapy of warts. Brit. J. Derm. Syph. 67, 98 (1955). — PASTINSZKY, ST.: Beiträge zur Epidemiologie der Sohlenwarzen. Derm. Wschr. 1958, 1014. — PERLSTEIN, S. M.: The treatment of viral verrucae. Antibiot. Med. 5, 186 (1958). — PINETTI, P.: Tentavi di inoculazione del condiloma acuminato nella membrana corio-allantoidea dell'embrione di pollo. Atti Soc. ital. Derm. Sif. 3, 324 (1940). — PLEIN, O.: Über drei Fälle von inokulierten Verrucae vulgares. Diss. Mainz 1953. Siehe auch Derm. Wschr. 134, 859 (1956). — PULLAR, P., and TH. COCHRANE: The viral aetiology of verruca vulgaris. Scot. med. J. 1957, 189.

RASMUSSEN, K. A.: On the spontaneous cure of plantar warts. Acta derm.-venereol. (Stockh.) 34, 144 (1954). — RASMUSSEN, K. A.: Verrucae plantares. Symptomatology and epidemiology. Acta derm.-venereol. (Stockh.) 38, Suppl. 39, 1—146 (1958). — RICHTER, H.: Warzen an der Fußsohle. Ärztl. Wschr. 1947, 892. — RIGGIO, T.: Beitrag zur Kenntnis der von BUSCHKE und LÖWENSTEIN beschriebenen Form der Condylomata acuminata. Arch. ital. Derm. 26, 472 (1954). — ROBINSON, D. W.: Treatment of complications of plantar warts. Arch. Surg. (Chicago) 66, 434 (1953). — ROUS, P., and J. W. BEARD: Comparison of the tar tumors of rabbits and the virus-induced tumors. Proc. Soc. exp. Biol. (N.Y.) 33, 358 (1936). — RULISON, R. H.: Warts. A statistical study of 921 cases. Arch. Derm. Syph. (Chicago) 46, 66 (1942).

SCHIRREN, C. G.: Röntgentherapie von Hautkrankheiten bei Anwendung von Weichstrahlgeräten. In Fortschritte der praktischen Dermatologie, Bd. 2, S. 157. Berlin: Springer 1955. — SCHIRREN, C. G., N. HAUMAYR u. R. DITTMAR: Zum Problem des Strahlenschutzes: Die genetische Strahlenbelastung bei der Hautröntgentherapie. Strahlentherapie 108, 127 (1959). — SCHMIDEG, A.: Le rôle de la podophylloploïdie et des autres polyploïdies artificielles dans la thérapie des verrues et dans les récherches concernant les tumeurs. Börgyögy. vener. Szle 4, 287 (1950). — SCHÖNFELD, W.: Kurze Geschichte der Dermatologie und Venerologie und ihre kulturgeschichtliche Spiegelung. Hannover-Kirchrode: Th. Oppermann 1954. — SCHUERMANN, H.: Krankheiten der Mundschleimhaut und der Lippen, 2. Aufl. München u. Berlin: Urban & Schwarzenberg 1958. — SCHUHMACHERS-BRENDLER, R.: Die Behandlung der Plantarwarzen. Aesthetische Med. 9, 152 (1960). — SCOTT, E. J. VAN: Studies on the arginase activity of the skin. J. invest. Derm. 17, 21 (1951). — SIEGEL, B. V.: Biological and physical properties of a strain variant avian pox virus. Virology 2, 356 (1956). — Preliminary and short report. Contaminant filterable agent derived from a human wart. J. invest. Derm. 27, 379 (1956). — Electron microscopic studies of the virus of human warts. J. invest. Derm. 35, 91—93 (1960). — SIEGEL, B. V., and R. W. LEADER: Comparative histopathology of skin reactions in the chicken, turkey and canary infected with a strain variant canary pox virus. Amer. J. vet. Res. 18, 183 (1957). — SIEGEL, B. V., and F. G. NOVY jr.: Cultivation studies on wart suspensions of verruca vulgaris and condyloma acuminatum. J. invest. Derm. 25, 265 (1955). — SIMS, CH. F., and J. GARB: Giant condylomata acuminata of the penis associated with metastatic carcinoma of the right inguinal lymph node. Arch. Derm. Syph. (Chicago) 63, 383 (1951). — SORRELL, A. H.: Skin tests in certain virus diseases. N.Y. St. J. Med. 56, 1778 (1956). — STEINBERG, M. D.: A new treatment for resistant warts. (Report of 300 cases.) Surgery 39, 642 (1956). — STRAUSS, M. J., H. BUNTING and J. L. MELNICK: Virus-like particles and inclusion bodies in skin papillomas. J. invest. Derm. 15, 433 (1950). — Eosinophilic inclusion bodies and cytoplasmic masses in verrucae. J. invest. Derm. 17, 209 (1951). — STRAUSS, M. J., E. W. SHAW, H. BUNTING and J. L. MELNICK: „Crystalline" virus-like particles from skin papillomas characterized by intranuclear inclusion bodies. Proc. Soc.

exp. Biol. (N.Y.) **72**, 46 (1949). — STÜHMER, A.: Die Dornwarzen der Fußsohle und ihre Behandlung. Med. Klin. **1941**, 781. — SUGAI, T., and Y. SAKURANE: Gammaglobulin therapy of the virus diseases of the skin. I. Gammaglobulin therapy of juvenile flat warts and banal warts. Acta derm. (Kyoto) **54**, Abstr. 12 (1959). — SULLIVAN, M., and L. KING: Effects of resin of podophyllin on normal skin, condylomata acuminata, and verrucae vulgares. Arch. Derm. Syph. (Chicago) **56**, 30 (1947).

TEMPLETON, H. J.: Long incubation period of warts. Arch. Derm. Syph. (Chicago) **32**, 102 (1935). — THOMSEN, J. G., and J. E. RAUSCHKOLB: Contact X-ray therapy of the common wart. Arch. Derm. Syph. (Chicago) **65**, 533 (1952). — THOMSEN, O.: Die Virusarten als tumorerzeugende Agenzien. In Handbuch der Virusforschung von DOERR u. HALLAUER, 2. Hälfte, S. 994—1105. Wien: Springer 1939. — TORNABUONI, G.: Verrucosis generalisata. Arch. ital. Derm. **3**, 373 (1928). — TOURAINE, A.: Les applications nouvelles de la thérapeutique par la podophylline. Soc. franç. Derm. Syph. **1951**, 326. — TOURAINE, A., et M. DUCOURTIOUX: Leucodermies et radio-nécrose après radiothérapie de contact pour verrues. Bull. Soc. franç. Derm. Syph. **55**, 364 (1949). — TREITE, P.: Über die Carcinomentstehung auf spitzen Kondylomen. Zbl. Gynäk. **1941**, 1096.

ULLMANN, E. V.: Versuche, Kehlkopfpapillome auf Haut und Schleimhaut von Mensch und Tier zu übertragen. Wien. klin. Wschr. **1921**, 599. — On the aetiology of the laryngeal papilloma. Acta oto-laryng. (Stockh.) **5**, 317 (1923).

WAELSCH, L.: Übertragungsversuche mit spitzen Kondylomen. Arch. Derm. Syph. (Berl.) **124**, 625 (1917). — WAISMAN, M., and H. MONTGOMERY: Verruca plana and epithelial nevus. Arch. Derm. Syph. (Chicago) **45**, 259 (1942). — WARIN, R. P.: Plantar warts. Practitioner **1958**, 371. — WERF, E. VAN DER: An inquiry into the incidence and course of warts in school children. Med. T. Geneesk. **103**, 1204 (1959). — WIEDEMANN, G.: Die Behandlung spitzer Kondylome mit Colchicin. Derm. Wschr. **1957**, 1105. — WILE, U. J., and L. B. KINGERY: The etiology of common warts. J. Amer. med. Ass. **73**, 970 (1919); **76**, 440 (1921). — WILLCOX, R. R.: The treatment of genital warts. Med. Press **1948**, 103. — WILSON, J. F.: Genital warts. J. roy. Army med. Cps **68**, 227, 305 (1937). — WITTEN, V. H., and A. W. KOPF: A case for diagnosis: verrucae planae? Adenoma sebaceum? Epidermodysplasia verruciformis? Arch. Derm. Syph. (Chicago) **76**, 799 (1957). — WURM, K.: Die Behandlung der Condylomata acuminata mit Podophyllin in Polyglycol. Derm. Wschr. **1950**, 178.

YAMABE, Y.: Histochemical studies on nucleic acid in skin diseases. II. Virus skin diseases. Jap. J. Derm. **66**, 685 (1956).

ZIERZ, P.: Zur Behandlung von Fußwarzen mit flüssigem Stickstoff. Med. Klin. **1955**, 710. — Welche Behandlungsmethoden sind bei Warzen an den Fußsohlen zu empfehlen? Aesthetische Med. **9**, 148 (1960). — ZIERZ, P., u. H. J. ENDRES: Flüssige Luft (Stickstoff) zur Behandlung von Warzen. Dtsch. med. Wschr. **1954**, 216.

B. VII. Haut- und Schleimhautveränderungen bei Infektionen durch Chlamydozoaceae (Cysticeten)

ADAMS, W. C., and S. M. HINDMAN: Cat scratch disease associated with an osteolytic lesion. J. Pediat. **44**, 665 (1954). — ALLEN, J. H.: Inclusion Blenorrhea. Amer. J. Ophthal. **27**, 833 (1944). — ARMSTRONG, CH., W. B. DANIELS, F. G. MACMURRAY and H. C. TURNER: Complement fixation in cat scratch disease employing Lygranum C. F. as antigen. J. Amer. med. Ass. **161**, 149 (1956). — ASCHENBRENNER, R.: Therapeutische Probleme bei den praktisch wichtigen Viruskrankheiten. Münch. med. Wschr. **1957**, 401.

BIELING, R.: Virus-Kratz-Lymphadenitis. Dtsch. med. Wschr. **1951**, 1602. — BLANK, H., and G. RAKE: Viral and rickettsial diseases of the skin, eye and mucous membranes of man. Boston and Toronto: Little, Brown & Comp. 1955. — BÖSL, H.: Beteiligung der Mundschleimhaut und der submandibulären Lymphknoten bei Infektionen mit dem Virus der benignen Inoculationslymphoreticulose. Diss. München 1958. — BOTTERI, A.: Klinische, experimentelle und mikroskopische Studien über Trachom, Einschlußblenorrhoe und Frühjahrskatarrh. Klin. Mbl. Augenheilk. **50**, 653 (1912). — BRALEY, A. E.: Relation between the virus of trachoma and the virus of inclusion blenorrhea. Arch. Ophthal. (Chicago) **22**, 393 (1939). — Relation between trachoma and inclusion-blenorrhea. Trans. Amer. ophthal. Soc. **45**, 432 (1947). — BRALEY, A. E., and M. SANDERS: Aureomycin in ocular infections: A preliminary report. J. Amer. med. Ass. **138**, 426 (1948). — BRAND, G.: Unspezifisch-positive WaR bei Ornithose. Dtsch. med. Wschr. **1955**, 60. — BRAND, G., u. H. LIPPELT: Untersuchungen über den unspezifischen Wassermann-Antikörper bei Ornithose. Arch. ges. Virusforsch. **6**, 65 (1955). — BRAND, T. A., and K. C. FINKEL: Cat-scratch fever. Brit. med. J. **1956**, 88. — BUCKLEY, S. M., E. WHITNEY and F. RAPP: Identification by fluorescent antibody of developmental forms of psittacosis virus in tissue culture. Proc. Soc. exp. Biol. (N.Y.) **90**, 226 (1955).

COLLIER, L. H.: Recent advances in the virology of trachoma, inclusion conjunctivitis and allied diseases. Brit. med. Bull. **15**, 231 (1959). — COLLIPP, P. J., and R. KOCH: Cat-scratch fever associated with an osteolytic lesion. New Engl. J. Med. **260**, 278 (1959). — CORTELLA, E.: Sopra un caso di malattia de „graffio di gatto". Dermatologia (Napoli) **8**, 306 (1957).

DANIELS, W. B., and F. G. MACMURRAY: Cat scratch disease. Report of 160 cases. J. Amer. med. Ass. **154**, 1247 (1954). — DEBRÉ, R.: Die Katzenkratzkrankheit. Med. Klin. **1954**, 945. — DEBRÉ, R., et J. JOB: La maladie de griffes de chat. Acta paediat. (Uppsala) **43**, Suppl. 96, 1—87 (1954). — DEBRÉ, R., M. LAMY, M. L. JAMMET, L. COSTIL et P. MOZZICONACCI: La maladie de griffes de chat. Bull. Soc. méd. Hôp. Paris **66**, 76 (1950). — DUPERRAT, B.: Forme pseudo-vénérienne de la maladie de griffes de chat. Bull. Soc. méd. Hôp. Paris **67**, 848 (1951).

GANS, O., u. G. K. STEIGLEDER: Histologie der Hautkrankheiten, 2. Aufl., Bd. 1. Katzenkratzkrankheit: S. 435. Berlin-Göttingen-Heidelberg: Springer 1955. — GEBB, H.: Experimentelle Untersuchungen über die Beziehungen zwischen Einschlußblenorrhoe und Trachom. Z. Augenheilk. **31**, 475 (1914). — GERMER, W. D.: Viruserkrankungen des Menschen. Virus-Lymphadenitis: S. 152. Stuttgart: Georg Thieme 1954. — GIFFORD, H.: Skin-test reactions to cat-scratch disease among veterinarians. Arch. intern. Med. **95**, 828 (1955). — GIORDANO, G., e G. NIGRO: Linforeticolosi benigna da inoculazione da virus B: singolari aspetti clinici e immunologici. G. Mal. infett. **9**, 99 (1957). — GÖNNERT, R.: Über ein neues, dem Erreger des Lymphogranuloma inguinale ähnliches Mäusevirus. Klin. Wschr. **20**, 76 (1941). — Die Bronchopneumonie, eine neue Viruskrankheit der Maus. Zbl. Bakt., I. Abt. Orig. **147**, 161 (1941). — GRÄFF, S.: Tod an Katzenkratzkrankheit (Felinose). Mschr. Kinderheilk. **102**, 232 (1954). — GSELL, O., R. FORSTER u. E. KLAUS: Virus-Kratz-Lymphadenitis (Maladie des griffes de chat, Lymphoreticulosis benigna). Schweiz. med. Wschr. **81**, 699 (1951). — GSELL, O., u. M. GSELL-BUSSE: Die Katzenkratzkrankheit. Ergebn. inn. Med. Kinderheilk., N.F. **8**, 75—122 (1957).

HALBERSTAEDTER, L., u. S. v. PROWAZEK: Über Chlamydozoenbefunde bei Blenorrhoea neonatorum non gonorrhoica. Berl. klin. Wschr. **46**, 1839 (1909). — HAMRE, D., H. RAKE and G. RAKE: Morphological and other characteristics of the agent of feline pneumonitis grown in the allantoic cavity of the chick embryo. J. exp. Med. **86**, 1 (1947). — HANGER, F., and H. ROSE: 1945 nicht veröffentlichte Resultate. Zit. nach BLANK u. RAKE 1955. — HAY, J.: Cat scratch fever (non-bacterial regional lymphadenitis). Canad. med. Ass. J. **77**, 224 (1957). — HEDINGER, CHR., C. USTERI, T. WEGMANN u. F. WORTMANN: Der kutane Primäraffekt der sogenannten Katzenkratzkrankheit, einer benignen Viruslymphadenitis. Dermatologica (Basel) **104**, 101 (1952). — HERRLICH, A.: Infektionskrankheiten. Münch. med. Wschr. **1955**, 1697. — HILLEMAN, M. R.: Viruses of special interest to the dermatologist. Arch. Derm. Syph. (Chicago) **61**, 210 (1950). — HILLEMAN, M. R., A. B. GREAVES and J. H. WERNER: Group-specificity of psittacosis-lymphogranuloma venereum group skin test antigens in lymphogranuloma venereum patients. J. Lab. clin. Med. **52**, 53 (1958). — HINDEN, E.: Cat-scratch disease. Brit. med. J. **1957**, 444. — HÖLSCHER, J. F. M.: Acute viral infections of the lower respiratory tract in children, and the Stevens-Johnson syndrome. Ned. T. Geneesk. **1958**, 1025. — HÖRING, F. O., u. TH. ZWISSLER: Über eine kleine Epidemie von Katzenkratzkrankheit. Verh. dtsch. Ges. inn. Med. **1954**, 624. — HORDER, T., and A. E. GOW: Psittacosis. Record of nine cases with special reference of morbid anatomy in two of them. Lancet **1930**, 442.

JONES, B. R., L. H. COLLIER and C. H. SMITH: Lancet **1959**, 902. Zit. nach COLLIER 1959.

KIKUTH, W.: Die Einschlußkonjunctivitis. In: Die Infektionskrankheiten des Menschen und ihre Erreger (GRUMBACH u. KIKUTH), Bd. II, S. 1299. Stuttgart: Georg Thieme 1958. — KINDLER, W.: Die sogenannte Katzenkrallen-Krankheit im Blickfeld des Oto-Laryngologen. Berl. Med. (Jubiläumsausg.) **1958**, 34. — KLARENBEEK, A.: Die Katze als vermutliche Ursache einer lokalen und regionalen Lymphadenitis beim Menschen. T. Diergeneesk. **78**, 323 (1953). Ref. Zbl. Haut- u. Geschl.-Kr. **86**, 156 (1954).

LINDNER, K.: Die Früh-Initialform der Prowazek'schen Einschlüsse. Albrecht v. Graefes Arch. Ophthal. **76**, 559 (1910). — Zur Ätiologie der Gonokokken-freien Urethritis. Wien. klin. Wschr. **23**, 283 (1910). — Gonoblenorrhoe, Einschlußblenorrhoe und Trachom. Albrecht v. Graefes Arch. Ophthal. **78**, 345 (1911). — Zur Biologie des Einschlußblenorrhoe-Virus. Albrecht v. Graefes Arch. Ophthal. **84**, 1 (1913). — LIPPELT, H., u. G. BRAND: Die Komplementbindungsreaktion in der Diagnostik der Ornithose (Psittakose). Dtsch. med. Wschr. **1955**, 110. — LIPSCHÜTZ, B.: Die Einschlußkrankheiten der Haut. In Handbuch der Haut- und Geschlechtskrankheiten von J. JADASSOHN, Bd. II. Die Einschlußblenorrhoe des Genitales: S. 84. Berlin: Springer 1932. — LIU, C., and M. D. EATON: Bact. Proc. **1955**, 61 (Abstr.). Zit. nach G. POETSCHKE u. Mitarb. 1957. — LYON, R. L.: Cat-scratch fever. Reactivation by intradermal test. Lancet **1956**, 555.

MARGILETH, A. A.: Cat-scratch disease as a cause of the oculo-glandular syndrome of Parinaud. Pediatrics **20**, 1000 (1957). — MARSHALL, C. E.: Cat scratch fever. Canad. med.

Ass. J. **75**, 724 (1956). — MAURER, W.: Die Einschluß-bildenden Virusinfektionen der Urethra und Harnblase. Diss. München 1960. — MEMMESHEIMER, A. M.: Die Bedeutung der Urethritis non gonorrhoica für den Venerologen. Derm. Wschr. **135**, 105 (1957). — MEYTHALER, F., u. D. BETZ: Die Viruspneumonie des Menschen. Stuttgart: Ferdinand Enke 1952. — MOHR, W.: Klinik und Diagnostik der atypischen Pneumonien. Ärztl. Praxis **9**, 3 (1957). — MOLLARET, P.: La lymphoréticulose bénigne d'inoculation et la lymphogranulomatose bénigne vénérienne (Miyagawanelloses ganglionnaires). Maroc. méd. **37**, 741 (1958). — Die riesenzellig-lymphocytäre Form der regionären subakuten Adenopathie. Hautarzt **10**, 182 (1959). — MOLLARET, P., J. REILLY, R. BASTIN et P. TOURNIER: Documentation nouvelle sur l'adéno-pathie régionale subaiguë et spontanément curable décrite en 1950. La lymphoréticulose bénigne d'inoculation. Presse méd. **58**, 1353 (1950). — La réaction de fixation du complément de la lymphoréticulose bénigne d'inoculation. C. R. Soc. Biol. (Paris) **144**, 1493 (1950). — La découverte du virus de la lymphoréticulose bénigne d'inoculation. I. Caractérisation séro-logique et immunologique. Presse méd. **1951**, 681. — II. Inoculation expérimentale au singe et colorations. Presse méd. **1951**, 701. — Le virus de la lymphoréticulose bénigne d'inoculation. Presse méd. **1956**, 1177. — L'adénopathie régionale subaiguë lympho-plasmodiale (ex-type B de la lymphoréticulose bénigne d'inoculation). (Les sept observations actuellement connues.) Presse méd. **1956**, 2149. — MONSUR, K. A., and C. F. BARWELL: Observations on the antigenic relationship between the virus of enzootic abortion in ewes and viruses of the psittacosis-lymphogranuloma group. Brit. J. exp. Path. **32**, 414 (1951). — MORAX, V.: Sur l'étiologie des ophtalmies du nouveau-né et la déclaration obligatoire. Ann. Oculist. (Paris) **129**, 346 (1903). — MÜHLEMANN, H. R.: Ein neues stomatologisches Krankheitsbild: Die Virus-Kratz-Lymph-adenitis. Schweiz. Mschr. Zahnheilk. **61**, 896 (1951). — MÜLLER, F., u. E. MANNWEILER: Zur Klinik und Serologie der Ornithose im Kindesalter. N. öst. Z. Kinderheilk. **3**, 269 (1958).

NASEMANN, TH.: Die Anwendung der Elektronenmikroskopie in der Dermatologie. Hautarzt **3**, 483 (1952). — Diagnostik, Klinik und Therapie der Viruserkrankungen der Haut. In: Fortschritte der praktischen Dermatologie, Bd. 2, S. 244. 1955. — Die Therapie der Viruskrankheiten der Haut. Hautarzt **6**, 385 (1955). — Die Viruskrankheiten der Haut. In: Dermatologie und Venerologie, herausgeg. von H. A. GOTTRON u. W. SCHÖNFELD, Bd. II, Teil 2, S. 1299—1349. Stuttgart: Georg Thieme 1958. — Das Krankheitsbild der benignen Inokulations-Lymphoretikulose („Katzen-Kratz-Krankheit"). Landarzt **36**, 1136 (1960). — NORDMANN, M.: Die Katzenkratzkrankheit. Verh. dtsch. Ges. Path. **1955**, 112.

PETIT, B., et A. BASSET: Localisation inhabituelle de la maladie de la griffe du chat. Bull. Soc. franç. Derm. Syph. **62**, 45 (1955). — POETSCHKE, G., H. UEHLEKE u. L. KILLISCH: Untersuchungen mit fluorescein-markierten Antikörpern. I. Allgemeines und Methodisches. Z. Immun.-Forsch. **114**, 393 (1957).

RAKE, G., M. F. SHAFFER and P. THYGESON: Relationship of agents of trachoma and inclusion conjunctivitis to those of lymphogranuloma-psittacosis group. Proc. Soc. exp. Biol. (N.Y.) **49**, 545 (1942). — RAUSCHKOLB, R. R.: Cat-scratch disease. A selective review. A.M.A. Arch. Derm. **79**, 674 (1959). — REID, J. D.: Cat scratch disease. N.Z. med. J. **58**, 39 (1959). — ROOTS, E., u. R. ROTT: Herstellung eines hochwertigen komplementbindenden Antigens aus gereinigtem Psittakose-Virus. Zbl. Bakt., I. Abt. Orig. **172**, 29 (1958). — ROSS, M. R., and F. M. GOGOLAK: The antigenic structure of psittacosis and feline pneumo-nitis viruses. I. Isolation of complement-fixing antigens with group and species specificity. Virology **3**, 343 (1957). — II. Chemical nature of the alkalisoluble antigens. Virology **3**, 365 (1957). — RUGE, H.: Die Katzenkratzkrankheit (gutartige Virus-(kratz)-lymphadenitis). Literaturübersicht. Zbl. Haut- u. Geschl.-Kr. **87**, 177 (1954). — RUSKA, H., u. K. POPPE: Morphologische Beziehungen zwischen filtrierbaren Mikroorganismen und großen Virusarten. Z. Naturforsch. **2b**, 35 (1947).

SANSOT, M.: Erythème noueux au cours d'une maladie des griffes du chat. Arch. franç. Pédiat. **14**, 514 (1957). — SCHMID, K.: Ein Beitrag zur sog. Katzenkratzkrankheit. Wien. klin. Wschr. **1956**, 568. — SCHMIDTKE, L.: Psittakose. Entwicklung der epidemiologischen Lage ab 1931. Übersichtsreferat. Zbl. Bakt., I. Abt. Ref. **165**, 373 (1957). — SCHUERMANN, H.: Krankheiten der Mundschleimhaut und der Lippen, 2. Aufl. Katzenkratzkrankheit: S. 92. München u. Berlin: Urban & Schwarzenberg 1958. — SCHUERMANN, H., u. H. REICH: Katzenkratzkrankheit (Maladie des griffes de chat) in Deutschland. Hautarzt **3**, 225 (1952). — Klin. Wschr. **30**, 366 (1952). — SEBASTIANI, F.: A proposito di un caso clinico di linforeticulosi benigna da inoculazione. Nota di aggiornamento. G. ital. Derm. Sif. **97**, 173 (1956). — SHELDON, G. C., and H. SMELLIE: Cat-scratch disease with pneumonia. Brit. med. J. **1957**, 446. — SIBOULET, A.: Infections urogénitales à ultragermes. Presse méd. **31**, 630 (1951). — Recherche systematique de chlamydozoon oculo-genitale. Bull. Soc. franç. Derm. Syph. **58**, 367 (1951). — Urétrites non gonococciques, leur fréquence, leur éventuelle gravidité. J. Urol. méd. chir. **61**, 74 (1955). — Inclusion bodies in non-gonococcal urethritis. Brit. J. vener. Dis. **31**, 235 (1955). — SIEGMUND, H.: Zur Pathologie einiger wichtiger Reticulosen. Med. Klin. **1954**, 41. — SIGEL, M., A. J. GIRARDI and E. G. ALLEN: Studies on the psittacosis-lymphogranuloma group. I. The pattern of multiplication of meningopneumonitis virus in the allantois of the chick embryo. J. exp. Med. **94**, 401 (1951). — SMALL, W. T., and R. C. SNIFFEN: Nonbacterial regional lymphadenitis („cat-scratch-fever"). Evaluation of surgical treatment. New Engl. J. Med. **255**, 1029 (1956). — SORSBY, A.: Local penicillin therapy in ophthalmia neonatorum. Brit. med. J. **1945**, 903. — SORRELL, A. H.: Skin tests in certain virus diseases. N.Y. St. J. Med. **56**, 1778 (1956).— STARGARDT, K.: Epithelzellveränderungen beim Trachom und anderen Conjunctivalerkrankungen. Albrecht v. Graefes Arch. Ophthal. **69**, 525 (1909). — STURDEE, E. L., and W. M. SCOTT: A disease of parrots communicable to man (Psittacosis). His Majesty's Stationary Office, London 1930, p. 41.

THYGESON, P.: Etiology of inclusion blenorrhea. Amer. J. Ophthal. **17**, 1019 (1934). — Treatment of inclusion conjunctivitis with sufanilamide. Arch. Ophthal. (Chicago) **25**, 217 (1941). — Urétrite et cervicite à inclusions. Bibl. de L'Union Internat. Contre le Péril Vénérien et les Tréponématoses, Nr 1. Paris: Masson & Cie. 1957. — THYGESON, P., and W. F. MENGERT: The virus of inclusion conjunctivitis: further observations. Arch. Ophthal. (Chicago) **15**, 377 (1936). — THYGESON, P., and W. STONE jr.: The treatment of inclusion conjunctivitis with sulfathiazole ointment. J. Amer. med. Ass. **119**, 407 (1942). — TRIEGER, N.: Cat-scratch fever. Case report of nonbacterial regional lymphadenitis. Oral Surg. **10**, 383 (1957). — TRIMIGLIOZZI, G.: Ricerche su uretriti non gonococciche (ulteriore osservazioni). Ann. ital. Derm. Sif. **8**, 17 (1953).

USTERI, C., T. WEGMANN u. CHR. HEDINGER: Über atypische Formen der sog. Katzenkrankheit, einer benignen Virus-Lymphadenitis. Schweiz. med. Wschr. **82**, 1287 (1952).

VIVELL, O.: Die Virus-Kratzlymphadenitis. Dtsch. med. Wschr. **1952**, 945.

WEGMANN, T., C. USTERI u. CHR. HEDINGER: Virus-Kratz-Lymphadenitis. Schweiz. med. Wschr. **81**, 853 (1951). — WERTH, H.: Zur Diagnostik der Katzenkratzkrankheit. Medizinische **1959**, 2278. — WEYER, F.: Zur Lage der Psittakose und Ornithose in Deutschland. Münch. med. Wschr. **1959**, 851. — WILLCOX, R. R.: Skin tests for lymphogranuloma venereum in non specific urethritis. Acta derm.-venereol. (Stockh.) **34**, 430 (1954). Siehe auch Acta derm.-venereol. (Stockh.) **35**, 174 (1955). — Researches in etiology of non specific urethritis. Brit. med. J. **1957**, 343. — Antibiotic and chemotherapy of non-gonococcal urethritis. Acta derm.-venereol. (Stockh.) **38**, 215 (1958). — WINSHIP, T.: Pathologic changes in so-called cat-scratch fever. Amer. J. clin. Path. **23**, 1012 (1953).

ZWISSLER, TH.: Über die immunologische und histologische Diagnostik sowie besondere Verlaufsformen der Katzenkratzkrankheit. Z. klin. Med. **154**, 227 (1956).

B. VIII. Infektionen des Menschen und der Tiere durch Bartonellen (Bartonellosen)

ARAUJO, N. Z.: Bartonellosis and tetracycline. Antibiot. Med. **1**, 201 (1955).

BERGEY's Manual of Determinative Bacteriology, Suppl. I, 6th edit., p. 1083—1123. Baltimore 1948.

FELLINGER, K., H. BRAUNSTEINER u. F. PAKESCH: In Europa diagnostiziertes Oroya-fieber. Elektronenmikroskopische Schnittuntersuchung der Bartonellen. Wien. klin. Wschr. **1956**, 904. — FOX, H.: Bartonellosis. In: Handbook of tropical dermatology and medical mycologie, edit. by R. D. G. PH. SIMONS, vol. I, p. 741. Amsterdam, Houston, New York and London: Elsevier Publ. Comp. 1952.

GANS, O., u. G. K. STEIGLEDER: Histologie der Hautkrankheiten, 2. Aufl., Bd. II. Verruga peruviana: S. 52—54. Berlin-Göttingen-Heidelberg: Springer 1957. — GRIESEMER, R. A.: Bartonellosis. J. nat. Cancer Inst. **20**, 949 (1958).

LAUDA, E.: Bartonella. In Handbuch der pathogenen Mikroorganismen von W. KOLLE u. A. v. WASSERMANN, Bd. VIII, Teil 2, S. 1073—1106. Jena, Berlin u. Wien: Gustav Fischer, Urban & Schwarzenberg 1930.

NASEMANN, TH.: Die Anwendung der Elektronenmikroskopie in der Dermatologie. Hautarzt **3**, 483 (1952). — NASEMANN, TH., H. RÖCKL u. O. HUBER: Die Pleuropneumonie-ähnlichen Organismen. Verhalten in der Eikultur und im Resistenzversuch. Klin. Wschr. **32**, 717 (1954). — NAUCK, E. G.: Bartonellosis (Carrionsche Krankheit). In Handbuch der inneren Medizin von L. MOHR u. R. STAEHELIN, 4. Aufl., Bd. I, Teil 2, S. 720—729. Berlin-Göttingen-Heidelberg: Springer 1952. — Lehrbuch der Tropenkrankheiten. Stuttgart: Georg Thieme 1956. — NAUCK, E. G., D. PETERS u. R. WIGAND: Elektronenoptische Untersuchung der Bartonella muris Mayer. Z. Naturforsch. **5b**, 259 (1950).

PETERS, D.: Blutparasiten im Elektronenmikroskop. Vergleichende Untersuchungen an Bartonellen. Mikrokosmos **41**, H. 3, 1 (1951). — PETERS, D., u. R. WIGAND: Zur Morphologie und Klassifizierung von Eperythrozoon coccoides. Z. Naturforsch. **6b**, 326 (1951). — Neue Untersuchungen über Bartonella bacilliformis. 1. Mitt. Morphologie der Kulturform. Z. Tropenmed. Parasit. **3**, 313 (1952). — Bartonellaceae. Bact. Rev. **19**, 150 (1955).

ROCHA-LIMA, H. DA: Verruga peruviana, Oroyafieber. In Handbuch der pathogenen Mikroorganismen von W. KOLLE u. A. v. WASSERMANN, Bd. VIII, Teil 2, S. 1049—1072.

Jena, Berlin u. Wien: Gustav Fischer, Urban & Schwarzenberg 1930. — Verruga peruviana oder Carrionsche Krankheit (Oroya-Fieber). In Handbuch der Haut- und Geschlechtskrankheiten von J. JADASSOHN, Bd. XII, Teil 1, S. 215—242. 1932. — RÖCKL, H., u. TH. NASEMANN: Die Pleuropneumonie-ähnlichen Organismen (PPLO) und ihre Bedeutung für die unspezifische Urethritis. Zbl. Bakt., I. Abt. Orig. **165**, 313 (1956). — RÖCKL, H., TH. NASEMANN u. E. STETTWIESER: Untersuchungen zur Pathogenität der Pleuropneumonie-ähnlichen Organismen im Urogenitaltrakt des Menschen mit besonderer Berücksichtigung der unspezifischen Urethritis. Hautarzt **5**, 340 (1954). — RUSKA, H., u. K. POPPE: Morphologische Beziehungen zwischen filtrierbaren Mikroorganismen und großen Virusarten. Z. Naturforsch. **2 b**, 35 (1947).

SCHLOSSBERGER, H.: Experimentelle Bakteriologie und Infektionskrankheiten mit besonderer Berücksichtigung der Immunitätslehre. Begründet von W. KOLLE und H. HETSCH. 11. Aufl., S. 609. München u. Berlin: Urban & Schwarzenberg 1952. — SCHUERMANN, H.: Krankheiten der Mundschleimhaut und der Lippen. 2. Aufl. Carrion'sche Krankheit: S. 90. München u. Berlin: Urban & Schwarzenberg 1958. — SEIFFERT, G.: Über das Vorkommen filtrabler Mikroorganismen in der Natur und ihre Züchtbarkeit. Zbl. Bakt., I. Abt. Orig. **139**, 337 (1937).

URTEAGA, O., and E. H. PAYNE: Treatment of the acute febrile phase of Carrion disease with chloramphenicol. Amer. J. trop. Med. Hyg. **4**, 507 (1955).

WIGAND, R.: Neue Untersuchungen über Bartonella bacilliformis. 2. Mitt. Verhalten gegenüber Sulfonamiden und Antibiotica in vitro. Z. Tropenmed. Parasit. **3**, 453 (1952). — Neuere Untersuchungen über Haemobartonella muris Mayer. Z. Tropenmed. Parasit. **7**, 316 (1956). — Serologische Reaktionen an Haemobartonella muris und Eperythrozoon coccoides. Z. Tropenmed. Parasit. **7**, 322 (1956). — Morphologische, biologische und serologische Eigenschaften der Bartonellen. Stuttgart: Georg Thieme 1958. — WIGAND, R., u. D. PETERS: Neuere Untersuchungen über Bartonella muris Mayer. 2. Mitt. Z. Tropenmed. Parasit. **3**, 437 (1952). — Blutparasiten der weißen Maus. I. Studien über Eperythrozoon coccoides Schilling, Dinger. Z. Tropenmed. Parasit. **3**, 461 (1952). — II. Zur Kenntnis der Bartonella muris musculi Schilling. Z. Tropenmed. Parasit. **4**, 1 (1952). — Abbauversuche an Haemobartonella muris und Eperythrozoon coccoides. Z. Tropenmed. Parasit. **5**, 483 (1954). — WIGAND, R., u. F. WEYER: Neuere Untersuchungen über Bartonella bacilliformis. 3. Mitt. Übertragungsversuche auf Rhesusaffen und auf Kleiderläuse. Z. Tropenmed. Parasit. **4**, 243 (1953).

B. IX. Hauterscheinungen bei Rickettsiosen

ASCHENBRENNER, R., u. H. EYER: Rickettsiosen. In Handbuch der inneren Medizin, Bd. I, Teil 1, S. 638. Berlin-Göttingen-Heidelberg: Springer 1952.

BIELING, R.: Die Balkangrippe. Das Q-Fieber der alten Welt. Leipzig: Johann Ambrosius Barth 1950. — BLANK, H., and G. RAKE: Viral and rickettsial diseases of the skin, eye and mucous membranes of man. Rickettsial diseases: p. 237—263. Boston and Toronto: Little, Brown & Comp. 1955.

EYER, H., u. H. DILLENBERG: Die Serodiagnostik des Fleckfiebers. Z. Hyg. Infekt.-Kr. **125**, 308 (1943).

GANS, O., u. G. K. STEIGLEDER: Histologie der Hautkrankheiten. 2. Aufl., Bd. II. Fleckfieber: S. 15—23. Berlin-Göttingen-Heidelberg: Springer 1957.

HASS, G. M., and H. PINKERTON: Spotted fever. II. An experimental study of fièvre boutonneuse. J. exp. Med. **64**, 601 (1936). — HERZBERG, K., H. HERZBERG-KREMMER u. H. URBACH: Weitere Befunde zur Morphologie und Diagnostik des Q-Fieber-Erregers. Zbl. Bakt., I. Abt. Orig. **156**, 14 (1950).

JADASSOHN, W.: Die Immunbiologie der Haut. In Handbuch der Haut- und Geschlechtskrankheiten von J. JADASSOHN, Bd. II. Fleckfieber: S. 411. Berlin: Springer 1932.

KAUSCHE, G. A.: Über das Verhalten der Rickettsia (Coxiella) burneti auf der Fibroblastenkultur. Z. Naturforsch. **7 b**, 243 (1952). — KEDDIE, F. M.: The rickettsioses. In: Handbook of tropical dermatology and medical mycologie, edit. by R. D. G. PH. SIMONS, vol. I, p. 689—734. Amsterdam, Houston, New York and London: Elsevier Publ. Comp. 1952. — KIRSCH, E.: Rickettsienpocken. Z. Haut- u. Geschl.-Kr. **7**, 419 (1949). — Rickettsienpocken. Z. Tropenmed. Parasit. **1**, 437 (1949). — KLÖNE, W.: Laboratoriumsdiagnose menschlicher Virus- und Rickettsieninfektionen, S. 92—100. Berlin-Göttingen-Heidelberg: Springer 1953. — KORTING, G. W.: Orchitis und Epididymitis als Erscheinungsformen von Q-Fieber. Hautarzt **2**, 168 (1951).

LYON, E.: Allergie bei Rickettsiosen. Allergie u. Asthma **5**, 270 (1959).

MAYER, M.: Hauterscheinungen bei Rickettsiosen. In Handbuch der Haut- und Geschlechtskrankheiten von J. JADASSOHN, Bd. XII, Teil 1, S. 209. Berlin: Springer 1932. — MICHON, P., u. A. LARCAN: Über aktuelle Fragen der Rickettsiosen, zugleich ein Beitrag zur Erforschung ihrer angiotropen Affinität. Münch. med. Wschr. **1959**, 24. — MOOSER, H.: Die

Rickettsien. In: Die Infektionskrankheiten des Menschen und ihre Erreger von A. GRUM-BACH u. W. KIKUTH. Bd. I, S. 167—197; Rickettsiosen: Bd. II, S. 1204—1239. Stuttgart: Georg Thieme 1958. — MOOSER, H., and F. WEYER: Experimental infection of macacus rhesus with rickettsia quintana (Trench fever). Proc. Soc. exp. Biol. (N.Y.) **83**, 699 (1953). — Die Infektion des Rhesusaffen mit Fünftagefieber (Rickettsia quintana). Z. Tropenmed. Parasit. **4**, 513 (1953). — MURRAY, E. S., and J. C. SNYDER: Brill's disease. II. Etiology. Amer. J. Hyg. **53**, 22 (1951).

NAUCK, E. G.: Lehrbuch der Tropenkrankheiten. Rickettsiosen: S. 275—312. Stuttgart: Georg Thieme 1956.

PINKERTON, H., and G. M. HASS: Spotted fever. I. Intranuclear rickettsiae in spotted fever studied in tissue culture. J. exp. Med. **56**, 151 (1932).

REISS, F.: Rickettsialpox. A clinical review with differential diagnostic notes. Dermato-logica (Basel) **99**, 33 (1949). — ROCHA-LIMA, H. DA: Rickettsien. In Handbuch der pathogenen Mikroorganismen von W. KOLLE u. A. VON WASSERMANN, 3. Aufl., Bd. VIII, Teil 2, S. 1347 bis 1386. Jena, Berlin u. Wien: Gustav Fischer, Urban & Schwarzenberg 1930. — ROGER, F., et A. ROGER: Nouvelle contribution à l'étude expérimentale des exanthèmes dans les rickett-sioses. Leurs conditions de production chez le lapin avec Rickettsia conori. Leur relation avec des phénomènes allergiques. Bull. Soc. Path. exot. **51**, 32 (1958).

SCHAECHTER, M., F. M. BOZEMAN and J. E. SMADEL: Study on the growth of rickettsiae. II. Morphologic observations of living rickettsiae in tissue culture cells. Virology **3**, 160 (1957). — SCHLOSSBERGER, H.: Experimentelle Bakteriologie und Infektionskrankheiten mit besonderer Berücksichtigung der Immunitätslehre. Begründet von W. KOLLE u. H. HETSCH. 11. Aufl. Rickettsiosen: S. 564—604. München u. Berlin: Urban & Schwarzenberg 1952. — SCHÜFFNER, W.: Pseudotyphoid fever in Deli, Sumatra. (A variety of Japanese Kedani fever.) Philipp. J. Sci., Sec. B **10**, 345 (1915). — SCHUERMANN, H.: Krankheiten der Mund-schleimhaut und der Lippen. 2. Aufl. Epidemisches Fleckfieber: S. 94. München u. Berlin: Urban & Schwarzenberg 1958. — SMADEL, J. E.: Rickettsial diseases. In: Diagnostic proce-dures for virus and rickettsial diseases. Publ. Office Amer. Publ. Health Assoc., New York City, 2nd edit 1956, p. 513—552.

WEYER, F.: Künstliche Übertragung von Rickettsia rickettsi (Rocky mountain spotted fever) auf Insekten, insbesondere auf Kleiderläuse. Z. Hyg. Infekt.-Kr. **135**, 280 (1952). — The behavior of rickettsia akari in the body louse after artificial infection. Amer. J. Trop. Med. a. Hyg. **1**, 809 (1952). — Explantationsversuche bei Läusen in Verbindung mit der Kultur von Rickettsien. Zbl. Bakt., I. Abt. Orig. **159**, 13 (1952). — Künstliche Infektion der Kleiderlaus mit Rickettsia tsutsugamushi. Z. Hyg. Infekt.-Kr. **137**, 419 (1953). — Ver-gleichende Untersuchungen über das Verhalten verschiedener Rickettsien-Arten in der Kleiderlaus. Acta trop. (Basel) **11**, 193 (1954). — Rückfälle bei Fleckfieber und Wolhynischem Fieber. Medizinische **1954**, 1267. — Beobachtungen an einem Stamm von südafrikanischem Zeckenbißfieber. Z. Tropenmed. Parasit. **5**, 205 (1954). — Unterschiede im Verhalten mehrerer Stämme von Rickettsia conori in der Kleiderlaus. Z. Tropenmed. Parasit. **5**, 477 (1954). — Eigenschaften und systematische Stellung der Rickettsia quintana mit Bemerkungen zur Systematik und Nomenklatur der Rickettsien. Z. Tropenmed. Parasit. **6**, 2 (1955). — WEYER, F., u. H. HORNBOSTEL: Erregernachweis bei einem Fall Brill-Zinsserscher Krankheit in Ham-burg. Schweiz. med. Wschr. **87**, 692 (1957). — WEYER, F., u. D. PETERS: Untersuchungen zur Rickettsienmorphologie. I. Mitt. Eine einfache und schonende Präparationsmethode für die elektronenoptische Untersuchung von Rickettsien. Z. Naturforsch. **7b**, 357 (1952).

B. X. Die weitere Entwicklung dermatologischer Virusforschung

BANFIELD, W. G., and D. C. BRINDLEY: An electron microscopic study of the epidermal lesion of molluscum contagiosum. Ann. N.Y. Acad. Sci. **81**, 145 (1959). — BERNHARD, W.: L'ultrastructure de virus oncogènes. Verh. 4. Internat. Kongr. für Elektronenmikr., Bd. II, S. 610. Berlin-Göttingen-Heidelberg: Springer 1960. — BESSIS, M.: Die Zelle im Elektronen-mikroskop. Sandoz-Monographie 1960. — BLANK, H.: Common viral diseases of the skin. Med. Clin. N. Amer. **43**, 1401 (1959).

CHARLES, A.: An electron microscope study of molluscum contagiosum. J. Hyg. (Lond.) **58**, 45 (1960).

DOSTAL, V.: Über die Vermehrung des Vaccine-Virus in Gewebekulturen. Behringwerk-Mitt. **33**, 111 (1957). — DOURMASHKIN, R., and W. BERNHARD: A study with the electron microscope of the skin tumour of molluscum contagiosum. J. Ultrastruct. Res. **3**, 11 (1959). — DOURMASHKIN, R., et B. DUPERRAT: Observation au microscope électronique du virus du „molluscum contagiosum". C. R. Acad. Sci. (Paris) **246**, 3133 (1958).

HARBERS, E.: Zur Frage der „Virusgenese" von Neoplasmen. Dtsch. med. Wschr. **1960**, 2309. — HINGLAIS-GUILLAUD, N., M. RIVIÈRE et W. BERNHARD: Présence de particules d'aspect viral dans un épithélioma utérin du rat (tumeur de Guérin). C. R. Acad. Sci. (Paris) **249**, 1589 (1959).

LINDEMANN, J.: Neuere Aspekte der Virus-Interferenz. In: Ergebnisse der Mikrobiologie, Bd. 33, S. 369. Berlin-Göttingen-Heidelberg: Springer 1960.

MAULER, R., u. V. DOSTAL: Untersuchungen zur Virusmultiplikation in Affennieren-Gewebekulturen. Veränderungen der Kernmembran bei der Multiplikation von Herpes-B-Virus in der Affennierenzelle. Behringwerk-Mitt. 36, 34 (1959). —

OBERLING, CH.: Virus und Krebs. Aus: Krebsforschung und Krebsbekämpfung, Bd. III. Sonderbd. zur Strahlentherapie 41, 10 (1959).

PETERS, D.: Morphologie menschen- und tierpathogener Viren. Zbl. Bakt., I. Abt. Orig. 176, 259 (1959). — Struktur und Entwicklung der Pockenviren. Verh. 4. Internat. Kongr. für Elektronenmikr., Bd. II, S. 552. Berlin-Göttingen-Heidelberg: Springer 1960.

SCHMIDT, F.: Krebs, Virus und Induktor. Berlin: Akademie-Verlag 1960. — SCHÖNEN-BERGER, M.: Über die molekulare Struktur der Virus-Nukleinsäuren. Behringwerk-Mitt. 38, 109 (1960). — SCHWARTZ, ST. O., u. H. M. SCHOOLMAN: Virus-Ätiologie der Leukämien. Klin. Wschr. 38, 249 (1960).

WADA, S.: Electron microscopic studies on the molluscum contagiosum virus. Virus (Kyoto) 7, 169, 216 (1957). — WEINSTEIN, L.: Advances in the treatment of Virusdiseases. Practitioner 185, 500 (1960). — WIGAND, R.: Viruskrankheiten in der Praxis, Bedeutung — Diagnostik — Therapie. Ärztl. Praxis 12, 1445 (1960).

Nachtrag zur Literatur

BURROWS, A.: The treatment of warts. Brit. J. Derm. 55, 60 (1943).

FOGH, J.: Ultraviolet light inactivation of poliomyelitis virus. Proc. Soc. exp. Biol. (N.Y.) 89, 464 (1955). — FOGH, J., and D. C. STUART jr.: Intracellular crystals of polioviruses in HeLa-cells. Virology 11, 308 (1960).

GIANGRECO, V., e J. M. MORALES: Condiloma acuminado su tratamiento con la podofilina. Rev. mex. Cir. 26, 16 (1958). — GORTCHAKOV, I. A.: Varicellen und Zona. Sovet. Pediat. 6, 82 (1936). Ref. Zbl. Bakt., I. Abt. Orig. 54, 693 (1937).

HENNEBERG, G., u. H. KÖHLER: Praktikum der Virusdiagnostik. Stuttgart: Gustav Fischer 1961.

KRAUSE, F.: Aufnahmen von Virus mit dem Elektronenmikroskop. Naturwissenschaften 26, 122 (1938).

STUART jr., D. C., and J. FOGH: J. exp. Cell Res. 18, 378 (1960). — SULLIVAN, M., and F. A. ELLIS: Epidermodysplasia verruciformis. Arch. Derm. Syph. (Chicago) 40, 422 (1939).

TIMMEL, H.: Zur submikroskopischen Morphologie rezidivierender Larynxpapillome. Klin. Wschr. 39, 307 (1961).

VISETTI, M.: Rilievi sul condiloma acuminatus cornoides. Minerva derm. (Torino) 33, 342 (1958).

WILLIAMS, M. G., A. F. HOWATSON and J. D. ALMEIDA: Morphological characterization of the virus of the human common wart (verruca vulgaris). Nature (Lond.) 189, 895 (1961).

Nachtrag bei der Korrektur

Nach einer kürzlich erschienenen Mitteilung von MENDELSON und KLIGMAN (1961) ist es jetzt gelungen, das Warzenvirus in Zellkulturen von Affennierenepithel zu züchten. C. G. MENDELSON and A. M. KLIGMAN: Isolation of wart virus in tissue culture. Succesful reinfection into humans [Arch. Derm. Syph. (Chicago) 83, 559 (1961)].

Die an den Fortschritten der experimentellen Tumorforschung interessierten Dermatologen seien noch auf den von F. HOMBURGER herausgegebenen ersten Band: „Progress in experimental tumor research", Basel u. New York, S. Karger 1960, hingewiesen, der unter anderem Ergebnisartikel über die Entwicklung der experimentellen Virologie auf dem Krebsgebiet, über das Virus der myeloischen Leukämie der Maus und über die onkolytischen Virusarten bringt.

Namenverzeichnis

Die *kursiv* gesetzten Seitenzahlen beziehen sich auf die Literatur

Esposito, M. J. 136
— u. R. C. Ziss *510*
Esser, M. 173, 316, *514, 539*
Esteves, J. 302, 303
— u. M. R. Pinto *539*
Evans, A. S. 257
— u. J. L. Melnick *530*
Evans, C. A. 396
— s. Green, R. G. *559*
— s. Hotta, S. *553*
Evans jr., E. A. s. Koch, A. L. *494*
Evans, V. J. s. Perry, V. P. *501*
Exposito, L. 373, *552*
Eyer, H. 16, 51, 479, 480, *494*
— u. H. Dillenberg *566*
— s. Aschenbrenner, R. *566*

Faaberg-Andersen 402
Fabrizi, G. 258, *530*
Falchi, G. 187, *522*
Falco, E. A. s. Thompson, R. L. *498*
Falloppia 443
Farmer, E. D. 293, 294, *539*
Farnham, A. E. 328, *539*
— u. A. Newton *539*
Farrant, J. L. 232, 262
— u. J. L. O'Connor *530, 535*
Fasal, P. 183, *514*
Fasquelle, R. 161, 188, 203
— P. de Graciansky, S. Boulle, J. Dalion u. P. Agasse *522*
— s. Gastinel, P. *515*
Fastier, L. B. 206, 314, *525*
— u. W. S. Alexander *539*
Fater, B. 182
— s. Cassel, W. A. *514*
Fayet, M. T. 118, 406
— C. Mackowiak, R. Camand u. E. Leftheriotis *506*
— s. Hirtz, J. *557*
Fayolle, J. s. Gaté, J. *539*
— s. Thiers, H. *544*
Febvre, H. L. 119, 211, 213
— J. Harel u. J. Arnoult *506*
— s. Constantin, T. *506*
— s. Dourmashkin, R. *526*
— s. Oberling, Ch. *504*
Fehrsen, P. 263, 269
— s. Shee, J. Ch. *536*
Feistkorn, K. s. McCreary, J.H. *525*
Feldman, F. F. 316
— u. B. A. Newman *539*
Feldman, G. V. 254, *530*
Felki, K. 246
— s. Lehmann, F. *531*
Feller, A. E. 82, 161, *499*
— J. F. Enders u. T. H. Weller *514*
Fellinger, K. 43, 470
— H. Braunsteiner u. F. Pakesch *565*

Fellinger, K. s. Braunsteiner, H. *493*
Fellner, M. 228, *530*
Fellowes, O. N. 412
— G. T. Dimopoullos u. J. J. Collis *556*
Felsher, Z. 217, 421, *526, 559*
Felton, F. G. s. Scott, L. V. *543*
Fenner, F. 45, 46, 114, 118, 120, 125, 127, 156, *494, 506, 514*
— u. F. M. Burnet *506, 510*
— M. F. Day u. G. Woodroofe *506*
— u. G. A. McIntyre *507*
— s. Day, M. F. *506*
Ferguson jr., J. J. 296
— s. Slavin, H. B. *544*
Fergusson, A. G. 430, *559*
Fernandez, J. M. 250, *530*
Ferreira-Marques, J. 214
— u. A. Tanissa *526*
Ferry, J. D. 73
— s. Elford, W. J. *499*
Fesquet, J. P. s. Bolgert, M. *538*
Fesseler, A. 440, 441, 442, *559*
Fessler 402
Festge, U. 33
— s. Lindner, W. *494*
Feulgen 122
Fey, F. 105, *504*
— s. Graffi, A. *504*
Feyrter, F. 233, 234, 235, 236, 239, 253, 254, 274, 282, 284, 291, 302, *530*
Fidler, H. K. 97
— s. Veidenheimer, M. C. *503*
Fields, J. 348, *547*
Fiessinger 405
Fiévez, C. 258, *530*
Findlay 458
Findlay, G. H. 97, 186, 420, 432, 435, *559*
— u. D. A. Haig *522*
— s. Marshall, J. *503*
Findlay, G. M. 109, 113, 115, 118, 120, 122, *507*
Findlay, J. P. 239, *530*
Fine-Licht, de 419
Finkel, K. C. 462
— s. Brand, T. A. *562*
Finkelstein 315
Finkelstein, H. s. Beard, J. W. *513*
Finkelstein, R. A. 288
— R. Allen u. S. E. Sulkin *539*
Finland, M. s. Kass, E. H. *531*
Finland, M. F. 305
— s. Morgan, H. R. *542*
Finney, R. 225, *526*
Fischer, A. 82, *499*
— u. T. Astrup *499*
Fischer, E. 421, 423, 449, *559*

Fischer, E. s. Miescher, G. *561*
Fischer, G. 59
— S. Gardell u. E. Jorpes *496*
Fischer, H. R. 172, *515*
Fischer, K. 119
— s. Röhrer, H. *509*
Fischer, W. 105, *504*
Fischl, F. 3
Fisher, E. R. 338
— u. E. Davis *546*
Fisher, R. L. 260
— M. Zuckermann u. D. H. Sweeny jr. *530*
Fitz, R. H. 270
— u. G. Meiklejohn *535*
Fitz-Hugh, G. S. 246
— s. McGovern, F. H. *532*
Fitz-Hugh jr., Th. 391, *552*
Flamm, H. 174, 272, 311, 335, 337, 338, 339, *515, 535, 539, 546, 552*
Flaum 402
Fleck, M. 295, *539*
Flewett, T. H. 111, 121
— s. Eaves, G. *506*
Florens, A. s. Bonnet, J. *529*
Florman, A. L. s. Enders, J. E. *514*
Flossdorf, Th. s. Norpoth, L. *532*
Foerster, D. W. 305, 306
— u. L. V. Scott *539*
Fogh, J. 71, 104, *568*
— u. D. C. Stuart jr. *568*
— s. Stuart jr., D. C. *568*
Fontaine, G. s. Pierret, P. *519*
Fontana 69
Forman, C. 305
— s. Ehrich, W. E. *496*
Forrest, R. L. 183
— s. King, J. H. *517*
Forsey, R. R. 251
— s. Anhalt, A. W. *528*
Forster, R. s. Gsell, O. *563*
Fouché, G. 258
— s. Vernier, L. *534*
Foulis, M. A. s. Anderson, T. *510*
Fouquet, H. s. Bonnet, J. *529*
Fournier, C. J. s. Ereaux, L. P. *503*
Fowler, M. 331, *539*
Fox, H. 469, *565*
Fraenkel-Conrat, H. 66, *496*
Frampton, G. 163
— u. Ch. Smith *515*
France, N. E. 307, 308
— u. M. E. Wilmers *539*
Francis, Th. 360, *550*
Francis jr., Th. 5
— s. Enders, J. F. *549*
François, J. 247
— u. A. Neetens *530*
Frandsen, E. 270, *535*
Frank, A. 251, *530*

Sachverzeichnis